Ecocardiografia

Ecocardiografia

Manual Prático

SCOTT D. SOLOMON, MD
*Noninvasive Cardiac Laboratory, Brigham and Women's Hospital
Harvard Medical School, Boston, MA*

BERNARD E. BULWER, MD
*Medical Illustrator and Associate Editor
for Illustrations and Videos
Brigham and Women's Hospital, Harvard Medical School, Boston, MA*

Apresentação
PETER LIBBY, MD
*Chief, Cardiovascular Medicine, Brigham and Women's Hospital
Mallinckrodt Professor of Medicine
Harvard Medical School, Boston, MA*

Prefácio da Edição Brasileira
Carlos Eduardo Suaide Silva, MD, PhD, FACC
Diretor de Departamentos Especializados da Sociedade Brasileira de Cardiologia (SBC)
Presidente do Departamento de Ecocardiografia da SBC (2003/2005)
Diretor da OMNI-CCNI Medicina Diagnóstica, São Paulo
Coordenador do Serviço de Ecocardiografia da DASA (Diagnósticos da América SA)

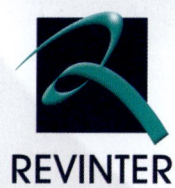

REVINTER

Ecocardiografia – Manual Prático
Copyright © 2010 by Livraria e Editora Revinter Ltda.

ISBN 978-85-372-0293-7

Todos os direitos reservados.
É expressamente proibida a reprodução
deste livro, no seu todo ou em parte,
por quaisquer meios, sem o consentimento
por escrito da Editora.

Tradução:
NELSON GOMES DE OLIVEIRA
Médico, RJ

Revisão Técnica:
LUCIANA PAEZ ROCHA
Médica pela Faculdade de Medicina de Petrópolis, RJ
Pós-Graduação em Terapia Intensiva pelo Instituto de Pós-Graduação Médica do Rio de Janeiro
Pós-Graduação em Cardiologia pelo Instituto de Pós-Graduação Médica do Rio de Janeiro
Médica do Serviço de Cardiologia Intensiva do Hospital Barra D'Or, RJ
Coordenadora dos Serviços de Emergência e de Cardiologia Clínica do Hospital Joari – Campo Grande, RJ

Nota: A medicina é uma ciência em constante evolução. À medida que novas pesquisas e experiências ampliam os nossos conhecimentos, são necessárias mudanças no tratamento clínico e medicamentoso. Os autores e o editor fizeram verificações junto a fontes que se acredita sejam confiáveis, em seus esforços para proporcionar informações acuradas e, em geral, de acordo com os padrões aceitos no momento da publicação. No entanto, em vista da possibilidade de erro humano ou mudanças nas ciências médicas, nem os autores e o editor nem qualquer outra parte envolvida na preparação ou publicação deste livro garantem que as instruções aqui contidas são, em todos os aspectos, precisas ou completas, e rejeitam toda a responsabilidade por qualquer erro ou omissão ou pelos resultados obtidos com o uso das prescrições aqui expressas. Incentivamos os leitores a confirmar as nossas indicações com outras fontes. Por exemplo e em particular, recomendamos que verifiquem as bulas em cada medicamento que planejam administrar para terem a certeza de que as informações contidas nesta obra são precisas e de que não tenham sido feitas mudanças na dose recomendada ou nas contraindicações à administração. Esta recomendação é de particular importância em conjunto com medicações novas ou usadas com pouca frequência.

Título original:
Essential Echocardiography – A Practical Handbook With DVD
Copyright © by Humana Press Inc.

Livraria e Editora REVINTER Ltda.
Rua do Matoso, 170 – Tijuca
20270-135 – Rio de Janeiro – RJ
Tel.: (21) 2563-9700 – Fax: (21) 2563-9701
livraria@revinter.com.br – www.revinter.com.br

*À memória do meu pai,
Edwin Frederick Solomon.*

PREFÁCIO DA EDIÇÃO BRASILEIRA

A ecocardiografia assumiu o papel de um dos mais importantes exames complementares de apoio à clínica cardiológica. Desde seu início, na década de 1960, até os dias de hoje, passou por profundas modificações, acompanhando e se aproveitando do imenso avanço tecnológico verificado neste quase meio século, e se tornou um método indispensável para a avaliação da anatomia e fisiologia cardíacas. Sua portabilidade, ausência de efeitos colaterais e baixo custo permitem que esteja sempre presente no auxílio à decisão clínica, seja no ambulatório, seja na urgência.

Mas, para que este método se tivesse difundido de tal maneira, foi preciso o zelo, a paciência e o idealismo de muitas pessoas no seu ensino. Muita experiência foi transformada em material didático, em apostilas e livros, para transferir o conhecimento e formar novos ecocardiografistas.

Ecocardiografia – Manual Prático, mostra cuidado, equilíbrio, idealismo, experiência e conhecimento. É uma obra prática e, ao mesmo tempo, complexa. É simples e, ao mesmo tempo, detalhada. É um livro que percebemos ter sido escrito com o cuidado de quem gosta de ensinar. Há preocupação com a didática nos menores detalhes. Um livro que serve ao técnico em ecocardiografia (muito atuante nos Estados Unidos), ao médico-ecocardiografista e ao cardiologista clínico que deseja aprofundar-se na matéria.

Costumo prestar muita atenção nos detalhes, e este livro me chamou a atenção desde o início com o cuidado que foi tomado com suas figuras e ilustrações, além da forma escolhida para torná-lo o mais prático e didático possível. As figuras são muito bem tratadas e as ilustrações, homogêneas, seguindo o mesmo padrão em todo o livro. Os capítulos iniciam-se com uma apresentação de caso e terminam com uma sugestão de leitura atual e abrangente.

Para completar a obsessão do autor pelo ensino, vem acompanhado de um DVD com imagens em movimento, que não poderiam faltar para quem quer ensinar um método essencialmente dinâmico.

É, de fato, um livro indispensável aos apaixonados pela ecocardiografia.

Carlos Eduardo Suaide Silva, MD, PhD, FACC
Diretor de Departamentos Especializados da Sociedade Brasileira de Cardiologia (SBC)
Presidente do Departamento de Ecocardiografia da SBC (2003/2005)
Diretor da OMNI-CCNI Medicina Diagnóstica, São Paulo
Coordenador do Serviço de Ecocardiografia da DASA (Diagnósticos da América SA)

APRESENTAÇÃO

A ecocardiografia ocupa uma posição central na medicina cardiovascular contemporânea. Os dados obtidos pelo exame ecocardiográfico assumiram uma posição importante ao lado dos sinais vitais e do eletrocardiograma na avaliação do paciente cardiopata, ou daquele suspeito de ter doença cardiovascular. Sua ampla utilização levou alguns médicos em treinamento a consultar os resultados do exame ecocardiográfico antes mesmo de atender o paciente!

Dada a sua proeminência na prática atual, é difícil conceber que a utilidade da ecocardiografia, como algo além de uma curiosidade experimental, realmente se tenha originado há apenas algumas décadas. Surgindo das raízes do sonar desenvolvido para vigilância naval, a ultrassonografia médica assumiu real utilidade em cardiologia com o desenvolvimento do modo M. O ecocardiograma registrado usando-se o modo M exigia substancial treinamento para análise dos dados. A introdução da ecocardiografia bidimensional tornou virtualmente obsoleto o misterioso enigma das linhas onduladas no modo M. A apreciação da anatomia cardíaca usando-se esta modalidade foi quase intuitiva. A interpretação dos ecocardiogramas tornou-se acessível a uma população muito mais ampla de clínicos.

A ecocardiografia resulta de uma fusão entre física, engenharia, anatomia e fisiologia. A introdução mais recente das técnicas Doppler no ecocardiograma, o advento da ecocardiografia transesofágica e o uso do contraste de eco ilustram a união destas disciplinas a serviço do diagnóstico cardiovascular.

Ecocardiografia – Manual Prático, ricamente ilustrado e cuidadosamente selecionado, ilustra a coalescência sem distinções da física, instrumentação, hemodinâmica, anatomia e fisiopatologia. Exato, porém manejável; extenso, mas não exaustivo; provê uma visão geral prática, porém erudita do estado contemporâneo da ecocardiografia. Deve ser útil àqueles em treinamento, aos radiologistas e aos cardiologistas que praticam ecocardiografia como uma atividade diária.

A aceitação cotidiana da ecocardiografia, no entanto, levanta várias preocupações para o futuro da medicina cardiovascular e do campo de exames de imagem não invasivos. Entramos em uma era na qual dispositivos *laptop* são capazes de fornecer imagens ecocardiográficas notavelmente úteis à beira do leito. Os adventos destas pequenas máquinas de ultrassonografia evitam a necessidade de se deslocar um volumoso instrumento sobre rodas. Este avanço também facilitou a ampla disseminação da ecocardiografia. Poderá a introdução de aparelhos de ultrassom do tamanho da palma da mão, com transdutores do tamanho de uma lanterna de bolso, estar muito atrás dos instrumentos *laptop* de ultrassonografia? A facilidade cada vez maior da aquisição de ecocardiogramas levanta a importante questão das qualificações do examinador e de quem interpreta o exame. Quem deve adequadamente realizar e interpretar exames ecocardiográficos? Deve o ecocardiógrafo portátil se tornar uma extensão do exame físico do médico, assumindo seu lugar ao lado do estetoscópio e do esfigmomanômetro? Quanto treinamento e supervisão otimizariam o benefício, para os pacientes, desta disseminação ampla da ecocardiografia? Deve o uso do ecocardiógrafo em miniatura ser restrito a cardiologistas e internistas, ou ser disseminado a médicos de emergência, anestesiologistas, cirurgiões etc.? Estas importantes questões exigem resolução com os interesses do paciente acima de tudo e as considerações subsidiárias nos campos clínicos e acadêmicos.

A facilidade da ecocardiografia moderna apresenta outro desafio. A disponibilidade e a informação precisa disponível a partir do ecocardiograma promoveram uma confiança arraigada nesta modalidade não invasiva de imagem cardiovascular, muito possivelmente em detrimento às habilidades em diagnóstico físico à beira do leito. A ecocardiografia representa uma ameaça ao armamentário diagnóstico tradicional do clínico cardiovascular, à observação com os próprios olhos do médico, independente de microprocessadores e telas eletrônicas? O exame físico se tornou antiquado, e aqueles que resistem à confiança no ecocardiograma em vez do exame físico se tornaram luditas que resistem ao progresso inevitável e desejável? A medicina cardiovascular perderá sua alma por abandonar o primado do exame físico, ou aumentaremos nossa capacidade de ajudar os pacientes por meio de um exame que, nas mãos certas, promete avaliações prontas e exatas?

Os elementos de ecocardiografia apresentados neste volume indiretamente nos ajudam a tirar ambas as dúvidas. Primeiro, qualquer que seja sua especialidade, treinamento ou formação, aqueles que desejarem acrescentar aquisição e/ou interpretação de ecocardiogramas ao seu conjunto de habilitações podem beneficiar-se notavelmente com este texto claro e legível. Segundo, ao integrarem a ecocardiografia na tradição fisiológica da medicina cardiovascular, Solomon *et al.* oferecem um firme alicerce àqueles que quiserem suplementar o exame físico completo e cuidadoso, pelo clínico conhecedor, com informação atualizada disponível por meio dos mais recentes avanços tecnológicos em diagnóstico não invasivo.

Peter Libby, MD
Chief, Cardiovascular Medicine
Brigham and Women's Hospital
Mallinckrodt Professor of Medicine
Harvard Medical School, Boston, MA

PREFÁCIO

Em 2006, a ecocardiografia permanecia sendo a técnica de imagem cardiovascular mais comumente usada. Apesar da existência de outros métodos de aquisição de imagens do coração, como medicina nuclear, angiografia, ressonância magnética cardíaca e tomografia computadorizada cardíaca, a ecocardiografia continua a ser a modalidade de imagem básica dos cardiologistas em todo o mundo. A ecocardiografia se tornou central para o tratamento dos pacientes, precisamente porque é quase universalmente disponível, pode ser realizada no contexto ambulatorial ou na unidade de terapia intensiva, fornece informações clínicas úteis sobre a maioria dos pacientes, é relativamente barata e possui importante valor clínico e prognóstico.

O objetivo de *Ecocardiografia – Manual Prático* é ensinar ecocardiografia a qualquer um que queira aprender a disciplina. Embora a maioria dos livros precedentes de ecocardiografia tenha sido projetada para médicos, geralmente cardiologistas – ou radiologistas cardiovasculares, os princípios básicos da ecocardiografia são os mesmos, independentemente do estudante. Na prática geral da ecocardiografia, estas distinções são nubladas. De fato, radiologistas são frequentemente os primeiros a fazer um diagnóstico importante; em contraposição, em muitas instituições, médicos não radiologistas executam imageamento ecocardiográfico. Escrito por uma variedade de peritos comprometidos com a educação e o treinamento de radiologistas, estudantes e colegas de cardiologia, todos os capítulos em *Ecocardiografia – Manual Prático* são planejados para ser suficientemente básicos para o estudante que está iniciando, mas também oferecem bastante substância para servir como referência para o profissional mais avançado.

A ecocardiografia é o casamento perfeito entre anatomia e fisiologia, e uma compreensão essencial de ambas é necessária ao ecocardiografista. Uma quantidade substancial deste texto é dedicada aos princípios físicos e fisiológicos subjacentes. Contudo, a ecocardiografia é, principalmente, uma disciplina visual. Os princípios discutidos no texto serão reforçados por várias imagens ecocardiográficas e ilustrações dedicadas que demonstram a anatomia e fisiologia cardíaca relevante. Nossa experiência de ensinar ecocardiografia aos colegas sugere que pode ser difícil aprender uma modalidade de imageamento dinâmico como a ecocardiografia a partir de imagens estáticas. Assim, além do grande número de imagens incluídas no texto, este livro é acompanhado, de maneira exclusiva, de um DVD que contém imagens em movimento, que ilustram virtualmente todos os pontos principais dos capítulos. O DVD oferecerá uma ferramenta única de aprendizado ao estudante, que é incentivado a assisti-lo enquanto lê o texto, e uma enciclopédia visual abrangente para o estudioso mais experiente.

Mesmo quando nos dedicarmos a outras tecnologias de imagem cardíaca que estão emergindo, os avanços na tecnologia de ultrassom, em geral, e de ultrassonografia cardíaca, em particular, estarão conduzindo a contínuos aperfeiçoamentos na qualidade de imagem e novas técnicas e aplicações de ultrassom cardíaco. Estes avanços assegurarão que a ecocardiografia permanecerá sendo a principal modalidade de imagem cardiovascular por algum tempo. *Ecocardiografia – Manual Prático* proverá as bases fisiológicas, anatômicas e diagnósticas de que todos os estudantes de ultrassonografia cardíaca necessitam, e proverá fundamentação segura para uma compreensão mais geral do imageamento cardíaco.

Scott D. Solomon, MD

COLABORADORES

David Aguilar, MD • *Baylor Heart Clinic, Baylor College of Medicine, Houston, TX*

Nagesh S. Anavekar, MD • *Clinical Pharmacology and Therapeutics, University of Melbourne, Austin Health, Melbourne, Australia*

Marcus Averbach, MD • *Cardiology Associates, St. Luke's Hospital, Bethlehem, PA*

Laura Benzaquen, MD • *Cardiovascular Division, Brigham and Women's Hospital, Harvard Medical School, Boston, MA*

Edmund A. Bermudez, MD, MPH • *Department of Cardiology, Lahey Clinic Medical Center, Burlington, MA; Assistant Professor of Medicine, Tufts University School of Medicine, Boston, MA*

Bernard E. Bulwer, MD, MSc • *Cardiovascular Division, Brigham and Women's Hospital, Boston, MA*

Ming Hui Chen, MD, MSc • *Cardiovascular Division, Children's Hospital, Harvard Medical School, Boston, MA*

Carolyn Y. Ho, MD • *Cardiovascular Genetics Center, Cardiovascular Division, Brigham and Women's Hospital, Harvard Medical School, Boston, MA*

Rajesh Janardhanan, MD, MRCP • *Echo Core Lab, Brigham and Women's Hospital, Boston, MA*

Michael J. Landzberg, MD • *Boston Adult Congenital Heart (BACH) and Pulmonary Hypertension Group, Children's Hospital Boston, Boston, MA; Cardiovascular Division, Brigham and Women's Hospital, Harvard Medical School, Boston, MA*

Dara Lee, MD • *Department of Cardiology, Albuquerque Veterans Affairs Medical Center Presbyterian Heart Group, Albuquerque, NM*

Leonard S. Lilly, MD • *Cardiovascular Division, Brigham and Women's Hospital, Harvard Medical School, Boston, MA*

Warren J. Manning, MD • *Cardiovascular Division, Beth Israel Deaconess Medical Center, Harvard Medical School, Boston, MA*

Robert J. Ostfeld, MD, MS • *Cardiovascular Division, Albert Einstein College of Medicine, Bronx, NY*

Ashvin N. Pande, MD • *Cardiovascular Division, Brigham and Women's Hospital, Harvard Medical School, Boston, MA*

Sharon C. Reimold, MD • *Clinical Cardiology, University of Texas Southwestern Medical Center, Dallas, TX*

Jose Rivero, MD • *Brigham and Women's Hospital, Harvard Medical School, Boston, MA*

Susan M. Sallach, MD • *Clinical Cardiology, University of Texas Southwestern Medical Center, Dallas, TX*

Faisal Shamshad, MD • *Mt. Sinai Medical Center, Miami, FL*

Stanton K. Shernan, MD • *Cardiac Anesthesia, Brigham and Women's Hospital, Harvard Medical School, Boston, MA*

Scott D. Solomon, MD • *Noninvasive Cardiac Laboratory, Brigham and Women's Hospital, Harvard Medical School, Boston, MA*

Jacqueline Suk Danik, MD, MPH • *Center for Cardiovascular Disease Prevention, Division of Preventive Medicine, Brigham and Women's Hospital and Cardiovascular Division, Boston VA Healthcare Center, Harvard Medical School, Boston, MA*

Justina C. Wu, MD, PhD • *Noninvasive Cardiac Laboratory, Brigham and Women's Hospital, Harvard MedicalSchool, Boston, MA*

SUMÁRIO

O DVD XVII

PARTE I INTRODUÇÃO

1. Instrumentação Ecocardiográfica e Princípios de Ecocardiografia Doppler 3
   Scott D. Solomon
2. Introdução ao Imageamento – *Exame Normal* 19
   Dara Lee e Scott D. Solomon
3. Protocolo e Nomenclatura em Ecocardiografia Transtorácica 35
   Bernard E. Bulwer e Jose Rivero
4. Utilidade Clínica da Ecocardiografia 71
   Bernard E. Bulwer, Faisal Shamshad e Scott D. Solomon

PARTE II DOENÇAS DO MIOCÁRDIO E PERICÁRDIO

5. Avaliação Ecocardiográfica da Função Sistólica Ventricular 89
   Bernard E. Bulwer, Scott D. Solomon e Rajesh Janardhanan
6. Avaliação Ecocardiográfica da Função Diastólica 119
   Carolyn Y. Ho
7. Ecocardiografia no Infarto do Miocárdio 133
   Justina C. Wu
8. Ecocardiografia com Esforço – *Indicações, Protocolos e Interpretação* 149
   Edmund A. Bermudez e Ming Hui Chen
9. Cardiomiopatias 161
   Bernard E. Bulwer e Scott D. Solomon
10. Doença Pericárdica 191
    Ashvin N. Pande e Leonard S. Lilly
11. Avaliação Ecocardiográfica da Estenose Aórtica 209
    Edmund A. Bermudez
12. Avaliação Ecocardiográfica da Regurgitação Aórtica 223
    Susan M. Sallach e Sharon C. Reimold
13. Estenose Mitral 239
    Robert J. Ostfeld
14. Regurgitação Mitral 255
    Jacqueline Suk Danik e Bernard E. Bulwer
15. Endocardite Infecciosa 285
    Nagesh S. Anavekar, Marcus Averbach e Bernard E. Bulwer

PARTE III TÓPICOS DIVERSOS EM ECOCARDIOGRAFIA

    16 Papel da Ecocardiografia no Tratamento da Fibrilação Atrial. 305
        Warren J. Manning

    17 Origem Cardíaca de Êmbolo 319
        Justina C. Wu

    18 Ecocardiografia na Embolia Pulmonar e Hipertensão Pulmonar Secundária 333
        David Aguilar e Bernard E. Bulwer

    19 Massas e Tumores Cardíacos. 347
        Justina C. Wu

    20 Dissecção Aórtica e Outras Doenças da Aorta 363
        Laura Benzaquen

    21 Ecocardiografia na Avaliação de Defeitos Septais Atriais. 379
        Edmund A. Bermudez

    22 Cardiopatia Congênita Adulta na Prática Ecocardiográfica Geral – *Uma Introdução* 391
        Bernard E. Bulwer e Michael J. Landzberg

    23 Ecocardiografia Transesofágica – *Cartilha do Exame Multiplanar* 417
        Bernard E. Bulwer e Stanton K. Shernan

PARTE IV APÊNDICE

    Valores de Referência – *Recomendações para Quantificação das Câmaras*. 447

    Índice Remissivo 453

O DVD

O DVD que acompanha este livro contém um aplicativo de *playback* de vídeo com mais de 200 videoclipes individuais, correspondendo aos capítulos do livro. A aplicação é compatível com a maioria dos computadores Mac e PC. Você necessitará de um *drive* de DVD, porque este não operará em um *drive* de CD.

Os videoclipes individuais estão citados no texto juntamente com a figura à qual eles correspondem por número. Além disto, legendas descritivas estão inseridas no DVD e aparecerão quando você deslocar o cursor sobre a listagem de seleção de vídeo.

■ Usuários de PC

O aplicativo "Humana_EE.exe" deve se iniciar automaticamente na maioria dos computadores Windows, quando o disco for inserido. Se o aplicativo não se iniciar depois de alguns momentos, dê um duplo clique em "Humana_EE.exe", localizado na raiz do DVD.

■ Usuários de Mac

OSX: Dar duplo clique no aplicativo "Humana_EEOSX" depois de inserir o DVD. O sistema operacional Mac OSX não suporta uma característica de se autoiniciar.

OS9: O aplicativo "Humana_EE" deve-se iniciar automaticamente em computadores Mac rodando OS9.2, quando o disco for inserido. Se não começar após alguns momentos, dê um duplo clique em "Humana_EE", localizado na raiz do DVD.

■ Requisitos do Sistema

PC/WINDOWS

Intel Pentium II com 64 MB de RAM disponível rodando Windows 98, ou

Intel Pentium III com 128 MB de RAM disponível rodando Windows 2000 ou Windows XP.

APPLE MACINTOSH OS X

Power Macintosh G3 com 128 MB de RAM disponível rodando Mac OS X 10.1.5, 10.2.6 ou acima.

APPLE MACINTOSH CLASSIC

Power Macintosh G3 com 64 MB de RAM disponível rodando System 9.2.

■ Ilustrações

Todas as ilustrações que aparecem no livro também estão incluídas no DVD. Os arquivos de imagens estão organizados em pastas conforme os números dos capítulos e podem ser vistos na maioria dos *browsers* de Internet. O número em seguida à letra "f", no fim do nome do arquivo, identifica a figura correspondente no texto.

INTRODUÇÃO

1 | INSTRUMENTAÇÃO ECOCARDIOGRÁFICA E PRINCÍPIOS DE ECOCARDIOGRAFIA DOPPLER

Scott D. Solomon, MD

CONTEÚDO

INTRODUÇÃO
PRINCÍPIOS DE ULTRASSONOGRAFIA
PRINCÍPIOS DE ULTRASSONOGRAFIA DOPPLER
SUMÁRIO
LEITURAS SUGERIDAS

INTRODUÇÃO

A ecocardiografia emergiu como principal ferramenta para avaliação não invasiva do sistema cardiovascular. Os princípios básicos da ecocardiografia, inclusive as características mecânicas do equipamento ecocardiográfico, não diferem da ultrassonografia (US) diagnóstica em geral. Não obstante, há aspectos da ecocardiografia que a situam em separado da US geral. Sendo o coração um órgão em movimento, e como a ecocardiografia precisa capturar adicionalmente esse movimento, a compreensão da ecocardiografia requer o entendimento da anatomia e da fisiologia cardíacas. Este capítulo revê os princípios básicos da ecocardiografia e serve como base para a compreensão dos processos específicos de doença discutidos no restante do texto.

PRINCÍPIOS DE ULTRASSONOGRAFIA

O ultrassom é simplesmente som de alta frequência fora da faixa da audição humana. A frequência do som é medida em Hertz (ciclos por segundo); os humanos são capazes de ouvir sons entre 20 e 20.000 Hz. O ultrassom começa na faixa de 1 milhão de Hertz (megahertz [MHz]). As ondas de ultrassom compartilham as mesmas características de todas as ondas de som (Fig. 1): frequência (f, número de ciclos por segundo e similar à altura de uma nota), comprimento de onda (λ, a distância entre as ondas sonoras), amplitude (equivalente ao volume ou magnitude das ondas sonoras) e velocidade de propagação (c, velocidade com a qual as ondas de som se propaguem através de um meio particular). Frequências de ultrassom de 2,5-10 MHz são tipicamente utilizadas para trabalho diagnóstico normal. A frequência e o comprimento de onda são inversamente relacionados, mas esta relação é dependente da velocidade (rapidez) de propagação do ultrassom. As ondas sonoras atravessam diferentes meios – água, tecido, ar, osso – a diferentes velocidades.

A equação seguinte define a relação entre frequência, comprimento de onda e velocidade de propagação:

$$C = \lambda \cdot f$$

A velocidade do som (a qualquer frequência) através da água e da maioria dos tecidos do corpo é de aproximadamente 1.540 m/s. Portanto ondas de ultrassom com frequência de 2,5 MHz terão um comprimento de onda de 0,616 mm. Esta relação é importante porque a resolução do ultrassom – a capacidade de discernir pequenas estruturas – é dependente do comprimento de onda; quanto mais curto o comprimento de onda, mais alta a resolução. A resolução do ultrassom é cerca da metade do comprimento de onda. Uma frequência de 2,5 MHz se traduz por uma resolução de aproximadamente 0,3 mm.

■ *Geração da Imagem de Ultrassom*

As máquinas de ultrassom emitem ondas de som a partir de um transdutor; estas ondas atingem as estruturas internas do corpo e geram reflexões que retornam ao transdutor. Uma vez que o som viaja a uma velocidade essencialmente constante através do tecido, a máquina de ultrassom pode calcular o tempo necessário para as ondas sonoras fazerem a viagem de ida e volta entre o transdutor e a estrutura refletora. A partir desse tempo de trânsito, a máquina pode calcu-

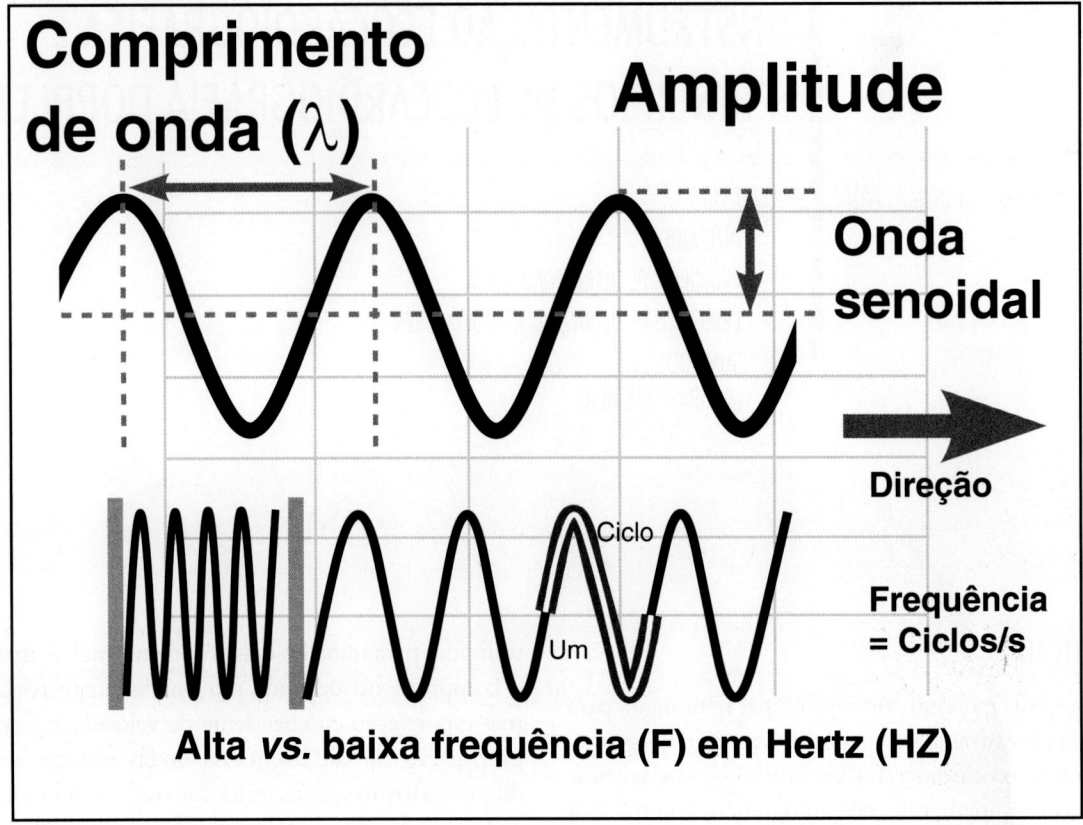

Fig. 1. Figura simples de uma onda senoidal ilustrando a amplitude e o comprimento de onda. A frequência é inversamente relacionada com a amplitude.

lar a profundidade, dentro do corpo, da(s) estrutura(s) refletora(s). Esta informação pode ser usada para gerar uma linha de varredura (*scanline* ou linha de *scan*) na qual as estruturas refletoras são representadas em uma tela ao longo da linha de escaneamento com base na distância desde o transdutor e na amplitude das linhas refletidas. As primeiras máquinas utilizavam um único feixe de ultrassom que era dirigido manualmente para diferentes estruturas refletoras; esta técnica é chamada ecocardiografia "modo M" e ainda é usada hoje (Fig. 2). Na ecocardiografia modo M, a onda resultante é exibida ao longo de uma folha de papel em movimento (ou em uma tela), de tal modo que o tempo é registrado no eixo dos *x*, e a distância desde o transdutor, no eixo dos *y*. A amplitude da reflexão é registrada como a intensidade de um ponto individual ao longo da linha de varredura. A ecocardiografia modo M é utilizada como uma parte do exame ecocardiográfico padrão (*ver* Capítulos 2 e 3).

As máquinas modernas de ultrassom utilizam múltiplas linhas de varredura (até 512) para gerar uma imagem bidimensional (2D) (Fig. 3). As primeiras máquinas ecocardiográficas em 2D geravam múltiplas linhas de varredura utilizando um transdutor que rodava mecanicamente. O equipamento moderno, entretanto, usa transdutores com rotação eletrônica em arranjo de fase para gerar múltiplas linhas de varredura (Fig. 4). A maioria das máquinas de ultrassom usa entre 128 e 512 elementos em arranjo de fase para gerar pulsos de ultrassom em uma sequência ordenada, com o resultado sendo semelhante àquele que pode ser obtido com um transdutor rodando mecanicamente, mas com melhor resolução espacial.

Para imagem padrão, os transdutores ultrassônicos emitem ondas sonoras em pulsos em vez de continuamente. A frequência destes pulsos, chamada frequência de repetição de pulsos (FRP), é projetada para permitir que as ondas sonoras sejam refletidas das estruturas dentro do corpo e retornem ao transdutor antes de emitir outro pulso. Se a FRP fosse muito rápida, a máquina de ultrassom não seria capaz de determinar qual pulso estava retornando, portanto, não seria capaz de determinar com exatidão a profundidade da estrutura refletora. A FRP é determinada pela velocidade do ultrassom e pela maior profundidade que está sendo analisado (o ajuste de profundidade na máquina de ultrassom). Por exemplo, até 7.700 pulsos poderiam fazer a viagem de volta entre o transdutor e a margem da área de análise de 10 cm.

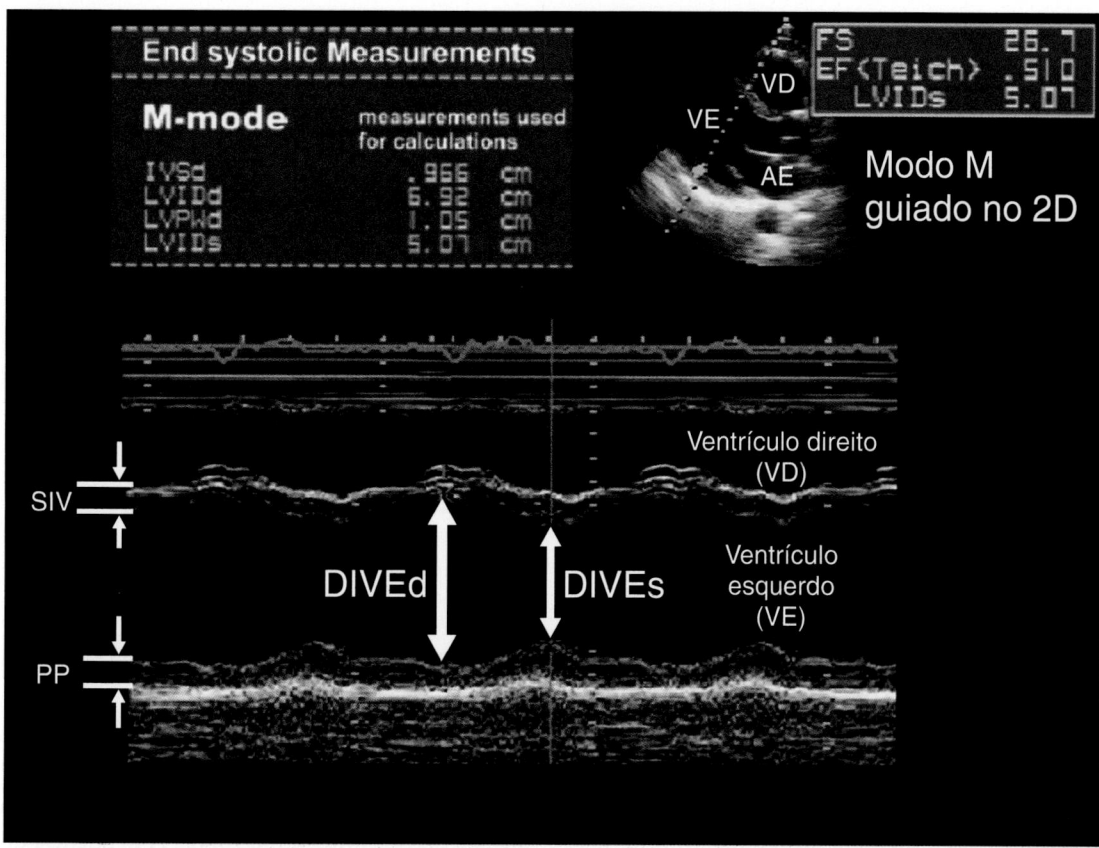

Fig. 2. Ecocardiograma modo M. Uma imagem do modo M representa uma única linha de varredura no eixo dos *y* com o tempo no eixo dos *x*. Nesta ilustração, podemos ver o movimento do septo interventricular (SIV) e da parede posterior durante a contração ventricular. A imagem pequena em 2D no canto superior direito mostra onde é feita a "fatia" do modo M.

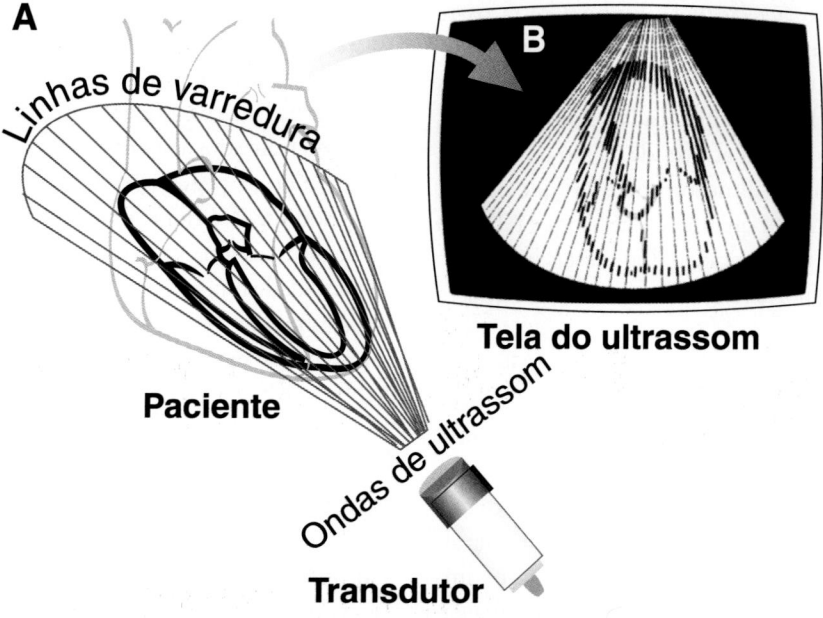

Fig. 3. Como é gerada uma imagem ultrassonográfica. (**A**) O transdutor de ultrassom com arranjo de fase gera múltiplas linhas de varredura. (**B**) Imagem resultante ilustrada na tela. Embora as linhas de varredura sejam visíveis nas primeiras imagens de ultrassom, o equipamento moderno de US efetua interpolação entre as linhas de varredura para gerar uma imagem lisa sem o aparecimento das linhas.

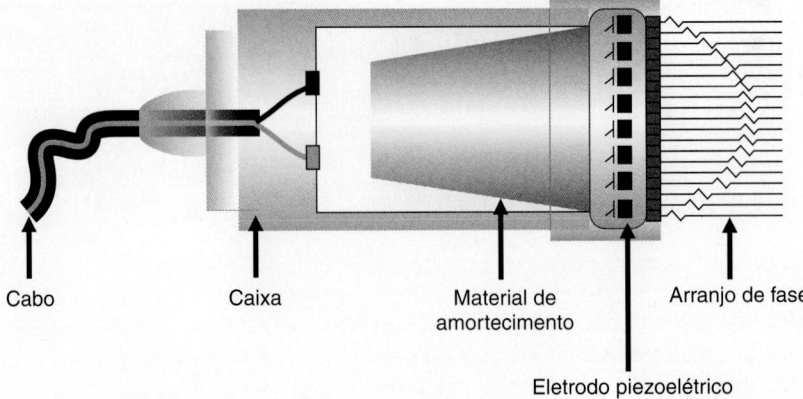

Fig. 4. Geração de linhas de escaneamento com um transdutor com arranjo de fase.

Interação do Ultrassom com os Tecidos

As imagens ultrassônicas são produzidas em virtude da interação exclusiva do ultrassom com os diferentes tecidos e líquidos no corpo. As reflexões ocorrem principalmente em interfaces teciduais (p. ex., na interface de sangue e tecido). Estas reflexões formam os limites mais nítidos nas imagens ultrassônicas e são chamadas reflexões especulares, nas quais uma proporção importante da energia do ultrassom é refletida de volta ao transdutor. Em contraste, as reflexões que ocorrem a partir de tecidos relativamente homogêneos, como o miocárdio, tendem a ser dispersadas em uma variedade de direções. Estes tipos de reflexão são chamados retrodifusão *(backscatter)*. Embora certa parte do ultrassom retrodifundido retorne ao transdutor, a energia associada a estas reflexões é significativamente mais baixa que a emitida pelo transdutor. Todas as ondas sonoras são atenuadas quando viajam através de tecido ou líquido. Alguns tecidos atenuam o ultrassom mais do que outros. Finalmente, ocorre refração quando o ultrassom é refletido em ângulo com o seu feixe original. Todas estas interações com os tecidos são importantes na imagem final que será gerada.

Embora o ultrassom seja capaz de atravessar facilmente os líquidos do organismo, incluindo água e sangue, bem como a maioria dos tecidos moles, ele não passa com facilidade através de osso ou ar. Esta limitação representa um problema importante em imageamento cardíaco, porque o coração é rodeado pelo tórax (osso) e pelos pulmões (ar). As costelas podem representar artefatos importantes. Ar nos pulmões pode tornar difícil o imageamento. De fato, realizar exame em pacientes com enfisema, que têm pulmões hiperexpandidos, pode ser extremamente desafiador.

Resolução do Ultrassom: Negociação com a Penetração

A resolução, ou seja, a capacidade de discernir detalhe, das imagens de US é dependente do comprimento de onda (inversamente relacionado com a frequência) do ultrassom. O limite da resolução do ultrassom é aproximadamente a metade do comprimento de onda. A frequência de imageamento padrão de 2,5 MHz se traduz por um comprimento de onda de aproximadamente 0,6 mm, o que sugere uma resolução de 0,3 mm. Embora a resolução possa ser aumentada elevando-se a frequência, ultrassom de frequências mais altas é menos capaz de penetrar os tecidos. Por essas razões, embora o ultrassom de frequência mais alta possa ser utilizado para imagens de alta resolução, seu uso será limitado por causa da penetração diminuída. Assim, transdutores de alta frequência só adquirirão boa imagem a curtas distâncias. Exames pediátricos, que exigem menos penetração, muitas vezes são realizados a uma frequência de 5 MHz ou mais alta. Em virtude da penetração diminuída, a qualidade da imagem pode se deteriorar dramaticamente ao se usarem frequências mais altas em adultos. Em contraste, adultos que têm cavidade torácica maior frequentemente necessitarão de transdutores de mais baixa frequência. Na realidade, transdutores com a resolução oferecida por frequências de 2,5-3 MHz se tornaram o padrão para imageamento adulto.

Imageamento Harmônico

As modernas máquinas de ultrassom tendem a usar dois modos diferentes de imagem: fundamental e harmônico. No imageamento fundamental, o transdutor escuta o ultrassom que retorna à mesma frequência com a qual foi emitido. Entretanto o ultrassom pode fazer os tecidos vibrarem as frequências que são múltiplos da frequência do pulso de ultrassom original. O transdutor pode, assim, ser ajusta-

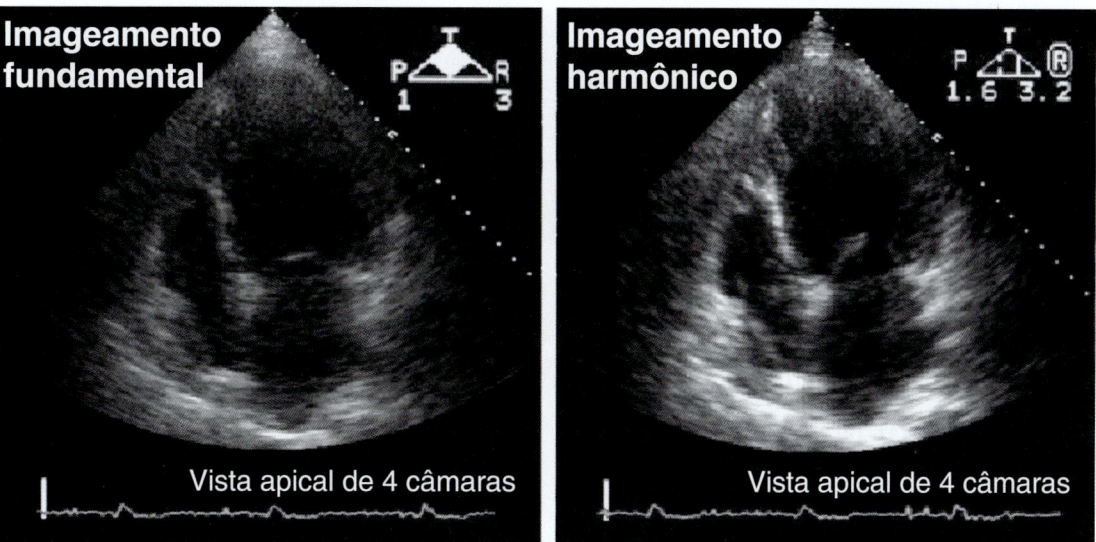

Fig. 5. Duas imagens do mesmo paciente, lado a lado, com imageamento fundamental (à esquerda) e segundo imageamento harmônico (à direita). Observar a resolução endocárdica melhorada e a capacidade de distinguir tecido de cavidade, utilizando-se imageamento harmônico. (*Ver* o vídeo correspondente no DVD.)

do para escutar uma frequência mais alta (um múltiplo) que a original. O imageamento harmônico permite resolução melhorada das interfaces teciduais, em particular do limite endocárdico, sendo uma opção em muitas máquinas modernas de US (Fig. 5; *ver* o vídeo correspondente no DVD). Entretanto a qualidade da imagem nem sempre é melhorada pelo imageamento harmônico, e em alguns pacientes o imageamento fundamental fornece a melhor qualidade global de imagem.

■ Obtenção de Imagens e Qualidade de Imagem

A ecocardiografia depende de o operador aplicar o transdutor ao tórax do paciente e obter imagens em tempo real. A qualidade das imagens, portanto, é dependente da perícia do operador, bem como da compleição corporal do paciente. Além disso, a capacidade de obter as imagens de qualidade pode ser dificultada por aspectos do tratamento médico do paciente que não podem ser controlados, como o paciente estar em um ventilador, ou ter ataduras após cirurgia que interferem na realização do exame. Radiologistas e ecocardiografistas bem treinados aprendem a trabalhar contornando muitas das limitações inerentes impostas pela necessidade de examinar pacientes muito enfermos. Obesidade e doença pulmonar obstrutiva crônica (DPOC) são provavelmente as duas características que mais afetam a qualidade da imagem.

■ Artefatos de Ultrassom

Artefatos de imageamento sugerindo a aparência de estruturas que não estão realmente presentes são comuns no imageamento ultrassônico e incluem tanto a presença aparente de estruturas que não existem, como o obscurecimento de estruturas que existem. Artefatos na aorta e no apêndice atrial esquerdo frequentemente impõem desafios diagnósticos e na tomada de decisões (Capítulos 16, 17 e 19). Para identificar artefatos, o ecocardiografista experiente necessita compreender as razões para o seu aparecimento em imagens ultrassônicas. Eles podem ser causados por muitos dos mesmos problemas que resultam em má qualidade de imagem, incluindo a compleição corporal e a localização das costelas. De fato, artefato de costelas permanece como um dos mais proeminentes vistos em estudos ecocardiográficos (Fig. 6; *ver* o vídeo correspondente no DVD). Artefatos costais podem frequentemente ser distinguidos de estruturas reais porque permanecerão em um lugar, em relação ao transdutor, enquanto o coração batendo se move separadamente dele. Muitas vezes, no entanto, um artefato costal se moverá com a respiração em virtude do movimento do tórax ao respirar. Portanto, às vezes é necessário distinguir movimento respiratório de movimento cardíaco, a fim de distinguir artefatos de estruturas reais.

Artefatos de reverberação são causados por reflexões que ocorrem internamente na região em análise. Calcificações frequentemente fazem sinais de ultrassom "ricochetear" dentro da estrutura analisada antes de retornarem ao transdutor (Fig. 7). Não levando em conta a reverberação interna, a máquina de ultrassom interpreta o tempo extra para o ultrassom retornar como uma indicação de que as reflexões ocorrem em uma profundidade maior, resultando em uma reflexão fantasma usualmente a uma distância que é um múltiplo da reflexão original.

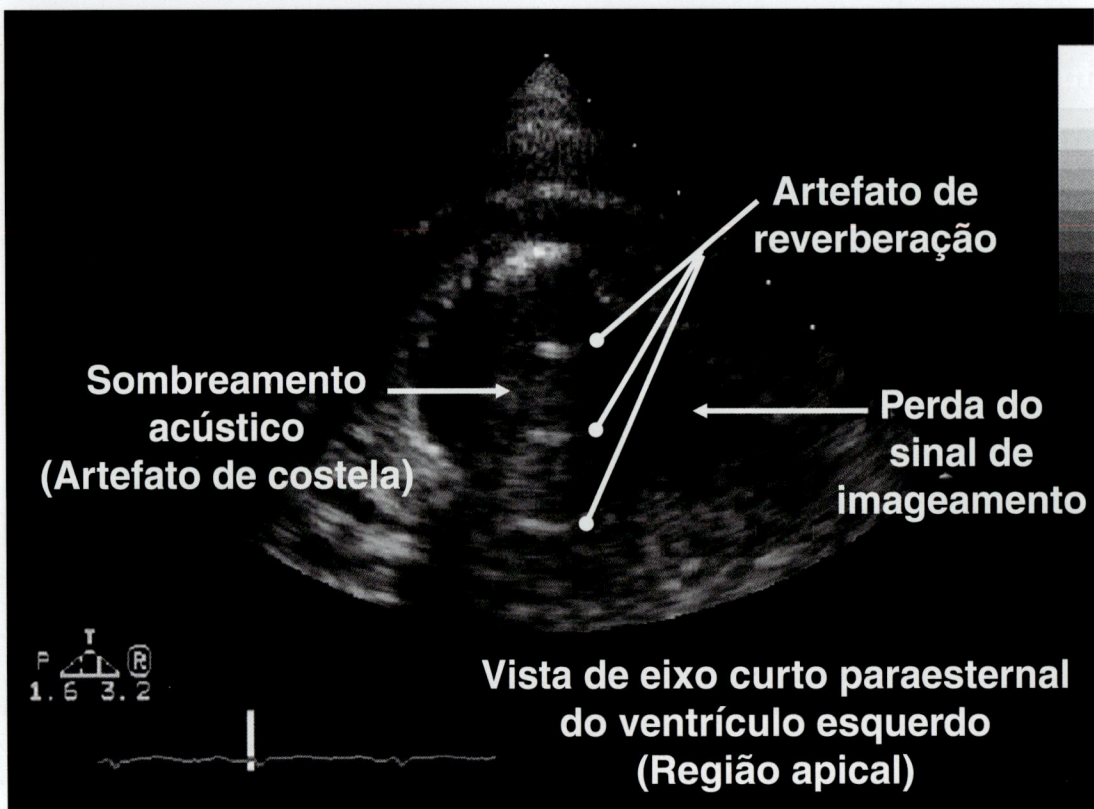

Fig. 6. Três tipos de artefato são visíveis neste eixo curto paraesternal ao nível do meio ventricular em um paciente de 50 anos com um aparelho de assistência ventricular esquerda. (*Ver* o vídeo correspondente no DVD.) Artefatos de reverberação gerados pela cânula do aparelho são vistos juntamente com sombreamento acústico pela costela e perda de sinal devida à perda de resolução lateral.

Outro tipo de artefato se origina do fato de que os feixes de ultrassom podem ser mais largos do que a representação da imagem na linha de varredura. Assim, um feixe de ultrassom pode refletir-se de uma estrutura ligeiramente fora do eixo verdadeiro do feixe, causando perda na resolução lateral. Artefatos de imagem em espelho são frequentemente vistos na aorta em ecocardiografia transesofágica (Fig. 8; *ver* o vídeo correspondente no DVD).

PRINCÍPIOS DE ULTRASSONOGRAFIA DOPPLER

A US Doppler se baseia no princípio Doppler para determinar a velocidade de líquidos ou tecidos em movimento. O princípio Doppler afirma que a frequência de um som (ou de qualquer onda) se desviará (para mais alta ou mais baixa) quando ele for emitido a partir de, ou refletido de, um objeto em movimento. Isto ocorre porque as ondas sonoras emitidas de uma fonte em movimento (ou refletidas de uma fonte em movimento) são comprimidas ou expandidas, dependendo da direção do movimento. Este é o mesmo princípio responsável pela mudança da frequência de uma sirene de ambulância quando está na direção de um observador ou afastando-se dele (Fig. 9).

Em US diagnóstica, as ondas são emitidas do transdutor a uma frequência particular e refletidas dos eritrócitos em movimento dentro do coração ou vasos sanguíneos. Se o fluxo de sangue estiver se movendo na direção do transdutor, as ondas sonoras serão comprimidas (e a frequência do ultrassom retornando será ligeiramente mais alta do que a do ultrassom emitido). O oposto é verdadeiro a respeito do sangue que se move afastando-se do transdutor (Fig. 9). A diferença entre a frequência emitida e a que retorna é chamada desvio Doppler. Uma vez que a máquina de US emite som a uma frequência conhecida particular, a diferença entre as frequências do ultrassom original e do que retorna pode facilmente ser determinada. Esta diferença em frequência é diretamente relacionada com a velocidade das estruturas que refletem o som (os eritrócitos), portanto, é relacionada com a velocidade do fluxo sanguíneo. Esta relação é descrita pela seguinte equação:

$$v = \frac{c(F_s - F_t)}{2F_t(\cos\theta)}$$

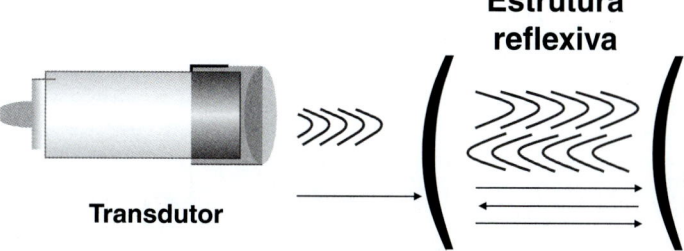

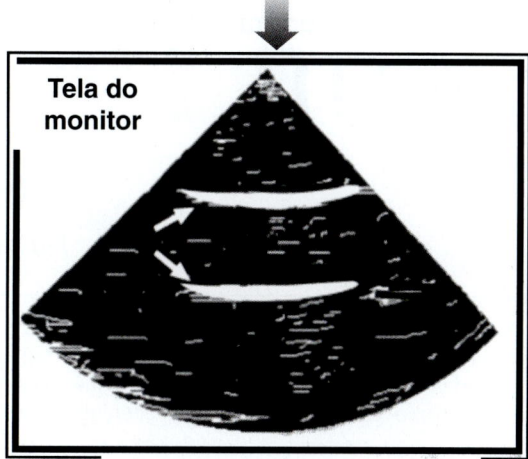

Fig. 7. Ilustração da geração de um artefato de reverberação. Neste caso, uma estrutura reflexiva, como uma área de calcificação, causa uma reverberação "interna". A viagem de "ida e volta" adicional faz o aparelho colocar uma imagem artefatual distal à imagem original, mas espaçada um múltiplo da distância original entre o transdutor e a estrutura reflexiva.

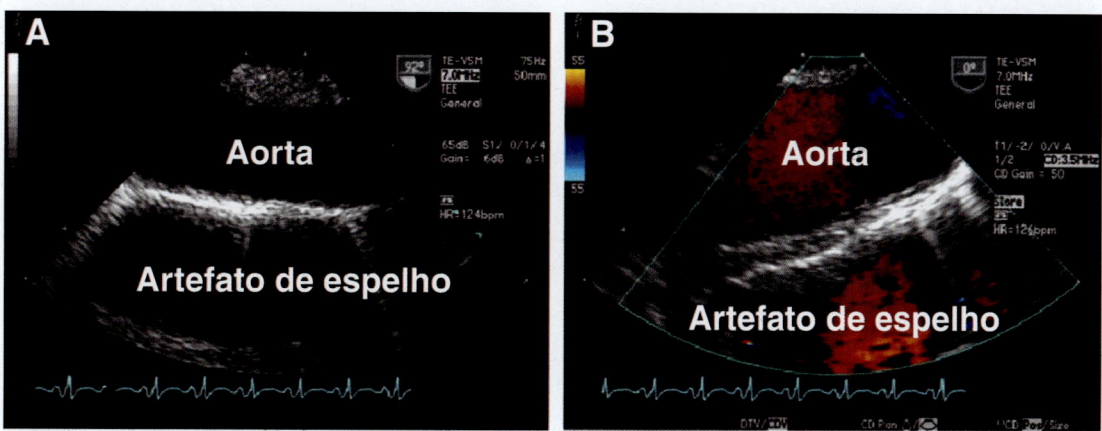

Fig. 8. Artefatos de espelho são vistos comumente na aorta em ecocardiografia transesofágica, conforme mostrado nestas imagens de imagem estática. (*Ver* o vídeo correspondente no DVD.)

onde v = velocidade do fluxo sanguíneo, c = velocidade de propagação do som através do tecido (1.540 m/s), F_s = velocidade do ultrassom desviado (retornado), F_t = frequência do ultrassom original emitido e θ = ângulo de incidência entre o feixe de ultrassom e o fluxo sanguíneo.

Doppler de Ondas Pulsada e Contínua

Dois modos de ultrassom Doppler são tipicamente empregados em US diagnóstica padrão – Doppler de onda pulsada (OP) e Doppler de onda contínua (OC) (Figs. 10 e 11).

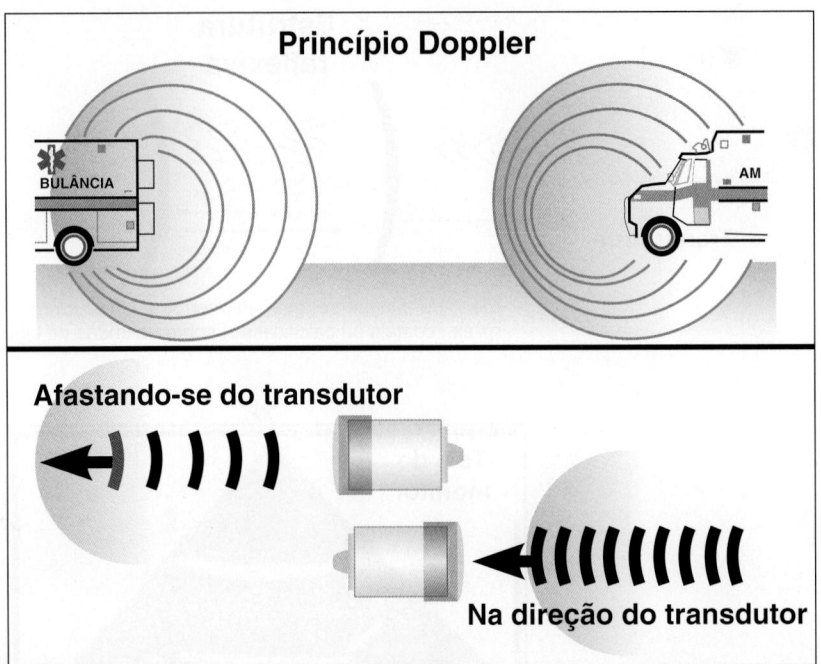

Fig. 9. O princípio Doppler: quando a fonte emissora do som (na ilustração, a ambulância) está se movendo na direção do ouvinte, o comprimento de onda das ondas sonoras se encurta (ou a frequência aumenta); quando a fonte emissora do som está se afastando do ouvinte, o comprimento de onda das ondas sonoras se alonga (a frequência diminui). Ultrassom emitido do transdutor ricocheteia os eritrócitos em movimento (embaixo) e retorna ao transdutor. A diferença entre a frequência emitida e a que retorna é o desvio Doppler.

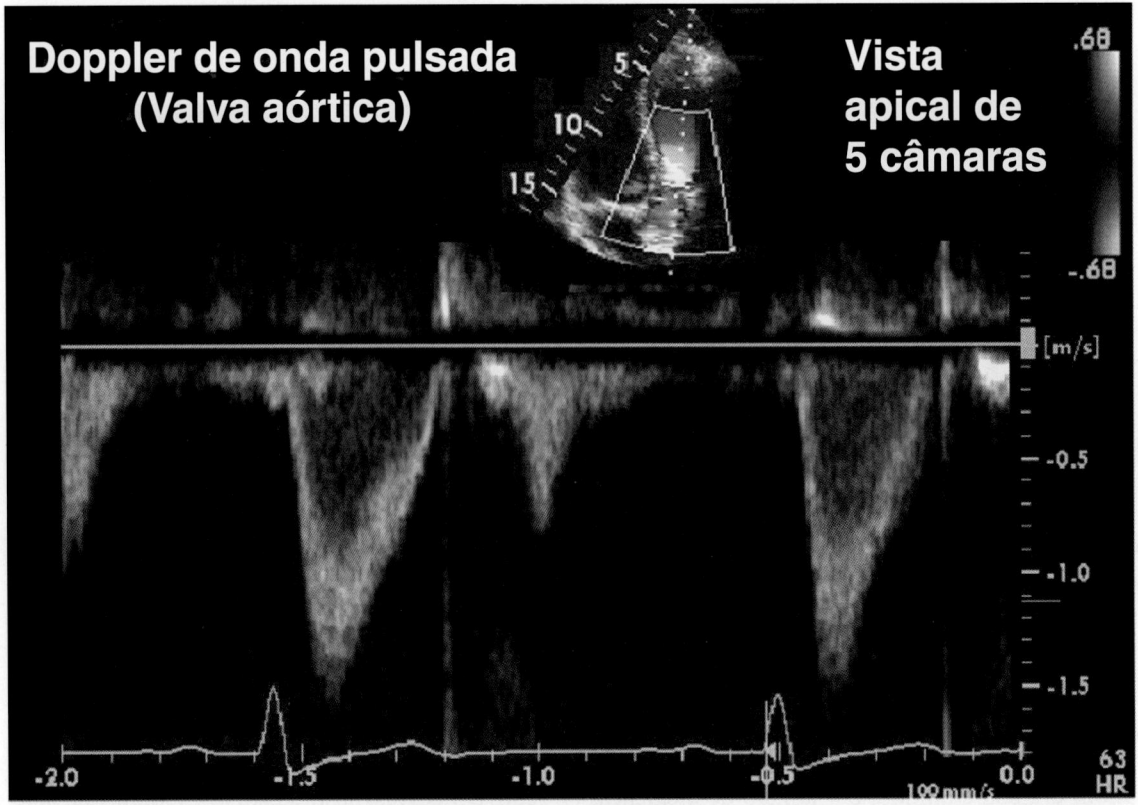

Fig. 10. Análise por Doppler de onda pulsada na região da valva aórtica.

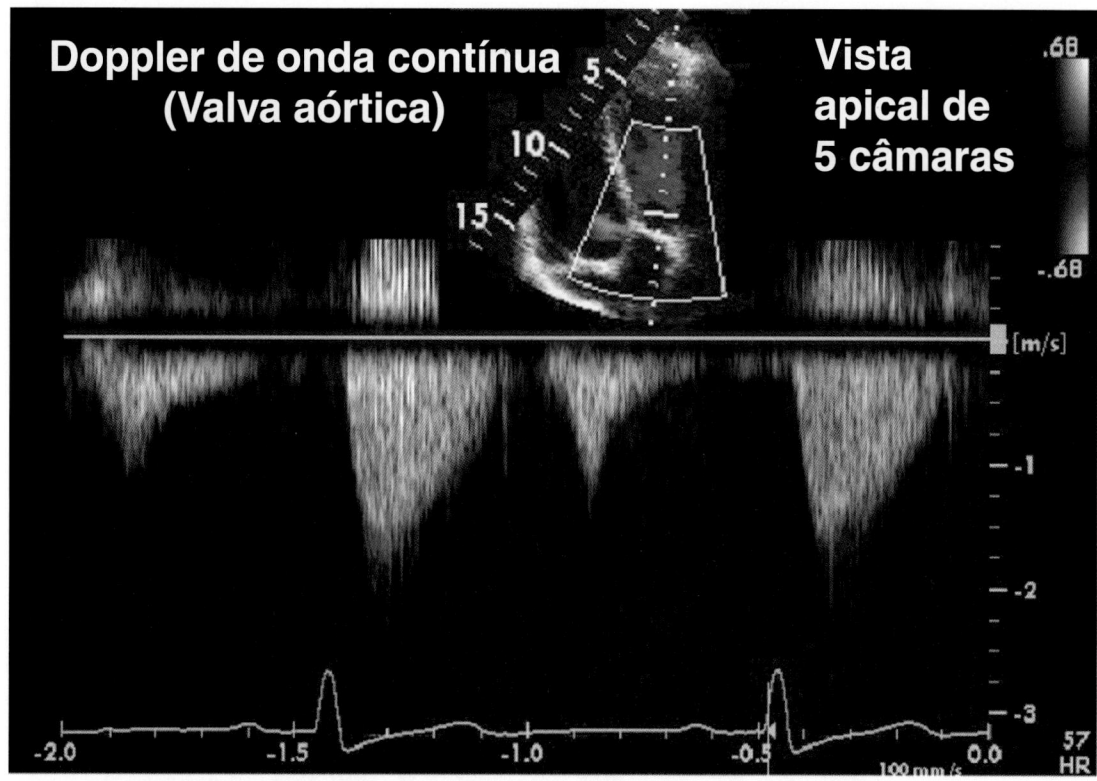

Fig. 11. Análise por Doppler de onda contínua através da valva aórtica.

Doppler OP exige que pulsos de ultrassom individuais sejam emitidos e retornados ao transdutor. A frequência com a qual estes pulsos são emitidos é a FRP. É importante compreender a diferença entre a FRP e a frequência da própria onda do ultrassom. A frequência do ultrassom é equivalente à altura de uma nota tocada em um piano, enquanto a FRP representa a frequência com a qual a nota é repetida. Uma vez que os pulsos emitidos de um transdutor retornam ao transdutor com a mesma frequência com que são emitidos, a FRP essencialmente representa a frequência de amostragem da aquisição Doppler.

Um princípio cardeal da amostragem digital em geral afirma que a frequência de amostragem deve sempre ser pelo menos o dobro da frequência da onda que está sendo amostrada. Isto é verdadeiro quanto ao registro de áudio digital, bem como para a aquisição de ultrassom. Por exemplo, como os humanos podem ouvir sons de até 20.000 Hz, os *compact discs* são gravados usando-se uma frequência de amostragem de 44,1 Hz, assegurando a amostragem de todas as frequências. No ultrassom Doppler, estamos fazendo amostragem da frequência, não do próprio ultrassom, mas do desvio Doppler, isto é, a diferença de frequência entre as ondas emitidas e as recebidas. Esta frequência, conforme discutido previamente, é diretamente relacionada com a velocidade do fluxo sanguíneo. Portanto, a frequência de amostragem (ou FRP) é um determinante crucial do desvio Doppler máximo que a máquina de ultrassom é capaz de amostrar com exatidão, e assim um determinante crucial da velocidade máxima que pode ser avaliada (*ver* Compreensão do *Aliasing* em Doppler; Figs. 12 e 13).

O ponto no qual uma onda não pode ser amostrada sem ambiguidade acontece a uma frequência de amostragem do dobro da frequência mais alta que necessita ser amostrada. Este ponto é chamado limite de Nyquist, e é a metade da FRP. Quando a frequência do desvio Doppler (portanto a velocidade do fluxo sanguíneo) é maior que o dobro da FRP, a onda não pode ser amostrada, nem a velocidade ser avaliada com exatidão. A imagem resultante demonstrará o fenômeno de *aliasing*. *Aliasing* ocorre porque a máquina não pode calcular precisamente a velocidade ou a direção do fluxo quando a velocidade excede o limite de Nyquist. É importante lembrar que a frequência eficaz de amostragem é dependente da FRP. O que, então, limita a FRP? Uma vez que os pulsos ultrassônicos têm que sair do transdutor, refletir-se dos eritrócitos em movimento e retornar ao transdutor, a FRP não pode ser mais alta do que a quantidade de tempo que leva para o ultrassom fazer esta viagem de ida e volta. Assim, como a velocidade do som é constante, a FRP é dependente da profundidade da região que está sendo analisada. Ao usarmos Doppler OP,

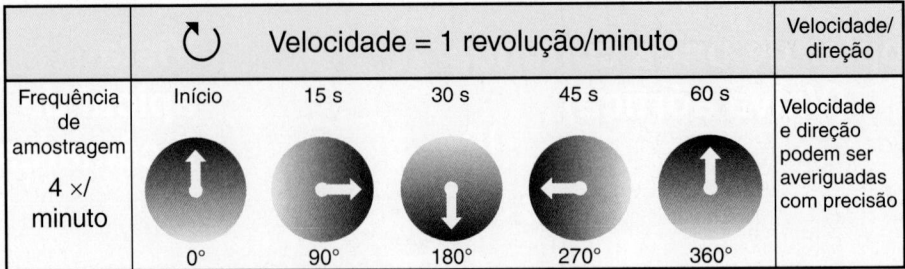
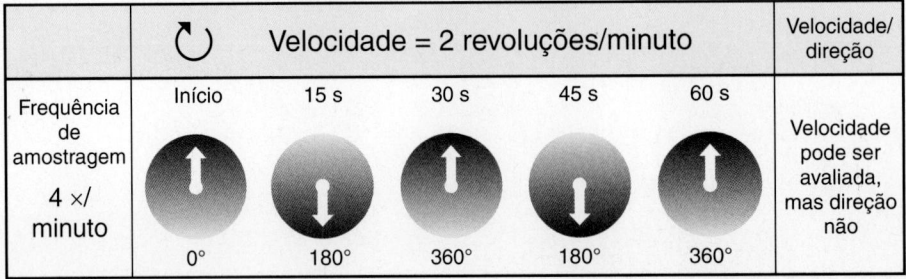
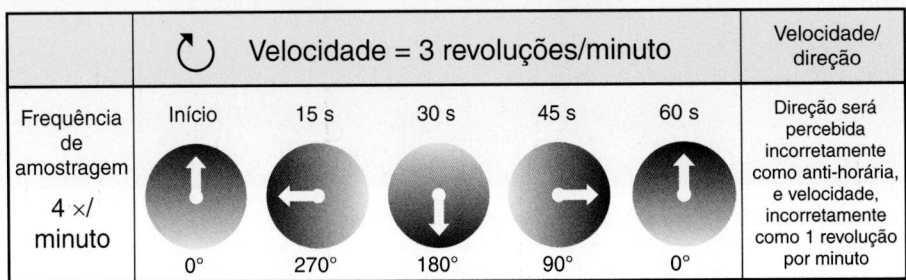

Fig. 12. Compreensão do *aliasing*: *aliasing* pode ser mais bem compreendido pela teoria da amostragem, o chamado exemplo "das rodas da diligência", assim denominado a partir da ilusão das rodas de diligência nos antigos filmes de faroeste. Consideremos um ponteiro de relógio rodando. No painel de cima, o ponteiro está rodando a uma revolução por minuto. Se fôssemos "amostrar" o relógio a cada 15 s (quatro vezes por minuto) tirando uma fotografia, facilmente conseguiríamos "capturar" o movimento do relógio, veríamos que o ponteiro está rodando no sentido horário e conseguiríamos discernir a velocidade de rotação. Se, no entanto, aumentássemos a velocidade de rotação para duas revoluções por minuto e mantivéssemos a mesma frequência de amostragem, apenas "capturaríamos" o ponteiro nas posições de 12 horas e 6 horas. Poderíamos dizer a velocidade de rotação, mas *não* conseguiríamos discernir a direção. Finalmente, no painel de baixo, se a velocidade de rotação aumentasse para três revoluções por minuto (ainda na direção horária), com a mesma frequência de amostragem, a direção percebida, com base na amostragem, seria anti-horária, e a velocidade percebida de rotação seria uma revolução por minuto.

temos a capacidade de selecionar uma localização particular (profundidade) a ser analisada. Na máquina de ultrassom, isto é realizado deslocando-se o cursor sobre uma área específica na imagem em 2D (Fig. 10). O que a máquina de ultrassom está fazendo, na realidade, é emitir um pulso, então aguardar a quantidade exata de tempo que levaria para esse pulso viajar para a localização do cursor e retornar ao transdutor. No Doppler OP, o tempo entre os pulsos não pode ser menor que o tempo de viagem de ida e volta, e a FRP será inversamente relacionada com esse tempo. As Figuras 12 e 13 ilustram os princípios de *aliasing* em ecocardiografia Doppler.

■ *Perfis de Fluxo Sanguíneo no Coração*

O sangue fluindo através do coração e vasos sanguíneos pode ser laminar ou turbulento. O fluxo laminar ocorre quando a maior parte do fluxo está se movendo na mesma direção e a velocidades semelhantes. O fluxo turbulento ocorre quando o fluxo é perturbado por uma estenose ou no contexto de importante regurgitação. O tipo de fluxo pode ser discernido a partir do traçado da onda Doppler OP. Com fluxo laminar, a onda parecerá "oca" porque a maioria das células sanguíneas estará se movendo a velocidades semelhantes (e próximas da velocidade máxima). Com fluxo turbulento ou não laminar, as velocidades cobrirão um espectro mais largo, com algumas células sanguíneas movendo-se rapidamente e outras, mais rapidamente. Assim, o traçado parecerá "cheio" (Fig. 14).

Aspectos Práticos do Doppler OP

O doppler OP é usado principalmente para obter informação de velocidade quanto a fluxos de velocidade relativa-

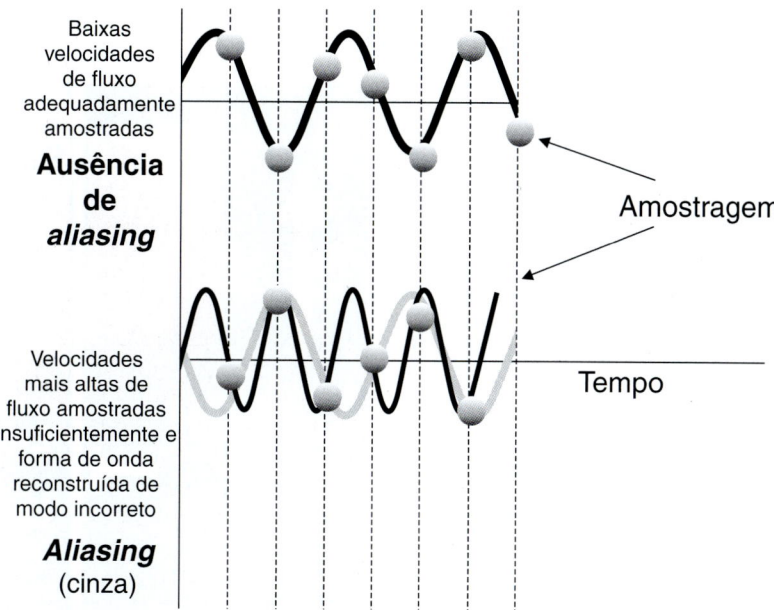

Fig. 13. O problema de *aliasing* ocorre ao se amostrar uma onda sonora, bem como quando a frequência de amostragem é menor que o dobro da frequência da onda que está sendo amostrada. No exemplo, quando a frequência de amostragem é o dobro da frequência da onda original (em preto), é possível reconstruir a onda com exatidão. Entretanto, quando a frequência de amostragem é menos que o dobro da frequência da onda, a onda é reconstruída incorretamente, como mostrado no painel de baixo, onde a onda reconstruída é mostrada em cinza. Em ecocardiografia Doppler, estamos "amostrando" o desvio Doppler. A frequência de amostragem é determinada pela FRP. O desvio Doppler é um reflexo da velocidade do fluxo sanguíneo (pela equação de Doppler). Assim, FRPs mais altas são capazes de discernir velocidades mais altas de fluxo sanguíneo.

mente baixa em uma localização específica dentro do coração ou vasos sanguíneos. Exemplos de avaliações Doppler tipicamente feitas com Doppler OP incluem avaliação da velocidade via de saída do ventrículo esquerdo (exceto em condições nas quais a velocidade no trato de saída está acentuadamente elevada, caso no qual Doppler OC seria necessário), avaliação de velocidades de fluxo de entrada mitral e avaliação de velocidades venosas pulmonares. Todos estes são fluxos de velocidade relativamente baixa dentro do coração.

DOPPLER OC

Diferentemente do Doppler OP, no qual pulsos individuais são emitidos e refletidos de volta para o transdutor, bipes ultrassônicos, o Doppler OC emite um tom contínuo a partir do transdutor. Reflexões deste tom de ultrassom contínuo são então recebidas pelo transdutor continuamente também (Fig. 11). Uma vez que o equipamento não esteja aguardando um pulso ser refletido e retornar, é impossível para este determinar a localização da reflexão. Não obstante, as células sanguíneas em movimento refletirão o tom ultrassônico contínuo, e esta reflexão estará sujeita ao desvio Doppler como uma função da velocidade do fluxo sanguíneo (exatamente como Doppler pulsado). A vantagem do Doppler OC é que, como a "amostragem" está ocorrendo continuamente, a capacidade de detectar frequências particulares não está sujeita ao limite de Nyquist, e podemos, assim, interrogar velocidades muito mais altas do que é possível com Doppler OP. A desvantagem do Doppler OC, no entanto, é que como *não* estamos amostrando, não podemos "mapear" o pulso de ultrassom que está retornando, e assim não ouvimos uma reflexão que está vindo de uma profundidade particular. Assim, o Doppler OC nos diz a velocidade máxima ao longo da linha do feixe de ultrassom. Não conseguimos, no entanto, determinar a localização da velocidade máxima. O Doppler OC é particularmente útil, então, para avaliar fluxo sanguíneo de alta velocidade, como, por exemplo, a velocidade através da valva aórtica na estenose aórtica, ou a velocidade da regurgitação tricúspide.

■ Doppler de Fluxo em Cores

O imageamento Doppler de fluxo em cores usa a mesma tecnologia geral que o imageamento Doppler OP. Entretanto, o Doppler de fluxo em cores analisa múltiplas localizações ao longo de uma linha de varredura simultaneamente e determina a velocidade de localizações individuais. Estas velocidades são então "codificadas em cores" utilizando-se um mapa em que cores particulares são usadas para representar velocidades particulares (Fig. 15). O mapa de cores é apresentado sobre a imagem de ultrassom, de tal modo que a relação entre cores e velocidades particu-

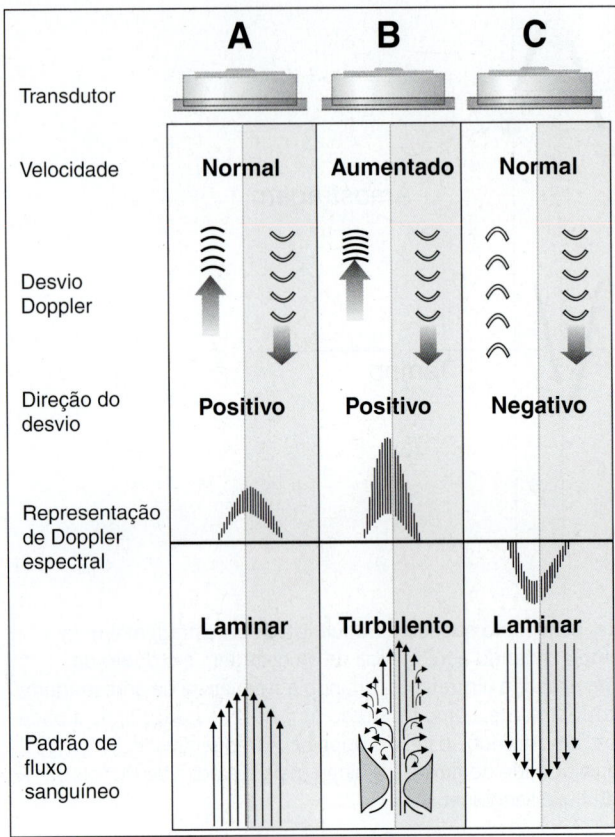

Fig. 14. Perfis com Doppler de onda pulsada de (**A**) fluxo laminar e (**B**) fluxo turbulento. (**C**) Demonstra o fluxo afastando-se do transdutor. Observar que o perfil de fluxo do fluxo laminar é "oco", indicando que a maioria dos eritrócitos está viajando em velocidades semelhantes. Quando o fluxo é turbulento, há uma faixa mais larga de velocidades, e o perfil de fluxo aparece cheio.

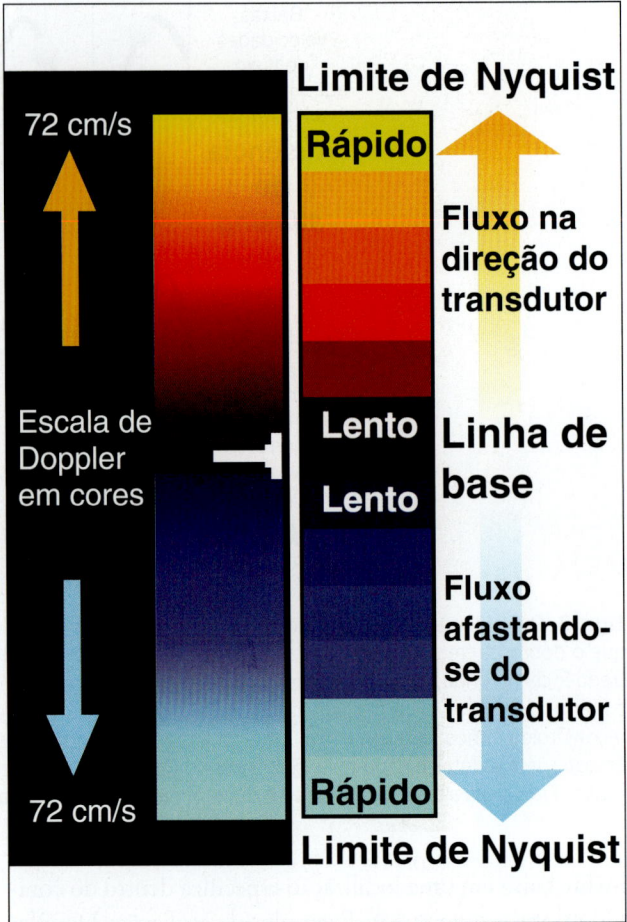

Fig. 15. Escala de Doppler em cores ("Doppler colorido") apresentando as direções de fluxo e velocidades relativas.

lares é visível. Por convenção, o fluxo que está se movendo para longe do transdutor é codificado em azul, e o fluxo que está se movendo na direção do transdutor, em vermelho (Fig. 16; *ver* o vídeo correspondente no DVD). Uma vez que o Doppler de fluxo em cores utiliza os mesmos princípios básicos que o Doppler OP, ele também é sujeito a questões de amostragem e ao problema de *aliasing*. As frequências (e, portanto, velocidades) de desvio Doppler que estão acima do limite de Nyquist são codificadas como um "mosaico verde". A informação Doppler é superposta à imagem 2D, fornecendo uma avaliação visual muito poderosa do movimento do sangue no coração. Uma vez que o Doppler de fluxo em cores exibe informação de velocidade em cima de informação anatômica, é possível visualizar até mesmo fluxos muito rápidos no coração, embora o Doppler de fluxo em cores não permita avaliação exata de velocidades além do limite de Nyquist. Como no caso do Doppler pulsado padrão, a FRP é um ajuste importante no Doppler de fluxo em cores, e pode ser ajustada pelo operador.

A FRP pode ser diminuída ou elevada para reduzir ou aumentar a velocidade de *aliasing*.

De Velocidade à Pressão: Mensuração de Gradientes no Coração

A ecocardiografia Doppler mede a velocidade do movimento sanguíneo dentro do coração e dos vasos sanguíneos. A partir desta informação de velocidade, é possível estimar gradientes de pressão, utilizando a equação de Bernoulli. O princípio de Bernoulli afirma que a velocidade de fluxo através de um orifício fixo será dependente do gradiente de pressão deste. Intuitivamente, este princípio afirma que, quanto mais alto o gradiente de pressão, mais rápido o fluxo sanguíneo. A forma completa da equação de Bernoulli é relativamente complexa:

$$p_1 - p_2 = 1/2\rho(v_2^2 - v_1^2) + \rho\int_1^2 \frac{dv}{dt}\vec{ds} + R(\vec{v})$$

Em uso geral em US, pode ser feita a seguinte simplificação:

$$P = 4(V_2^2 - V_1^2)$$

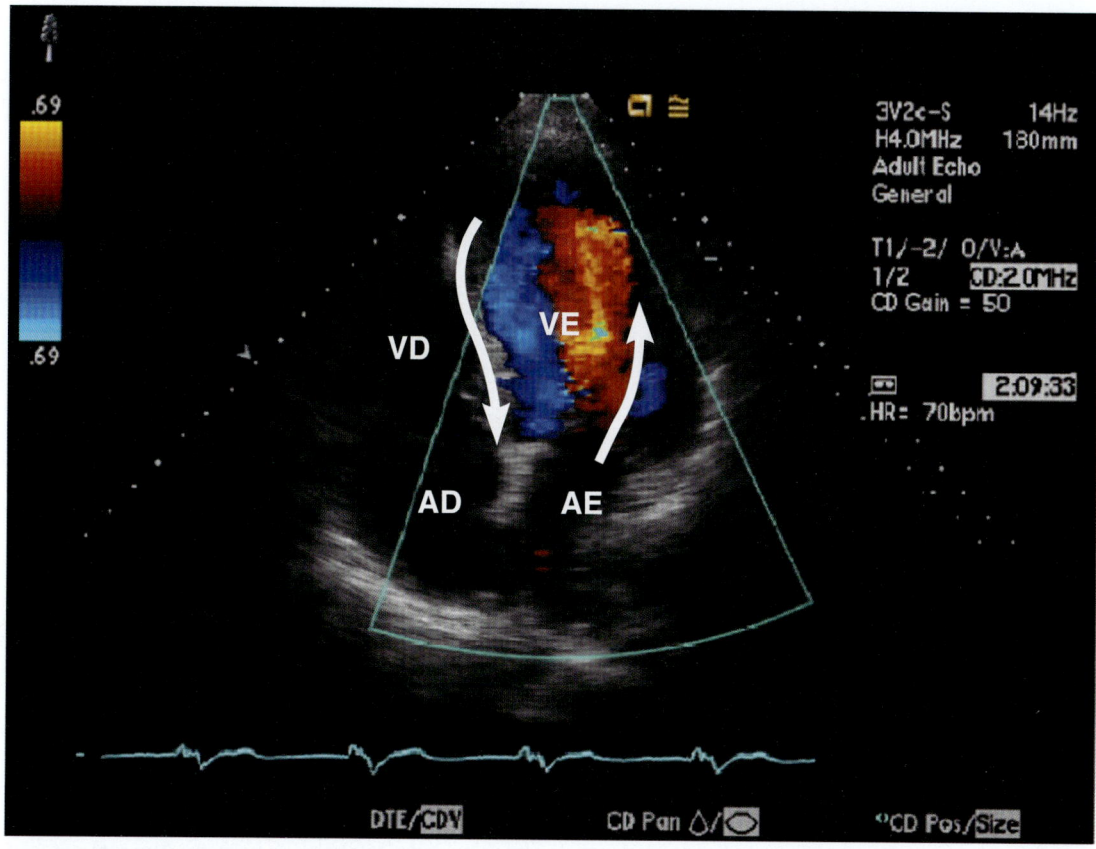

Fig. 16. Vista apical com Doppler em cores superposto, mostrando a direção do fluxo durante o começo da sístole. (*Ver* o vídeo correspondente no DVD.)

Onde p = gradiente de pressão, v_1^2 = velocidade proximal, v_2^2 = velocidade distal. Como a maioria das velocidades maiores que 1 m/s, as velocidades proximais podem frequentemente ser desprezadas, deixando a seguinte equação de Bernoulli modificada simplificada: $P = 4V(V_2^2 - V_1^2)$. Esta equação é útil para tradução de velocidades para gradientes na maioria das circunstâncias clínicas.

Por exemplo, uma velocidade máxima com OC através de uma valva aórtica estenótica de 4 m/s é equivalente a um gradiente de pressão de 64 mmHg através da valva. Similarmente, uma velocidade máxima com OC de regurgitação tricúspide de 3 m/s é equivalente a um gradiente sistólico entre o ventrículo direito e o átrio direito de 36 mmHg. É importante, no entanto, reconhecer situações clínicas nas quais as velocidades de fluxo proximais não podem ser ignoradas. Por exemplo, se houver aceleração importante do fluxo proximal à valva aórtica – como, por exemplo, no caso de um paciente com estenoses aórtica e subaórtica (causada por uma membrana ou por hipertrofia septal), seria necessário usar a forma mais longa da equação de Bernoulli, assim levando em consideração as velocidades de fluxo aumentadas proximais.

◼ Precauções e Advertências com Doppler

Doppler não pode medir pressão diretamente nem medir "fluxo". O Doppler mede a velocidade do fluxo sanguíneo. Por esta razão, grande parte da informação que em última análise derivamos das medições com Doppler tem que ser inferida. Por exemplo, embora possamos medir o gradiente entre o ventrículo e o átrio direitos, olhando a velocidade regurgitante tricúspide para estimar pressões sistólicas na artéria pulmonar, é necessário fazermos as seguintes suposições: primeiro precisamos admitir que não há gradiente de pressão entre o ventrículo direito e a artéria pulmonar. Obviamente, em pacientes com estenose pulmonar, não seríamos capazes de calcular as pressões sistólicas pulmonares a partir da velocidade regurgitante tricúspide sem levar em conta o gradiente através da valva pulmonar. Além disso, como conhecemos o gradiente entre o ventrículo e o átrio direitos, para calcular a pressão sistólica ventricular direita necessitamos saber a pressão estimada atrial direita. A avaliação da pressão atrial direita é indireta, na melhor hipótese, com ecocardiografia. Embora certos parâmetros ecocardiográficos, como tamanho atrial direito aumentado e

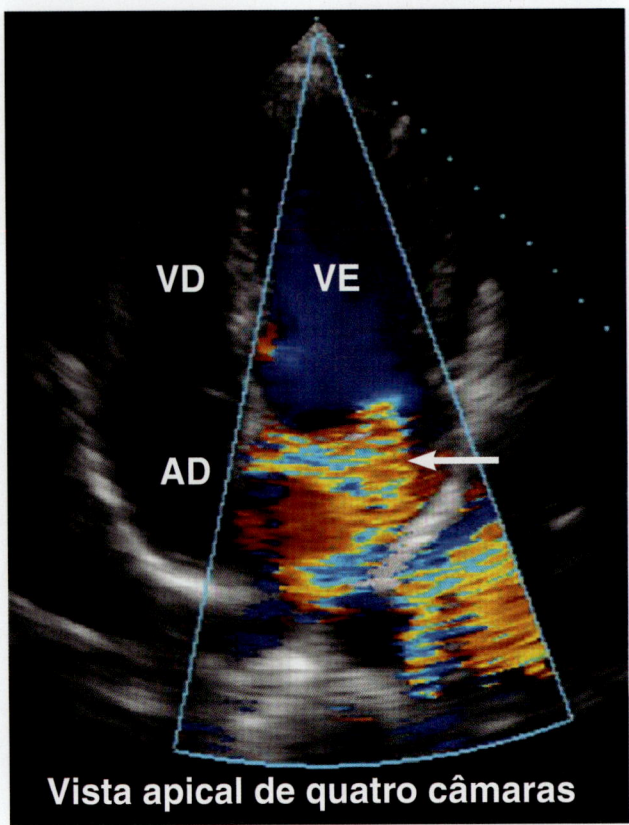

Fig. 17. *Aliasing* no Doppler em cores refletindo fluxo turbulento de alta velocidade (seta) em um paciente com regurgitação mitral grave. (*Ver* o vídeo correspondente no DVD.)

dilatação da veia cava inferior, ajudem-nos a "estimar" a pressão atrial direita (*ver* Capítulo 18, Tabela 3), estes são notoriamente inexatos, especialmente se as pressões forem altas. Adicionando o gradiente obtido do sinal da velocidade regurgitante tricúspide à nossa estimativa da pressão atrial direita, podemos obter uma estimativa da pressão sistólica ventricular direita, a qual, por sua vez, deve ser equivalente à pressão sistólica na artéria pulmonar.

Similarmente, como a ecocardiografia mede a velocidade do sangue, e não o fluxo sanguíneo, nossa estimativa do grau volumétrico de regurgitação por ecocardiografia é limitada. Não podemos medir diretamente o volume que atravessa a valva aórtica, por exemplo, na insuficiência aórtica. Por esta razão, o Doppler é, de muitas maneiras, melhor para a avaliação de lesões estenóticas do que para a análise da gravidade de lesões regurgitantes.

O Doppler de fluxo em cores utiliza os mesmos conceitos e tecnologia que o Doppler de onda pulsada e está, portanto, sujeito às mesmas limitações. As cores que vemos no Doppler de fluxo em cores são simplesmente *pixels* codificados de cores que representam a velocidade do fluxo sanguíneo naquela localização espacial particular. Cores que são vermelho ou azul puros em Doppler de fluxo em cores representam velocidades inferiores à velocidade de *aliasing* do sinal Doppler (Fig. 16). Cores que parecem ser verde-amarelo ou mosaico, dependendo do mapa de cores utilizado, sugerem alta velocidade (mais alta que a velocidade de *aliasing*) ou fluxo turbulento (Fig. 17; *ver* o vídeo correspondente no DVD). A velocidade de *aliasing*, em centímetros por segundo, está usualmente listada na escala presente na imagem de US. Embora frequentemente estimamos o volume das lesões regurgitantes, inclusive regurgitações mitral e aórtica, a partir do sinal de Doppler de fluxo em cores, não podemos fazê-lo diretamente, porque o Doppler de fluxo em cores fornece avaliação limitada do grau volumétrico de regurgitação.

SUMÁRIO

As propriedades dos ultrassons permitem geração em tempo real de dados anatômicos e hemodinâmicos cardíacos. Evoluções no desenho de transdutor e modalidades de imageamento conduziram à qualidade de imagem aperfeiçoada. A adição do ultrassom Doppler à ecocardiografia 2D proporciona determinação não invasiva confiável de mudanças de velocidade e gradientes de pressão dentro e através das câmaras cardíacas. Os dados ecocardiográficos são influenciados pelas limitações intrínsecas da tecnologia de ultrassom e Doppler, características dos pacientes e da perícia do operador.

LEITURAS SUGERIDAS

Cape EG, Yoganathan AP. Principles and instrumentation for Doppler. In: Skorton DJ, Schelhert HR, Wolf GL, Brundage BH, eds. Marcus Cardiac Imaging. A Companion to Braunwald's Heart Disease, 2nd ed. Philadelphia: WB Saunders, 1996:273-291.

Feigenbaum H. Echocardiography. Fourth ed. Lea and Febiger. Malvern, PA: 1986.

Geiser EA. Echocardiography: physics and instrumentation. In: Skorton DJ, Schelbert HR. Wolf GL. Brundage BH. eds. Marcus Cardiac Imaging. A Companion to Braunwald's Heart Disease, 2nd ed. Philadelphia: WB Saunders. 1996:273-291.

Seghal CM. Principles of ultrasonic imaging and Doppler ultrasound. In: St. John Sutton MG. Oldershaw PJ. Kotler MN, eds. Textbook of Echocardiography and Doppler in Adults and Children. Cambridge. MA: Blackwell Science, 1996:3-30.

Ultrasonography task force. Medical diagnostic ultrasound instrumentation and clinical interpretation. Report of the ultrasonography task force. Council on Scientific Affairs. JAMA 1991;265:1155-1159.

2 INTRODUÇÃO AO IMAGEAMENTO

Dara Lee, MD
Scott D. Solomon, MD

EXAME NORMAL

CONTEÚDO
- ECOCARDIOGRAFIA BIDIMENSIONAL, MODO M E DOPPLER
- PROJEÇÕES ECOCARDIOGRÁFICAS
  - POSIÇÃO PARAESTERNAL
  - POSIÇÃO APICAL
  - POSIÇÃO SUBCOSTAL
  - POSIÇÃO SUPRAESTERNAL
- SUMÁRIO
- LEITURAS SUGERIDAS

APRESENTAÇÃO DE CASO

Uma mulher grávida é encaminhada à ecocardiografia para avaliar um sopro cardíaco. Ela não tem problema médico importante e está no terceiro trimestre de uma gravidez sem complicação. O sopro sistólico foi observado em um exame obstétrico de rotina; a paciente não se queixa de dispneia, desconforto torácico ou palpitações. Caminha diariamente sem sintomas limitadores cardíacos ou respiratórios, não tem história de febre reumática e nunca tinha sido informada de um sopro cardíaco no passado.

Achados

Conforme esperado, o estudo é inteiramente normal. A causa mais provável do sopro da paciente é o volume intravascular aumentado associado à gravidez no terceiro trimestre, o que muitas vezes leva a um "sopro de fluxo" benigno. Esse sopro pode ser auscultado em outros estados de fluxo aumentado através de uma valva normal, como febre ou hipertireoidismo.

ECOCARDIOGRAFIA BIDIMENSIONAL, MODO M E DOPPLER

Os princípios básicos da ecocardiografia, incluindo as bases da física e instrumentação, estão discutidos no Capítulo 1. Este capítulo é uma introdução ao exame ecocardiográfico, e uma descrição detalhada se segue no Capítulo 3.

ECOCARDIOGRAFIA BIDIMENSIONAL

Imagens bidimensionais (2D) formam a base do estudo ecocardiográfico, proporcionando informação estrutural e funcional, bem como orientando o uso de técnicas no modo M e Doppler. As imagens tomográficas descritas a seguir constituem o estudo em 2D. Conforme discutido no Capítulo 1, as ondas de ultrassom geradas a partir do nível do transdutor ultrassônico viajam até o coração e são em seguida refletidas de volta para o transdutor. As ondas de ultrassom que retornam são analisadas quanto à localização, profundidade (com base no tempo decorrido entre a emissão e o retorno do sinal) e densidade (estruturas mais densas refletirão uma proporção maior do feixe ultrassônico do que os objetos menos refratários). As Figuras 1 e 2 demonstram uma imagem em 2D do eixo longo paraesternal (*ver* o vídeo correspondente à Fig. 1 no DVD).

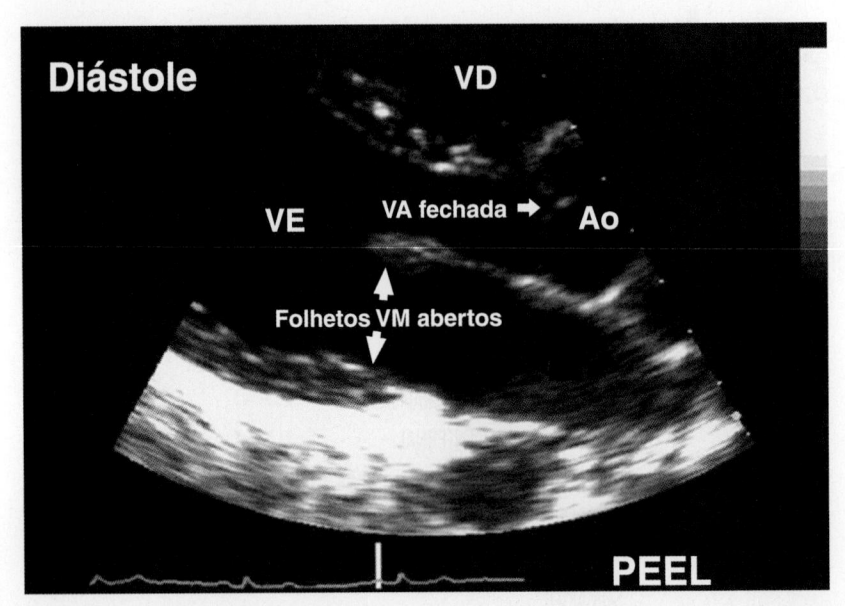

Fig. 1. Vista paraesternal de eixo longo (PEEL) demonstrando as seguintes estruturas cardíacas: VD, ventrículo direito; VE, ventrículo esquerdo; VA, valva aórtica; Ao, aorta; VM, valva mitral. Esta imagem, como todas as imagens neste capítulo, é normal. (*Ver* o vídeo correspondente no DVD.)

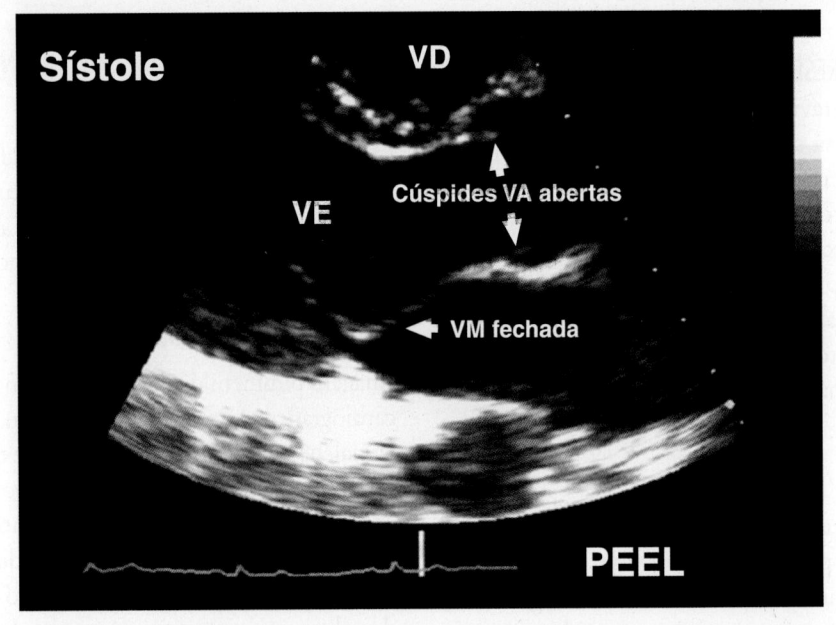

Fig. 2. Vista PEEL ao término da sístole demonstrando as seguintes estruturas cardíacas: VD, ventrículo direito; VE, ventrículo esquerdo; VA, valva aórtica; VM, valva mitral.

ECOCARDIOGRAFIA MODO M

Imagens no modo M (M significa "movimento") podem ser realizadas como uma imagem unidimensional, ou "pontual", registrada ao longo do tempo. A maioria das imagens no modo M é registrada na vista de eixo longo paraesternal (PEEL) descrita previamente (imagem estática do modo M no eixo longo paraesternal). O feixe de ultrassom é manobrado para fatiar através da estrutura de interesse, produzindo uma imagem de alta resolução desta fatia ao longo do tempo. A alta resolução das imagens no modo M e a capacidade de as correlacionar com um eletrocardiograma registrado simultaneamente tornam o modo M a imagem de escolha para muitas medições. As Figuras 3 e 4 demonstram vistas em modo M através do ventrículo esquerdo (VE) e da valva mitral (VM).

ECOCARDIOGRAFIA DOPPLER

A ecocardiografia Doppler é usada para medir o fluxo sanguíneo; ela pode avaliar velocidade, direção e turbulência do fluxo (*ver* Capítulo 1). O Doppler é usado principalmente

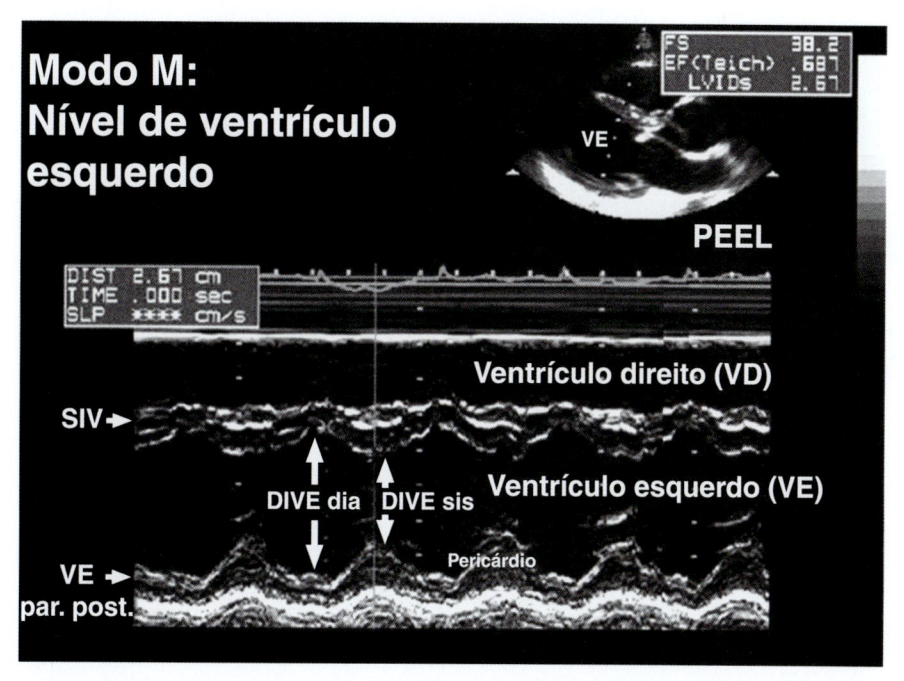

Fig. 3. Modo M através do ventrículo esquerdo. Por esta vista podem ser feitas medições da espessura da parede ventricular esquerda e dos diâmetros diastólico e sistólico finais. *Ver* o Capítulo 5, Figura 3 e Tabela 5 e texto relacionado.

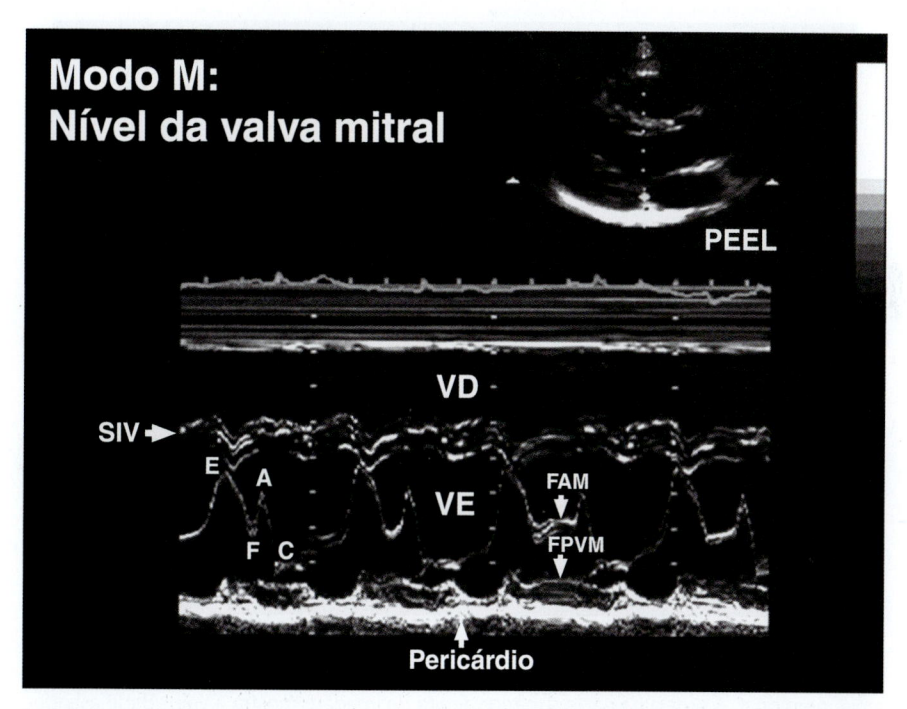

Fig. 4. Modo M através da valva mitral. Por esta medição, a morfologia da valva mitral pode ser visualizada. Observar a configuração em M típica da valva mitral durante o enchimento diastólico inicial (E) e o enchimento atrial (A). O folheto anterior da valva mitral (FAM) e folheto posterior da valva mitral (FPVM) são observados, bem como o pericárdio.

para avaliar velocidade de fluxo sanguíneo. O Doppler espectral (Fig. 5) mostra traçados que representam velocidade sanguínea, com tempo no eixo dos *x* e velocidade no eixo dos *y*. *Ver* o Capítulo 1 para uma explicação das diferenças entre Doppler de ondas pulsada e contínua.

ECOCARDIOGRAFIA DOPPLER DE FLUXO EM CORES (*COLOR DOPPLER*)

O Doppler de fluxo em cores apresenta dados de velocidade do sangue superpostos à imagem em 2D (Fig. 6; *ver* o vídeo correspondente no DVD). Fluxo não turbulento que está abaixo

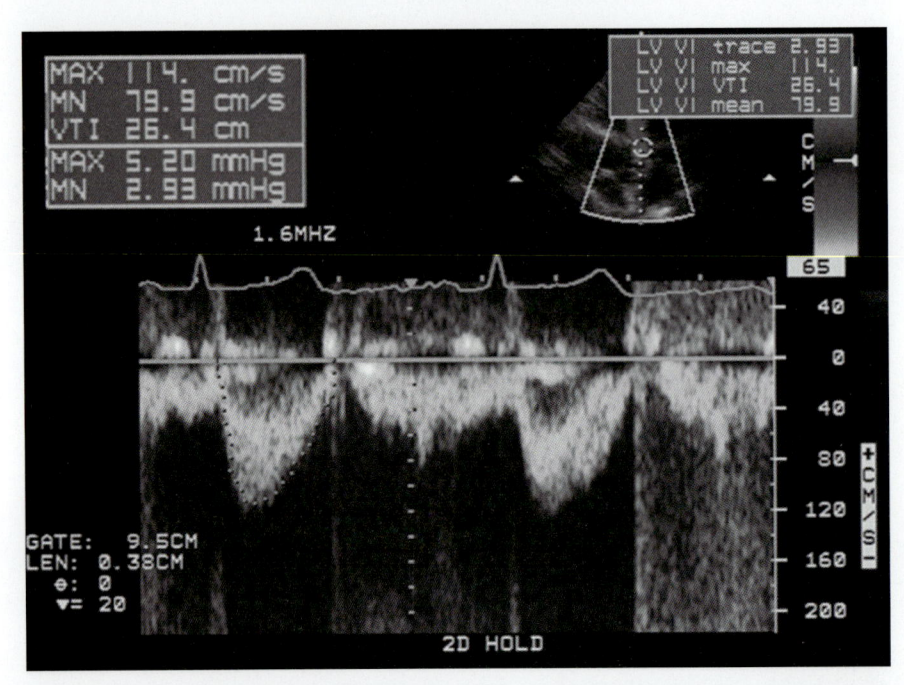

Fig. 5. Doppler pulsado através do trato de saída ventricular esquerdo. O traçado demonstra a velocidade do sangue (eixo dos y), com o tempo no eixo dos x. O eletrocardiograma possibilita a correlação com o ciclo cardíaco.

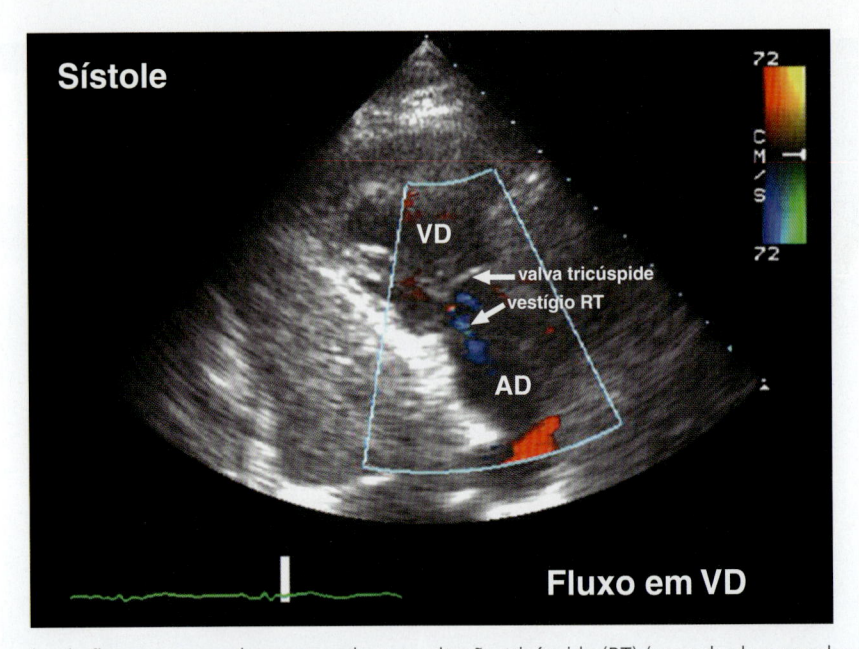

Fig. 6. Exemplo de Doppler de fluxo em cores demonstrando regurgitação tricúspide (RT) (um achado normal neste paciente). Doppler de fluxo em cores é uma forma de Doppler de onda pulsada na qual as velocidades do sangue são codificadas em cores e superpostas à imagem bidimensional. A escala na parte superior direita da imagem mostra a velocidade associada a cada graduação de cor, conforme descrito no texto. (*Ver* o vídeo correspondente no DVD.)

do limite de Nyquist (*ver* Capítulo 1) e é orientado na direção do transdutor aparece em vermelho, e fluxo não turbulento abaixo do limite de Nyquist dirigido para longe do transdutor aparece em azul. Fluxo perpendicular não é bem visualizado pelas imagens Doppler. Fluxos turbulentos e em velocidades mais rápidas do que o limite de Nyquist são vistos como um sinal em mosaico multicolorido.

■ Incidências

O estudo desta paciente, como a maioria deles, é compreendido por um conjunto padrão de projeções recomendado pela *American Society of Echocardiography*. Múltiplos ângulos de visão diferentes são necessários para visualizar por completo todas as estruturas cardíacas, pois cada incidência fornece somente uma imagem em 2D do coração tridimen-

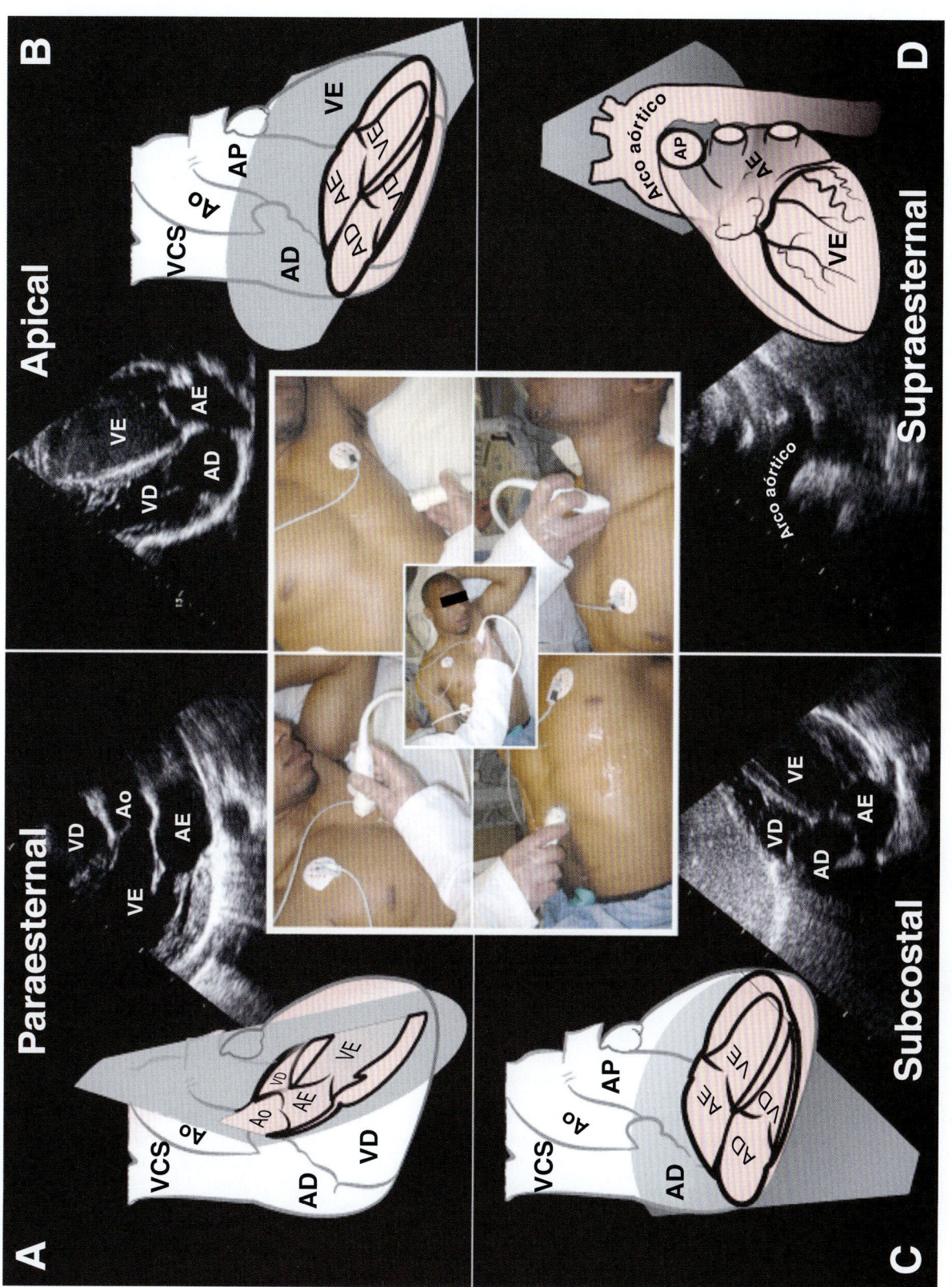

Fig. 7. Ilustração mostrando a colocação do transdutor para cada uma das principais vistas ecocardiográficas: (**A**) localização paraesternal para projeção paraesternal de eixos longo e curto; (**B**) localização apical para projeção apical de quatro câmaras, duas câmaras e de eixo longo; (**C**) localização subcostal para projeções subcostais; (**D**) localização supraesternal para projeção da incisura jugular.

Tabela 1	Vistas Ecocardiográficas		
Projeção	**Posição do paciente/transdutor**	**Estruturas imageadas**	**Doppler**
Paraesternal esquerda: vista do eixo longo	Supino/terceiro ao quarto espaços intercostais	Vista geral das estruturas cardíacas, dimensões das câmaras e função ventricular. Maioria das medições padrão, incluindo AE, raiz aórtica, dimensões diastólica e sistólica do VE. Medições do tamanho e das variáveis de função do VD nesta (e todas) as projeções	Doppler de fluxo em cores procurando regurgitação mitral e insuficiência aórtica
Paraesternal esquerda: fluxo VD	Mesma, mas inclinar inferomedialmente, com leve rotação horária	Vista de eixo longo do VD e do AD; boa projeção para VT e velocidade regurgitante	Doppler de fluxo em cores procurando regurgitação tricúspide; Doppler espectral (OC) demonstrando velocidade regurgitante tricúspide
Paraesternal esquerda: projeção de eixo curto	Mesma, mas girar perpendicular, inclinar para cima e para baixo para analisar da base ao ápice	Corte transversal do VE para avaliar funções global e regional do VE do ápice à base, à medida que o transdutor é inclinado. Músculos papilares, VM em corte transversal — bom para planimetria da VM em estenose mitral. Na base, VA vista em corte transversal; TEVD visto através do topo da imagem, VP à direita da VA	Doppler de fluxo em cores através da valva aórtica para avaliação de insuficiência aórtica
Apical: de quatro e cinco câmaras	Decúbito lateral esquerdo/ponto de máximo impulso. Rotação anterior produz projeção de cinco câmaras	Todas as quatro câmaras; septo ventricular, parede lateral do VE. Septo atrial, VM e VT com jatos regurgitantes e perfis de velocidade de fluxo. Veias pulmonares inferiores vistas ao entrarem no AE. Na vista de cinco câmaras, valva aórtica e raiz da aorta também vistas, boa projeção para avaliar tanto a regurgitação quanto a estenose aórtica	Doppler de fluxo em cores procurando regurgitação mitral, insuficiência aórtica e regurgitação tricúspide; Doppler espectral (OP) do fluxo mitral, trato de ejeção e em suspeita de estenose aórtica, Doppler OC da valva aórtica. Doppler OC para avaliação de velocidade regurgitante tricúspide
Apical: de duas e três câmaras	Mesma, mas com rotação perpendicular	Paredes anterior e inferior do VE, AE, VM e jato regurgitante. Vista de três câmaras traz valva aórtica e raiz da aorta para visão e muda para segmentos inferolateral e anterosseptal do VE	Doppler de fluxo em cores para regurgitação mitral (vistas de duas e de três câmaras) e para insuficiência aórtica (vista de três câmaras)
Subcostal	Supino com quadris e joelhos flexionados/subxifoidea, na linha mediana ou ligeiramente à sua direita	Muitas vezes, a melhor projeção em pacientes com pulmões hiperinflados; eixo longo similar à janela paraesternal, mas pode fornecer melhor visualização do ápice, AD e VCI, septo interatrial. Boa vista para procurar forame oval persistente/defeito septal atrial. Eixo curto semelhante à paraesternal. Aorta abdominal pode ser vista nesta janela	Doppler de fluxo em cores do septo interatrial procurando evidência de defeito septal atrial

Tabela 1	Vistas Ecocardiográficas (Cont.)		
Vista	**Posição do paciente/transdutor**	**Estruturas imageadas**	**Doppler**
Supraesternal	Supino com travesseiro entre os ombros, cabeça para a esquerda/incisura jugular do esterno	Aorta ascendente, arco aórtico, vasos braquiocefálicos, aorta torácica descendente e APs direita e principal (às vezes a AP esquerda). Boa posição para medir velocidade/gradiente transaórtico em estenose aórtica, avaliar reversão do fluxo diastólico na regurgitação aórtica. Dependendo da qualidade da imagem, pode detectar aneurisma ou dissecção aórtica, coarctação pós-ductal ou ducto arterial patente; perfil de velocidade de fluxo da veia cava superior	Doppler OP ou OC pode ser usado para interrogar possível coarctação da aorta

VD, ventrículo direito; AE, átrio esquerdo; VE, ventrículo esquerdo; AD, átrio direito; VT, valva tricúspide; VM, valva mitral; VA, valva aórtica; TSVD, trato de saída do ventrículo direito; OC, onda contínua; OP, onda pulsada; AP, artéria pulmonar.

sional. Há quatro posições principais do transdutor: paraesternal, apical, subcostal e na incisura jugular do esterno (incisura supraesternal) (Fig. 7). A partir de cada posição do transdutor, sua rotação e inclinação produzirão várias e diferentes imagens tomográficas.

Por convenção, as imagens de eco mostradas aqui e na maioria dos centros são apresentadas em uma janela triangular, com o ápice do triângulo geralmente no topo da tela (Fig. 1). Alguns laboratórios, também por convenção, invertem o triângulo. A localização do transdutor em relação à imagem é sempre no topo do triângulo; as estruturas mais próximas ao topo são, portanto, aquelas mais próximas do transdutor (e mais próximas da pele do paciente). Um traçado de eletrocardiograma é registrado simultaneamente com as imagens, de modo que a fase do ciclo cardíaco pode ser relacionada com a atividade mecânica do coração; este eletrocardiograma (ECG) usualmente está localizado embaixo na tela.

O posicionamento adequado do paciente e do transdutor é descrito para cada projeções. As cabeças dos transdutores são marcadas com um entalhe, sulco ou ponto conhecido como "indicador", o qual é perpendicular ao plano de aquisição da imagem.

Não se esqueça que as projeção e incidências descritas a seguir são as mais frequentemente usadas na maioria dos pacientes. Entretanto, certas variações anatômicas ou condições patológicas podem tornar necessárias projeções não padrão; desviar-se das posições usuais do transdutor pode ser necessário para se obterem imagens ideais nestes casos.

PROJEÇÕES ECOCARDIOGRÁFICAS

A Tabela 1 descreve cada projeção ecocardiográfica, a posição do paciente e a do transdutor e as estruturas examinadas em cada projeção.

■ Posição Paraesternal

Para as projeções paraesternais, o paciente fica deitado na posição de decúbito lateral esquerdo com o braço esquerdo apoiando a cabeça. O transdutor é geralmente colocado imediatamente à esquerda do esterno, no segundo, terceiro ou quarto espaço intercostal (Fig. 7). Daqui podem ser obtidas projeções de eixos curto e longo do coração.

PROJEÇÃO PARAESTERNAL DE EIXO LONGO (FIG. 1)

O indicador é apontado para o ombro direito do paciente, produzindo um corte longitudinal através do VE. Lembrar que a imagem é exibida como se a ponta do transdutor estivesse no topo do triângulo; portanto, as estruturas no topo do triângulo são as mais anteriores (isto é, mais próximas da superfície do tórax). O ventrículo direito (VD) repousa anterior ao VE, de modo que a câmara no topo do triângulo é o VD. (Se houver uma coleção de líquido pericárdico ou um coxim gorduroso epicárdico proeminente anterior ao VD, isto será visto acima dele na vista paraesternal de eixo longo.) Abaixo do VD está o VE; o septo interventricular anterior está mais alto, e a parede posterior do VE está abaixo, com o ápice do VE para a esquerda. A aorta ascendente

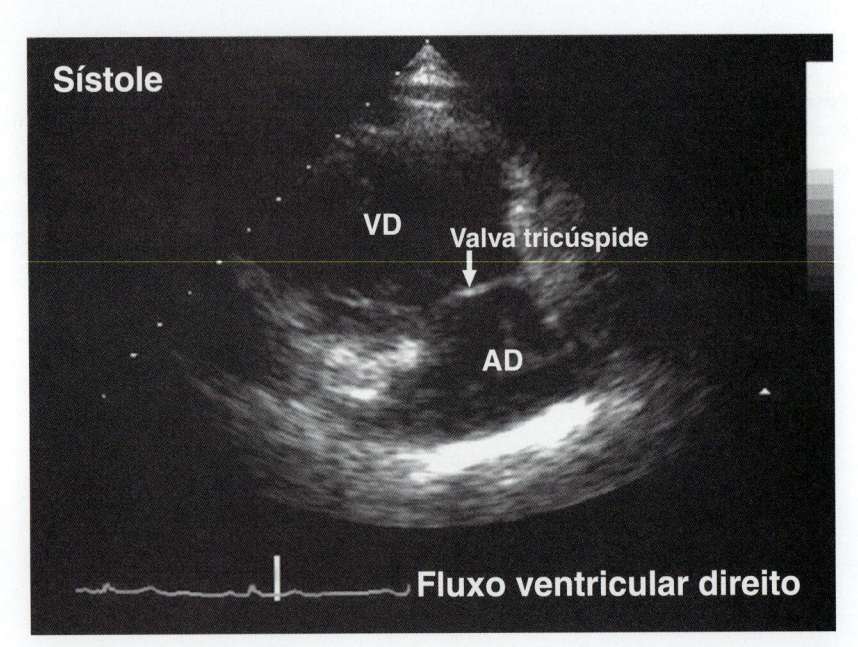

Fig. 8. Vista do fluxo ventricular direito. Por esta projeção podemos ver uma vista longitudinal do VD e átrio direito (AD). O AD está à direita e embaixo (posterior), e o VD fica acima (anterior) e à esquerda. Esta vista permite visualização da valva tricúspide, bem como avaliação de regurgitação tricúspide e medição da velocidade de regurgitação tricúspide. (*Ver* o vídeo correspondente no DVD.)

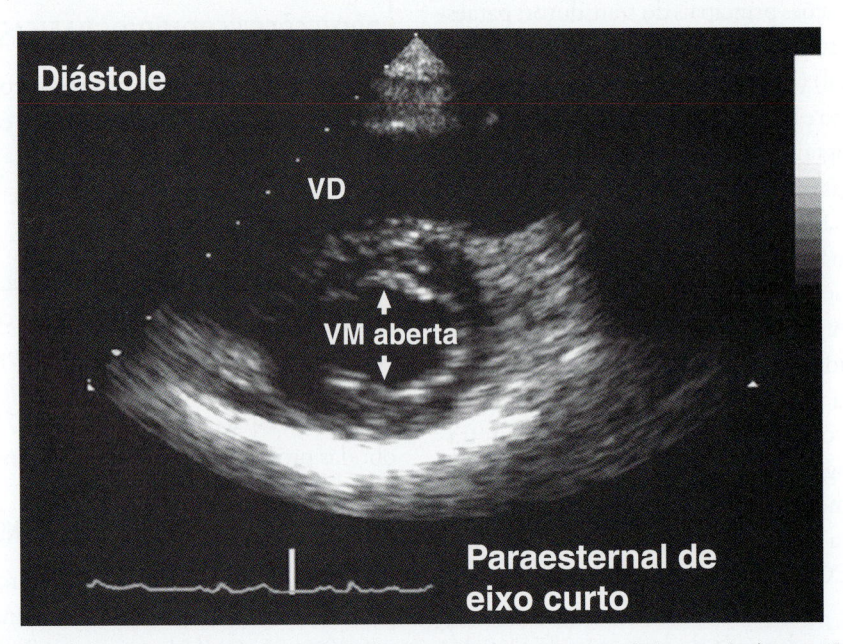

Fig. 9. Projeção paraesternal de eixo curto, posição mitral. Esta projeção representa uma fatia através do coração ao nível da valva mitral. Por esta vista, você pode ver a valva mitral em corte transversal (vista "em boca de peixe") com válvulas anterior e posterior (setas) indicando a posição protodiastólica largamente aberta. (*Ver* o vídeo correspondente no DVD.)

está à direita da tela; movendo-se para a esquerda, a valva aórtica (VA) (folheto coronariano D da VA, superiormente, e o folheto não coronariano, inferiormente) e o trato de saída do VE (TSVE) estão a seguir. O átrio esquerdo (AE) e a VM estão embaixo da tela. O aparelho valvar mitral e os músculos papilares também são notados nesta projeção.

A projeção paraesternal de eixo longo é excelente para a imagem geral do coração. Ela é geralmente a melhor janela para medir as dimensões da raiz aórtica e das câmaras do AE, VE e a espessura da parede do VE. As valvas mitral e aórtica são bem vistas, e estruturas anteriores, como VD e derrames pericárdicos, também podem ser visualizadas.

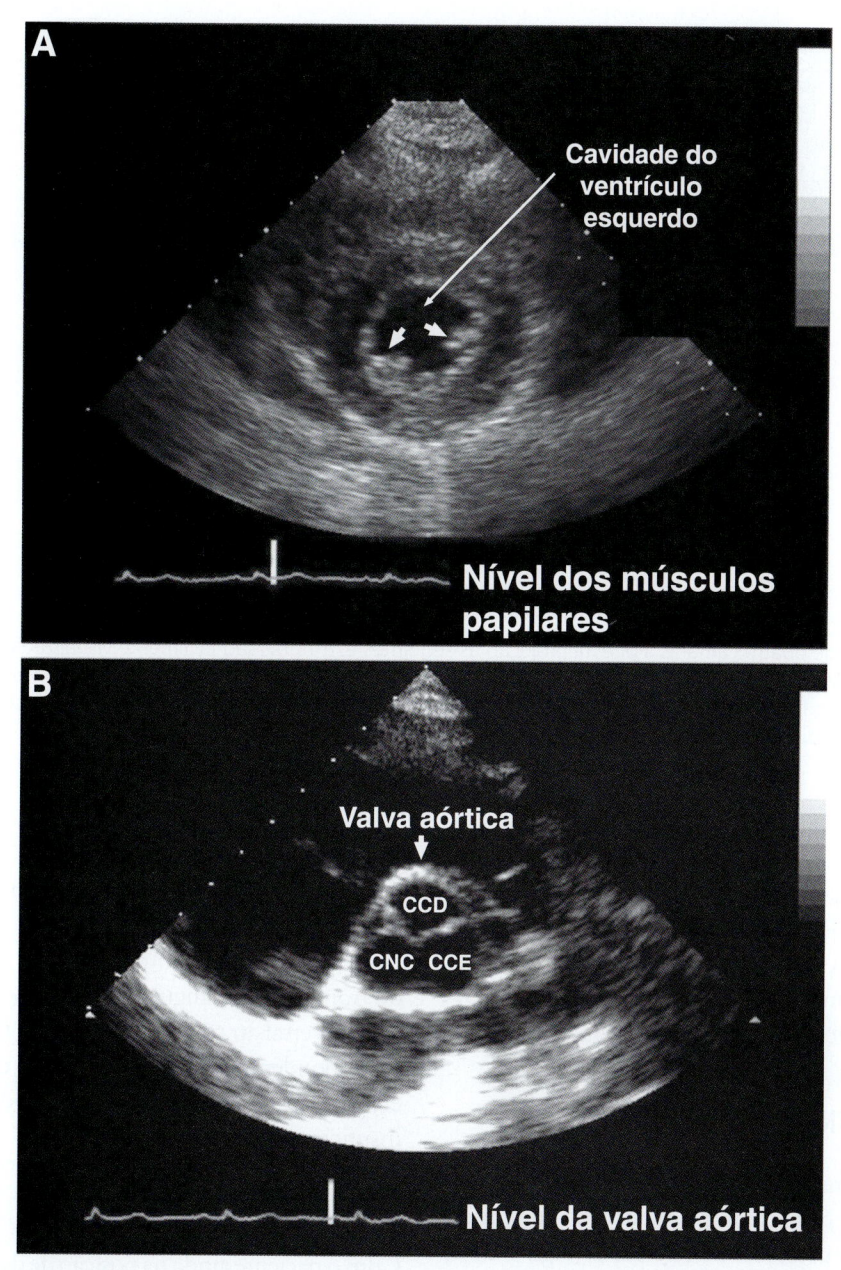

Fig. 10. (**A**) Projeção paraesternal de eixo curto, nível dos músculos papilares. Esta projeção é semelhante à posição mitral de eixo curto, porém mais apical no ventrículo. Os músculos papilares (MP) são visualizados. Esta é uma vista excelente para avaliar movimento regional da parede no ventrículo esquerdo. (**B**) No eixo curto através da valva aórtica, visualizada no centro da tela, ela é compreendida por três cúspides, a coronariana direita (CCD), a não coronariana (CNC) e a coronariana esquerda (CCE). Anterior à valva aórtica está situado o trato de saída ventricular direito, com a valva tricúspide vista nas 10 horas e a valva pulmonar aproximadamente nas 2 horas a 3 horas. O átrio esquerdo é imediatamente posterior à valva aórtica nesta projeção. (*Ver* o vídeo correspondente no DVD.)

Esta vista é geralmente usada para medição do diâmetro do TSVE (*ver* Capítulo 11). Além disso, Doppler de fluxo em cores nesta vista pode revelar evidência de regurgitação mitral ou insuficiência aórtica. Geralmente não há necessidade de usar Doppler espectral nesta vista.

PROJEÇÃO DO FLUXO DO VD

Com inclinação inferomedial do transdutor (ainda na mesma posição paraesternal), pode ser obtida uma projeção longitudinal do VD e do átrio direito (AD) (Fig. 8; *ver* o vídeo correspondente no DVD). Nesta janela, o AD está à

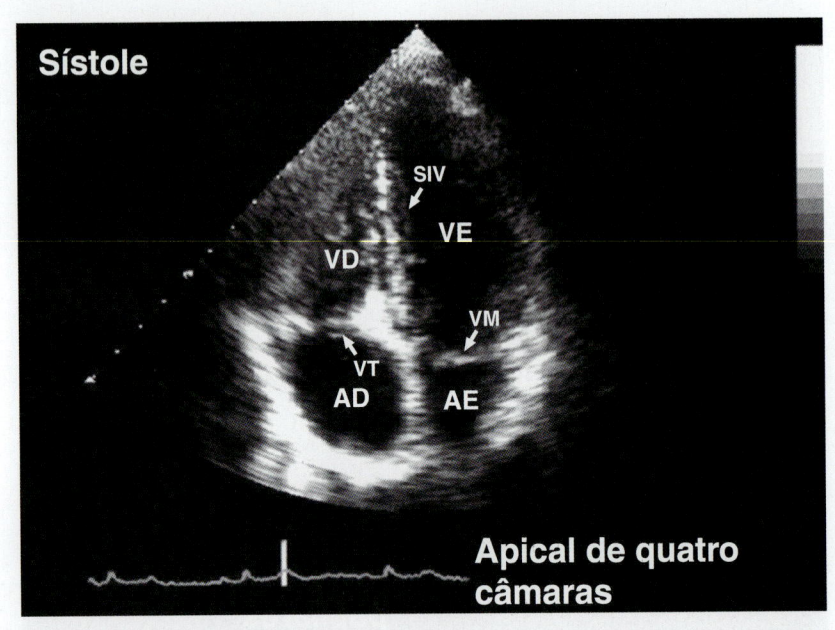

Fig. 11. Projeção apical de quatro câmaras. Por esta projeção as seguintes estruturas são facilmente visualizadas: ventrículo esquerdo (VE), ventrículo direito (VD), átrio esquerdo (AE), átrio direito (AD), valva mitral (VM) e valva tricúspide (VT). Veias pulmonares (VP) podem ser visualizadas no fundo do átrio esquerdo. Observar a proeminente banda moderadora (BM), uma estrutura normal, no terço apical do ventrículo direito. (*Ver* o vídeo correspondente no DVD.)

direita e embaixo (posterior) e o VD está acima (anterior) e à esquerda. Esta incidência permite a visualização da valva tricúspide, bem como a avaliação de regurgitação tricúspide por fluxo em cores e medida da velocidade regurgitante tricúspide utilizando Doppler espectral de onda contínua.

PROJEÇÃO PARAESTERNAL DE EIXO CURTO

Ainda em posição paraesternal no terceiro ou quarto espaço intercostal esquerdo, o transdutor é girado 90° no sentido horário para obter as projeções de eixo curto (Figs. 9 e 10; *ver* o vídeo correspondente no DVD). O indicador está agora olhando o ombro esquerdo do paciente. Desta posição, o VE é visto em corte transversal. Fatias (como de um pão) podem ser obtidas em três níveis: a base, o meio do ventrículo e o ápice. O terço basal do coração é visto angulando-se o transdutor superiormente e para a direita; esta projeção inclui as cúspides da VM e se estende às extremidades dos músculos papilares. Dirigir o transdutor de modo que ele fique perpendicular à parede torácica visualiza o terço médio do VE; esta projeção compreende o comprimento dos músculos papilares desde suas inserções cordais até sua inserção no VE. Nesta posição, o VD é visto no topo (porque é anterior) e à esquerda da tela. O VE deve aparecer redondo nesta vista; se aparecer oval, então o VE está sendo visto obliquamente. Esta é geralmente uma excelente projeção para avaliar a contratilidade global e regional do VE. O terço apical do VE pode ser visto com inclinação inferior adicional do explorador.

Quando o transdutor é movido ainda mais para cima do tronco ou algo angulado caudalmente, é obtido um corte transversal através da valva aórtica (Fig. 10B; *ver* o vídeo correspondente no DVD). Doppler de fluxo em cores no eixo curto através da valva aórtica pode ser útil para avaliar insuficiência aórtica.

■ *Posição Apical*

Com o paciente ainda na posição de decúbito lateral esquerdo, o transdutor é movido para o ápice cardíaco, imediatamente lateral e caudal ao ponto de máximo impulso. A partir desta posição, a direção do transdutor é variada para obter as vias de quatro, cinco e duas câmaras do coração: como regra geral, a posição apical é superior à paraesternal para procurar regurgitação mitral ou aórtica, porque os jatos regurgitantes tendem a ser mais paralelos ao feixe de imagem do Doppler em cores.

PROJEÇÃO APICAL DE QUATRO CÂMARAS

A partir do ápice, o transdutor é angulado superiormente na direção do ombro direito do paciente com o indicador apontando para baixo (na direção do flanco esquerdo do paciente) para obter a projeção de quatro câmaras; o plano de imagem é perpendicular ao septo interventricular (Fig. 11; *ver* o vídeo

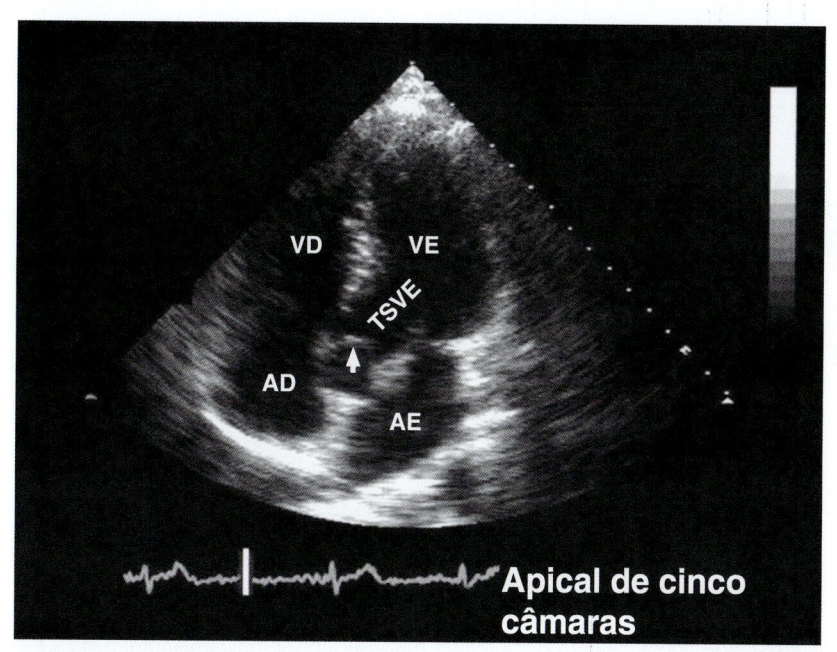

Fig. 12. Projeção apical de cinco câmaras obtida inclinando-se a cabeça do transdutor 10-20° a partir da projeção apical de quatro câmaras. Esta projeção permite a visualização da valva aórtica (seta) e do trato de saída ventricular esquerda (TSVE). Ela também é a melhor projeção para obter Doppler de fluxo através da valva aórtica. (*Ver* o vídeo correspondente no DVD.)

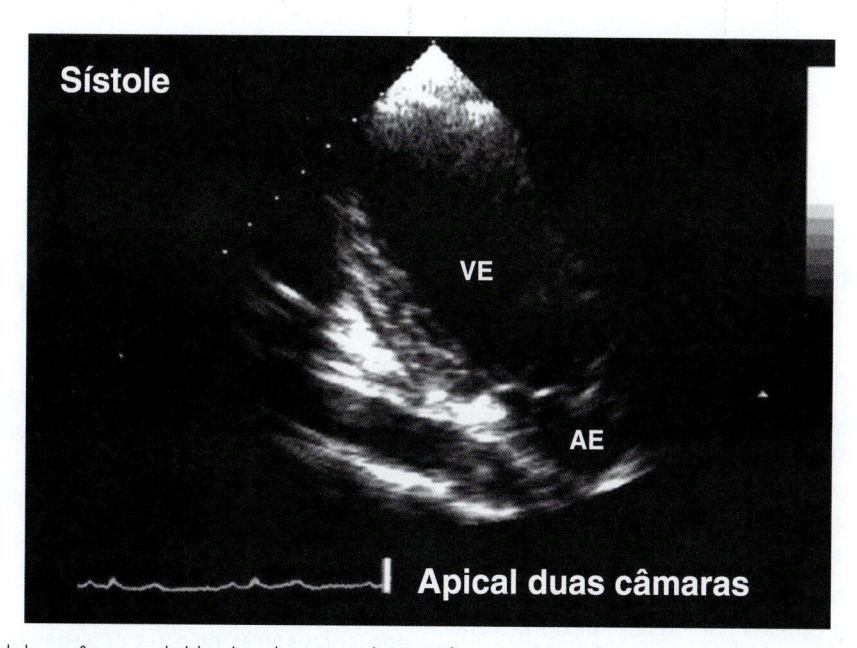

Fig. 13. Projeção apical duas câmaras obtida girando o transdutor 90° no sentido anti-horário a partir da projeção apical quatro câmaras. Esta projeção mostra o ventrículo esquerdo (VE) e o átrio esquerdo (AE), mas as estruturas direitas não são mais visíveis. Esta projeção é útil para visualizar movimento parietal regional das paredes anterior e inferior e também é o melhor ângulo a partir do qual se vê o plano de coaptação da valva mitral, útil no diagnóstico de prolapso de valva mitral. (*Ver* o vídeo correspondente no DVD.)

correspondente no DVD). Na tela, o coração é exibido de cabeça para baixo, a partir da perspectiva do transdutor colocado apicalmente. O ápice é a estrutura mais próxima ao transdutor, portanto fica no topo da tela; os átrios ficam embaixo. O VE e o AE estão à direita e o VD e o AD, à esquerda, divididos pelos septos interventricular e interatrial. Observar que a superfície interna do VD é mais densamente trabeculada que a do VE, e que o ápice do VD não alcança o ápice do VE. Em muitos pacientes, uma banda moderadora proeminente pode ser visualizada no VD; este é um achado

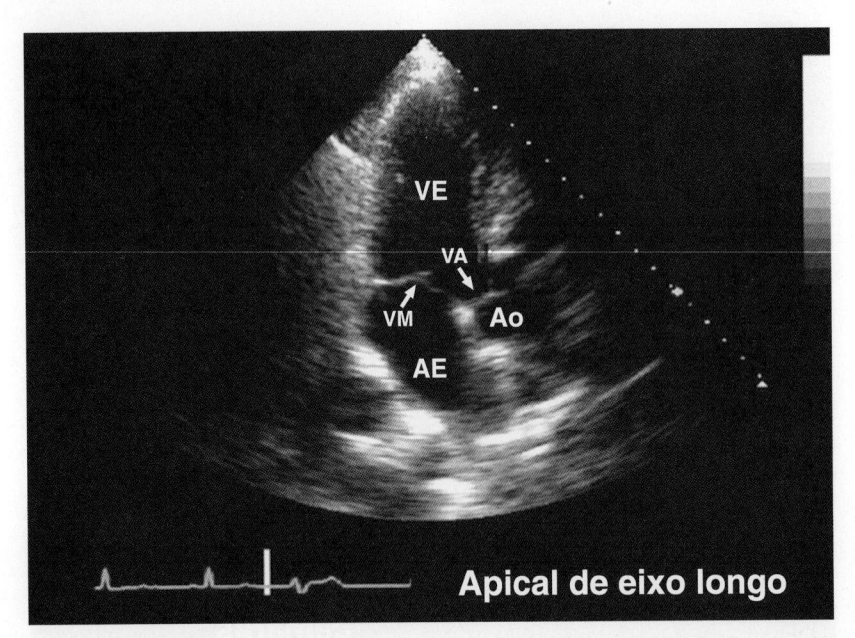

Fig. 14. Projeção apical de eixo longo obtida girando ainda mais o transdutor no sentido anti-horário (45°) a partir da projeção apical de duas câmaras. Esta projeção é quase idêntica à paraesternal de eixo longo, embora a imagem seja girada 90° em sentido horário, e o ápice seja bem visualizado. Esta projeção provê boas imagens de parede posterior ventricular esquerda, septo interventricular, valva mitral e valva aórtica. (*Ver* o vídeo correspondente no DVD.)

normal. Também observar que a inserção da válvula septal do folheto tricúspide é aproximadamente 5-8 mm mais próxima do ápice cardíaco que a inserção mitral. Estes achados podem ser úteis para distinguir as câmaras cardíacas. A projeção apical de quatro câmaras é boa para avaliar a função ventricular, particularmente o movimento do septo interventricular e a parede lateral do VE. A parede anterior do VD e as válvulas atrioventriculares (AV) são também visualizadas nesta projeção.

Doppler de fluxo em cores é usado nesta projeção para procurar e avaliar possível regurgitação mitral, insuficiência aórtica e regurgitação tricúspide. O transdutor de fluxo em cores deve ser posicionado sobre a valva apropriada para a visualização correta. Além disso, fluxo em cores do TSVE pode alertar o examinador para possível turbulência nesta região, que poderia ser causada por estenose subaórtica em virtude da cardiomiopatia hipertrófica ou por membrana subaórtica.

O Doppler espectral é usado para avaliar o fluxo mitral. O cursor de Doppler é colocado nas extremidades das válvulas, e o sinal do fluxo mitral é avaliado. Velocidade regurgitante tricúspide pode ser avaliada por Doppler de onda contínua através da valva tricúspide. A velocidade regurgitante tricúspide é dependente do gradiente entre o VD e o AD. Usando-se a equação de Bernoulli (*ver* Capítulo 1), a pressão sistólica pulmonar pode ser estimada (na ausência de estenose pulmonar) adicionando-se o gradiente estimado entre o VD e o AD a uma estimativa da pressão do AD (*ver* Capítulo 1).

PROJEÇÃO APICAL DE CINCO CÂMARAS

Sem mudar a posição ou rotação do transdutor, a inclinação da cabeça de imagem 10-20° anteriormente revela a projeção de cinco câmaras, com o plano de imagem agora atravessando VA e TSVE (a "quinta câmara;" Fig. 12; *ver* o vídeo correspondente no DVD). Esta é frequentemente a melhor projeção para avaliar a estrutura e a função da valva aórtica. Mapeamento com Doppler de fluxo em cores e imagens Doppler de onda pulsada obtidas nesta projeção são úteis na determinação da presença e gravidade de lesões aórticas regurgitantes ou estenóticas.

PROJEÇÃO APICAL DE DUAS CÂMARAS (FIG. 13; *VER* O VÍDEO CORRESPONDENTE NO DVD)

As paredes anterior e inferior do VE não são visualizadas nas projeções de quatro e cinco câmaras porque o plano de imageamento não as atravessa; elas podem ser vistas girando-se o plano de imagem 90° no sentido anti-horário (de modo que o indicador agora aponte para o ombro esquerdo do paciente), produzindo a projeção apical de duas câmaras (as duas câmaras são o AE e o VE). Movimento parietal regional das paredes anterior e inferior é notado nesta projeção; ela também é o melhor ângulo do qual se

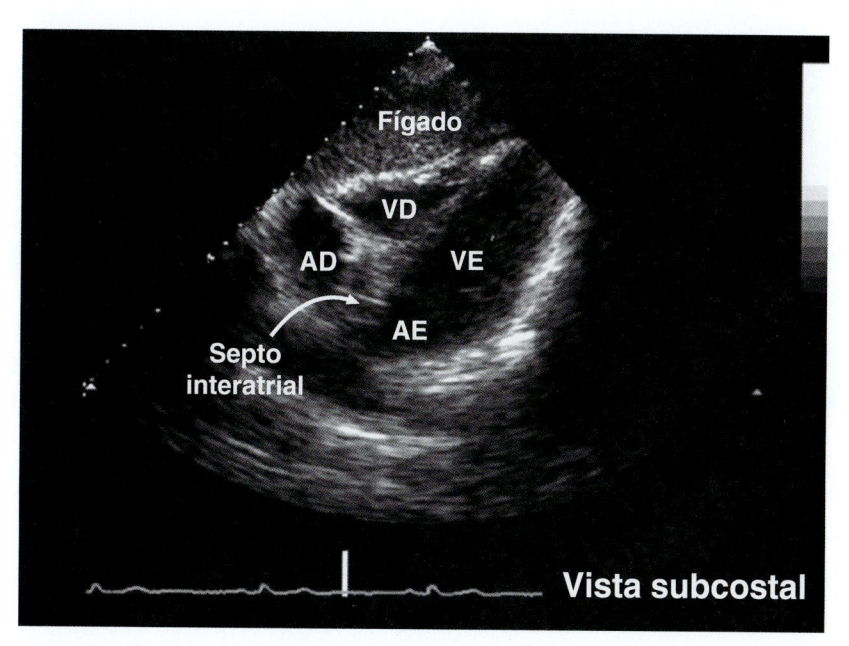

Fig. 15. Projeção subcostal, mostrando o septo interatrial. A projeção subcostal demonstra bem as estruturas do coração direito. Além disso, este corte é útil para examinar o septo interatrial, sendo usada para ajudar a excluir defeitos septais atriais. Também é útil para avaliar as veias hepáticas e cava inferior (VCI). (*Ver* o vídeo correspondente no DVD.)

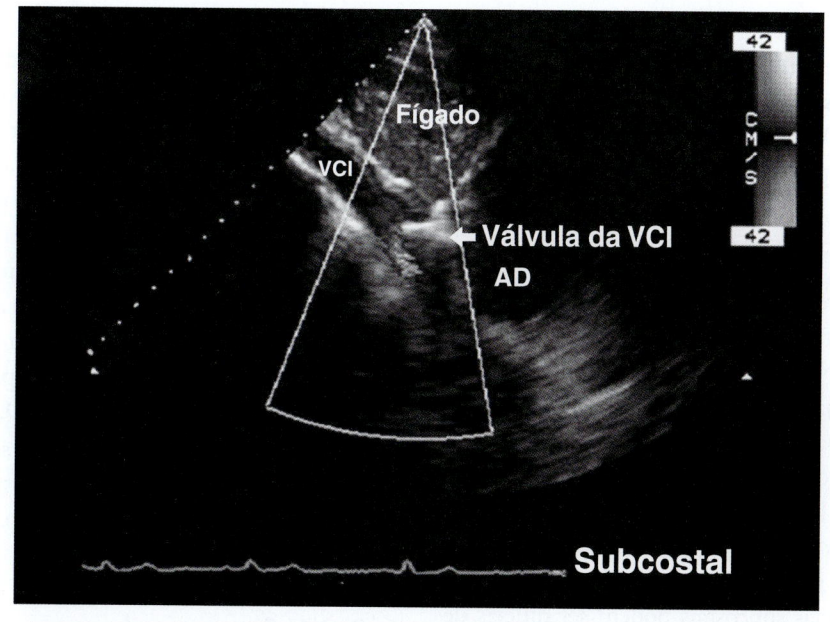

Fig. 16. Projeção subcostal mostrando veias hepáticas e VCI. Pressão elevada no átrio direito pode levar à dilatação da VCI e perda do esvaziamento inspiratório esperado. (*Ver* o vídeo correspondente no DVD.)

vê o plano de coaptação da VM, útil no diagnóstico de prolapso da VM. Doppler de fluxo em cores deve ser usado nesta projeção, também, para visualizar potencial regurgitação mitral no plano ortogonal à vista de quatro câmaras.

PROJEÇÃO APICAL DE EIXO LONGO

Rotação anti-horária adicional da cabeça do transdutor produz a vista apical de eixo longo ou de três câmaras (Fig. 14; *ver* o vídeo correspondente no DVD). Este corte é muito

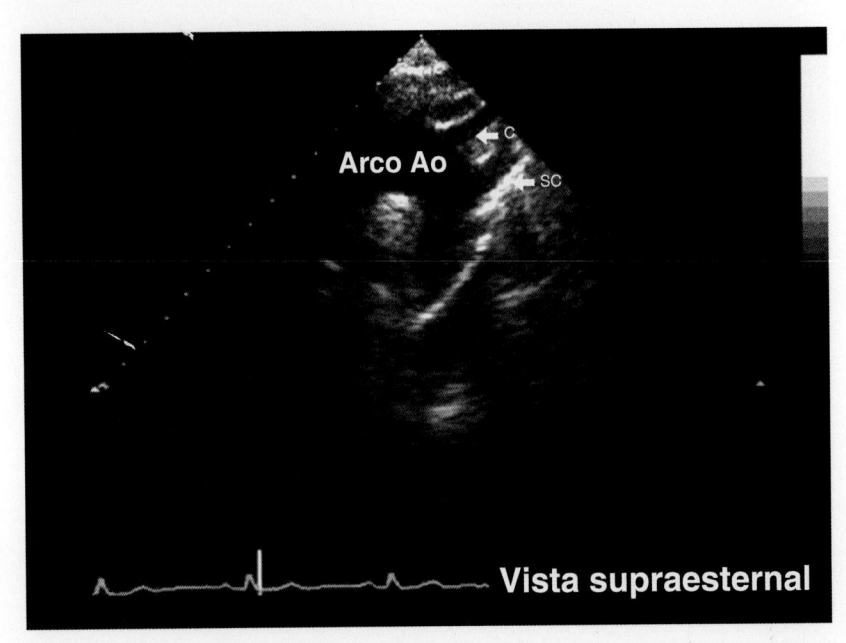

Fig. 17. Projeção supraesternal. A posição supraesternal do transdutor permite visualização do arco aórtico e seus ramos principais. O tronco braquiocefálico (artéria inominada) origina-se da aorta ascendente (vista à esquerda da tela); as artérias carótida e subclávia esquerdas originam-se do arco esquerdo quando ele se torna a aorta torácica descendente. A artéria pulmonar direita (APD) pode ser vista em corte transversal embaixo do arco aórtico. (*Ver* o vídeo correspondente no DVD.)

semelhante ao paraesternal de eixo longo e fornece uma boa imagem da parede posterior do VE, septo interventricular, VM e valva aórtica. Doppler de fluxo em cores nesta vista pode ser útil para ver potencial insuficiência aórtica.

■ Posição Subcostal

Para as projeções subcostais, o transdutor é posto na região subxifoidea, imediatamente à direita do centro (Figs. 15 e 16; *ver* o vídeo correspondente no DVD). Nesta posição, o feixe de ultrassom viaja através da parede abdominal, parte do fígado e o diafragma no seu caminho para o coração. Em alguns pacientes, como aqueles com enfisema, esta pode ser a melhor posição para adquirir a imagem (pulmões hiperinflados obscurecem as janelas paraesternais, e diafragmas achatados otimizam janelas subcostais). Entretanto, em pacientes obesos, janelas subcostais podem ser difíceis de obter. Para as projeções subcostais, o paciente é posto na posição supina com os joelhos flexionados para relaxar os músculos abdominais. Inspiração profunda prendendo a respiração facilita a obstrução de imagem nesta projeção.

A partir desta posição, um corte de quatro câmaras pode ser obtido por angulação da cabeça do transdutor na direção do ombro esquerdo, com o indicador voltado para o flanco esquerdo do paciente. Nesta imagem, o ápice do coração aponta para cima e para a direita; o AD e o VD estão acima das câmaras cardíacas esquerdas, adjacentes ao fígado. As estruturas do coração direito são bem visualizadas nesta vista. O septo interatrial pode ser examinado com imageamento por Doppler em cores quanto a defeitos septais ou forame oval patente. Girar o transdutor de tal modo que o indicador aponte para a cabeça do paciente enfatiza as estruturas do coração direito, bem como as veias hepáticas e a veia cava inferior (VCI). Este é o corte ideal para avaliar a VCI, que pode proporcionar uma avaliação indireta da pressão no AD; pressão elevada no AD pode levar à dilatação da VCI e perda do esvaziamento inspiratório esperado. Rotação horária do transdutor produz uma projeção subcostal de eixo curto dos VE e VD.

Doppler de fluxo em cores deve ser usado para examinar o septo interatrial quanto a possíveis defeitos septais, particularmente defeitos *secundum*, os quais são mais bem visualizados com esta vista.

■ Posição Supraesternal

A posição supraesternal do transdutor permite visualização do arco aórtico e seus ramos principais (Fig. 17; *ver* o vídeo correspondente no DVD). O transdutor é colocado na incisura jugular do esterno com o indicador na direção da cabeça do paciente e a extremidade angulada caudalmente; ligeira inclinação anterior ou posterior do transdutor manobra o plano de imageamento ao longo do eixo principal da aorta. O tronco braquiocefálico (artéria inominada) origina-se da aorta ascendente (vista à esquerda da tela); as artérias carótida e subclávia esquerdas originam-se do arco esquerdo quando ele se torna a aorta torácica descendente. A artéria pulmonar direita pode ser vista em corte transversal embaixo do arco aórtico. Rotação de 90° da cabeça do transdutor revela o arco aórtico em corte transversal e a artéria pulmonar direita em eixo longitudinal. Esta vista pode ser útil no diagnóstico de algumas doenças aórticas e anomalias congênitas, incluindo insuficiência aórtica grave e coarctação aórtica.

SUMÁRIO

Uma compreensão sólida do ecocardiograma normal é um pré-requisito necessário à identificação de estados patológicos. Observar este estudo normal várias vezes, prestando atenção estreita às estruturas de valvas e padrões Doppler em cada janela, o espessamento normal do miocárdio e os tamanhos relativos das várias câmaras cardíacas. Pode ser útil consultar de novo este estudo quando anormalidades forem encontradas nos capítulos subsequentes. O capítulo seguinte (ver Capítulo 3) descreve defeitos técnicos do exame ecocardiográfico padrão em maior detalhe e é planejado para complementar a visão geral apresentada neste capítulo.

LEITURAS SUGERIDAS

Jawad IA. Ultrasound in cardiology. In: Jawad IA. ed. A Practical Guide to Echocardiography and Cardiac Doppler Ultrasound. 2nd ed. Boston: Little, Brown, and Co. 1996:13-85.

Oh JK, Seward JB. Tajik AJ. Transthoracic echocardiography. In: Oh JK, Seward JB. Tajik AJ, eds. The Echo Manual, 2nd ed. Philadelphia: Lippincott-Raven. 1999:7-22.

Sehgal CM. Principles of Doppler imaging and ultrasound. In: St. John Sutton MG. Oldershaw PJ, Kotler MN, eds. Textbook of Echocardiography and Doppler in Adults and Children, 2nd ed. Cambridge: Blackwell Science. 1996:3-30.

St. John Sutton MG, Oldershaw PJ. Plappert TJ. Normal transthoracic Doppler echocardiographic examination. In: St. John Sutton MG. Oldershaw PJ. Kotler MN. eds. Textbook of Echocardiography and Doppler in Adults and Children. 2nd ed. Cambridge: Blackwell Science, 1996:31-66.

3 PROTOCOLO E NOMENCLATURA EM ECOCARDIOGRAFIA TRANSTORÁCICA

Bernard E. Bulwer, MD, MSc
Jose Rivero, MD

CONTEÚDO

EQUIPAMENTO BÁSICO
POSIÇÕES-PADRÃO DO TRANSDUTOR
PLANO DE VARREDURA E MARCA INDICADORA DO TRANSDUTOR
PLANOS DE IMAGEAMENTO ECOCARDIOGRÁFICO BIDIMENSIONAL
MANOBRAS DO TRANSDUTOR
PROTOCOLO DE EXAME
PROJEÇÕES PARAESTERNAIS
PROJEÇÃO PEEL
FLUXO DE ENTRADA DO VD
FLUXO DE SAÍDA DO VD
PROJEÇÃO PEEC
PROJEÇÃO APICAL DE QUATRO CÂMARAS
PROJEÇÃO APICAL DE CINCO CÂMARAS
PROJEÇÃO APICAL DE DUAS CÂMARAS
PROJEÇÃO APICAL DE TRÊS CÂMARAS
PROJEÇÕES SUBCOSTAIS
PROJEÇÕES SUPRAESTERNAIS
LAUDO DO EXAME
SUMÁRIO

EQUIPAMENTO BÁSICO

O transdutor é o componente que abriga os cristais piezoelétricos (*ver* Capítulo 1) e emite e recebe as ondas sonoras (Fig. 1).

A unidade central de processamento recebe dados brutos do transdutor, dos controles do instrumento e do teclado. Ela integra e traduz os dados recebidos para imagens visuais e cálculos (na tela do monitor). Alguns modelos mais recentes possuem pacotes de *software* sofisticados que permitem pós-processamento de imagens adquiridas e ferramentas de pesquisa mais avançadas.

Controles do transdutor e Doppler ajustam amplitude, frequência e duração das ondas de ultrassom emitidas do explorador transdutor. Os detalhes dos ajustes do instrumento, como, p. ex., potência de saída, ganho do receptor, filtros, volumes de amostragem, escala de velocidade, velocidade de varredura e faixa dinâmica, estão além dos objetivos deste capítulo, mas são essenciais para a aquisição ideal de imagem e para a descrição do relatório. Alguns modelos de equipamento apresentam rotineiramente estes dados nas imagens adquiridas.

A tela do ultrassonógrafo apresenta a visualização de imagens, cálculos e descrições. Os dispositivos de armazenamento podem ser análogos ou digitais. As imagens digitais exigem muita memória. Discos rígidos, CDs, DVDs, armazenamento digital central e estações de trabalho de imageamento constituem partes de um moderno serviço de ecocardiografia digital (Fig. 2).

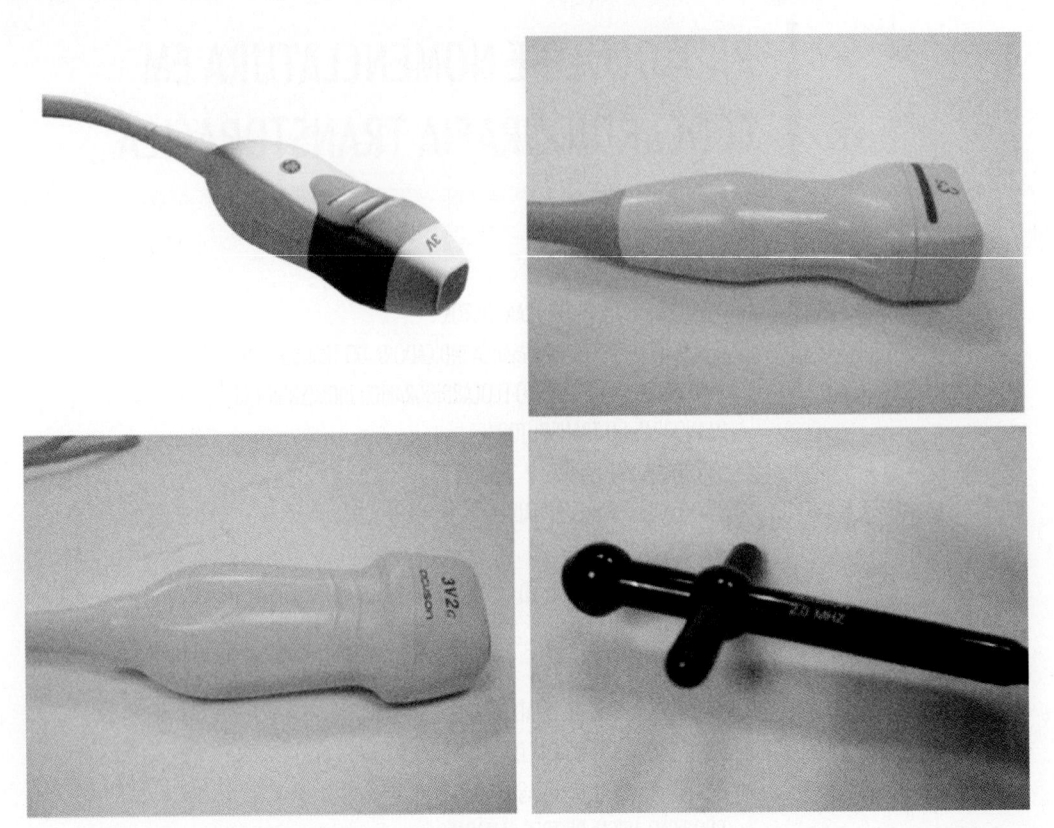

Fig. 1. Os transdutores de ecocardiografia transtorácica adulta variam geralmente entre 2 e 7 mmHz, com transdutores de frequências mais baixas – 2,5 e 3 mmHz – sendo os mais comumente usados. Transdutores de frequências mais altas são rotineiramente usados em ecocardiografias pediátrica e transesofágica. Eles fornecem resolução aumentada, porém, penetração diminuída. O transdutor Doppler (embaixo, à direita) é um explorador que não gera imagem. Estes são componentes-padrão nas modernas máquinas de ecocardiografia.

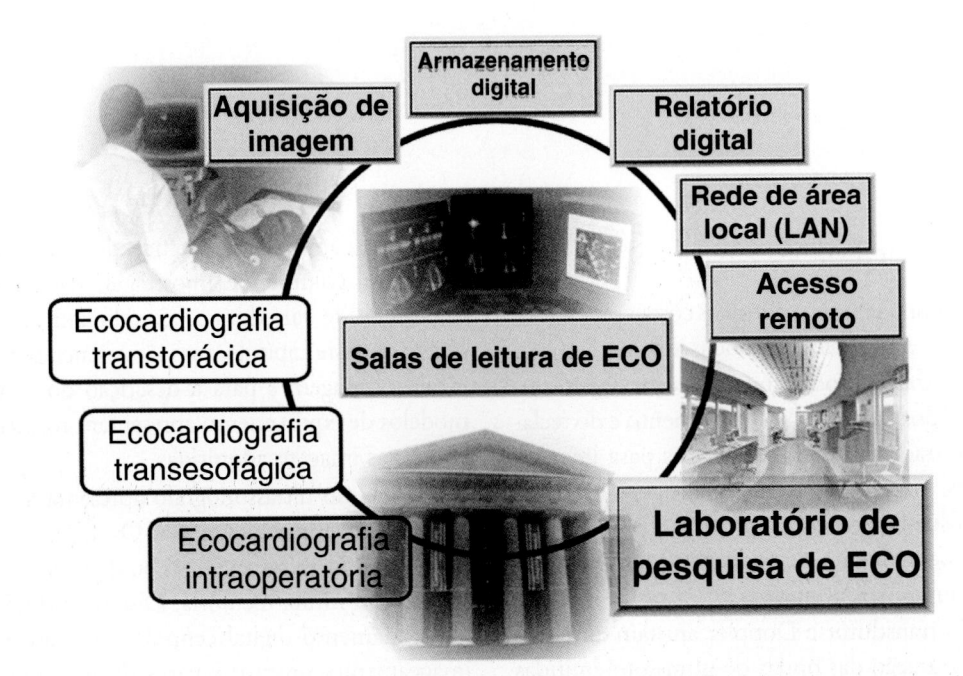

Fig. 2. Panorama dos serviços de ecocardiografia em um hospital de ensino universitário. Diretrizes sobre padrões de laboratório de ecocardiografia e treinamento estão disponíveis no *site* da *American Society of Echocardiography* (www.asecho.org).

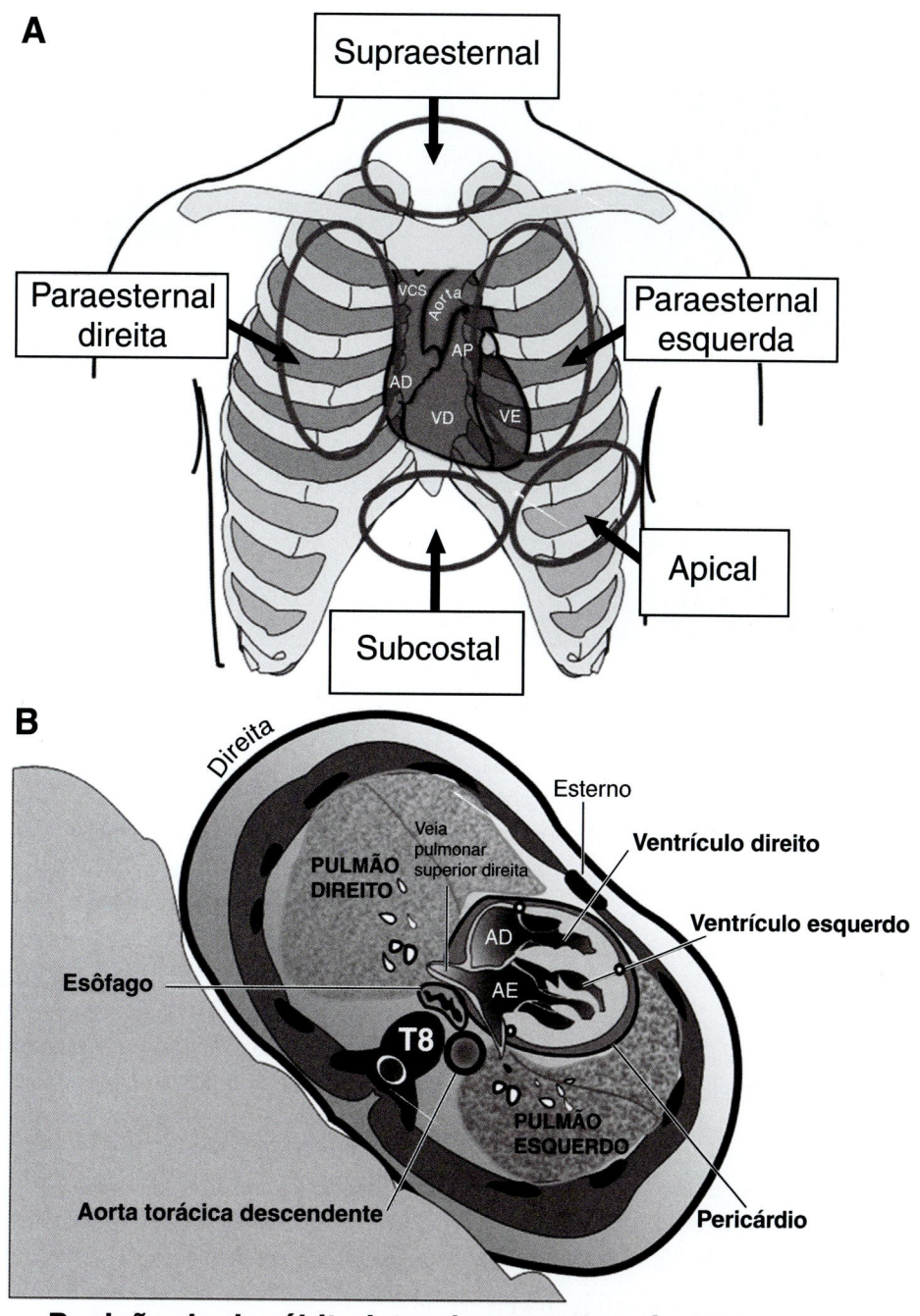

Posição de decúbito lateral esquerdo: nível T8

Fig. 3. (**A**) Posições-padrão do transdutor. (**B**) Topografia cardíaca em corte transversal.

POSIÇÕES-PADRÃO DO TRANSDUTOR

As imagens ecocardiográficas-padrão são adquiridas por manobras do transdutor dentro de quatro posições anatômicas – paraesternal esquerda (ou simplesmente paraesternal), apical esquerda, subcostal e supraesternal (Fig. 3).

Características individuais e clínicas do paciente frequentemente exigem o uso de janelas adicionais ou não padrão, como, p. ex., em pacientes com cardiopatia congênita e pós-cirurgia torácica.

PLANO DE VARREDURA E MARCA INDICADORA DO TRANSDUTOR

O plano de varredura do ultrassom se abre em leque a partir dos eletrodos piezoelétricos abrigados na extremidade do transdutor conforme mostrado (Fig. 4, à esquerda).

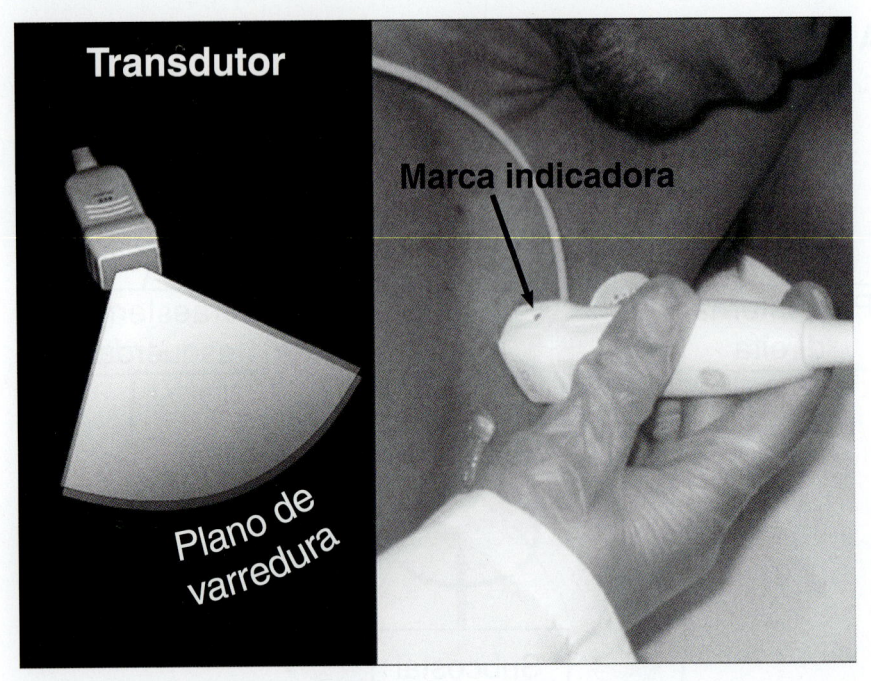

Fig. 4. Plano de varredura do transdutor e marca indicadora.

Observar a posição da marca indicadora – um guia constante para as posições do transdutor durante o exame (Fig. 4, à direita). Este e outros modelos são fabricados com uma crista palpável.

Por convenção, a marca indicadora mostra a parte do plano da imagem que aparece no lado direito da apresentação na tela.

PLANOS DE IMAGEAMENTO ECOCARDIOGRÁFICO BIDIMENSIONAL

Três planos ortogonais que transeccionam os eixos longo e curto do coração são os padrões de referência durante exame ecocardiográfico bidimensional (2D).

Dois parâmetros – posição do transdutor (Fig. 3) e plano de imageamento (Fig. 5) – são usados para definir as imagens em ecocardiografia em 2D.

MANOBRAS DO TRANSDUTOR

Três movimentos principais do transdutor são descritos: inclinação, angulação e rotação (Figs. 6-8).

O objetivo destes movimentos é adquirir a melhor imagem possível da área de interesse.

Os movimentos do transdutor são leves, e um ecocardiografista experiente manobra o transdutor para capturar as imagens desejadas (Fig. 9).

PROTOCOLO DE EXAME

Em seguida à preparação do equipamento e do paciente, o exame começa na janela paraesternal esquerda, seguido pelas projeções apical, subcostal e supraesternal (Fig. 3).

Em cada janela, imagem e medidas padrão são obtidas conforme delineado na Tabela 1. As imagens estáticas no protocolo descrito adiante são de indivíduos normais.

Dependendo da indicação, o exame pode ser ampliado de acordo com a indicação clínica (Capítulo 4). Imageamento e análises adicionais são realizados e discutidos nos capítulos a seguir.

Depois da aquisição da imagem, segue-se o relatório formal de ecocardiografia. Isto é usualmente realizado pelos cardiologistas assistentes.

PROJEÇÕES PARAESTERNAIS

A partir da posição paraesternal esquerda, são obtidos os cortes paraesternal de eixo longo (PEEL), os de entrada e a saída do ventrículo direito (VD) e paraesternal de eixo curto (PEEC).

A não ser que seja sinalizado de forma diferente, cortes paraesternais referem-se à posição paraesternal esquerda.

PROJEÇÃO PEEL

Com a marca indicadora aproximadamente na posição de 10 horas (Fig. 10), indicando um plano de varredura conforme

Capítulo 3 ◆ Protocolo e Nomenclatura em Ecocardiografia Transtorácica | 39

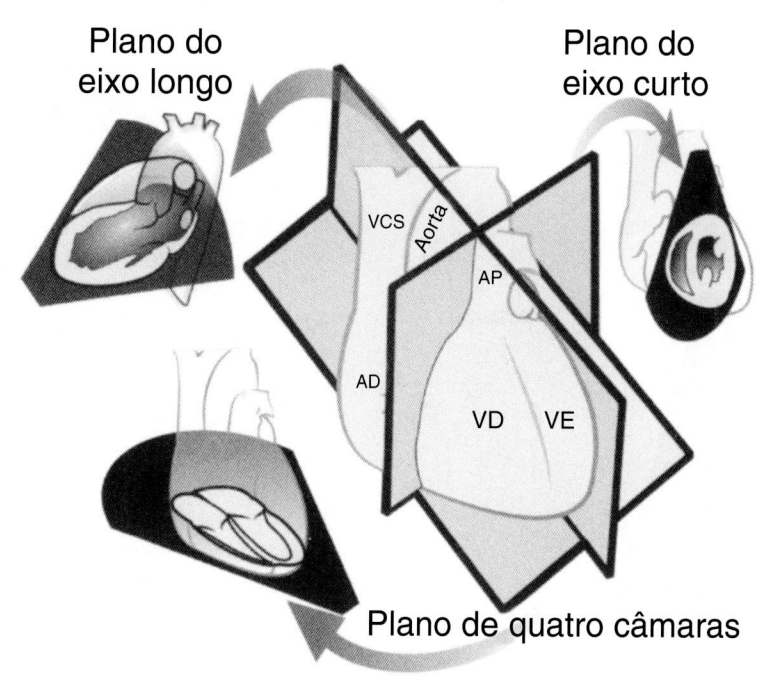

Fig. 5. Planos de imageamento: ecocardiografia transtorácica em 2D.

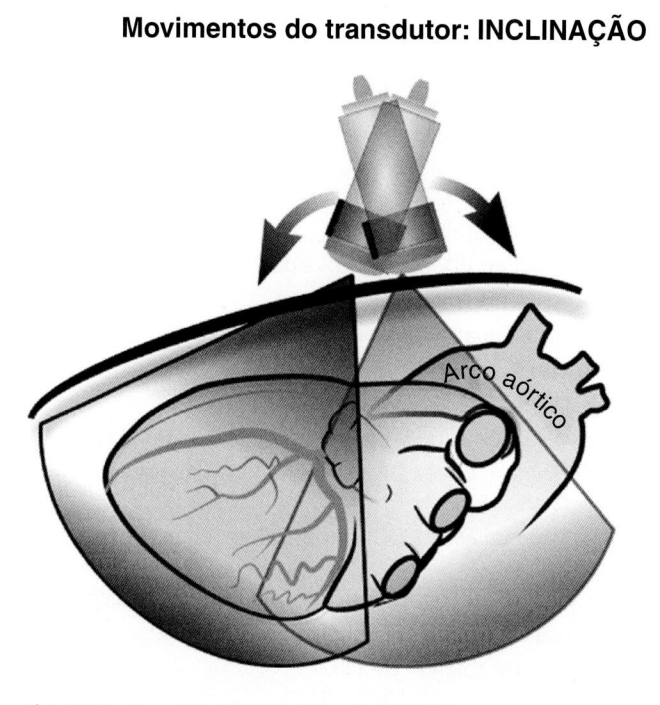

Fig. 6. Movimentos do transdutor: inclinação.

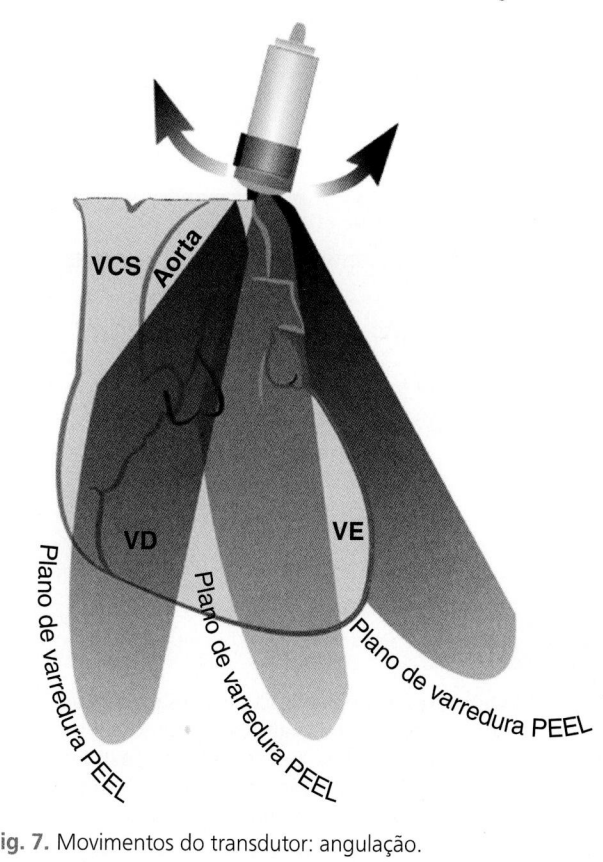

Fig. 7. Movimentos do transdutor: angulação.

Movimentos do transdutor: ROTAÇÃO

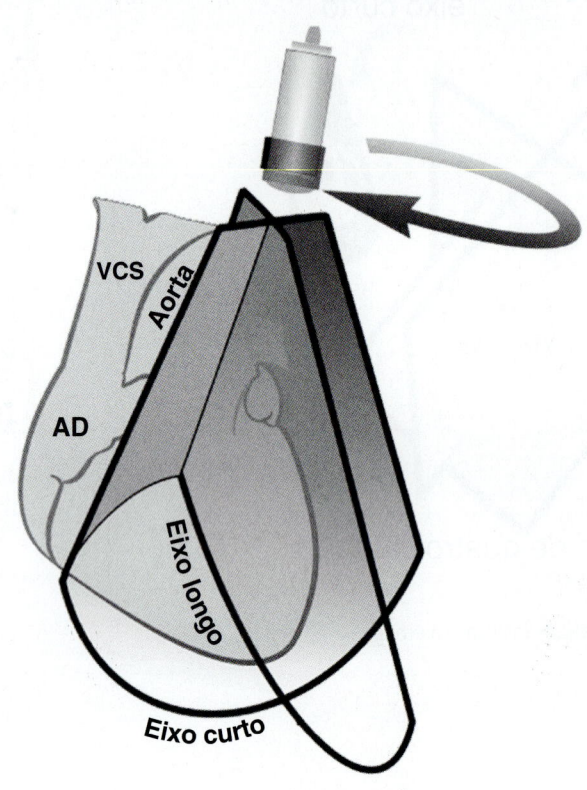

Fig. 8. Movimentos do transdutor: ROTAÇÃO.

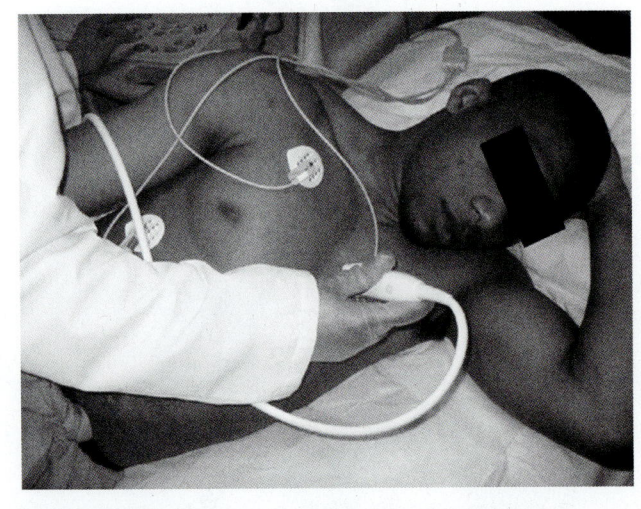

Fig. 9. Modelo do exame na posição lateral esquerda com derivações de eletrocardiograma afixadas e transdutor na posição paraesternal esquerda. Gel de transdutor é usado rotineiramente. Ele elimina a bolsa de ar – um mau condutor de ultrassom – entre o transdutor e a parede torácica.

Tabela 1 Protocolo de Exame de Ecocardiograma Transtorácico Bidimensional*

1. Paraesternal de eixo longo — profundidade 20-24 cm
2. Paraesternal de eixo longo — profundidade 15-16 cm
   a. Modo M VM/VA, raiz aórtica/AE, VE
   b. Medir raiz aórtica (fim da sístole; 2D ou modo M)
   c. Suspeita de estenose aórtica medir TSVE 1 cm abaixo válvulas aórticas (fim da sístole; 2D)
   d. Medir AE (fim da diástole; 2D ou modo M)
   e. Medir SIV na diástole/diâmetro interno VE/espessura da parede posterior (2D ou modo M)
   f. Medir diâmetro interno do VE na sístole (2D ou modo M)
   g. Zoom na VM/VA
   h. Doppler colorido na VM/VA para regurgitação
3. Entrada do VD — profundidade 20 cm, a seguir 15-16 cm
   a. Zoom na VT
   b. Doppler colorido na VT para RT
   c. OC RT para velocidade máxima
4. Paraesternal de eixo curto
   a. 2D nível VA; zoom na VA, cor para largura IA
   b. Doppler colorido VT para RT, OC em RT para velocidade
   c. Doppler colorido VP para IP (OP e OC)
   d. Imagem 2D da bifurcação da AP, OP a partir do TSVD para a bifurcação (procurar CAP)
   e. 2D nível da VM (Doppler colorido opcional)
   f. 2D nível papilar
   g. 2D nível apical
5. Apical de quatro câmaras — profundidade 20-24 cm
6. Apical de quatro câmaras — profundidade 15-16 cm
   a. Diminuir profundidade para visualizar o ápice
   b. Doppler colorido da VM para RM
   c. OP das veias pulmonares
   d. OP entrada mitral (extremidades das válvulas no VE) para velocidade, relação i:t (inicial:tardia, ou inicial:atrial, ou i:a — *inicial:atrial*)
   e. OC VM
   f. OP Doppler tecidual ao nível do anel mitral (lateral e septal), escala 20:20
   g. Visualizar VD, Doppler colorido VT
   h. OC se presente RT
7. Apical de quatro câmaras
   a. Visualizar VA
   b. Doppler colorido VA para IA
   c. OP ao longo do septo a partir do ápice para valva
   d. Estenose aórtica OP 1 cm abaixo VA; congelar e rastrear VT1
   e. Estenose aórtica OC através da VA; congelar e rastrear VT2
   f. Fibrilação atrial; rastrear cinco batimentos seguidos
8. Apical de duas câmaras
   a. Doppler colorido para RM

Tabela 1 — Protocolo de Exame de Ecocardiograma Transtorácico Bidimensional* (Cont.)

9. Apical de três câmaras
   a. Doppler colorido regurgitação VM/AV
10. Subcostal de quatro câmaras
    a. Doppler colorido do septo atrial para DSA
    b. Doppler colorido VD para RT
    c. Visualizar VCI; Doppler colorido, medir VCI e OP da veia hepática
11. Incisura jugular do esterno (supraesternal) — profundidade 24 cm, diminuir se necessário
    a. Doppler colorido e OP da aorta descendente

*Vistas, medições e modalidades adicionais são efetuadas com base no contexto clínico, informação solicitada e achados durante o exame.
2D, bidimensional; VM, valva mitral; AV, atrioventricular; TSVE, trato de saída ventricular esquerdo; AE, átrio esquerdo; SIV, septo interventricular; VE, ventrículo esquerdo; VT, valva tricúspide; RT, regurgitação tricúspide; OC, onda contínua; IA, insuficiência aórtica; VP, veia pulmonar; IP, insuficiência pulmonar; OP, onda pulsada; AP, artéria pulmonar; TSVD, trato de saída ventricular direito; CAP, canal arterial patente; RM, regurgitação mitral; DSA, defeito septal atrial.

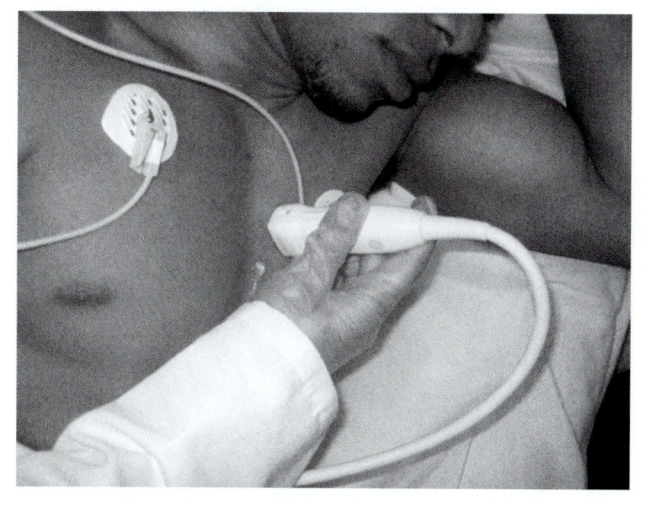

Fig. 10. Posicionamento do paciente e transdutor: vistas paraesternais de eixo longo (PEEL).

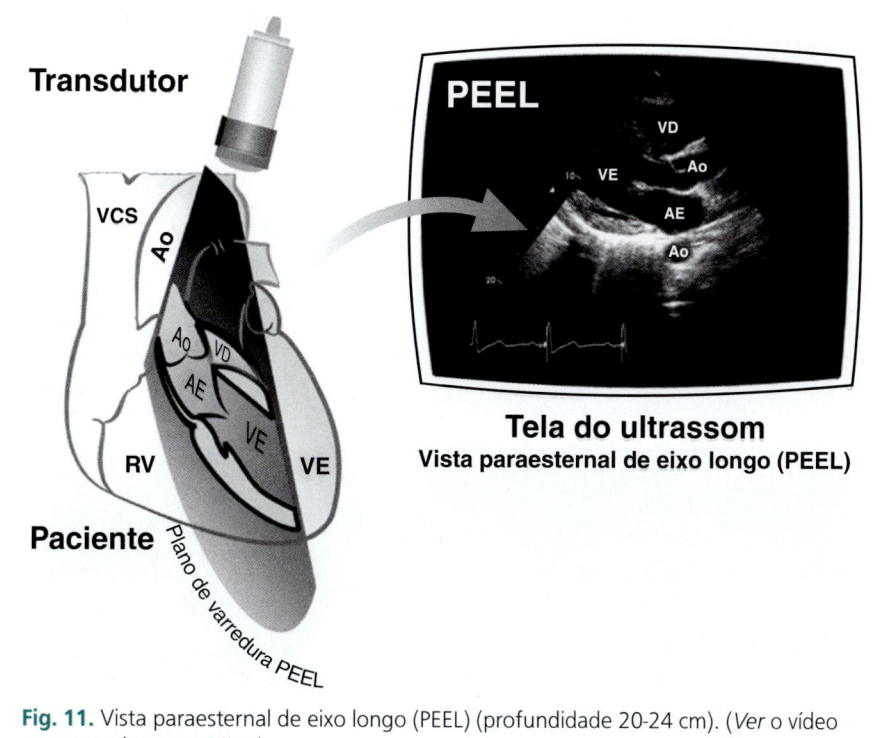

Fig. 11. Vista paraesternal de eixo longo (PEEL) (profundidade 20-24 cm). (*Ver* o vídeo correspondente no DVD.)

mostrado nas Figuras 11 e 12, e a uma profundidade de 20-24 cm para visualizar estruturas extracardíacas, como, p. ex., aorta torácica descendente ou possível derrame pleural, as imagens são otimizadas (ajuste de ganho, profundidade e largura do setor) e logo após adquiridas. A profundidade é em seguida diminuída para 15-16 cm para projeções mais próximas de estruturas cardíacas (área de interesse).

Em cada posição durante o exame, as projeções-padrão (áreas de interesse) são otimizadas e adquiridas. Quando um quadro ou medida particular são desejados, usa-se a função congelar, e medidas são tiradas e/ou anotadas de acordo.

Varredura no modo M através das valvas aórtica e mitral (VM) e imediatamente distal às extremidades das válvulas mitrais e medidas-padrão são realizadas.

Doppler de fluxo em cores é aplicado à(s) região(ões) de interesse, e as imagens são adquiridas (Figs. 13-16).

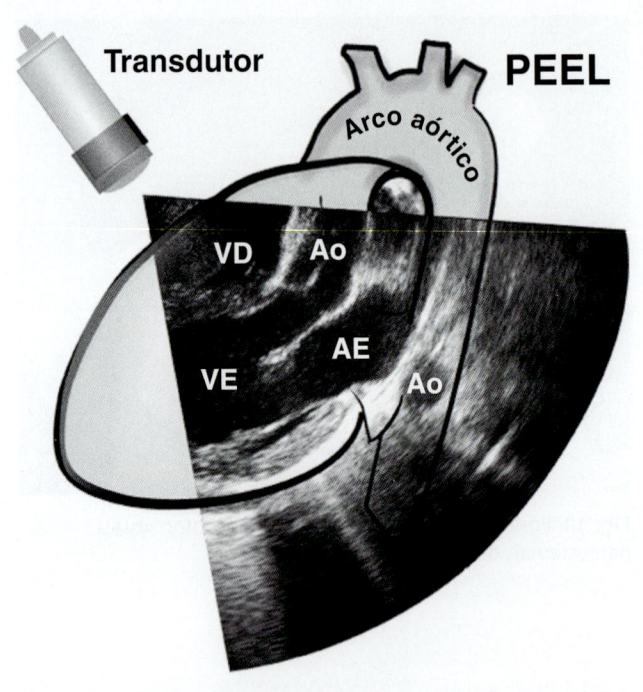

Fig. 12. Vista paraesternal de eixo longo (profundidade 15-16 cm, PEEL). (*Ver* o vídeo correspondente no DVD.)

FLUXO DE ENTRADA DO VD

Com o transdutor na posição PEEL padrão o transdutor é ligeiramente angulado inferomedialmente (Fig. 17) até a visão da entrada do VD (Figs. 18-20) começar a aparecer. Imagens são então otimizadas e adquiridas a profundidades de aproximadamente 20 e 15-16 cm.

A valva tricúspide é avaliada (por *zoom* ou diminuindo a profundidade), Doppler colorido é aplicado (Fig. 21A) e seguido por avaliação com Doppler de onda contínua (OC) do fluxo através da valva tricúspide (Fig. 21B).

FLUXO DE SAÍDA DO VD

O ecocardiografista pode optar por imagear a saída do VD angulando superolateralmente com o plano de varredura do transdutor transeccionando a artéria pulmonar (AP), conforme mostrado na Figura 21C, seguindo-se a avaliação Doppler (Fig. 21D).

Esta vista fornece boa visualização das válvulas pulmonares e da bifurcação do tronco pulmonar principal nas APs direita e esquerda (artéria pulmonar direita, artéria pulmonar esquerda).

PROJEÇÃO PEEC

Com o transdutor na posição PEEL esquerda inicial e com a valva aórtica em foco, o transdutor é, então, gerado em sen-

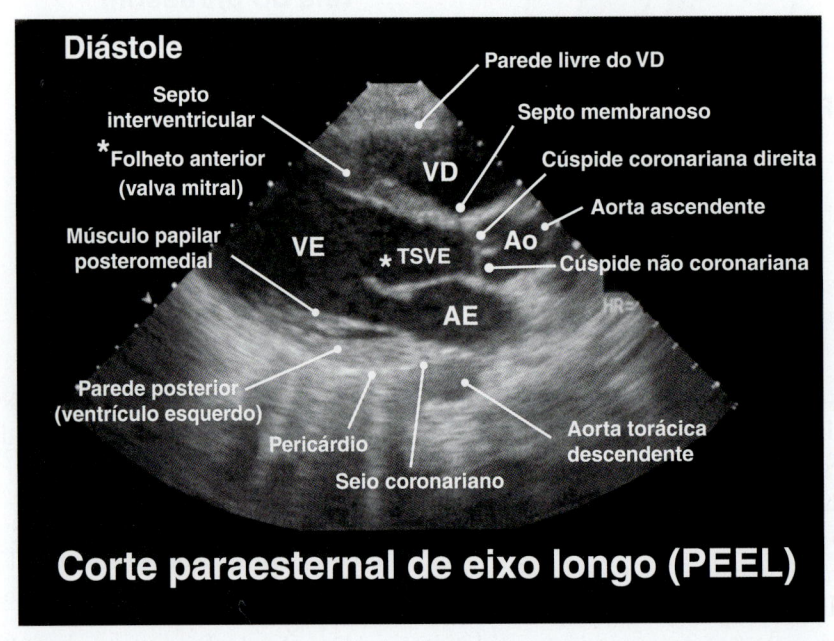

Fig. 13. Projeção PEEL anotada (profundidade 15-16 cm). Ao, raiz aórtica; AE, átrio esquerdo; VE, ventrículo esquerdo; AD, átrio direito; VD, ventrículo direito.

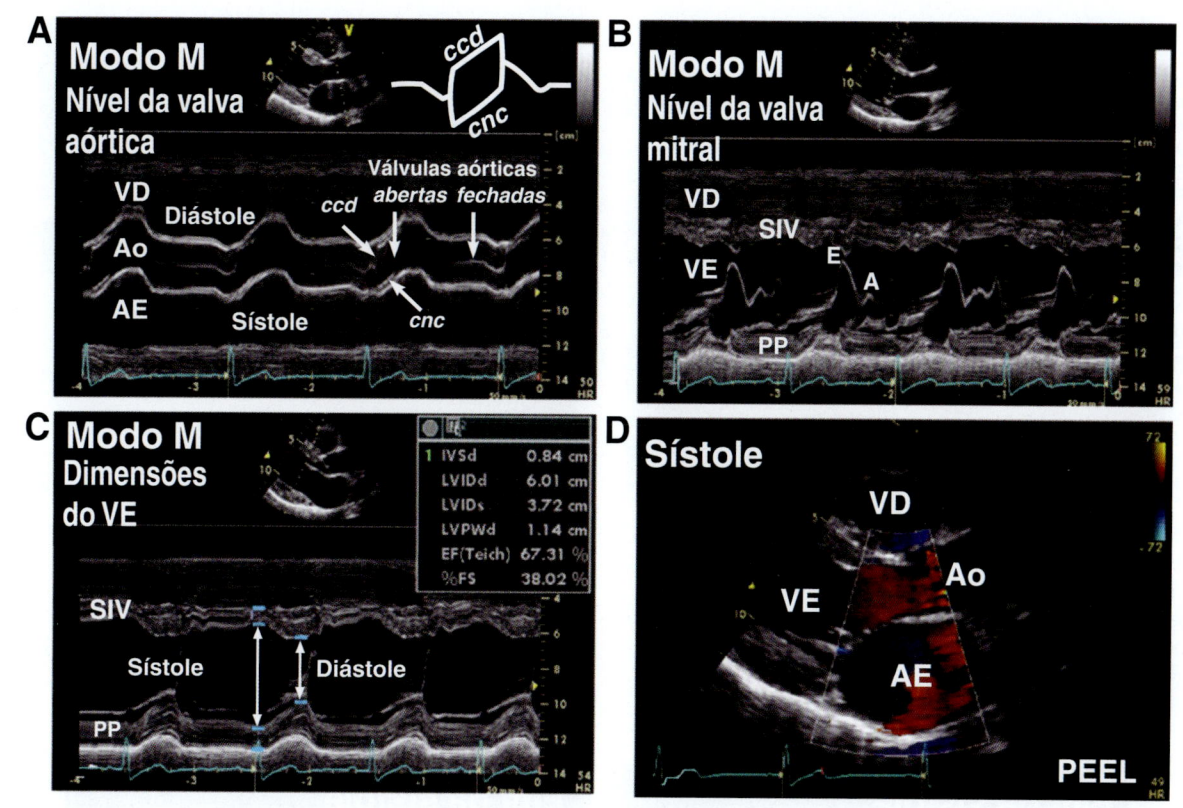

Fig. 14. Medições PEEL. Ao, raiz aórtica; AE, átrio esquerdo; SIV, septo interventricular; VE, ventrículo esquerdo; cnc, cúspide não coronariana da valva aórtica; PP, parede posterior; AD, átrio direito; ccd, cúspide coronariana direita da valva aórtica; VD, ventrículo direito. Varreduras no modo M através dos níveis da valva aórtica, valvas mitral e ventricular esquerda superior (**A-C**) revelam estruturas conforme mostrado. (**A**) Observar o movimento anterior sistólico da raiz aórtica durante a sístole. Volumes atriais, portanto, dimensões atriais esquerdas medidas em 2D, são máximos durante a sístole. Cúspide da valvas aórtica podem aparecer apagadamente em modo M em pacientes jovens com válvulas normais da valva aórtica. Observar a linha fina de fechamento diastólico e o perfil semelhante a uma caixa, da abertura e fechamento normais das válvulas aórticas normais (esboço). (**C**) Mostra registro no modo M feito imediatamente distal às extremidades das válvulas da valva mitral. Esta é a imagem-padrão no modo M a partir da qual devem-se medir dimensões ventriculares esquerdas. No fim da diástole, o diâmetro septal ventricular (espessura septal, SIVd), o diâmetro interno máximo ventricular esquerdo (DIVEd) e o diâmetro da parede posterior ventricular esquerda (espessura, PPVEd) são medidos. No fim da sístole, o diâmetro interno ventricular esquerdo (DIVEs) é medido. O limite superior do normal para a espessura máxima da parede é 1,1, e 5,5 cm para o DIVEd no adulto "médio". (**D**) Doppler de fluxo em cores é aplicado à região de interesse para identificar jatos regurgitantes ou estenóticos através das valvas aórtica e mitral. Fluxo através de um defeito septal ventricular no septo membranoso (Fig. 13) é mais bem visualizado na vista PEEL. Uma imagem sistólica final está mostrada em A. (*Ver o vídeo correspondente no DVD.*)

tido horário para aproximadamente a posição de 12 horas (Fig. 22) ou até que a vista de eixo curto da valva aórtica ("sinal da Mercedes Benz invertido") seja visualizada (Figs. 23 e 24).

A valva aórtica é, então, posta em *zoom* (diminuir profundidade) e analisada por Doppler colorido (Fig. 25A, B) para avaliar possível insuficiência aórtica (Fig. 26).

A região de interesse, então, se move para a valva tricúspide. Doppler colorido é aplicado através da valva seguido por avaliação com Doppler OC (Fig. 25C, D). A velocidade de regurgitação tricúspide máxima mede 2,5 m/s.

Em seguida é feita a avaliação da valva pulmonar quanto à regurgitação pulmonar, usando-se Doppler de fluxo em cores, Doppler de onda pulsada (OP) e Doppler OC.

Imageamento da bifurcação da AP e análise com OP a partir do trato de saída do VD para a bifurcação podem ser realizados quando se está procurando um canal arterial patente.

Ligeiros movimentos (ou angulação) do transdutor na direção do ápice cardíaco permitem a aquisição de uma série de PEEC ao nível da VM, dos músculos papilares e do ápice (Figs. 27-30).

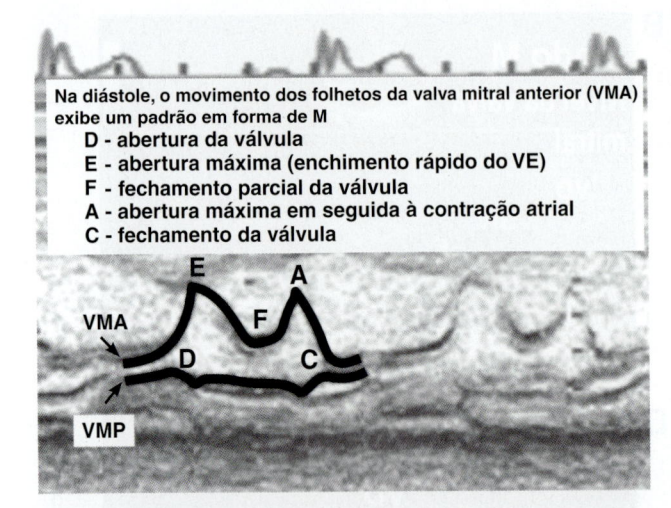

Fig. 15. Modo M: válvulas da valva mitral. Faixas normais destas dimensões estão mostradas na inclinação EF que reflete a velocidade do fechamento do folheto mitral anterior (VMA). Este padrão está significativamente alterado na estenose mitral, tomando a forma de caixa. O movimento do folheto mitral posterior (VMP) essencialmente é o espelho da válvula anterior.

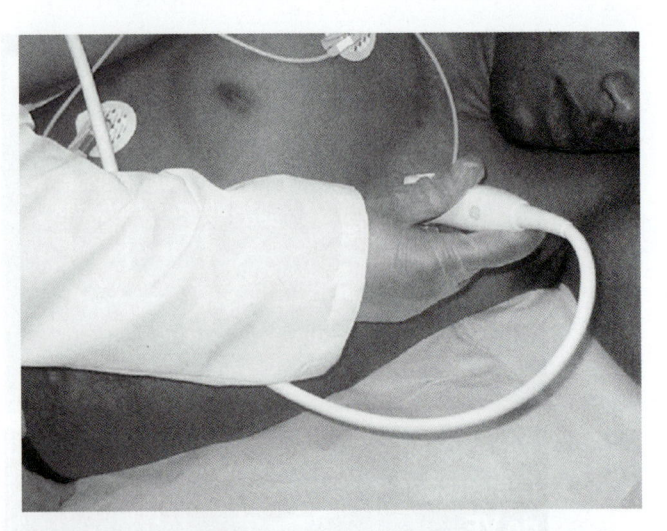

Na diástole, o movimento dos folhetos da valva mitral anterior (VMA) exibe um padrão em forma de M
- D - abertura da válvula
- E - abertura máxima (enchimento rápido do VE)
- F - fechamento parcial da válvula
- A - abertura máxima em seguida à contração atrial
- C - fechamento da válvula

Fig. 17. Posicionamento do paciente e do transdutor: projeção da entrada do ventrículo direito.

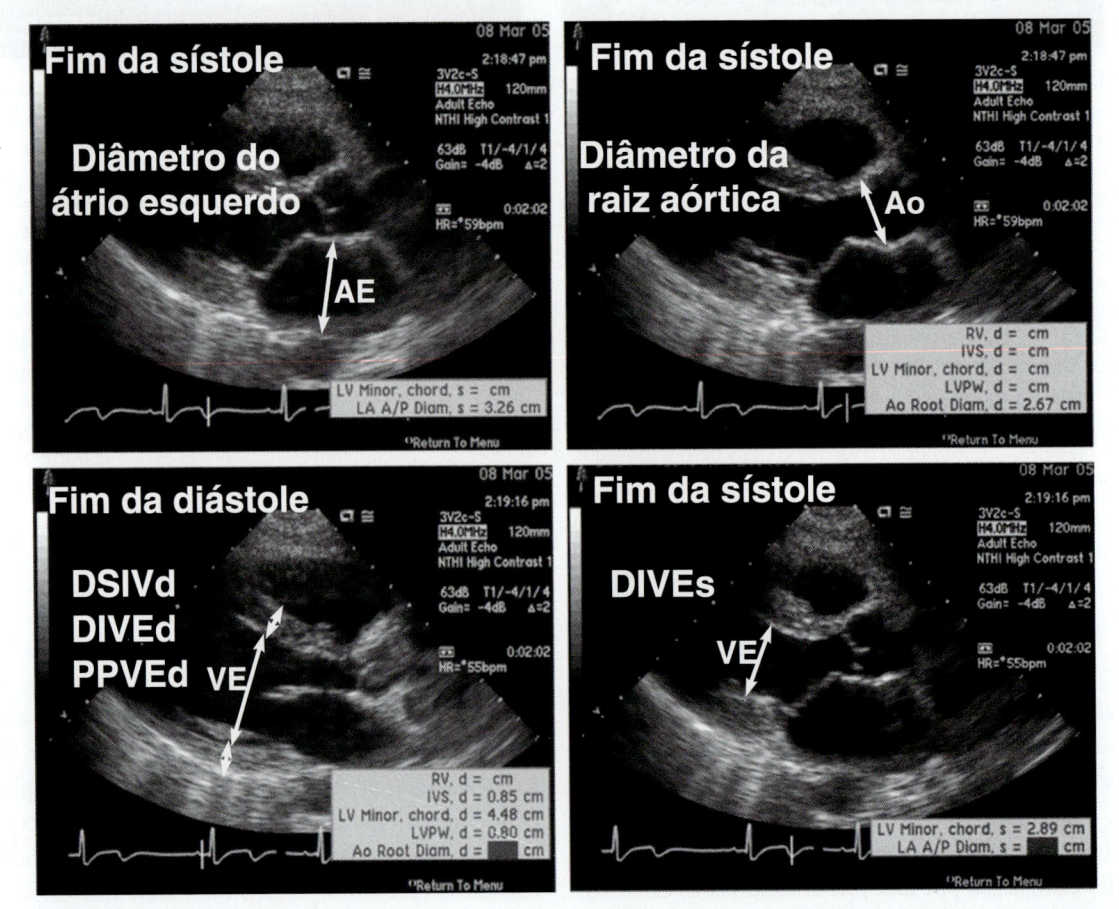

Fig. 16. Dimensões ventriculares esquerdas no modo M. O modo M fornece resolução superior da imagem em comparação com 2D, mas variações na topografia e morfologia cardíacas frequentemente levam a medições fora do eixo. Alguns modelos mais recentes de instrumentos são equipados com *software* para pós-processamento (medição no modo M a partir de imagens em 2D selecionadas) a fim de superar esta deficiência frequente. Entretanto, é logisticamente mais simples obter medidas em 2D durante a aquisição da imagem, conforme mostrado.

PROJEÇÃO APICAL DE QUATRO CÂMARAS

O exame prossegue para a posição apical, com a marca indicadora aproximadamente na posição de 3 horas (Fig. 31). O corte apical de quatro câmaras é, então, visualizada e otimizada, inicialmente a uma profundidade de 20-24 cm e, a seguir, 15-16 cm para melhor visualização das estruturas cardíacas (Figs. 32-34).

A profundidade a seguir é diminuída ainda mais para visualizar o ápice ventricular esquerdo (Fig. 35A). Isto é importante quando se está procurando por trombo apical.

A seguir vem a avaliação com Doppler de fluxo em cores (Fig. 35B) da VM quanto à regurgitação, seguida por Doppler de OP para as veias pulmonares, usualmente a superior direita (Fig. 35C, D).

O fluxo mitral (fluxo de entrada no VE) é avaliado por OP ao nível das extremidades das válvulas da mitral (Fig. 36A) para avaliar velocidades e a relação I/T. Isto é seguido por Doppler OC através da VM.

Imageamento com Doppler tecidual para o anel mitral (lateral e septal, Fig. 36B) com a escala de velocidade ajustada em 20:20 (Fig. 36C, D) é efetuado.

A função do VD é avaliada por estimativa da função sistólica (ver Capítulo 5) com Doppler colorido e OC através da valva tricúspide para avaliar regurgitação tricúspide (Fig. 37).

PROJEÇÃO APICAL DE CINCO CÂMARAS

Angulação superior do transdutor na direção do nível da valva aórtica traz para a visão a raiz aórtica (Figs. 38-40).

A valva aórtica é visualizada e Doppler colorido aplicado para avaliar insuficiência aórtica.

Aplicação de Doppler de fluxo em cores revela fluxo ao longo do septo interventricular, o trato de saída do VE e a saída aórtica (Fig. 40B).

Avaliação com Doppler OP ao longo do septo interventricular a partir do ápice para a valva pode detectar gradientes intracavitários, incluindo obstrução dinâmica do trato de saída do VE (Fig. 40C). Doppler de OC através da valva aórtica detecta gradientes máximos transaórticos (Fig. 40D).

Em estenose aórtica suspeitada ou existente (Capítulo 11), deve ser efetuada a medida com OP, adquirida a 1 cm abaixo da valva aórtica. A função "congelar" é aplicada, e o invólucro de Doppler espectral é procurado para quantificar a integral de velocidade – tempo (TVI ou VTI). Doppler de OC através da valva aórtica é efetuado a seguir, e seu TVI, medido. A partir destes, a área da valva aórtica pode ser calculada usando-se equação de continuidade (ver Capítulo 12).

PROJEÇÃO APICAL DE DUAS CÂMARAS

Rotação anti-horária do transdutor, conforme mostrado nas Figuras 41-43, permite visualização da vista apical de duas câmaras.

Esta vista permite a melhor visualização da parede ventricular inferoposterior.

Doppler de fluxo em cores é aplicado para avaliar a regurgitação mitral, e medições adicionais, como, p. ex., Doppler tecidual, podem ser efetuadas (Fig. 43).

PROJEÇÃO APICAL DE TRÊS CÂMARAS

Mais rotação anti-horária do transdutor (com a marca indicadora apontando para o ombro direito) (Fig. 44) permite visualização do corte apical de três câmaras (Figs. 45-47).

Aplicação de Doppler colorido (Fig. 48) pode revelar regurgitações aórtica e mitral.

PROJEÇÕES SUBCOSTAIS

Posicionamento adequado do paciente para imageamento subcostal está mostrado na Figura 49A, B.

A posição de joelhos flexionados relaxa os músculos abdominais superiores, e prender a respiração no fim da inspiração move o coração para mais perto do transdutor, melhorando a visualização (Figs. 50 e 51).

Várias projeções são obtidas a partir da posição subcostal, mas o corte subcostal de quatro câmaras é o recomendado no exame-padrão.

Regurgitações tricúspide e mitral são bem visualizadas em Doppler de fluxo em cores, e o septo interatrial é a seguir avaliado quanto a um forame oval patente ou um defeito septal atrial (Fig. 52).

Rotação anti-horária do transdutor permite visualização e análise com Doppler pulsado de VCI, veias intra-hepáticas e aorta abdominal superior (Fig. 53).

PROJEÇÕES SUPRAESTERNAIS

Com o paciente em posição supina e o pescoço estendido, o exame transtorácico padrão conclui com o exame supraesternal (Figs. 54 e 55).

Este inclui a aplicação de Doppler colorido e Doppler pulsado à aorta torácica descendente (Fig. 56). Coarctação da aorta pode ser visualizada nesta vista.

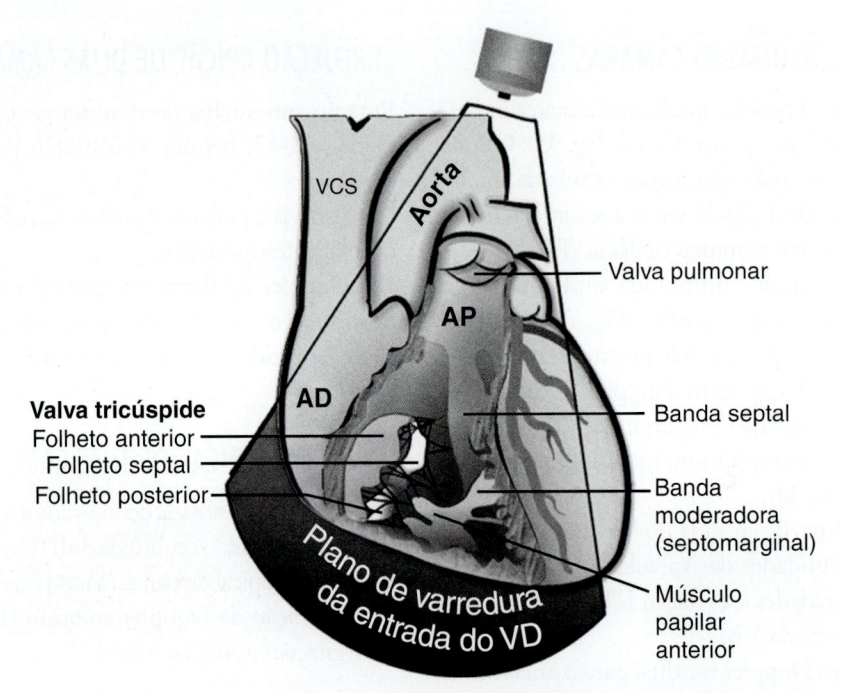

Fig. 18. Esboço anatômico: plano de varredura da entrada do ventrículo direito.

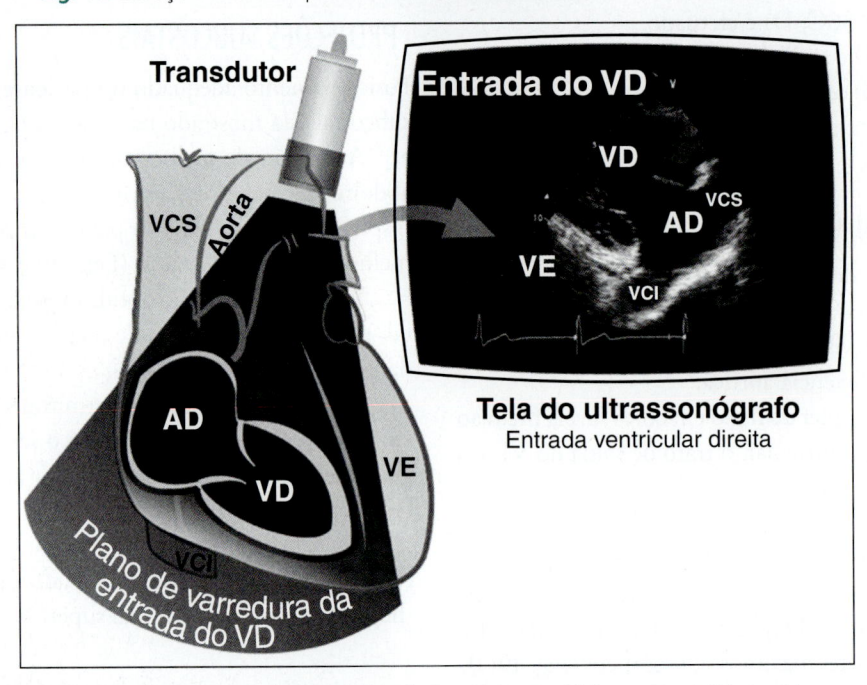

Fig. 19. Plano de varredura da entrada ventricular direita e imagem bidimensional. (*Ver* o vídeo correspondente no DVD.)

LAUDO DO EXAME

O relatório do exame obedece às recomendações descritas pela American Society of Echocardiography.

O formato padrão de relatório inclui dados demográficos do paciente, avaliação ecocardiográfica – compreendendo medidas semiquantitativas e quantitativas –, avaliação Doppler e avaliação das paredes ventriculares (Figs. 57-59).

SUMÁRIO

Aquisição ideal de imagem em ecocardiografia 2D é a base para avaliação e interpretação precisas.

Familiaridade com o exame transtorácico normal serve como base para interpretar anormalidade.

Componentes e aplicações adicionais da ecocardiografia transtorácica em 2D são considerados nos capítulos que se seguem.

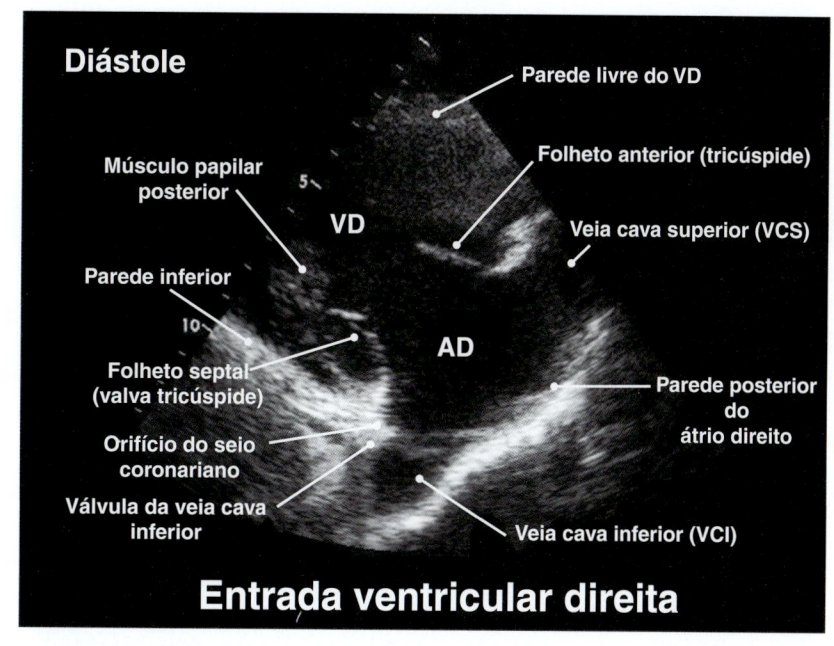

Fig. 20. Vista anotada da entrada ventricular direita.

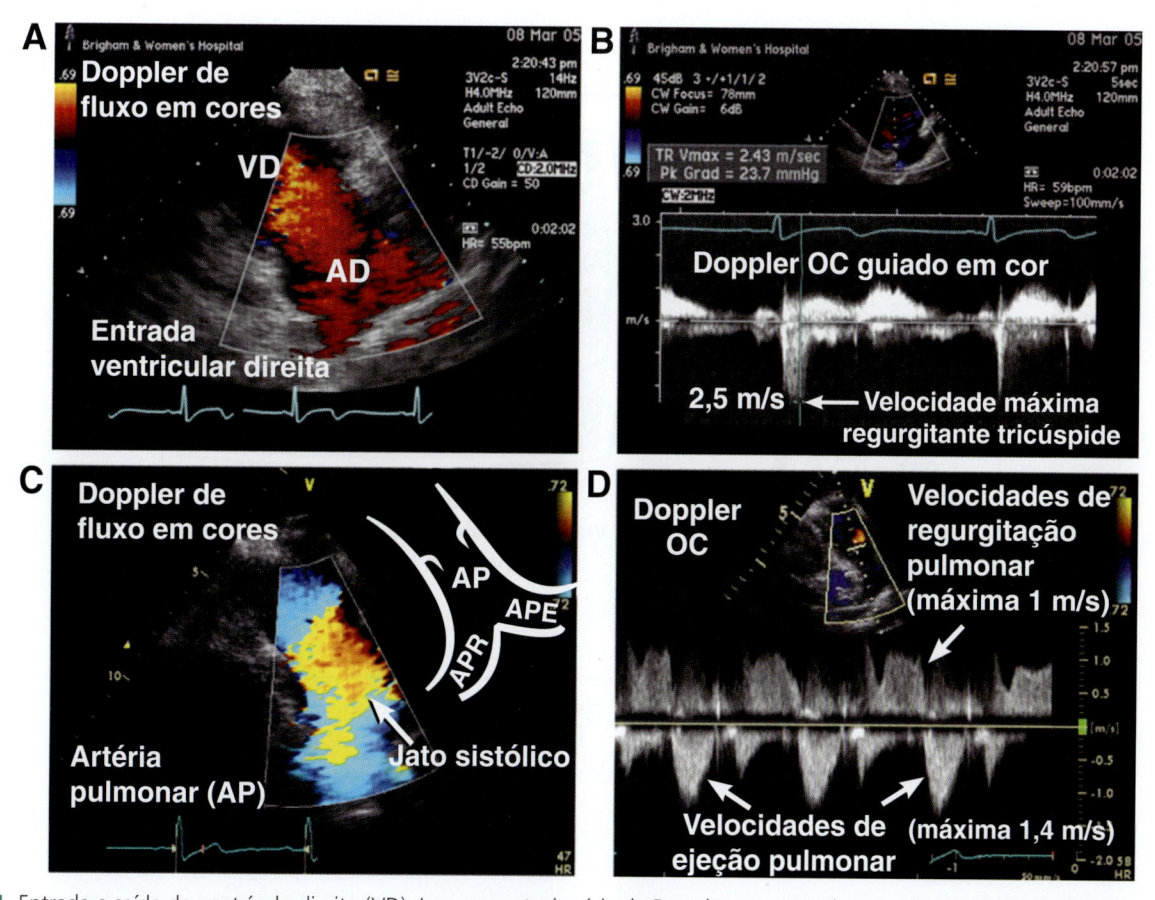

Fig. 21. Entrada e saída do ventrículo direito (VD). Imagem estacionária de Doppler em cores da entrada ventricular do VD (**A**) no fim da sístole. Doppler colorido deve guiar o exame Doppler através da valva tricúspide. Regurgitação tricúspide branda – um achado em indivíduos normais – foi detectada em Doppler colorido. O perfil de Doppler espectral resultante mostra velocidade máxima regurgitante tricúspide medindo 2,5 m/s (**B**). Doppler colorido aplicado através do trato de saída do VD/artéria pulmonar (**C**) mostra velocidades máximas de ejeção de 1,4 m/s em Doppler espectral de onda contínua (OC) (**D**) com velocidades regurgitantes pulmonares brandas de 1 m/s. (A, C, *ver* o vídeo correspondente no DVD.)

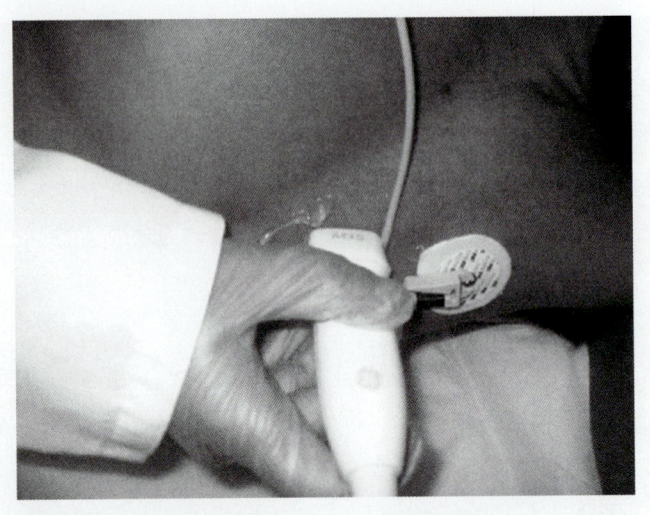

Fig. 22. Posicionamento do paciente e do transdutor: vista PEEC.

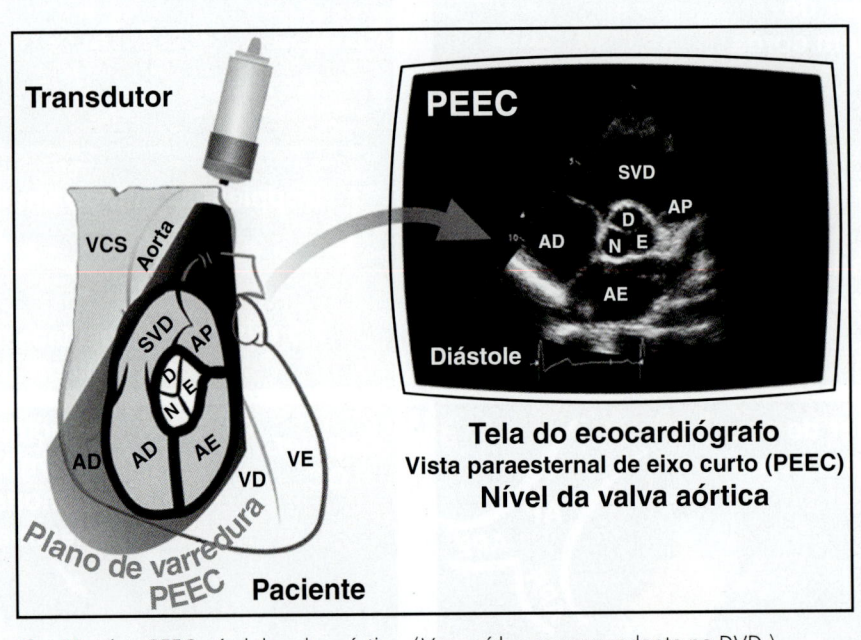

Fig. 23. Vista PEEC: nível da valva aórtica. (*Ver* o vídeo correspondente no DVD.)

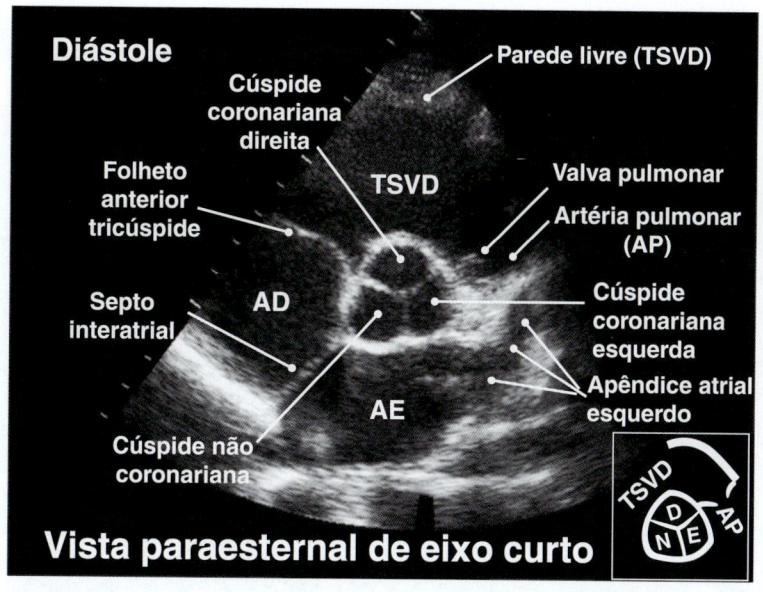

Capítulo 3 ◆ Protocolo e Nomenclatura em Ecocardiografia Transtorácica | 49

Fig. 24. Corte anotada PEEC: nível da valva aórtica.

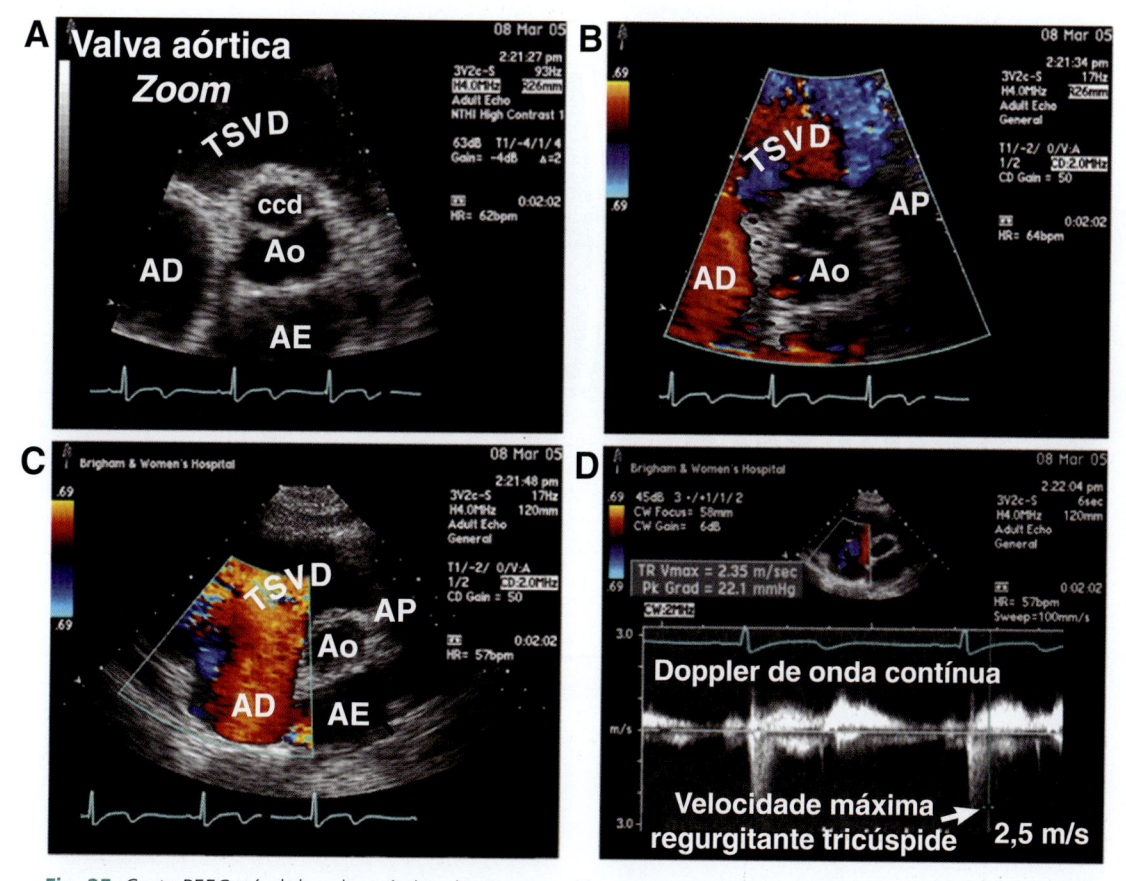

Fig. 25. Corte PEEC: nível da valva aórtica. (A, B, *ver* o vídeo correspondente no DVD.)

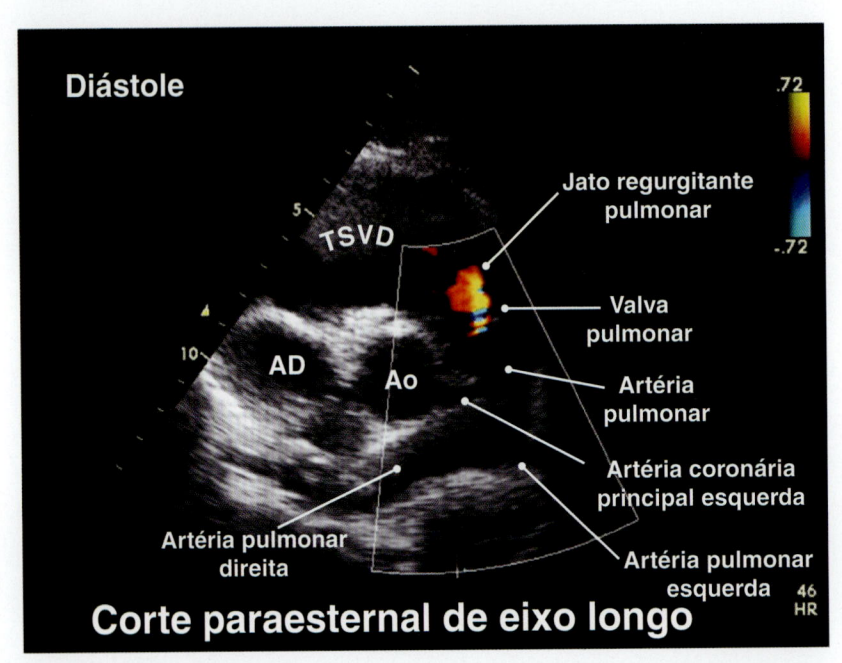

Fig. 26. Projeção anotada PEEC: vista da artéria pulmonar. (Nível imediatamente superior à imagem estática mostrada na Figura 24; *ver* o vídeo correspondente no DVD.)

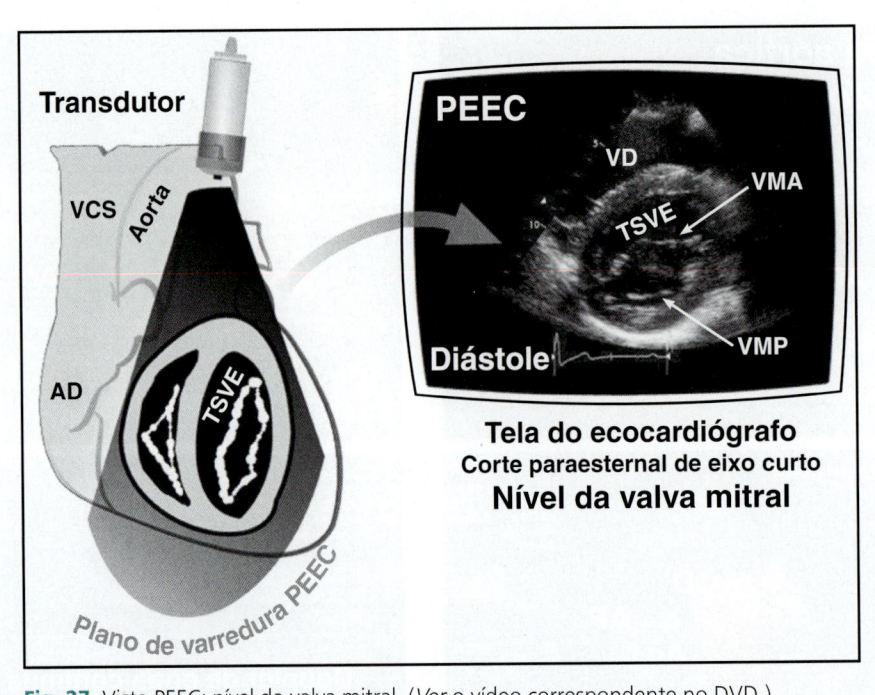

Fig. 27. Vista PEEC: nível da valva mitral. (*Ver* o vídeo correspondente no DVD.)

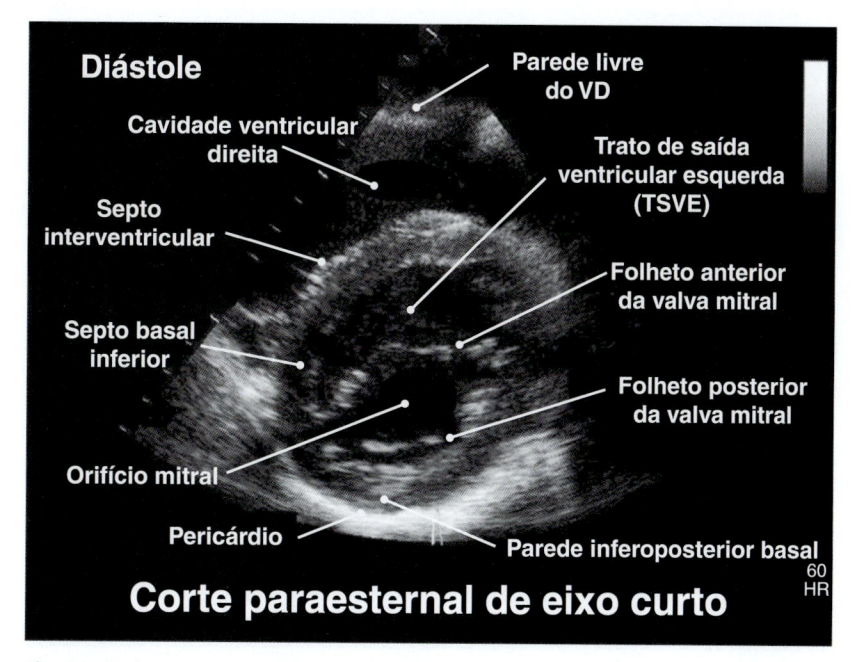

Capítulo 3 ◆ Protocolo e Nomenclatura em Ecocardiografia Transtorácica | 51

Fig. 28. Projeção anotada PEEC: nível da valva mitral.

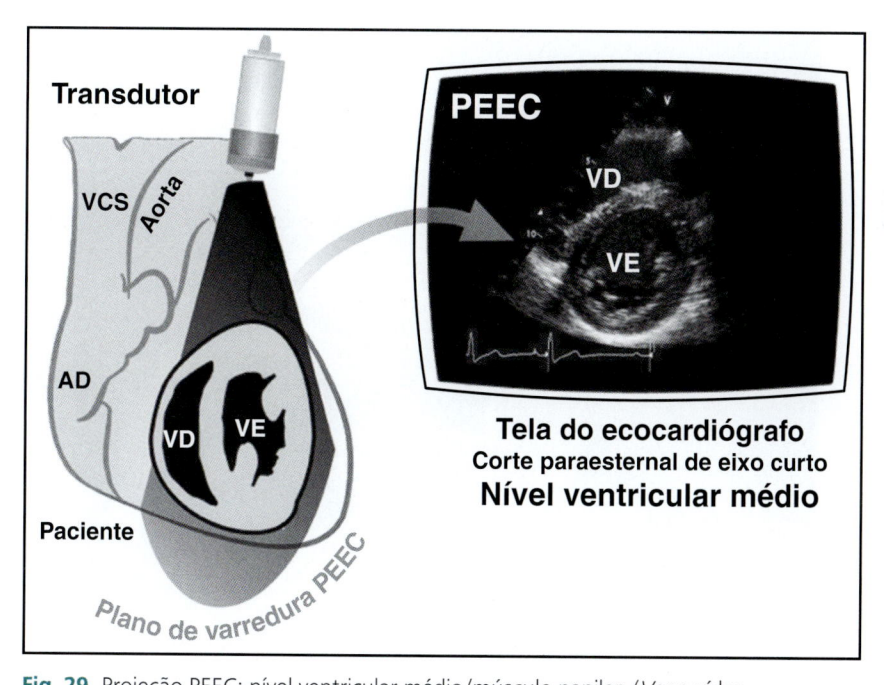

Fig. 29. Projeção PEEC: nível ventricular médio/músculo papilar. (*Ver* o vídeo correspondente no DVD.)

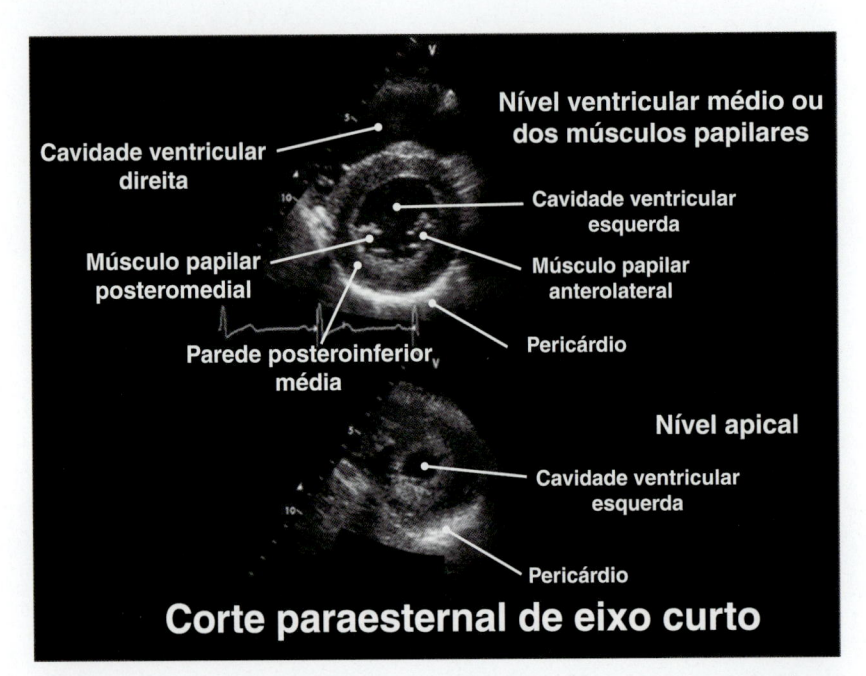

Fig. 30. Projeção anotada PEEC: nível ventricular médio esquerdo e ápice (PEEC). (*Ver* o vídeo correspondente no DVD.)

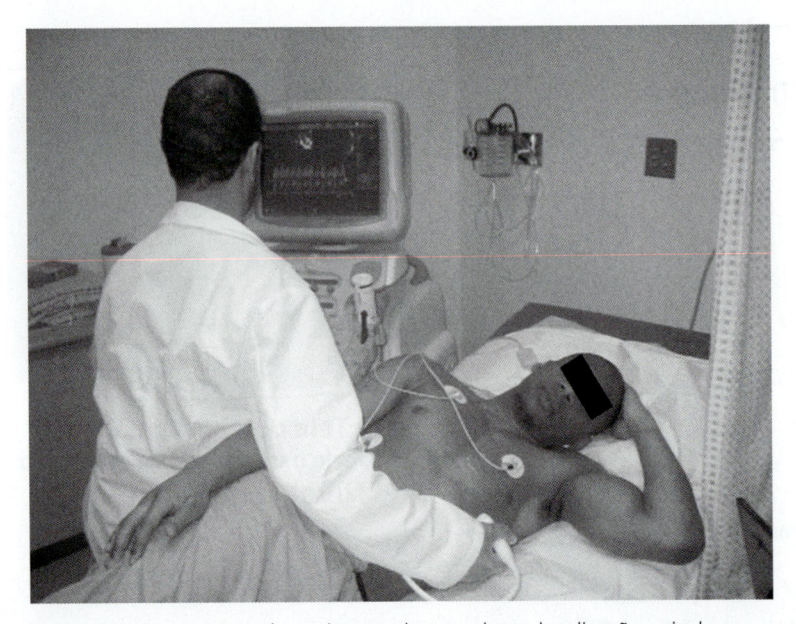

Fig. 31. Posicionamento do paciente e do transdutor: localização apical.

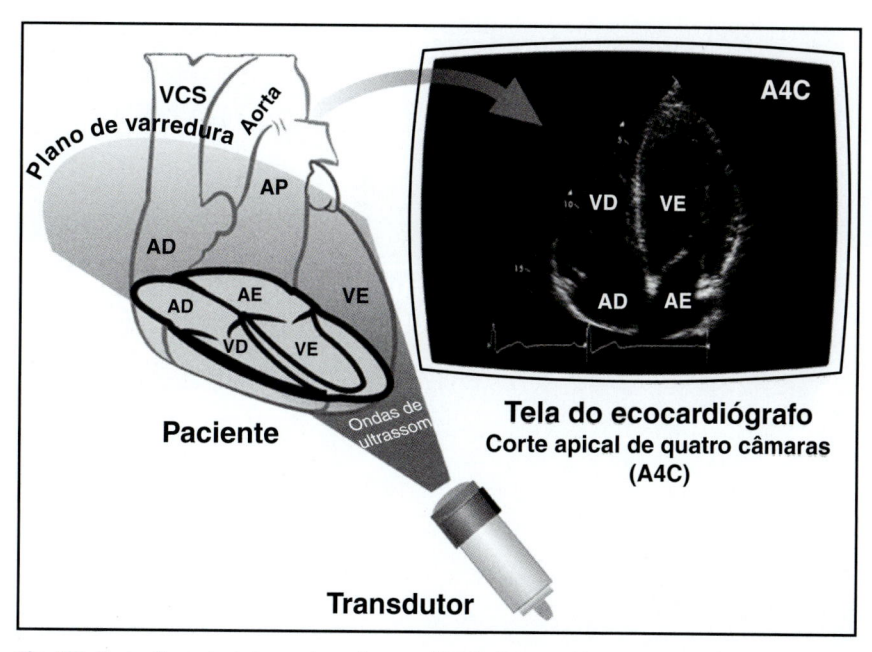

Fig. 32. Projeção apical de quatro câmaras (A4C). (*Ver* o vídeo correspondente no DVD.)

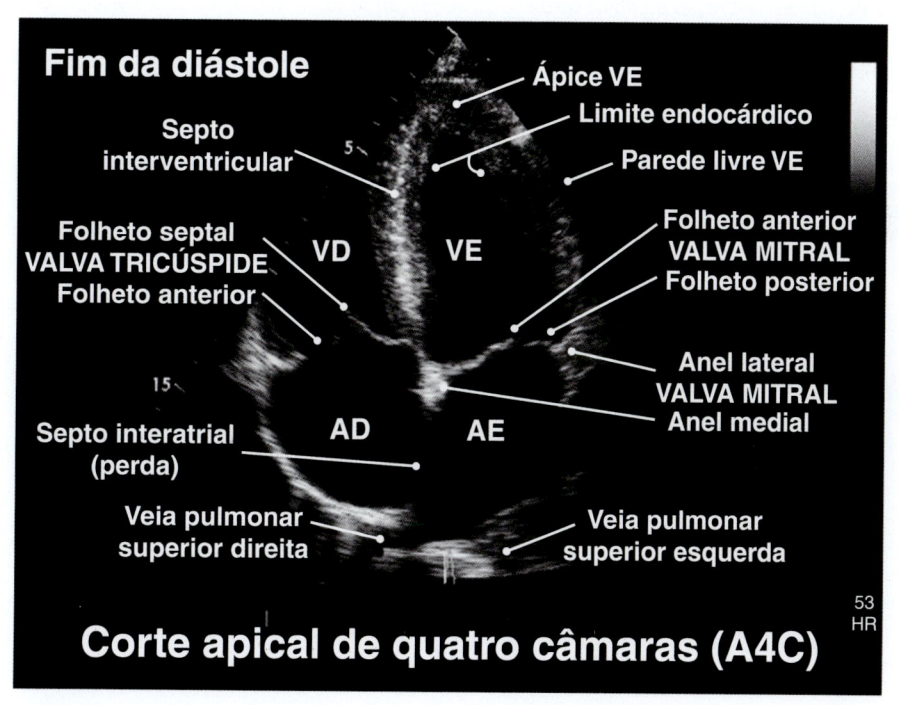

Fig. 33. Projeção A4C anotada.

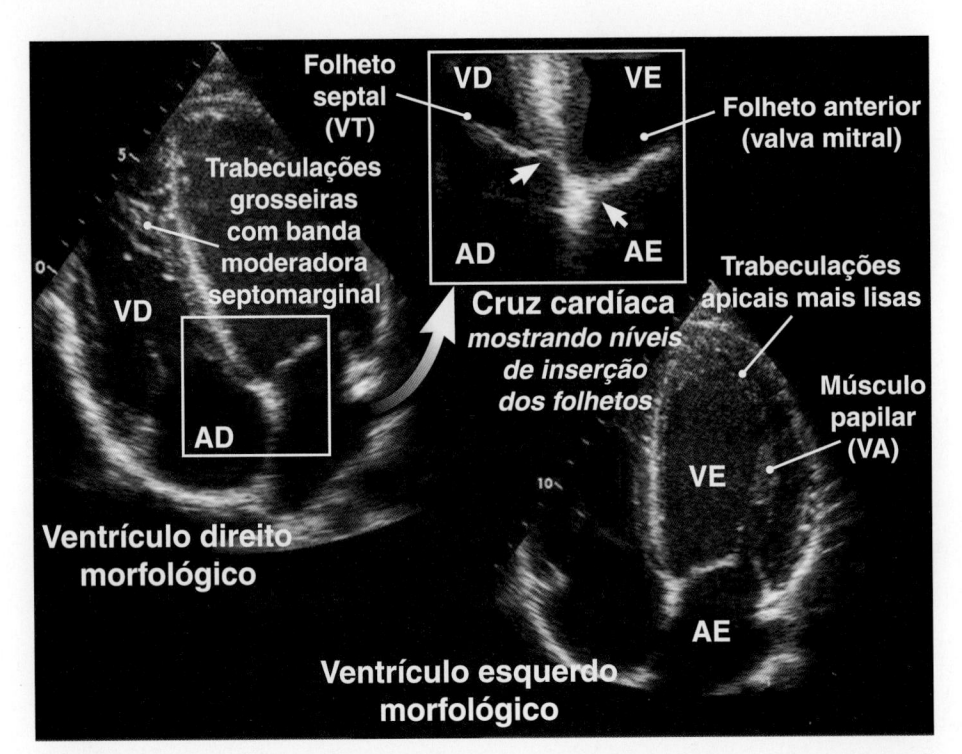

Fig. 34. Definição morfológica dos ventrículos esquerdo e direito em ecocardiografia bidimensional (2D) (vista A4C). A confluência dos septos interventricular e interatrial e as inserções septais dos folhetos das valvas tricúspide e mitral constituem a cruz cardíaca interna. A configuração normal semelhante a uma cruz em ecocardiografia 2D não é simétrica. A válvula septal da valva tricúspide é inserida mais apicalmente, isto é, na direção do ápice cardíaco. Esta relação se torna importante na avaliação de certas cardiopatias congênitas, como, p. ex., defeitos de canal atrioventricular. Outra característica ecocardiográfica distintiva do ventrículo direito morfológico é sua superfície endocárdica mais grosseira (incluindo a presença da banda moderadora), a presença de uma valva tricúspide e a ausência de dois músculos papilares distintos. Estas características são importantes na análise sequencial segmentar de cardiopatia congênita. (*Ver* o vídeo correspondente no DVD.)

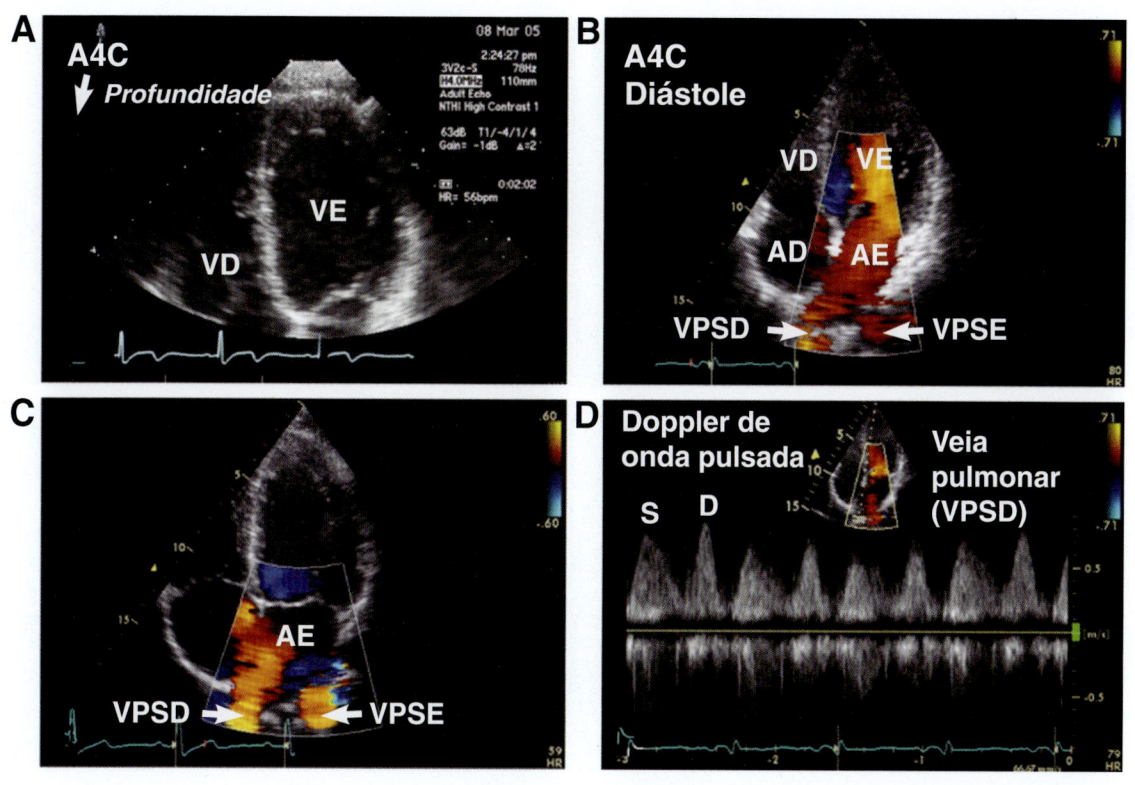

Fig. 35. Corte apical de quatro câmaras (A4C). *Zoom* (redução da profundidade) no ventrículo esquerdo (**A**) fornece melhor definição do endocárdio ventricular esquerdo e ápice. Definição melhorada pode ser obtida pelo uso de um transdutor de frequência mais alta e/ou agente de contraste. Imagem diastólica de A4C com Doppler de fluxo em cores superposto (**B**) mostra fluxo estendendo-se das veias pulmonares superiores direita e esquerda através da valva mitral para o ventrículo esquerdo. O fluxo nas veias pulmonares (**C**) é fásico, com picos sistólico (S) e diastólico (D) normais (**D**). Este padrão varia com a idade e os estados de doença, como, p. ex., insuficiência cardíaca diastólica e cardiomiopatia restritiva. (*Ver* o vídeo correspondente no DVD.)

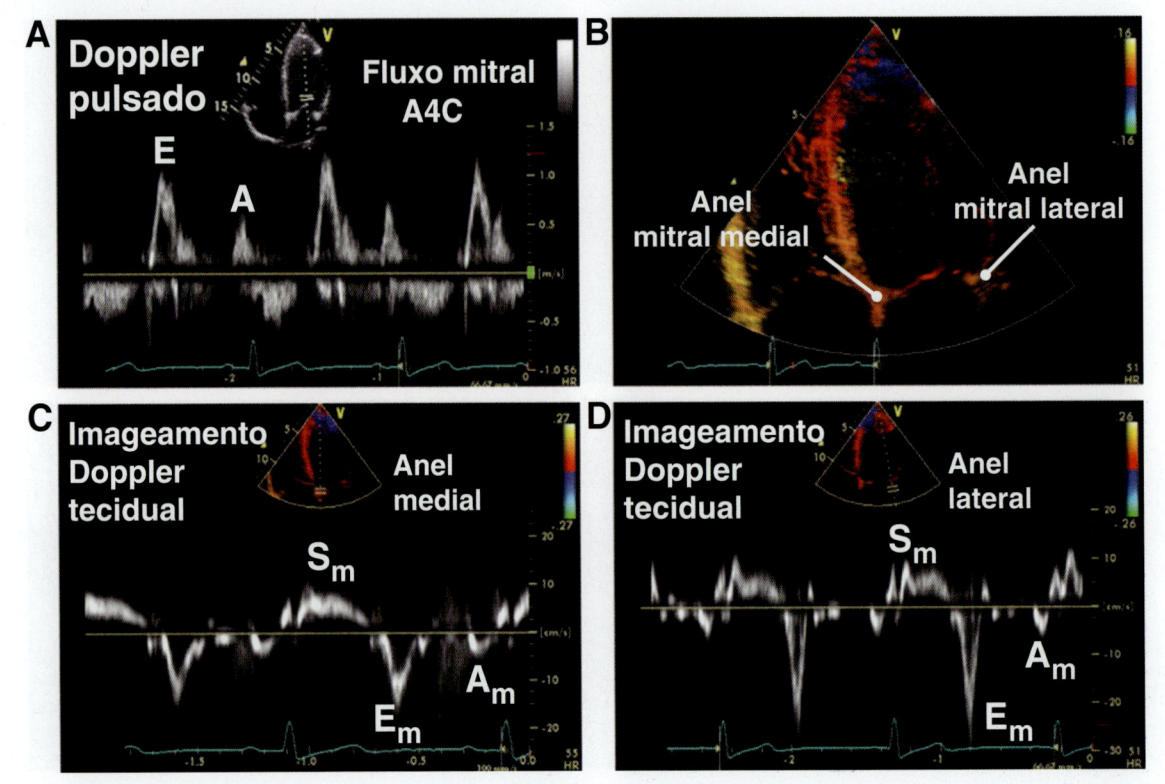

Fig. 36. Corte apical de quatro câmaras (A4C). Avaliação com Doppler pulsado da entrada mitral normal mostra velocidades de enchimento rápido inicial (E) e velocidades A mais baixas em decorrência da contração atrial (**A**). A relação E:A normal é > 1. Perda das velocidades A é vista na fibrilação atrial. Identificação clara do anel mitral (**B**) é necessária para imageamento Doppler tecidual (IDT ou ITD) ideal. Movimento do anel mitral no IDT normalmente mostra três ondas (**C, D**): velocidades sistólicas na direção do ápice (S_m) e velocidades diastólicas (E_m e A_m) afastando-se do ápice. Estas velocidades mais baixas normalmente excedem 8-10 cm/s. O anel lateral é o local preferido. (A, B, *ver* o vídeo correspondente no DVD.)

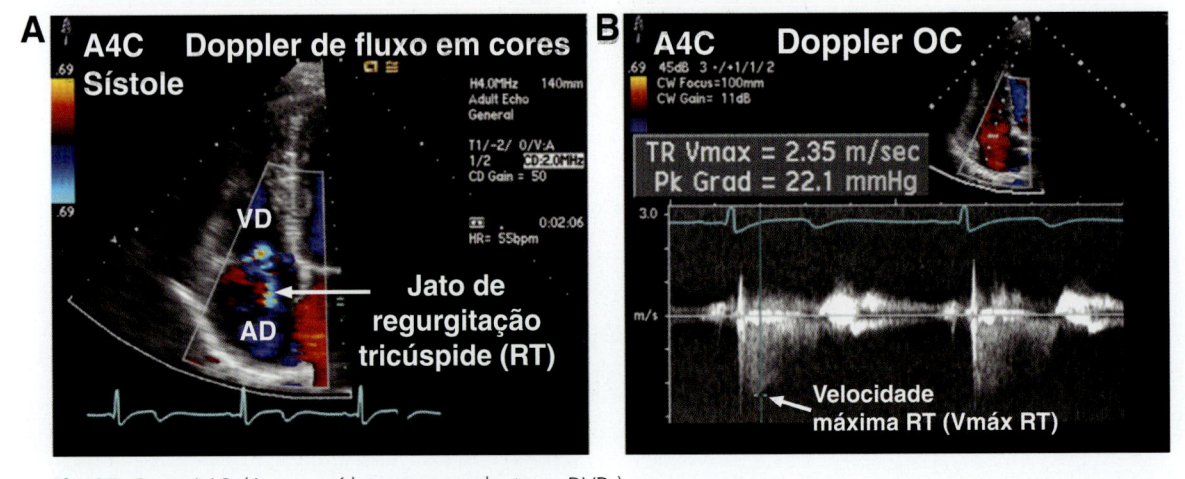

Fig. 37. Corte A4C. (A, *ver* o vídeo correspondente no DVD.)

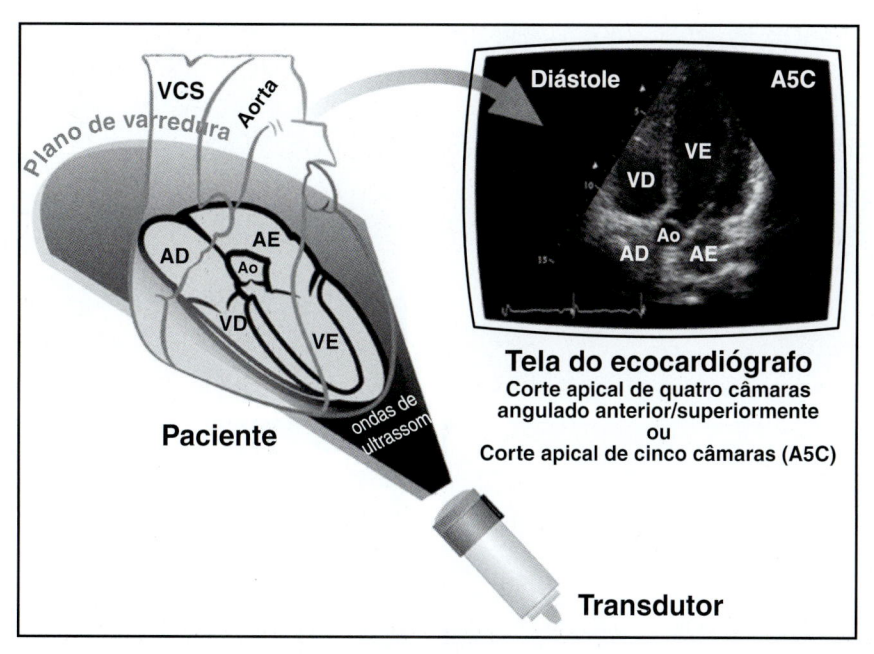

Fig. 38. Vista A4C (inclinação anterior/superior) – também conhecido como corte apical cinco câmaras (A5C). (*Ver* o vídeo correspondente no DVD.)

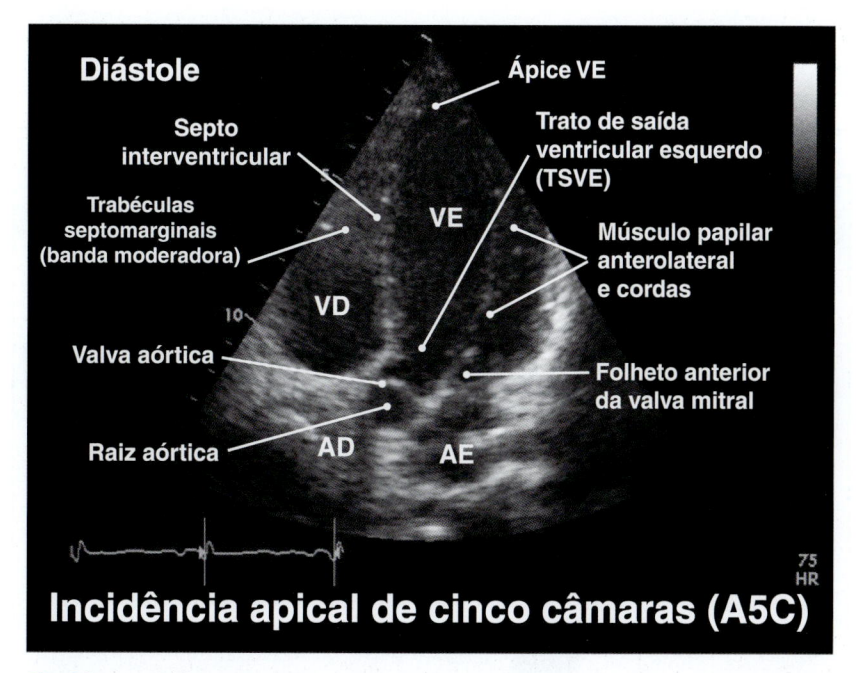

Fig. 39. Corte A5C anotada.

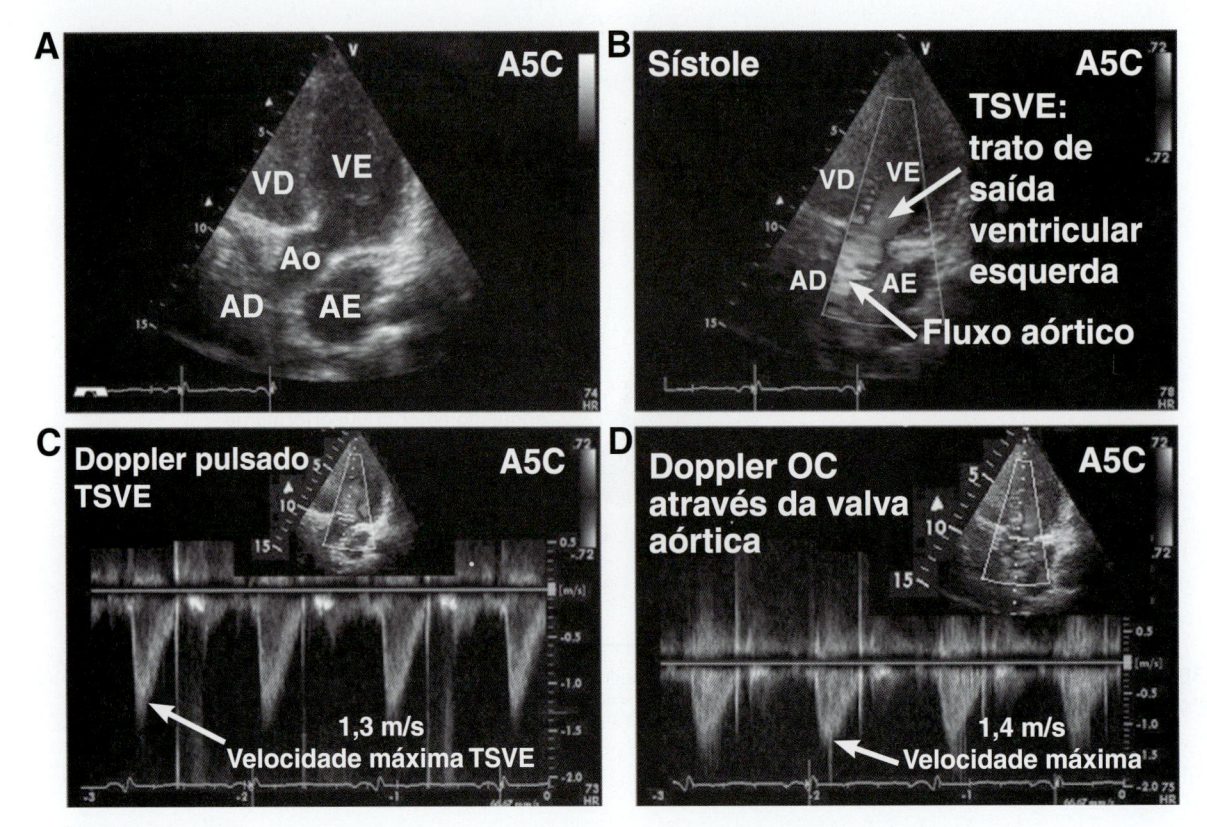

Fig. 40. Corte A5C.

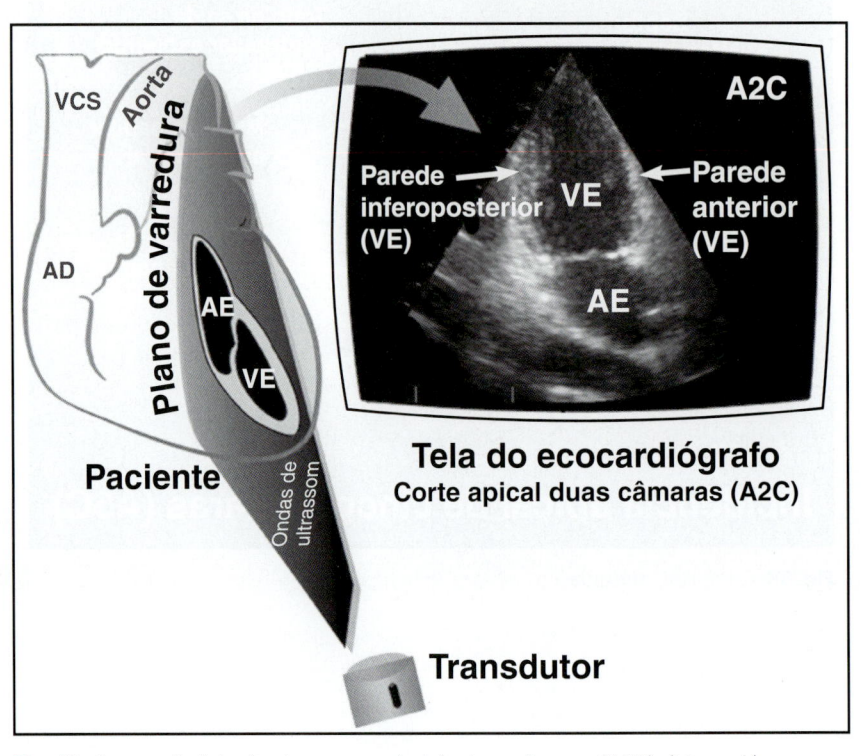

Fig. 41. Corte apical de eixo longo ou apical de duas câmaras (A2C). (*Ver* o vídeo correspondente no DVD.)

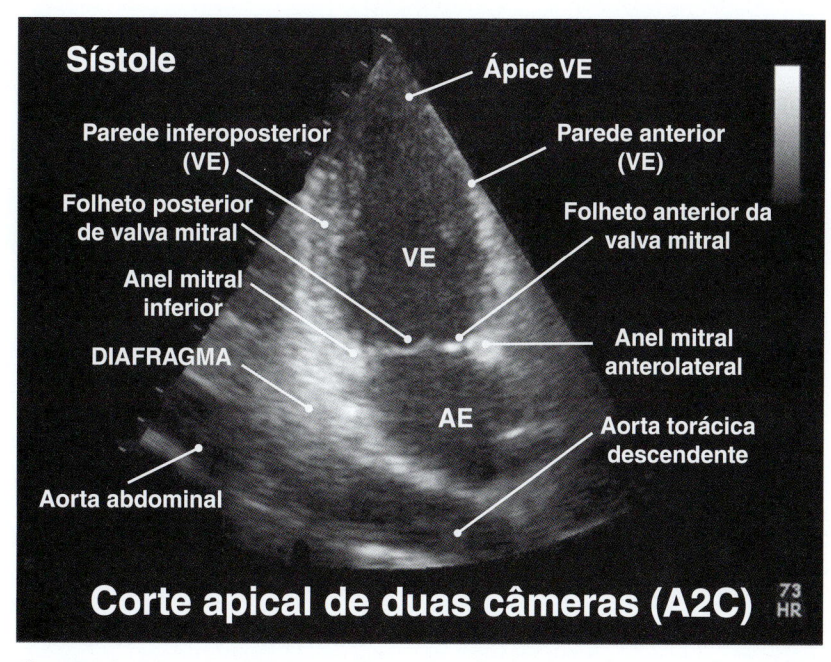

Capítulo 3 ◆ Protocolo e Nomenclatura em Ecocardiografia Transtorácica | 59

Fig. 42. Corte A2C anotada.

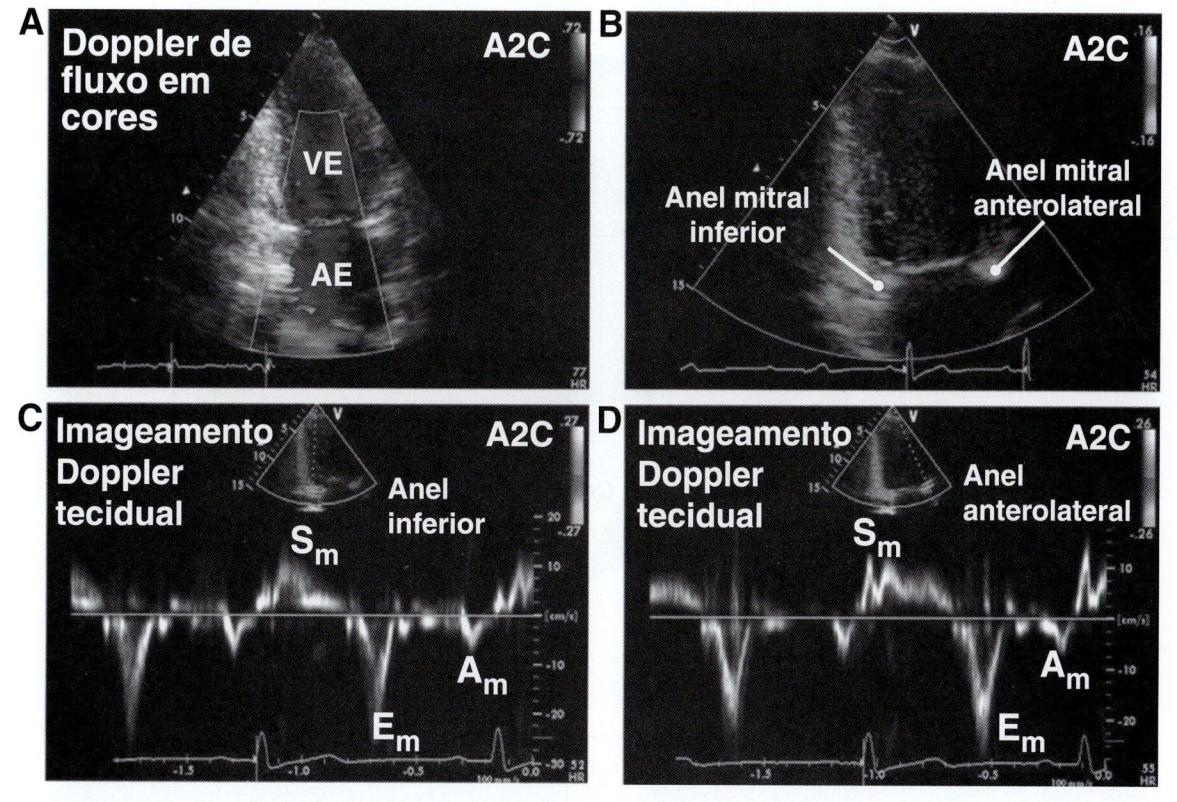

Fig. 43. Corte apical de eixo longo ou A2C. (A, B, *ver* o vídeo correspondente no DVD.)

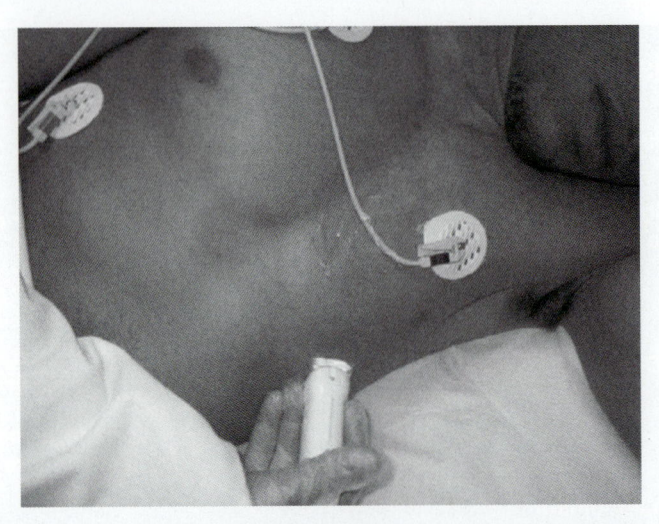

Fig. 44. Posicionamento de paciente e transdutor: incidência apical de eixo longo (corte apical de três câmaras [A3C]).

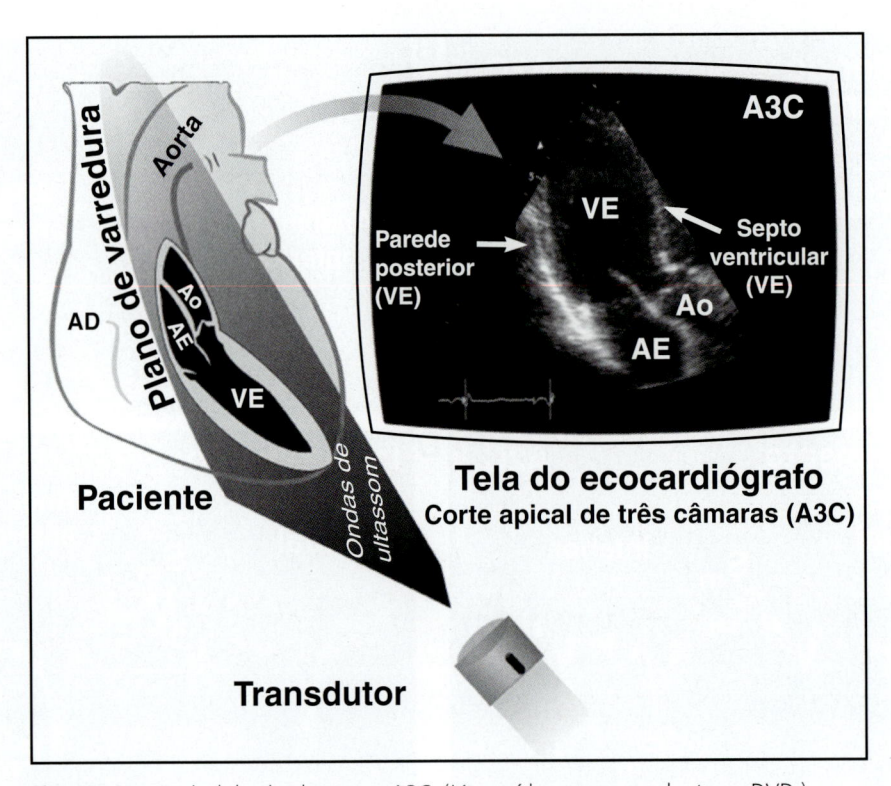

Fig. 45. Corte apical de eixo longo ou A3C. (*Ver* o vídeo correspondente no DVD.)

Tela do ecocardiógrafo

Corte apical de eixo longo ou apical de 3 câmaras

Transdutor

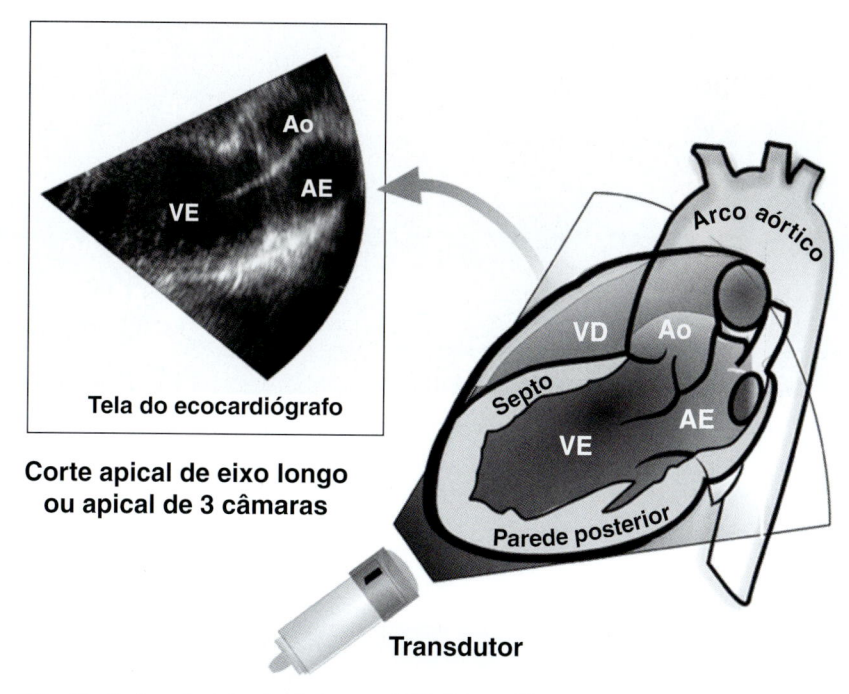

Fig. 46. Corte apical de eixo longo ou A3C. (*Ver* o vídeo correspondente no DVD.)

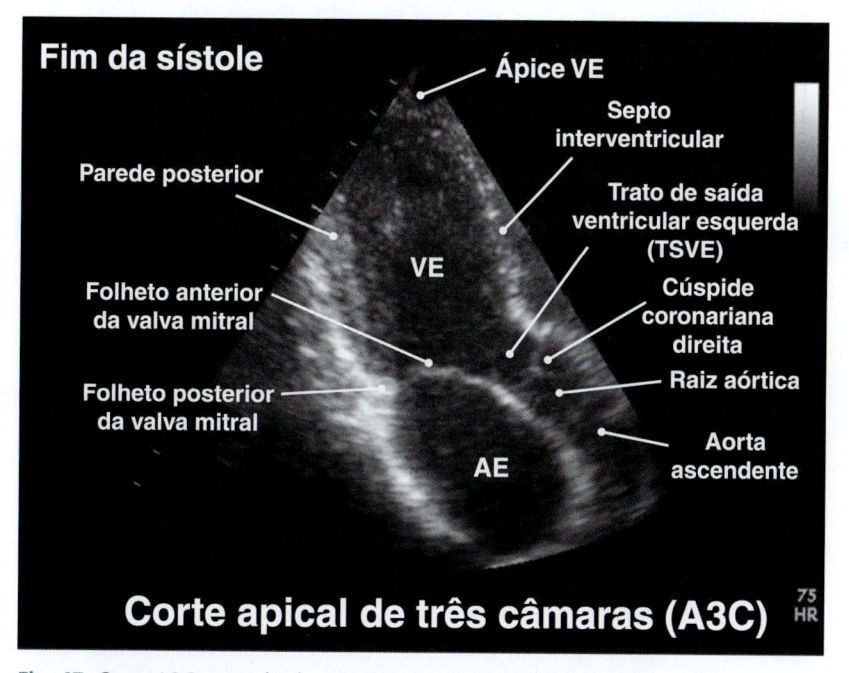

Fig. 47. Corte A3C anotado. (*Ver* o vídeo correspondente no DVD.)

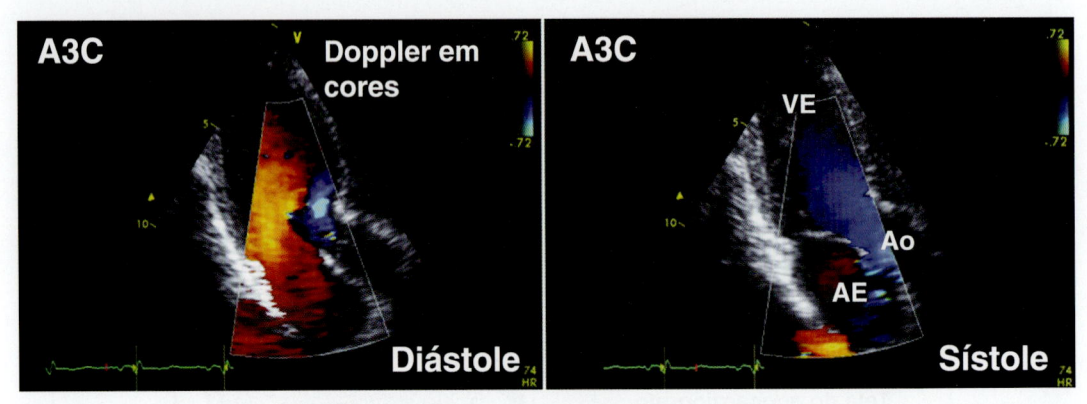

Fig. 48. Corte apical de eixo longo ou A3C. (*Ver* o vídeo correspondente no DVD.)

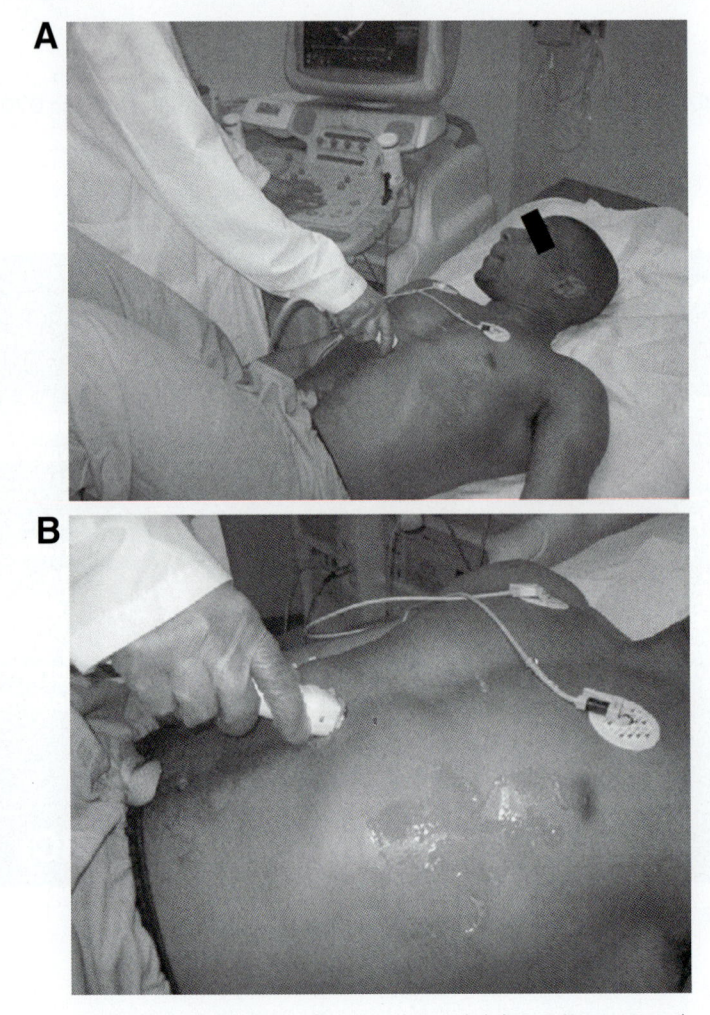

Fig. 49. (**A**) Posicionamento do paciente e do transdutor: localização subcostal. (**B**) Posicionamento do paciente e do transdutor: localização subcostal.

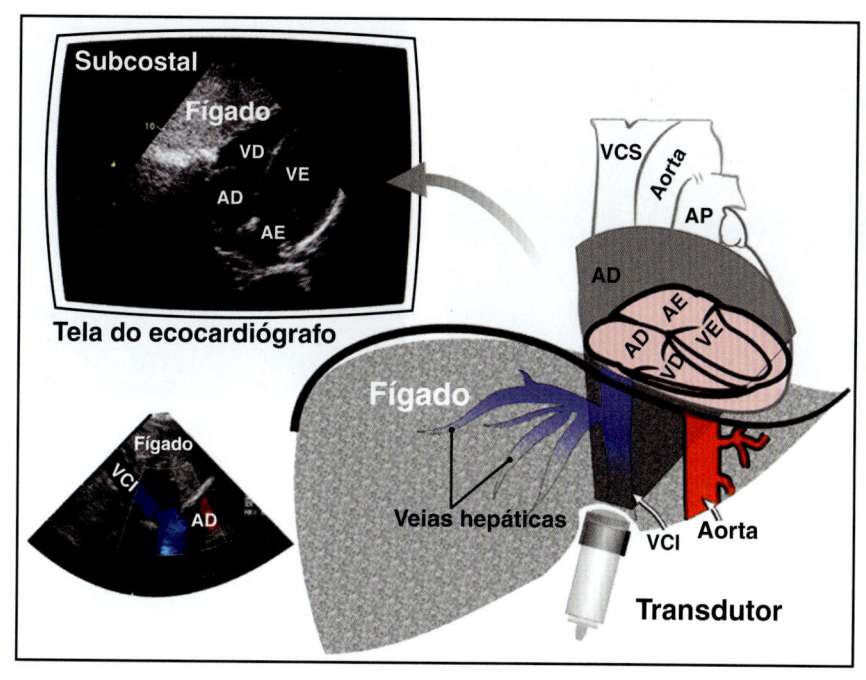

Fig. 50. Corte subcostal de quatro câmaras. (*Ver* o vídeo correspondente no DVD.)

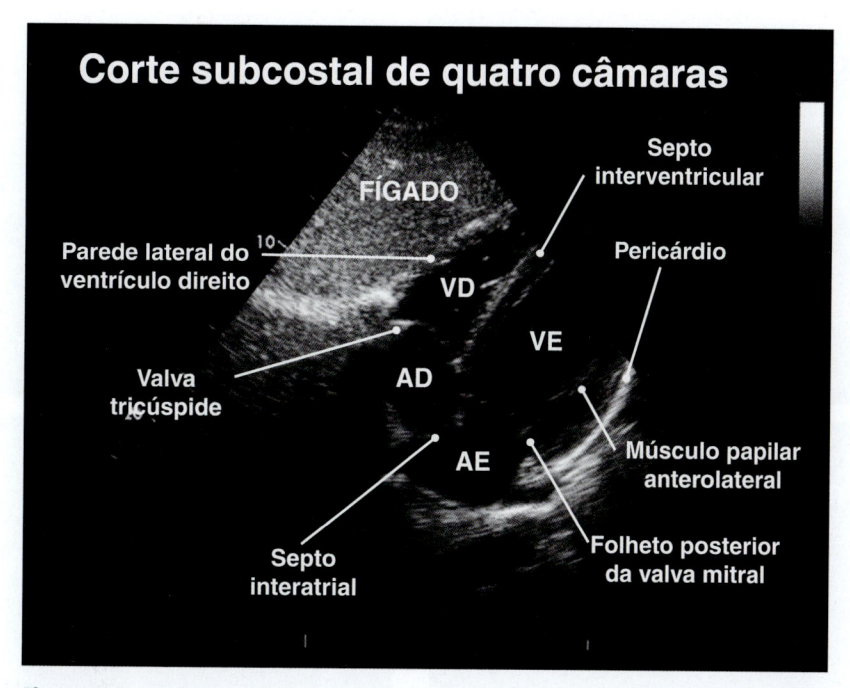

Fig. 51. Corte subcostal anotado.

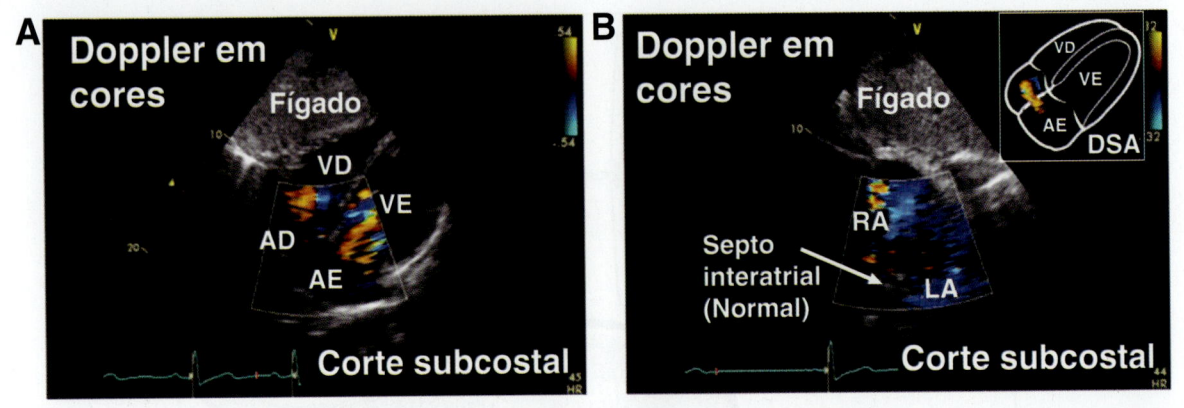

Fig. 52. Cortes subcostais (avaliação de regurgitação tricúspide e defeito septal atrial). (*Ver* o vídeo correspondente no DVD.)

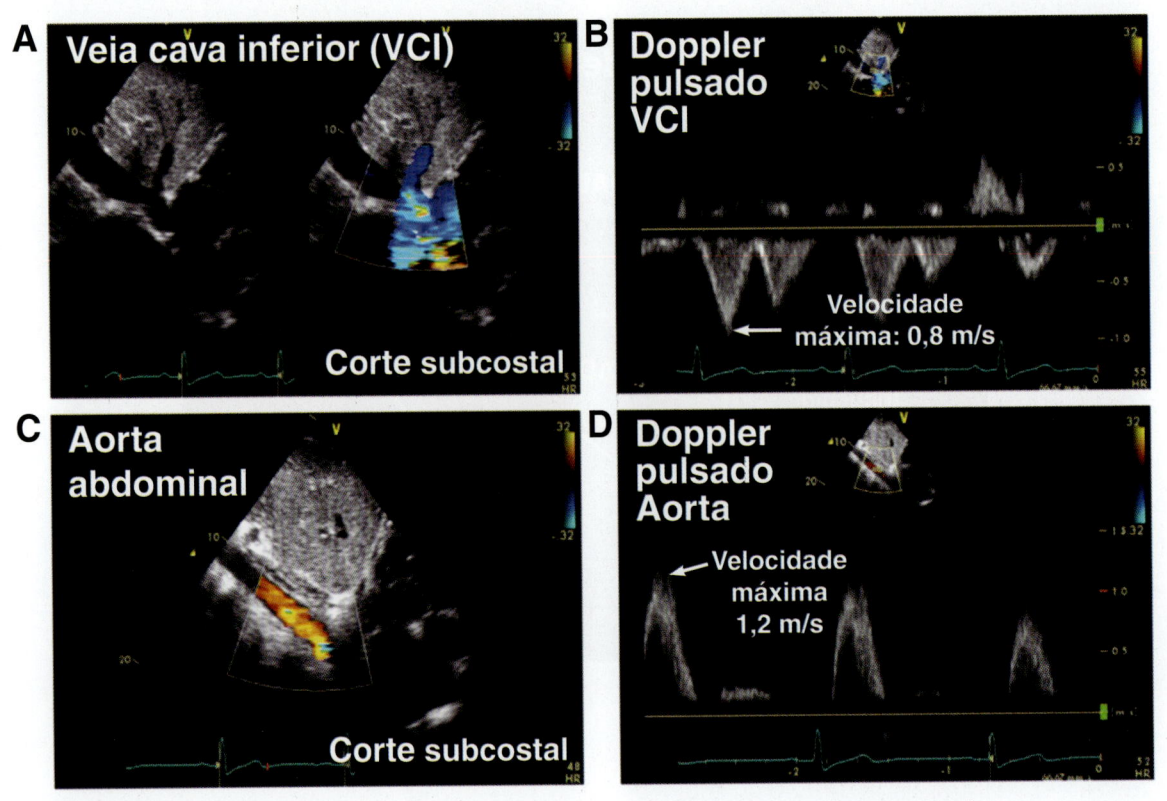

Fig. 53. Cortes subcostais (veia cava inferior e aorta). (A, C, *ver* o vídeo correspondente no DVD.)

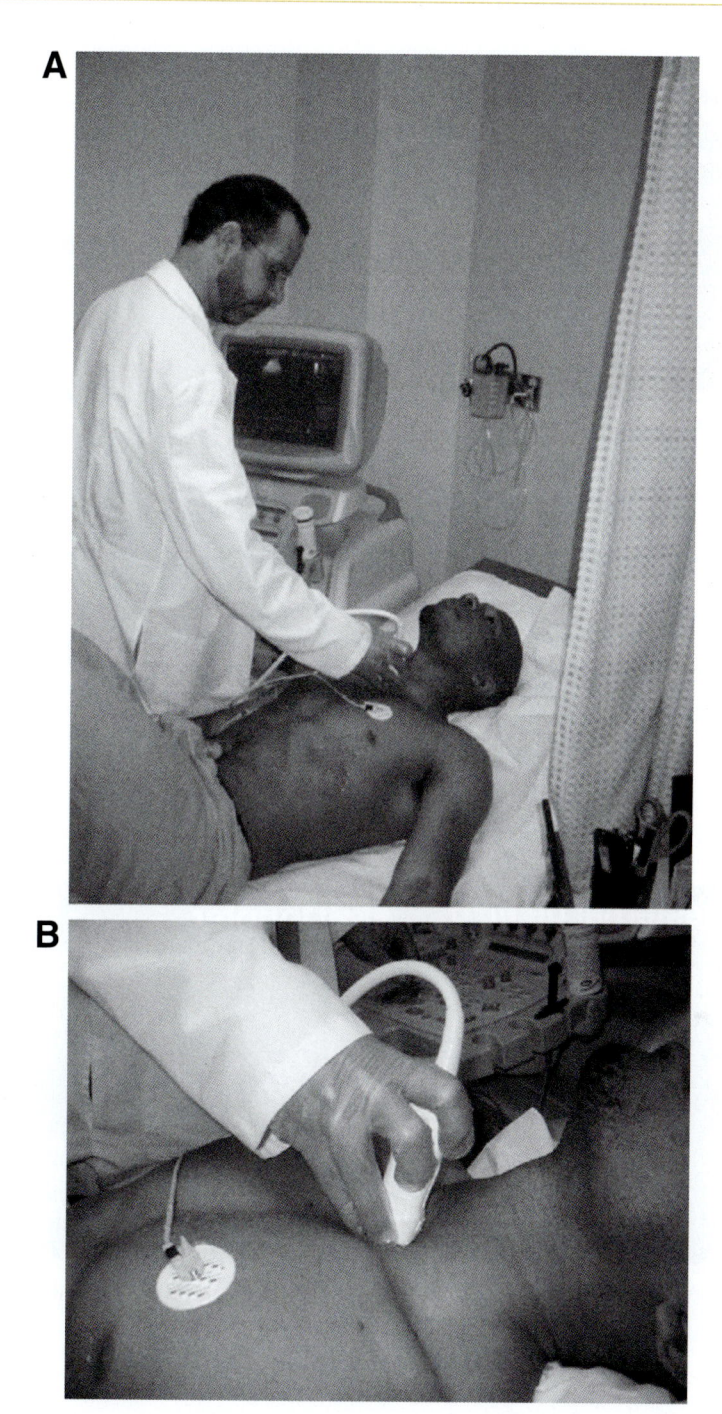

Fig. 54. (**A**) Posicionamento do paciente e do transdutor: localização supraesternal. (**B**) Posicionamento do paciente e do transdutor: localização supraesternal.

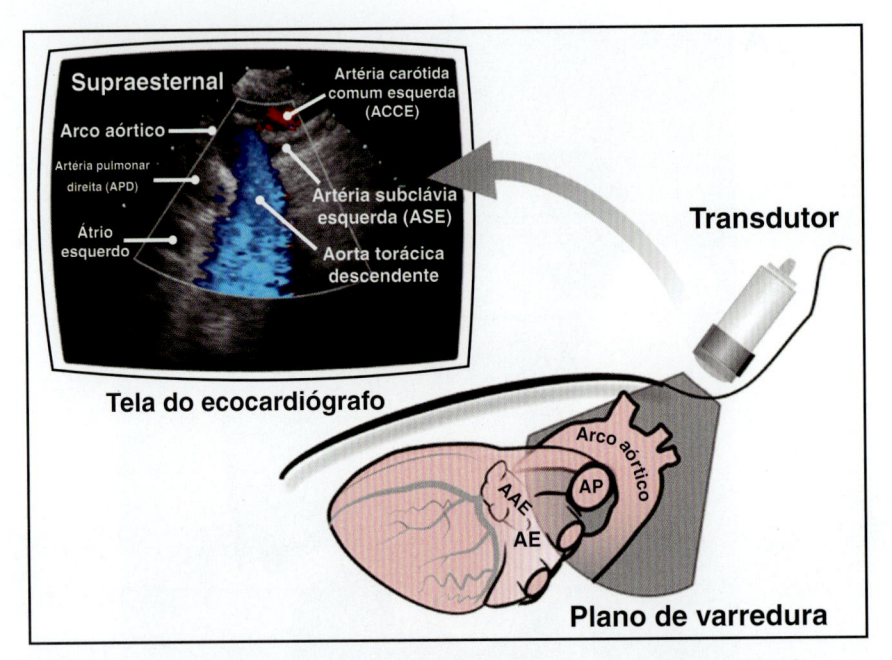

Fig. 55. Corte supraesternal de eixo longo. (*Ver* o vídeo correspondente no DVD.)

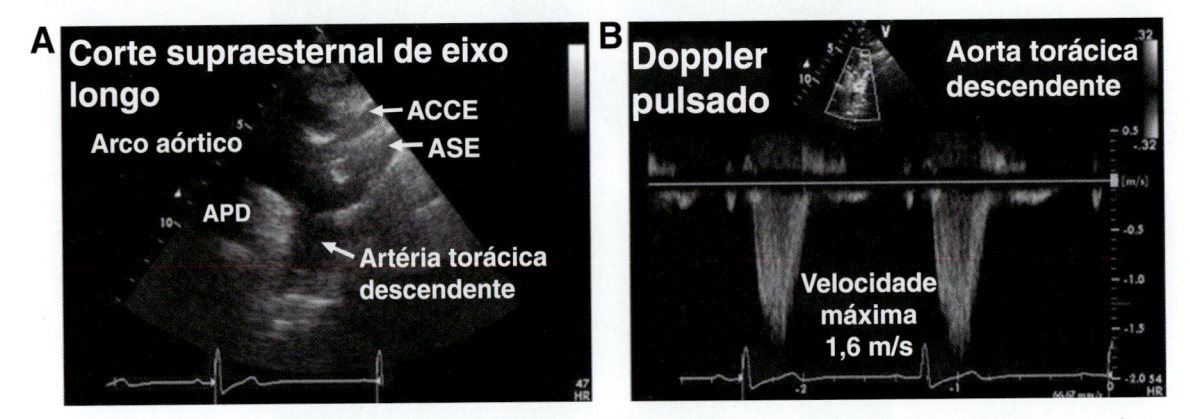

Fig. 56. Corte supraesternal de eixo longo. ACCE, artéria carótida comum esquerda; ASE, artéria subclávia esquerda.

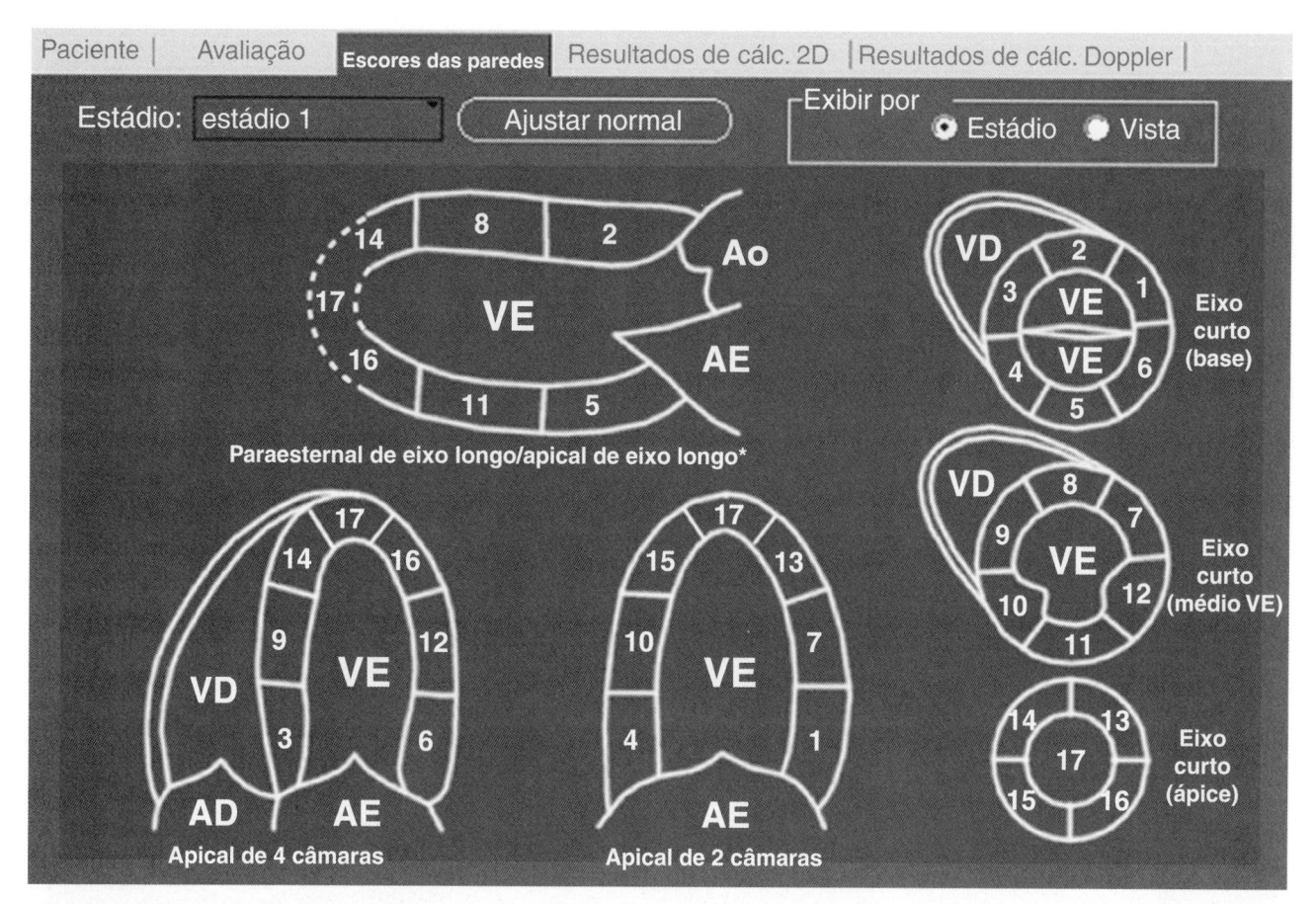

Capítulo 3 ◆ Protocolo e Nomenclatura em Ecocardiografia Transtorácica | 67

Fig. 57. Escores das paredes. *Ver* Capítulo 5.

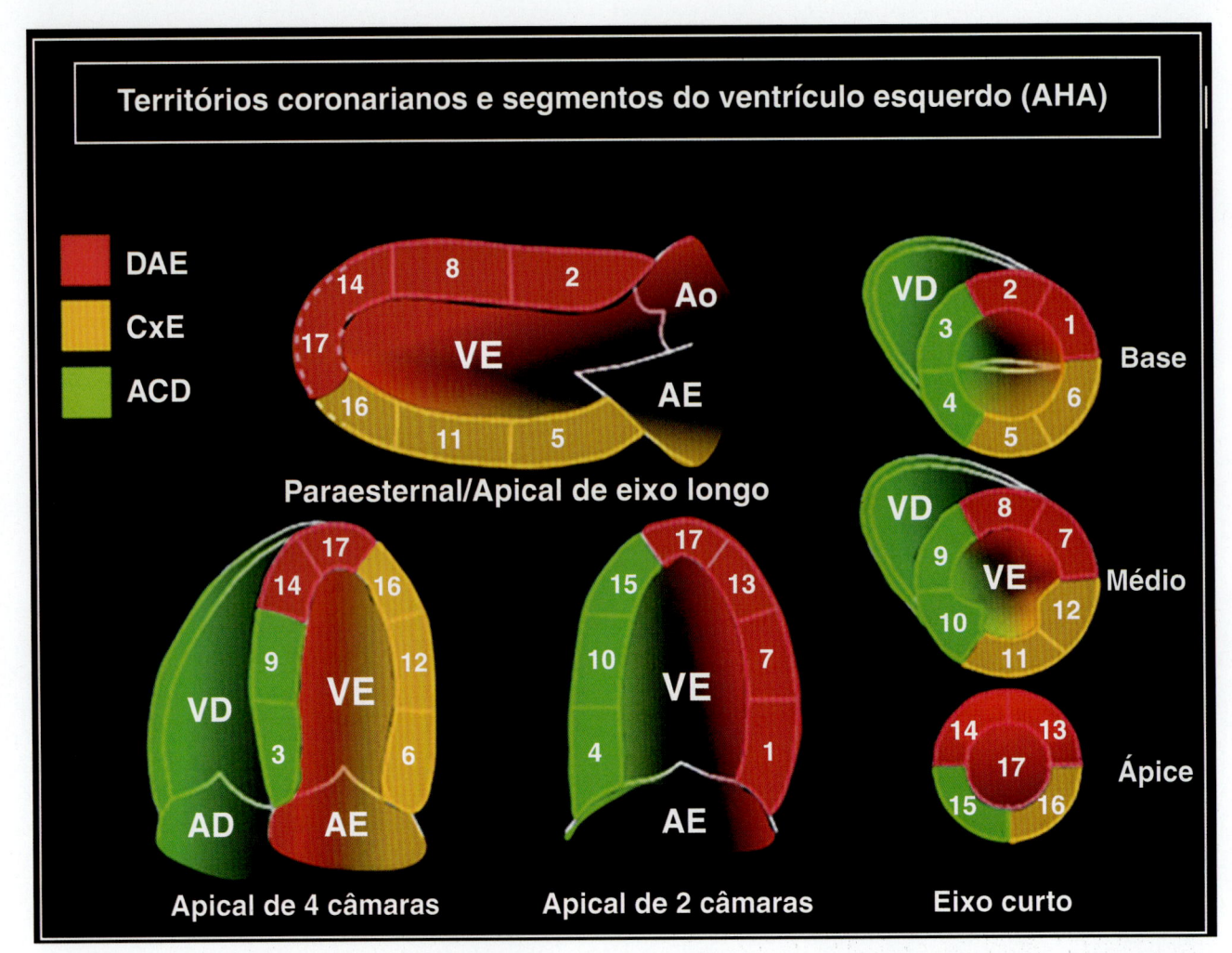

Fig. 58. Territórios das artérias coronárias. *Ver* Capítulo 7.

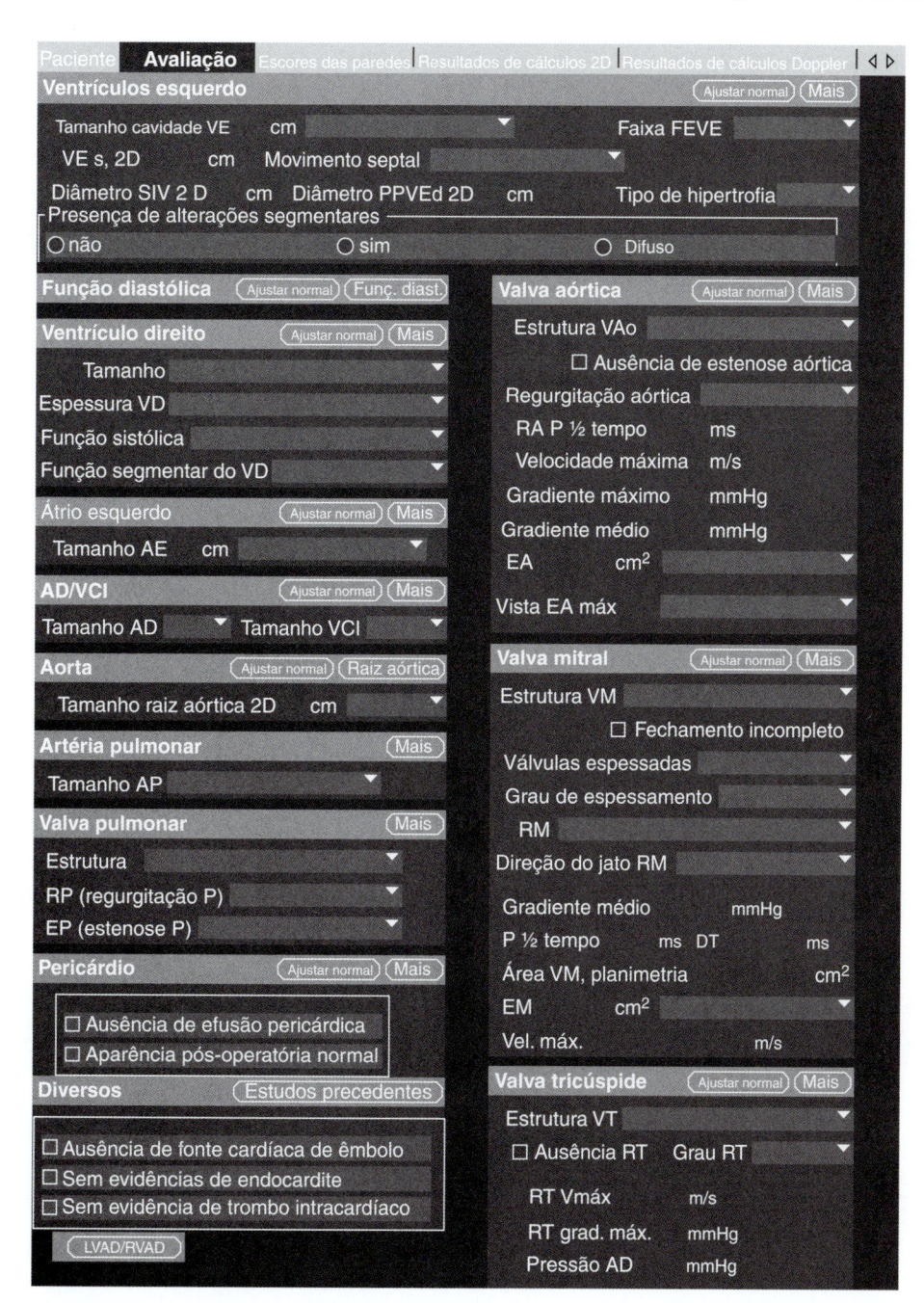

Fig. 59. Relatório de exame.

4 UTILIDADE CLÍNICA DA ECOCARDIOGRAFIA

Bernard E. Bulwer, MD, MSc
Faisal Shamshad, MD
Scott D. Solomon, MD

CONTEÚDO

OBJETIVOS DA ECOCARDIOGRAFIA
USO DA ECOCARDIOGRAFIA COM BASE EM EVIDÊNCIAS
ECOCARDIOGRAFIA NA PRÁTICA CLÍNICA: CONSIDERAÇÕES GERAIS
EMBOLIA PULMONAR
DOENÇAS DOS GRANDES VASOS
ECOCARDIOGRAFIA NA DISPNEIA, DISFUNÇÃO VENTRICULAR E INSUFICIÊNCIA CARDÍACA
SOPROS CARDÍACOS E CARDIOPATIA VALVAR
ENDOCARDITE INFECCIOSA
LEITURAS SUGERIDAS

OBJETIVOS DA ECOCARDIOGRAFIA

A ultrassonografia (US) cardíaca evoluiu consideravelmente desde o primeiro registro no modo M do movimento da parede ventricular em 1953 (Tabela 1 A, B). A aplicação racional desta tecnologia pode melhorar o tratamento dos pacientes, otimizar resultados e aperfeiçoar os custos na prática cardiovascular.

A US cardíaca tem vantagens práticas e tecnológicas sobre as técnicas de imageamento cardiovascular (Tabela 2). A avaliação ecocardiográfica com Doppler da estrutura, função e hemodinâmica do sistema cardiovascular constitui confiável ferramenta não invasiva para localizar e quantificar a gravidade dos transtornos cardiovasculares de maneira custo-eficaz e não invasiva.

USO DA ECOCARDIOGRAFIA COM BASE EM EVIDÊNCIAS

Dadas sua grande utilidade clínica, ampla disponibilidade e vantagens comparativas, existe a tentação de solicitar ecocardiografia como "rotina". Essas tendências devem ser desaconselhadas, porque a ecocardiografia, embora mais barata do que outras técnicas de imageamento, ainda acrescenta custos ao tratamento de saúde. Além disso, achados incidentais sem significado clínico em indivíduos normais sob todos os demais aspectos podem criar alarme desnecessário e dispendiosa testagem adicional.

A ecocardiografia, portanto, não é substituta para uma história e exame cardiovascular cuidadosos. Os pedidos devem ressaltar o contexto clínico, as perguntas que neces-

Tabela 1A Modalidades e Aplicações da Ultrassonografia Cardíaca

		Ecocardiografia transtorácica	
Modalidade		*Aplicação*	*Utilidade/Avaliação*
Ecocardiografia bidimensional (2D)		Estrutura	• Tamanho das câmaras • Espessura das paredes • Massa do VE • Estrutura, morfologia, integridade valvar • Massas (tumor, coágulo, vegetação nas câmaras cardíacas • Derrame pericárdico • Cardiopatia congênita (crianças e adultos)
		Função	• Função sistólica global • Movimento regional da parede
Ecocardiografia modo M	Modo M (padrão)	Estrutura	• Tamanho das câmaras • Espessura das paredes • Massa do VE • MSA • Prolapso da valva mitral • Derrame pericárdico
		Função	• Tamponamento pericárdico • Dessincronismo e terapia de ressincronização cardíaca
	Modo M (com Doppler colorido)	Função	• Função diastólica (velocidade de propagação do fluxo) • Gravidade da regurgitação aórtica
Ecocardiografia Doppler	Doppler espectral: OP, OC	Função	• Velocidades e gradientes (máximos, médios) • Gravidade de estenose e regurgitação valvar • Avaliação de prótese valvar • Tamponamento pericárdico (alterações respiratórias) • Pericardite constritiva *versus* cardiomiopatia restritiva • Cardiopatia congênita (*shunts*, lesões obstrutivas, condutos, defletores) • IDM (índice Tei)
	Doppler colorido (Mapeamento de fluxo em cores)	Função	• *Shunts* intracardíacos • Gravidade de estenose e regurgitação valvares • Avaliação de prótese valvar • Cardiopatia congênita (*shunts*, lesões obstrutivas, condutos, defletores)
	IDT (ou ITD)	Função	• Funções diastólica e sistólica ventricular
	Imageamento de velocidade tecidual, imageamento Doppler de sobrecarga, quantificação de sobrecarga, torção ventricular esquerda	Função	• Dessincronismo e terapia de ressincronização • Função diastólica
Ecocardiografia com esforço	Exercício, farmacológica, estimulada	Funcional	• Diagnóstico, estratificação de risco e prognóstico em doença de artéria coronária
Ecocardiografia contrastada	Estudos com contraste no lado direito (soro fisiológico agitado)	Estrutural	• *Shunts* da direita para a esquerda • FOP • Veia cava superior esquerda persistente

Tabela 1A Modalidades e Aplicações da Ultrassonografia Cardíaca *(Cont.)*

	Ecocardiografia transtorácica		
Modalidade		**Aplicação**	**Utilidade/Avaliação**
	Estudos com contraste no lado esquerdo (microbolhas)	Estrutural	• OVE, definição endocárdica (± ecocardiografia de esforço)
			• Contraste de sinais Doppler
		Funcional	• EMC — imageamento de perfusão: gravidade de estenose
Ecocardiografia tridimensional (3D)		Estrutura	• Dimensões, volumes, massa cardíacos
		Função	• Quantificações ventriculares esquerda e direita, dinâmica de fluxo, mecânica, perfusão
			• Dessincronismo e terapia de ressincronização cardíaca

OC, onda contínua; ITD, imageamento tecidual Doppler; VE, ventrículo esquerdo; OVE, opacificação ventricular esquerda; EMC, ecocardiografia miocárdica contrastada; IDM, índice de desempenho miocárdico; FOP, forame oval patente; OP, onda pulsada; IDT, imageamento Doppler tecidual; MSA, movimento sistólico anterior.

Tabela 1B Modalidades e Aplicações da Ultrassonografia Cardíaca

ETE	• Visualização melhorada quanto à ETT é limitada
	• Massas (tumor, coágulo, vegetação) nas câmaras cardíacas
	• Endocardite infecciosa
	• Doenças dos grandes vasos (aorta, artérias pulmonares e veias pulmonares)
	• Avaliação de próteses valvares
	• Ecocardiografia intraoperatória
	• Cardiopatia congênita (crianças e adultos): *shunts*, lesões obstrutivas, condutos, defletores
Ultrassonografia intracardíaca	• Monitoramento de procedimentos invasivos, como, p. ex., fechamento percutâneo de *shunt*, ablação com cateter, avaliação de reserva de fluxo coronariano, valvoplastia
USIV	• Graduação de placa em doença de artéria coronária
	• Guia para intervenção coronariana percutânea
	• Avaliação cardiovascular perioperatória

USIV, ultrassonografia intravascular; ETE, ecocardiografia transesofágica; ETT, ecocardiografia transtorácica.

Tabela 2 Vantagens Práticas da Ecocardiografia sobre Outras Modalidades de Imageamento Cardíaco não Invasivo (p. ex., TC Cardíaca, IRM Cardíaca)

Bom desempenho diagnóstico
Excelente utilidade clínica
Amplamente disponível
Portátil (exame intra-hospitalar e no local de tratamento)
Resultados imediatos
Segura
Custo mais baixo
Mínimo desconforto para o paciente
Ausência de radiação (comparar com TC, angiografia etc.)
Desnecessário prender respiração (comparar com RM)

TC, tomografia computadorizada; RM, ressonância magnética.

sitam ser respondidas e como os resultados influiriam no tratamento adicional (Tabela 3).

Este capítulo incorpora as diretrizes conjuntas de 2003 emitidas pelo *American College of Cardiology* (ACC), pela *American Heart Association* (AHA), pela *American Society of Echocardiography* (ASE) e outras.

É neste contexto amplo que a evidência a favor da ecocardiografia (ecocardiografia bidimensional, modo M, Doppler e transesofágica) foi avaliada pela força-tarefa do ACC/AHA/ASE. Eles empregaram um sistema de três classes para limitar o uso da ecocardiografia a situações em

Tabela 3	Determinação da Utilidade da Ecocardiografia

1. De que modo ela afetará o diagnóstico do médico-assistente (impacto sobre a decisão diagnóstica e prognóstica)?
2. Ela então influenciará o tratamento do paciente (impacto terapêutico)?
3. Agora comparar o teste com outras modalidades.

que as informações adicionais podem beneficiar o tratamento dos pacientes. Estudos de acompanhamento ou seriados são geralmente indicados apenas quando há alteração no estado clínico e quando a informação produzida dessa forma é capaz de melhorar a assistência aos pacientes.

Classificação da AHA/ACC

Classe I: Evidência e/ou acordo geral quanto ao benefício.
Classe IIa: Peso da evidência a favor.
Classe IIb: Evidência não bem estabelecida.
Classe III: Ausência de evidência de sua utilidade.

Modalidades e técnicas ecocardiográficas mais novas e em rápida evolução (Tabela 1 A, B), como, p. ex., imagem tridimensional, Doppler tecidual, imageamento de contraste miocárdico, US intracardíaca e intravascular, não foram examinadas nas diretrizes do ACC/AHA/ASE e não são abordadas neste capítulo.

Uma vez que as técnicas ecocardiográficas sejam intensamente dependentes do operador, as diretrizes também realçaram a necessidade de treinamento apropriado e competência na ecocardiografia. Isto é especialmente relevante à medida que as técnicas e suas aplicações evoluem.

ECOCARDIOGRAFIA NA PRÁTICA CLÍNICA: CONSIDERAÇÕES GERAIS

História e exame físico cuidadosos permanecem a pedra angular do tratamento médico perfeito. A ecocardiografia ajuda no diagnóstico e tratamento de pacientes que exibem sintomas e sinais sugestivos de doença cardíaca, bem como daqueles com doença cardiovascular (DCV) existente. Solicitações comuns de ecocardiografia incluem pacientes com sopros, dor torácica, dispneia, palpitações, síncope ou um eletrocardiograma (ECG) anormal (Tabelas 4-6).

Um achado anormal na ecocardiografia pode ser fator de confusão na prática clínica. Por essa razão, discussões entre as equipes que encaminham e as de ecocardiografia são incentivadas. Isto assegura que ênfase apropriada seja dedicada a responder à pergunta clínica. Embora triagem ecocardiográfica da população em geral e atletas com história cardiovascular normal não seja recomendada, existem condições em que essa triagem é aconselhável (Tabela 7).

■ Ecocardiografia na Dor Torácica Aguda e Isquemia Miocárdica

Dor torácica pode ser de origem cardíaca ou não cardíaca. A ecocardiografia, embora útil, não deve interferir no tratamento dos pacientes com infarto do miocárdio. Ela pouco acrescenta ao diagnóstico, se o ECG e enzimas cardíacas já forem claramente diagnósticos de infarto agudo do miocárdio (IAM) (Tabela 8). Quando existe dúvida, p. ex., alterações ECG não diagnósticas, ou quando outras causas de dor torácica são consideradas, a ecocardiografia transtorácica pode ser de valor. O surgimento de novas alterações segmentares em segmentos ventriculares previamente normais suporta o diagnóstico de isquemia miocárdica aguda e pode preceder alterações no ECG. Similarmente, outros achados pode falar contra síndrome coronariana aguda, incluindo derrame pericárdico (como poderia ser visto na pericardite) e aumento ventricular direito (como poderia ser visto na embolia pulmonar). Embora essas novas alterações segmentares da parede do VE possam ser altamente sugestivas de isquemia ou infarto agudo, este diagnóstico pode ser consideravelmente mais desafiador em pacientes com história pregressa de infarto do miocárdio ou redução segmentar prévia.

Em seguida a infarto do miocárdio, a ecocardiografia pode ter valor substancial (Capítulo 7). Complicações precoces e tardias pós-infarto do miocárdio, como, p. ex., defeito septal ventricular ou ruptura de músculo papilar, podem ser diagnosticadas com ecocardiografia. No período pós-infarto, a ecocardiografia pode ajudar no diagnóstico, na avaliação do risco e no prognóstico (Tabela 8).

Na isquemia miocárdica crônica, a ecocardiografia pode fornecer informação adicional sobre a gravidade da doença e estratificação de risco que influencia o tratamento clínico adicional (Tabelas 8 e 9; Capítulo 8). Quando indicado, ecocardiografia de estresse (físico ou farmacológico) são adjuntos úteis para a avaliação das funções sistólicas global e regional, bem como da reserva contrátil do miocárdio.

EMBOLIA PULMONAR

Embora menos sensível e específica do que cintigrafias de ventilação-perfusão e angiografia pulmonar, na embolia pulmonar aguda a ecocardiografia tem valor para detectar

Tabela 4 Sinais, Sintomas ou Condições Clínicas Comuns para os Quais a Ecocardiografia Está Indicada

Sintoma ou sinal clínico	Possíveis achados ecocardiográficos	Indicações da ecocardiografia
		**Sinais clínicos**
Sopro sistólico	Esclerose aórtica Estenose aórtica Estenose subaórtica Regurgitação mitral Regurgitação tricúspide Estenose pulmonar Defeito septal atrial	Indicada a pacientes com sintomas cardíacos ou anormalidades ECG Não indicada quando o sopro é claramente identificado como inocente ou benigno por um clínico experiente
Sopro diastólico	Regurgitação aórtica Estenose mitral Defeito septal atrial	Indicada para o diagnóstico de todos os sopros diastólicos Não indicada para estudos repetidos quando um diagnóstico definitivo foi feito previamente e sinais/sintomas não se alteraram
Sopro contínuo	Canal arterial patente	Indicada em todos os sopros contínuos, exceto quando previamente diagnosticados sem alteração nos sintomas ou sinais
Frêmito	Defeito septal ventricular	Indicada para a avaliação de frêmito, exceto quando previamente diagnosticado sem alteração nos sintomas ou sinais
Estalido mesossistólico	Prolapso de valva mitral	Indicada quando o diagnóstico de prolapso não foi feito previamente
Terceira bulha cardíaca	Disfunção ventricular esquerda	Indicada para o diagnóstico de uma terceira bulha nova em pacientes não conhecidos como tendo disfunção ventricular esquerda
Dispneia	Disfunção ventricular esquerda Cardiopatia valvar Aumento ventricular direito Disfunção ventricular direita	Indicada em dispneia na presença de sinais/sintomas clínicos de doença cardíaca Não indicada quando a dispneia for atribuível a uma causa não cardíaca
Cianose	Defeito septal atrial com fisiologia de Eisenmenger Cardiopatia congênita insuspeitada	Indicada a pacientes com cianose não explicada de outro modo
Cardiomegalia na radiografia de tórax	Derrame pericárdico Cardiomiopatia Hipertrofia ventricular esquerda Cardiopatia congênita	Indicada a pacientes com cardiomegalia não detectada em radiografia de tórax
		**Sintomas clínicos**
Síncope	Estenose aórtica Disfunção ventricular esquerda (predispõe os pacientes a arritmia)	Indicada para avaliação de possível estenose aórtica em pacientes com sopro sistólico não diagnosticado e síncope Não indicada a pacientes com síncope neurocardiogênica ou vasovagal
Dor torácica	Alterações segmentares Aumento e disfunção ventricular esquerda Derrame pericárdico	Indicada a pacientes com anormalidades ECG e sem história pregressa de infarto Indicada para o diagnóstico de infarto do miocárdio quando métodos-padrão de diagnóstico não são definitivos Indicada em anormalidades ECG sugestivas de pericardite
		**Condições**
Taquicardia supraventricular	Defeito septal atrial (comum com síndrome WPW) Anomalia de Ebstein Aumento atrial	Indicada a pacientes submetendo-se a estudo ou ablação eletrofisiológicos ou a pacientes sendo considerados para terapia antiarrítmica Pode não estar indicada a pacientes jovens que não têm outros sintomas ou sinais, e cuja arritmia se interrompe facilmente

(Continua)

Tabela 4 Sinais, Sintomas ou Condições Clínicas Comuns para os Quais a Ecocardiografia Está Indicada (Cont.)

Sintoma ou sinal clínico	Possíveis achados ecocardiográficos	Indicações da ecocardiografia
		Condições
Fibrilação ou *flutter* atrial	Aumento atrial esquerdo Estenose mitral Regurgitação mitral Disfunção/hipertrofia ventricular esquerda Anormalidades pericárdicas	Indicada a pacientes com fibrilação ou *flutter* atrial novos que não fizeram um ecocardiograma recente

ECG, eletrocardiograma; WPW, Wolff-Parkinson-White.
Reproduzido de Solomon SD. Principles of echocardiography. Em: Braunwald E, Goldman L, eds. Primary Cardiology, 2nd ed. Philadelphia, Saunders-Elsevier, 2003.

Tabela 5 Utilidade Clínica da Ecocardiografia

	Bidimensional	Doppler	Doppler de fluxo em cores	Doppler OC	ETE	Esforço
Doença pericárdica	1	2	3	4	4	N/A
Cardiopatia valvar						
Sopro	1	1	1	3	4	N/A
Estenose mitral	1	1	1	–	3	3
Regurgitação mitral	1	1	1	–	3	N/A
Estenose/regurgitação aórtica	1	1	1	–	3	3
Disfunção de valva cardíaca protética	1	1	1	–	2	N/A
DAC						
Síndrome de dor torácica	1	3	3	4	4	1
Exclusão de DAC	1	3	3	4	4	1
Diagnosticar IAM	1	3	3	4	4	N/A
Complicações de IAM						
Aneurisma	1	3	3	4	4	N/A
Trombo	1	3	3	4	4	N/A
DSV/ruptura de músculo papilar	1	1	1	3	2	N/A
Avaliação da função do VE	1	1	2	4	4	3
Cardiopatia congênita	1	1	1	3	3	3
Defeito septal atrial	1	1	1	2	2	4
Cardiomiopatia						
Dilatada	1	1	1	3	4	3
Hipertrófica	1	1	1	3	4	3
Endocardite	1	1	1	4	2	N/A
Hipertensão pulmonar						
Conhecida	1	1	1	2	3	3
Oculta	1	1	1	2	3	2
Insuficiência cardíaca congestiva	1	1	1	4	4	3

Tabela 5 Utilidade Clínica da Ecocardiografia (Cont.)

	Bidimensional	Doppler	Doppler de fluxo em cores	Doppler OC	ETE	Esforço
AVC/origem de êmbolo	1	2	2	1	2	N/A
Dissecção aórtica	2	2	1	4	1	N/A
Avaliação de dispneia	1	1	1	1	4	1

1, indicada e essencial; 2, frequentemente pedida — pode acrescentar, informativa; 3, necessária em casos selecionados para dúvida específica; 4, raramente necessária.
OC, onda contínua; ETE, ecocardiografia transesofágica; DAC, doença arterial coronariana; VE, ventrículo esquerdo; IAM, infarto agudo do miocárdio; DSV, defeito septal ventricular; N/A, não aplicável.
Reproduzido com permissão de Armstrong WF. Echocardiography. Em: Humes HD, ed. Kelly's Textbook of Internal Medicine, 4th ed. Philadelphia, Lippincott-Raven, 2000.

Tabela 6 Anormalidades Eletrocardiográficas Sugestivas de Doença Cardíaca em Pacientes Assintomáticos

Anormalidade ECG	Possível achado ecocardiográfico
Ondas Q patológicas	Alterações segmentares compatíveis com infarto prévio
Bloqueio de ramo direito, padrão RSR'	Defeito septal atrial
Bloqueio de ramo esquerdo	Alterações segmentares compatíveis com infarto
Flutter atrial	Derrame pericárdico
Fibrilação atrial	Anormalidades da valva mitral
	Dilatação atrial esquerda
Onda delta (síndrome de Wolff-Parkinson-White)	Defeito septal atrial
	Anomalia de Ebstein
Elevação do segmento ST	Infarto agudo do miocárdio
	Aneurisma ventricular
	Pericardite aguda
ECG de baixa voltagem	Cardiomiopatias amiloide e infiltrativa
Alternância elétrica	Derrame pericárdico
Critérios de HVE no ECG	Hipertrofia ventricular esquerda
	Cardiomiopatia hipertrófica

ECG, eletrocardiograma; HVE, hipertrofia ventricular esquerda.
Modificado de Solomon SD. Principles of Echocardiography. Em: Braunwald E, Goldman L, eds. Primary Cardiology, 2nd ed. Philadelphia, Saunders-Elsevier, 2003.

aumento e disfunção ventriculares direitos que resultam do aumento agudo na resistência vascular pulmonar e pós-carga ventricular direita. A ecocardiografia também é útil para distinguir embolia pulmonar de outras causas de dor torácica aguda, como, p. ex., IAM pericardite aguda ou tamponamento cardíaco. A visualização direta de um grande êmbolo pulmonar em sela nas artérias pulmonares ou nas câmaras cardíacas direitas é detectável, embora apenas ocasionalmente (Tabela 8; Capítulo 18).

DOENÇAS DOS GRANDES VASOS

A eletrocardiografia transesofágica é a modalidade preferida se dissecção aórtica aguda for suspeitada, uma vez que ela é mais

Tabela 7 Condições Clínicas nas Quais a Triagem com Ecocardiografia Está Indicada a Pacientes Assintomáticos

Condição suspeitada	Indicações clínicas para triagem	Achados ecocardiográficos
Cardiomiopatia hipertrófica	Pacientes com um parente de primeiro grau com cardiomiopatia hipertrófica ou morte súbita em idade jovem	Hipertrofia ventricular inexplicada Movimento anterior sistólico da valva mitral
	Pacientes com hipertrofia ventricular esquerda inexplicada em um eletrocardiograma	Obstrução do trato de saída do VE
Síndrome de Marfan	Pacientes com um parente de primeiro grau com síndrome de Marfan	Dilatação da raiz aórtica
	Pacientes com os achados clássicos de síndrome de Marfan	Degeneração mixomatosa das valvas mitral e tricúspide
Cardiomiopatia dilatada familial	Pacientes com mais de um parente de primeiro grau com história de cardiomiopatia	Dilatação ou disfunção ventricular esquerda Regurgitação mitral
Paciente submetendo-se à terapia potencialmente cardiotóxica (quimioterapia)	Ecocardiograma básico para avaliar a função ventricular Antes de ciclos adicionais de quimioterapia	Função ventricular esquerda deprimida após quimioterapia

Modificado de Solomon SD. Principles of Echocardiography. Em: Braunwald E, Goldman L, eds. Primary Cardiology, 2nd ed. Philadelphia, Saunders-Elsevier, 2003.

Tabela 8 Ecocardiografia em Dor Torácica e Doença Arterial Coronariana

Indicações classe I (ACC/AHA/ASE, 2003)	
Ecocardiografia útil em: isquemia/infarto miocárdico, dissecção aórtica, cardiopatia valvar, especialmente estenose aórtica, prolapso de valva mitral, pericardite, cardiomiopatia hipertrófica e embolia pulmonar	
Dor torácica	Dor torácica com suspeita de isquemia miocárdica aguda, quando ECG básico e marcadores laboratoriais de necrose miocárdica são inconclusivos (I)
	Dor torácica em suspeita de dissecção aórtica (I)
	Dor torácica e evidência clínica de doença valvar, pericárdica ou doença miocárdica primária (I)
	Dor torácica, instabilidade hemodinâmica não responsiva a medidas terapêuticas simples (I)
Síndromes de isquemia miocárdica aguda	**Diagnóstico** Ecocardiografia durante ou dentro de alguns minutos do início da dor torácica (I) Diagnóstico de suspeita de isquemia aguda ou infarto não evidente por meios-padrão (I) Avaliação da função básica do VE (I) Avaliação de pacientes com IM inferior e evidência clínica sugerindo possível infarto do VD (I) Avaliação de complicações mecânicas e trombo mural[a] (I) **Avaliação do risco, prognóstico e avaliação da terapia** Avaliação do tamanho do infarto e/ou extensão do miocárdio em risco (I) Avaliação intra-hospitalar da função ventricular quando os resultados são usados como guia para terapia (I) Avaliação intra-hospitalar ou pós-alta precoce para avaliação da presença/extensão de isquemia indutível quando anormalidades no ECG de base comprometerão sua interpretação[b] (I) Avaliação da viabilidade miocárdica quando necessário para definir a eficácia potencial da revascularização[c] (I)
Dissecção aórtica e outras doenças aórticas	Para diagnosticar, localizar e avaliar a extensão (I) Acompanhamento de dissecção aórtica, especialmente quando complicada ou se suspeitar de progressão (I) Aneurisma aórtico[d] (I) Hematoma intramural aórtico (I) Ruptura aórtica (I)

Capítulo 4 ◆ Utilidade Clínica da Ecocardiografia | 79

Tabela 8 Ecocardiografia em Dor Torácica e Doença Arterial Coronariana *(Cont.)*

	Indicações classe I (ACC/AHA/ASE, 2003)
	Doença aórtica degenerativa ou traumática com ateroembolismo clínico (I)
	Dilatação da raiz aórtica na síndrome de Marfan ou outras síndromes do tecido conjuntivo[d] (I)
	Parente em primeiro grau de um paciente com síndrome de Marfan ou outro transtorno do tecido conjuntivo no qual ETE é recomendada[d] (I)
Embolia pulmonar aguda	Para distinguir etiologia cardíaca *vs.* não cardíaca de dispneia em pacientes em que indícios clínicos e laboratoriais são duvidosos[e] (I)
	Acompanhamento das pressões na artéria pulmonar em pacientes com hipertensão pulmonar, em resposta ao tratamento (I)
	Doença pulmonar com suspeita clínica de comprometimento cardíaco ou suspeita de *cor pulmonale* (I)
	Suspeita de hipertensão pulmonar (I)
Doença pericárdica	Suspeita de doença pericárdica, incluindo derrame, constrição ou processo efusivo-constritivo (I)
	Suspeita de sangramento dentro do espaço pericárdico, como, p. ex., trauma, perfuração (I)
	Estudos de acompanhamento para avaliar recorrência de derrame ou diagnosticar constrição inicial
	Repetição de estudos dirigidos para responder uma dúvida clínica específica (I)
	Ruído de atrito pericárdico no contexto de IAM e acompanhado por persistente dor, hipotensão e náusea (I)
Cardiopatia isquêmica crônica	**Diagnóstico**
	Diagnóstico de isquemia miocárdica em indivíduos sintomáticos[e] (I)
	Ecocardiografia de estresse para diagnóstico de isquemia miocárdica em pacientes selecionados (cuja avaliação ECG é menos confiável em virtude da digoxina, HVE com > 1 mm de depressão de ST no ECG básico, síndrome de pré-excitação [Wolff-Parkinson-White], BRE completo, com probabilidade intermediária pré-teste de DAC) (I)
	Avaliação da função ventricular global em repouso (I)
	Avaliação da viabilidade miocárdica (miocárdio em hibernação) para planejamento de revascularização[f] (I)
	Avaliação do significado funcional de lesões coronarianas (se já não conhecido) no planejamento de angioplastia coronariana transluminal percutânea[e] (I)
	Diagnóstico, estratificação de risco, tratamento clínico
	Prognóstico da isquemia miocárdica em pacientes selecionados (cuja avaliação ECG é menos confiável) com as seguintes anormalidades ECG: síndrome de pré-excitação (Wolff-Parkinson-White), ritmo ventricular estimulado eletronicamente, depressão de ST > 1 mm em repouso, BRD completo[e] (IIa)
	Detecção de arteriopatia coronariana em pacientes pós-transplante cardíaco (IIa)
	Detecção de isquemia miocárdica em mulheres com probabilidade intermediária pré-teste de DAC[e] (IIa)
Intervenções em DAC	Avaliação da função do VE quando necessário para guiar instituição e modificação da terapia medicamentosa em pacientes com disfunção conhecida ou suspeitada do VE (I)
	Avaliação quanto a reestenose após revascularização em pacientes com sintomas recorrentes atípicos[b] (I)
	Avaliação quanto a reestenose após revascularização em pacientes com sintomas recorrentes típicos[b] (IIa)
	Avaliação da função do VE em pacientes com infarto miocárdico prévio. Quando necessário dirigir possível colocação de CDI em pacientes com disfunção conhecida ou suspeitada do VE (IIa)

[a]ETE está indicada quando estudos de ETE não são diagnósticos.
[b]Ecocardiograma com esforço de exercício ou farmacológico.
[c]Ecocardiograma de esforço com dobutamina.
[d]ETT deve ser a primeira escolha nestas situações, e ETE deve ser usada apenas se o exame for incompleto ou for necessária informação adicional.
[e]Ecocardiograma com esforço físico ou farmacológico.
[f]Ecocardiograma com esforço com dobutamina.
DAC, doença arterial coronariana; ECG, eletrocardiograma; CDI, cardioversor-desfibrilador implantável; BRE, bloqueio de ramo esquerdo; HVE, hipertrofia ventricular esquerda; IAM, infarto agudo do miocárdio; VD, ventrículo direito; ETE, ecocardiografia transesofágica; ETT, ecocardiografia transtorácica.

Tabela 9 Ecocardiografia de Esforço: Utilidade e Indicações

	Protocolo	Utilidade	Indicações/comentários
Ecocardiografia de estresse (esforço físico)	Esteira, bicicleta (supina ou ereta)	Diagnóstica	Pacientes com ECG básico anormal ou tolerância limitada ao exercício • Alterações inespecíficas de ST-onda T • Bloqueio de ramo esquerdo • Hipertrofia ventricular esquerda • Terapia com digoxina • Síndrome de Wolff-Parkinson-White
		Prognóstica	• DAC crônica • Pós-infarto do miocárdio
		Estratificação de risco	• Na insuficiência cardíaca: reserva contrátil, função da valva mitral, função ventricular direita • Avaliação perioperatória para cirurgia não cardíaca
Ecocardiografia de estresse farmacológico	Aminas simpaticomiméticas, como, p. ex., dobutamina, dobutamina (+ atropina) — agente de escolha (US)	Como para ecocardiografia de estresse de exercício (em pacientes incapazes de se exercitar)	• Indicações para ecocardiografia com esforço (a pacientes incapazes de se exercitar) • Avaliação de viabilidade miocárdica (para resposta bifásica) • Reserva contrátil em pacientes com insuficiência cardíaca e estenose aórtica de baixo gradiente
	Vasodilatadores, como, p. ex., dipiridamol, adenosina	Como para ecocardiografia de estresse de exercício (em pacientes incapazes de se exercitar)	Menor sensibilidade que com aminas simpaticomiméticas (uso principalmente fora dos EUA)
	Outros; ergonovina-ergometrina, enoximona		Avaliação diagnóstica de doença vasospástica de artéria coronária
Ecocardiografia de estresse com estimulação atrial	Atrial Estimulação atrial transesofágica	Diagnóstica	Pacientes com DAC conhecida ou suspeitada
Ecocardiografia de estresse com Doppler		Estenose aórtica de baixo gradiente (com disfunção ventricular esquerda)	Avaliação da reserva contrátil (esforço com dobutamina)
		Insuficiência cardíaca; avaliação de disfunção sistólica/diastólica	Regurgitação mitral e índices Doppler transmitrais usando protocolos de exercício ou farmacológicos

DAC, doença arterial coronariana.

sensível do que o exame transtorácico (Tabela 8; Capítulo 20). Dissecção aórtica comprometendo a aorta ascendente pode ser acompanhada por derrame pericárdico, tamponamento cardíaco ou regurgitação aórtica de início recente. Estes, junto com uma aba de dissecção proximal, podem ser rapidamente procurados em um estudo transtorácico limitado, enquanto se aguarda um exame de ecocardiografia transesofágica de emergência ou uma TC com contraste.

■ Ecocardiografia em Doença Pericárdica

O pericárdio normal é mais bem avaliado por outras técnicas de imageam que não ecocardiografia, mas em estados patológicos, como, p. ex., pericardite aguda, derrame pericárdico ou tamponamento, a ecocardiografia tem valor diagnóstico e pode servir como guia para o tratamento (Tabela 8; Capítulo 10). A ecocardiografia é o método mais

Tabela 10 — Dispneia, Edema e Doenças do Músculo Cardíaco

	Indicações classe I (ACC/AHA/AS/E, 2003)
Dispneia, edema e cardiomiopatia	Avaliação do tamanho e da função do VE em pacientes com suspeita de CM ou insuficiência cardíaca clínica[a] (I)
	Edema com sinais clínicos de PVC elevada quando uma etiologia cardíaca potencial é suspeitada ou quando a PVC não pode ser confiavelmente estimada e há alta suspeita clínica de doença cardíaca[a] (I)
	Dispneia com sinais clínicos de doença cardíaca[a] (I)
	Hipotensão inexplicada, especialmente na UTI[a] (I)
	Exposição a toxinas cardíacas, para guiar dose adicional ou aumentada (I)
	Reavaliação da função VE em pacientes com CM com alteração documentada na condição clínica ou como guia para terapia clínica (I)
	Suspeita de CMH baseada em exame físico anormal, ECG ou história familial (I)
	Avaliação ecocardiográfica contrastada intraprocedimento de zona de infarto miocárdico durante ablação septal com álcool em CMH (I)
Hipertensão	Avaliação da função do VE em repouso, hipertrofia ou remodelação concêntrica quando importante para tomada de decisão clínica (I)
	Detecção e avaliação do significado clínico de DAC concomitante com ecocardiografia com esforço (I)
	Avaliação de acompanhamento do tamanho e função do VE em pacientes com disfunção do VE quando houve alteração documentada na condição clínica ou para guiar terapia clínica (I)

[a]ETE quando ETT não for diagnóstica.
DAC, doença arterial coronariana; CM, cardiomiopatia; PVC, pressão venosa central; CMH, cardiomiopatia hipertrófica; UTI, unidade de terapia intensiva; ETE, ecocardiografia transesofágica.

eficiente para avaliar o tamanho e as consequências hemodinâmicas do derrame pericárdico.

ECOCARDIOGRAFIA NA DISPNEIA, DISFUNÇÃO VENTRICULAR E INSUFICIÊNCIA CARDÍACA

Em pacientes com suspeita de insuficiência cardíaca, a ecocardiografia é útil para avaliar as funções ventriculares global e regional. Em pacientes com insuficiência cardíaca, infarto do miocárdio e cardiomiopatia, os índices quantitativos e semiquantitativos de função ventricular (p. ex., dimensões de câmara, fração de ejeção e débito cardíaco) são de importante valor diagnóstico e prognóstico (Tabela 10; Capítulos 5, 6 e 9).

SOPROS CARDÍACOS E CARDIOPATIA VALVAR

A história médica, o exame físico e a ausculta cardíaca são fundamentais para a avaliação correta de sopros e cardiopatia valvar, mas a ecocardiografia desempenha papel valioso (Tabela 11; Capítulos 11-15).

Os pacientes com sopro sistólico necessitam de avaliação ecocardiográfica, quando sintomas cardiorrespiratórios estão presentes. Os pacientes assintomáticos se beneficiam apenas quando há uma probabilidade razoavelmente alta de cardiopatia estrutural subjacente. Todos os sopros diastólicos e contínuos devem ser adicionalmente avaliados por ecocardiografia, mas os sistólicos, julgados inocentes por um examinador clínico experiente, não justificam ecocardiografia. Acompanhamento seriado de pacientes está indicado quando há mudança no estado clínico.

Ecocardiografia é necessária em pacientes com cardiopatia valvar para confirmar o diagnóstico, avaliar a gravidade e influenciar o tratamento clínico (Tabela 11). Esses pacientes também se beneficiam da ecocardiografia adicional quando há alteração subsequente nos sintomas e sinais, inclusive gravidez. A ecocardiografia está justificada na cardiopatia valvar grave, mesmo quando esses pacientes são assintomáticos. A cronologia e o acompanhamento de intervenções em pacientes com cardiopatia valvar, inclusive válvulas protéticas, podem ser guiados pelos parâmetros obtidos pela ecocardiografia.

Tabela 11 — Ecocardiografia em Sopros Cardíacos e Cardiopatia Valvar

Indicações classe I (ACC/AHA/ASE, 2003)

Sopro cardíaco à auscultação	
Sem sintomas	Diastólico ou contínuo (I)
	Holossistólico ou telessistólico (I)
	Grau 3 ou mesossistólico (I)
	Achados físicos, ECG, RX tórax anormais (IIa)
Com sintomas	Sintomas/sinais de insuficiência cardíaca, IM, síncope (I)
	Sintomas/sinais compatíveis com endocardite infecciosa (I) e tromboembolismo (I)
Cardiopatia valvar	
Tanto estenose (EV) quanto regurgitação (RV) valvares	Diagnóstico (I)
	Avaliação da gravidade hemodinâmica (I)
	Avaliação de tamanho, função e hemodinâmica de VE e VD (I)
	Reavaliação de pacientes com conhecida EV ou RV com sintomas ou sinais evolutivos (I)
	Avaliação da gravidade hemodinâmica e compensação ventricular em pacientes com conhecida EV ou RV na gravidez (I)
	Reavaliação de pacientes assintomáticos com EV ou RV grave (I)
Estenose valvar (EV)	Avaliação do significado hemodinâmico de EV branda a moderada por ecocardiografia Doppler (IIa)
	Reavaliação de pacientes com EA branda a moderada com disfunção ou hipertrofia VE, mesmo se assintomáticos (IIa)
Regurgitação valvar (RV)	Reavaliação de pacientes assintomáticos com RV branda a moderada com dilatação ventricular (I)
	Avaliação do impacto da terapia clínica sobre a gravidade da RV e compensação e função ventriculares quando ele poderia alterar o tratamento clínico (I)
	Avaliação da morfologia e regurgitação valvares em pacientes com história de uso de drogas anoréxicas ou agente associado à cardiopatia ventricular, que são assintomáticos, têm sopros cardíacos ou auscultação inadequada (I)
Prolapso de valva mitral	Diagnóstico
	Avaliação da gravidade hemodinâmica, morfologia das válvulas da valva e/ou compensação ventricular em pacientes com sinais físicos de PVM, p. ex., estalido sistólico, sopro (I)
Intervenções em cardiopatia valvar e valvas protéticas	Avaliação da cronologia da intervenção valvar com base na compensação ventricular, função, e/ou gravidade de lesões primárias e secundárias (I)
	Seleção de terapias alternativas para doença da VM, como, p. ex., valvoplastia com balão, reparação valvar operatória, substituição da valva[a] (I)
	Uso da ecocardiografia (especialmente ETE) para guiar execução de técnicas de intervenção e cirurgia (p. ex., valvotomia com balão e reparação valvar) para doença valvar (I)
	Estudos básicos pós-intervenção da função valvar (inicial) e remodelação ventricular (tardia) (I)
	Reavaliação de pacientes com substituição valvar com sinais e sintomas clínicos em alteração; suspeita de disfunção protética (estenose, regurgitação) ou trombose[a] (I)

[a]ETE acrescenta incremento de valor à ETT.
RA, regurgitação aórtica; EA, estenose aórtica; RX tórax, radiografia de tórax; VE, ventrículo esquerdo; RM, regurgitação mitral; EM, estenose mitral; VD, ventrículo direito; ETE, ecocardiografia transesofágica; ETT, ecocardiografia transtorácica.

ENDOCARDITE INFECCIOSA

Embora o diagnóstico de endocardite infecciosa deva ser feito clinicamente, a classificação de Duke inclui achados ecocardiográficos positivos como um dos seus critérios principais. Detecção e caracterização de vegetações e estruturas perivalvares tornam-se possíveis pela ecocardiografia (Tabela 12; Capítulo 15). Esses achados possuem importante valor prognóstico.

Tabela 12 Ecocardiografia na Endocardite Infecciosa

	Indicações classe I (ACC/AHA/ASE, 2003)
Tanto valvas naturais quanto protéticas	Detecção e caracterização de lesões valvares, sua gravidade hemodinâmica e/ou compensação ventricular[a] (I)
	Detecção de anormalidades associadas (p. ex., abscesso, *shunt*)[a] (I)
	Reavaliação em endocardite complexa, como, p. ex., organismo virulento, lesão hemodinâmica grave, comprometimento da valva aórtica, febre ou bacteriemia persistente, alteração clínica ou deterioração sintomática (I)
Valvas naturais	Detecção de vegetações e caracterização de lesões em pacientes com cardiopatia congênita suspeitos de terem endocardite infecciosa (I)
	Avaliação de pacientes com alta suspeita clínica ou endocardite com cultura negativa[a] (I)
	Se ETT for duvidosa, avaliação com ETE de bacteriemia, especialmente por *Staphylococcus*, ou fungiemia sem uma fonte conhecida (I)
	Avaliação de bacteriemia persistente não por *Staphylococcus* sem uma fonte conhecida[a] (IIa)
Valvas protéticas	Estratificação de risco em endocardite estabelecida[a] (IIa)
	Avaliação de suspeita de endocardite e culturas negativas[a] (I)
	Avaliação de bacteriemia sem fonte conhecida[a] (I)
	Avaliação de febre persistente sem evidência de bacteriemia ou sopro novo[a] (IIa)

[a]ETE acrescenta valor incremental à ETT.
ETE, ecocardiografia transesofágica; ETT, ecocardiografia transtorácica.

Tabela 13 Ecocardiografia em Síncope, Palpitações e Arritmias

Indicações classe I (ACC/AHA/ASE, 2003)
Síncope
Diagnóstico diferencial cardíaco anatômico inclui: dissecção aórtica, estenose aórtica, mixoma atrial, tamponamento cardíaco, cardiomiopatia hipertrófica, estenose mitral, isquemia/infarto miocárdico, embolia pulmonar, hipertensão pulmonar
Síncope em um paciente com suspeita clínica de cardiopatia (I)
Síncope no esforço (I)
Palpitações e arritmias
Cardiopatia estrutural levando a, ou associada a arritmias inclui: cardiopatia congênita; doenças adquiridas das artérias coronárias, miocárdio, pericárdio ou valvas
Arritmias com suspeita clínica de cardiopatia estrutural (I)
Arritmia em um paciente com história familial de lesão cardíaca arritmogênica com transmissão genética, como, p. ex., esclerose tuberosa, rabdomioma (I)
Avaliação de pacientes como componente do estudo detalhado antes de procedimentos ablativos eletrofisiológicos (I)
Arritmia necessitando de tratamento (IIa)
Direcionamento por ETE ou ultrassonográfico intracardíaco de procedimentos ablativos por radiofrequência (IIa)
Pré-cardioversão
Pacientes necessitando de cardioversão urgente (não emergencial) para os quais anticoagulação prolongada pré-cardioversão não é desejável[a] (I)
Pacientes com eventos cardioembólicos prévios considerados relacionados com trombo intra-atrial[a] (I)
Pacientes aos quais anticoagulação é contraindicada e para os quais uma decisão sobre cardioversão será influenciada pelos resultados de ETE[a] (I)
Pacientes nos quais trombo intra-atrial foi demonstrado em ETE prévia[a] (I)
Avaliação de pacientes nos quais uma decisão concernente à cardioversão sofrerá influência do conhecimento de fatores prognósticos (como função do VE ou doença coexistente da valva mitral) (I)
Pacientes com fibrilação atrial de < 48 h de duração e outra doença cardíaca (ETE unicamente)[a] (IIa)

[a]ETE quando ETT não for diagnóstica.
ETE, ecocardiografia transesofágica; VE, ventrículo esquerdo.

Tabela 14 — Massas e Tumores Cardíacos e Eventos Oclusivos Vasculares

Indicações classe I (ACC/AHA/ASE, 2003)

Massas e tumores cardíacos

Suspeitar no contexto da apresentação clínica, como, p. ex., pacientes com:

1. IM anterior extenso
2. Fibrilação atrial
3. Um ou mais eventos embólicos periféricos ou neurológicos
4. Achados auscultatórios sugestivos, como, p. ex., plop *tumoral*
5. Achados hemodinâmicos sugerindo obstrução intermitente ao fluxo intracardíaco

Avaliação de síndromes e eventos clínicos sugestivos de massa cardíaca subjacente (I)

Avaliação de doença cardíaca subjacente conhecida por predispor à formação de massa em pacientes nos quais uma decisão terapêutica a respeito de cirurgia ou anticoagulação dependerá dos resultados da ecocardiografia (I)

Estudos de acompanhamento ou vigilância após remoção cirúrgica de massas conhecidas por terem uma probabilidade de recorrência (p. ex., mixoma) (I)

Pacientes com malignidade primária conhecida, quando vigilância ecocardiográfica quanto a comprometimento cardíaco faz parte do processo de estadiamento da doença (I)

Eventos oclusivos neurológicos e vasculares

Pacientes (de qualquer idade) com oclusão abrupta de uma artéria importante periférica ou visceral (I)

Pacientes mais jovens (tipicamente < 45 anos) com eventos neurológicos sem evidência de doença vascular cerebral ou outra causa óbvia (I)

Pacientes mais velhos (tipicamente > 45 anos) com eventos neurológicos sem nenhuma evidência de doença vascular cerebral ou outra causa óbvia (I)

Pacientes nos quais uma decisão terapêutica (p. ex., anticoagulação) dependerá dos resultados da ecocardiografia (I)

Tabela 15 — Pacientes Adultos com Cardiopatia Congênita (CC)

Indicações classe I (ACC/AHA/ASE, 2003)

Dois grupos principais

1. CC compatível com sobreviver até a vida adulta sem cirurgia ou cateterismo intervencionista
2. CC compatível com sobreviver até a vida adulta após cirurgia ou cateterismo intervencionista

Regra geral: todos os pacientes com CC devem ser acompanhados indefinidamente

Essencial: conhecimento da anatomia, questões clínicas, tratamentos, sequelas esperadas em cada paciente

Pacientes com CC suspeitada clinicamente, conforme evidenciado por sinais e sintomas, como sopro, cianose, dessaturação arterial inexplicada e um ECG ou radiografia anormal sugerindo CC (I)

Pacientes com CC conhecida, quando há alteração nos achados clínicos no acompanhamento (I)

Pacientes com CC conhecida, quando há incerteza quanto ao diagnóstico original ou quando a natureza das anormalidades estruturais ou da hemodinâmica não está clara (I)

Ecocardiogramas periódicos em pacientes com lesões conhecidas de CC e nos quais a função ventricular e a regurgitação de valvas atrioventriculares têm que ser acompanhadas, como, p. ex., pacientes com um ventrículo único funcional após procedimento de Fontan, transposição das grandes artérias após procedimento de Mustard, levotransposição e inversão ventricular e *shunts* paliativos (I)

Pacientes com CC conhecida nos quais a pressão seguinte na artéria pulmonar é importante, como, p. ex., com DSV hemodinamicamente importante, moderado ou grande, ventrículo único, ou qualquer das anteriores com um fator adicional de risco de hipertensão pulmonar (I)

Ecocardiografia periódica em pacientes com CC reparada (ou paliada) com o seguinte: alteração na condição clínica ou suspeita clínica de defeitos residuais, obstrução de condutos ou defletores, função do VE ou VD que precisa ser acompanhada, ou quando há possibilidade de progressão hemodinâmica ou história de hipertensão pulmonar (I)

Para dirigir procedimentos intervencionistas: valvotomia com cateter, ablação com radiofrequência e intervenções na presença de anatomia cardíaca complexa (I)

Identificação do local de origem e trajeto inicial das artérias coronárias (ETE pode estar indicada a alguns pacientes) (I)

CC, cardiopatia congênita; ETE, ecocardiografia transesofágica.

Tabela 16 Paciente Criticamente Enfermo e Traumatizado

Indicações classe I (ACC/AHA/ASE, 2003)

Paciente criticamente enfermo

Considerações especiais no paciente criticamente enfermo nas unidades de emergência ou terapia intensiva. Recomendações variam de acordo com o cenário clínico e entre as instituições. Pacientes criticamente enfermos têm circunstâncias clínicas altamente diferentes. Apresentação clínica de, p. ex., dor torácica ou choque pode ser atípica. Condições detectáveis por ecocardiografia incluem: infarto miocárdico agudo e complicações, tamponamento cardíaco, dissecção aórtica, complicações de valvas protéticas, fonte de embolia

Paciente hemodinamicamente instável (I)

Suspeita de dissecção aórtica (I)

Ecocardiografia transesofágica (ETE) é mais valiosa e fornece o diagnóstico mais definitivo em:

Suspeita de dissecção aórtica (I)

Paciente hemodinamicamente instável com imagens subótimas de ecocardiografia transtorácica (ETT) (I)

Paciente hemodinamicamente instável em ventilador (I)

Paciente de grande trauma ou pós-operatório (sem possibilidade de ser posicionado para ETT) (I)

Suspeita de traumatismo aórtico (I)

Outras condições nas quais ETE é superior (I)

Paciente criticamente traumatizado

Considerações especiais no paciente criticamente traumatizado nas unidades de emergência ou terapia intensiva. Recomendações variam entre as instituições e com o cenário clínico — pacientes criticamente traumatizados têm circunstâncias clínicas altamente diferentes

Traumatismo torácico sério fechado ou penetrante (suspeita de derrame pericárdico ou tamponamento) (I)

Paciente politraumatizado ou paciente de trauma torácico mecanicamente ventilado (I)

Suspeita de doença valvar ou miocárdica preexistente no paciente de trauma (I)

Paciente politraumatizado, hemodinamicamente instável, sem trauma torácico óbvio, mas com um mecanismo de lesão sugerindo potencial lesão cardíaca ou aórtica (desaceleração ou esmagamento) (I)

Mediastino alargado pós-lesão, suspeitado pós-lesão aórtica (I)

Potencial cateter fio-guia, fio-guia, eletrodo de marca-passo ou pericardiocentese (I)

Tabela 17 Ecocardiografia Intraoperatória

Indicações classe (ACC/AHA/ASE, 2003)

Utilidade em reparação de valva mitral, substituição de valva, cardiopatia isquêmica, cirurgia cardíaca minimamente invasiva, embolia de ar, doença ateromatosa aórtica

Avaliação de perturbações hemodinâmicas agudas, persistentes e ameaçadoras à vida nas quais a função ventricular e seus determinantes são incertos e não responderam ao tratamento (I)

Reparação cirúrgica de lesões de valvas, cardiomiopatia obstrutiva hipertrófica (CMH) e dissecção aórtica com possível comprometimento da valva aórtica (I)

Avaliação de substituições valvares complexas exigindo homoenxertos ou reimplantes coronarianos, como o procedimento de Ross (I)

Reparação cirúrgica da maioria das cardiopatias congênitas que necessitam de circulação extracorpórea (I)

Intervenção cirúrgica para endocardite quando testagem pré-operatória foi inadequada ou é suspeitada extensão ao tecido perivalvar (I)

Colocação de aparelhos intracardíacos e monitoramento da sua posição durante acesso a portas e outras intervenções cirúrgicas cardíacas (I)

Avaliação de procedimentos de janela pericárdica em pacientes com derrame pericárdico posterior ou loculado (I)

Ecocardiografia em Síncope, Palpitações e Arritmias

A síncope pode ser secundária à cardiopatia estrutural subjacente, como cardiopatia congênita ou estenose aórtica. Quando doença cardíaca estrutural é suspeitada, a ecocardiografia está justificada (Tabela 13). A ecocardiografia é um adjunto útil em pacientes com arritmias marcados para procedimentos ablativos e cardioversão elétrica (Tabela 13; ver Capítulo 16). A ecocardiografia raramente é um benefício em pacientes com palpitações isoladas.

Massas e Tumores Cardíacos e Eventos Oclusivos Vasculares

A ecocardiografia é útil para detectar massas e tumores cardíacos, inclusive trombos. Quando os sintomas e os sinais são sugestivos, p. ex., de eventos embólicos ou sinais neurológicos, a ecocardiografia pode ser proveitosa (Tabela 14; ver Capítulos 17 e 19). Entretanto, se os achados de nada servirem para ajudar no tratamento, como no paciente terminalmente enfermo, não há papel clínico justificável para a ecocardiografia.

Ecocardiografia em Cardiopatia Congênita Adulta

A ecocardiografia desempenha valioso papel no tratamento da cardiopatia congênita adulta. A ecocardiografia Doppler evitou em grande parte a necessidade de avaliação pré-operatória invasiva de *shunts* e gradientes nesta população de pacientes (Tabela 15; ver Capítulos 21 e 22).

Ecocardiografia no Paciente Criticamente Enfermo ou Traumatizado

Apesar dos desafios logísticos da realização da ecocardiografia nestes contextos, os pacientes criticamente enfermos e politraumatizados podem se beneficiar grandemente com a avaliação ecocardiográfica das causas mecânicas de instabilidade hemodinâmica e possível lesão cardíaca (Tabela 16). O exame transtorácico subcostal ou a via transesofágica podem ser as únicas janelas disponíveis. A última é o exame de escolha quando se suspeitar de traumatismo ou dissecção aórticos.

Ecocardiografia Transesofágica e Ecocardiografia Intraoperatória

Os fundamentos do exame transesofágico são apresentados no Capítulo 23. A ecocardiografia intraoperatória é agora um padrão durante procedimentos de cirurgia cardíaca, especialmente para patologia valvar e intervenção cirúrgica cardíaca complexa (Tabela 17).

LEITURAS SUGERIDAS

Cheitlin MD, Armstrong WF, Aurigemma GP, et al. American College of Cardiology; American Heart Association; American Society of Echocardiography. ACC/AHA/ASE 2003 guideline update for the clinical application of echocardiography: summary article: a report of the American College of Cardiology/American Heart Association Task Force on Practice Guidelines (ACC/AHA/ASE Committee to Update the 1997 Guidelines for the Clinical Application of Echocardiography). Circulation 2003;108:1146-1162.

Eagle KA, Berger PB, Calkins H, et al. ACC/AHA guideline update for perioperative cardiovascular evaluation for noncardiac surgery update: a report of the American College of Cardiology/American Heart Association Task Force on Practice Guidelines (Committee to Update the 1996 Guidelines on Perioperative Cardiovascular Evaluation for Noncardiac Surgery). Available at: http://www.acc.org/clinical/guidelines/perio/update/periupdate_index.htm. Accessed June 12, 2002.

Fryback DG, Thornbury JR. The efficacy of diagnostic imaging. Med Decis Making 1991;11:88-94.

Mintz GS. Nissen SE, Anderson WD, et al. American College of Cardiology clinical expert consensus document on standards for acquisition, measurement and reporting of intravascular ultrasound studies (IVUS): a report of the American College of Cardiology Task Force on Clinical Expert Consensus Documents. J Am Coll Cardiol 2001;37:1478-1492.

Quinones MA, Douglas PS, Foster E, et al. American College of Cardiology; American Heart Association; American College of Physicians; American Society of Internal Medicine Task Force on Clinical Competence. American College of Cardiology/American Heart Association clinical competence statement on echocardiography: a report of the American College of Cardiology/American Heart Association/American College of Physicians–American Society of Internal Medicine Task Force on Clinical Competence. Circulation 2003;107:1068-1089.

Smith SC. Jr, Dove JT. Jacobs AK, et al. ACC/AHA guidelines of percutaneous coronary interventions (revision of the 1993 PTCA guidelines: executive summary: a report of the American College of Cardiology/American Heart Association Task Force on Practice Guidelines (Committee to Revise the 1993 Guidelines for Percutaneous Transluminal Coronary Angioplasty). J Am Coll Cardiol 2001;37:2215-2239.

Solomon SD. Principles of echocardiography. In: Braunwald E, Goldman L., eds. Primary Cardiology, 2nd ed. Philadelphia: Saunders-Elsevier, 2003.

DOENÇAS DO MIOCÁRDIO E PERICÁRDIO

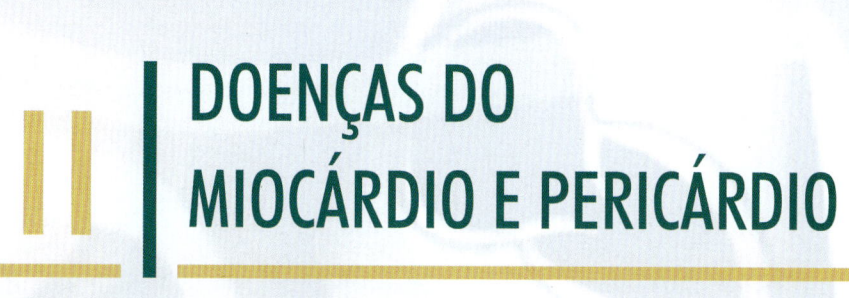

5 AVALIAÇÃO ECOCARDIOGRÁFICA DA FUNÇÃO SISTÓLICA VENTRICULAR

Bernard E. Bulwer, MD, MSc
Scott D. Solomon, MD
Rajesh Janardhanan, MD, MRCP

CONTEÚDO

APRESENTAÇÃO DE UM CASO
AVALIAÇÃO ECOCARDIOGRÁFICA DO TAMANHO DO VE
DIMENSÕES DO VE PELO MODO M
LIMITAÇÕES DAS MEDIÇÕES NO MODO M
VOLUMES DE VE E FE PELO MODO M
PARÂMETROS DO VE POR ECOCARDIOGRAFIA 2D
LIMITAÇÕES DA AVALIAÇÃO 2D DA FUNÇÃO SISTÓLICA DO VE
MEDIDAS QUALITATIVAS E SEMIQUANTITATIVAS DA FUNÇÃO SISTÓLICA DO VE
GRAUS QUALITATIVOS DA FUNÇÃO SISTÓLICA DO VE
GRADUAÇÃO DO MOVIMENTO REGIONAL DA PAREDE VENTRICULAR
LIMITAÇÕES DA AVALIAÇÃO DO MOVIMENTO REGIONAL DA PAREDE
MEDIDAS QUANTITATIVAS DA FUNÇÃO SISTÓLICA DO VE
LIMITAÇÕES DAS MEDIDAS VOLUMÉTRICAS (FE) DA FUNÇÃO SISTÓLICA DO VE
MASSA DO VE
AVALIAÇÃO DA VIABILIDADE MIOCÁRDICA
AVALIAÇÃO DOPPLER DA FUNÇÃO SISTÓLICA VENTRICULAR
OUTRAS MEDIDAS DOPPLER DA FUNÇÃO SISTÓLICA VENTRICULAR
ÍNDICE DE DESEMPENHO MIOCÁRDICO (ÍNDICE TEI)
AVALIAÇÃO DA FUNÇÃO DO VD NA INSUFICIÊNCIA CARDÍACA E PÓS-INFARTO DO MIOCÁRDIO
CONSIDERAÇÕES MORFOLÓGICAS
DIMENSÕES DA CÂMARA DO VD
ECOCARDIOGRAFIA PARA DETERMINAR A ETIOLOGIA DA DISFUNÇÃO SISTÓLICA
USO DE AGENTES DE CONTRASTE EM ECOCARDIOGRAFIA
LEITURAS SUGERIDAS

APRESENTAÇÃO DE UM CASO

Um homem branco de 72 anos com história de doença de artéria coronária e insuficiência cardíaca congestiva estava relativamente bem até que começou a ter ortopneia, dispneia paroxística noturna e deterioração aguda dois dias antes da admissão.

História médica pregressa: sofreu um infarto do miocárdio seis meses antes e foi submetido a cateterismo

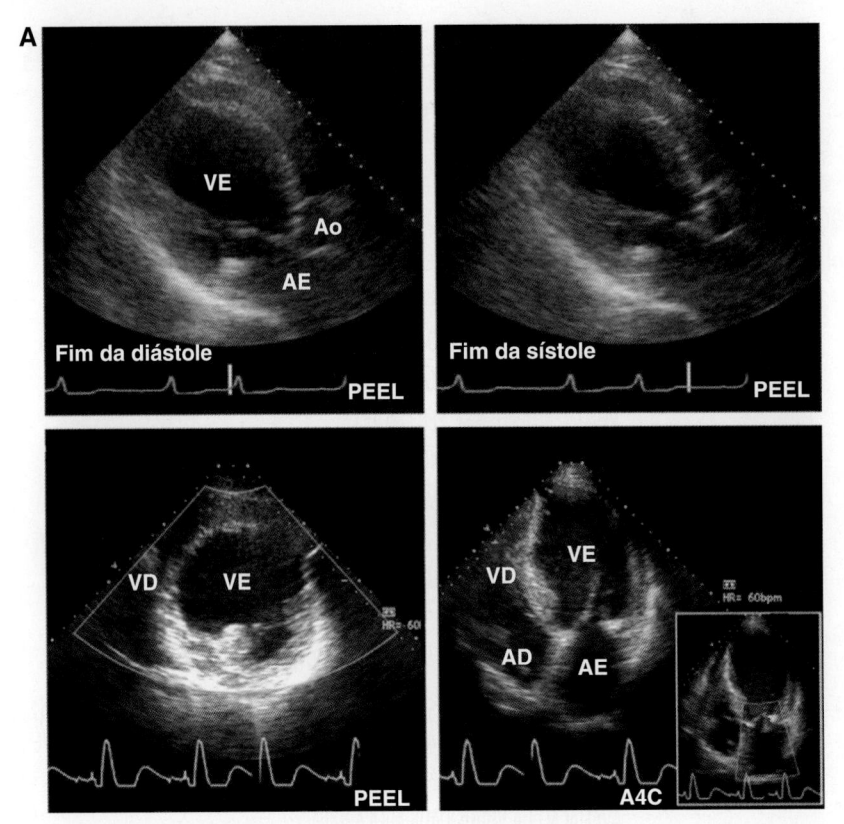

Fig. 1. (A) Um homem de 72 anos com história de doença de artéria coronária e insuficiência cardíaca. A fração de ejeção ventricular esquerda media 15%. Os segmentos septal apical e inferior apical eram aneurismáticos. A parede anterior inteira, as paredes laterais média e distal, os segmentos septal anterior, mesoposterior, mesosseptal, mesoinferior e septal basal eram acinéticos, e os segmentos lateral basal e inferior basal, hipocinéticos. O segmento inferior basal contrai-se e espessa-se normalmente. O tamanho ventricular direito não estava aumentado, e a função sistólica ventricular direita estava preservada. **(B)** Registro computadorizado dos escores de movimento regional da parede. Registro computadorizado do movimento da parede ventricular esquerda do paciente em **A** com índice de escore de movimento da parede (IP) de 3,1 (normal = 1) (*ver* **C**). **(C)** Nomenclatura segmentar ventricular esquerda. Nomenclatura segmentar ventricular esquerda de acordo com recomendações da American Heart Association/American Society of Echocardiography (*ver* Fig. 10A, B). **(D)** Volumes ventriculares esquerdos calculados pelo método biplanar de discos. O método recomendado para quantificar fração de ejeção ventricular esquerda emprega cálculos volumétricos usando dois biplanos ortogonais de acordo com o método dos discos (*ver* Fig. 14). (*Ver* o vídeo correspondente no DVD.)

e angiografia coronariana, os quais revelaram doença trivascular importante. Dois anos antes, recebera a colocação de um cardioversor-desfibrilador implantável com estimulação biventricular, subsequentemente a episódios de taquicardia ventricular. Seus problemas médicos adicionais incluíram hipertensão, dislipidemia, doença pulmonar obstrutiva crônica (DPOC) e comprometimento renal crônico.

Ao exame físico estava taquipneico (frequência respiratória > 40 respirações/min), com um pulso regular de 62 bpm e pressão arterial medindo 180/90 mmHg. Sua saturação de oxigênio em oximetria de pulso era 93% ao ar ambiente. Estava afebril e acianótico. Sua pressão venosa jugular estava elevada e crepitações inspiratórias eram ouvidas até o meio de ambos os campos pulmonares posteriormente. Sua radiografia de tórax mostrava sinais de edema pulmonar com silhueta cardíaca aumen-

tada. A avaliação ecocardiográfica da função ventricular esquerda revelou ventrículo esquerdo (VE) moderadamente dilatado, com função sistólica global gravemente reduzida e alteração segmentar. Imagens selecionadas do seu ecocardiograma estão apresentadas na Figura 1A-D (*ver* o vídeo correspondente no DVD).

Uma aplicação clínica importante da ecocardiografia é a avaliação da função sistólica ventricular. Esta é uma parte fundamental do exame ecocardiográfico padrão, mas é especialmente importante em pacientes com insuficiência cardíaca e pós-infarto do miocárdio (Fig. 2). A ecocardiografia bidimensional (2D) e o Doppler desempenham papéis importantes em diagnóstico, tratamento e estratificação de risco dos pacientes com disfunção sistólica.

Causas comuns de disfunção do VE nos países industrializados estão listadas na Tabela 1. Fatores precipitantes

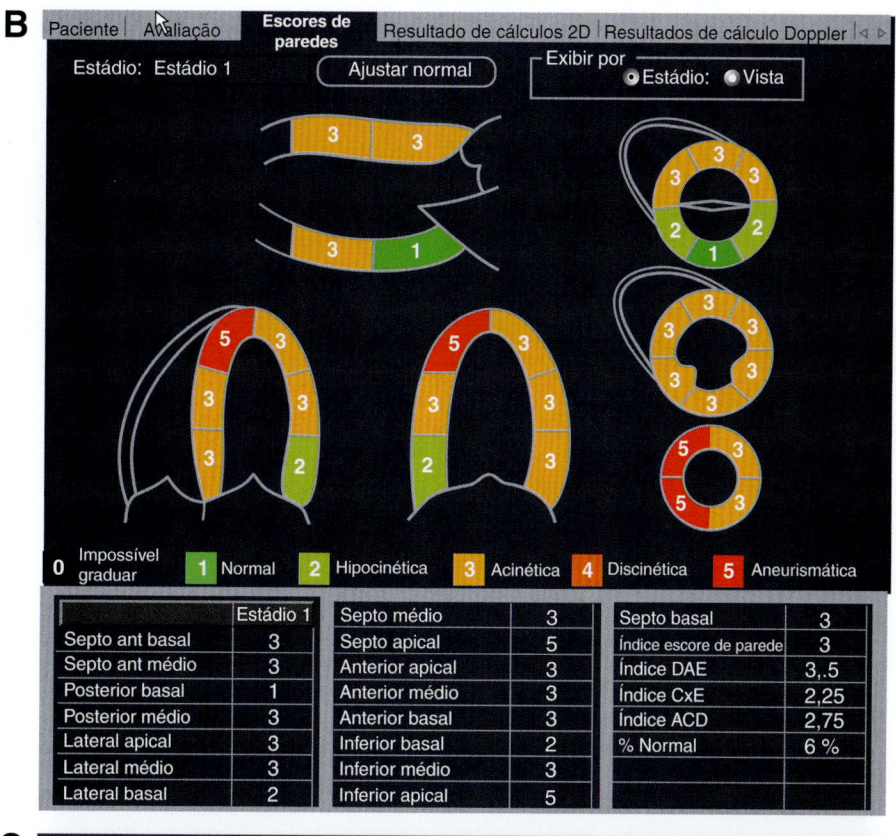

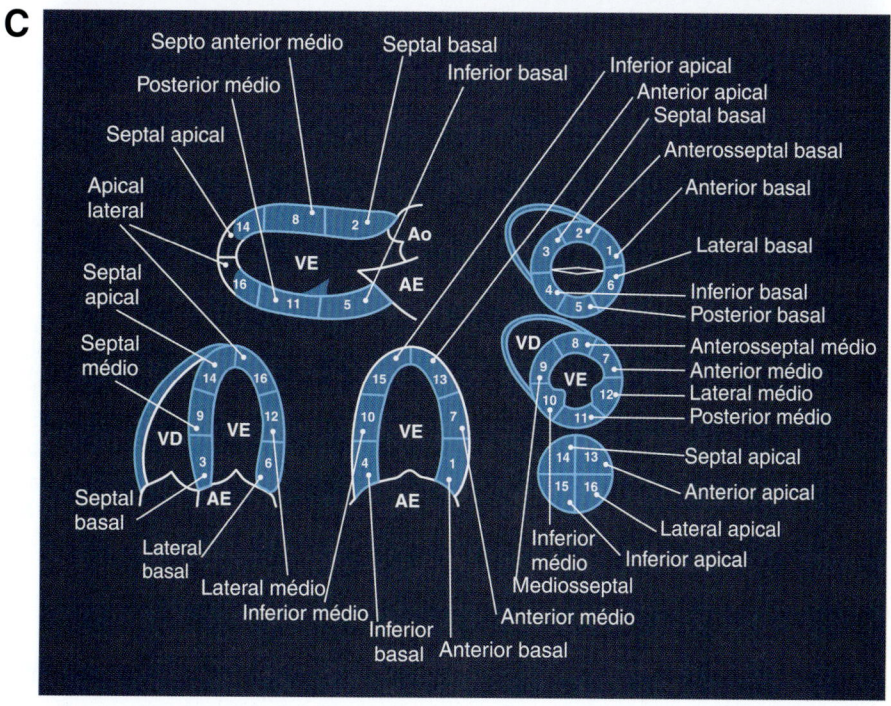

Fig. 1. *(Continuação)*

(Tabela 2) devem sempre ser procurados, e o exame deve ser interpretado dentro deste contexto mais amplo (Tabela 3). Este capítulo discute a avaliação ecocardiográfica da função sistólica.

AVALIAÇÃO ECOCARDIOGRÁFICA DO TAMANHO DO VE

A avaliação do tamanho do VE é um dos componentes mais importantes da quantificação da função ventricular. Os dados

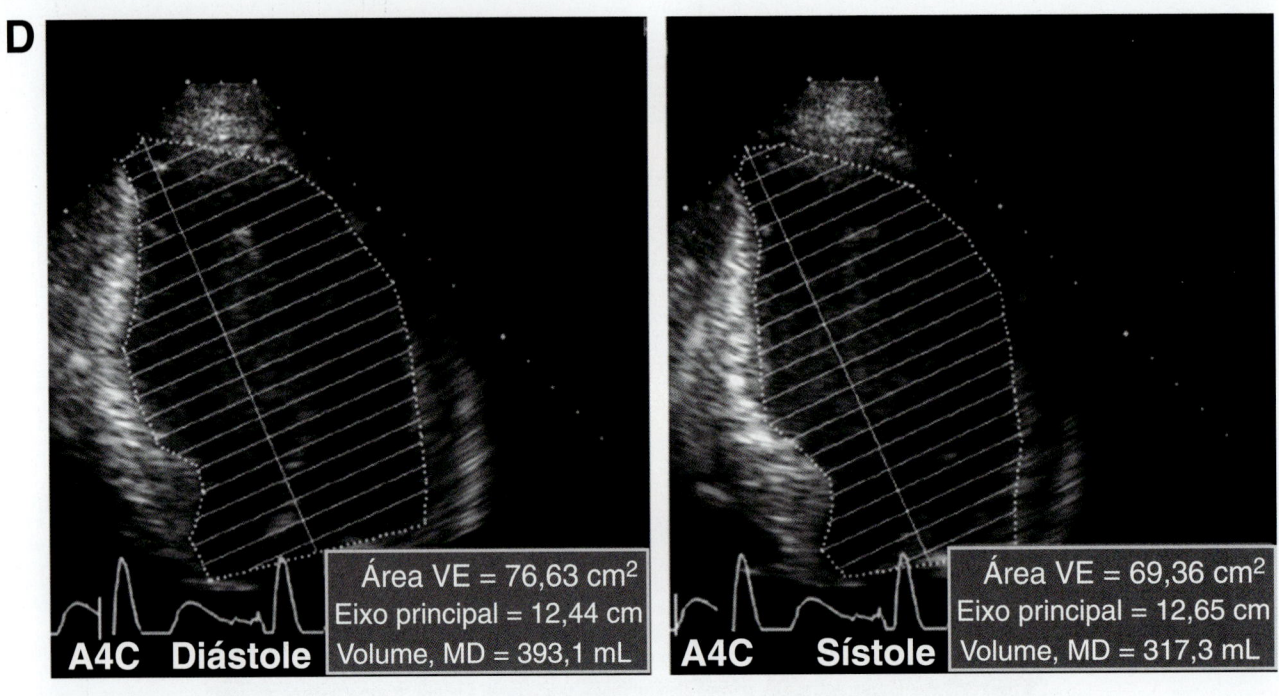

Fig. 1. *(Continuação)*

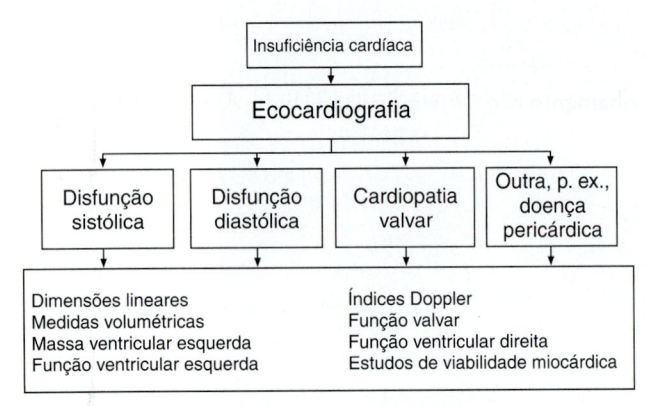

Fig. 2. O papel da ecocardiografia na insuficiência cardíaca.

Tabela 1 — Causas Subjacentes Comuns de Disfunção Ventricular

- Cardiopatia isquêmica (~75% nos países industrializados)
- Cardiomiopatias
- Estados de sobrecarga de pressão
    - Cardiopatia hipertensiva
    - Cardiopatia valvar: estenose aórtica
- Estados de sobrecarga de volume
    - Cardiopatia valvar: incompetência aórtica, regurgitação mitral
    - Defeito septal ventricular
- Estados de frequência ventricular rápida
    - Taquicardias ventriculares sustentadas (p. ex., fibrilação atrial com resposta ventricular rápida)
- Cardiopatia congênita

qualitativos e quantitativos derivados da ecocardiografia, como, p. ex., dimensões e espessura da parede do VE, podem influenciar o tratamento do paciente e servir com potentes preditores dos resultados (Tabela 4). Em pacientes com doença estável de artéria coronária, há uma relação constante entre o tamanho cardíaco e os resultados. À medida que o tamanho cardíaco aumenta, o mesmo acontece com a mortalidade. O mesmo se aplica aos pacientes sem insuficiência cardíaca. Os dados do *Framingham Heart Study* mostraram que, mesmo em pacientes sem história de insuficiência cardíaca ou infarto do miocárdio, o tamanho do VE (por ecocardiografia no modo M) constituiu importante preditor do risco subsequente de insuficiência cardíaca.

DIMENSÕES DO VE PELO MODO M

O método mais antigo e ainda amplamente usado para medições lineares do tamanho do VE é a ecocardiografia no modo M. Ela é simples, reprodutível, exata (quando apropriadamente aplicada) e fornece excelente definição da margem endocárdica (em virtude da alta frequência de imagens). A *American Society of Echocardiography* (ASE) recomenda medição das dimensões do VE com a linha do modo M perpendicular ao eixo longo do coração e imediatamente

Tabela 2	Fatores Precipitantes Comuns de Insuficiência Cardíaca

- Desobediência à terapia
- Arritmias
- Isquemia aguda, inclusive infarto do miocárdio
- Infecção sistêmica ou cardíaca, como, p. ex., miocardite
- Estresse físico, ambiental e emocional
- Embolia pulmonar
- Estados de alto débito, como, p. ex., anemia, tireotoxicose, gravidez
- Drogas e toxinas, inclusive drogas anti-inflamatórias não esteroidais, etanol

Tabela 3	Mecanismos Fisiopatológicos na Insuficiência Cardíaca
Anormalidades estruturais	Anormalidades celulares/miocitárias cardíacas: necrose, fibrose, hipertrofia, acoplamento da excitação-contração
	Remodelação ventricular esquerda: dilatação, esfericidade aumentada, dilatação aneurismática
	Anormalidades das artérias coronárias: estenose, inflamação endotelial
Anormalidades funcionais	Regurgitação mitral
	"Atordoamento" ou hibernação miocárdicos
	Arritmias
Influências neuro-hormonais	Sistema renina-angiotensina-aldosterona
	Sistema nervoso simpático
	Outras
Comorbidades	Idade, doença de artéria coronária, diabetes, hipertensão, disfunção renal, síndrome metabólica, anemia

Tabela modificada de Jessup M, Brozena S. Heart failure. N Engl J Med 2003;348:2007-2018.

Tabela 4	Parâmetros no Modo M Usados para Avaliar a Função Sistólica Ventricular Esquerda

DIVE (DIVEs < 3,7 cm; DIVEd < 5,6 cm são normais)
Espessamento da parede (EP) do VE
Alteração percentual na EP = (EPs – EPd – EPs)
Volume ventricular esquerdo
Cálculo de elipse prolata (elipsoide de revolução): $\pi/3$ (DIVEd)^3
Fórmula de Teichholz: volume = $[7/(2,4 + DIVEd)]$ (DIVEd)^3
Fração de ejeção: (VDF – VSF)/VDF
Fração de encurtamento ou encurtamento fracionário:
(EF) (%) = (DIVEd – DIVEs)/DIVEd
Separação do ponto E valva mitral – septo (normal > 7 mm)
Massa ventricular esquerda:
(Massa$_{VE}$) = $0,8 \times [1,04 (SIV + EPP + DIVEd)^3 – DIVEd^3] + 0,6$ g

DIVEs, diâmetro interno ventricular esquerdo no fim da sístole; DIVEd, diâmetro interno ventricular esquerdo no fim da diástole; EP, espessura da parede; EPs, espessura da parede no fim da sístole; EPd, espessura da parede no fim da diástole; VDF, volume diastólico final; VSF, volume sistólico final; SIV, espessura da parede septal (septo interventricular); EPP, espessura da parede posterior.
O tradutor escolheu usar "fração de ejeção", abreviada por FE, e "encurtamento fracionário", abreviado por EF (em vez de "fração de encurtamento", que também deveria ser abreviado por FE — ou uma variação plausível).

LIMITAÇÕES DAS MEDIÇÕES NO MODO M

Uma deficiência comum das medições em modo M é o alinhamento não perpendicular da linha do modo M em relação ao eixo longo do VE. Isto leva à superestimativa das dimensões ventriculares. Medições no modo M guiadas pelo modo bidimensional (2D) podem ajudar no alinhamento adequado, desse modo minimizando o erro.

Outro desafio é identificar com precisão os limites endocárdico e epicárdico e evitar confusão com estruturas contíguas, como, p. ex., cordas, trabeculações perto da parede posterior e falsos tendões. O limite endocárdico é distinguido das trabeculações e cordas ventriculares pela sua aparência, como uma linha contínua de reflexão durante todo o ciclo cardíaco. As últimas estruturas aparecem intermitentemente. O epicárdio situa-se imediatamente anterior ao pericárdio parietal altamente ecorreflexivo (ver Capítulo 3, Figs. 13 e 14).

Um inconveniente importante das medições em modo M é que estas são válidas apenas quando a geometria do VE é normal. Quando a geometria do VE é anormal, como na remodelação aneurismática ou na presença de anormalidade do movimento regional da parede após infarto do miocárdio, as medições em modo M do tamanho cardíaco podem ser enganadoras. Existe uma relação exponencial entre diâmetros ventriculares e volumes ventriculares. Os parâmetros no modo M, e na verdade todos os demais parâmetros da função sistólica do VE, são dependentes das condições de carga ventriculares.

distal às extremidades dos folhetos da valva mitral na vista paraesternal de eixo longo (Fig. 3).

As medições são feitas no fim da diástole (d) – definido como o começo do complexo QRS –, mas preferivelmente usando a mais larga cavidade do VE, e no fim da sístole (s) – usando o mais estreito diâmetro da cavidade do VE. A convenção de bordo de avanço da ASE é o método recomendado de medição. As medidas diastólicas obtidas são a espessura da parede septal interventricular, o diâmetro interno do VE no fim da diástole (DIVEd) e a espessura da parede posterior. Na sístole, é medido o diâmetro sistólico do VE (DIVEs) (Fig. 3). Cálculos de outros índices da função sistólica do VE, como, p. ex., fração de ejeção do VE (FEVE), volumes e massa podem então ser efetuados (Tabela 4).

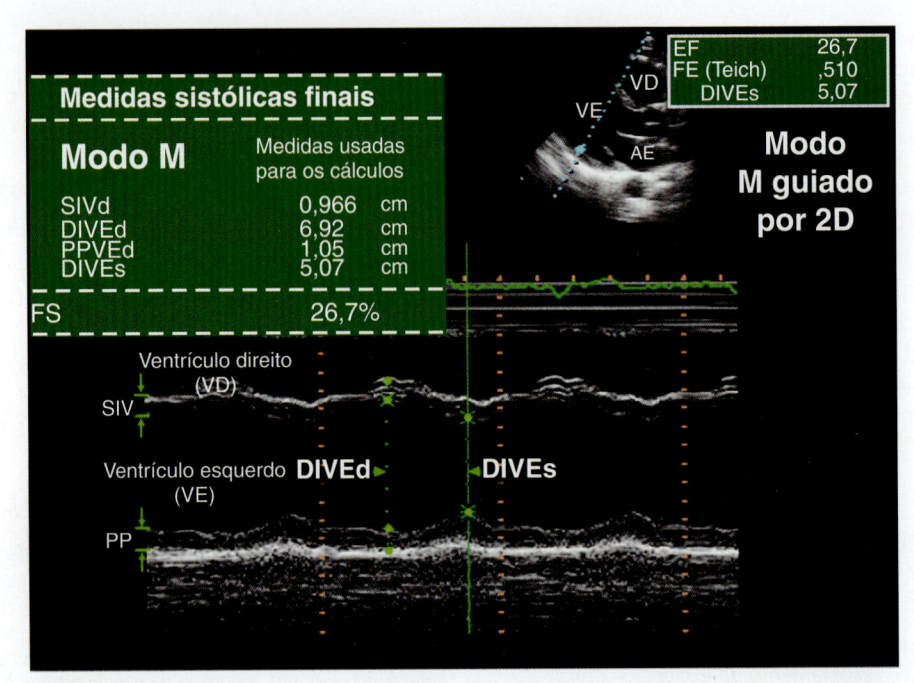

Fig. 3. Medidas no modo M guiadas por 2D e índices derivados. Modo M é simples, reprodutível e exato quando a geometria ventricular é normal. Ele fornece boa resolução do endocárdio. A fração de ejeção (EF, Teich) é um cálculo automático baseado no método de Teichholz (*ver* Tabela 4).

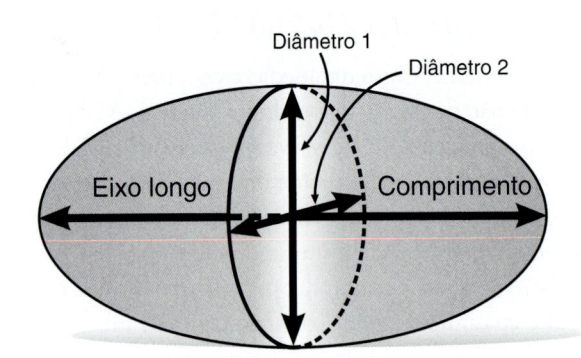

Fig. 4. Elipsoide prolato. Modelo geométrico usado para calcular volumes ventriculares esquerdos a partir de medidas no modo M pressupõe uma forma elipsoide do ventrículo esquerdo. Este modelo usa diâmetros (D) e comprimento para calcular áreas e volumes. Um modelo hemielipsoide é preferido em quantificação volumétrica e de massas ventriculares esquerdas usando ecocardiografia bidimensional (Figs. 13 e 15).

VOLUMES DE VE E FE PELO MODO M

As estimativas dos volumes do VE e da FE pelo modo M dependem de suposições geométricas sobre a morfologia do VE. A fórmula mais simples utiliza o cubo do DIVEd. Outra calcula o volume usando a fórmula de uma elipse prolata, ou alongada (Fig. 4). Estas medidas tornam-se ainda mais inexatas quando aplicadas a ventrículos dilatados. O método de Teichholz (Tabela 4) é comumente usado para calcular volumes ventriculares a partir de medidas no modo M (a partir dos quais a FE pode ser calculada). Entretanto, este método somente é recomendado quando a geometria ventricular é relativamente normal (*ver* Capítulo 3, Fig. 14D). Especificamente, em pacientes com infarto miocárdico, comprometendo o ápice, medidas no modo M, que são obtidas na base do coração, subestimarão o tamanho ventricular e superestimarão a função ventricular.

PARÂMETROS DO VE POR ECOCARDIOGRAFIA 2D

A ecocardiografia 2D é a principal modalidade usada para avaliação qualitativa e quantitativa do desempenho sistólico ventricular (Tabela 5). Em pacientes pós-infarto do miocárdio e com insuficiência cardíaca, eco 2D tem grande utilidade no seu tratamento e estratificação de risco. Existe uma relação inversa entre morbidade cardiovascular, mortalidade e função sistólica do VE – especificamente a FEVE. A FE, no entanto, não é o único preditor da sobrevida nos pacientes com insuficiência cardíaca avançada.

LIMITAÇÕES DA AVALIAÇÃO 2D DA FUNÇÃO SISTÓLICA DO VE

A ecocardiografia 2D não é uma técnica tomográfica verdadeira (como a tomografia computadorizada cardíaca ou a

Capítulo 5 ◆ Avaliação Ecocardiográfica da Função Sistólica Ventricular | 95

Tabela 5 Parâmetros Bidimensionais na Função Ventricular Esquerda

Parâmetros qualitativos/semiquantitativos	Parâmetros quantitativos
• Função global: movimento e espessamento da parede ventricular	Dimensões da parede ventricular:
	Espessura da parede
• Avaliação do MRP	EFPM: a partir de medidas lineares dos tamanhos das cavidades e espessuras das paredes, diastólicos e sistólicos
• Estimativa visual da fração de ejeção	Casca interna = ([DIVEd + EPSd/2 +EPPd/2]^3 – DIVEd^3 + DIVEs^3)$^{1/3}$ – DIVEs
	$$EFPM = \frac{([DIVEd + EPSd/2 + EPPd/2] - [DIVE + casca\ interna])}{(DIVEd + EPSd/2 + EPPd/2) \times 100\%}$$
• Encurtamento ventricular longitudinal	Quantificação ventricular esquerda
	Método biplanar de discos (regra de Simpson modificada)
	Método de múltiplos diâmetros
	Outros baseados em pressuposições para a geometria ventricular esquerda, como, p. ex., cilindro-hemielipse, elipsoide biplanar, hemisfera-cilindro, bala, modelos
• Movimento do anel mitral	Fração de ejeção ventricular esquerda (%) = [(VDF – VSF)/VDF] × 100%
	Massa ventricular esquerda:
	(Massa$_{VE}$) = 0,8 × [1,04 (DIVEd + EPPd + EPSd)^3 – (DIVEd)^3] + 0,6 g
	Tensão da parede ventricular esquerda (σ)
	Tensão parietal meridiana
	Circunferencial

Tabela modificada de Recommendations for Chamber Quantification. American Society of Echocardiography, 2005.
MRP, movimento regional da parede; DIVEd, diâmetro interno ventricular esquerdo no fim da diástole; DIVEs, diâmetro interno ventricular esquerdo no fim da sístole; EFPM, encurtamento fracionário da parede média; EPSd, espessura da parede septal no fim da diástole; EPPd, espessura da parede posterior no fim da diástole; VDF, volume diastólico final; VDS, volume sistólico final; EF, encurtamento fracionário.

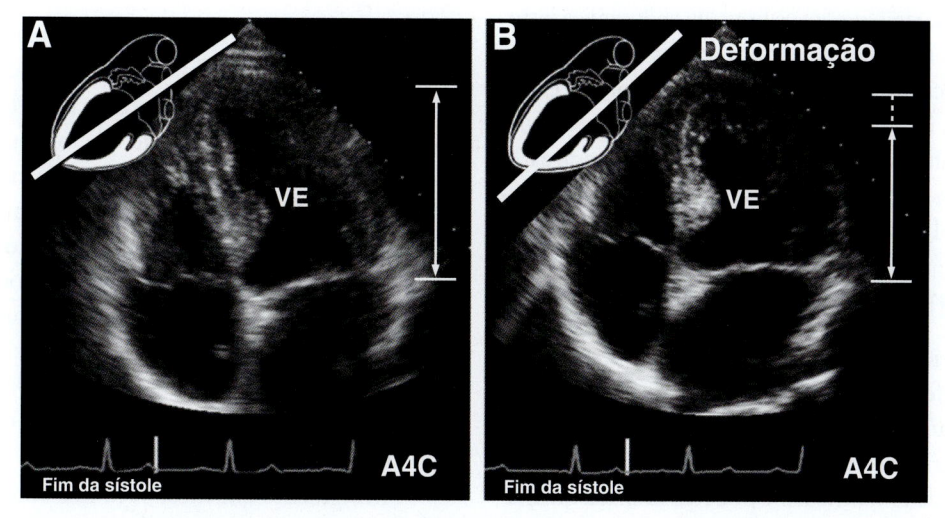

Fig. 5. Deformação ventricular esquerda. Deformação (mostrada à direita) ocorre quando o plano de imageamento não transecciona o centro do ápice ventricular esquerdo (à esquerda). É uma fonte comum de erro em quantificação ventricular esquerda em ecocardiografia bidimensional. (*Ver* o vídeo correspondente no DVD.)

imagem de ressonância magnética). Medições fora de eixo, como, p. ex., deformação de perspectiva, ocorrem facilmente (Fig. 5; *ver* o vídeo correspondente no DVD). Distorções da geometria do VE vistas em pacientes com cardiopatia isquêmica impõem desafios à avaliação 2D (Figs. 1A, B e 6).

MEDIDAS QUALITATIVAS E SEMIQUANTITATIVAS DA FUNÇÃO SISTÓLICA DO VE

Tirar medidas lineares das dimensões das câmaras cardíacas por eco 2D obedece aos princípios descritos ao usar modo M

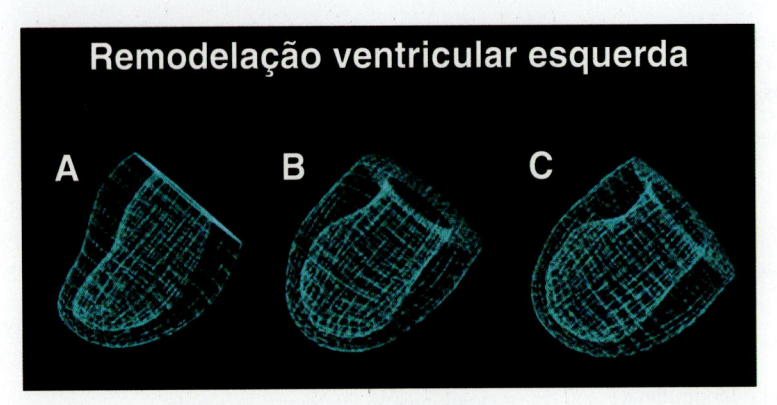

Fig. 6. Imagens tridimensionais (3D) mostrando distorção grosseira da geometria ventricular esquerda pós-infarto do miocárdio. Representação 3D da remodelação progressiva do ventrículo esquerdo em paciente com grande infarto do miocárdio anteroapical. Observar a distorção progressiva da geometria ventricular com o tempo (**A-C**).

descrito anteriormente (*ver* Capítulo 3, Fig. 16). Estimativas visuais da FEVE são usadas rotineiramente na prática clínica, mas a variabilidade interobservadores é alta, devendo ser ajustada por medições quantitativas.

A avaliação exata dos movimentos da parede ventricular durante o ciclo cardíaco é dependente da qualidade da imagem. A aquisição ideal da imagem é influenciada por características do paciente, perícia do operador e ajustes do instrumento. Posicionamento adequado do paciente ajuda a otimizar o imageamento das vias paraesternal e apical (*ver* Capítulo 3, Fig. 9). As imagens são mais bem adquiridas no fim da expiração ou durante respiração tranquila.

Falta de visualização precisa da fronteira endocárdica introduz incerteza nas medições 2D. A fim de minimizar isto, são empregadas técnicas para melhorar a definição do limite endocárdico, como, p. ex., imageamento harmônico, imageamento em cores B, opacificação do VE com agentes de contraste e técnicas baseadas em Doppler (Figs. 7 A, B e 8; *ver* o vídeo correspondente no DVD).

GRAUS QUALITATIVOS DA FUNÇÃO SISTÓLICA DO VE

As paredes ventriculares normais se espessam durante a sístole – uma manifestação do encurtamento das fibras miocárdicas – quando ambos os ventrículos se contraem. A contração sistólica ventricular é acompanhada por uma redução no tamanho da cavidade ventricular e pode ser avaliada qualitativamente como normal, reduzida ou hiperdinâmica (Fig. 9). Normalmente, 60-70% do volume diastólico final ventricular esquerdo são ejetados durante cada ciclo cardíaco.

Redução da função sistólica do VE pode ser estimada com aproximação de 5-10% por um observador experiente. FE de 55% ou mais é geralmente considerada normal; entre 40-55% brandamente reduzida; entre 30-40% moderadamente reduzida; e menor que 30% é considerada gravemente reduzida. Redução global da função sistólica é frequentemente acompanhada por variação regional.

Quando a FE excede 70%, é considerada "hiperdinâmica". FEs excedendo 75% se manifestam quase como obliteração da cavidade ventricular quando vistas pelas janelas paraesternal ou apical. Isto pode ser notado em hipovolemia ou em pacientes com cardiomiopatia hipertrófica.

Estimativas da FE por ecocardiografistas experientes se correlacionam bem com outras medidas quantitativas da FE. Ela é, portanto, um primeiro passo prático em mãos qualificadas.

GRADUAÇÃO DO MOVIMENTO REGIONAL DA PAREDE VENTRICULAR

A avaliação do movimento regional da parede do VE geralmente emprega o modelo de 16 segmentos, recomendado pela ASE (1989), ou o mais recente modelo de 17 segmentos (que acrescenta uma região adicional para o ápice). Os escores dos segmentos ventriculares são atribuídos com base em duas medidas qualitativas do comportamento da parede ventricular durante a sístole: (1) movimento da parede (contração) e (2) espessamento da parede. Escores graduados de contratilidade dos segmentos individuais variam de um escore normal de 1 até o pior escore de 5 (Figs. 1B e 10A; *ver* o vídeo correspondente à Fig. 8 no DVD). O miocárdio de um segmento disfuncional se espessa menos ou torna-se mais fino, durante a sístole.

Um segmento que mostra redução observável na contratilidade é *hipocinético* e recebe um escore de 2. Um segmento que escassamente se move ou espessa durante a sístole é *acinético* (escore = 3). Miocárdio *discinético* se move paradoxalmente durante a sístole (escore = 4). Miocárdio *aneurismático* permanece deformado durante a diástole. O escore integrado do movimento da parede é a soma dos escores dividida pelo número de segmentos graduados. Um índice de escore da parede de 1 indica normalidade. Escores maiores refletem graus mais graves de disfunção sistólica (Fig. 1B; *ver* o vídeo correspondente no DVD).

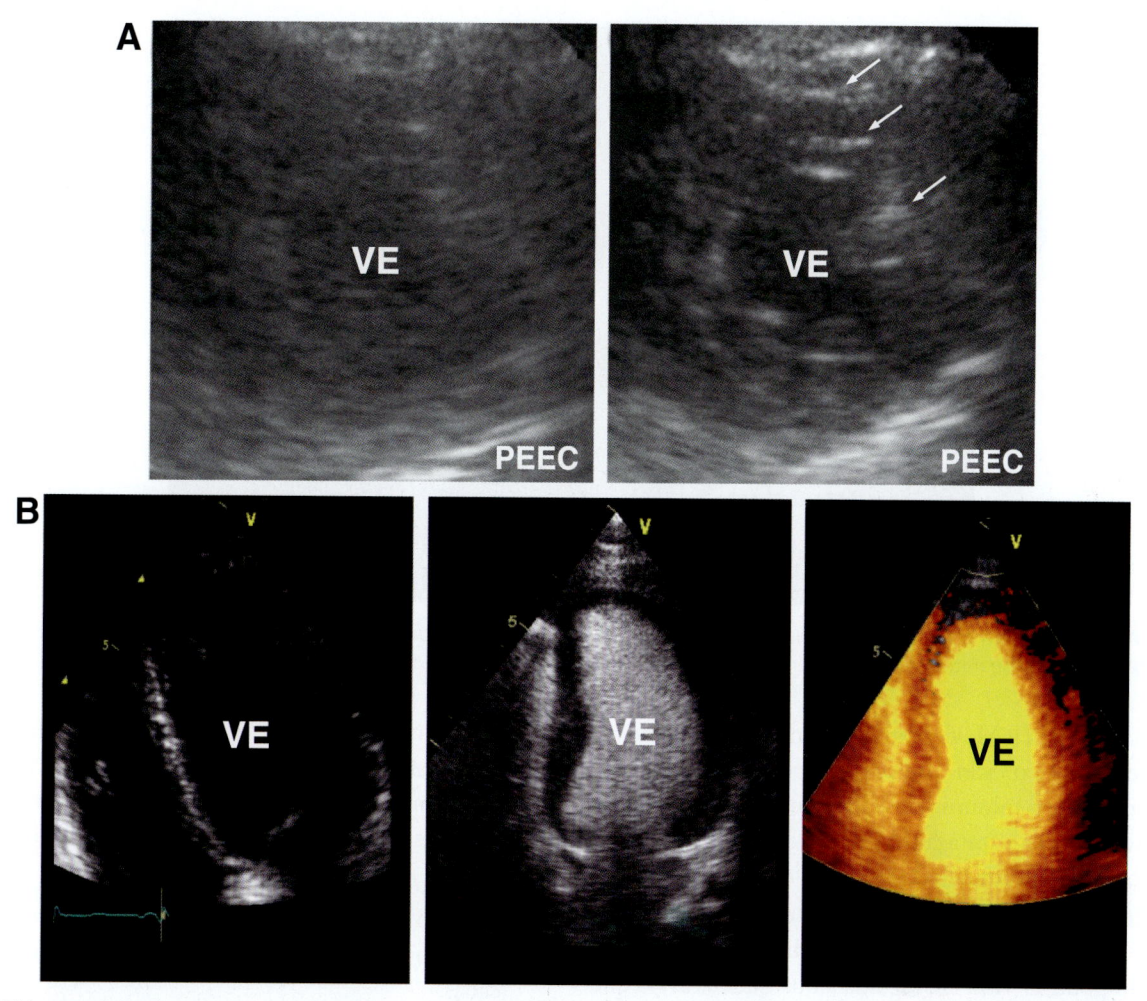

Fig. 7. (A) Imageamento harmônico tecidual. Mesmo com imageamento subótimo (**painel esquerdo**, vista paraesternal de eixo curto do ventrículo esquerdo), o imageamento harmônico tecidual melhora a definição endocárdica. Observar artefatos de reverberação (setas) originados das costelas. (**B**) Opacificação ventricular esquerda/definição do limite endocárdico. Métodos de contraste ajudam a delinear o limite endocárdico. Opacificação ventricular esquerda usando microsferas (p. ex., Optison® ou Definity®) é popular (comparar **painéis esquerdo** e **médio**). Outra técnica de imageamento contrastado miocárdico está mostrada no **painel direito**. (*Ver* o vídeo correspondente no DVD.)

Em um esforço para padronizar a nomenclatura dos segmentos miocárdicos em conjunto com outras especialidades de imageamento cardíaco, a *American Heart Association* (2002) lançou um modelo unificado com 17 segmentos (Fig. 10B). Usando este modelo, os segmentos 1-6 do VE são na base (nível da valva mitral), os segmentos 7-12 são no meio (nível dos músculos papilares), os segmentos 13-16 ocupam a região apical, e o segmento 17 representa a própria ponta do ápice. Este último não avança para dentro da cavidade ventricular. O modelo numérico segmentar pode ser equiparado à terminologia descritiva anatômica mais prática, conforme mostrado na Figura 10B.

A nomenclatura do modelo numérico segmentar também corresponde bem à distribuição das artérias coronárias (*ver* Capítulo 3, Fig. 58; Capítulo 7, Figs. 3-6). A partir disso, vários índices de comprometimento dos territórios das artérias coronárias, como, p. ex., da artéria descendente anterior esquerda, podem ser derivados.

LIMITAÇÕES DA AVALIAÇÃO DO MOVIMENTO REGIONAL DA PAREDE

A avaliação do movimento regional da parede é intensamente influenciada pela qualidade da imagem. A definição do limite endocárdico se deteriora quando imagens estacionárias são adquiridas de arquivos de vídeo digital. O formato de áudio/vídeo interfoliado (AVI) e o de imageamento e comunicações digitais em medicina (DICOM) são os mais populares. Os vídeos digitais consistem em múltiplas imagens estáticas em sucessão rápida, usualmente da ordem de 30-60 quadros por segundo. Quando o vídeo é parado, e uma única imagem estática é selecionada, a qualidade da imagem caracteristicamente se degrada, inclusive a definição do limite endocárdico.

Angulação do transdutor durante a aquisição de vistas de eixo curto pode representar erradamente a verdadeira anatomia segmentar e é evitada, usando-se a técnica reco-

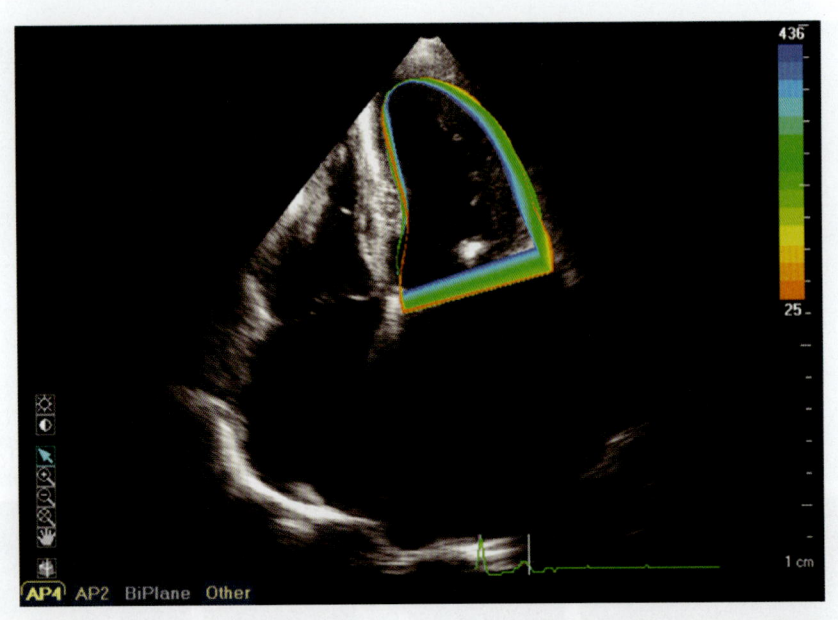

Fig. 8. Análise dinâmica do limite endocárdico. Análise dinâmica do limite endocárdico ventricular esquerdo é apresentada neste paciente com estenose mitral (e átrio esquerdo gravemente dilatado). (*Ver* o vídeo correspondente no DVD.)

mendada (Fig. 11). Movimentos de translação e rotação do coração durante o ciclo cardíaco não podem ser evitados, mas podem ser minimizados adquirindo-se as imagens durante o fim da expiração. Deve-se tomar cuidado para evitar o desencadeamento da manobra de Valsalva.

Movimento septal restrito pode ser erradamente tomado por hipocinesia ou acinesia septal. Hipocinesia aparente do septo pode ser vista em seguida a qualquer cirurgia que viole o pericárdio. Observação mais estreita do septo muitas vezes mostrará espessamento sistólico normal na ausência de lesão isquêmica verdadeira.

Movimento paradoxal do septo na presença de miocárdio septal normal sob os demais aspectos é visto em estados de sobrecarga de pressão e volume ventriculares direitos (VD) (Capítulos 18 e 21), derrame pericárdico e pericardite constritiva (Capítulo 10), ou com certas arritmias, como, p. ex., bloqueio de ramo esquerdo.

MEDIDAS QUANTITATIVAS DA FUNÇÃO SISTÓLICA DO VE

Comparações das dimensões diastólica e sistólica finais do VE formam a base das estimativas quantitativas da função do VE, como, p. ex., encurtamento fracionário (EF) e FE (fração de ejeção) (Fig. 12, Tabela 6). O encurtamento fracionário – a porcentagem de alteração no eixo menor do VE em um ventrículo contraindo-se simetricamente – pode ser derivado usando-se a fórmula:

$$\text{Encurtamento fracionário (EF) (\%)} =$$
$$(\text{DIVEd} - \text{DIVEs})/\text{DIVEd} \times 100\%$$
$$\text{EF} = 25\% - 45\% \text{ (faixa normal)}$$

As estimativas volumétricas dos volumes do VE por ecocardiografia 2D são baseadas em três métodos geométricos que combinam medições de dimensões e área do VE para calcular o volume (Tabela 6; Fig. 13A). São eles:

1. Método do elipsoide prolato.
2. Método do hemielipsoide (bala).
3. Método biplanar de discos (regra de Simpson modificada).

O método do elipsoide prolato admite uma geometria elipsoide prolata do VE sistólica e diastólica. Podem ser usados métodos de área-comprimento ou comprimento-diâmetro. Os métodos de área-comprimento monoplanar e biplanar estão mostrados na Figura 13B, C.

O modelo geométrico combinado – de uma hemisfera e um elipsoide (hemielipsoide) – fornece uma estimativa melhor do volume do VE (Fig. 13D), mas o biplanar de discos (regra de Simpson modificada) é recomendado pela ASE e pela *European Association of Echocardiography*. Este método não pressupõe uma geometria predeterminada do VE, mas, em vez disso, define a geometria do VE, obedecendo ao traçado manual dos bordos adquiridos da cavidade VE. O volume do VE é, então, quantificado, admitindo-se que sua cavidade é uma pilha de discos elípticos, cujos volumes são quantificados e somados (Fig. 14).

Duas vistas ortogonais – apical de quatro câmaras e apical de duas câmaras – e traçado manual dos limites endocárdicos desenhado manualmente no fim da sístole e no fim da diástole são necessários. *Software* automático divide o VE em uma pilha de discos orientados perpendicularmente ao eixo longo do ventrículo e soma os seus volumes individuais (Fig. 14).

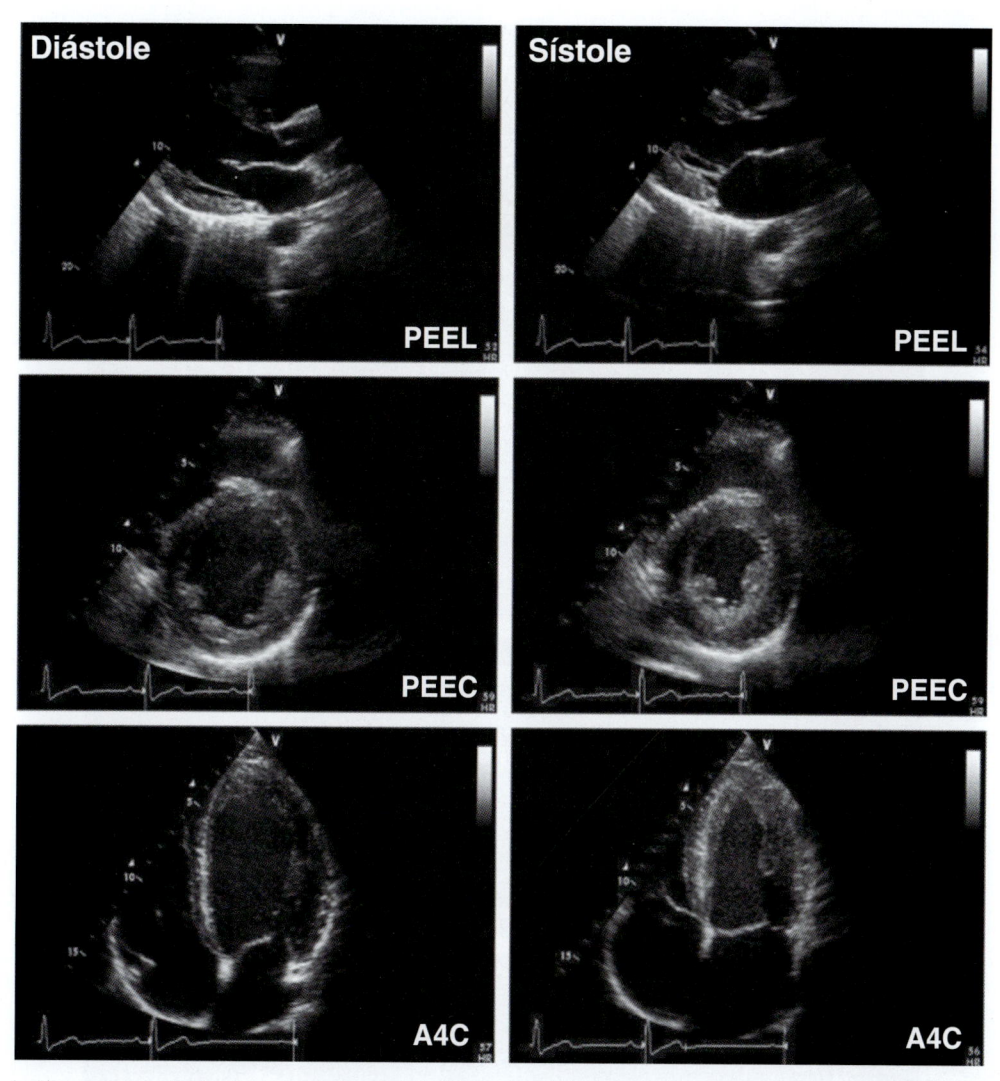

Fig. 9. Função sistólica normal. Conhecimento da função sistólica normal do ventrículo esquerdo é essencial para a interpretação de anormalidades.

A partir da imagem diastólica final, calcula-se o volume diastólico final e, a partir da imagem sistólica final, o volume sistólico final. O volume sistólico (VS) então é:

$$VS = VDF - VSF \; (mL)$$

A FE, portanto, é:

$$FE = \frac{VDF - VSF}{VSF} \times 100\%$$

O débito cardíaco (DC) é o produto entre FE e frequência cardíaca (FC):

$$DC = FE \times FC$$

A vantagem do método de Simpson modificado sobre outros métodos volumétricos listados na Tabela 5 é que ele não faz pressuposições sobre a geometria ventricular. Não obstante, considerável experiência do ecocardiografista é necessária, uma vez que as imagens devem ser otimizadas, e os limites endocárdicos precisamente identificados e traçados de acordo com a convenção. Má definição dos limites endocárdicos, vistas com deformação de perspectiva e técnica inadequada podem comprometer esta técnica.

A FEVE mostra alta correlação, porém concordância menos notável, com a ventriculografia radionuclídica e cineangiografia contrastada. Mesmo medidas quantitativas da FEVE podem ser inexatas, em função de limitações inerentes às fórmulas de quantificação, bem como às da própria ultrassonografia cardíaca. A variabilidade interobservadores permanece um problema perturbador na ecocardiografia 2D.

LIMITAÇÕES DAS MEDIDAS VOLUMÉTRICAS (FE) DA FUNÇÃO SISTÓLICA DO VE

Evidência impressionante a partir de experiências clínicas balizadoras em pacientes com insuficiência cardíaca e pós-in

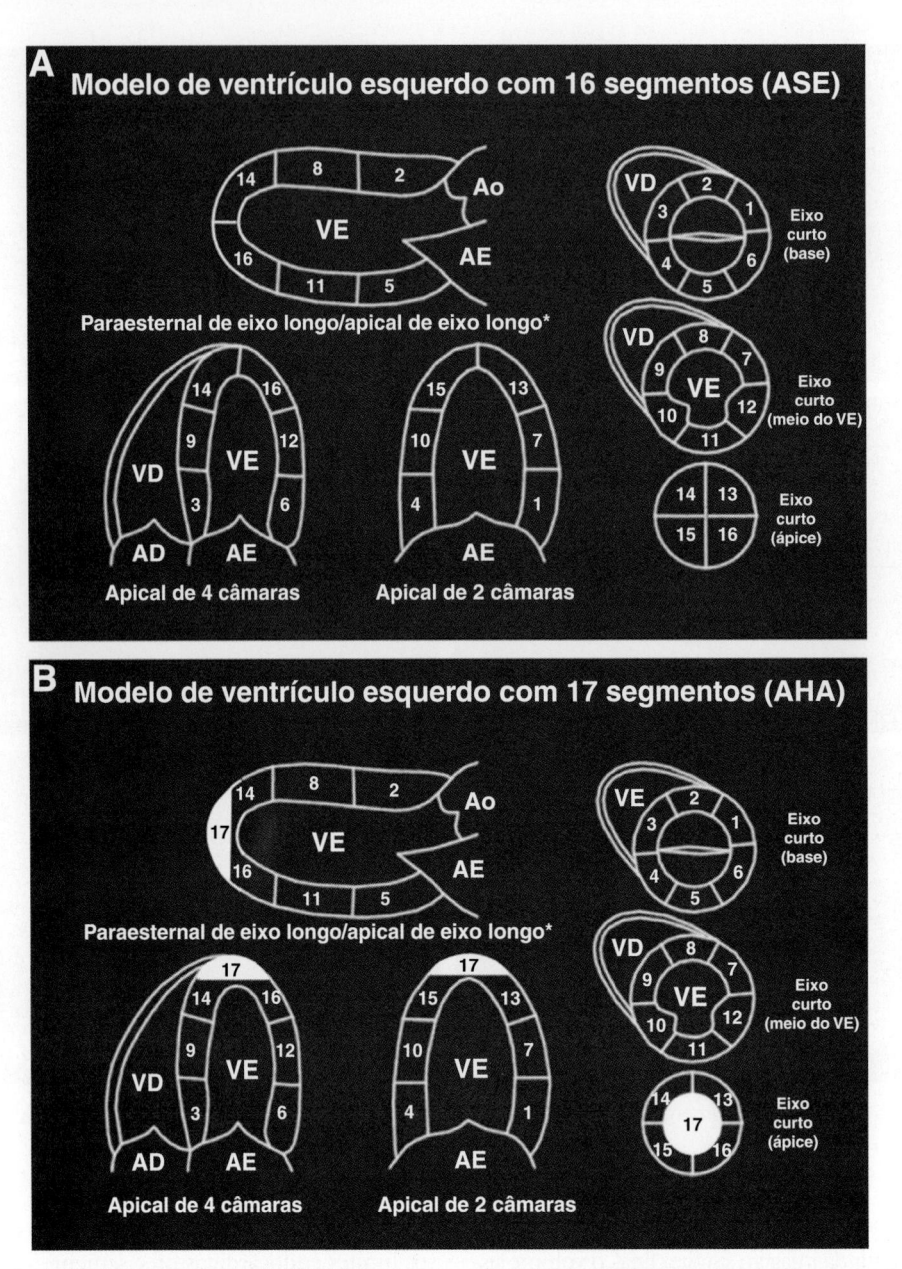

Fig. 10. A *American Society of Echocardiography* (ASE) lançou um modelo de ventrículo esquerdo de 16 segmentos para a avaliação do movimento da parede. O modelo de 17 segmentos da *American Heart Association* (AHA) tem uma "tampa" apical adicional acrescentada para harmonizar a nomenclatura dos segmentos ventriculares esquerdos com o imageamento de cardiologia nuclear e o de ressonância magnética. (**A**) Um modelo de 16 segmentos dos segmentos ventriculares esquerdos (ASE). (**B**) Um modelo de 17 segmentos dos segmentos ventriculares esquerdos (AHA).

farto do miocárdio demonstrou o comprovado valor da avaliação da FEVE para tratamento e prognóstico dos pacientes. Não obstante, a FEVE não é a única ou uma completa medida da função do VE. Medidas diastólicas e outras da função ventricular são necessárias, porque aproximadamente 40% dos pacientes com insuficiência cardíaca clínica têm função sistólica persistente (FEVE normal). Além disso, a função sistólica pode ser anormal mesmo na presença de FEVE normal.

A quantificação dos volumes do VE por ecocardiografia 2D se defronta com importantes limitações técnicas e clínicas. Como a ecocardiografia 2D não é uma técnica tomográfica verdadeira, deformação e vistas fora de eixo do VE permanecem um desafio. A FEVE pode ser normal em pacientes com infarto agudo do miocárdio (IAM), uma vez que hipocinesia ou acinesia no território miocárdico afetado podem ser compensadas por hipercinesia nos segmentos não afetados. A mesma FEVE em um paciente com regurgitação mitral tem significado clínico diferente daquela em um paciente com estenose aórtica.

Por essas razões, a tendência de muitos clínicos a pedir estudo ecocardiográfico "para FEVE apenas" ou aceitar a

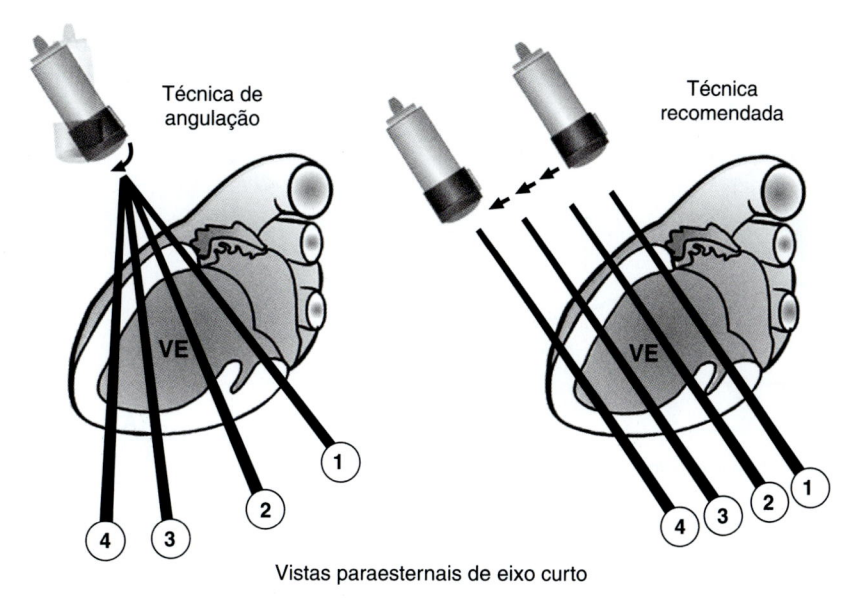

Fig. 11. Imageamento paraesternal de eixo curto, angulado *versus* ortogonal, do ventrículo esquerdo (VE). A técnica de angulação (esquerda) pode adquirir vistas de eixo curto dos segmentos VE tangencialmente, influenciando desse modo a exatidão da avaliação do movimento regional da parede. É melhor adquirir as imagens em planos ortogonais ao eixo longo do ventrículo esquerdo, como mostrado (à direita).

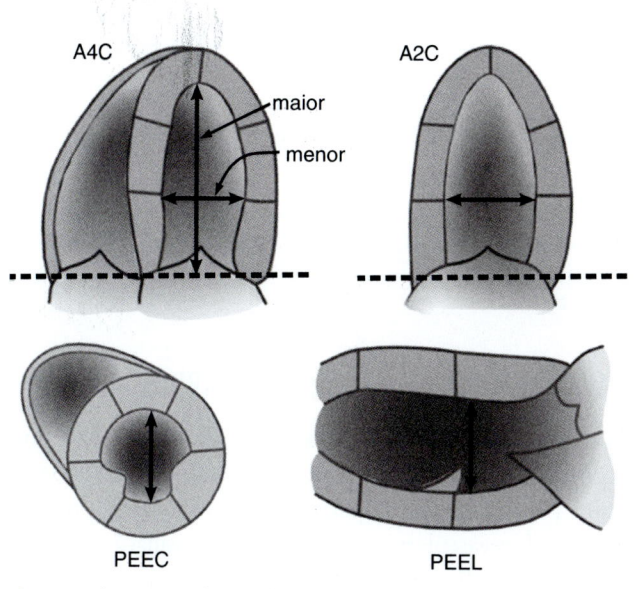

Fig. 12. Dimensões da cavidade ventricular direita.

Tabela 6 Medições Cardíacas por Ecocardiografia Bidimensional

Janela	Faixa normal (cm) (média – DP)	Índice ajustado à ASC (cm/m²)
PEEL	PEEL	PEEL
DIVEd	3,5-6	2,3-3,1
DIVEs	2,1-4	1,4-2,1
Encurtamento fracionário	25-46	—
PEEL (nível dos músculos papilares)	PEEL (nível dos músculos papilares)	PEEL (nível dos músculos papilares)
DIVEd	3,5-5,8	2,2-3,1
DIVEs	2,2-4	1,4-2,2
Encurtamento fracionário	25-43	
A4C	A4C	A4C
DIVE maior	6,9-10,3	4,1-5,7
DIVE menor	3,3-6,1	2,2-3,1
DIVE menor	1,9-3,7	1,3-2
Encurtamento fracionário	27-50	

ASC, área de superfície corporal; PEEL, paraesternal de eixo longo; DIVDd, diâmetro interno ventricular esquerdo no fim da diástole; DIVEs, diâmetro interno ventricular esquerdo no fim da sístole; PEEC, paraesternal de eixo curto; A4C, apical de quatro câmaras.

FEVE como equivalente a "única medida" da função VE deve ser moderada com outros parâmetros de função.

MASSA DO VE

Existe clara relação entre a massa do VE e os resultados em doença cardiovascular, especialmente na hipertensão. A massa do VE é calculada usando-se a fórmula listada na Tabela 5 e é baseada em um método de área-comprimento ou no de um modelo de cilindro hemielipsoide (Fig. 13). Essas medidas da massa do VE, quer em modo M, quer 2D, essencialmente subtraem o volume da cavidade ventricular do volume ventricular total para obter o volume da "casca"

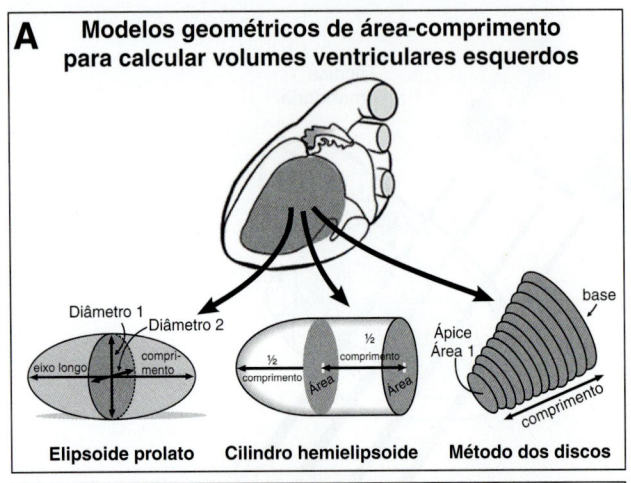

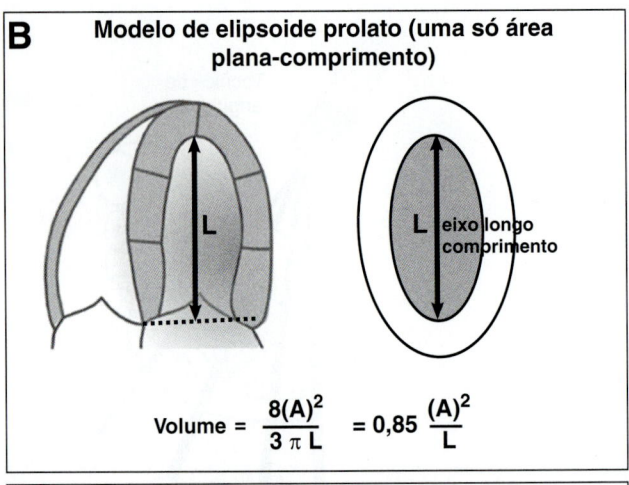

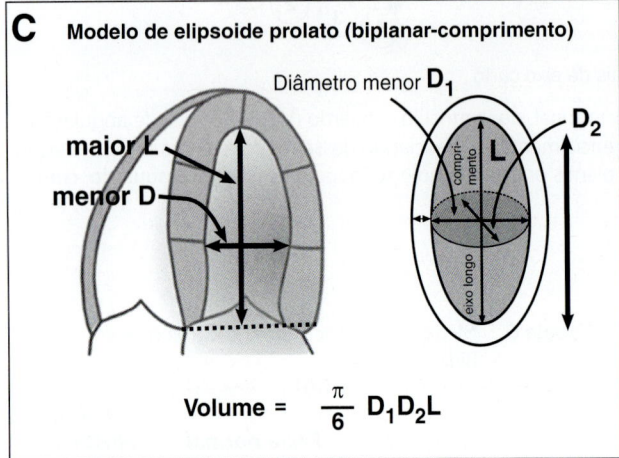

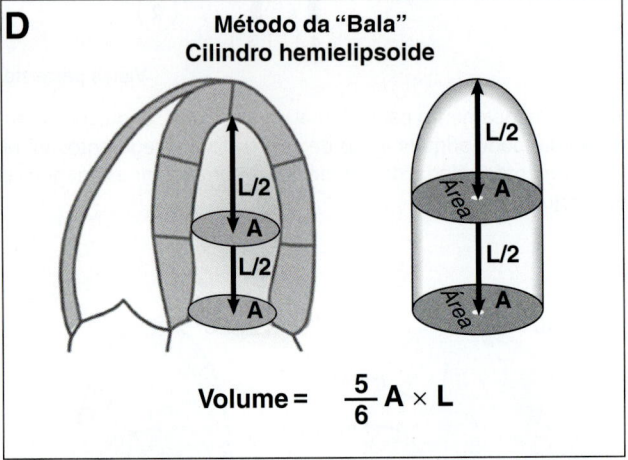

Fig. 13. Modelos geométricos para estimar volumes do VE por ecocardiografia bidimensional usam área em eixo curto multiplicada por comprimento em eixo longo. Comparação de volumes no fim da sístole e fim da diástole pode ser uma medida da função sistólica do VE.

ou miocárdico (Fig. 15). Este valor multiplicado pela densidade do miocárdio dá a massa do VE.

$$\text{Massa ventricular esquerda (Massa}_{VE}) = 0,8 \times [1,04 \, (SIV + EPP + DIVEd)^3 - DIVEd^3] + 0,6 \, g$$

Medidas exatas são cruciais, uma vez que os erros serão elevados à terceira potência.

▪ Ecocardiografia 3D

A ecocardiografia 3D provavelmente substituirá os métodos ecocardiográficos atuais de calcular massa e volumes ventriculares no futuro próximo (Fig. 16A-D); *ver* o vídeo correspondente no DVD. As limitações e pressuposições da ecocardiografia em 2D e no modo M são superadas pela ecocardiografia 3D reconstrutiva em tempo real e *off-line*. O equipamento 3D moderno usa tecnologia de transdutor com arranjo planar para obter um volume "piramidal" de dados. Isto torna a ecocardiografia 3D menos dependente de o ecocardiografista imagear o plano correto.

AVALIAÇÃO DA VIABILIDADE MIOCÁRDICA

A ecocardiografia com dobutamina é capaz de fornecer informação adicional sobre a reserva contrátil do VE. Isto tem valor para predizer recuperação de função após procedimentos de revascularização coronariana. Avaliação da viabilidade miocárdica também é importante em pacientes com insuficiência cardíaca.

A questão clínica importante com que frequentemente se confronta a equipe de cardiologia é se procedimentos de revascularização coronariana beneficiarão um paciente com disfunção do VE. Para responder a isto, necessitamos de ajuda para predizer a probabilidade de melhora depois do procedimento de revascularização proposto. Técnicas nucleares avaliam a perfusão miocárdica, mas não a reserva contrátil. Uma resposta bifásica sob ecocardiografia de esforço, entretanto, pode ser um bom preditor de melhora em pacientes marcados para se submeter a procedimentos de revascularização coronariana (Fig. 17; *ver* o vídeo correspondente no DVD); *ver também* o Capítulo 8).

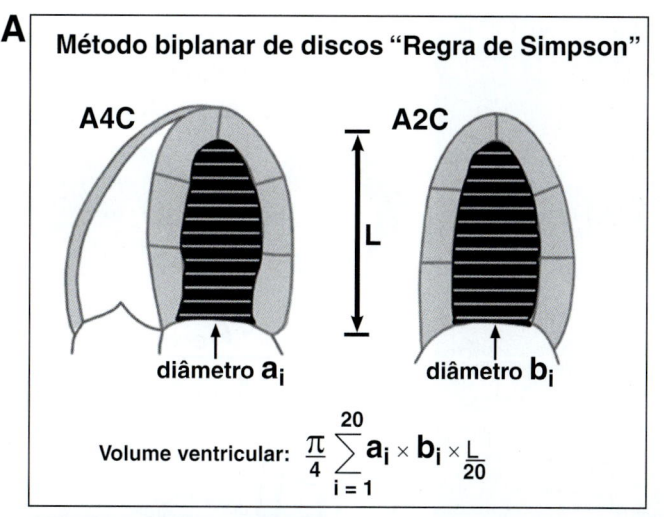

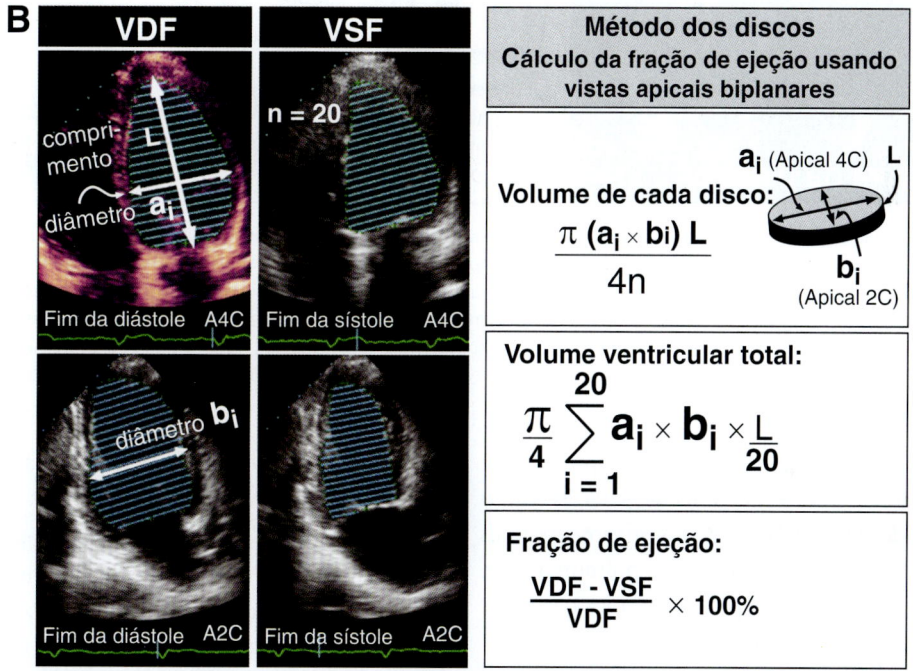

Fig. 14. (A, B) Método de Simpson modificado. A *American Society of Echocardiography* recomenda o método de Simpson modificado (método de discos biplanares) para calcular volumes ventriculares esquerdos e fração de ejeção. Desenho manual do endocárdio ventricular no fim da sístole e da diástole a partir de dois planos ortogonais e soma dos volumes dos discos derivados servem como base deste cálculo.

AVALIAÇÃO DOPPLER DA FUNÇÃO SISTÓLICA VENTRICULAR

A avaliação Doppler fornece índices complementares e alternativos da função sistólica ventricular (Tabela 7). Índices Doppler tradicionais são usados para calcular VS e DC. O VS é calculado a partir da equação: *volume = área × integral velocidade tempo;* onde *área* é a área de corte transversal da saída ventricular ou trato de entrada de interesse; *integral velocidade tempo* corresponde à integral de velocidade tempo através da mesma. O DC é então calculado de acordo com a equação:

$$DC = VS \times FC$$

O índice cardíaco é calculado dividindo-se o DC pela área de superfície corporal.

Os índices Doppler têm a vantagem de ser independentes de suposições geométricas usadas no cálculo de volumes, com base nos modos M e 2D. O método Doppler mais preciso e reprodutível para calcular VSs usa o diâmetro do trato de saída do VE (TSVE) e a integral de velocidade-tempo através do TSVE por exame com Doppler pulsado (Fig. 18A; *ver também* "Equação de Continuida-

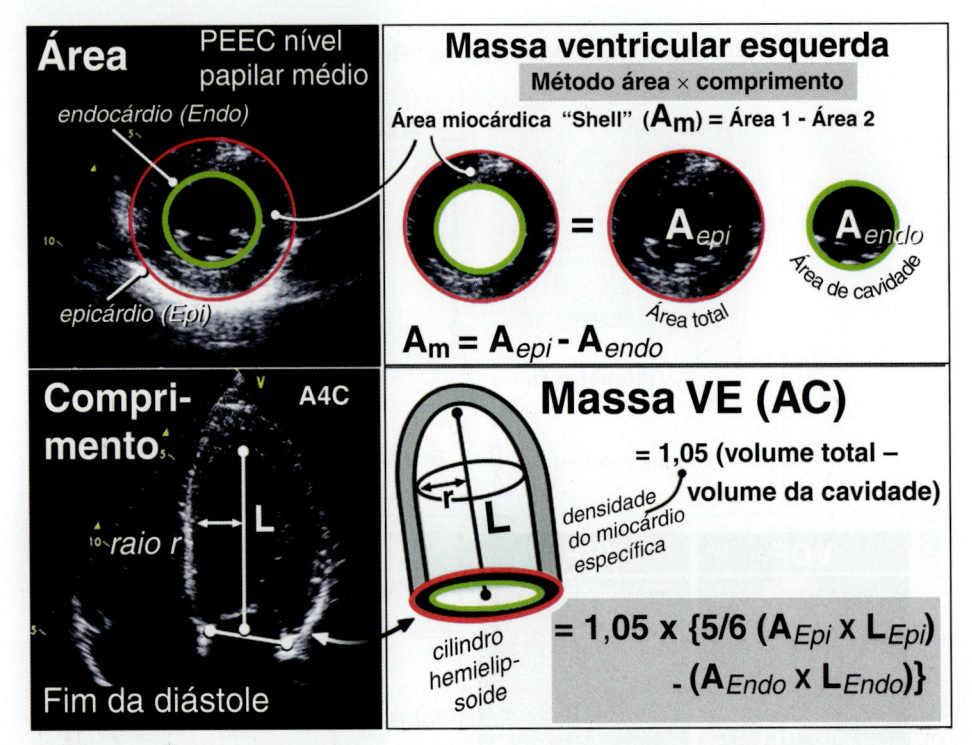

Fig. 15. Massa ventricular esquerda. O método de área-comprimento usando um cilindro hemielipsoide do ventrículo esquerdo (VE) é a equação recomendada para medir a massa VE. É uma fórmula simples com medições facilmente executáveis. Medições diastólicas finais usando paraesternal de eixo curto (PEEC) e apical de quatro câmaras aos níveis médio ou alto dos músculos papilares são feitas e inseridas na equação conforme mostrado. A soma de a + d é o comprimento diastólico final da cavidade do VE; b = raio eixo menor; t = espessura da parede; A_1 = área PEEC planimetrada total ao nível dos músculos papilares; A_2 = área PEEC planimetrada da cavidade VE.

de" no Capítulo 11). A geometria do TSVE aproxima-se muito estreitamente de um círculo, em comparação com o anel mitral elipsoide (Fig. 18B), sendo logisticamente mais fácil de medir do que o diâmetro da artéria pulmonar (Fig. 18C). A geometria do anel tricúspide é complexa, e quase nunca é usada para calcular VSs.

Doppler de onda contínua do jato regurgitante mitral pode revelar indícios sobre o desempenho do VE pela avaliação de alterações na pressão do VE em relação ao tempo (dP/dT). A pressão é medida em dois pontos (a ~1 m/s e 3 m/s depois do início da regurgitação mitral), e se aplica à equação de Bernoulli ($dP = 4v^2$). O dP/dT normal é acima de 1.200 mmHg/s.

OUTRAS MEDIDAS DOPPLER DA FUNÇÃO SISTÓLICA VENTRICULAR

Imageamento Doppler tecidual é uma ferramenta útil na avaliação da função diastólica ventricular, mas também se mostra promissor na avaliação da função sistólica (Fig. 19). A interrogação com Doppler do anel mitral pode fornecer um índice mensurável de movimento e velocidade anular, e a informação derivada pode ser extrapolada para avaliar a função ventricular. Há boa relação entre a avaliação Doppler da velocidade de contração miocárdica e a FEVE.

O imageamento da velocidade tecidual emprega códigos de cores para refletir o encurtamento longitudinal ventricular, usando o esquema: vermelho – para movimento na direção do transdutor –, e azul – movimento afastando-se do transdutor (Fig. 20; ver o vídeo correspondente no DVD). Ele é baseado no raciocínio de que a maioria das fibras musculares cardíacas é orientada longitudinalmente. Existe relação direta entre imageamento de velocidade tecidual por onda pulsada e função sistólica ventricular.

FE não é uma medida da contratilidade independente da carga. A carga é importante quando se está considerando a contratilidade, e isto não é normalmente levado em conta nas medidas tradicionais. Métodos mais novos e menos dependentes da carga, como, p. ex., imageamento Doppler de *strain* (deformação), estão sendo investigados. *Strain* – uma grandeza sem dimensão – mede a deformação produzida pela aplicação de esforço. Ele representa a alteração percentual no comprimento da fibra miocárdica a partir de sua dimensão original ou sem esforço (Fig. 21A-C). Comparações das velocidades Doppler em pontos de interrogação ao longo do miocárdio são usadas para medir o *strain* ventricular esquerdo.

Capítulo 5 ◆ Avaliação Ecocardiográfica da Função Sistólica Ventricular | 105

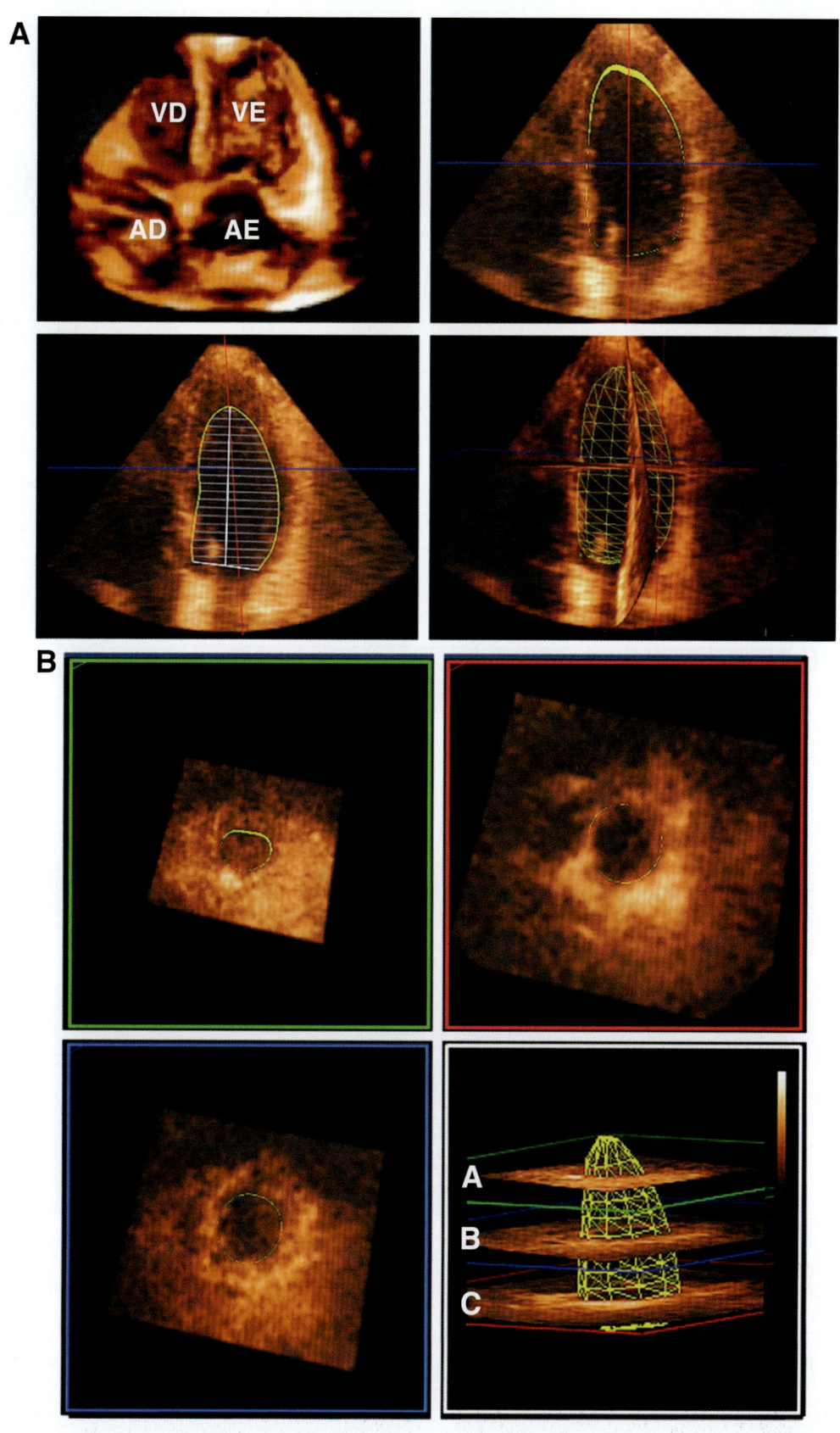

Fig. 16. Quantificação do VE por eco tridimensional (3D). (**A**) Imagem 3D apical do volume completo extraído. (**B**) Detecção semiautomática de limites com reconstrução multiplanar (RMP) em ecocardiografia 3D. *(Continua.)*

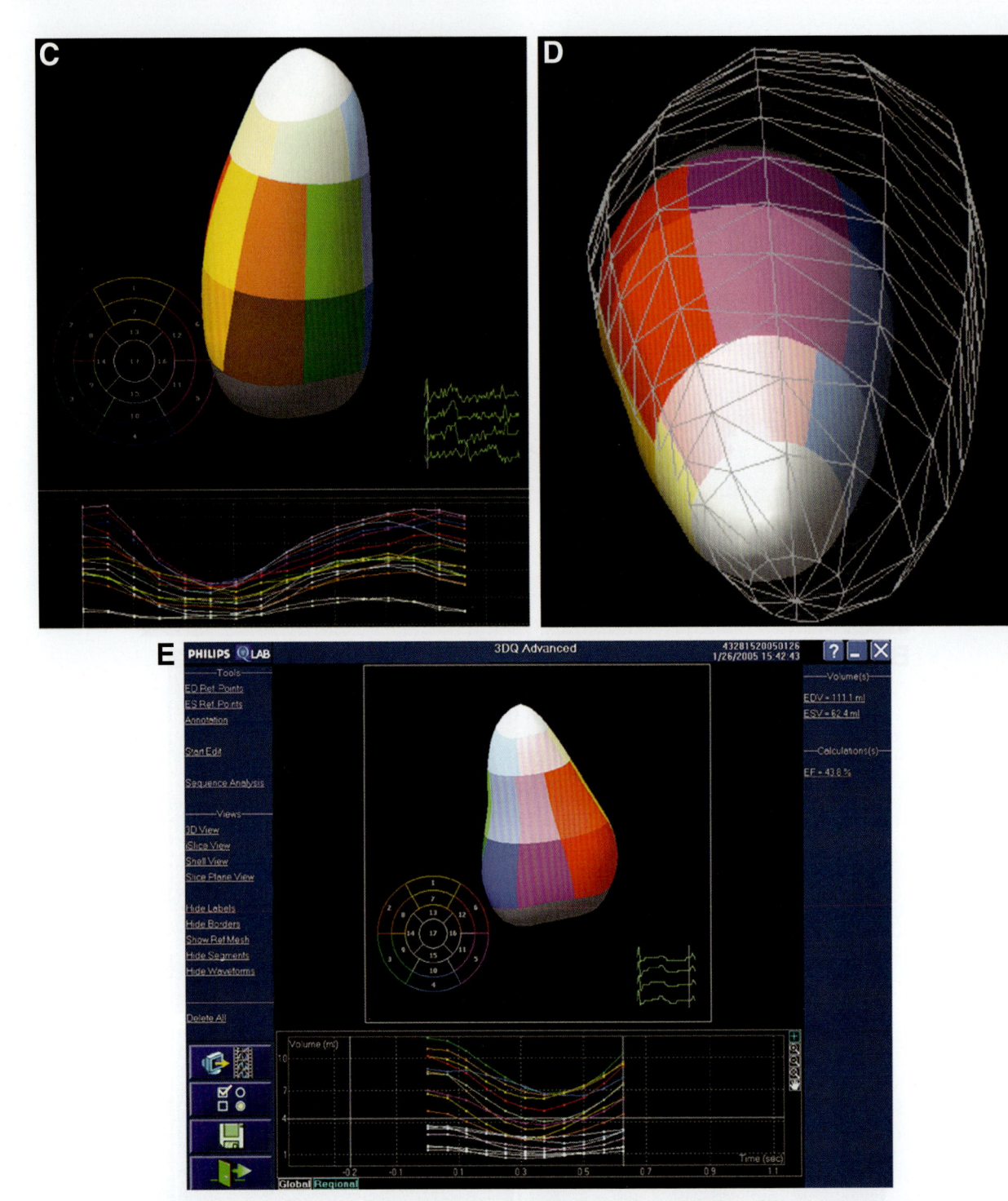

Fig. 16. *(Continuação)* (**C**) Dados volumétricos em 3D de 17 segmentos para análise segmentar ventricular esquerda. A ecocardiografia 3D supera várias limitações da ecocardiografia 2D na quantificação da função sistólica, incluindo definição do limite endocárdico, deformação de perspectiva, vistas fora de eixo e movimento de translação. Ela é candidata a substituir a ecocardiografia 2D na avaliação da função, massa e estimativas volumétricas do VE. Eco 3D é especialmente valiosa em avaliação e quantificação ventriculares direitas, com utilidade comparável à do imageamento cardíaco por ressonância magnética. (**D**) Imagem sistólica do VE com a malha de referência diastólica. (**E**) Imagem sistólica em paciente com cardiomiopatia e assincronia. (*Ver* o vídeo correspondente no DVD.)

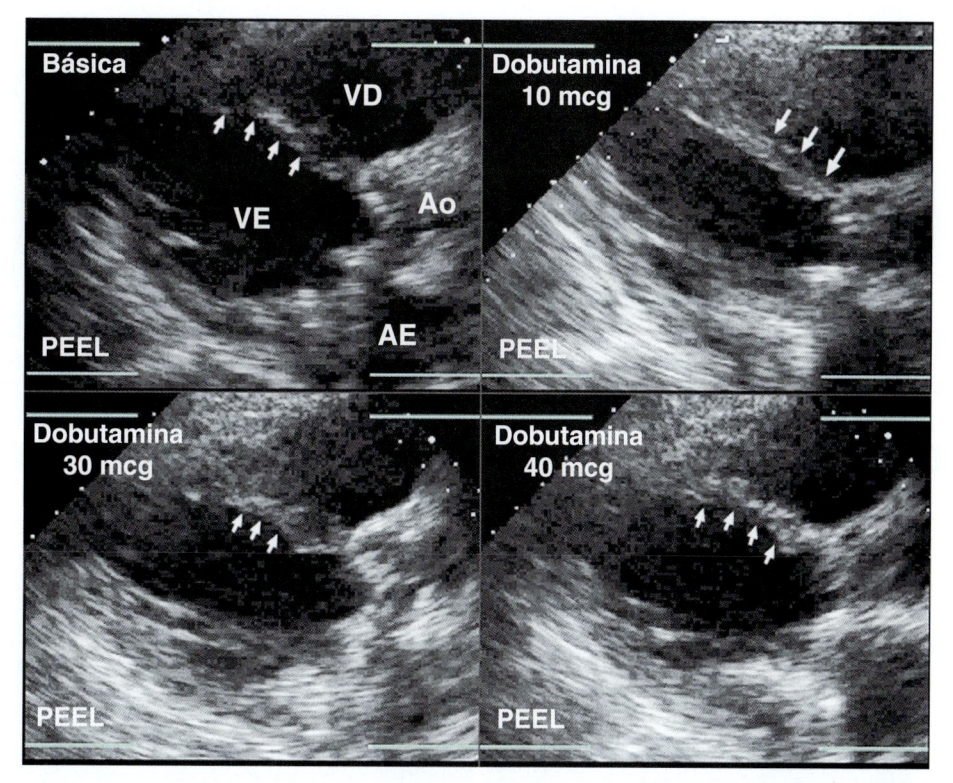

Fig. 17. Ecocardiograma com esforço com dobutamina: resposta bifásica. Uma resposta bifásica na ecocardiografia de esforço com dobutamina pode ser candidata a procedimento de revascularização coronariana. Este paciente mostra aumento de uma região previamente mal funcionante sob baixa dose de dobutamina (10 µg), mas demonstra isquemia (contratilidade diminuída) com doses mais altas. Na imagem básica, esta região do coração (setas) é hipocinética — a contratilidade melhora com a velocidade de infusão de 5 µg, é mantida a 10 µg e piora a 40 µg. Isto representa uma região isquêmica aumentada a baixas doses, podendo beneficiar-se com revascularização. (*Ver* o vídeo correspondente no DVD.)

Tabela 7 Índices Doppler da Função Sistólica Ventricular Esquerda

Índices Doppler tradicionais	Índices Doppler mais recentes

VS = IVT × ASCT = IVT × πr^2
 = IVT × $\pi D^2/4$ = 0,785 D^2 × IVT
 Locais de medição
   TSVE
   Entrada do VE (valva mitral)
   Artéria pulmonar
	IDT/ITD

DC = VS × FC IC = DC/área de superfície corporal	IVTec para dessincronismo ventricular esquerdo
Doppler OC em regurgitação mitral: dP/dt = 32/tempo (mmHg/s)	Imageamento Doppler de *strain*: *strain* e velocidade de *strain*
Velocidade/tempo de aceleração, p. ex., fluxo aórtico/velocidade aceleração, tempo de ejeção aórtica	Torção ventricular esquerda por IDT

VS, volume sistólico; IVT, integral de velocidade tempo; AST, área de seção transversa; D, diâmetro; ITD, imageamento tecidual Doppler; IDT, imageamento Doppler tecidual; TSVE, trato de saída ventricular esquerda; DC, débito cardíaco; FC, frequência cardíaca; IC, índice cardíaco; IVTec, imageamento de velocidade tecidual; OC, onda contínua; dP/dT, velocidade de elevação da pressão ventricular.

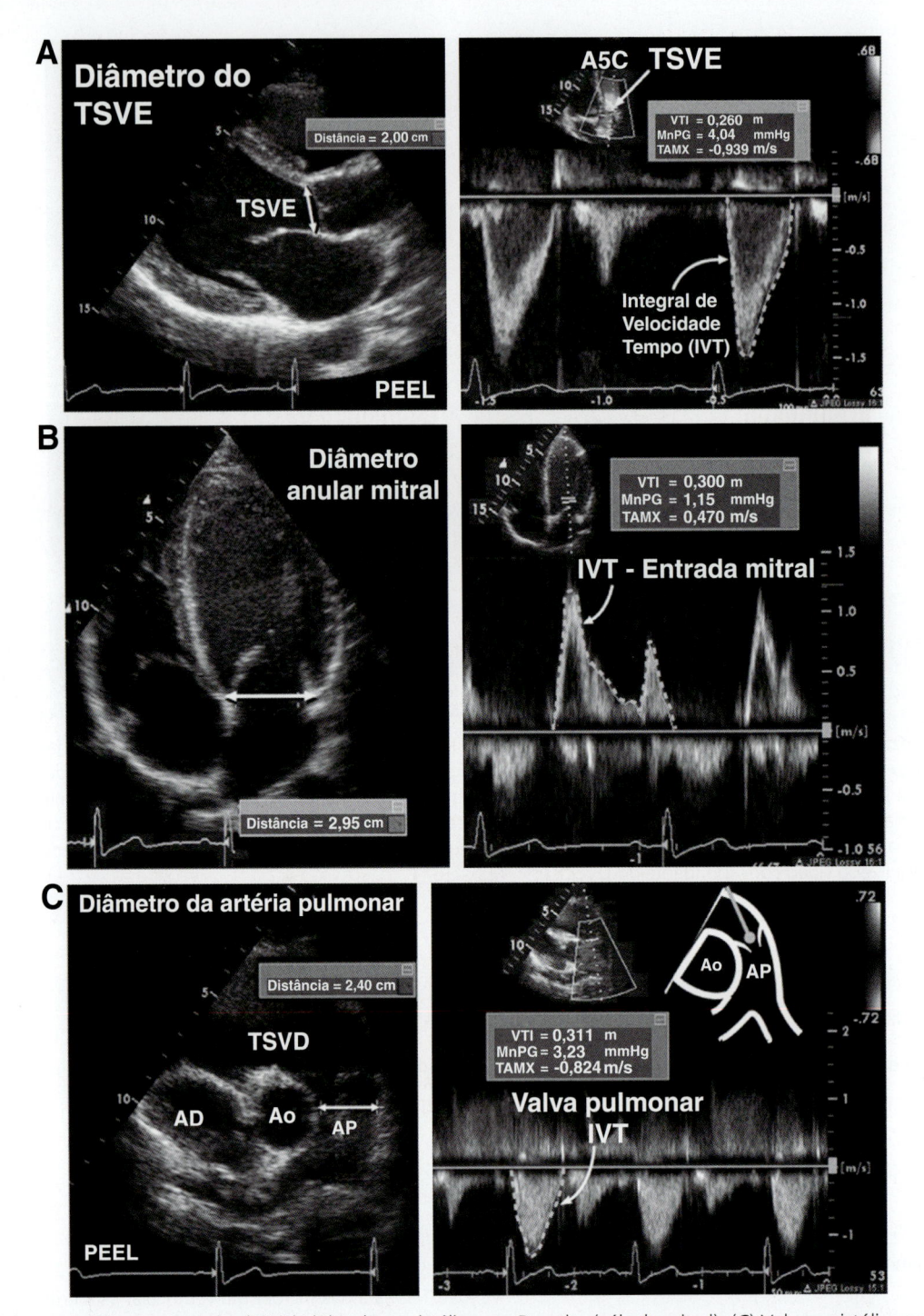

Fig. 18. (**A**) Volume sistólico por Doppler (TSVE). (**B**) Volume sistólico por Doppler (válvula mitral). (**C**) Volume sistólico por Doppler (artéria pulmonar).

ÍNDICE DE DESEMPENHO MIOCÁRDICO (ÍNDICE TEI)

O índice de desempenho miocárdico (IDM) é uma medida integrada derivada com Doppler das funções sistólica e diastólica ventriculares.

Ele tem sido motivo de muito interesse desde a sua criação em 1995, tendo sido bem recebido pela sua capacidade de avaliar a função de VE e VD em uma variedade de pacientes – insuficiência cardíaca, cardiomiopatia, doença de artéria coronária, transplante cardíaco e em experiências clínicas prospectivas. É reprodutível, fácil de medir e capaz de predizer morbidade e mortalidade em pacientes com cardiomiopatia e insuficiência cardíaca.

Quando aplicado ao VE, ele é a soma dos tempos de contração e relaxamento isovolumétricos (TCI + TRI) dividida pelo tempo de ejeção. Estas medidas são obtidas por

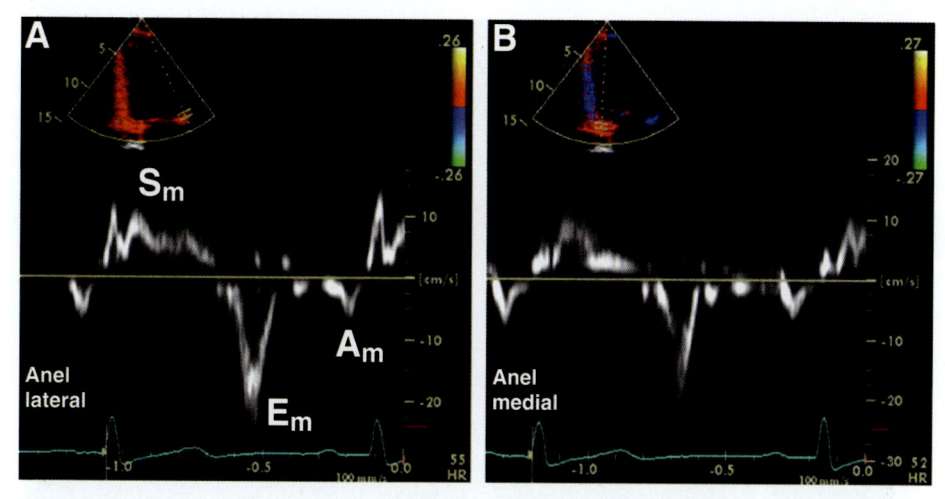

Fig. 19. Imageamento Doppler tecidual (IDT). Doppler tecidual avalia velocidades miocárdicas durante o ciclo cardíaco. Desvios Doppler medidos nos anéis lateral (**A**) e septal (**B**) estão mostrados. Desvios sistólicos (S_m) são para cima (positivos). Desvios afastando-se do transdutor (E_m e A_m), refletindo velocidades diastólicas inicial e tardia, são para baixo (negativos).

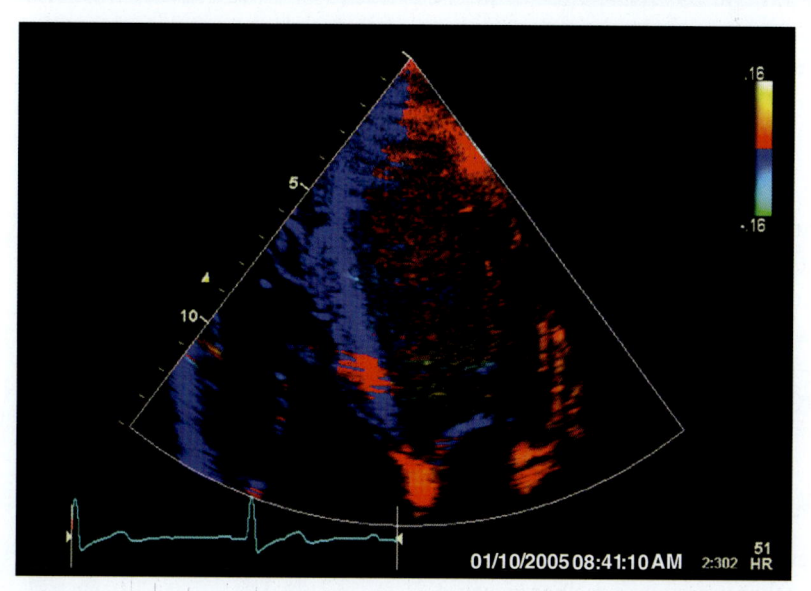

Fig. 20. Imageamento de velocidade tecidual (IVT). Velocidades teciduais diferenciais com Doppler em cores podem detectar contratilidade diferencial de segmentos do ventrículo esquerdo (VE) – e ser codificadas em cores como apresentado. Isto reflete dessincronismo VE e função sistólica prejudicada do VE. (*Ver* o vídeo correspondente no DVD.)

avaliação Doppler do enchimento e ejeção do VE e usando-se a fórmula (Fig. 22):

$$\text{IDM ventricular esquerdo} = \frac{(\text{TCI} + \text{TRI})}{\text{TE}}$$

O IDM tem suas limitações. Ele não é uma medida independente da carga, e um dos seus componentes, o TRI, é menos discriminador em pacientes com disfunção diastólica piorando. Portanto, apesar da sua utilidade, ele deve complementar (e não substituir) medidas estabelecidas da função do VE, como, p. ex., volumes ventriculares e FE.

AVALIAÇÃO DA FUNÇÃO DO VD NA INSUFICIÊNCIA CARDÍACA E PÓS-INFARTO DO MIOCÁRDIO

Em pacientes com insuficiência cardíaca, disfunção do VD é associada à mortalidade aumentada. Disfunção do VE é um preditor importante do risco e de insuficiência cardíaca após infarto do miocárdio.

CONSIDERAÇÕES MORFOLÓGICAS

O VD exibe uma geometria muito mais complexa que a do VE. Ele tem parede fina (> 0,5 cm) e assume uma aparência

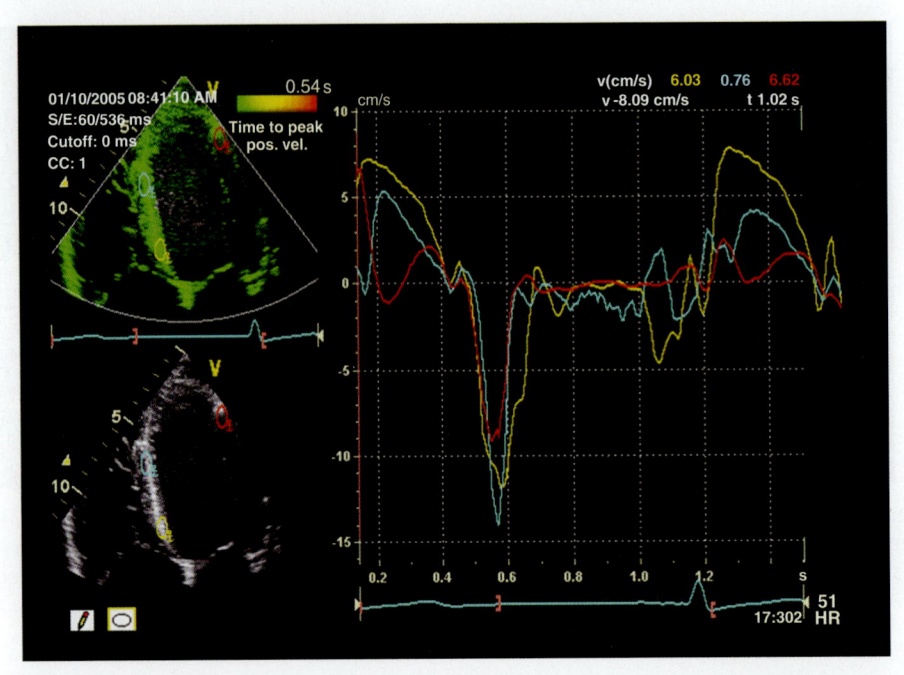

Fig. 21. Imageamento de deformação (*strain*) com Doppler. Imageamento Doppler da deformação mostrando traçados síncronos normais de Doppler tecidual de três segmentos miocárdicos interrogados.

em forma de pera achatada, dobrada sobre o VE (Fig. 23). Essa geometria o torna especialmente difícil de avaliar por técnicas 2D. A maioria dos métodos volumétricos de avaliação do VD é complexa e não bem validada, especialmente em estados de doença – quando a geometria do VD se torna ainda mais complexa (Capítulo 18).

DIMENSÕES DA CÂMARA DO VD

Como o VE, o VD deve ser avaliado usando-se múltiplas janelas. A janela subcostal proporciona a melhor visualização da parede livre do VD. O tamanho, a espessura da parede e a função sistólica do VD devem ser registrados, e a função sistólica, descrita como normal ou reduzida em graus variados. Aumento do VD pode ser estimado, usando-se a "regra dos terços" na vista paraesternal de eixo longo, ou comparando o seu tamanho em relação ao do VE na vista apical de quatro câmaras. O diâmetro do VD normalmente não excede um terço da largura ventricular total na vista apical de quatro câmaras (Fig. 24; Tabelas 8 e 9).

As tentativas de quantificar os volumes e a função sistólica do VD por ecocardiografia incluem índices como movimento do anel tricúspide, encurtamento fracionário tricúspide e alteração fracionária da área do VD (AFAVD). Movimento anular tricúspide designa a distância que o anel tricúspide se move na direção anteroposterior. O encurtamento fracionário tricúspide é uma

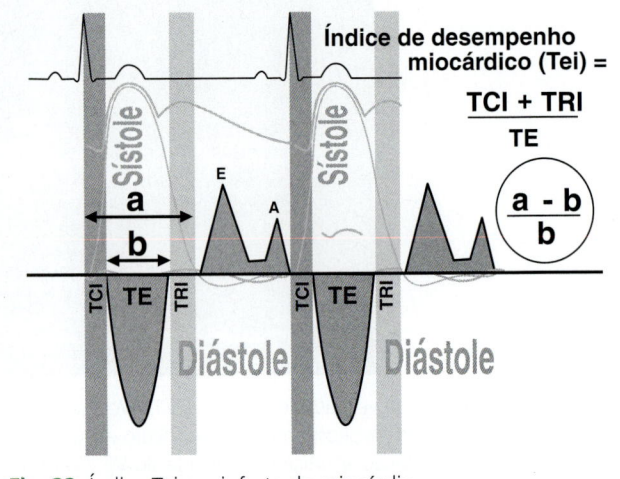

Fig. 22. Índice Tei em infarto do miocárdio.

avaliação da diferença entre as distâncias máxima e mínima entre os anéis tricúspides durante o ciclo cardíaco. AFAVD é avaliada medindo-se áreas do VD na vista apical de quatro câmaras e comparando-se a alteração relativa entre a diástole e a sístole. Quando as três abordagens são comparadas com imagem de ressonância magnética (IRM) cardíaca, a melhor correlação é vista com as medidas da AFAVD. No IDM do VD também se comprovou uma medida útil da função do VD. Padrões de avaliação volumétrica do VD, no entanto, ainda estão por ser estabelecidos.

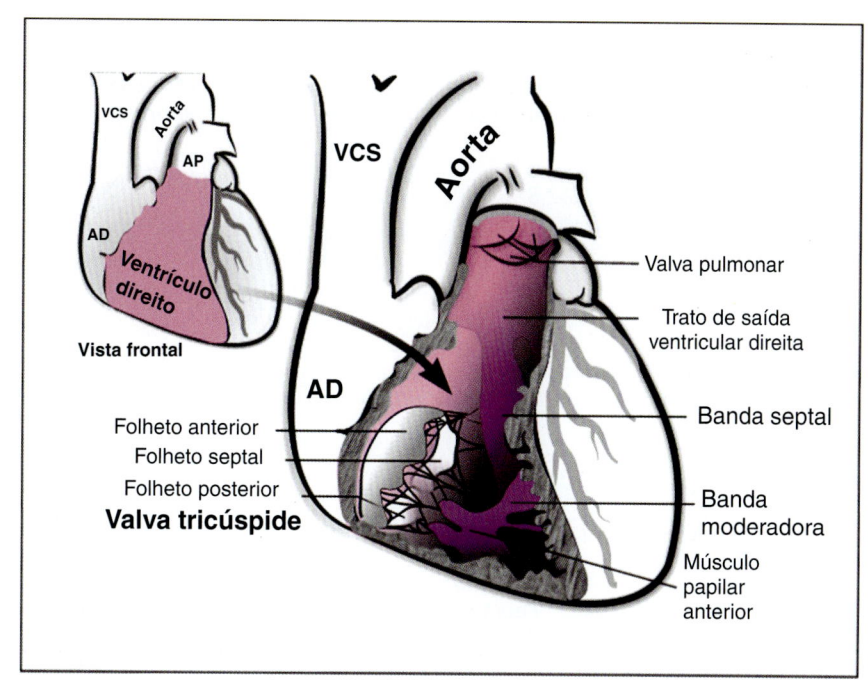

Fig. 23. Morfologia ventricular direita.

Dimensões do ventrículo direito

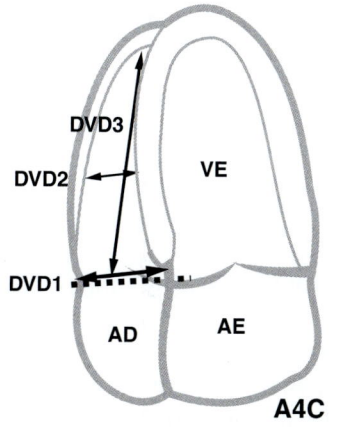

Fig. 24. Dimensões do ventrículo direito (cm). (*Ver* o vídeo correspondente no DVD.)

mitral e aórtica, pode levar a um VE dilatado com função sistólica reduzida. Condições de sobrecarga de pressão, como estenose aórtica, hipertensão grave ou coarctação, usualmente levam à hipertrofia, embora dilatação e disfunção ventriculares possam ocorrer tardiamente no curso da doença. Várias formas de cardiopatia congênita podem levar à disfunção sistólica e, usualmente, ser identificadas na ecocardiografia. Doenças infiltrativas, como amiloidose, podem causar grave disfunção do VE e, geralmente, ser identificadas por características ecocardiográficas patognomônicas. No caso do amiloide, hipertrofia de VE grave, miocárdio de aparência "manchada", dilatação atrial, espessamento valvar inespecífico e derrames pericárdicos são comuns. Ocasionalmente, cardiomiopatia hipertrófica pode, em última análise, levar à dilatação e disfunção ventriculares (a chamada cardiomiopatia hipertrófica "extinta").

ECOCARDIOGRAFIA PARA DETERMINAR A ETIOLOGIA DA DISFUNÇÃO SISTÓLICA

A ecocardiografia pode ser de utilidade na determinação da etiologia da disfunção sistólica (Tabela 1). Pacientes com cardiopatia isquêmica quase sempre têm anormalidades individualizadas do movimento regional da parede – mais frequentemente secundárias a infarto miocárdico prévio. Em contraste, disfunção sistólica global, sem variação regional, é mais sugestiva de cardiomiopatia não isquêmica. Cardiopatia valvar regurgitante grave, como regurgitação

USO DE AGENTES DE CONTRASTE EM ECOCARDIOGRAFIA

Já no fim dos 1960, foi observado que a injeção intravascular de quase qualquer solução resultava em efeito de contraste detectável pela ecocardiografia. Microbolhas de contraste são usadas hoje em dia para complementar o processo de imageamento na ultrassonografia. Os avanços nas modalidades de imageamento nos modernos sistemas de ultrassonografia sequencialmente com o desenvolvimento de mais novos agentes tornaram o imageamento contrastado mais eficaz e aplicável na clínica diária.

Tabela 8 — Limites de Referência e Valores de Partição do Tamanho Ventricular Direito

	Faixa de referência	Brandamente anormal	Moderadamente anormal	Gravemente anormal
Dimensões VD				
Diâmetro ventricular direito basal (DVD1) (cm)	2-2,8	2,9-3,3	3,4-3,8	≥ 3,9
Diâmetro ventricular direito médio (DVD2) (cm)	2,7-3,3	3,4-3,7	3,8-4,1	≥ 4,2
Comprimento base-ápice (DVD3) (cm)	7,1-7,9	8-8,5	8,6-9,1	≥ 9,2

Tabela modificada de Recommendations for Chamber Quantification. American Society of Echocardiography (ASE), 2005.

Tabela 9 — Limites de Referência e Valores de Partição do Tamanho e Função Ventriculares Direitos conforme Medidos na Vista Apical de Quatro Câmaras

	Faixa de Referência	Brandamente Anormal	Moderadamente anormal	Gravemente anormal
Área diastólica ventricular direita (cm^2)	11-28	29-32	33-37	≥ 38
Área sistólica ventricular direita (cm^2)	7,5-16	17-19	20-22	≥ 23
Alteração fracionária da área ventricular direita (%)	32-60	25-31	18-24	≤ 17

Tabela modificada de Recommendations for Chamber Quantification. American Society of Echocardiography (ASE), 2005.

AGENTES DE CONTRASTE

Os agentes de contraste são bolhas encapsuladas de gás menores que os eritrócitos e, portanto, capazes de circular livremente dentro do corpo. O uso de contraste data de 1968, quando Gramiak e Shah usaram pela primeira vez soro fisiológico injetado para aumentar os sinais do fundo sanguíneo. Isto foi seguido, anos mais tarde, por bolhas de ar encapsuladas, e mais recentemente pelo uso de bolhas de gás encapsuladas de baixa solubilidade (como perfluorocarbonetos). Estes agentes mais recentes são capazes de passar através da circulação pulmonar sem destruição.

Os agentes de contraste aprovados para uso nos Estados Unidos para melhorar a opacificação do VE (OVE) em ecocardiogramas tecnicamente difíceis incluem Optison®, um octafluoropropano dentro de microsferas de albumina; Definity™, um octafluoropropano em uma casca fosfolipídica; e Imavist®, um perfluoroexano e outros gases perfluorocarbonetos encapsulados dentro de uma casca surfactante. Na Europa, Sonovue™, que contém hexafluoreto de enxofre em uma casca fosfolipídica, é amplamente usado.

O agente de contraste ideal deve ser atóxico, facilmente injetável intravenosamente (como um bolo ou infusão) e deve permanecer estável durante a passagem cardíaca e pulmonar durante o tempo do exame ultrassonográfico. O agente deve ter forte interação ecogênica em resposta a ondas incidentes de ultrassom.

PREPARAÇÃO E ADMINISTRAÇÃO DO AGENTE DE CONTRASTE

A ASE recomenda que os ecocardiografistas tomem as providências apropriadas para treinar a preparação e administração de agentes de contraste. O ecocardiografista é frequentemente a primeira pessoa a reconhecer a necessidade de contraste, mas o médico é o responsável final pela prescrição de seu uso, que deve ser feita caso a caso.

Acesso venoso e ajustes apropriados do instrumento devem ser realizados antes da preparação do agente de contraste. Cada agente tem um método diferente de preparação e administração. Portanto, devem ser obedecidas as instruções separadas de cada fabricante. A escolha entre bolo *versus* infusão contínua depende da indicação do estudo e do tipo de informação requerido. Administração de bolo é mais fácil de realizar e é suficiente para contraste de OVE e Doppler. Entretanto, infusão contínua pode ser necessária para estudos de perfusão miocárdica e análise quantitativa. Uma enfermeira ou um médico usualmente administram a injeção ou infusão do agente de contraste, enquanto o ecocardiografista adquire as imagens.

ULTRASSOM E CONTRASTE

O índice mecânico (IM) representa a energia normalizada à qual um alvo (como uma bolha) é exposto em um campo ultrassônico. Ele dá uma estimativa da pressão negativa máxima à qual o tecido está exposto. Em termos simples, o IM é a intensidade do feixe ultrassônico transmitido. Ele varia com a profundidade na imagem. Na maioria dos sistemas de ultrassonografia, o IM varia de 0,1 a 2. Na ausência de atenuação o IM é máximo no foco do feixe de ultrassom.

Bolhas de gás são dispersores muito eficazes das ondas sonoras dentro da faixa de frequências diagnósticas, em comparação com sólidos. O grau de dispersão aumenta à medida que o IM é aumentado. Os sinais de eco das microbolhas contêm harmônicos, os quais podem ser detectados. A destruição das bolhas a um alto IM emite um forte eco harmônico.

Há três padrões principais de dispersão produzidos pelas microbolhas, dependendo da pressão máxima do campo sonoro incidente. A uma pressão máxima de menos de 100 kPa (IM < 0,1), as bolhas produzem oscilações "lineares" que resultam em intensificação da retrodispersão *(backscatter)*. Durante este imageamento de baixo IM, as bolhas atuam como intensificadores de eco simples, porém potentes. Este é o princípio utilizado para intensificar o Doppler espectral como nos sinais do fluxo venoso pulmonar. A uma pressão máxima de 100 kPa a 1 MPa (IM 0,1-1,0), há oscilação "não linear" que resulta em retrodispersão harmônica. Este princípio é utilizado em OVE harmônica no modo M e imageamento de perfusão em tempo real. A uma pressão máxima de mais de 1 MPa (IM > 1,0), há ruptura das bolhas, resultando em ecos harmônicos transitórios. Este é o princípio utilizado em imageamento Doppler de potência.

MODOS DE IMAGEAMENTO CONTRASTADO

Imageamento convencional de escala cinza resulta em retrodispersão linear, e por isso é útil para contrastar a cavidade do VE, fornecendo melhor definição endocárdica (*ver* Fig. 7B). O conceito de "imageamento harmônico" emergiu da observação de que oscilações "não lineares" das microbolhas resultam na geração de "segundos harmônicos". Portanto, o imageamento pode ser melhorado pela detecção preferencial destes "segundos harmônicos" que emanam diretamente das próprias microbolhas, em vez do tecido. No imageamento harmônico em modo B, a frequência transmitida situa-se tipicamente entre 1,5 e 3 MHz, e a frequência recebida entre 3 e 6 MHz para possibilitar a detecção destes harmônicos das bolhas.

MODALIDADES DE IMAGEAMENTO "CONTRASTE-ESPECÍFICOS"

Embora o imageamento harmônico melhore a visualização dos harmônicos das bolhas, ele impõe algumas limitações fundamentais em largura de banda, por isso deixa de suprimir completamente os harmônicos teciduais. A detecção de bolhas nos capilares miocárdicos (isto é, perfusão), portanto, exigiria demorada subtração de fundo *off-line* para suprimir os ecos produzidos pelo tecido. A fim de superar isto, são necessários métodos "contraste-específicos" para avaliação da perfusão miocárdica, intensificando os harmônicos de contraste e ao mesmo tempo suprimindo harmônicos teciduais.

São exemplos dessas modalidades:

1. Inversão de pulso: técnica de alto IM. Enviando-se dois pulsos (um invertido) em sucessão rápida na direção do tecido, ocorre a soma e resulta em um sinal harmônico forte exclusivamente a partir das microbolhas. Entretanto, artefatos de movimento da parede ainda poderiam atenuar a qualidade da imagem.

2. Doppler de potência harmônico: imageamento intermitente (técnica de alto IM). Os fortes ecos transitórios produzidos pela destruição de bolhas fornecem um método altamente sensível de imageamento das microbolhas. A desvantagem é que o movimento da parede (que produz um desvio Doppler) é também detectado, e isto potencialmente interfere na qualidade da imagem.

3. Imageamento contrastado "em tempo real" com baixa potência (inversão de pulso de potência/modulação de potência/imageamento coerente): esta é uma técnica de imageamento não destrutivo contínuo em tempo real (baixo IM). Neste modo, sequências de mais de dois pulsos são transmitidas em fase alternada. Embora a sensibilidade possa ser ligeiramente mais baixa do que com a técnica de alta potência, este método permite que informação de movimento de parede seja disponível sem a necessidade de destruição de bolhas. Este método é muito mais fácil de usar e evita muitos artefatos que ocorrem com imageamento harmônico de alta potência. Os ecos das bolhas são bem separados daqueles dos tecidos, provendo desse modo melhor caracterização da perfusão miocárdica "em tempo real".

■ Usos Clínicos da Ecocardiografia Contrastada

OPACIFICAÇÃO DO VE

Uma das indicações clínicas mais comuns da ecocardiografia é para a avaliação das funções regional e global do VE. Isto deve ser preciso e reprodutível. Um pré-requisito para avaliação confiável da função VE é a visualização precisa do endocárdio. Em até 20% dos estudos em repouso, a definição do limite endocárdico é subideal – definida como a incapacidade de visualizar pelo menos dois segmentos miocárdicos do VE. O advento do imageamento harmônico tecidual melhorou significativamente a definição endocár-

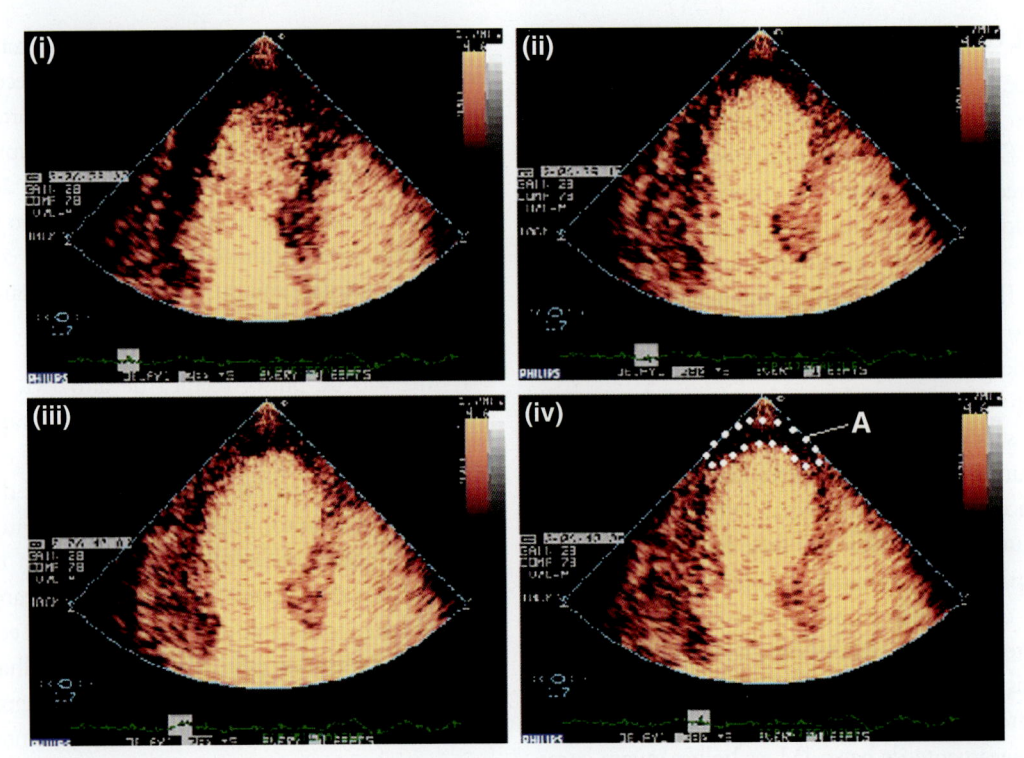

Fig. 25. A imagem (i) é imediatamente após um *flash* de ultrassom de alta potência que destrói as microbolhas dentro do miocárdio. As imagens (ii) a (iv) mostram reenchimento de microbolhas no septo e paredes laterais dentro de dois batimentos cardíacos. Um defeito nítido de perfusão apical (A) que persiste é demonstrado. (Reproduzido com permissão de R Janardhanan, *et al.* Myocardial constrast echocardiography: a new tool for assessment of myocardial perfusion. Ind Heart J 2005;57:210-216.)

dica, em comparação com o imageamento fundamental. Não obstante, 5-10% dos estudos empregando harmônicos teciduais ainda são subótimos.

O principal uso clínico da ecocardiografia contrastada é para OVE (*ver* Capítulo 5, Fig. 7B; Capítulo 8, Figs. 8 e 10). Injetando microbolhas que atravessam a circulação pulmonar, o VE pode ser opacificado, e significativamente melhorada a definição endocárdica. Estudos usando OVE contrastada mostraram excelente correlação com IRM na determinação dos volumes VE e FE. Atualmente, este uso é a única indicação aprovada pela Food and Drug Administration para agentes de contraste ecocardiográficos.

Muitos estudos mostraram o valor aumentado de usar agentes de contraste para melhorar a qualidade da imagem, a porcentagem de segmentos parietais visualizados e a confiança da interpretação de imagens de ecocardiografia de repouso e esforço (*ver* Capítulo 8, Figs. 8 e 10). Agentes de contraste em ecocardiografia de esforço devem ser usados sempre que a qualidade de imagem em repouso for subótima.

Agentes de contraste podem ajudar na identificação de trombos no VE. Aproximadamente 15-45% dos estudos ecocardiográficos podem falhar em identificar um trombo no VE. Imageamento fundamental pelas janelas apicais pode não detectar trombos apicais no VE em decorrência de artefatos de campo próximo. O uso de agentes de contraste permite que quase 90% das imagens inicialmente não diagnósticas se tornem diagnósticas.

CONTRASTE DE SINAIS DOPPLER DE FLUXO

A precisão das medições de velocidade com Doppler espectral depende da obtenção de um envoltório nítido do sinal Doppler. A qualidade dos registros Doppler, como, p. ex., velocidade de regurgitação tricúspide, sinais venosos pulmonares, e assim por diante, pode ser aumentada pelo uso de agentes de contraste. Estes agentes também podem ser úteis na detecção de *shunts* suspeitados intracardíacos e intrapulmonares.

Agentes de Contraste Ecocardiográfico *vs.* Contraste com Soro Fisiológico. Os agentes de contraste ecocardiográfico que atravessam a circulação pulmonar diferem do contraste de soro fisiológico agitado usado para detectar *shunts* intracardíacos. Bolhas de soro fisiológico não atravessam a circulação pulmonar, exceto quando está presente alguma malformação arteriovenosa. Como elas não atravessam a circulação pulmonar, o contraste de soro fisiológico agitado não fornece OVE em condições normais. Agentes de contraste ecocardiográfico que atravessam a circulação pulmonar não devem ser usados para diagnosticar *shunts* intracardíacos.

■ Imageamento de Perfusão Miocárdica

Ecocardiografia contrastada miocárdica (ECM) pode avaliar com precisão o volume sanguíneo miocárdico e a velocidade das microbolhas (ambos os quais determinam o fluxo sanguíneo miocárdico). Embora ainda não licenciada para esta indicação, a ECM apresenta grande potencial como ferramenta clínica para avaliar a perfusão miocárdica.

A ECM pode ser superior a técnicas como sestamibi SPECT na detecção da perfusão miocárdica. Isto é mais provavelmente explicado pela superior resolução temporal e espacial da ECM em relação à SPECT. Além disso, a ECM pode ser efetuada à beira do leito e não envolve radiação ionizante.

A ECM detecta bolhas de contraste ao nível capilar dentro do miocárdio, portanto, é um marcador da integridade capilar. Este é o princípio por trás do uso da ECM em pacientes pós-infarto do miocárdio na detecção da viabilidade miocárdica (Fig. 25).

Considerações sobre Segurança. Os agentes de contraste atuais têm excelente perfil de segurança, e complicações são raras. Reações alérgicas foram descritas ocasionalmente. Entretanto, em pacientes com *shunts* da direita para a esquerda intracardíacos ou intrapulmonares, o potencial de eventos adversos é ligeiramente maior. Há relatos conflitantes de frequência aumentada de complexos ventriculares prematuros, especialmente com imageamento disparado com alto IM. Entretanto, isto não foi mostrado em estudos maiores.

LEITURAS SUGERIDAS

2001 Heart and stroke statistical update. Dallas: American Heart Association, 2000.

Amico AF, Lichtenberg CS, Reisner SA, Stone CK, Schwartz RG, Meltzer RS. Superiority of visual versus computerized echocardiographic estimation of radionuclide left ventricular ejection fraction. Am Heart J 1989;118:1259-1265.

Bax JJ, Marwick TH, Molhoek SG, et al. Left ventricular dyssynchrony predicts benefit of cardiac resynchronization therapy in patients with end-stage heart failure before pacemaker implantation. Am J Cardiol 2003;92:1238-1240.

Becher H, Burns PN. Handbook of Contrast Echocardiography: LV function and Myocardial Perfusion. Frankfurt: Springer-Verlag, 2000.

Birnbaum Y, Luo H, Nagai T, et al. Noninvasive in vivo clot dissolution without a thrombolytic drug: recanalization of thrombosed iliofemoral arteries by transcutaneous ultrasound combined with intravenous infusion of microbubbles. Circulation 1998;97:130-134.

Boersma E, Poldermans D, Bax JJ, et al. DECREASE Study Group (Dutch Echocardiographic Cardiac Risk Evaluation Applying Stress Echocardiogrpahy). Predictors of cardiac events after major vascular surgery: role of clinical characteristics, dobutamine echocardiography, and beta-blocker therapy. JAMA 2001;285:1865-1873.

Bommer WJ, Shah PM, Allen H, et al. The safety of contrast echocardiography: report of the Committee on Contrast Echocardiography for the American Society of Echocardiography. J Am Coll Cardiol 1984;3:6-13.

Cerqueira MD, Weissman NJ, Dilsizian V, et al. Standardized myocardial segmentation and nomenclature for tomographic imaging of the heart: a statement for healthcare professionals from the Cardiac Imaging Committee of the Council on Clinical Cardiology of the American Heart Association. Circulation 2002;105:539-542.

Cho GY, Park WJ, Han SW, Choi SH, Doo YC, Oh DJ, Lee Y. Myocardial systolic synchrony measured by Doppler tissue imaging as a role of predictor of left ventricular ejection fraction improvement in severe congestive heart failure. J Am Soc Echocardiogr 2004;17:1245-1250.

Dargie HJ. Effect of carvedilol on outcome after myocardial infarction in patients with left-ventricular dysfunction: the CAPRICORN randomised trial. Lancet 2001;357:1385-1390.

Devereux RB, Alonso DR, Lutas EM, et al. Echocardiographic assessment of left ventricular hypertrophy: comparison to necropsy findings. Am J Cardiol 1986;57:450-458.

Devereux RB, Roman MJ, Palmieri V, et al. Left ventricular wall stresses and wall stress-mass-heart rate products in hypertensive patients with electrocardiographic left ventricular hypertrophy: the LIFE study. Losartan Intervention For Endpoint reduction in hypertension. J Hypertens 2000;18:1129-1138.

Devereux RB, Wachtell K, Gerdts E, et al. Prognostic significance of left ventricular mass change during treatment of hypertension. JAMA 2004;292:2350-2356.

Dickstein K, Kjekshus J; OPTIMAAL Steering Committee of the OPTIMAAL Study Group. Effects of losartan and captopril on mortality and morbidity in high-risk patients after acute myocardial infarction: the OPTIMAAL randomised trial. Optimal Trial in Myocardial Infarction with Angiotensin II Antagonist Losartan. Lancet 2002;360:752-860.

Effect of ramipril on mortality and morbidity of survivors of acute myocardialinfarction with clinical evidence of heart failure. The Acute Infarction Ramipril Efficacy (AIRE) Study Investigators. Lancet 1993;342:821-828.

Gallik DM, Obermueller SD, Swarna US, et al. Simultaneous assessment of myocardial perfusion and left ventricular function during transient coronary occlusion. J Am Coll Cardiol 1995;25:1529-1538.

Gillebert TC, Van de Veire N, De Buyzere ML, De Sutter J. Time intervals and global cardiac function. Use and limitations. Eur Heart J 2004;25:2185-2186.

Givertz MM, Colucci WS, Braunwald E. Clinical aspects of heart failure; pulmonary edema, high-output failure. In: Brauwald's heart disease: a textbook of cardiovascular medicine. 7th ed. Zipes DP, Libby P. Bonow RO, Braunwald E (eds). Philadelphia: Elsevier Saunders 2005;539-568.

Gopal AS, Shen Z, Sapin PM, et al. Assessment of cardiac function by three-dimensional echocardiography compared with conventional noninvasive methods. Circulation 1995;92:842-853.

Hammermeister KE. Survival in patients with coronary disease. Circulation 1979;60:1427.

Janardhanan R, Dwivedi G, Hayat S, Senior R. Myocardial contrast echocardiography: a new tool for the assessment of myocardial perfusion. Ind Heart J 2005;57:210-216.

Janardhanan R, Moon JCC, Pennell DJ, Senior R. Myocardial contrast echocardiography accurately reflects transmurality of myocardial necrosis and predicts contractile reserve after acute myocardial infarction. Am Heart J 2005;149:355-362.

Janardhanan R, Senior R. Accuracy of dipyridamole myocardial contrast echocardiography for the detection of residual stenosis of the infarct related artery and multivessel disease early after acute myocardial infarction. J Am Coll Cardiol 2004;43:2247-2252.

Janardhanan R, Swinburn JMA, Greaves K, Senior R. Usefulness of myocardial contrast echocardiography using low-power continuous imaging early after acute myocardial infarction to predict late functional ventricular recovery. Am J Cardiol 2003;92:493-497.

Jessup M, Brozena S. Heart failure. N Engl J Med 2003;348: 2007-2018.

Kaul S. Myocardial contrast echocardiography: 15 years of research and development. Circulation 1997;96:3745-3760.

Khand A, Gemmel I, Clark AL, Cleland JG. Is the prognosis of heart failure improving? J Am Coll Cardiol 2000;36:2284-2286.

Kober L, Torp-Pedersen C, Carlsen JE, et al. A clinical trial of the angiotensin-converting-enzyme inhibitor trandolapril in patients with left ventricular dysfunction after myocardial infarction. Trandolapril Cardiac Evaluation (TRACE) Study Group. N Engl J Med 1995;333:1670-1676.

Konstam MA. Progress in heart failure management? Lessons from the real world. Circulation 2000;102:1076-1078.

Kotler MN, Segal BL, Mintz G, Parry WR. Pitfalls and limitations of M-mode echocardiography. Am Heart J 1977;94:227-249.

Massie B. Heart failure: pathophysiology and diagnosis. In: Cecil textbook of medicine, 22nd ed.

McMurray J, Ostergren J, Pfeffer M, et al.; CHARM committees and investigators. Clinical features and contemporary management of patients with low and preserved ejection fraction heart failure: baseline characteristics of patients in the Candesartan in Heart failure-Assessment of Reduction in Mortality and morbidity (CHARM) programme. Eur J Heart Fail 2003;5:261-270.

McMurray JJ, Ostergren J. Swedberg Km et al.; CHARM Investigators and Committees. Effects of candesartan in patients with chronic heart failure and reduced left-ventricular systolic function taking angiotensin-converting-enzyme inhibitors: the CHARM-Added trial. Lancet 2003;362:767-771.

Mueller X, Stauffer JC, Jaussi A, Goy JJ, Kappenberger L. Subjective visual echocardiographic estimate of left ventricular ejection fraction as an alternative to conventional echocardiographic methods: comparison with contrast angiography. Clin Cardiol.1991;14:898-902.

Mulvagh SL, DeMaria AN, Feinstein SB, et al. Contrast echocardiography: current and future applications. J Am Soc Echocardiogr 2000;13:331-342.

Naik MM, Diamond GA, Pai T, Softer A, Siegel RJ. Correspondence of left ventricular ejection fraction determinations from two-dimensional echocardiography, radionuclide angiography and contrast cineangiography. J Am Coll Cardiol 1995;25:937-942.

Palmieri V, Bella JN, Arnett DK, et al. Impact of type II diabetes on left ventricular geometry and function: the Hypertension Genetic Epidemiology Network (HyperGEN) Study. Circulation 2001;103:102-107.

Pitt B, Remme W, Zannad F, et al. Eplerenone Post-Acute Myocardial Infarction Heart Failure Efficacy and Survival Study Investigators. Eplerenone, a selective aldosterone blocker, in patients with left ventricular dysfunction after myocardial infarction. N Engl J Med 2003;348:1309-1321.

Rasmussen S, Corya BC, Phillips JF, Black MJ. Unreliability of M-mode left ventricular dimensions for calculating stroke volume and cardiac output in patients without heart disease. Chest 1982;81:614-619.

Roberto M. Lang et al. Recommendations for Chamber Quantification. A report from the American Society of Echocardiography's Nomenclature and Standards Committee and the Task Force on Chamber Quantification, developed in conjunction with the American College of Cardiology Echocardiography Committee, the American Heart Association, and the European Association of Echocardiography, a branch of the European Society of Cardiology, 2005 (in press).

Roman MJ, Pickering TG, Schwartz JE, Pini R, Devereux RB. The association of carotid atherosclerosis and left ventricular hyper-trophy. J Am Coll Cardiol 1995;25:83-90.

Sahn DJ, DeMaria A, Kisslo J, Weyman A. Recommendations regarding quantitation in M-mode echocardiography: results of a survey of echocardiographic measurements. Circulation 1978;58:1072-1083.

Sahn DJ. DeMaria A, Kisslo J, Weyman A. Recommendations regarding quantitation in M-mode echocardiography: results of a survey of echocardiographic measurements. Circulation. 1978;58:1072-1083.

Schiller NB, Acquatella H, Ports TA, et al. Left ventricular volume from paired biplane two-dimensional echocardiography. Circulation 1979;60:547-555.

Schiller NB, Shah PM, Crawford M, et al. Recommendations for quantitation of the left ventricle by two-dimensional echocardiography. J Am Soc Echocardiogr 1989;2:358-367.

Schiller NB, Shah PM, Crawford M, et al. Recommendations for quantitation of the left ventricle by two-dimensional echocardiography. American Society of Echocardiography

Committee on Standards. Subcommittee on Quantitation of Two-Dimensional Echocardiograms. J Am Soc Echocardiogr 1989;2:358-367.

Schnittger I, Gordon EP, Fitzgerald PJ, Popp RL. Standardized intracardiac measurements of two-dimensional echocardiography. J Am Coll Cardiol 1983;2:934-938.

Senior R, Soman P, Khattar RS, et al. Improved endocardial visualization with second harmonic imaging compared with fundamental two-dimensional echocardiographic imaging. Am Heart J 1999;138:163-168.

Shiina A. Tajik AJ, Smith HC, Lengyel M, Seward JB. Prognostic significance of regional wall motion abnormality in patients with prior myocardial infarction: a prospective correlative study of two-dimensional echocardiography and angiography. Mayo Clin Proc 1986;61:254-262.

Shohet RV, Chen S, Zhou YT, et al. Echocardiographic destruction of albumin microbubbles directs gene delivery to the myocardium. Circulation 2000;101:2554-2556.

St. John Sutton M, Pfeffer MA, Moye L, et al. Cardiovascular death and left ventricular remodeling two years after myocardial infarction: baseline predictors and impact of long-term use of captopril: information from the Survival and Ventricular Enlargement (SAVE) trial. Circulation 1997 18;96: 3294-3299.

Stevenson WG. Stevenson LW, Middlekauff HR, et al. Improving survival for patients with atrial fibrillation and advanced heart failure. J Am Coll Cardiol 1996;28:1458-1463.

Stevenson WG. Stevenson LW, Middlekauff HR, et al. Improving survival for patients with advanced heart failure: a study of 737 consecutive patients. J Am Coll Cardiol 1995;26:1417-1423.

Sugishita Y, Iida K, Ohtsuka S, Yamaguchi I. Ventricular wall stress revisited. A keystone of cardiology. Jpn Heart J 1994;35:577-587.

Tei C, Ling LH, Hodge DO, et al. New index of combined systolic and diastolic myocardial performance: a simple and reproducible measure of cardiac function–a study in normals and dilated cardiomyopathy. J Cardiol 1995;26:357-366.

Teichholz LE, Kreulen T, Herman MV, Gorlin R. Problems in echocardiographic volume determinations: echocardiographicangiographic correlations in the presence of absence of asynergy. Am J Cardiol 1976;37:7-11.

Thanigaraj S, Schechtman KB, Perez JE. Improved echocardiographic delineation of left ventricular thrombus with the use of intravenous second generation contrast image enhancement. J Am Soc Echocardiogr 1999;12:1022-1026.

The SOLVD Investigators. Effect of enalapril on mortality and the development of heart failure in asymptomatic patients with reduced left ventricular ejection fractions. N Engl J Med 1992;327:685-691.

The SOLVD Investigators. Effect of enalapril on survival in patients with reduced left ventricular ejection fractions and congestive heart failure. N Engl J Med 1991;325:293-302.

Timperley J, Mitchell ARJ, Becher H. Contrast echocardiography in left ventricular opacification. Heart 2003:89:1394-1397.

Vasan RS, Larson MG, Benjamin EJ, Evans JC, Levy D. Left ventricular dilatation and the risk of congestive heart failure in people without myocardial infarction. N Engl J Med 1997;336:1350-1355.

Verdecchia P, Schillaci G, Borgioni C, et al. Prognostic significance of serial changes in left ventricular mass in essential hypertension. Circulation 1998;97:48-54.

Waggoner AD, Ehler D, Adams D, et al. Guidelines for the cardiac sonographer in the performance of contrast echocardiography: Recommendations of the American Society of Echocardiography Council on Cardiac Sonography. J Am Soc Echocardiogr 2001;4:417-420.

Wei K, Jayaweera AR, Firoozan S, et al. Quantification of myocardial blood flow with ultrasound-induced destruction of microbubbles administered as a constant venous infusion. Circulation 1998;97:473-483.

Zornoff LA, Skali H, Pfeffer MA, et al. SAVE Investigators. Right ventricular dysfunction and risk of heart failure and mortality after myocardial infarction. J Am Coll Cardiol 2002;39:1450-1455.

6 AVALIAÇÃO ECOCARDIOGRÁFICA DA FUNÇÃO DIASTÓLICA

Carolyn Y. Ho, MD

CONTEÚDO

APRESENTAÇÃO DE UM CASO
FISIOLOGIA DA DIÁSTOLE
DISFUNÇÃO DIASTÓLICA
AVALIAÇÃO ECOCARDIOGRÁFICA PADRÃO DA FUNÇÃO DIASTÓLICA
PERFIS DE DOPPLER TRANSMITRAL
PADRÕES ANORMAIS DE FLUXO DE ENTRADA MITRAL
PADRÕES DE FLUXO DOPPLER VENOSO PULMONAR
TEMPO DE RELAXAMENTO ISOVOLUMÉTRICO
AVANÇOS NA AVALIAÇÃO DA FUNÇÃO DIASTÓLICA
AVALIAÇÃO ECOCARDIOGRÁFICA ABRANGENTE DA FUNÇÃO DIASTÓLICA
LEITURAS SUGERIDAS

APRESENTAÇÃO DE UM CASO

Uma mulher de 63 anos se apresenta ao seu médico de atenção primária queixando-se de dispneia de esforço. Sua tolerância ao exercício declinou lentamente nos últimos meses e ela ocasionalmente nota ortopneia e dispneia paroxística noturna. Ela não teve sintomas anginosos. Sua história médica pregressa é notável por hipertensão, diabetes e obesidade. O exame físico é notável por pressão arterial mal controlada, elevação das pressões venosas centrais, uma quarta bulha cardíaca e sopro compatível com regurgitação mitral e brando edema de extremidades inferiores. A ecocardiografia mostra hipertrofia ventricular esquerda concêntrica e função sistólica normal sem anormalidades do movimento regional da parede. Há regurgitação mitral branda e aumento moderado atrial esquerdo.

FISIOLOGIA DA DIÁSTOLE

A diástole é a parte do ciclo cardíaco que abrange desde o relaxamento ventricular isovolumétrico até o completamento do enchimento ventricular. Há quatro fases distintas da diástole (Fig. 1): (1) relaxamento ventricular isovolumétrico: um processo ativo que requer trifosfato de adenosina (ATP) e que ocorre desde o fim da diástole até a pressão ventricular esquerda cair abaixo da pressão atrial esquerda, levando à abertura da valva mitral (VM); (2) enchimento ventricular rápido: o sangue flui do átrio esquerdo (AE) para dentro do ventrículo esquerdo (VE) durante o relaxamento continuado ativo, em seguida passivo, do VE; (3) diástase: o relaxamento ventricular ativo é completado e quase ocorre equilibração das pressões do AE e do VE com resultante enchimento lento do AE a partir do fluxo venoso pulmonar (VP) e (4) sístole atrial: gradiente de pressão transmitral aumentado a partir da contração atrial resulta em aceleração do fluxo sanguíneo do AE para o VE.

A função diastólica normal é dependente de relaxamento ventricular rápido e uma câmara complacente. O ventrículo normal se relaxa vigorosamente, levando a um declínio rápido e precoce da pressão na diástole. Isto contribui para um efeito de aspiração que puxa sangue do AE para o VE apesar de pressões do AE relativamente baixas. Este processo é dependente de energia e abastecido pela hidrólise de ATP para liberar as pontes cruzadas da actina e miosina. Como tal, a função diastólica é vulnerável a esta-

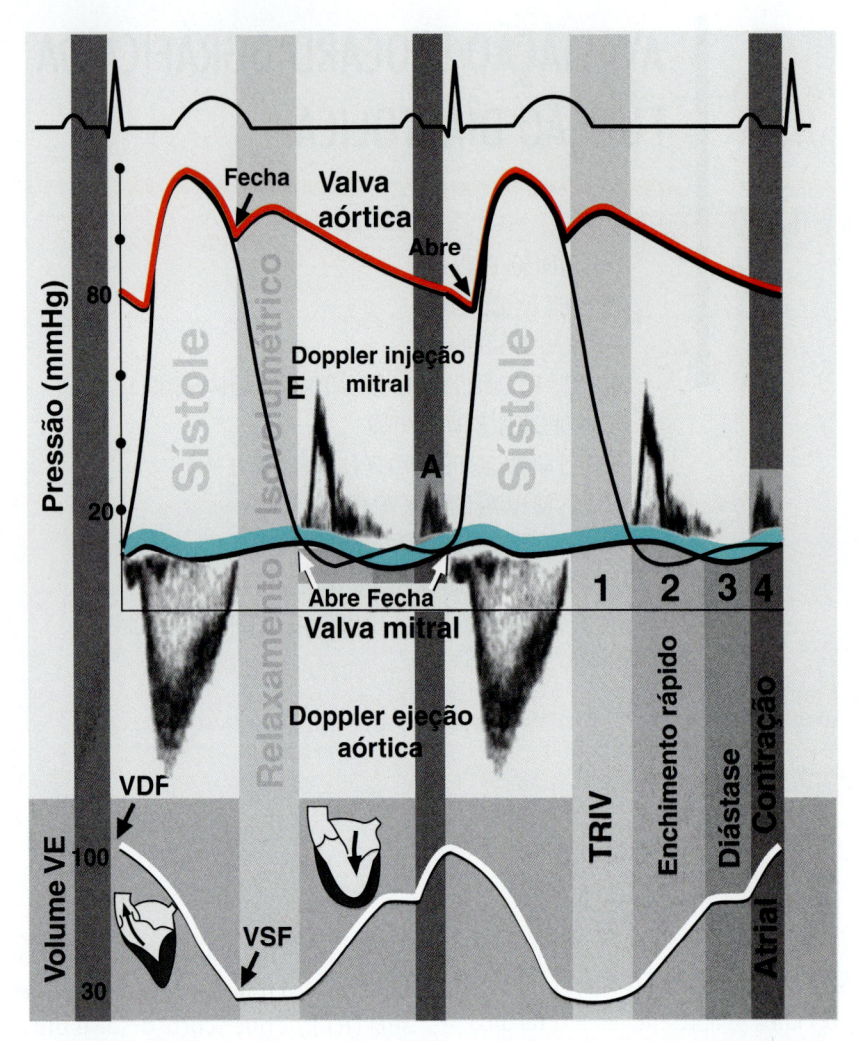

Fig. 1. Ciclo cardíaco: com relações de Doppler espectral. (A) Pressões e volumes intracardíacos registrados durante todo o ciclo cardíaco com Doppler espectral e relações volumétricas. A, enchimento atrial; E, enchimento inicial rápido; VDF, volume diastólico final; VSF, volume sistólico final; TRIV, tempo de relaxamento isovolumétrico.

dos de doença que podem comprometer a produção de energia, como isquemia miocárdica. Estudos experimentais demonstraram que a função diastólica é mais sensível à isquemia que a função sistólica, com anormalidades diastólicas sendo manifestadas mais cedo que as da função sistólica depois que o suprimento sanguíneo é comprometido.

Rigidez ou complacência ventricular é outro determinante crítico de função diastólica adequada. O ventrículo normal é relativamente complacente, de tal modo que pequenas alterações em volume são acompanhadas por alterações relativamente pequenas na pressão. Muitos fatores contribuem para rigidez ventricular, incluindo distensibilidade e elasticidade intrínsecas, espessura da parede, dimensões da cavidade e restrição pericárdica (Tabela 1). Se a complacência diminuir, haverá elevação exagerada na pressão em resposta ao volume aumentado.

Tabela 1 Fatores que Influenciam o Enchimento Ventricular Esquerdo

Complacência ventricular esquerda
Distensibilidade e elasticidade intrínsecas
Dimensões da cavidade do VE
Velocidade de relaxamento
Complacência atrial esquerda
Pressão atrial esquerda
Regurgitação valvar: aórtica (RA); mitral (RM)
Restrição pericárdica

Os átrios atuam como reservatórios, condutos e bombas durante o ciclo cardíaco, portanto, processos que perturbam a função atrial normal também podem contribuir para disfunção diastólica. Em indivíduos jovens e sadios, a

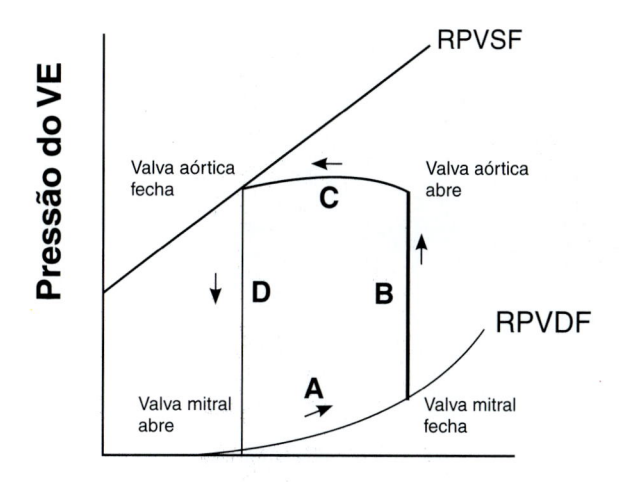

Fig. 2. Alça de pressão-volume normal. (**A**) Enchimento ventricular. (**B**) Contração isovolumétrica. (**C**) Ejeção sistólica. (**D**) Relaxamento isovolumétrico. RPVDF, relação de pressão-volume diastólica final; RPVSF, relação de pressão-volume sistólica final.

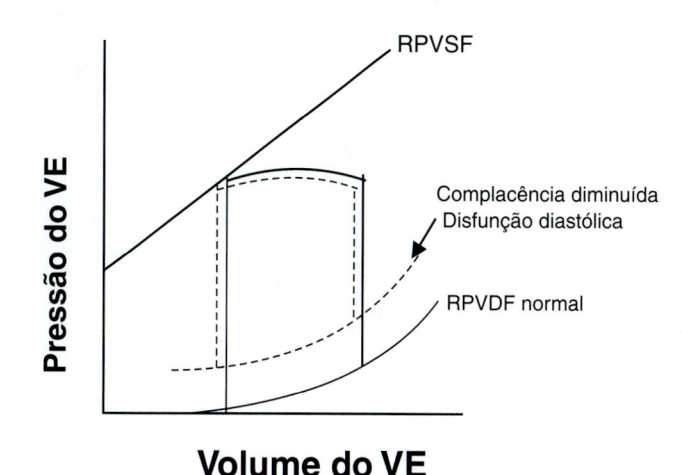

Fig. 3. Alça de pressão-volume na disfunção diastólica. A RPVDF em um paciente com disfunção diastólica (mostrada com linha tracejada) está alterada para cima e para a esquerda – para qualquer volume dado, a pressão de enchimento diastólico adquirida para alcançar esse volume é mais alta.

contração atrial contribui aproximadamente com 20% do enchimento ventricular. Esta proporção aumenta ligeiramente com o envelhecimento, mas tipicamente não excede 50% do enchimento ventricular.

DISFUNÇÃO DIASTÓLICA

Insuficiência cardíaca congestiva (ICC) é um importante problema de saúde pública nos Estados Unidos. Aproximadamente 500.000 novos casos são diagnosticados anualmente, e é o diagnóstico mais comum de alta em pacientes hospitalizados. Na maioria dos casos, a insuficiência cardíaca é resultado de uma combinação de anormalidades sistólicas e diastólicas, mas em aproximadamente um terço dos pacientes, sintomas de insuficiência cardíaca são causados principalmente por disfunção diastólica, uma vez que a função sistólica do VE está relativamente preservada.

A base fisiopatológica da disfunção diastólica é que o enchimento adequado dos ventrículos, e, portanto, débito cardíaco adequado, ocorre à custa de elevação anormal das pressões de enchimento intracardíacas. Em alguns casos, as pressões de enchimento intracardíacas podem ser normais em repouso, mas elevam-se agudamente com exercício. Esta relação alterada pressão-volume (Figs. 2 e 3) pode resultar em sintomas de congestão pulmonar, como falta de ar ou intolerância ao exercício. A Tabela 2 lista diferentes causas de disfunção diastólica, bem como condições que a podem simular.

Tabela 2 Condições que Causam ou Simulam Disfunção Diastólica

Condições associadas à disfunção diastólica
Hipertensão
Cardiopatia isquêmica
Cardiomiopatia hipertrófica
Cardiomiopatia restritiva
Pericardite constritiva e tamponamento cardíaco
Cardiomiopatia dilatada
Rejeição de transplante cardíaco
Condições que simulam disfunção diastólica
Doença pulmonar
Descondicionamento
Anemia
Doença tireóidea
Cardiopatia valvar
Cardiopatia congênita

AVALIAÇÃO ECOCARDIOGRÁFICA PADRÃO DA FUNÇÃO DIASTÓLICA

■ *Avaliação do Fluxo por Doppler*

Tradicionalmente, a avaliação dos padrões de Doppler espectral do fluxo de entrada mitral tem sido usada para estimar a função diastólica do VE. Esta abordagem admite que a velocidade de fluxo transmitral constitui um representante preciso do fluxo volumétrico. Entretanto, as velocidades transmitrais refletem o *gradiente de pressão* entre o AE e o

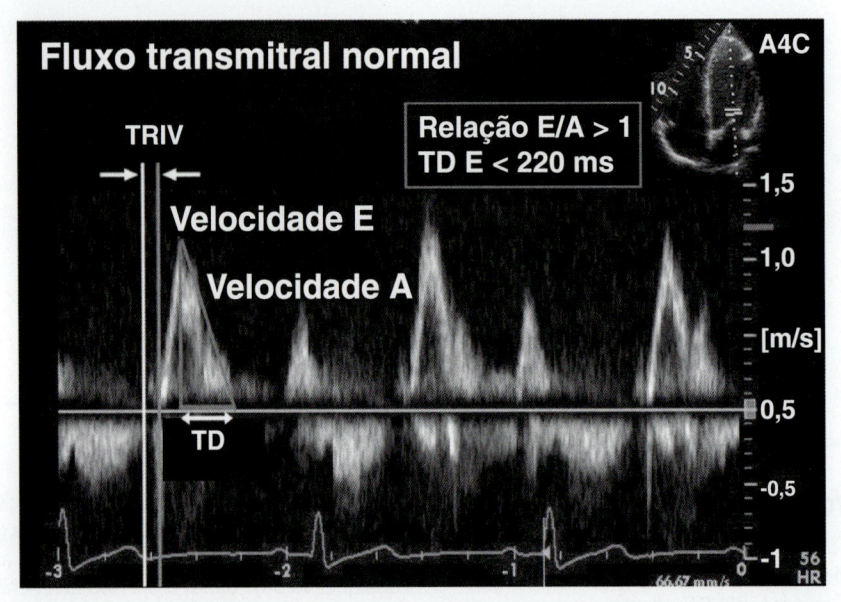

Fig. 4. Padrão normal de fluxo transmitral. Perfil Doppler de onda pulsada do fluxo transmitral normal durante a diástole amostrado na extremidade das válvulas, usando a vista apical de quatro câmaras. Observar as velocidades inicial (E) e atrial (A) representando o enchimento inicial e tardio. TD, tempo de desaceleração.

VE, em vez do fluxo real. Além disso, este parâmetro é altamente dependente das condições de carga, frequência e ritmo cardíacos, função contrátil atrial e idade, limitando desse modo sua capacidade de descrever com exatidão a função diastólica. Apesar destas limitações, como o Doppler de fluxo transmitral é de fácil obtenção e bem descrito, a caracterização destes traçados permanece sendo a base para a classificação dos padrões de função diastólica.

PERFIS DE DOPPLER TRANSMITRAL

A Figura 4 mostra um padrão normal de fluxo transmitral. Há dois componentes principais do fluxo transmitral normal: a fase de enchimento rápido inicial, designada onda E, e o enchimento associado à contração atrial, designado onda A. O fluxo transmitral normal é caracterizado por uma relação E:A ligeiramente maior que um e desaceleração relativamente rápida (150-220 ms) da onda E, definida como o tempo desde o pico da onda E até o fim do fluxo mitral inicial. A contribuição atrial para o enchimento ventricular tipicamente não excede 20%.

Questões Técnicas na Medição da Injeção na VM

O fluxo normal é dirigido para a parede posterolateral média a distal (aproximadamente 20° lateral ao ápice); esta direção lateral se torna mais exagerada com dilatação do VE (Fig. 5).
1. Posicionar o volume-amostra nas extremidades das válvulas. Registros obtidos do anel mitral, entre o corpo das válvulas ou apicais às extremidades das válvulas, têm picos mais baixos de velocidades E. O tempo de desaceleração da onda E é alongado quando o volume-amostra é colocado demasiadamente apical, e encurtado quando o volume-amostra é muito próximo do anel mitral.
2. Orientar a imagem de tal modo que o feixe do transdutor fique paralelo ao fluxo (Doppler de fluxo em cores pode ser usado para otimizar a colocação do feixe).
3. O tamanho do volume-amostra deve ser de 1-2 mm; deve ser usado Doppler de onda pulsada.
4. A escala de velocidade deve ser ajustada de acordo com a velocidade máxima registrada (faixa normal de 60-130 cm/s); filtros de velocidade devem ser minimizados para registrar fluxo mesodiastólico e eliminar artefatos de movimento da parede, velocidade de varredura de 50-100 mm/s.
5. Registrar vários ciclos cardíacos durante respiração presa no fim da expiração.

CLASSIFICAÇÃO DOS PADRÕES DE INJEÇÃO MITRAL

A classificação geral da função diastólica é baseada predominantemente no padrão de fluxo de entrada mitral conforme determinado pelas alturas relativas das ondas E e A (relação E:A), suas velocidades máximas e a velocidade de desaceleração da onda E. A aceleração do fluxo através da VM (refletida predominantemente na velocidade máxima da onda E) é influenciada principalmente pelo gradiente de pressão transmitral.

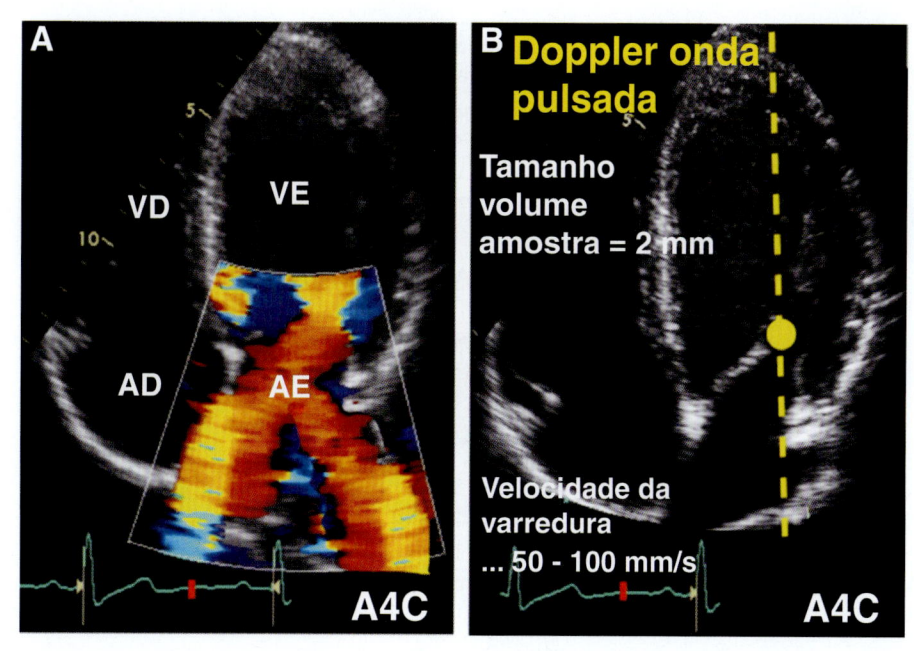

Fig. 5. Medição do fluxo de entrada na valva mitral (ver seção "Questões Técnicas na Medição da Injeção na VM" para explicação.)

Este gradiente de pressão é diretamente relacionado com a pressão do AE e inversamente relacionado com o relaxamento ventricular (quando a pressão do AE sobe, ou o relaxamento do VE declina, as velocidades máximas da onda E tendem a aumentar). A desaceleração do fluxo de entrada mitral é diretamente relacionada com a área da VM e inversamente relacionada com a complacência ventricular (quando a área da VM ou a complacência diminuem, o tempo de desaceleração da onda E aumenta). Os padrões do fluxo de entrada mitral são altamente modulados pelas pressões de enchimento e condições de carga, particularmente pré-carga do VE. Elevação na pressão AE é associada a aumento na velocidade máxima da onda E. Em contraposição, pressão diminuída do AE pode ser associada à diminuição na velocidade máxima da onda E, bem como no tempo de desaceleração da onda E, independentemente das propriedades de relaxamento intrínsecas do VE. Esta dependência limita a aplicabilidade clínica de se usar padrões do fluxo de entrada na VM para predizer pressões de enchimento e função diastólica (Fig. 6).

PADRÕES ANORMAIS DE FLUXO DE ENTRADA MITRAL

■ Relaxamento Prejudicado

O padrão Doppler de relaxamento prejudicado (Fig. 7) é caracterizado por inversão de onda E para A (velocidade máxima da onda A > velocidade máxima da onda E, ou E:A < 1) e prolongamento do tempo de desaceleração da onda E para mais de 220 ms. Este padrão pode ser visto comumente em pacientes idosos e não é necessariamente acompanhado por alterações fisiopatológicas, mas geralmente sugere anormalidades iniciais da função diastólica se detectado em paci-

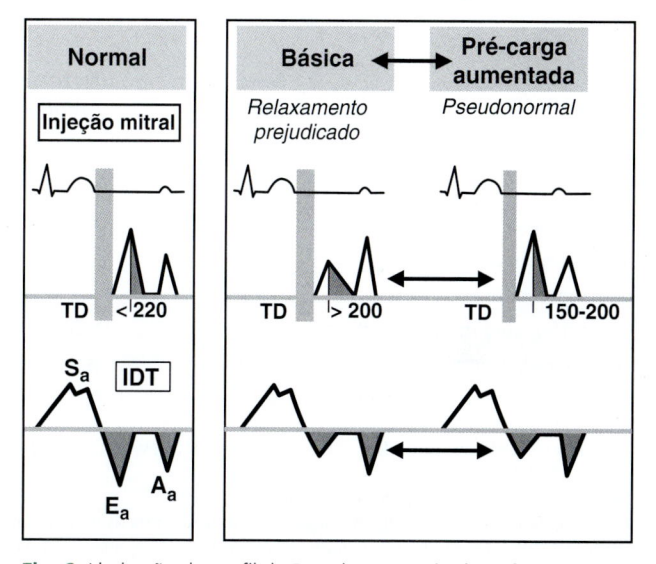

Fig. 6. Limitação do perfil de Doppler transmitral. Perfis de Doppler transmitral mostrando perfis normais e disfunção diastólica branda. A limitação de confiar unicamente em padrões de fluxo transmitrais para a avaliação da função diastólica é que uma relação normal de onda E:A pode ocorrer em pacientes com relaxamento prejudicado e pressão de enchimento elevada (coluna direita). Esta ambiguidade na relação da proporção E:A e a gravidade da disfunção diastólica obrigam a incorporar outros parâmetros ecocardiográficos para chegar a uma avaliação precisa da função diastólica. Perfis de imagem Doppler tecidual são menos influenciados pelas condições de carga. Estados de disfunção diastólica de relaxamento prejudicado e pré-carga aumentada são "ambos" associados a velocidades E_a reduzidas.

entes com menos de 60 anos de idade. Este padrão ocorre porque, à medida que o relaxamento VE se torna prejudicado ou a complacência do VE diminui e a pressão do AE não se tornou anormalmente elevada, há maior impedância ao

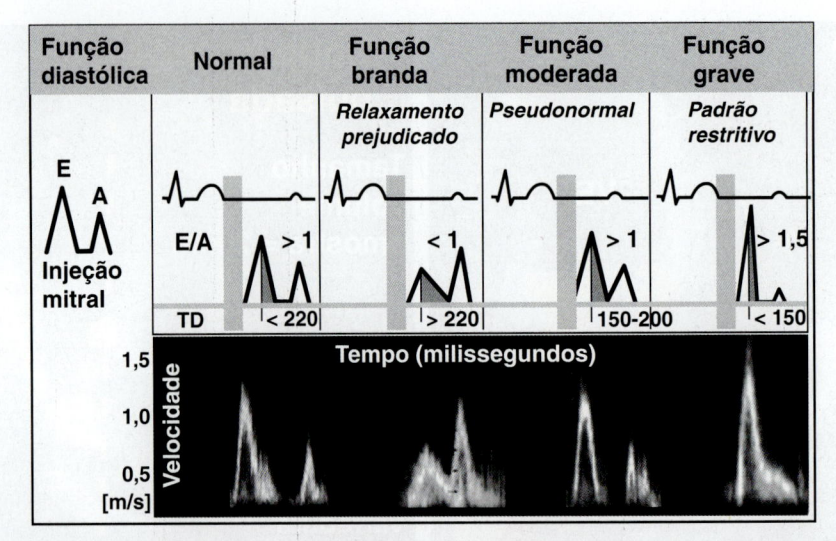

Fig. 7. Padrões de fluxo Doppler transmitral. Padrões de fluxo Doppler transmitral mostrando enchimento normal, relaxamento prejudicado (onda A > onda E), enchimento pseudonormal e enchimento restritivo (onda E > onda A; velocidade aumentada da onda E e tempo de desaceleração encurtado da onda E). Estes padrões formam a base da graduação da disfunção diastólica de branda até grave (graus 1-4).

Tabela 3 Estádios de Disfunção Diastólica

	Normal (jovem)	Normal (adulto)	Relaxamento retardado grau 1	Enchimento pseudonormal grau 2	Enchimento restritivo graus 3-4
E:A	> 1	> 1	< 1	1-2	> 2
TDE (ms)	< 220	< 220	> 220	150-200	< 150
TRIV (ms)	< 100	< 100	> 100	60-100	< 60
Veia pulmonar S/D	< 1	≥ 1	≥ 1	< 1	< 1
Veia pulmonar AR	< 35	< 35	< 35	> 35[a]	≥ 25[a]
E_a (cm/s), anel mitral lateral	> 12	> 8-10	< 8	< 8	< 8
Relaxamento do VE	Normal	Normal	↓	↓	↓
Pressão de enchimento do VE	Normal	Normal	↑	↑	↑

Tabela modificada de Garcia MJ, Thomas JD, Klein AL. New Doppler echocardiographic applications for the study of diastolic function. J Am Coll Cardio 1998;32:865-875.
[a]A não ser que esteja presente defeito mecânico.
AR, velocidade de reversão da contração atrial máxima para as veias pulmonares; TDE, tempo de desaceleração do enchimento inicial ventricular esquerdo; TRIV, tempo de relaxamento isovolumétrico; S/D, relação de fluxo venoso pulmonar sistólico para diastólico.

fluxo sanguíneo do AE para o VE, manifestada como uma diminuição na velocidade máxima da onda E e um retardamento da desaceleração. Dado o retardo do enchimento inicial do VE e a maior contribuição pela contração atrial, os pacientes com este padrão de injeção na VM frequentemente são pouco tolerantes à taquicardia (período de enchimento diastólico diminuído) e fibrilação atrial (perda do quique atrial). Este padrão foi chamado disfunção diastólica grau 1. Os graus de disfunção diastólica estão resumidos na Tabela 3.

■ Fluxo Pseudonormal na VM

Se pressões de enchimento intracardíacas elevadas forem superpostas ao relaxamento do VE prejudicado, o padrão Doppler de fluxo mitral pode novamente parecer normal, com uma relação E:A maior que 1 e tempo de desaceleração da onda E diminuído (Fig. 7). Isto ocorre porque a pressão AE aumentada restabelece um gradiente mais alto entre o AE e o VE, fornecendo uma cabeça de pressão mais alta para impelir o enchimento do VE no começo da diástole. O resultado é uma velocidade máxima mais alta da onda E e enchimento mais rápido (tempo de desaceleração da onda E diminuído). O fato de este padrão aparentemente normal ocorrer na presença de relaxamento prejudicado do VE e a elevação das pressões esquerdas de enchimento estão subjacentes ao problema de usar perfis de injeção mitral como única medida da função diastólica (Fig. 6). Este padrão foi denominado disfunção diastólica grau 2.

Fluxo Mitral Restritivo

Com progressão ainda maior da disfunção diastólica e elevação das pressões de enchimento, o enchimento do VE pode se tornar restritivo com um aumento na velocidade E máxima (em função de um gradiente transmitral mais alto resultante das pressões AE aumentadas), acentuado encurtamento do tempo de desaceleração da onda E (em função de equilibração rápida das pressões diastólicas de AE e VE no VE não complacente), e uma onda A diminuta (causado, em parte, por altas pressões diastólicas do VE e disfunção sistólica atrial coexistente). O resultado é uma onda E alta, fina e uma pequena onda A, com a maior parte do enchimento do VE ocorrendo durante um período muito breve de tempo no começo da diástole (Fig. 7). Este padrão foi denominado disfunção diastólica grau 3 (se o padrão for reversível) ou grau 4 (se o padrão for irreversível; *ver* a seção seguinte). O desenvolvimento de injeção mitral restritiva pode ser um sinal nefasto em pacientes com insuficiência cardíaca. Uma coorte de pacientes com insuficiência cardíaca avançada que mostraram padrão irreversivelmente restritivo teve pior prognóstico e mortalidade aumentada, em comparação com pacientes que não tiveram este padrão.

Alteração dos Padrões de Fluxo na VM

Uma vez que o fluxo na VM, particularmente a onda E, é altamente dependente das condições de carga, manobras que alteram a pré-carga podem mudar os padrões de fluxo mitral. Além de demonstrar a fisiopatologia subjacente, efetuar estas manobras simultaneamente com a ecocardiografia pode ajudar a discriminar entre enchimento normal e pseudonormal. Diminuição da pré-carga do VE (administração de nitroglicerina, diurese) associa-se à diminuição na velocidade máxima da onda E e no tempo de desaceleração da onda E. Assim, o comprometimento subjacente do relaxamento VE pode ser desmascarado por esta manobra, com a advertência de que mesmo indivíduos com relaxamento VE normal podem parecer ter um padrão de relaxamento prejudicado com depleção excessiva de volume. Se um paciente tiver um padrão restritivo de fluxo na VM, a diminuição da pré-carga pode causar uma transição para um padrão pseudonormal. Se isto puder ser realizado, associa-se a prognóstico melhor do que um padrão irreversivelmente restritivo.

O aumento da pré-carga do VE (bolo hídrico intravenoso, elevação passiva das pernas) aumenta a velocidade máxima e diminui o tempo de desaceleração da onda E. Assim, um paciente com padrão básico de relaxamento prejudicado pode desenvolver um padrão pseudonormal; um paciente com um padrão pseudonormal pode parecer restritivo.

PADRÕES DE FLUXO DOPPLER VENOSO PULMONAR

A avaliação do fluxo venoso pulmonar (VP) fornece informação adicional sobre a função diastólica do VE e pode ser usada para interpretar mais acuradamente os padrões de enchimento mitral. Tipicamente há três componentes do fluxo VP (Fig. 8): (1) onda S, durante a sístole ventricular. Fluxo anterógrado a partir das veias pulmonares para o AE é impelido pelo relaxamento atrial e descida apical do anel mitral durante a sístole ventricular. Pode haver dois componentes da onda S; (2) onda D, durante a diástole ventricular. O fluxo diastólico é predominantemente passivo e segue a injeção mitral do AE para o VE e (3) onda A_r, reversão atrial quando a força da contração atrial força uma pequena quantidade de sangue retrogradamente do AE para as veias pulmonares.

Como no caso da injeção mitral, o padrão do fluxo VP varia com a idade. Em crianças e adultos jovens, o padrão típico é onda S < onda D. Durante a idade adulta, S > D é o padrão normal (Fig. 8). Relaxamento prejudicado do VE pode ser percebido como pós-carga atrial aumentada e levar à complacência do AE diminuída e relaxamento atrial prejudicado. Isto é refletido por amortecimento da onda S VP, tal que ela é mais baixa que a onda D. Complacência diminuída do VE também pode levar a aumento na velocidade máxima e duração da onda de inversão atrial, uma vez que o sangue flui preferencialmente para as veias pulmonares em vez de para o VE não complacente. Assim, a integração dos padrões de fluxo VP pode ajudar na interpretação correta dos padrões de fluxo mitrais na avaliação da função diastólica (Fig. 9). Se um padrão de fluxo na VM de aparência normal for acompanhado por um padrão VP com S < D e/ou uma onda A_r aumentada, ele pode ser mais corretamente interpretado como pseudonormalizado (Tabela 3).

Questões Técnicas na Medição do Fluxo VP

1. Obter uma vista apical de quatro câmaras com leve angulação anterior (Fig. 10). Doppler de fluxo em cores pode ser usado para ajudar a localizar o fluxo VP.
2. O ajuste do filtro de velocidade deve ser tão baixo quanto possível. Se o sinal Doppler for fraco ou incompleto, um volume-amostra de 4 a 5 mm, ganho Doppler mais alto ou posicionamento supino do paciente podem ser úteis.
3. Em modo Doppler de onda pulsada, um volume-amostra de 2 a 3 mm é colocado 1-2 cm dentro da veia pulmonar. Tipicamente, a veia pulmonar superior direita é mais idealmente alinhada com o feixe do transdutor nesta vista, mas todos podem ser amostrados para obter o melhor padrão espectral.

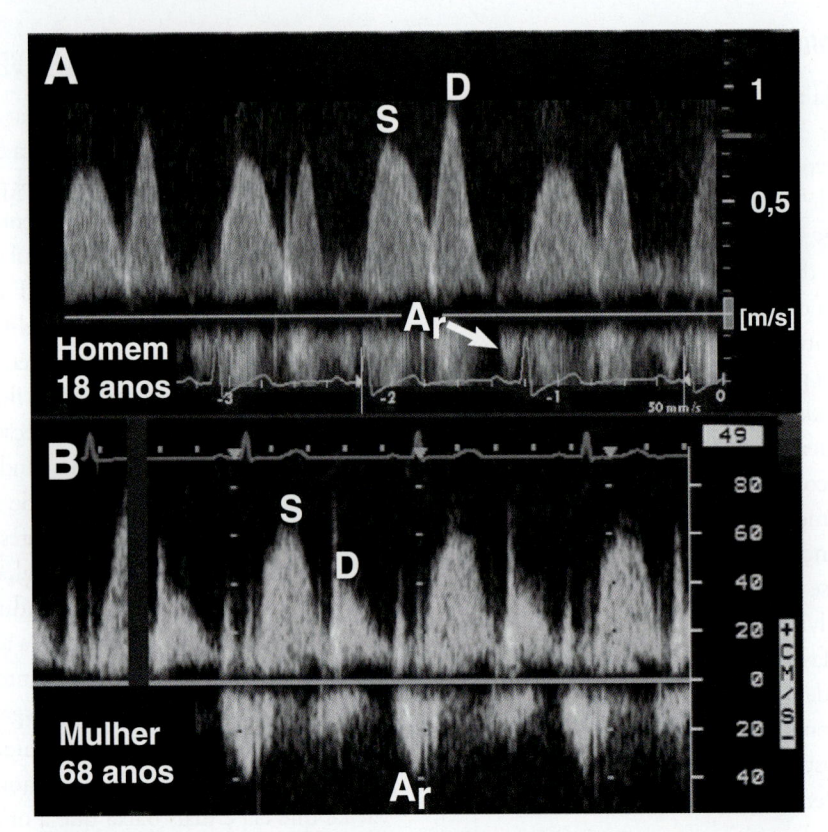

Fig. 8. Padrões de fluxo venoso pulmonar normal. Padrões Doppler de fluxo venoso pulmonar em um homem de 18 anos normal (**A**) e uma mulher de 68 anos normal (**B**). Observar o padrão típico S < D de crianças e adultos jovens e o padrão típico S > D na idade adulta mais velha.

TEMPO DE RELAXAMENTO ISOVOLUMÉTRICO

O tempo de relaxamento isovolumétrico (TRIV) do VE é o intervalo de tempo entre o fechamento da valva aórtica, a abertura da VM e o começo do fluxo transmitral. Isto é influenciado pela velocidade de relaxamento do VE e pela pressão do AE. Prolongamento excessivo do TRIV (> 100 ms) associa-se a relaxamento prejudicado, enquanto encurtamento anormal do TRIV (< 60 ms), à elevação da pressão do AE. Este intervalo de tempo é tipicamente medido a partir de registros Doppler, os quais exibem o transiente do fechamento da valva aórtica e o padrão espectral do fluxo mitral.

Questões Técnicas no Registro do TRIV

1. A partir de uma vista apical usando Doppler OP, posicionar um volume-amostra de 3 a 4 mm próximo das extremidades das válvulas mitrais para apresentar o fluxo mitral. O feixe do transdutor é, então, angulado na direção do trato de saída do VE (TSVE) até o transiente do fechamento da valva aórtica aparecer acima e abaixo da linha de referência. O TRIV é medido como o intervalo de tempo entre o transiente da valva aórtica e o início do fluxo mitral (Fig. 11).

2. Se os resultados forem subótimos, Doppler OC pode ser usado com posicionamento semelhante para registrar simultaneamente os fluxos aórtico e mitral. O TRIV é medido como o tempo entre a cessação do fluxo aórtico e o início do fluxo mitral.

AVANÇOS NA AVALIAÇÃO DA FUNÇÃO DIASTÓLICA

■ Imageamento Doppler Tecidual

Imageamento Doppler tecidual (IDT), também conhecido como imageamento tecidual Doppler (ITD), capacita a medição dos sinais de alta amplitude, baixa velocidade, do movimento miocárdico, em vez de velocidades de fluxo sanguíneo como com a análise de Doppler padrão. Isto é realizado desviando-se do filtro de alta passagem (para captar reflexões de sinais fortes do miocárdio) e usando-se amplificação com baixo ganho (para eliminar os sinais de fluxo sanguíneo mais fracos) (Fig. 12; *ver* o vídeo correspondente no DVD). A principal vantagem da informação do IDT é que ele é menos dependente da carga que o Doppler padrão. A avaliação das velocidades de relaxamento miocárdico ini-

Capítulo 6 ◆ Avaliação Ecocardiográfica da Função Diastólica | **127**

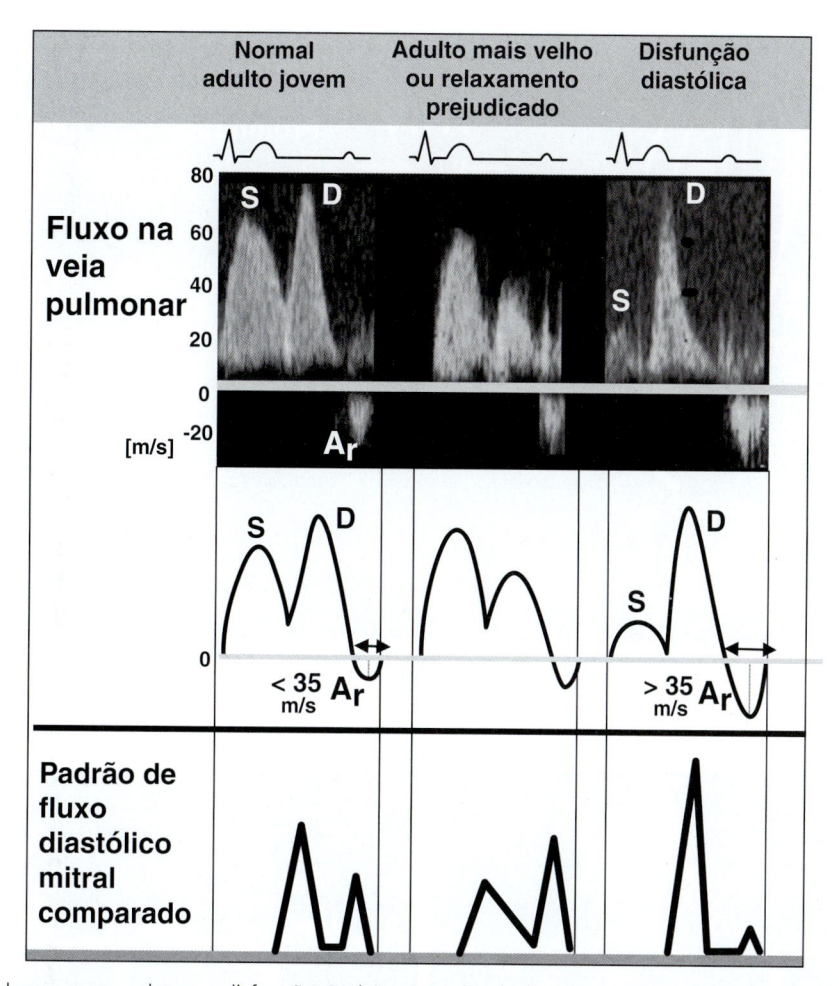

Fig. 9. Fluxo venoso pulmonar: normal *versus* disfunção. Padrões Doppler de fluxo venoso pulmonar. Fluxo venoso pulmonar anormal é caracterizado por amortecimento da onda sistólica e velocidade e/ou duração aumentada da inversão atrial. S, fluxo sistólico; D, fluxo diastólico; A_r, reversão atrial.

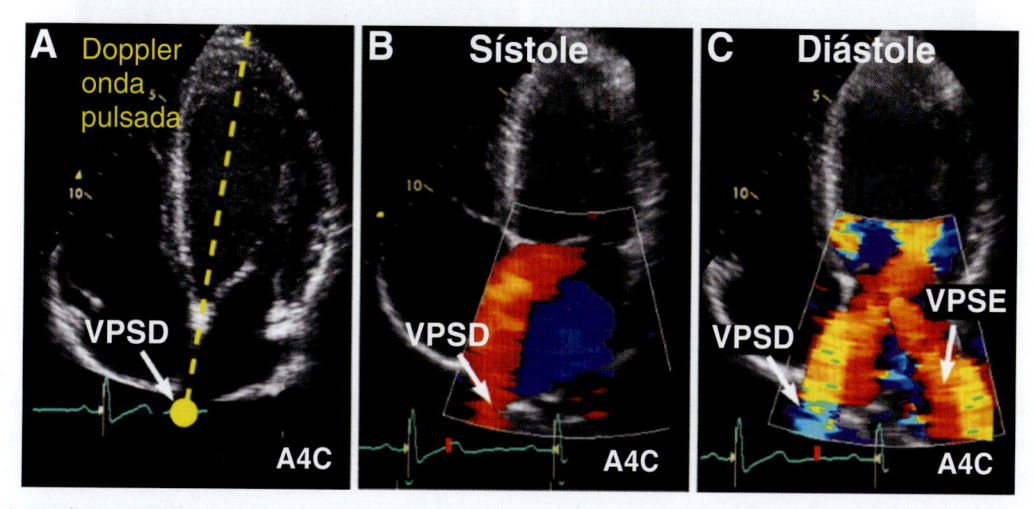

Fig. 10. Medição do fluxo venoso pulmonar (*ver* a seção "Questões Técnicas na Medição do Fluxo VP" para explicação).

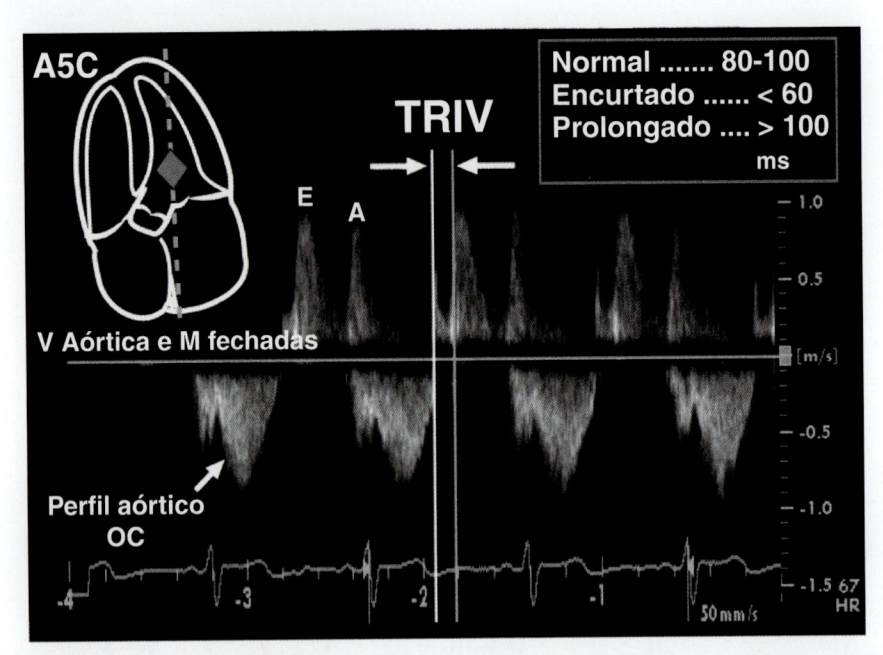

Fig. 11. Registro do tempo de relaxamento isovolumétrico (TRIV) (*ver* seção "Questões Técnicas no Registro do TRIV" para explicação.)

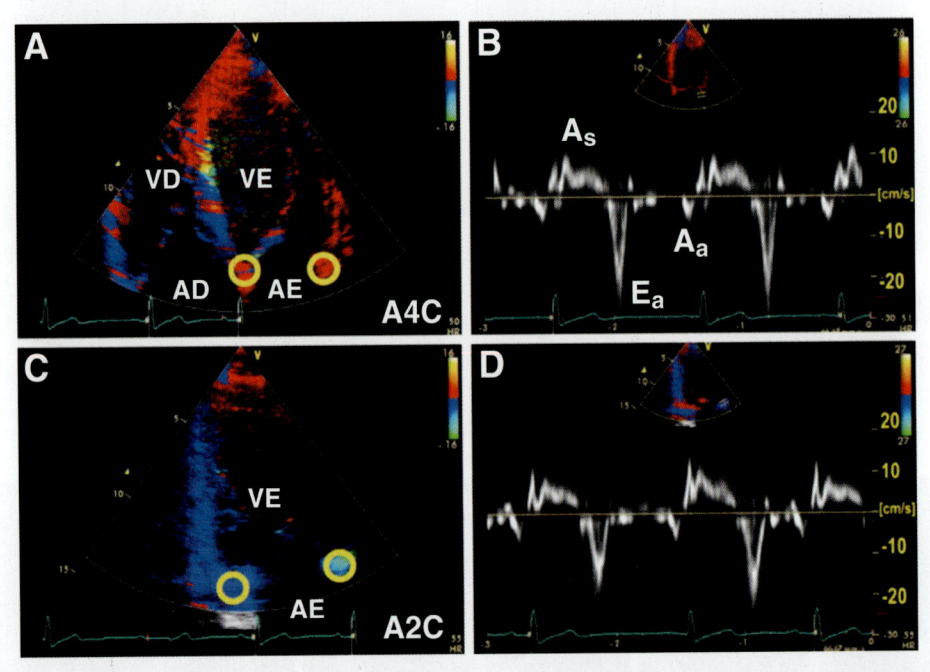

Fig. 12. Técnica de imageamento Doppler (*ver* seção "Questões Técnicas na Execução de Imageamento Doppler Tecidual" para explicação). (*Ver* o vídeo correspondente no DVD.)

ciais oferece uma janela adicional sobre a função diastólica do VE de uma maneira complementar à avaliação dos padrões de fluxos mitrais e do VP (Tabela 3).

Traçados espectrais de Doppler tecidual de onda pulsada são usados para medir as velocidades máximas miocárdicas. As vistas apicais permitem o alinhamento mais favorável do feixe com o movimento longitudinal do coração. O volume-amostra é tipicamente colocado no miocárdio ventricular imediatamente adjacente ao anel mitral para minimizar contaminação pelo movimento translacional e rotacional do coração e para maximizar a excursão longitudinal do anel quando ele desce na direção do ápice na sístole e ascende afastando-se do ápice na diástole. Assim, um ciclo cardíaco é representado por três traçados (Fig. 12): (1) S_a,

Função diastólica	Normal	Disfunção branda	Disfunção moderada	Disfunção grave
		Relaxamento prejudicado	*Pseudonormal*	*Padrão restritivo*

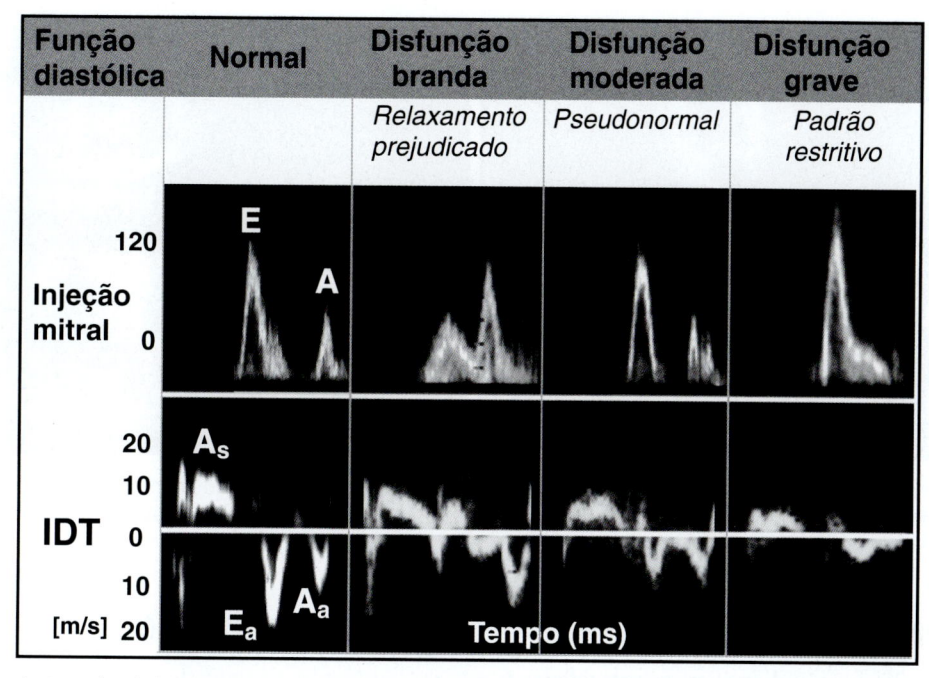

Fig. 13. Integração de Doppler da injeção mitral e imageamento Doppler tecidual. Traçados espectrais de imageamento Doppler tecidual de onda pulsada com simultâneo Doppler padrão do fluxo de entrada na valva mitral. No coração normal, há um rápido relaxamento miocárdico inicial. Com relaxamento prejudicado, há alentecimento acentuado da velocidade de relaxamento miocárdico inicial. S_a, velocidade Doppler tecidual miocárdica sistólica; E_a, velocidade de relaxamento miocárdico inicial; A_a, velocidade miocárdica associada à contração atrial.

velocidade miocárdica sistólica acima da linha básica; (2) E_a, velocidade de relaxamento miocárdico diastólico inicial abaixo da linha básica; (3) A_a, velocidade miocárdica associada à contração atrial, abaixo da linha básica. Os subscritos "a" de anel ou "m" de miocárdio (E_a ou E_m) ou o sobrescrito "primo" (E') são usados para diferenciar velocidades Doppler teciduais das correspondentes velocidades de fluxo sanguíneo Doppler padrão.

A velocidade máxima E_a é usada na análise da função diastólica do VE. Isto pode ser medido de qualquer aspecto do anel mitral (lateral, septal, inferior ou anterior a partir das vias apical de quatro câmaras e de duas câmaras, respectivamente), entretanto, as velocidades laterais e septais são empregadas mais comumente. Em virtude das diferenças intrínsecas na orientação das fibras miocárdicas, as velocidades E_a septais tendem a ser ligeiramente mais baixas que as velocidades E_a laterais. E_a reflete a velocidade do relaxamento miocárdico inicial quando o anel mitral ascende do ápice para a base em associação ao enchimento rápido inicial do VE (onda E). O IDT foi validado quanto a medidas invasivas do enchimento do VE e foi observado que se correlaciona relativamente bem com tau, a constante de tempo do relaxamento isovolumétrico. E_a é também um pouco mais robusta que os padrões de fluxos de entradas mitrais sob diferentes condições de carga. Redução na velocidade E_a lateral menor que 8-10 cm/s é uma indicação de relaxamento prejudicado do VE (Tabela 3). Em contraste com os padrões do fluxo de entrada mitral, as velocidades E_a tendem a permanecer constantemente reduzidas através de todas as fases de disfunção diastólica (Fig. 13).

Questões Técnicas na Execução do Imageamento Doppler Tecidual

1. A partir das vistas apicais, diminuir a profundidade de imagem para focalizar o VE e a região anular mitral (Fig. 12).
2. Ajustar a imagem para orientar o feixe do transdutor tão paralelo ao movimento da parede quanto possível.
3. Usando modo Doppler tecidual em cores, colocar o volume-amostra no lado ventricular do anel em uma posição em que o miocárdio permaneça dentro do volume-amostra durante uma quantidade máxima do ciclo cardíaco.
4. Usar um volume-amostra de 3-6 mm. Um tamanho menor pode ser necessário, se a função sistólica do VE for precária (o padrão espectral parecerá desfocado). Procurar otimizar a frequência de quadros.
5. Mudar para IDT de onda pulsada e registrar durante respiração presa no fim da expiração.

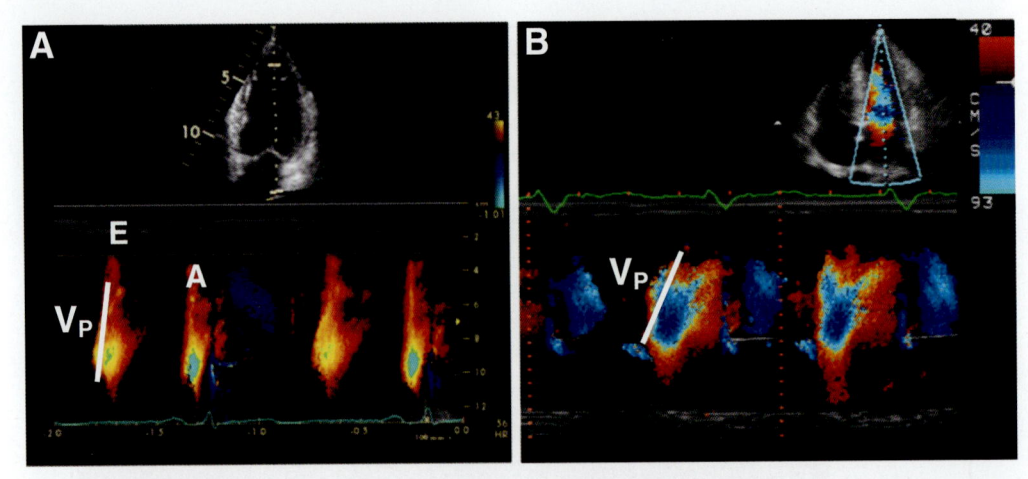

Fig. 14. Velocidade de propagação de fluxo em modo M em cores. Velocidades de propagação em modo M em cores em um paciente com função diastólica normal (à esquerda) e anormal (à direita). Vp, velocidade de propagação do fluxo em cores no modo M (Vp normal [cm/s] > 45; disfunção diastólica < 45).

NOVOS USOS DO IDT

Além da avaliação da função diastólica, as velocidades E_a podem ser usadas para estimar pressões de enchimento do VE, discriminar entre pericardite constritiva e cardiomiopatia restritiva e diferenciar coração de atleta de cardiomiopatia hipertrófica (CMH).

ESTIMATIVA DAS PRESSÕES DE ENCHIMENTO DO VE

Diversos pesquisadores realizaram cateterismo cardíaco e estudos ecocardiográficos simultâneos para estimar as pressões de enchimento do VE, usando a relação da onda E de injeção mitral e a onda E_a de Doppler tecidual. Diferentes fórmulas de regressão foram propostas para calcular a pressão diastólica final do VE (PDFVE) ou a pressão encunhada capilar pulmonar. Talvez mais prática do que fórmulas específicas de regressão seja a correlação com a razão E/E_a unicamente.

E/E_a maior que 10-15 correlaciona-se com PDFVE elevada (> 12 mmHg).

E/E_a menor que 8 correlaciona-se com PDFVE normal.

DIFERENCIAÇÃO ENTRE FISIOLOGIA CONSTRITIVA E RESTRITIVA

Tanto com pericardite constritiva quanto cardiomiopatia restritiva, há enchimento do VE anormal. Com fisiologia constritiva, fatores extrínsecos (restrição pericárdica) impedem o enchimento normal do VE. No caso da cardiomiopatia restritiva, o enchimento anormal é secundário a fatores extrínsecos ao miocárdio que causam relaxamento prejudicado e complacência diminuída. As velocidades E_a com pericardite constritiva na ausência de patologia miocárdica coexistentes são tipicamente normais. Em contraste, as velocidades E_a em cardiomiopatia restritiva estão tipicamente reduzidas (ver Capítulo 9, Fig. 13).

DIFERENCIAÇÃO ENTRE CORAÇÃO DE ATLETA DE CMH

Aproximadamente 2% dos atletas de elite podem ter uma espessura aumentada da parede ventricular, suscitando o diagnóstico potencial de CMH. Pode ser clinicamente desafiador discriminar a hipertrofia fisiológica que resulta do condicionamento atlético intenso da hipertrofia patológica. Estudos recentes incorporando a medição das velocidades E_a podem ser úteis para fazer esta diferenciação. Os atletas tipicamente têm velocidades E_a rápidas, refletindo um VE altamente complacente, enquanto os indivíduos com CMH tipicamente têm velocidades E_a reduzidas devidas à complacência do VE diminuída e ao relaxamento prejudicado do VE (ver Capítulo 9, Tabela 14).

■ Modo M em Cores

O imageamento Doppler no modo M em cores a partir da vista apical de quatro câmaras constitui um método alternativo para relacionar o fluxo mitral com o relaxamento do VE, novamente de uma maneira menos dependente da carga do que o Doppler transmitral padrão. A velocidade de propagação do fluxo (Vp) da base do VE na direção do ápice é medida no começo da diástole. A inclinação deste sinal de fluxo é considerada representativa do gradiente intraventricular do VE, influenciado pelo recuo ativo (forças de aspiração) e pelo relaxamento. Isto é realizado medindo-se a inclinação da margem de avanço do fluxo (a transição de negro para cor) ou uma linha de isovelocidade (p. ex., a primeira linha de velocidade de *aliasing*). Vp normal excede 55 cm por segundo. Vp menor que 45 cm por segundo é considerada indicadora de relaxamento prejudicado. Na prática real, a mensuração precisa de Vp comprovou-se um desafio, e assim a aplicação mais comum desta tecnologia é como uma medida qualitativa da função diastólica. Se a inclinação de Vp parecer aproximadamente vertical por estimativa visual, há uma indicação de função diastólica preservada. Se a inclinação de Vp parecer bastante embotada, indica função diastólica prejudicada (Fig. 14).

AVALIAÇÃO ECOCARDIOGRÁFICA ABRANGENTE DA FUNÇÃO DIASTÓLICA

A avaliação exata da função diastólica exige a observação de múltiplos parâmetros. Integrando informação obtida de padrões de fluxo mitral, fluxo VP e IDT, bem como procurando evidência representativa de complacência diminuída do VE, como hipertrofia ventricular esquerda ou aumento do AE, o estado global da função diastólica do VE pode ser mais bem avaliado (Tabela 3).

■ Algoritmo de Avaliação da Função Diastólica

1. Avaliar função sistólica global de VE e VD a partir de imagens bidimensionais. Respostas "sim" aumentam a probabilidade de disfunção diastólica.
    a. Os tamanhos das câmaras são normais?
        i. Observa-se aumento do AE?
        ii. Está presente HVE?
        iii. A função sistólica do VE é anormal?
    b. Análise Doppler padrão do fluxo mitral e fluxo VP.
        i. Se o fluxo mitral parecer normal, integrar a informação anterior e avaliar o padrão de fluxo VP para diferenciar de um padrão pseudonormal.
    c. IDT para medir E_a.
    d. Modo M em cores do fluxo mitral com avaliação qualitativa de Vp.
    e. Se for necessária investigação adicional, considerar:
        i. Avaliação de padrões de enchimento mitral em resposta a condições de carga (administração de nitroglicerina sublingual para diminuir a pré-carga ou elevação passiva das pernas para aumentar a pré-carga).
        ii. Resposta ao exercício.
        iii. Estimativa das pressões de enchimento do VE usando E/E_a.
        iv. Medição do TRIV.

LEITURAS SUGERIDAS

Appleton CP, Hatle LK, Popp RL. Relation of transmitral flow velocity patterns to left ventricular diastolic function: new insights from a combined hemodynamic and Doppler echocardiographic study. J Am Coll Cardiol 1988;12:426-440.

Appleton CR Jensen JL, Hatle LK, Oh JK. Doppler evaluation of left and right ventricular diastolic function: a technical guide for obtaining optimal flow velocity recordings. J Am Soc Echocardiogr 1997;10:271-292.

Cardim N, Oliveira AG, Longo S, et al. Doppler tissue imaging: regional myocardial function in hypertrophic cardiomyopathy and in athlete's heart. J Am Soc Echocardiogr 2003;16:223-232.

Cohen GI, Pietrolungo JF, Thomas JD, Klein AL. A practical guide to assessment of ventricular diastolic function using Doppler echocardiography. J Am Coll Cardiol 1996;27:1753-1760.

Drazner MH. Hamilton MA, Fonarow G, Creaser J, Flavell C, Stevenson LW. Relationship between right and left-sided filling pressures in 1000 patients with advanced heart failure. J Heart Lung Transplant 1999;18:1126-1132.

Farias CA, Rodriguez L, Garcia MJ, Sun JP, Klein AL, Thomas JD. Assessment of diastolic function by tissue Doppler echocardiography: comparison with standard transmitral and pulmonary venous flow. J Am Soc Echocardiogr 1999; 12:609-617.

Garcia MJ, Rodriguez L, Ares M, Griffin BP, Thomas JD, Klein AL. Differentiation of constrictive pericarditis from restrictive cardiomyopathy: assessment of left ventricular diastolic velocities in longitudinal axis by Doppler tissue imaging. J Am Coll Cardiol 1996;27:108-114.

Garcia MJ, Thomas .JD, Klein AL. New Doppler echocardiographic applications for the study of diastolic function. J Am Coll Cardiol 1998;32:865-875.

Giannuzzi P, Imparato A, Temporelli PL, et al. Doppler-derived mitral deceleration time of early filling as a strong predictor of pulmonary capillary wedge pressure in postinfarction patients with left ventricular systolic dysfunction. .J Am Coll Cardiol 1994;23:1630-1637.

Nagueh SF, Middleton KJ, Kopelen HA, Zoghbi WA, Quinones MA. Doppler tissue imaging: a noninvasive technique for evaluation of left ventricular relaxation and estimation of filling pressures. J Am Coll Cardiol 1997;30:1527-1533.

Nagueh SF, Lakkis NM, Middleton KJ, Spencer WH, 3rd, Zoghbi WA, Quinones MA. Doppler estimation of left ventricular filling pressures in patients with hypertrophic cardiomyopathy. Circulation 1999;99:254-261.

Nishimura RA, Tajik AJ. Evaluation of diastolic filling of left ventricle in health and disease: Doppler echocardiography is the clinician's Rosetta Stone. J Am Coll Cardiol 1997;30:8-18.

Pinamonti B, Zecchin M, Di Lenarda A, Gregori D, Sinagra G, Camerini F. Persistence of restrictive left ventricular filling pattern in dilated cardiomyopathy: an ominous prognostic sign. J Am Coll Cardiol 1997;29:604-612.

Rakowski H, Appleton C, Chan KL, et al. Canadian consensus recommendations for the measurement and reporting of diastolic dysfunction by echocardiography: from the Investigators of Consensus on Diastolic Dysfunction by Echocardiography. J Am Soc Echocardiogr 996;9:736-760.

Sohn DW, Chai IH, Lee DJ, et al. Assessment of mitral annulus velocity by Doppler tissue imaging in the evaluation of left ventricular diastolic function. J Am Coll Cardiol 1997;30: 474-480.

Yamada H, Oki T, Mishiro Y, Tabata T, et al. Effect of aging on diastolic left ventricular myocardial velocities measured by pulsed tissue Doppler imaging in healthy subjects. J Am Soc Echocardiogr 1999;12:574-581.

Yamamoto K, Nishimura RA, Chaliki HP, Appleton CP, Holmes DR, Jr., Redfield MM. Determination of left ventricular filling pressure by Doppler echocardiography in patients with coronary artery disease: critical role of left ventricular systolic function. J Am Coll Cardiol 1997;30:1819-1826.

7 ECOCARDIOGRAFIA NO INFARTO DO MIOCÁRDIO

Justina C. Wu, MD, PhD

CONTEÚDO

APRESENTAÇÃO DE UM CASO
ACHADOS ECOCARDIOGRÁFICOS NO IAM
    ANORMALIDADES DO MOVIMENTO DA PAREDE
    TERRITÓRIOS DAS ARTÉRIAS CORONÁRIAS
    PAPEL DO ECO NA AVALIAÇÃO DE DOR TORÁCICA
INDICAÇÕES DA ECOCARDIOGRAFIA TRANSTORÁCICA DURANTE E APÓS IAM
    COMPLICAÇÕES SUBAGUDAS
    APRESENTAÇÃO DE UM CASO (CONTINUAÇÃO)
    PSEUDOANEURISMA
    RUPTURA DA PAREDE LIVRE
    TROMBO VENTRICULAR ESQUERDO
    COMPLICAÇÕES PERICÁRDICAS: PERICARDITE AGUDA RELACIONADA COM INFARTO, TAMPONAMENTO
    IMPLICAÇÕES CRÔNICAS
LEITURAS SUGERIDAS

APRESENTAÇÃO DE UM CASO

Um homem de 80 anos com história de hipertensão se apresentou com início agudo de dor torácica associada à falta de ar leve e palpitações, com duração de 20 minutos até o momento em que foi transportado para o hospital. Ao exame físico ele parecia estar desconfortável, diaforético, taquicárdico e com pressão arterial de 90/60 mmHg. Os pulmões estavam limpos à auscultação, e um exame cardíaco revelou uma B3 sem sopro ou atrito. Seu eletrocardiograma (ECG) mostrou elevações de ST de 5 mm nas derivações V1-V5 com elevações menores nas derivações inferiores, e a radiografia de tórax inicial mostrou pulmões limpos. Enzimas cardíacas foram colhidas, e o paciente começou aspirina e heparina, além de trombólise química com Retavase®.

O paciente, então, foi transferido para uma instituição de tratamento terciário para cateterismo cardíaco. Ele permaneceu sem dor no caminho, mas o cateterismo mostrou uma estenose grave da descendente anterior esquerda (DAE) proximal, a qual foi tratada com angioplastia e *stent*. Entretanto, apenas fluxo parcial foi observado ao término do procedimento. Ventriculograma esquerdo não foi feito por causa de um nível elevado de creatinina, e em vez disso foi realizada uma ecocardiografia transtorácica (ETT).

A Figura 1A, B (*ver* o vídeo correspondente no DVD) mostra as sequelas imediatas típicas de um infarto agudo do miocárdio (IAM) anterosseptal. Observar: (1) hipertrofia ventricular esquerda, conforme indicado por espessuras da parede de mais de 11 mm na diástole, indicando hipertensão de longa duração; (2) ventrículo esquerdo (VE) de tamanho normal (diâmetro diastólico final < 5,6 cm na base na vista paraesternal de eixo longo), mas encurtamento fracionário diminuído (diâmetro sistólico final aumentado > 4,0 cm); (3) ausência de espessamento miocárdico na sístole (acinesia) da parede anterior e anterosseptal desde o ventrículo médio até o ápice. Em um IAM não tratado, em evolução, comprometendo apenas um território de artéria coronária, os outros territórios com suprimento sanguíneo coronariano preservado frequentemente estarão hiperdinâmicos.

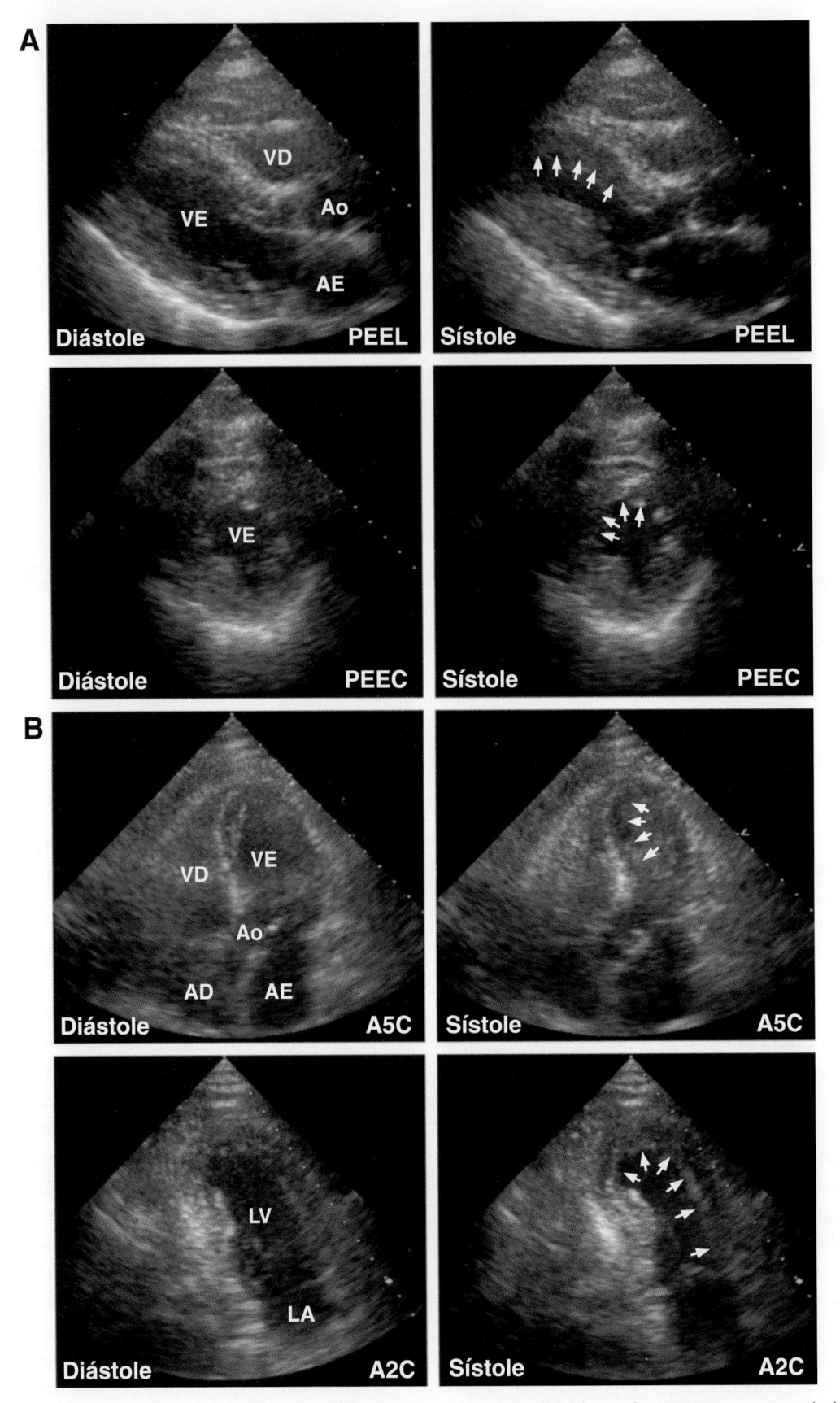

Fig. 1. Apresentação de um caso: homem de 80 anos com hipertensão e dor torácica de início agudo. Imagens paraesternais de eixo longo (PEEL) e de eixo curto (PEEC) de um homem de 80 anos com dor torácica de início agudo. Observar acentuada hipocinesia anterosseptal (setas) das regiões ventriculares esquerdas supridas pela artéria coronária descendente anterior esquerda durante a sístole. Comparar estas regiões com os segmentos e territórios das artérias coronárias representados nas Figuras 3-5. (*Ver* o vídeo correspondente no DVD.)

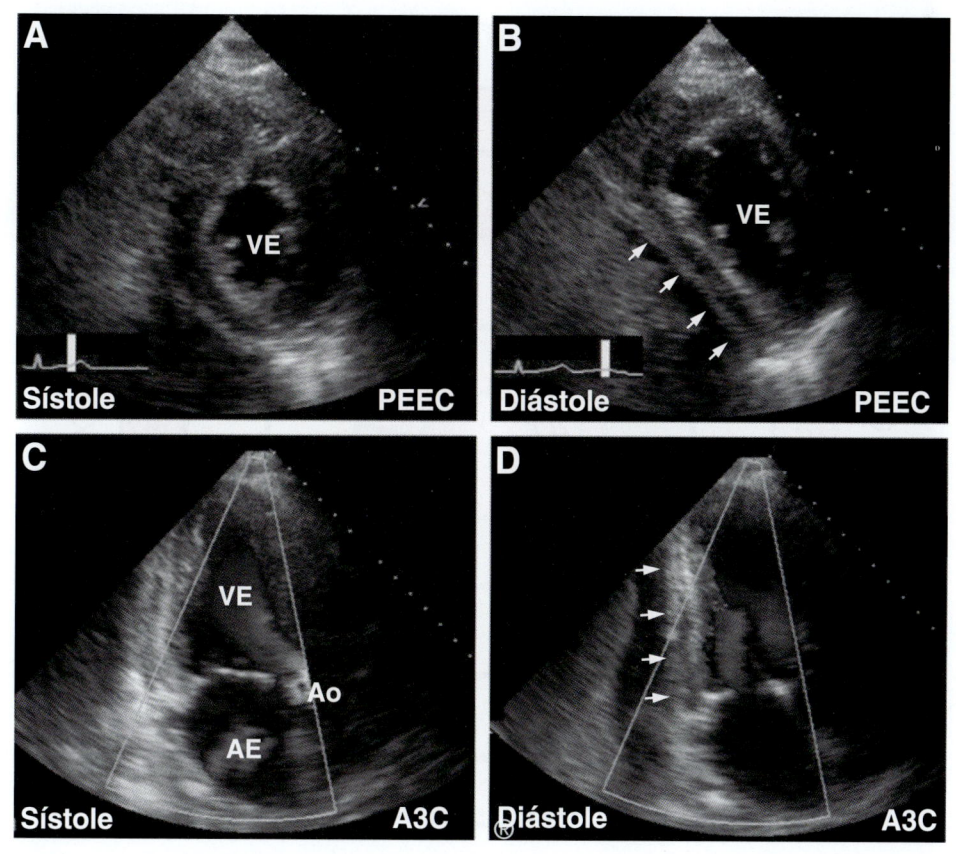

Fig. 2. Pseudodiscinesia em homem de 54 anos com doença hepática terminal. Paredes ventriculares esquerdas neste homem de 54 anos com cirrose terminal causada pelo uso de álcool e infecção com vírus hepatite C eram normais durante a diástole (**A-C**). Hipocinesia/discinesia aparente nas paredes posteroinferiores (**B**, **D**, setas) resultava da pressão de ascite tensa secundária à sua hepatopatia terminal. (*Ver* o vídeo correspondente no DVD.)

ACHADOS ECOCARDIOGRÁFICOS NO IAM

ANORMALIDADES DO MOVIMENTO DA PAREDE

Entre as mais precoces alterações detectáveis na isquemia miocárdica ou num IAM estão anormalidades do movimento regional da parede do VE e potencialmente também ventricular direita. O VE pode ser dividido em 17 segmentos anatômicos, os quais podem ser vistos como uma composição dos cortes ecocardiográficos padrão e possuem nomenclatura padronizada conforme recomendado pela *American Heart Association* (AHA) (*ver* Capítulo 5, Figs. 1 e 10). Movimento normal da parede (segmentos normalmente cinéticos) é visto sob forma de espessamento da parede causado pela contração das fibras miocárdicas individuais; na ecocardiografia, isto é visto sob a forma da distância radial entre os limites epi e endocárdicos, a qual aumenta pelo menos 10-20% durante a sístole. Movimento parietal anormal devido a insuficiente suprimento sanguíneo ao miocárdio pode ser graduado como hipocinético (espessamento, porém menos que o normal), acinético (ausência de espessamento) e discinético ou aneurismático (ausência de espessamento, com movimento para fora do segmento durante a sístole em razão da pressão intraventricular aumentada sobre uma área cicatrizada e não contrátil de fibrose miocárdica). Em geral, miocárdio que é infartado transmuralmente tende a ter disfunção mais grave, com movimento acinético ou discinético.

É importante distinguir cuidadosamente entre espessamento da parede e movimento do limite epicárdico ou endocárdico durante a sístole. Armadilhas abundam ao diagnosticar anormalidades de movimento da parede: estas incluem tanto falso-positivos causados por má visualização do endocárdio (o artefato de "perda" de eco), angulação superior do explorador tal que a porção membranosa, não muscular do septo interventricular superior, é erradamente interpretada como um infarto, compressão extracardíaca da parede inferior por ascite ou conteúdo abdominal ("pseudodiscinesia", *ver* Fig. 2; *ver* o vídeo correspondente no DVD), e movimento septal paradoxal ou dessincronizado causado por bloqueios de ramo ou estados pós-cirúrgicos. Falso-negativos, isto é, não perceber uma anormalidade do movimento da parede que está presente, também podem ocorrer em virtude da má qualidade da imagem ou imageamento

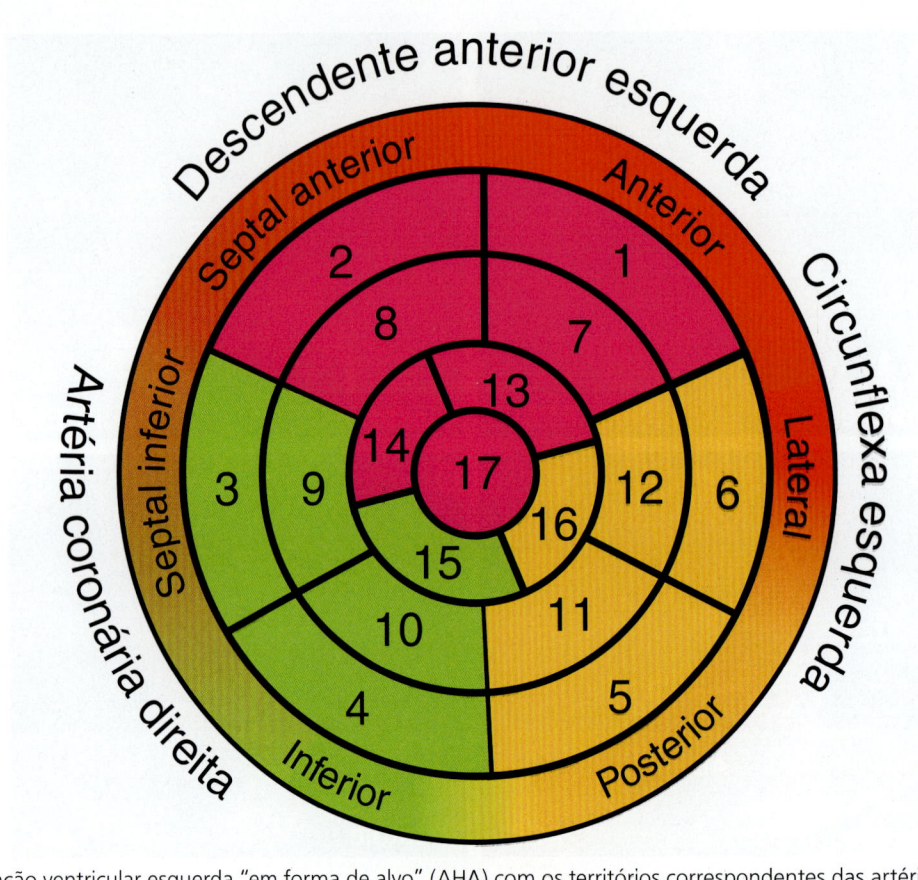

Fig. 3. Segmentação ventricular esquerda "em forma de alvo" (AHA) com os territórios correspondentes das artérias coronárias. Há seis segmentos basais (1-6), começando com o segmento anterobasal e numerando em sentido anti-horário. Os seis segmentos médios seguintes (7-12) seguem o mesmo padrão, seguidos pelos quatro segmentos apicais seguintes, e o último segmento (17) ocupando a ponta. Comparar isto com o esquema anatômico mostrado nas Figuras 4 e 5.

fora de eixo. Em alguns casos, a injeção de um agente de contraste intravenoso pode ajudar a delinear os limites do endocárdio.

As artérias coronárias epicárdicas principais suprem territórios distintos que devem ser avaliados individualmente durante o exame ecocardiográfico. Em geral, o VE pode ser dividido em quadrantes anterior, inferior, septal e lateral. Nos níveis basal e ventricular médio, as paredes septal e lateral são adicionalmente subdivididas em seções anterior e inferior. (Muitos cardiologistas se referem à parte mais basal e mais lateral da parede inferior como parede "posterior".) Cada parede é adicionalmente dividida ao longo do eixo longo em terços basal, médio e apical, com o ápice distal sendo designado como um segmento separado, dando um total de 17 segmentos da parede sob o esquema da AHA (Fig. 3; *ver* Capítulo 5, Figs. 1 e 10).

TERRITÓRIOS DAS ARTÉRIAS CORONÁRIAS

A maior parte do suprimento sanguíneo ao coração é a partir da artéria coronária principal esquerda, que normalmente se origina da cúspide coronariana esquerda e se divide nas artérias DAE e circunflexa esquerda (CxE) (*ver* Fig. 4). A DAE supre a maior parte da parede ventricular anterior (prosseguindo da base para o ápice, segmentos 1, 7, 13 [Fig. 5], e seus ramos septais também suprem os dois terços anteriores do septo [segmentos 2, 8, 14]). Além disso, ramos diagonais da DAE suprem a parede anterolateral (segmentos 6, 12). DAEs grandes podem ocasionalmente "enrolar-se" em torno do ápice do coração e suprir a porção mais distal da parede inferior (segmentos 15, 17). A CxE corre no sulco atrioventricular e seus ramos (marginais obtusos) suprem as paredes inferolateral e lateral (segmentos 5, 11, 16). A artéria coronária direita (ACD) origina-se da cúspide coronariana direita e supre de sangue o terço inferior do septo e a parede inferior (segmentos 3, 9, 14), além do ventrículo direito (VD).

No IAM agudo, um bloqueio da artéria coronária causado pela placa rota e trombo intraluminal causa oclusão parcial ou completa da luz arterial. Isto, por sua vez, reduz o fluxo sanguíneo para os segmentos supridos, reduz a con-

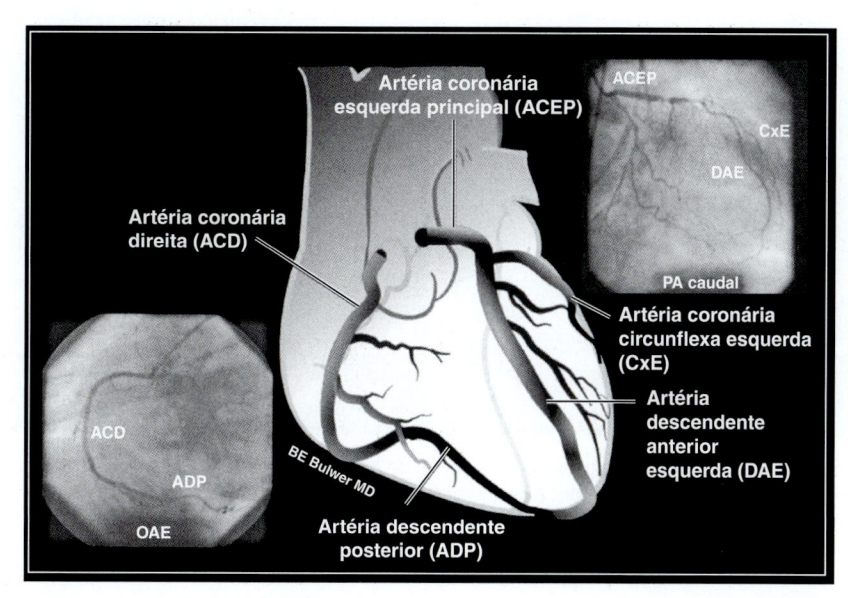

Fig. 4. Suprimento sanguíneo coronariano. Esboço anatômico representando o suprimento sanguíneo coronariano. Imagens estáticas de angiogramas coronarianos direito e esquerdo aparecem como inserções. Estas artérias epicárdicas principais dão origem a ramos intramurais que se subdividem ainda mais em arteríolas subepicárdicas e subendocárdicas e plexos capilares. No coração normal, ramos e redes anastomóticas conectam as artérias coronárias principais. Eles servem como armação para o desenvolvimento de circulação colateral subsequente à oclusão total ou quase total de uma grande artéria epicárdica.

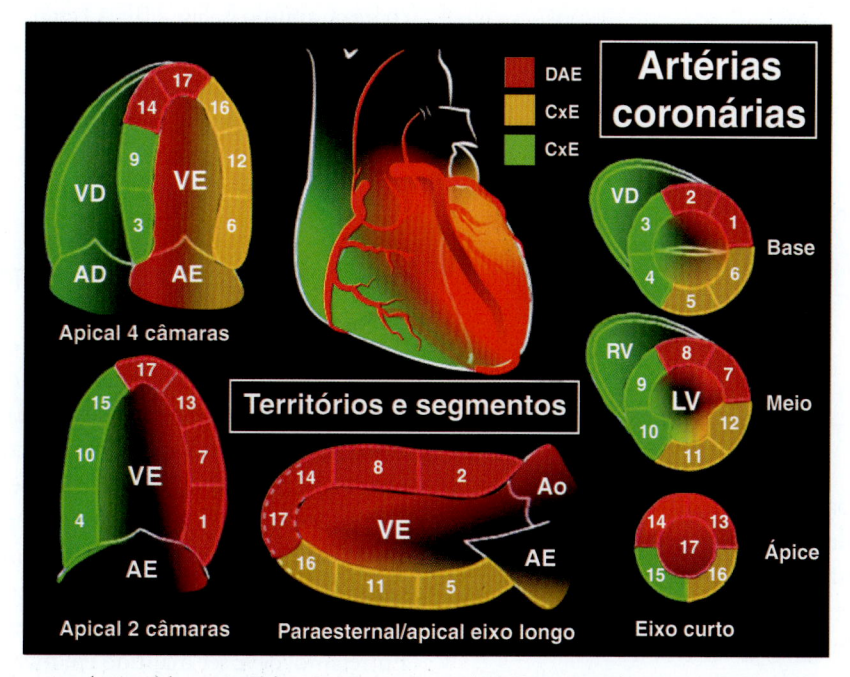

Fig. 5. Territórios e segmentos das artérias coronárias. Segmentos ventriculares esquerdos anatômicos usados para descrição de movimento regional da parede (classificação da AHA) e seu suprimento sanguíneo correspondente. Podem ocorrer importante superposição e variações congênitas no suprimento sanguíneo coronariano.

tração (e o relaxamento) dos miócitos individuais e causa anormalidade do movimento da parede no respectivo segmento. Pelo menos uma redução de 70% no diâmetro da seção transversa é necessária antes que a estenose se torne hemodinamicamente importante. Uma lesão proximal ten-derá a afetar mais território, isto é, segmentos basais a apicais, enquanto um bloqueio mais distal afetará apenas segmentos mais apicais. Uma oclusão aguda da artéria coronária principal esquerda pode ser letal, uma vez que ela supre um território extenso, e apenas o septo inferior e a parede

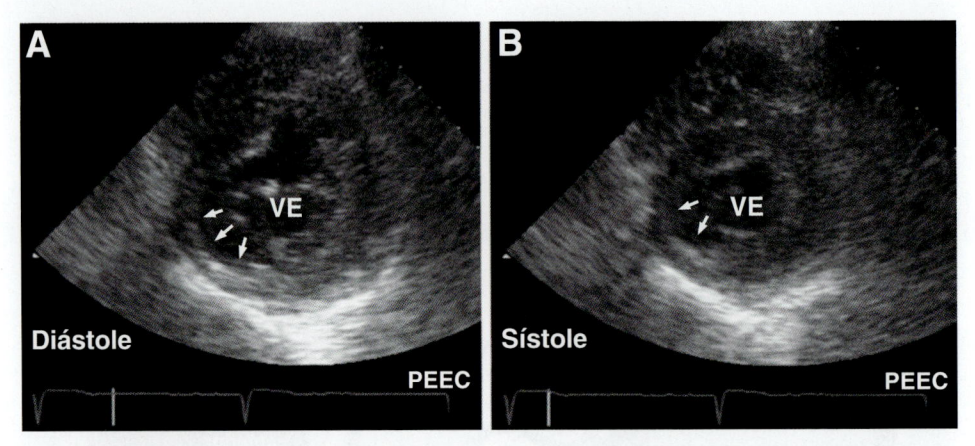

Fig. 6. Um homem de 89 anos com múltiplas malignidades e doença de artéria coronária preexistente. Este homem com doença trivascular e malignidades múltiplas se apresentou com dor torácica e dispneia. Imagens diastólicas mostram hipocinesia inferoposterobasal que era menos aparente durante a sístole. Circulação colateral se desenvolve em resposta à isquemia importante, trazendo importante contribuição para o fluxo sanguíneo e a função ventricular.

Tabela 1	Utilidade da Ecocardiografia na Detecção de Complicações do Infarto do Miocárdio

Complicações precoces
Anormalidades do movimento regional da parede
Expansão do infarto
Infarto ventricular direito
Derrame pericárdico
Regurgitação mitral
Ruptura de músculo papilar
Defeito septal ventricular
Ruptura da parede livre ventricular ± pseudoaneurisma

Complicações tardias
Cardiomiopatia isquêmica ± regurgitação mitral
Trombo intracavitário, especialmente ventricular
Aneurisma ventricular esquerdo
Derrame pericárdico

inferior seriam poupados. Uma lesão na ACD proximal pode causar adicionalmente disfunção e infarto do VD, os quais podem contribuir para hipotensão durante um IAM inferior. Quando o VD é infartado, dilatação do VD, anormalidades do movimento regional da parede do VD e regurgitação tricúspide podem ser vistas na ecocardiografia.

A presença de doença de artéria coronária previamente existente pode modificar as anormalidades do movimento da parede vistas durante um IAM. Pequenos vasos colaterais a partir de outras artérias coronárias não obstruídas podem se desenvolver e perfundir o território periférico dos vasos afetados, assim, diminuindo o território disfuncional (Fig. 6).

Um escore-índice do movimento da parede foi desenvolvido como escala para quantificar a extensão e a gravidade da função sistólica do VE. O sistema usa uma divisão do VE em 14 ou 16 segmentos (semelhante ao sistema da AHA previamente detalhado) e atribui um número a cada segmento da parede, de 0 a 5 (0, hipercinético; 1, normal; 2, hipocinético; 3, acinético; 4, discinético; 5, aneurismático [*ver* Capítulo 5, Fig. 1B]). O escore-índice do movimento da parede é igual à soma destes números/números de segmentos visualizados, de tal modo que um ventrículo normocinético deve ter um escore de 1. Este escore tem valor prognóstico, uma vez que um escore mais alto relaciona-se com morbidade e mortalidade subsequentes a IAM.

PAPEL DO ECO NA AVALIAÇÃO DE DOR TORÁCICA

A ecocardiografia é utilizada durante episódios de dor torácica para determinar se isquemia é a causa da dor torácica, em oposição a uma causa não cardíaca. A ecocardiografia – especificamente estudos transtorácicos – pode desempenhar papel crucial no IAM. Isto é especialmente verdadeiro quanto à detecção de complicações precoces e tardias do IAM (Tabela 1). Anormalidades do movimento da parede são patognomônicas de isquemia ou infarto inicial, e foi demonstrado que precedem alterações ECG e dor torácica. Entretanto, deve ser mantido em mente que menos artérias coronárias (subendocárdicas) podem causar anormalidades mais sutis e mais localizadas do movimento da parede e, assim, a sensibilidade da ecocardiografia para isquemia subendocárdica é reduzida. Entretanto, na ausência de anormalidades visualizadas do movimento da parede, outras causas de dor torácica devem ser consideradas. Embora dor torácica não cardíaca frequentemente seja o caso, outras etiologias, como dissecção aórtica ou de artéria coronária, pericardite, miocardite e endocardite, devem ser consideradas no diagnóstico diferencial.

INDICAÇÕES DA ECOCARDIOGRAFIA TRANSTORÁCICA DURANTE E APÓS IAM

Quando um ecocardiograma é de utilidade clínica no contexto de um IAM? Dito simplesmente, ETT é apropriada quando (1) o diagnóstico não está claro, (2) complicações do IAM são suspeitadas e (3) os resultados acrescentam informação que pode ser usada para estratificar o risco de um paciente e guiar terapia futura.

No IAM não complicado, os sintomas são o resultado direto de isquemia continuada, que causa dor torácica e disfunções sistólica e diastólica. A disfunção miocárdica segmentar pode ser suficientemente extensa para causar uma queda no débito cardíaco, levando à insuficiência cardíaca esquerda (e, ocasionalmente, direita). Nesta situação, o diagnóstico é claro a partir de história focalizada, exame físico e ECG, e a prioridade deve ser estabilizar o paciente com terapia clínica e, a seguir, proceder tão logo sejam possível as estratégias de revascularização primária, isto é, trombólise e/ou angioplastia. Obter um ecocardiograma no contexto de um IAM não complicado apenas retardaria a terapia apropriada.

Entretanto, se o paciente tiver dor torácica persistente ou recorrente, alterações ECG, hipotensão, um sopro novo, insuficiência cardíaca congestiva, acidente vascular cerebral (AVC), ou uma taquiarritmia tardia, um ecocardiograma seria crucial para excluir complicações sérias pós-IAM nos contextos agudo e crônico (discutidas no restante deste capítulo).

No caso deste paciente, uma ETT foi pedido depois da angioplastia para avaliar a fração de ejeção do VE (FEVE), porque um ventriculograma esquerdo não fora realizado durante o seu cateterismo. Digno de nota, um ecocardiograma não está automaticamente indicado a todos os pacientes pós-infarto para estratificação de risco; se já houver informação clínica suficiente a partir de história, exame físico e dados disponíveis (p. ex., ventriculograma) para estimar a função cardíaca pós-infarto e orientar a terapia, a ecocardiografia pode ser redundante. Por exemplo, 93-98% dos pacientes com ECG interpretável, sem história de IAM com onda Q ou insuficiência cardíaca congestiva, e um IAM índice que não é um infarto com onda Q ou anterior terão FEVE acima de 40% (Krumholz *et al.* e Silver *et al.*). Entretanto, este preditor clínico da FE só foi aplicado a pacientes idosos (≥ 65 anos de idade), e certas condições (apresentação > 6 h depois do início da dor torácica, história de cirurgia de pontes coronarianas e diabetes melito) invalidam a regra.

■ Complicações Subagudas

Ecocardiografia é útil para detectar sequelas negativas nas primeiras 1-3 semanas depois do IAM. Muitas destas complicações são associadas a infartos mais extensos com onda Q ou transmurais, e a sua incidência cumulativa parece estar diminuindo na era atual de reperfusão por angioplastia ou trombólise. Não obstante, quando elas ocorrem, são frequentemente prenunciadas por declínio clínico abrupto (hipotensão e edema pulmonar rápido, isto é, choque cardiogênico), e a ecocardiografia pode ser a chave para um diagnóstico apropriado.

REGURGITAÇÃO MITRAL GRAVE AGUDA

Regurgitação mitral (RM) grave aguda é causada por infarto e subsequente ruptura das cordas tendíneas (Fig. 7), um músculo papilar (Fig. 8; *ver* o vídeo correspondente no DVD), ou uma cabeça muscular.

Clinicamente, um sopro holossistólico novo grave pode ser apreciado, embora, caso o paciente esteja extremamente hipotenso e em choque cardíaco, possa não ser apreciado. Como o músculo papilar anterolateral recebe duplo suprimento sanguíneo da DAE (diagonais) e da CxE, ele tende muito menos a se romper do que o músculo papilar posteromedial, que é suprido principalmente pela ACD. Por isso, ruptura de músculo papilar é vista mais frequentemente com infartos inferiores e compromete mais frequentemente o folheto posterior (embora haja cruzamento entre as cordas dos músculos papilares individuais e o folheto correspondente). É mais comum ver uma cabeça, ou extremidade, de um músculo papilar rota do que o tronco muscular inteiro.

Pela ecocardiografia bidimensional (2D) pode-se ver um folheto solto (ou parcialmente solto) correspondendo a músculo e cordas sustentadores rotos, que prolapsa para dentro do átrio esquerdo durante a sístole. Uma ecodensidade móvel triangular ou piramidal, que representa a cabeça do músculo papilar, fixada à extremidade do folheto solto é patognomônica. Doppler em cores usualmente mostrará RM grave, que pode ser dirigida de modo extremamente excêntrico para longe do folheto defeituoso. Assim, folhetos mitrais anteriores soltos farão o jato de cor visualizado da RM ser dirigido posterior e lateralmente; folhetos posteriores soltos causarão um jato de RM excêntrico dirigido anterosseptalmente.

RM grave também pode ocorrer na ausência de ruptura do aparelho mitral. O mecanismo envolve fechamento incompleto da valva, sendo considerado resultado de disfunção do músculo papilar (particularmente com oclusão da artéria CxE), chamada "RM isquêmica" e/ou desvio

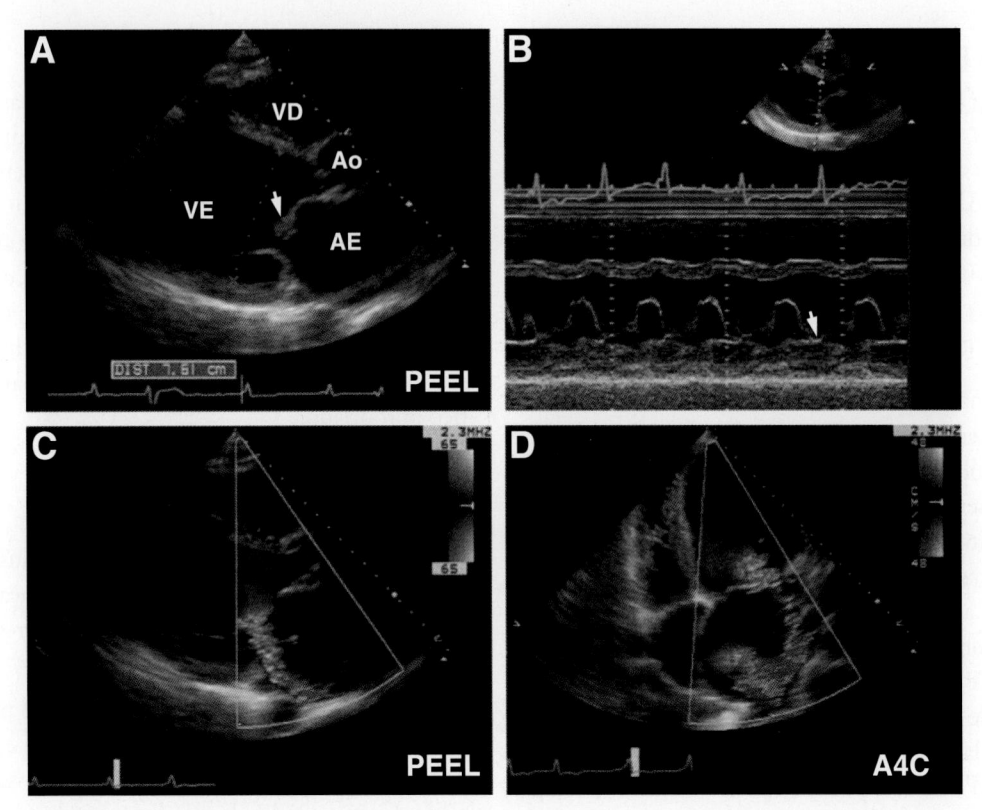

Fig. 7. Folheto solto anterior da valva mitral em um homem de 53 anos com cardiomiopatia dilatada. Este homem com cardiomiopatia dilatada, regurgitação mitral e fibrilação atrial desenvolveu frouxidão parcial do folheto mitral anterior (**A**, seta na vista paraesternal de eixo longo [PEEL]; **B**, vista no modo M). Observar a regurgitação mitral grave com um jato dirigido posterior (**C, D**).

lateral dos músculos papilares por dilatação do VE (*ver* a seção "Implicações Crônicas").

Armadilhas na detecção de RM grave: esta excentricidade do jato da RM, particularmente os jatos "abraçando a parede", pode ser suficientemente grave para fazer o diagnóstico ser inteiramente perdido na ecocardiografia. (1) Jatos excêntricos para a parede podem escapar do plano de varredura, e quando eles são vistos pela área do jato em Doppler em cores, usualmente são subestimados em volume por pelo menos 40%. Outras armadilhas que podem fazer RM grave passar não detectada em eco incluem: (2) RM "largamente aberta" com uma valva completamente incompetente e pressões atriais esquerdas muito altas, na qual há menos gradiente de pressão e turbulência do fluxo entre o átrio e o ventrículo esquerdos; (3) um VE em insuficiência que é incapaz de gerar muita pressão de impulsionamento para débito cardíaco anterógrado ou retrógrado; (4) RM muito transitória em um paciente taquicárdico; e (5) ajustes de ganho inapropriadamente altos ou baixos. Nunca será dito exageradamente que quando existir uma forte suspeita clínica de RM aguda ou outras complicações subagudas de infarto do miocárdio a ausência desse achado na ETT mesmo depois de esquadrinhamento diligente *não* exclui a complicação. Nesses casos, a árvore decisória deve progredir rapidamente para uma ETE para diagnóstico de confirmação se o paciente puder ser estabilizado, ou, caso contrário, diretamente para a sala de operações para cirurgia exploradora.

DEFEITO SEPTAL VENTRICULAR

Defeito septal ventricular (DSV) causado pela ruptura em certa época complicava 0,5-3% dos IAMs antes do uso generalizado da terapia trombolítica. O risco de desenvolvimento de DSV era mais alto em pacientes mulheres, hipertensas, com 60 anos ou mais e sem história prévia de angina ou IAM (Birnbaum). Presume-se que este último fator de risco resulte da ausência de fluxo colateral preservando segmentos infartados. Entretanto, uma análise mais recente da experiência *Global Utilization of Streptokinase and Tissue Plasminogen Activator for Occluded Coronary Arteries* (GUSTO-I) revelou que a incidência de DSV após terapia de reperfusão declinou para 0,2-0,3% nos pacientes que receberam trombólise, muito mais baixa do que previamente (Crenshaw). Infartos de grandes territórios, comprometendo o VD, ou aqueles causados pela oclusão total do vaso culpado tenderam mais a desenvolver DSV.

No paciente não reperfundido, rupturas foram raras precocemente no curso do IAM. Quando elas ocorrem dentro das primeiras 24 horas, são consideradas devidas a

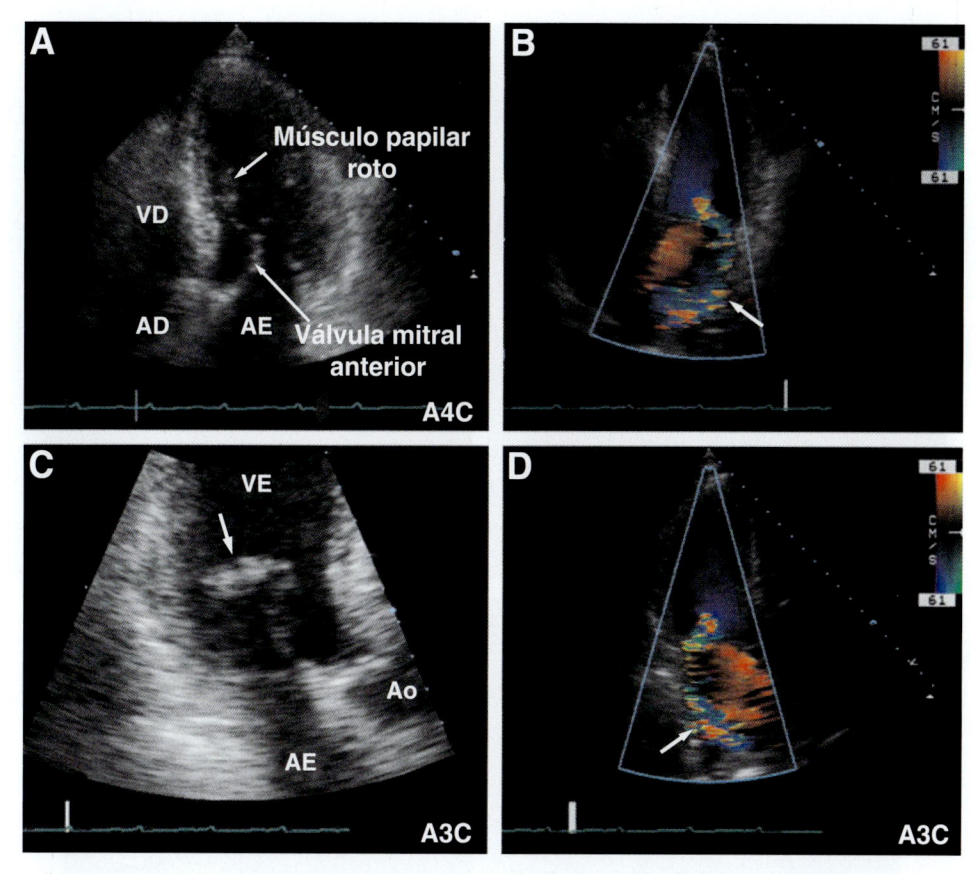

Fig. 8. Músculo papilar roto em um homem de 74 anos pós-infarto do miocárdio. Este homem se apresentou com dispneia grave e regurgitação mitral pós-infarto do miocárdio. Imagens ecocardiográficas revelaram avulsão de músculo papilar e cordas tendíneas afixadas ao folheto mitral anterior que prolapsavam para dentro do átrio (vistas apical de quatro câmaras e apicais de três câmaras [A3C], **A**, **C**). Foi observada regurgitação mitral grave com um jato dirigido posteriormente (**B**, **D**). Na cirurgia para substituição de emergência da valva mitral, dois terços do músculo papilar posterolateral estavam totalmente destacados. (*Ver* o vídeo correspondente no DVD.)

grandes hematomas intramurais que dissecam diretamente através de uma grande área infartada. DSVs são mais comuns 3-5 dias depois do IAM, quando a patogenia envolve necrose e adelgaçamento do septo, com desintegração tecidual acelerada pela liberação de enzimas líticas das células inflamatórias. Curiosamente, embora o uso de trombolíticos reduza o tamanho do infarto e o risco de ruptura septal, a instalação da ruptura septal nos pacientes trombolisados parece ser mais precoce (tempo médio desde o início do IM até a ruptura foi de um dia na experiência GUSTO-I e 16 h na experiência *Should We Emergently Revascularize Occluded Coronaries in Cardiogenic Shock* [SHOCK], talvez por causa de mais hemorragia intramiocárdica).

Embora eco 2D tenha sensibilidade limitada para detectar DSVs, a adição do Doppler em cores aumenta a sensibilidade e a especificidade da ETT para detectar DVS para quase 100%. Em ecocardiograma, o DSV pode ser visto como uma descontinuidade individualizada ou "perda" de eco na parte muscular do septo interventricular (Fig. 9A). Em virtude da assimetria da maioria dos defeitos, é importante inspecionar o septo a partir de múltiplas janelas quando se suspeita de um DSV. O tamanho real do orifício pode variar de milímetros até vários centímetros na dimensão máxima, e frequentemente se expande durante a sístole, em comparação com a diástole. Doppler de fluxo em cores demonstrará turbulência e fluxo da esquerda para a direita através do DSV, porque as pressões do VE são mais altas que as do VD continuamente durante todo o ciclo cardíaco (Fig. 9B; *ver* o vídeo correspondente no DVD). Injetar soro fisiológico agitado por via intravenosa ("estudo com bolhas") pode ocasionalmente ajudar a definir o fluxo da esquerda para a direita ao mostrar um efeito de contraste negativo no VD, emanando do orifício do DSV. Morfologicamente, as rupturas septais podem ser descritas como uma perfuração simples (isto é, defeito direto através de ambos os lados do septo ao mesmo nível), ou mais complexa, com tratos serpiginosos entrando e saindo do septo em níveis diferentes. DSVs anteriores são usualmente simples e localizados mais para o ápice (como no caso ilustrativo seguinte), enquanto os infartos inferiores frequentemente comprometem o septo basal adjacente e tendem a ser mais complexos.

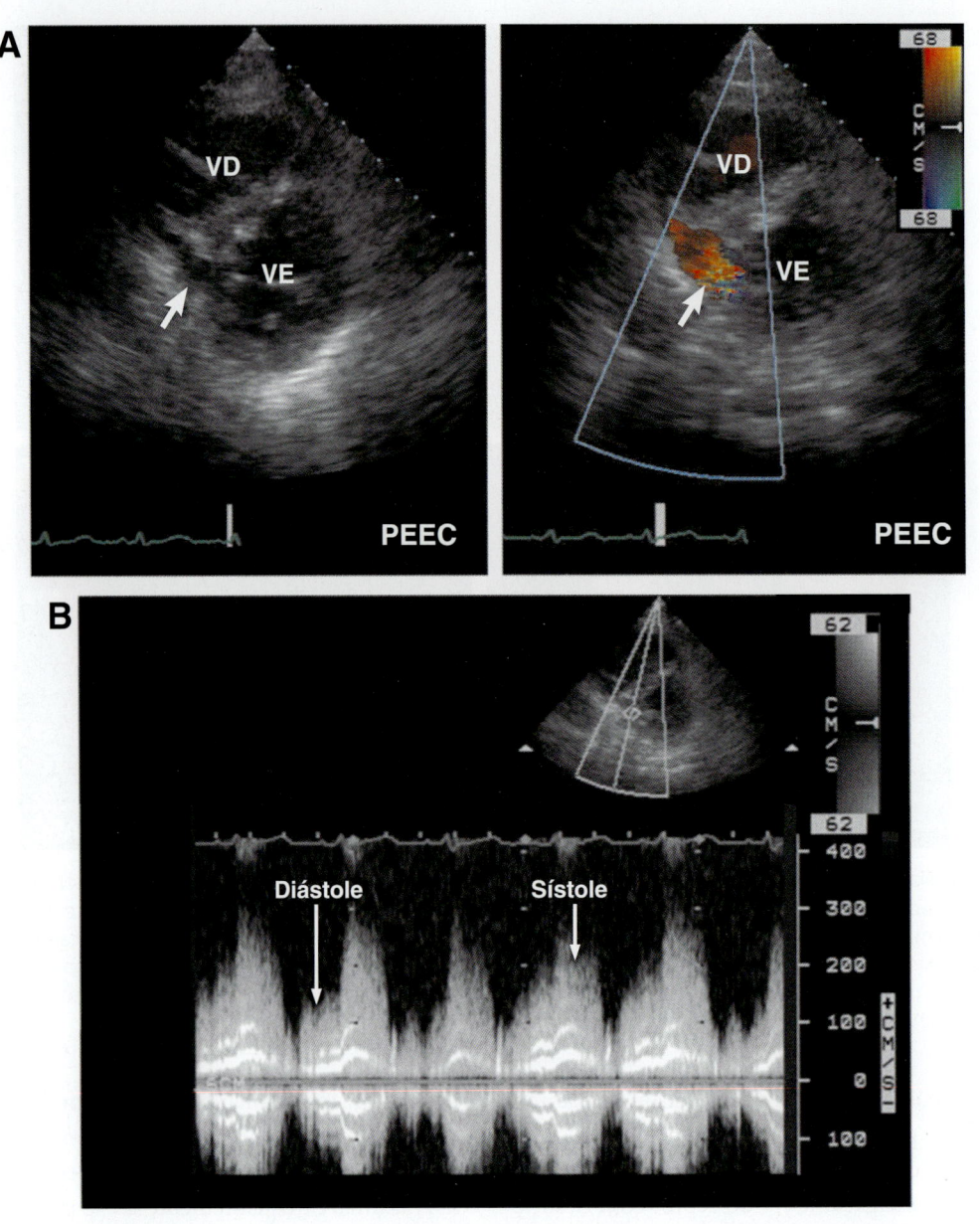

Fig. 9. (A) Defeito septal ventricular pós-infarto do miocárdio em um homem de 72 anos. Este homem com história de uma semana de dor torácica e infarto miocárdico inferior mostrou uma brecha nos segmentos inferosseptais médios a basais em ecocardiografia bidimensional (**painel esquerdo**, seta). Doppler em cores revelou um *shunt* da esquerda para a direita compatível com um defeito septal ventricular. Isto foi confirmado em ventriculografia. Angiografia revelou oclusão de 100% da artéria coronária direita. (**B**) Exame com Doppler de onda contínua (OC) de defeito septal ventricular pós-infarto miocárdico. Doppler OC do defeito septal ventricular mostrou fluxo de alta velocidade da esquerda para a direita (3 m/s) com fluxo limitado de baixa velocidade (1,4 m/s) na direção oposta durante a diástole. (*Ver* o vídeo correspondente no DVD.)

A ecocardiografia de um paciente com DSV deve definir localização, tipo (simples ou complexo) e tamanho do defeito, se possível. Informações úteis adicionais incluem uma estimativa do grau de *shunt* da esquerda para a direita (pela técnica de 2D e Doppler combinados de estimativa de Qp e Qs), o gradiente de pressão através do septo (a partir do qual a pressão sistólica do VD [PSVD] pode ser calculada usando-se a fórmula PSVD = PA sistólica – 4[velocidade DSV]^2, ou PSVD = pressão atrial direita + 4[velocidade RT]^2, e função do VD. Em DSVs graves, pode haver ruptura associada de músculos papilares ou mesmo ruptura de parede livre (*ver* a seção "Ruptura da Parede Livre").

Clinicamente, um DSV importante será anunciado pelo fato de o paciente experimentar dor torácica, dispneia e, potencialmente, choque cardiogênico. O *shunt* de sangue através do DSV pode ser apreciada no exame físico sob a forma de um sopro holossistólico intenso rude no bordo esternal esquerdo e um frêmito palpável. À medida que o

VE falhar, a resistência vascular sistêmica aumentar (para manter a pressão arterial) e as pressões direitas aumentarem a quantidade de *shunt* da esquerda para a direita, diminuirá e sucederá a insuficiência biventricular. A mortalidade do DSV é alta, aproximadamente 24% no primeiro dia, atingindo até 82% aos dois meses nos pacientes tratados clinicamente, portanto, a reparação operatória (ou, em alguns casos, potencialmente, o fechamento com um aparelho oclusivo septal por via percutânea) deve ser iniciada tão logo seja possível.

APRESENTAÇÃO DE UM CASO (CONTINUAÇÃO)

Dois dias mais tarde, o paciente desenvolveu dor torácica recorrente. Um ECG mostrou taquicardia sinusal e elevações persistentes de ST. O ecocardiograma mostrou ápice aneurismático acinético e movimento septal paradoxal. DSV pós-IAM no septo apical com fluxo de *shunt* E-D, medindo 1,5-1,7 cm. O gradiente através do defeito era de 49 mmHg. O VE era hiperdinâmico na base e no meio do ventrículo, e o VD estava dilatado e difusamente hipocinético. Um balão intra-aórtico de emergência foi colocado, e o paciente foi submetido à reparação cirúrgica com um remendo de pericárdio. ETT de repetição mostrou material do remendo e nenhuma *shunt* residual.

■ *Pseudoaneurisma*

Um pseudoaneurisma é considerado secundário a uma perfuração ventricular subaguda que é contida localmente. Histopatologicamente, as três camadas do coração estão rompidas, de modo que o sangue do VE corre através do endocárdio e da parede miocárdica para dentro do espaço pericárdico (Fig. 10A, B; *ver* o vídeo correspondente no DVD). A contenção local do sangue expelido pelo pericárdio parietal aderente e pelo tecido cicatricial forma um espaço globular livre de eco adjacente e contínuo com a câmara interna do VE. Em virtude da contenção local adjacente ao ventrículo, este espaço parece semelhante a um aneurisma ventricular (Fig. 10C, D).

A distinção entre estas duas entidades é vitalmente importante: um pseudoaneurisma é uma emergência cirúrgica por causa do risco de ruptura iminente, enquanto um aneurisma verdadeiro é menos tendente a se romper e pode muitas vezes ser observado. Uma diferença-chave é que não há miocárdio na parede de um pseudoaneurisma. Ambas as entidades podem conter trombo formado associado. Em geral, as características de eco associadas a um pseudoaneurisma incluem:

1. Um colo estreito (diâmetro do orifício:corpo do aneurisma < 0,5).

2. Uma interrupção abrupta na parede do VE, indicando uma descontinuidade de lado a lado de todas as camadas do coração, em comparação com o afilamento e adelgaçamento graduais da camada miocárdica vistos em um aneurisma verdadeiro. (Este critério é melhor para aneurismas anteriores do que inferiores.)

3. Doppler em cores ou de onda pulsada mostrando fluxo sanguíneo bidirecional e turbulência aumentada dentro do colo do aneurisma.

4. Se o paciente estiver suficientemente estável e o diagnóstico não for claro pela ecocardiografia-padrão, a injeção de agentes de contraste eco-opacos como Optison ou Definity pode ajudar a definir um pseudoaneurisma ao delinear a laceração miocárdica e o extravasamento para dentro do espaço pericárdico.

As apresentações mais frequentes do pseudoaneurisma são dor torácica e insuficiência cardíaca congestiva, embora pacientes também possam apresentar-se com síncope, sintomas vagais ou sintomas inespecíficos (Frances *et al.*) Morte cardíaca súbita ocorre em uma pequena porcentagem. Entretanto, em uma ruptura completamente contida, mais de 10% dos pacientes são inteiramente assintomáticos. Elevações persistentes do segmento ST ocorrem em 20% dos pacientes com pseudoaneurisma, e é possível que isquemia recorrente ou reinfarto possam contribuir para sua patogênese. Pseudoaneurismas parecem cerca de duas vezes mais comuns após IAMs inferiores, em oposição a IAMs anteriores, mas foram vistos originando-se também das paredes lateral e apical. A mortalidade é alta em razão da ruptura tardia, e o tratamento operatório deve ser empreendido urgentemente.

■ *Ruptura da Parede Livre*

Ruptura de parede livre é uma das complicações mais temidas de IAM, em decorrência de sua instalação súbita e letalidade. Diferentemente do pseudoaneurisma, em uma ruptura de parede livre o sangue flui livremente para dentro do pericárdio e tórax, causando choque cardiogênico e tamponamento. Ela é vista 2-8 dias depois de IAM, com fatores de risco semelhantes àqueles para DSVs: pacientes com IAM de onda Q ou seu primeiro IAM estão em mais alto risco. Sexo feminino, idade avançada e hipertensão aumentam o risco, do mesmo modo que o reconhecimento retardado do IAM ou atividade física continuada. Dor torácica aguda, agitação e choque cardiogênico ocorrem abruptamente, e 90% dos casos são fatais.

Ecocardiogramas de ruptura aguda de parede livre são raros, em função da rápida letalidade desta complicação. Entretanto, se capturada, os achados em ETT (ou ETE) podem incluir pseudoaneurisma preexistente (agora roto), descontinuidade ou acentuado adelgaçamento e acinesia da parede comprometida no território terminal do

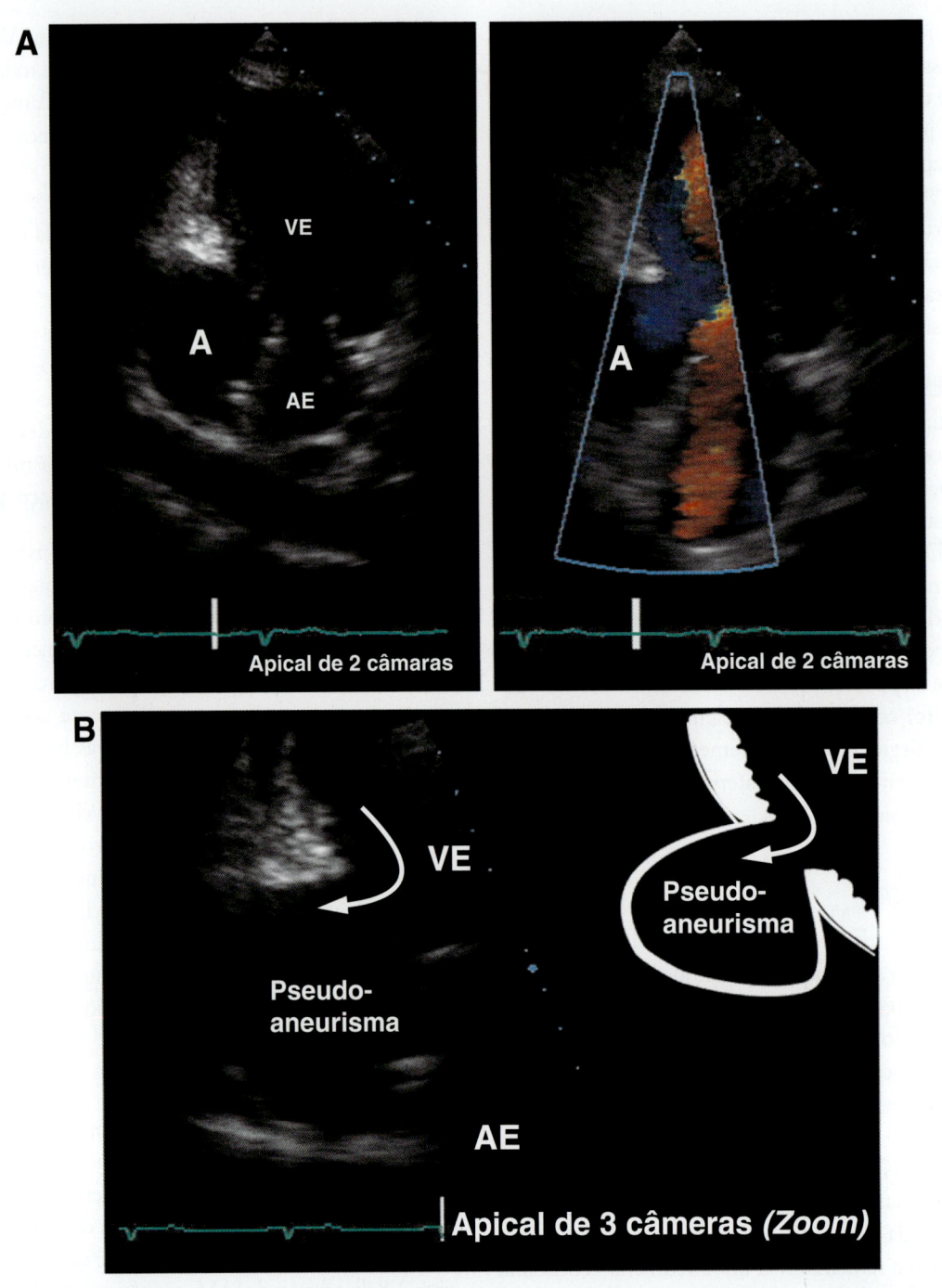

Fig. 10. (**A**) Pseudoaneurisma (pós-IAM). Esta mulher de 64 anos sofreu um IAM inferior e necessitou de colocação de cardioversor-desfibrilador implantável. Suas imagens apicais de duas câmaras mostram uma cavidade com colo estreito (**painel esquerdo**) que se comunicava com a cavidade ventricular esquerda. Não foi visto trombo intracavitário. A remoção cirúrgica confirmou que se tratava de um pseudoaneurisma. (**B**) Pseudoaneurisma: anatomia. Um pseudoaneurisma pós-IAM da parede ventricular esquerda é essencialmente uma ruptura contida da parede ventricular que não é revestida por miocárdio.

vaso ocluído culpado, um derrame pericárdico (ocasionalmente com trombo no saco pericárdico) e fluxo de baixa velocidade no Doppler em cores para dentro do pericárdio. Pronta cirurgia constitui o único tratamento para esta complicação.

■ Trombo Ventricular Esquerdo

Trombo ventricular esquerdo é uma complicação relativamente comum de IAM. Foi encontrado em 20-60% dos casos em séries de autópsia antes da era trombolítica. Mais

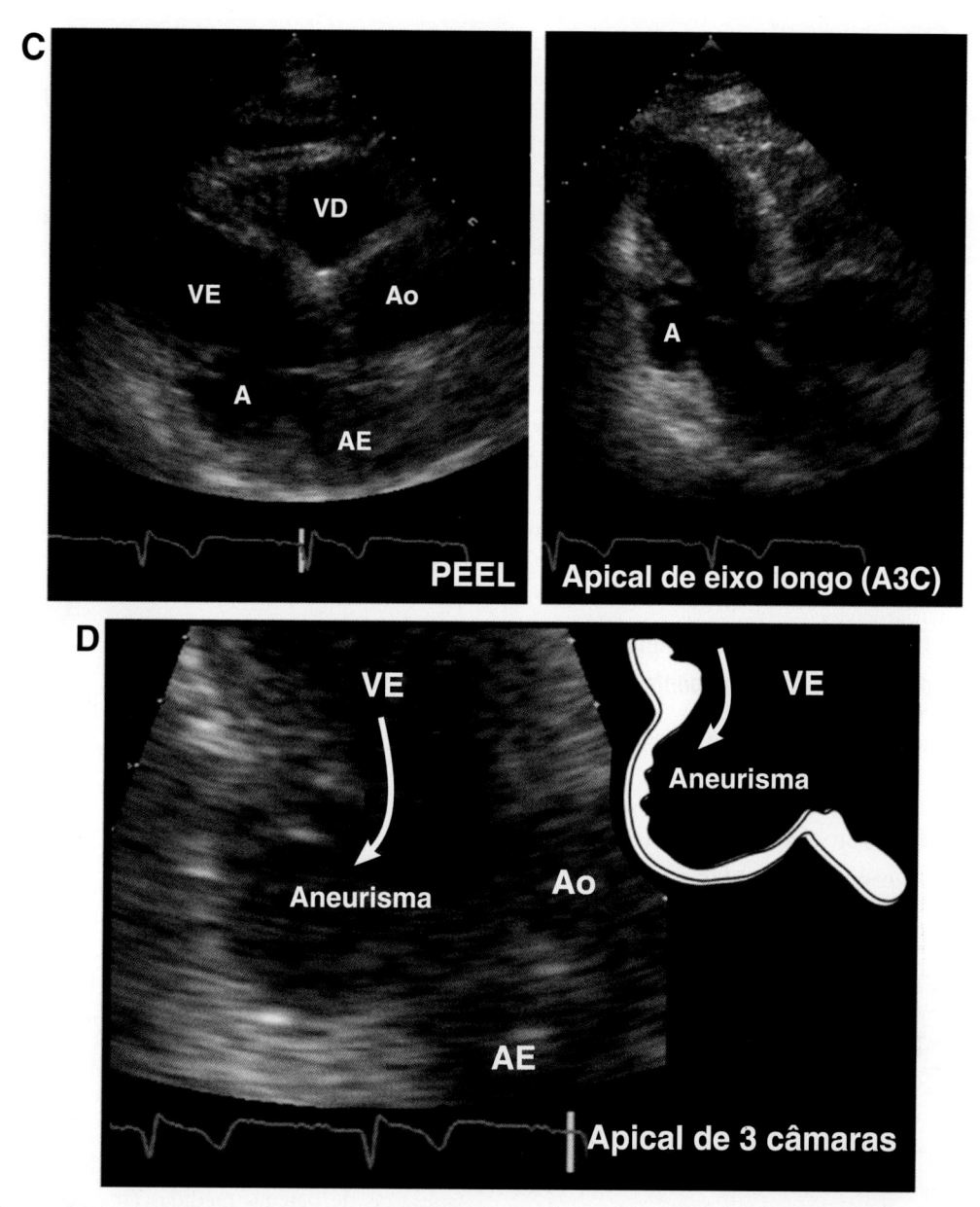

Fig. 10. *(Continuação)* (**C**) Mulher de 77 anos com história de IAM e aneurisma ventricular prévios. Suas imagens paraesternal de eixo longo (PEEL) e apical de eixo longo mostram remodelação aneurismática da parede inferoposterior basal. Não foi visto trombo intracavitário. (**D**) Anatomia: aneurisma verdadeiro. Em um aneurisma ventricular verdadeiro, a parede inteira do aneurisma ainda é revestida por endocárdio/miocárdio. (*Ver* o vídeo correspondente no DVD.)

recentemente, dados do estudo do Gruppo Italiano per lo Studio della Streptochinasi nell'Infarto Miocárdico (GISSI)-3 mostraram incidência global de 5,1% nos pacientes trombolisados, e estão em risco os pacientes com infartos anteriores, grandes territórios disfuncionais ou FEVE menor que 40%. Anticoagulação usualmente está indicada a fim de prevenir embolização sistêmica.

A ecocardiografia transtorácica tem sensibilidade de aproximadamente 95% e especificidade de 90% para trombos no VE. (ETE é menos sensível e, portanto, um teste inapropriado para detectar trombos no VE; isto acontece por causa da dificuldade para visualizar o ápice, que fica mais distante do explorador de ETE, particularmente em pacientes com grandes ventrículos dilatados.) Trombos usualmente são detectados entre 4 e 14 dias depois do infarto, e tipicamente aparecem como massas pontilhadas individualizadas, ecogênicas, que jazem adjacentes a um segmento acinético ou discinético de endocárdio. As características individuais dos trombos variam amplamente; muitos parecem fixados e aderentes à parede endocárdica ("trombos murais") com superfícies laminares, mas eles também podem ser arredondados ou piramidais, ter partes independentemente móveis e filamentos protrusos, ou ser pedunculados. Os que são móveis ou protrusos estão em risco particularmente alto de embolização, e os segmentos miocárdicos hipercinéticos adjacentes também aumentam o potencial embólico. Trombos mais velhos ou bem organizados frequentemente demonstram incluir elementos mais ecobrilhantes.

Com anticoagulação, foi observado que os trombos do VE se resolveram em 47% dos pacientes com cerca de um ano e 76% com dois anos de acompanhamento, embora eles tendam menos a se resolver nos pacientes com discinesia apical.

■ Complicações Pericárdicas: Pericardite Aguda Relacionada com Infarto, Tamponamento

Complicações menos graves do IAM frequentemente comprometem o pericárdio. Estima-se que pericardite precoce ou aguda ocorra, conforme definido por um ruído de atrito pericárdico ou sem desconforto torácico e/ou alterações ECG típicas de pericardite, em 5-20% dos pacientes com IAM, com a incidência mais baixa naqueles que têm infartos menores ou nos que são trombolisados. O atrito é geralmente transitório e dura três dias ou menos. Um derrame pericárdico ocorre em até um terço dos casos – similarmente às outras complicações do IAM, infartos maiores ou infarto concomitante do VD parecem ser fatores de risco. Os derrames são usualmente assintomáticos, pequenos em tamanho, e só raramente causam tamponamento. Entretanto, os derrames podem levar semanas a meses para se resolver, e os pacientes com derrames importantes parecem ter mais altas morbidade e mortalidade.

Pericardite pós-IAM, ou síndrome de Dressler, pode ocorrer como complicação tardia de IAM (e de cirurgia cardíaca) semanas a meses depois do evento agudo. Ela é caracterizada por dor torácica pleurítica, ruído de atrito pericárdico, febre e contagem elevada de leucócitos. A ecocardiografia do pericárdio pode mostrar um pericárdio espessado e/ou derrame pericárdico, frequentemente com ecodensidades "heterogêneas", que representa fibrina, e material inflamatório dentro do pericárdio aderente ao pericárdio visceral ou parietal. Derrames pleurais adjacentes podem também estar presentes. A incidência da pericardite pós-IAM foi estimada em até 3-4% dos infartos antes da era da trombólise, mas parece ter declinado enormemente nos pacientes reperfundidos.

■ Implicações Crônicas

INSUFICIÊNCIA CARDÍACA: DECLÍNIO NAS FUNÇÕES SISTÓLICA E DIASTÓLICA

A ecocardiografia é uma ferramenta útil para a avaliação de risco e determinação do prognóstico nas semanas a meses depois de um IAM. A FE é o índice mais frequentemente usado de insuficiência cardíaca clínica, e tanto a FE quanto o tamanho do infarto demonstraram ser bons preditores da sobrevida pós-IAM (*ver* Capítulo 5). Indicações que podem aparecer para colocação de cardioversor-desfibrilador implantável automático pós-IAM incluem uma FE de 30% ou menos, com ou sem taquiarritmias ventriculares.

Disfunção diastólica (*ver* Capítulo 6) também é anormal precoce e tardiamente no curso do IAM, e medidas quantitativas do relaxamento ou restrição do VE também podem ter implicações terapêuticas.

DILATAÇÃO E REMODELAÇÃO: INSUFICIÊNCIA CARDÍACA

Embora um infarto cause disfunção miocárdica local imediata nos segmentos necrosados, territórios adicionais adjacentes e mesmo distais podem ser negativamente afetados e se tornar funcionalmente anormais nos poucos meses seguintes a um infarto agudo. Este processo foi chamado remodelação cardíaca, ou expansão do infarto (*ver* Capítulo 5, Fig. 6). Na ecocardiografia, isto é manifestado por aumento das zonas hipocinéticas ou acinéticas, as quais ainda são viáveis, bem como dilatação global da câmara do VE. O ventrículo muitas vezes toma uma forma mais esférica, com um ápice aneurismático. Na anatomia patológica, hipertrofia de VE está usualmente presente conforme medida pela massa global do VE, mas como o tamanho interno global da câmara aumentou, as espessuras de paredes medidas em ecocardiografia podem permanecer dentro de limites normais. Inibidores da enzima conversora de angiotensina (IECAs) demonstraram limitar o processo de remodelação após IAM.

ANEURISMA (E TROMBO)

Segmentos miocárdicos lesados podem se tornar cicatrizados e, se suficientemente extensos, podem "se estufar" formando segmentos aneurismáticos (Fig. 11; *ver* o vídeo correspondente no DVD). Estes aparecem como áreas adelgaçadas altamente ecogênicas de miocárdio cicatrizado, que estão em continuidade com o miocárdio viável adjacente, têm colo grosso e parecem salientar-se da cavidade do VE na sístole. *Ver* as seções "Pseudoaneurisma" e "Ruptura de Parede Livre" para a distinção entre aneurismas e pseudoaneurismas; estes podem ser difíceis de se discriminar e, em alguns casos, podem necessitar de determinação cirúrgica/histopatológica.

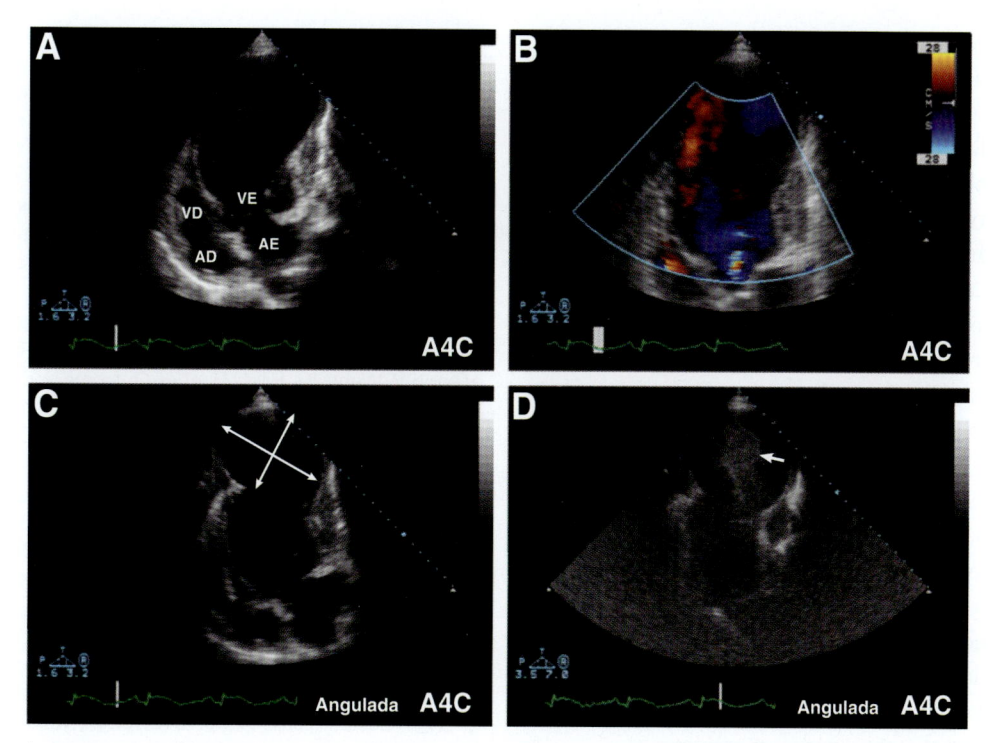

Fig. 11. Homem de 74 anos com história de 2 meses de IAM e insuficiência cardíaca congestiva. Este homem se apresentou com taquicardia de complexos largos que necessitou de colocação de cardioversor-desfibrilador. A ecocardiografia revelou grande aneurisma ventricular esquerdo medindo aproximadamente 9 × 9 cm em duas dimensões. A fração de ejeção foi estimada em 10% (**A, C**). Regurgitação mitral moderada foi vista pelo Doppler em cores. (**B**) Nenhum trombo ventricular esquerdo foi observado. Ecocardiograma com mais alta frequência revelou a presença de ecocontraste espontâneo no segmento aneurismático (**D**). (*Ver* o vídeo correspondente no DVD.)

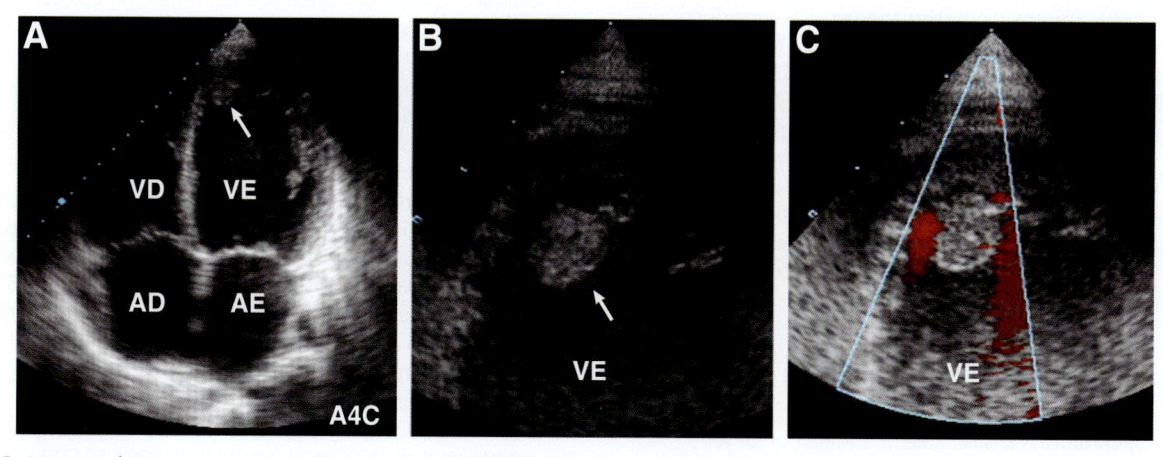

Fig. 12. Homem de 40 anos com trombo ventricular esquerdo. Imagem apical de quatro câmaras mostra ventrículo esquerdo moderadamente dilatado com hipocinesia global e fração de ejeção estimada de 25%. Uma ecodensidade foi observada na região apical (**A**, seta), a qual, no imageamento de mais alta frequência e Doppler em cores, mostrou aspectos compatíveis com um trombo. (*Ver* o vídeo correspondente no DVD.)

Embora possam se originar de qualquer lugar no VE, a maioria compromete o ápice. Muitos (34 a 77%) destes aneurismas são associados a trombos murais residentes, os quais constituem um risco de acidente vascular cerebral (AVC) (*ver* Fig. 12; *ver* o vídeo correspondente no DVD; *ver também* a seção "Ruptura de Parede Livre"). Finalmente, uma vez que a cicatriz que compreende o aneurisma não é capaz de conduzir impulsos elétricos, ela pode formar o substrato para taquicardias ventriculares.

REGURGITAÇÃO MITRAL (SEM FOLHETO SOLTO)

Graus brandos ou maiores de RM frequentemente acompanham a remodelação pós-IAM, e gravidade crescente se associa à mortalidade cardiovascular aumentada. Na ausência de um folheto solto causado pela ruptura de músculo papilar ou cordas, a RM parece ser causada por fechamento incompleto da valva, o que por sua vez ocorre por causa do desvio dos músculos papilares, com as cordas desviadas lateralmente prendendo os folhetos e mantendo-os abertos. No ecocardiograma, o folheto anterior aparece alongado e as extremidades de ambos os folhetos estão anguladas na direção do ápice lateral. As extremidades dos folhetos da valva mitral parecem não se coaptar por completo no fim da diástole, e um jato claro de Doppler em cores, originando-se no orifício central ou imediatamente proximal a ele, pode ser visto. Permanece por ser elucidado se intervenções, como anuloplastia mitral ou aneurismectomia de VE, que diminuem a quantidade de RM, na realidade reduzem a morbidade ou mortalidade cardíaca.

Em resumo, a ecocardiografia serve como ferramenta diagnóstica e prognóstica para guiar a intervenção terapêutica no infarto agudo do miocárdio, bem como suas consequências. Ela deve ser usada judiciosamente para responder a perguntas específicas em um dado cenário clínico, devendo ser mantida em mente uma suspeição apropriadamente alta quanto ao desenvolvimento de complicações agudas ou crônicas.

LEITURAS SUGERIDAS

Birnbaum Y, Fishbein MC, Blanche C, Siegel RJ. Ventricular septal rupture after acute myocardial infarction. N Engl J Med 2002;347:1426-1432.

Cerqueira MD, Weissman NJ; Dilsizian V, et al. Standardized myocardial segmentation and nomenclature for tomographic imaging of the heart. Circulation 2002;105:539-542.

Chiarella F, Santoro E, Domenicucci S, Maggioni A, Vecchio C. Predischarge two-dimensional echocardiographic evaluation of left ventricular thrombosis after acute myocardial infarction in the GISSI-3 study. Am J Cardiol 1998;81:822-827.

Crenshaw BS, Granger CB, Birnbaum Y, et al. Risk factors, angiographic patterns, and outcomes in patients with ventricular septal defects complicating acute myocardial infarction. Circulation 2000;101:27-32.

Edwards BS, Edwards WD, Edwards JE. Ventricular septal rupture complicating acute myocardial infarction: identification of simple and complex types in 53 autopsied hearts. Am J Cardiol 1984;54:1201-1205.

Figueras J, Cortadellas J, Soler-Soler J. Comparison of ventricular septal and left ventricular free wall rupture in acute myocardial infarction. Am J Cardiol 1998;81:495-497.

Fortin DF, Sheikh KH, Kisslo J. The utility of echocardiography in the diagnostic strategy of postinfarction ventricular septal rupture: a comparison of two-dimensional echocardiography versus Doppler color flow imaging. Am Heart J 1991;121:25-32.

Frances C, Romero A, Grady D. Left ventricular pseudoaneurysm. J Am Coll Cardiol 1998;32:557-561.

Gillam LD, Hogan RD, Foale RA, et al. A comparison of quantitative echocardiographic methods for delineating infarct-induced abnormal wall motion. Circulation 1984;70:113-122.

Haugland JM, Asinger RW, Mikell FL, Elsperger J, Hodges M. Embolic potential of left ventricular thrombi detected by two-dimensional echocardiography. Circulation 1984;70:588-598.

Krumholz HM, Howes CJ, Murillo JE, Vaccarino LV, Radford MJ, Ellerbeck EF. Validation of a clinical prediction rule for left ventricular ejection fraction after myocardial infarction in patients > or = 65 years old. Am J Cardiol 1997;80:11-15.

Lamas GA, Mitchell GF, Flaker GC, et al. Clinical significance of mitral regurgitation after acute myocardial infarction. Survival and Ventricular Enlargement Investigators. Circulation 1997;96:827-833.

Meltzer RS, Visser CA, Fuster V. Intracardiac thrombi and systemic embolization. Ann Intern Med 1986;104:689-698.

Menon V, Webb JG, Hillis LD, et al. Outcome and profile of ventricular septal rupture with cardiogenic shock after myocardial infarction: a report from the SHOCK Trial Registry. J Am Coll Cardiol 2000;36;1110-1116.

Moss AJ, Zareba W, Hall WJ, et al; Multicenter Automatic Defibrillator Implantation Trial II Investigators. Prophylactic implantation of a defibrillator in patients with mycardial infarction and reduced ejection fraction. N Engl J Med 2002;346:877-883.

Nijland F, Kamp O, Karreman AJ, van Eenige MJ, Visser CA. Prognostic impications of restrictive left ventricular filler in myocardial infarction: a serial Doppler echocardiographic study. J Am Coll Cardiol 1997;30:1618-1624.

Nishimura RA, Reeder GS, Miller FA, Jr, et al. Prognostic value of predischarge 2-dimensional echocardiogram after acute myocardial infarction. Am J Cardio 1984;53:429-432.

Shahar A, Hod H, Barabash GM, Kaplinsky E, Motro M. Disappearance of a syndrome: Dressler's syndrome in the era of thrombolysis. Cardiology 1994;85:255-258.

Silver MT, Rose GA, Paul SD, O'Donnell CJ, O'Gara PT, Eagle KA. A clinical rule to predict preserved left ventricular ejection fraction in patients after myocardial infarction. Ann Intern Med 1994;121:750-756.

Siu SCB, Weyman AE. Coronary artery disease: clinical manifestations and complications. In: Weyman AE (ed.); Principles and Practice of Echocardiography, 2nd ed. Philadelphia: Lea and Febiger, 1994:656-686.

Smyllie JH, Sutherland GR, Geuskens R, Dawkins K, Conway N, Roelandt JR. Doppler color flow mapping in the diagnosis of ventricular septal rupture and acute mitral regurgitation after myocardial infarction. J Am Coll Cardiol 1990;5:1449-1455.

Stratton JR, Lighty GW, Jr, Pearlman AS, Ritchie JL. Detection of left ventricular thrombus by two-dimensional echocardiography: sensitivity, specificity, and causes of uncertainty. Circulation 1982;66:156-166.

Stratton JR, Resnick AD. Increased embolic risk in patients with left ventricular thrombi. Circulation 1987;75:1004-1011.

Tofler GH, Muller JE, Stone PH, et al. Pericarditis in acute myocardial infarction: Characterization and clinical significance. Am Heart J 1989;117:86-92.

Visser CA, Kan G, Meltzer RS, Dunning AJ, Roelandt J. Embolic potential of left ventricular thrombus after myocardial infarction: a two dimensional echocardiographic study of 119 patients. J Am Coll Cardiol 1985;5:1276-1280.

Waggoner AD, Williams GA, Gaffron D, Schwarze M. Potential utility of left heart contrast agents in diagnosis of myocardial rupture by 2-dimensional echocardiography. J Am Soc of Echocardiogr 1999;12:272-274.

Welin L, Vedin A, Wilhelmsson C. Characteristics, prevalence, and prognosis of postmyocardial infarction syndrome. Br Heart J 1983;50:140-145.

8 ECOCARDIOGRAFIA COM ESFORÇO

INDICAÇÕES, PROTOCOLOS E INTERPRETAÇÃO

Edmund A. Bermudez, MD, MPH
Ming Hui Chen, MD, MMSc

CONTEÚDO
INTRODUÇÃO
INDICAÇÕES
PROTOCOLOS DE ESFORÇO
INTERPRETAÇÃO
ARMADILHAS
LEITURAS SUGERIDAS

INTRODUÇÃO

Ecocardiografia de esforço é um procedimento diagnóstico comum usado na avaliação de doença de artéria coronária. De fato, a ecocardiografia de esforço é agora um teste amplamente aceito, utilizado para diagnóstico, prognóstico e estratificação de risco de doença cardíaca isquêmica (Fig. 1). O imageamento é mais frequentemente associado a esforço em esteira, no entanto pode ser facilmente associado a estresse farmacológico, exercício em cicloergômetro ou estimulação por marca-passo. Em mãos peritas, a ecocardiografia de esforço é segura, versátil e exata, fornecendo importante informação sobre movimento segmentar da parede e função ventricular global.

A interpretação das imagens ecocardiográficas é baseada em alterações do espessamento miocárdico regional com o esforço. No contexto de doença importante de artéria coronária, o espessamento miocárdico regional diminuirá como resultado de desequilíbrio entre o suprimento e a demanda de oxigênio. A área suprida pela artéria coronária estenosada apresentará, portanto, uma alteração na contração, possibilitando a identificação e a avaliação da extensão da doença isquêmica coronariana subjacente. Na ausência de estenoses coronarianas hemodinamicamente importantes, um aumento no espessamento parietal sistólico deve ser observado em todos os territórios coronarianos com uma diminuição do tamanho da cavidade ventricular esquerda. Por essas razões, a localização e a carga de cardiopatia isquêmica podem ser rotineiramente avaliadas.

INDICAÇÕES

Ecocardiografia de esforço está indicada no diagnóstico de doença de artéria coronária naqueles com uma probabilidade intermediária de doença de artéria coronária e um eletrocardiograma anormal (Fig. 1, Tabela 1). Os indivíduos com bloqueio de ramo esquerdo, síndrome de Wolff-Parkinson-White, hipertrofia ventricular esquerda, uso de digoxina ou depressão de mais de 1 mm no eletrocardiograma devem fazer imageamento com esforço, uma vez que a interpretação do segmento ST é um marcador não confiável de isquemia nestes contextos. Se o paciente for capaz de se exercitar, deve ser realizado esforço em esteira ou esforço em bicicleta (supina ou vertical). Quando isto não é possível, pode ser usado esforço com dobutamina. Nos Estados Unidos, esforço com vasodilatador constitui uma modalidade incomum de ecocardiografia de esforço.

Em avaliações peroperatórias para cirurgia não cardíaca, ecocardiografia de esforço pode ajudar na estratificação de risco. De acordo com as diretrizes do *American College of Cardiology/American Heart Association*, ecocardiografia de esforço está indicada quando há preditores intermediários de risco cardiovascular com baixa capacidade funcional ou quando é planejado um procedimento cirúrgico de alto risco. Quando são obtidos resultados de alto risco (anormalidades indutíveis extensas de movimento da parede) a partir deste teste, angiografia coronariana usualmente está justificada. Entretanto, quando nenhuma anormalidade de movimento da parede pode ser induzida com esforço adequa-

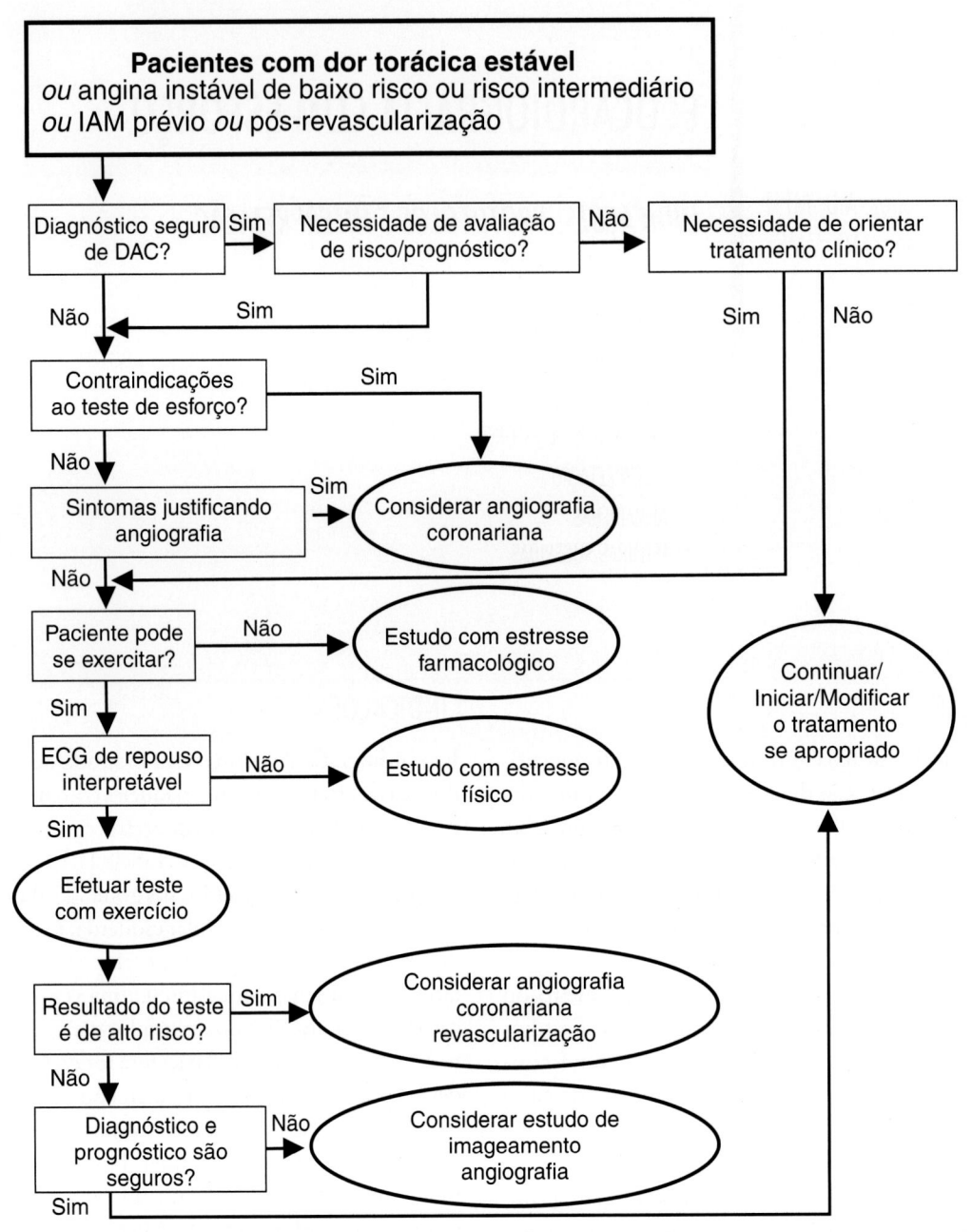

Fig. 1. Diretriz atualizada sobre teste de esforço do American College of Cardiology/American Heart Association. (Modificado de ACC/AHA Exercise Testing Guidelines: http://www.acc.org/clinical/guidelines/exercise/fig1.htm.)

do, a cirurgia pode usualmente ser efetuada com risco relativamente baixo de eventos peroperatórios.

Ecocardiografia de esforço pode ser usada para finalidades prognósticas naqueles com doença de artéria coronária crônica e pós-infarto do miocárdio. Como na estratificação de risco, a extensão e a gravidade da isquemia, conforme evidenciadas por anormalidades indutíveis do movimento da parede, constituem um determinante capital do prognóstico, bem como da função ventricular esquerda global. Em indivíduos com doença conhecida ou suspeitada de artéria coronária, um ecocardiograma de esforço normal oferece um prognóstico mais benigno, em comparação com resultados anormais da ecocardiografia de esforço. Além disso, a presença de viabilidade na ecocardiografia com dobutamina (resposta bifásica) naqueles com doença de artéria coronária pode identificar os pacientes nos quais a revascularização e a recuperação funcional são mais prováveis (*ver* Capítulo 5, Fig. 17).

Finalmente, ecocardiografia de esforço pode ser utilizada com Doppler para avaliar a função valvular. Nos indi-

Tabela 1 Visão Geral do Relatório Qualitativo de Anormalidades do Movimento da Parede Ventricular Esquerda durante Ecocardiografia de Esforço

Movimento da parede/espessamento endocárdico básicos	Movimento da parede/espessamento endocárdico no esforço máximo	Interpretação
Normal	Hiperdinâmico	Normal
Normal	Hipocinético-acinético	Isquêmico
Hipocinético	Hipocinesia piorando	Isquêmico
Acinético (± adelgaçamento da parede)	Acinético-discinético	Infartado
Hipocinético/acinético	Aumento da dose mais baixa de dobutamina; deterioração com dose alta (resposta bifásica)	Viabilidade com isquemia

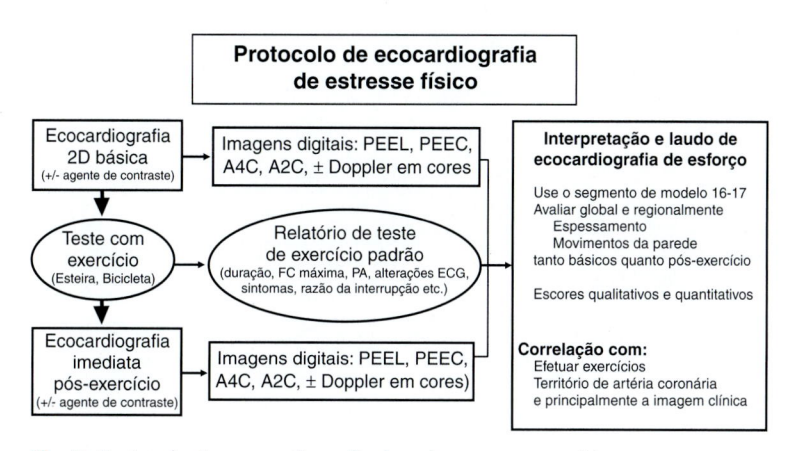

Fig. 2. Protocolo de ecocardiografia de esforço com exercício.

víduos com pequena área calculada da valva aórtica, baixa fração de ejeção e baixo gradiente transaórtico, ecocardiografia de esforço pode ser usada para aumentar o débito cardíaco e definir ainda mais a gravidade da estenose aórtica, calculando-se as alterações na área da valva aórtica com o esforço. De uma maneira semelhante, a estenose mitral pode ser avaliada e calculadas as pressões sistólicas pulmonares depois, durante o esforço máximo. Portanto, nas situações em que a gravidade de lesões valvares estenóticas é questionada, a ecocardiografia de esforço pode fornecer informação importante para guiar decisões de tratamento.

PROTOCOLOS DE ESFORÇO

■ Ecocardiografia com Exercício (Fig. 2)

Imagens padronizadas são adquiridas antes do início do exercício e imediatamente depois dele. Duas vias paraesternais (paraesternal de eixo longo e paraesternal de eixo curto) e duas vias apicais (apical de quatro câmaras e apical de duas câmaras) são usadas para avaliar movimento parietal endocárdico (Fig. 3; ver o vídeo correspondente no DVD). Uma prática comum é restringir agentes bloqueadores do nódulo atrioventricular antes do teste, uma vez que é desejável atingir pelo menos 85% da frequência cardíaca máxima prevista. É importante que a aquisição de imagens ocorra imediatamente pós-exercício quando usando a esteira. Se as imagens forem adquiridas tardiamente depois do exercício, a frequência cardíaca pode diminuir substancialmente, dando tempo para que tais anormalidades máximas do movimento da parede regridam e, portanto, passem despercebidas. O uso de uma bicicleta supina pode melhorar a cronologia da aquisição de imagem, uma vez que imagens podem ser adquiridas quase em qualquer ponto no tempo durante o exercício e dar imageamento verdadeiro do esforço máximo. Por essas razões, considera-se que o imageamento em bicicleta supina pode melhorar a sensibilidade do teste com relação ao exercício na esteira rolante.

■ Ecocardiografia de Estresse Farmacológico (Fig. 4)

A ecocardiografia com estresse farmacológico é utilizada quando os pacientes são incapazes de se exercitar maximamente. No diagnóstico de doença de artéria coronária, o esforço até níveis máximos é um componente importante da avaliação. Entretanto, no que concerne à testagem de via-

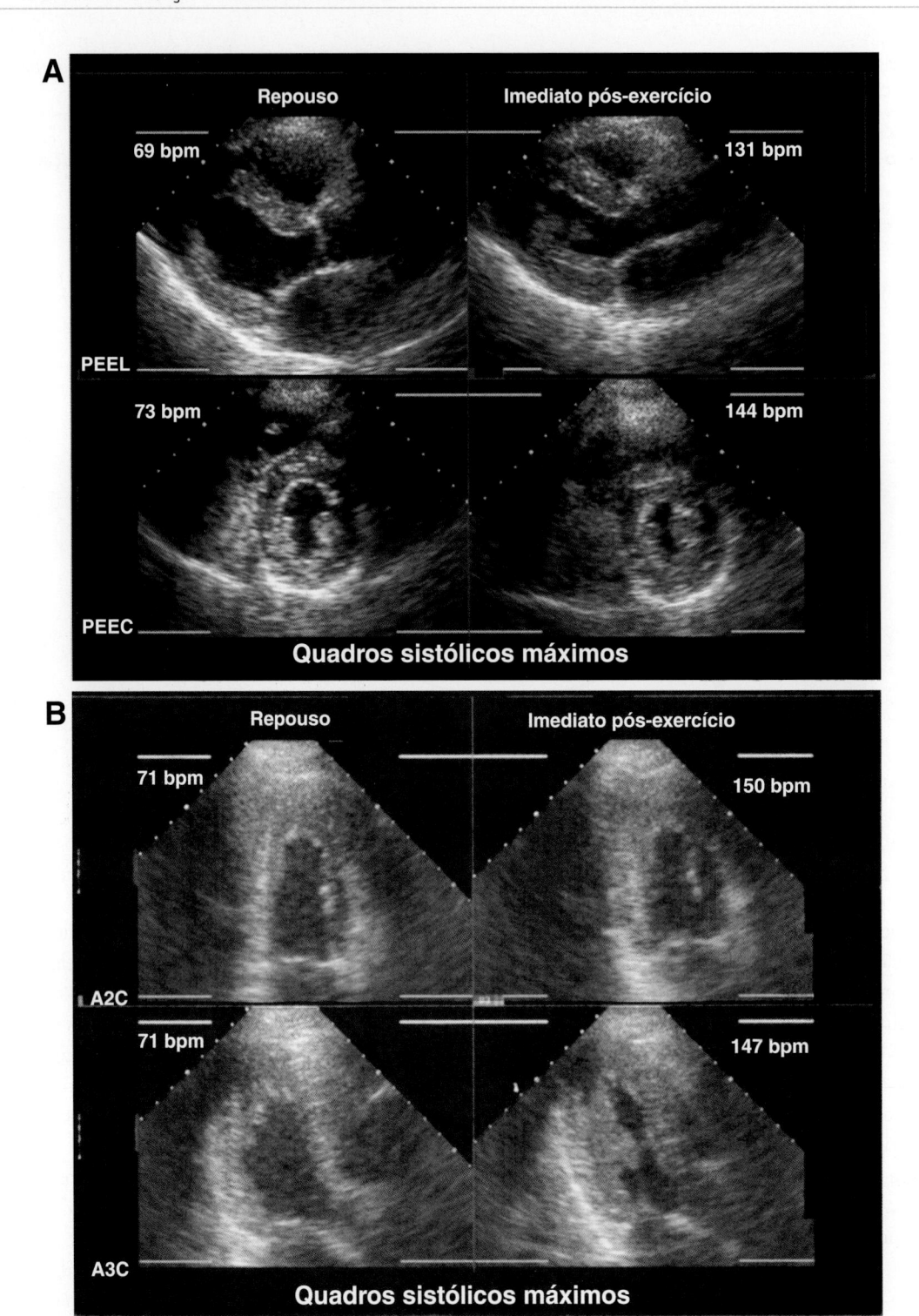

Fig. 3. Este homem de 45 anos com uma história de hipertensão e bloqueio novo de ramo exercitou-se durante 12 minutos em um protocolo de Bruce padrão, parando secundariamente à fadiga. A frequência cardíaca e a pressão arterial no exercício máximo foram de 179 bpm e 168/78 mmHg, respectivamente. Houve uma depressão de 1 mm do segmento ST na derivação III, tornando-se ascendente em V4-V6. Dimensões básicas ventriculares esquerdas foram dentro dos limites normais com fração de ejeção estimada de 60-65%. Não estavam presentes anormalidades regionais do movimento da parede. Imageamento imediato pós-exercício mostrou diminuição apropriada no tamanho da câmara ventricular esquerda com contratilidade aumentada de todo o ventrículo (**A**, **B**). (*Ver* o vídeo correspondente no DVD.)

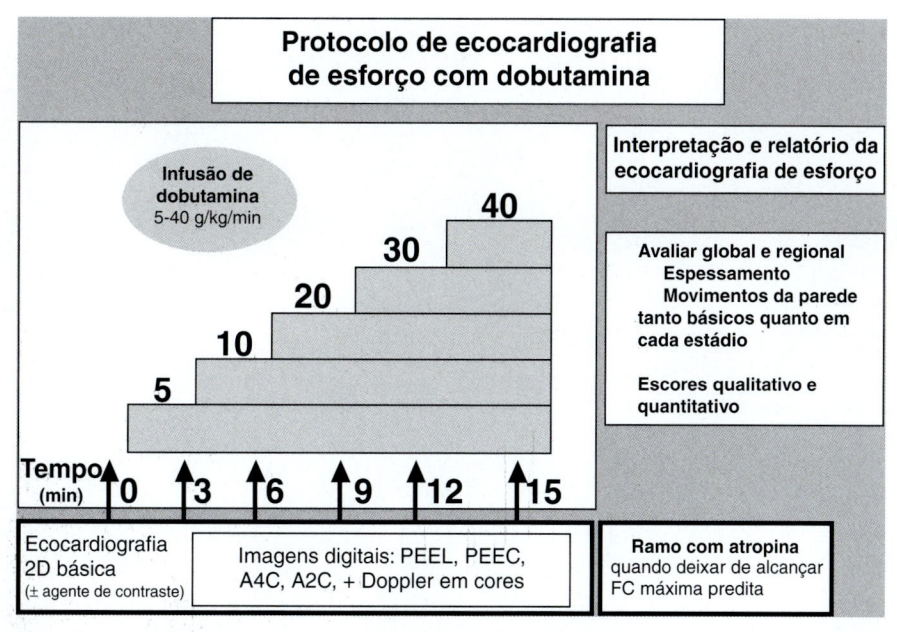

Fig. 4. Protocolo de ecocardiografia de esforço com dobutamina.

bilidade, a ecocardiografia com dobutamina é utilizada principalmente em relação ao esforço de exercício para identificação, localização e avaliação da extensão do miocárdio viável.

A dobutamina é o agente farmacológico mais comumente utilizado que é combinado com ecocardiografia para avaliação de doença de artéria coronária. Este inotrópico cardíaco prové esforço através da estimulação dos receptores β1, aumentando o consumo miocárdico de oxigênio. Tipicamente, a dobutamina é infundida em estádios de 3-5 min, começando em baixas doses (5 μg/kg/min) e aumentando até que a frequência cardíaca máxima prevista seja alcançada ou sejam atingidos níveis máximos de infusão (40 μg/kg/min) (Figs. 4 e 5). Injeções intravenosas adicionais de atropina podem ser usadas para aumentar a frequência cardíaca em alguns indivíduos nos quais são necessárias frequências cardíacas mais altas. A níveis máximos, não é incomum observar uma queda na pressão arterial sistólica em virtude dos brandos efeitos vasodilatadores da dobutamina. Em contraste com o esforço de exercício, esta queda não é específica de isquemia coronariana grave.

As imagens ecocardiográficas são obtidas nos mesmos cortes que o exame em esteira, isto é, os cortes paraesternal de eixo longo, paraesternal de eixo curto, apical de quatro câmaras e apical de duas câmaras. As imagens são adquiridas em repouso antes da infusão, com infusão de baixa dose (5 ou 10 μg/kg/min), infusão máxima e pós-infusão. As imagens são exibidas em formato *quad-screen* (as quatro projeções mencionadas previamente, em uma tela) para cada estádio e digitalizadas rotineiramente para interpretação (Fig. 5; *ver* o vídeo correspondente no DVD). Este protocolo frequentemente é aumentado quando anormalidades em repouso do movimento da parede são vistas nas imagens ecocardiográficas. Neste caso, imagens são frequentemente adquiridas com ambos os baixos níveis de doses (5 e 10 μg/kg/min) para capturar quaisquer alterações no movimento da parede com infusão de baixa dose.

■ *Estresse com Vasodilatador e Marca-Passo*

Tal como no teste de esforço com radionuclídeo, estresse com vasodilatador tem sido usado em combinação com ecocardiografia. Os agentes tipicamente usados são dipiridamol ou adenosina, ambos os quais causam vasodilatação coronariana e desequilíbrio de perfusão com isquemia subsequente quando estão presentes estenoses importantes. Esta abordagem não tem sido aplicada rotineiramente nos Estados Unidos, entretanto, tem sido usada mais extensamente na Europa.

Estimulação pode ser usada quando exercício e meios farmacológicos não são exequíveis em decorrência de contraindicações. A estimulação é obtida mais favoravelmente através do átrio, uma vez que a estimulação ventricular pode causar contração diferencial da parede e teoricamente anormalidades do movimento da parede induzidas pela estimulação. Estimulação atrial pode ser realizada através de cabos de estimulação esofágicos. Esta modalidade não ganhou uso amplo, porque parece mais invasiva do que o esforço farmacológico e pode causar desconforto em alguns pacientes. Não obstante, esta modalidade oferece uma

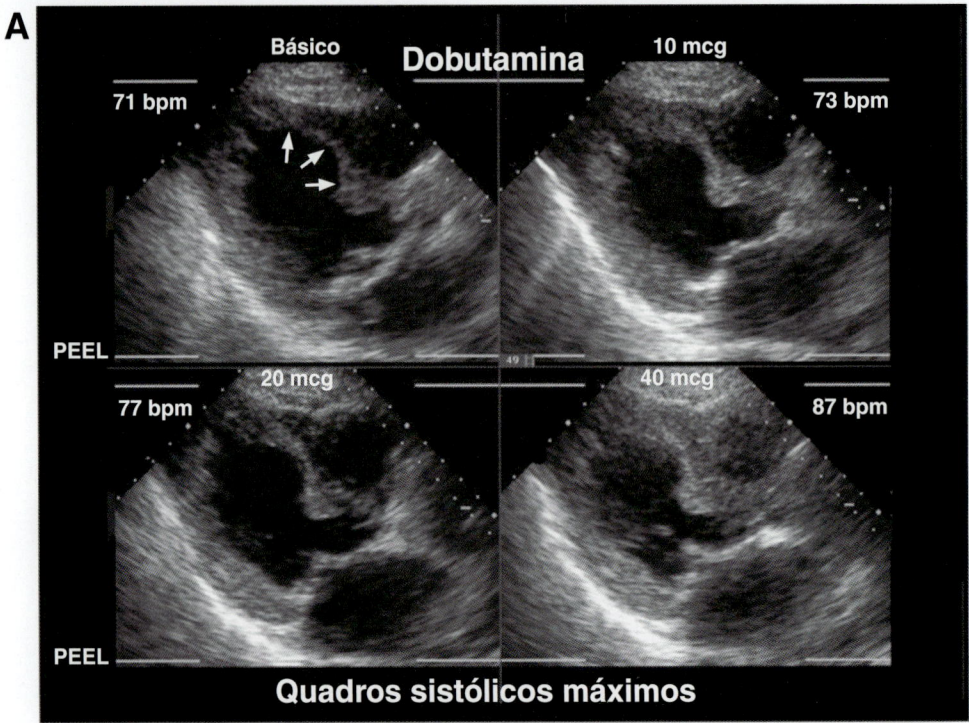

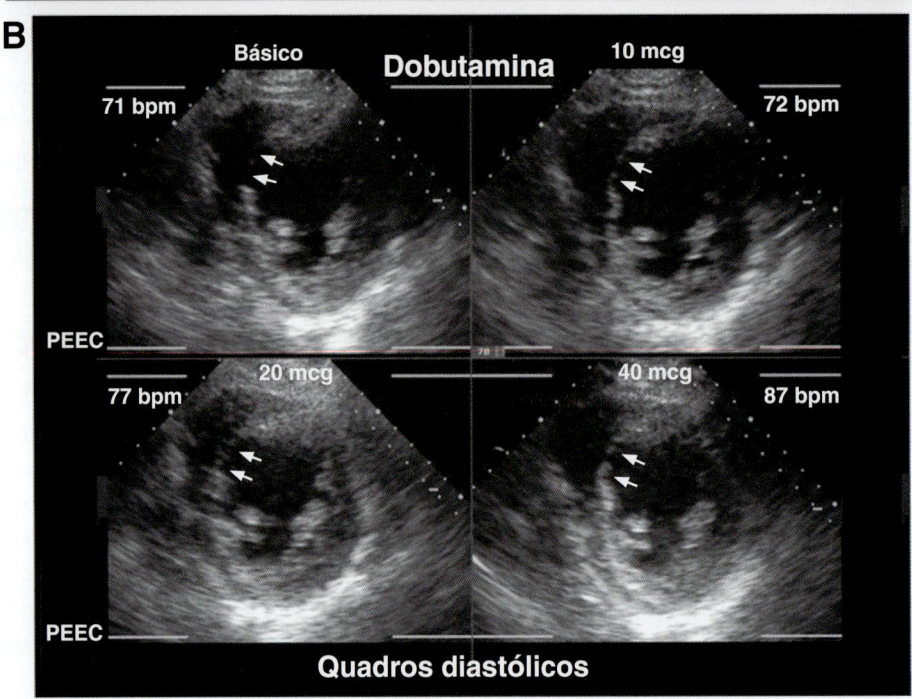

Fig. 5. (*Ver* legenda na página seguinte)

alternativa às medidas farmacológicas e assegura a capacidade de alcançar frequências cardíacas máximas.

INTERPRETAÇÃO

O miocárdio é dividido em 16 segmentos (*ver* Capítulo 5, Fig. 10A) correspondentes a diferentes territórios coronarianos: distribuição da descendente anterior esquerda, distribuição da artéria coronária direita e distribuição da circunflexa esquerda. Em geral, os segmentos anteriores, septais e apicais são supridos pela descendente anterior esquerda, os segmentos laterais e posteriores basais pela circunflexa esquerda, e os segmentos inferiores e posteriores pela artéria coronária direita (*ver* Capítulo 7, Figs. 3-5). Entretanto,

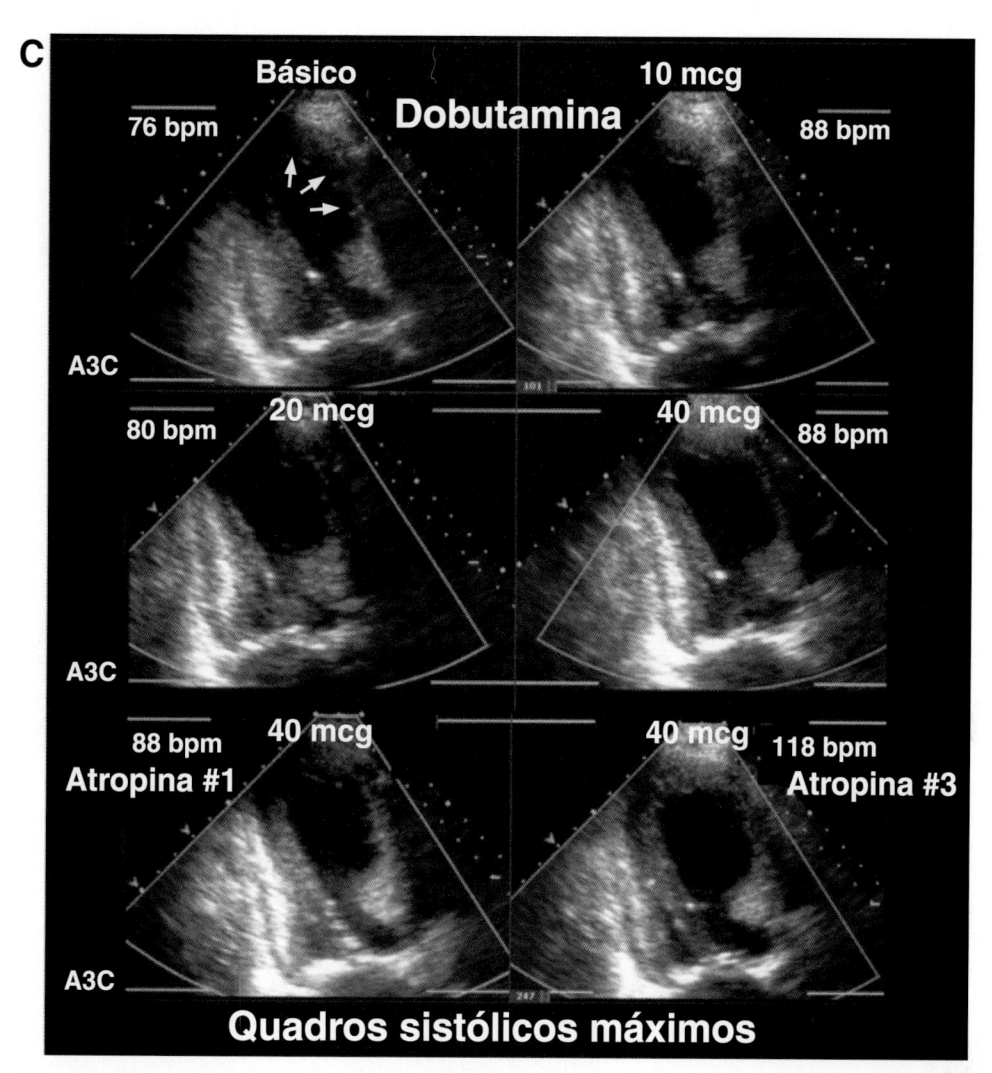

Fig. 5. Uma mulher de 64 anos com doença de artéria coronária e doença de valva aórtica submeteu-se à ecocardiografia de esforço com dobutamina. Doses graduadas de dobutamina foram infundidas em estádios de 3 min até uma dose máxima de 40 μg/kg/min. Atropina (0,4 mg × 3) foi dada para atingir alvos de frequência cardíaca. Frequência cardíaca máxima alcançada foi de 118 bpm (74% da frequência cardíaca predita) e a pressão arterial foi de 110/82 mmHg. A paciente não teve sintoma. Eletrocardiograma básico mostrou ritmo sinusal normal com anormalidades de ST sugestivas de efeito digitálico. Ecocardiograma básico mostrou cavidade ventricular dilatada com fração de ejeção (FE) estimada de 40-45% com acinesia e adelgaçamento da parede basal a mesoanterosseptal e anterior. Imagens com infusão máxima mostraram ausência de aumento na função sistólica global (FE estimada 40%). Os segmentos acinéticos anterosseptal e anterior se tornaram progressivamente discinéticos durante a infusão – compatível com infarto transmural/cicatriz. Além disso, a parede inferior, brandamente hipocinética na imagem básica, se torna acinética com a alta dose de dobutamina. O estudo global foi compatível com um grande infarto anterior e anterosseptal sem isquemia importante peri-infarto. A sensibilidade foi limitada porque a frequência cardíaca alvo não foi alcançada. (*Ver* o vídeo correspondente no DVD.)

pode haver considerável superposição dos territórios de perfusão e depende da dominância coronariana, que deve ser levada em consideração ao interpretar segmentos que podem pertencer a mais de uma distribuição coronariana. Mais recentemente, foi elaborado um modelo com 17 segmentos que leva em consideração o ápice verdadeiro (*ver* Capítulo 5, Fig. 10B). Este modelo nem tem sido usado rotineiramente, nem trouxe uma mudança importante à interpretação das imagens ecocardiográficas de esforço até agora.

Primeiro, cada segmento miocárdico é avaliado quanto ao espessamento sistólico em repouso e à função ventricular global. Áreas de infarto precedente são identificadas por segmentos adelgaçados de hipocinesia ou acinesia. Espessamento é a medida principal de função regional, não o próprio movimento miocárdico. Segundo, os segmentos miocárdicos são examinados em esforço máximo ou pós-esforço. Segmentos miocárdicos normais devem se espessar suficientemente em maior extensão com esforço. As imagens de esforço são a seguir analisadas além do tamanho da cavi-

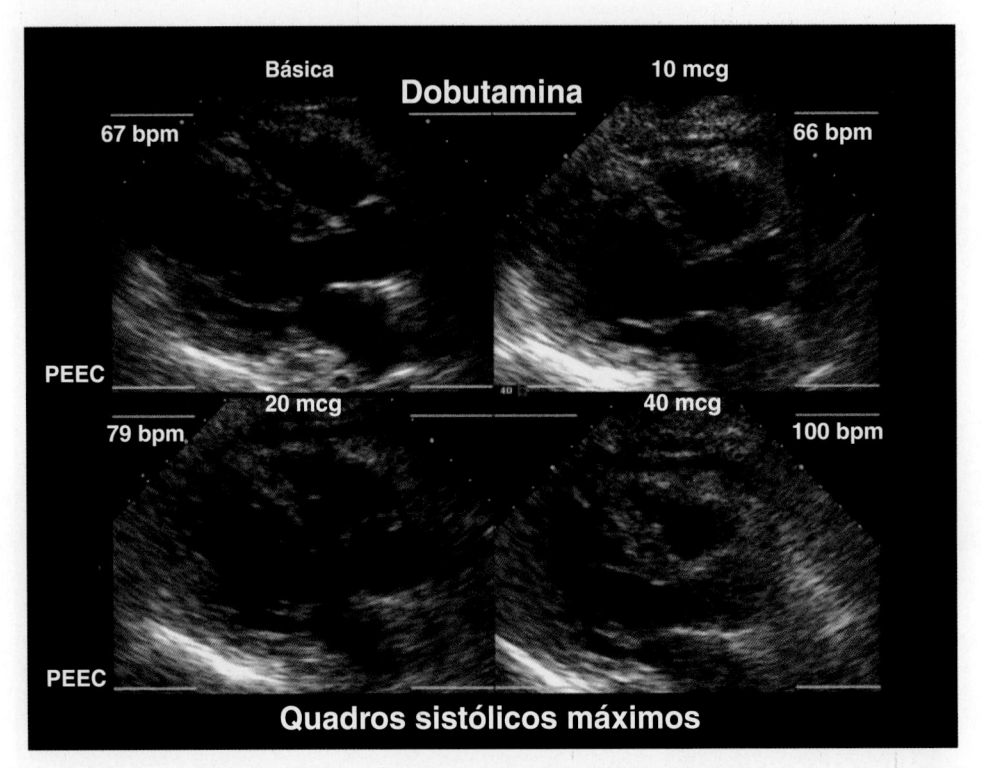

Fig. 6. Uma mulher de 72 anos submeteu-se à infusão de dobutamina com atropina para alcançar a frequência cardíaca alvo. As imagens ecocardiográficas básicas mostraram hipertrofia ventricular esquerda limítrofe com função sistólica preservada. Com doses crescentes de dobutamina, houve aumento de todos os segmentos acompanhado por diminuição no tamanho da cavidade ventricular esquerda até uma frequência cardíaca de 110 bpm. Entretanto, nas frequências cardíacas acima de 115 bpm, foi observada dilatação ventricular esquerda acompanhada por hipocinesia das paredes posteroinferiores desde a base até o ápice. Estes achados foram compatíveis com isquemia no território da artéria coronária direita/circunflexa esquerda. A parede septal que aparecia levemente hipocinética na imagem básica aumentava durante o teste de esforço, sugerindo ausência de isquemia neste território.

dade ventricular esquerda, a qual deve se tornar menor com o aumento da fração de ejeção. Quando um segmento miocárdico se espessa menos com esforço, hipocinesia ou acinesia está presente e significa isquemia induzida pelo esforço (Fig. 6). Discinesia é definida pela presença de movimento para fora do miocárdio na sístole em uma área de acinesia (Fig. 5; *ver* o vídeo correspondente no DVD). Se uma área anormal em repouso não se alterar com esforço, este resultado provavelmente é secundário a miocárdio infartado ou cicatrizado. A ideia é que, quanto maior o desequilíbrio suprimento-demanda, maior será o déficit durante o espessamento sistólico. Áreas circundando zonas de isquemia podem exibir espessamento diminuído, chamado amarração. Globalmente, os territórios correspondentes a áreas de espessamento diminuído definem a distribuição coronariana e a extensão da isquemia (Fig. 7; *ver* o vídeo correspondente no DVD).

Pode ser usada uma abordagem qualitativa ou quantitativa à interpretação. Qualitativamente, cada segmento miocárdico é observado em repouso e com esforço, e uma apreciação pode ser avaliada quanto à isquemia única ou multivascular. Entretanto, foram desenvolvidos esquemas quantitativos a fim de ganhar uma interpretação mais objetiva, padronizada, dos ecocardiogramas de esforço. A esta luz, cada um dos 16 segmentos miocárdicos recebe um escore: 1 para segmentos normais; 2 para segmentos hipocinéticos; 3 para áreas de acinesia; 4 para áreas discinéticas; 5 para áreas aneurismáticas (*ver* Capítulo 5, Fig. 1B). Áreas que não se conseguem visualizar adequadamente não recebem graduação. Um índice global de movimento da parede é calculado a seguir, somando-se todos os escores de paredes e dividindo-se pelo número de segmentos analisados. Isto pode ser feito para as imagens em repouso e também para as de esforço.

Quando dobutamina é usada para a avaliação da viabilidade miocárdica, as alterações no espessamento miocárdico são avaliadas em imagens em repouso, baixa dose e máxima (*ver* Capítulo 5, Fig. 17). Miocárdio viável, que é mais tendente a recuperar função com revascularização, é típico quando se observa resposta bifásica: hipocinesia em repouso melhora com dobutamina em baixa dose e piora com dobutamina em alta dose. Esta é a resposta mais espe-

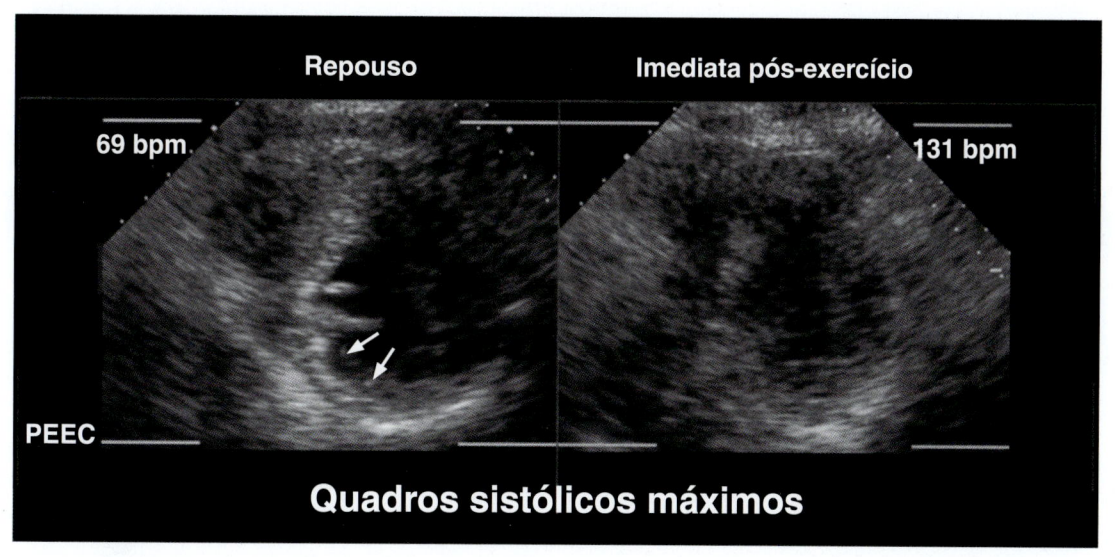

Fig. 7. Um homem de 58 anos com história de insuficiência aórtica parou a 1 min 50 s dentro de um protocolo de Bruce padrão. Ecocardiograma básico mostrou hipocinesia do segmento inferior basal. Apesar do teste subótimo, imagens sistólicas máximas mostraram aumento modesto na função sistólica global com fração de ejeção estimada de 65-70%. Todos os segmentos ventriculares esquerdos, inclusive o segmento inferior basal, mostraram contratilidade aumentada, sem anormalidade indutível do movimento da parede. Este achado indica miocárdio não isquêmico viável com estenose de artéria coronária não limitadora do fluxo. (*Ver* o vídeo correspondente no DVD.)

cífica quanto à recuperação de função após revascularização cirúrgica. Uma resposta monofásica é vista quando uma área de hipocinesia melhora continuamente com infusão de dobutamina, e também indica viabilidade miocárdica, mas esta área parece ser menos tendente a recuperar a função completa depois da revascularização. A definição de isquemia é a mesma com modalidades de exercício, isto é, piora do espessamento da parede com esforço por infusão de dobutamina.

As variações das características do movimento ventricular esquerdo vistas durante ecocardiografia de esforço e sua interpretação estão sumariadas na Tabela 1.

ARMADILHAS

A ecocardiografia de esforço tem suas vantagens e desvantagens (Tabela 2). Diversas precauções devem ser levadas em consideração durante a interpretação. Ecocardiogramas de esforço falso-positivos podem resultar de várias questões. Primeiro, uma resposta hipertensiva foi associada a uma probabilidade mais alta de anormalidades do movimento da parede com esforço no contexto de doença não obstrutiva de artéria coronária. Uma resposta hipertensiva foi definida como uma pressão arterial sistólica acima de 220 mmHg em homens e mais alta que 190 mmHg em mulheres ou como um aumento na pressão diastólica maior que 10 mmHg com exercício ou pressão arterial diastólica mais alta que 90 mmHg durante exercício. Os mecanismos exatos para este fenômeno não estão esclarecidos, mas podem ser um resultado de condições anormais de carga que eventualmente levam à isquemia subendocárdica no nível microvascular.

Bloqueio de ramo esquerdo pode ser uma causa de leituras falso-positivas (Fig. 8; *ver* o vídeo correspondente no DVD). Com bloqueio de ramo esquerdo, o movimento septal pode ser anormal com a sístole como resultado do retardo da condução interventricular. Neste contexto, deve-se novamente focalizar o espessamento do miocárdio na área septal, e não o movimento septal. Resultados falso-positivos podem ser relacionados com frequências cardíacas aumentadas neste contexto. Portanto, poderia ser especulado que esforço vasodilatador pode ser mais específico neste contexto, como foi o caso com imageamento de perfusão radionuclídico com adenosina.

Finalmente, a interpretação das imagens ecocardiográficas pode ser difícil em certos pacientes. Estes pacientes podem ser indivíduos obesos em que a penetração inadequada do feixe de ultrassom resulta em pouca resolução do endocárdio. Doenças miocárdicas, como, p. ex., miocardite, podem afetar o desempenho sistólico e o movimento regional da parede. A testagem de esforço neste contexto (para a avaliação de dor torácica) deve ser interpretada com precaução (Fig. 9). Além disso, pacientes com doença pulmonar obstrutiva crônica (DPOC) e pulmões hiperinsuflados podem impedir a qualidade das imagens ecocardiográficas. Em situações em que a definição do limite endocárdico pode ser tênue, a adição de agentes de contraste intrave-

Tabela 2	Vantagens/Desvantagens da Ecocardiografia de Esforço
Vantagens	
Sensibilidade e especificidade comparáveis à cintigrafia miocárdica de esforço	
Utilidade em diagnóstico, prognóstico e estratificação de risco	
Avaliação de múltiplos parâmetros: função sistólica, função valvar e isquemia	
Amplamente disponível	
Portabilidade	
Relativamente barata	
Ausência de radiação	
Sem necessidade de agentes de contraste iodados	
Desvantagens	
Altamente dependente das habilidades do ecocardiografista e do interpretador	
Janelas acústicas difíceis podem limitar o imageamento. Agentes de contraste podem ser necessários.	

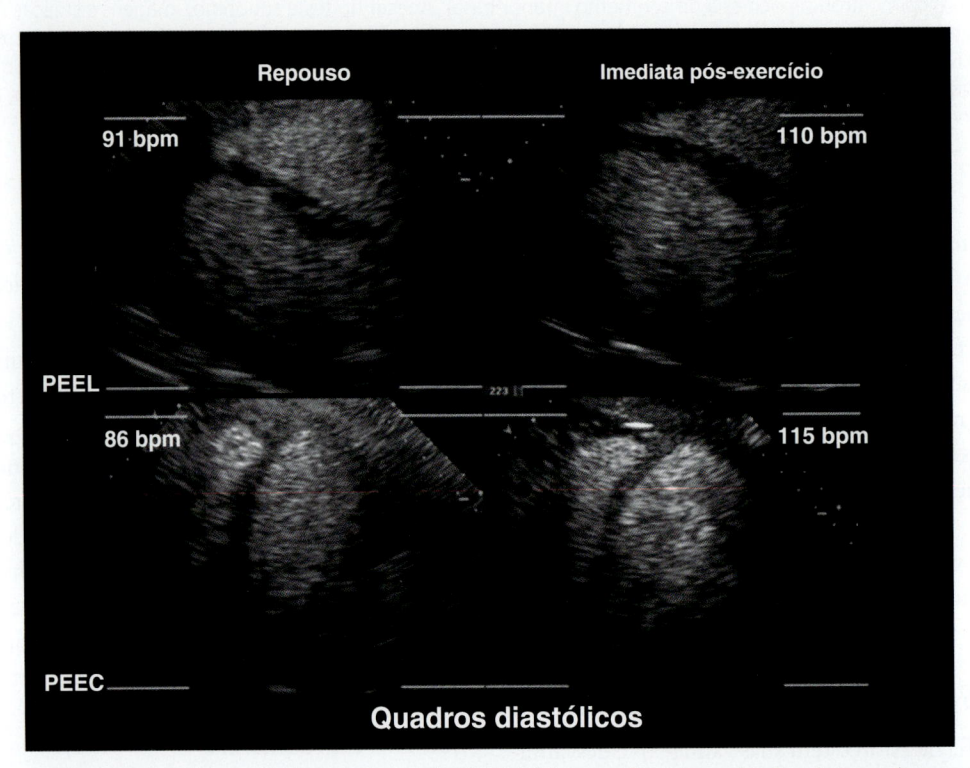

Fig. 8. Um homem de 62 anos com bloqueio de ramo esquerdo (BRE) básico exercitou-se por 3 min, alcançando uma frequência cardíaca máxima de 115 bpm e pressão arterial máxima de 110/60 mmHg. Agente de contraste Definity® (microesferas de perflutreno lipídio) foi administrado para melhorar a definição do limite endocárdico. Imagens básicas revelaram função sistólica ventricular esquerda moderadamente prejudicada com movimento septal anormal (provavelmente relacionado com o seu BRE) e hipocinesia dos septos médio e distal. Imagens pós-exercício mostraram ausência de contratilidade aumentada e piora da hipocinesia septal. Os achados são compatíveis com isquemia dos septos anterior-médio e distal – áreas supridas pela artéria coronária descendente anterior esquerda (*ver* Capítulo 7, Figs. 3-5; *ver* o vídeo correspondente no DVD).

nosos pode ajudar a delinear o espessamento endocárdico regional (Figs. 8 e 10; *ver* o vídeo correspondente à Fig. 8 no DVD). Este procedimento deve ser empregado rotineiramente, caso surja alguma dúvida a respeito da resolução da imagem no imageamento em repouso. Idealmente, se formos usar contraste, ele deve ser usado em cada conjunto de imagens (repouso e esforço), de modo a comparar imagens similares umas com as outras.

A aquisição de imagens pós-exercício na esteira exige extensa experiência para a obtenção de imagens de qualida-

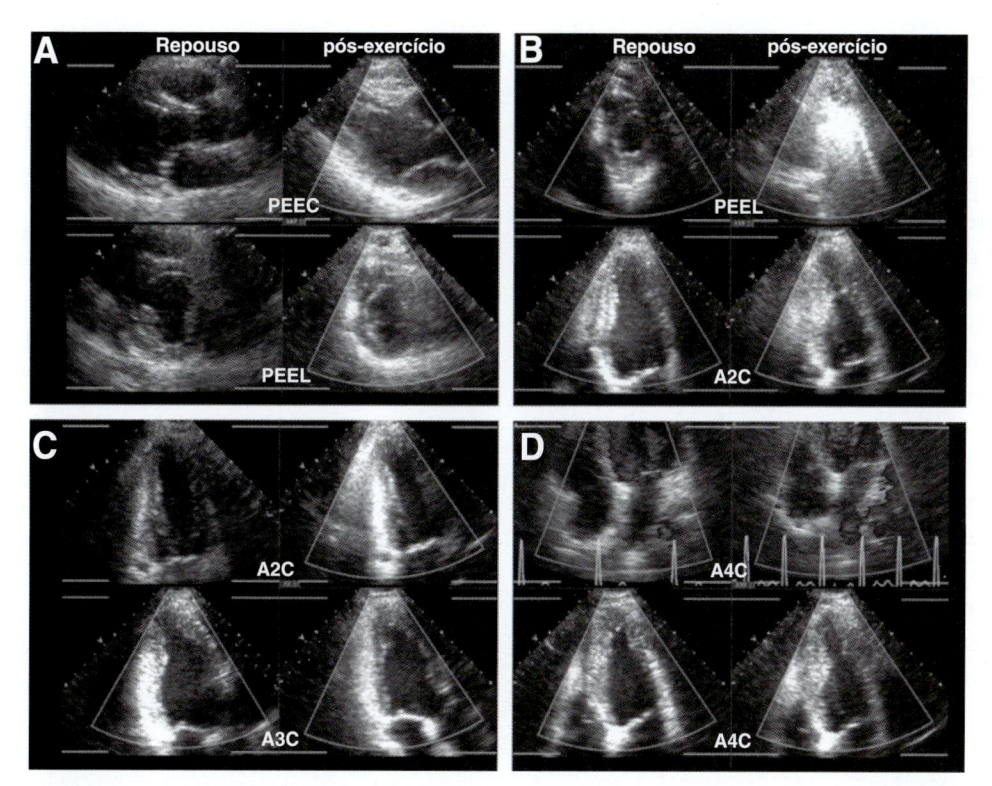

Fig. 9. Uma mulher de 35 anos com início recente de dor torácica e dispneia exercitou-se durante 13 minutos no protocolo de Bruce, parando em decorrência da fadiga. Em repouso (frequência cardíaca 60), estava presente hipocinesia de parede inferior basal com função preservada dos segmentos ventriculares esquerdos restantes. Imagens imediatas pós-exercício obtidas entre as frequências cardíacas de 136-180 bpm mostraram movimento septal anormal com contratilidade aumentada dos segmentos restantes. O diagnóstico incluiu pós-miocardite ou uma cardiomiopatia com possível isquemia septal induzida por exercício com a carga de trabalho alcançada. Correlação clínica e/ou avaliação adicional com outra modalidade de investigação foram recomendadas.

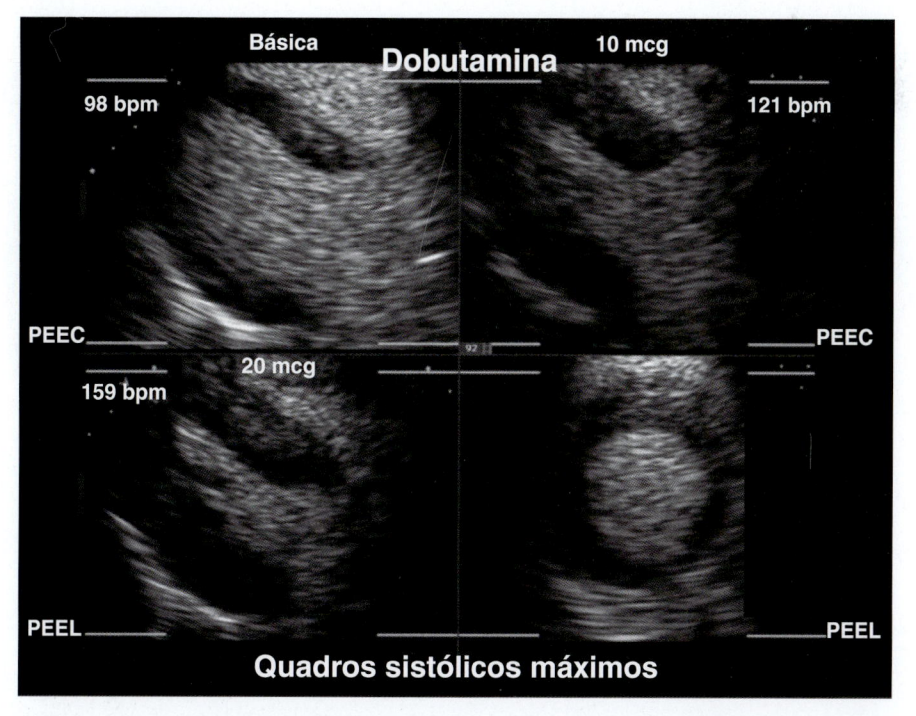

Fig. 10. Um homem de 47 anos pós-transplante cardíaco. Agente de contraste miocárdico (Definity®, microsferas de perflutreno lipídio) foi usado para melhorar a definição endocárdica na imagem básica e durante aquisição de imagem. Dobutamina foi infundida até uma dose máxima de 20 μg/kg/min. A frequência cardíaca alvo de 160 foi alcançada. A pressão arterial máxima foi 180/87 mmHg. Os parâmetros ecocardiográficos foram normais na imagem básica, e as imagens de ecocardiografia com esforço com dobutamina revelaram recrutamento normal da função sistólica sem nenhuma evidência de isquemia.

de para interpretação. Orientação correta da imagem é essencial para diagnósticos exatos. Por sua vez, a interpretação acurada e o diagnóstico dependem principalmente da experiência do ecocardiografita ao adquirir imagens e da perícia ao interpretá-las. Por essas razões, é essencial que o médico interpretador tenha uma compreensão completa dos princípios transtorácicos em repouso antes de ganhar experiência com ecocardiografia de esforço.

Em resumo, ecocardiografia com esforço é um procedimento diagnóstico de rotina para a avaliação inicial de doença de artéria coronária, acompanhamento de pacientes com doença conhecida de artéria coronária e para decisões de tratamento a respeito da revascularização em pacientes com doença crônica de artéria coronária. Ela é, em mãos peritas, uma ferramenta poderosa na avaliação da função miocárdica regional e global. À medida que o seu uso se amplia, novas aplicações estão emergindo, como a avaliação de doença valvar e perfusão miocárdica contrastada, continuando a expandir esta modalidade já tão versátil.

LEITURAS SUGERIDAS

Cerqueira MD, Weissman NJ, Dilsizian V, *et al*. Standardized myocardial segmentation and nomenclature for tomographic imaging of the heart. Circulation 2002;105:539-542.

Eagle KA, Brundage BH, Chaitman BR, Guidelines for perioperative cardiovascular evaluation for noncardiac surgery. J Am Coll Cardiol 1996;27:910-948.

Gibbons RJ, Chatterjee K, Daley J, *et al*. ACC/AHA/ACP-ASIM guidelines for the management of patients with chronic stable angina: executive summary and recommendations. Circulation 1999;99:2829-2848.

Jong-Won H, Juracan EM, Mahoney DW, *et al*. Hypertensive response to exercise: a potential cause for new wall motion abnormality in the absence of coronary artery disease. J Am Coll Cardiol 2002;39:323-327.

Shan K, Nagueh SF, Zoghbi WA. Assessment of myocardial viability with stress echocardiography. Cardiol Clin 1999;17:539-553.

9 CARDIOMIOPATIAS

Bernard E. Bulwer, MD, MSc
Scott D. Solomon, MD

CONTEÚDO

DEFINIÇÃO
CARDIOMIOPATIA DILATADA/APRESENTAÇÃO DE UM CASO
CARDIOMIOPATIA RESTRITIVA E INFILTRATIVA/APRESENTAÇÃO DE UM CASO
CARDIOMIOPATIA HIPERTRÓFICA/APRESENTAÇÃO DE UM CASO
CARDIOMIOPATIA HIPERTENSIVA/APRESENTAÇÃO DE UM CASO
CARDIOMIOPATIAS DIVERSAS
LEITURAS SUGERIDAS

DEFINIÇÃO

As cardiomiopatias são um variado grupo de doenças cardíacas, caracterizadas por anormalidades do músculo cardíaco. Embora elas geralmente excluam aquelas secundárias à doença de artéria coronária, hipertensão, patologia congênita, valvar ou pericárdica, esta definição foi afrouxada, e termos como "cardiomiopatia isquêmica" ou "cardiomiopatia hipertensiva" se tornaram populares (Fig. 1).

A cardiomiopatia é tradicionalmente dividida em três categorias funcionais: dilatada, hipertrófica e restritiva (Fig. 2, Tabela 1). A ecocardiografia, em conjunção com a apresentação clínica, serve como base para esta classificação. A avaliação da estrutura e função cardíacas por ecocardiografia bidimensional (2D), modo M e Doppler pode ajudar no diagnóstico, tratamento e prognóstico de pacientes com cardiomiopatia. As várias cardiomiopatias podem compartilhar aspectos na sua apresentação e características ecocardiográficas.

CARDIOMIOPATIA DILATADA

APRESENTAÇÃO DE UM CASO

Um homem de 56 anos se apresentou no departamento de emergência após episódios cada vez piores de falta de ar, ortopneia e dispneia paroxística noturna. Sua história de dispneia começou sete anos atrás e naquela época ele começou a usar inibidor da enzima conversora de angiotensina (IECA), furosemida e digoxina. Investigações não revelaram causa clara da sua cardiomiopatia, mas ele reconhecia uma história de 20 anos de ingestão excessiva de álcool. Um ecocardiograma feito naquela época relatou uma fração de ejeção de menos de 20%. Cateterismo cardíaco foi normal, exceto uma estenose de 30% do meio da artéria descendente anterior esquerda.

Na época da apresentação, suas medicações incluíam captopril, furosemida, digoxina, cloreto de potássio, aspirina, multivitaminas e suplementos dietéticos não especificados. Não tinha alergia conhecida. Sua história de família era importante por doença de artéria coronária. Fumou mais de dois maços de cigarros diariamente durante mais de 20 anos e bebia quase um litro de bebidas alcoólicas de várias descrições. Não admitia uso de droga intravenosa, mas ocasionalmente usava cocaína.

Ao exame, estava afebril, frequência de pulso de 119 bpm, pressão arterial 112/71 mmHg, frequência respiratória de 18 respirações/minuto e a saturação de oxigênio media 94% com ar ambiente. Achados cardiorrespiratórios importantes incluíram pressão venosa jugular elevada de 12 cm, estertores crepitantes nas bases até o terço inferior de ambos os campos pulmonares e um batimento apical desviado lateralmente. Estava em ritmo sinusal com ocasionais contrações ventriculares prematuras. B1 normal, B2 desdobrada e um galope B3 palpável foram observados, mas não sopro. Edema de cacifo de ambas as extremidades inferiores estava presen-

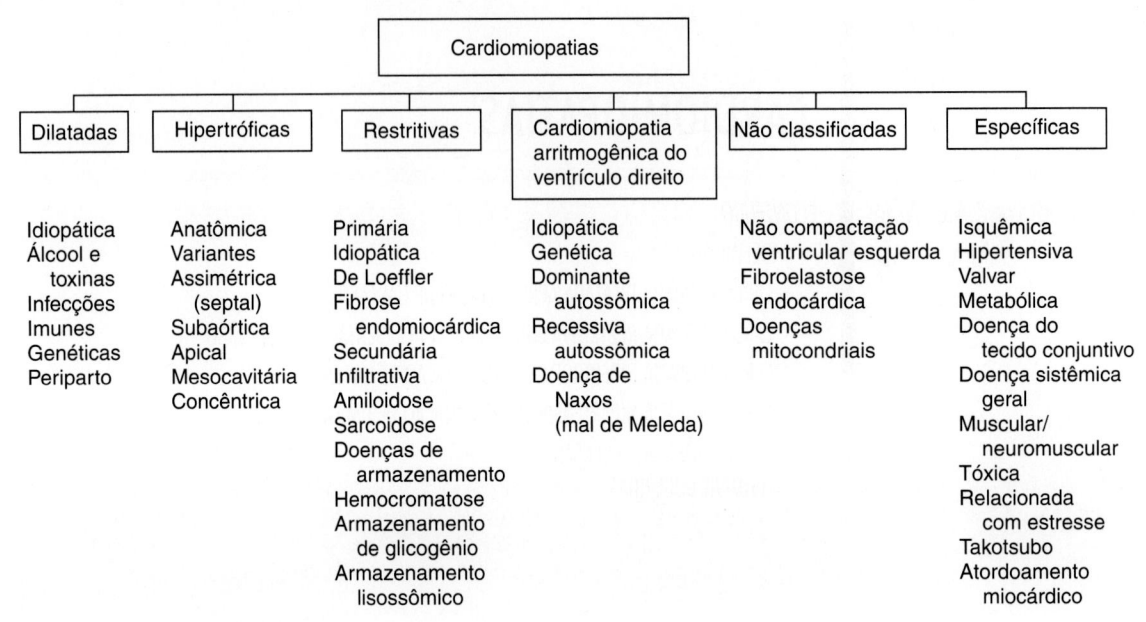

Fig. 1. Classificação das cardiomiopatias.

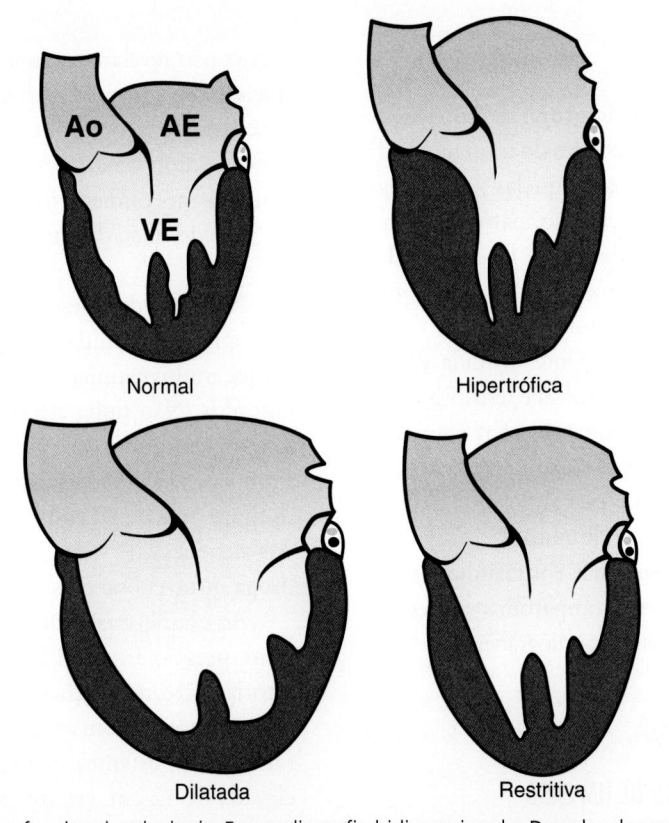

```
                              Cardiomiopatias
     ┌──────────┬──────────────┬─────────────┬──────────────┬─────────────────┬──────────────┐
  Dilatadas  Hipertróficas  Restritivas   Cardiomiopatia   Não classificadas  Específicas
                                          arritmogênica do
                                          ventrículo direito
```

Dilatadas	Hipertróficas	Restritivas	Cardiomiopatia arritmogênica do ventrículo direito	Não classificadas	Específicas
Idiopática	Anatômica	Primária	Idiopática	Não compactação ventricular esquerda	Isquêmica
Álcool e toxinas	Variantes Assimétrica (septal)	Idiopática De Loeffler	Genética Dominante autossômica	Fibroelastose endocárdica	Hipertensiva Valvar
Infecções	Subaórtica	Fibrose endomiocárdica	Recessiva autossômica	Doenças mitocondriais	Metabólica
Imunes	Apical	Secundária	Doença de Naxos (mal de Meleda)		Doença do tecido conjuntivo
Genéticas	Mesocavitária	Infiltrativa			Doença sistêmica geral
Periparto	Concêntrica	Amiloidose			Muscular/ neuromuscular
		Sarcoidose			Tóxica
		Doenças de armazenamento			Relacionada com estresse
		Hemocromatose			Takotsubo
		Armazenamento de glicogênio			Atordoamento miocárdico
		Armazenamento lisossômico			

Fig. 2. Cardiomiopatias: três tipos funcionais principais. Ecocardiografia bidimensional e Doppler desempenham papéis centrais na identificação dos três principais tipos funcionais das cardiomiopatias. As principais características que distinguem estas classes estão listadas na Tabela 1. Ao, aorta; AE, átrio esquerdo; VE, ventrículo esquerdo.

te, e todos os pulsos periféricos foram palpáveis, embora com volume reduzido. Taquicardia sinusal a 112 bpm, contrações ventriculares prematuras frequentes e depressão de ST de 1 mm em V6, *shunt* do eixo para a esquerda, aumento atrial esquerdo, má progressão da onda R e anormalidades de ST/onda T laterais foram observados no seu eletrocardiograma (ECG).

A ecocardiografia revelou uma cardiomiopatia dilatada. Algumas das suas imagens estão mostradas nas Figuras 3 e 4 (*ver* o vídeo correspondente no DVD).

Tabela 1 Cardiomiopatias: Três Tipos Funcionais Principais

	Cardiomiopatia dilatada	*Cardiomiopatia hipertrófica*	*Cardiomiopatia restritiva*
Apresentação clínica e frequência	Dispneia de esforço; insuficiência cardíaca congestiva	Frequentemente assintomática; síncope; morte súbita; mutação genética (~1 em 500)	Dispneia, insuficiência cardíaca direita progressiva; características do transtorno subjacente
Dimensões das câmaras cardíacas	Câmaras cardíacas dilatadas, esp. o ventrículo esquerdo; átrios dilatados; câmaras direitas também podem estar dilatadas	Tamanho reduzido da cavidade ventricular esquerda; átrios dilatados	Tamanho reduzido da cavidade ventricular; átrios dilatados — acentuadamente; câmaras direitas dilatadas
Dimensões das paredes	Normais, brandamente aumentadas, ou diminuídas	Hipertrofia septal assimétrica mais comum; observadas outras variantes (Fig. 8)	Usualmente aumentadas e podem comprometer todas as câmaras cardíacas
Índices sistólicos e fração de ejeção (normal > 55%)	Função sistólica reduzida; FE diminuída, < 30%	Função sistólica normal ou aumentada; obstrução dinâmica do TSVE e gradientes intracavitários	Função sistólica normal nas fases iniciais; reduzida com doença avançada
Função diastólica	Prejudicada; pode refletir sobrecarga de volume	Prejudicada; relaxamento assincrônico	Prejudicada com fisiologia restritiva progressiva
Função valvar: RM, RT	RM secundária à dilatação anular e tensionamento apical; RT frequente	RM com MAS dos folhetos da valva mitral	RM e RT frequentes

Tabela modificada de Warner Stevenson L. Diseases of the myocardium. Em: Cecil Textbook of Medicine, 22nd ed. Goldman L, Ausiello D., eds., Saunders, Philadelphia: 2004;441-454.
FE, fração de saída; TSVE, trato de saída ventricular esquerdo; RM, regurgitação mitral; MAS, movimento anterior sistólico; RT, regurgitação tricúspide.

Cardiomiopatia dilatada é caracterizada por um ventrículo esquerdo pouco funcional dilatado. O aspecto ecocardiográfico da cardiomiopatia dilatada pode ser notavelmente semelhante apesar das múltiplas etiologias (Tabela 2). Embora anormalidades regionais do movimento da parede possam ser extremamente sugestivas de uma etiologia isquêmica, alguns pacientes com cardiomiopatia não isquêmica têm disfunção regional.

Câmaras cardíacas dilatadas caracterizam estádios avançados de uma cardiomiopatia dilatada, predominantemente o ventrículo esquerdo, associadas à disfunção sistólica acompanhante. Todos os índices de função sistólica ventricular — volumes ventriculares esquerdos, fração de ejeção, volume sistólico, débito cardíaco e outros — estão reduzidos de modo geral (Tabela 3; *ver* também Capítulo 4, Tabelas 4-7). Não obstante, alguns pacientes podem demonstrar dilatação mínima com disfunção ventricular importante.

A espessura da parede na cardiomiopatia dilatada está usualmente dentro de limites normais, mas pode estar aumentada ou diminuída. A massa cardíaca global está invariavelmente aumentada (Fig. 5). Cardiomiopatia dilatada frequentemente leva a anel mitral dilatado e a desvio dos músculos papilares que resultam em má coaptação dos folhetos mitrais, ambos os quais contribuem para regurgitação mitral funcional. Estes são mais bem visualizados, usando-se janelas paraesternais e apicais (Fig. 6; *ver* o vídeo correspondente no DVD; *ver também* Capítulo 14, Figs. 5 e 6). Cardiomiopatia dilatada pode apresentar-se com relativa poupança da função regional da parede, especialmente das paredes basais e inferiores (Fig. 3; *ver* o vídeo correspondente no DVD), ou com múltiplas anormalidades do movimento regional da parede, embora, se não isquêmicas em etiologia, não usualmente em uma distribuição coronariana. Distinguir entre etiologia isquêmica e não isquêmica por ecocardiografia pode ser um desafio.

Uma câmara ventricular esquerda acinética-hipocinética dilatada aumenta o risco de trombo intracardíaco, que é mais propenso a se formar em áreas de estase relativa. A maioria dos trombos que se formam é mural; portanto, deve ser empregado exame cuidadoso das paredes ventriculares, usando-se técnicas para melhorar a visualização de ecocontraste espontâneo ou trombo (como usando um transdutor de alta frequência ou agentes de contraste miocárdico). Trombos intracavitários são mais comuns no ápice ventricular esquerdo (*ver* Capítulo 7, Figs. 11 e 12).

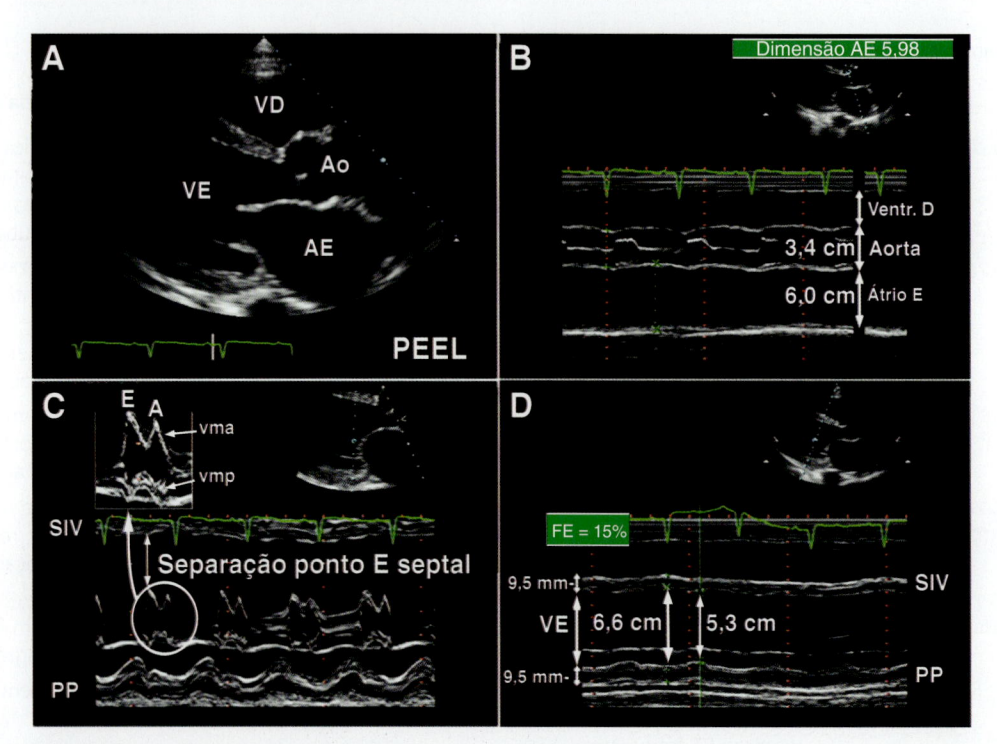

Fig. 3. Cardiomiopatia dilatada. Dilatações ventricular esquerda, atrial esquerda e ventricular direita são vistas na vista paraesternal de eixo longo (**A**). Espessuras das paredes estavam dentro de limites normais. Hipocinesia grave com segmentos acinéticos e pouco espessamento da parede são vistos. Função sistólica reduzida leva à pouca abertura da valva aórtica, fechamento prematuro secundário a volume sistólico reduzido e movimento anterior reduzido da raiz aórtica durante a sístole (**B**). Modo M ao nível da valva mitral mostra separação septal do ponto E aumentada. Observar mau fechamento da valva mitral, o septo acinético e o segmento posterobasal relativamente preservado (**C**). Modo M mais imediatamente distal aos folhetos mitrais (**D**) mostra câmaras ventriculares dilatadas com mínima excursão das paredes ventriculares, pouca diferença entre sístole e diástole, fração de ejeção calculada de 15% (método de Teichholz, ver Capítulo 5). (*Ver* o vídeo correspondente no DVD.)

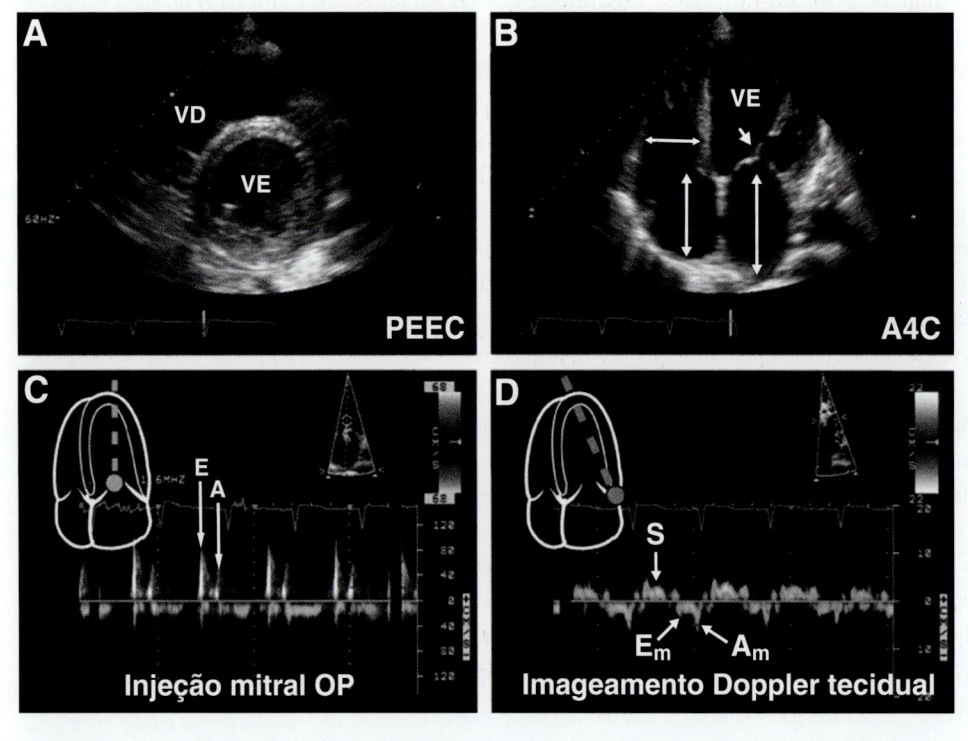

Fig. 4. Cardiomiopatia dilatada. Vista paraesternal de eixo curto ao nível dos músculos papilares mostra câmaras cardíacas dilatadas. Observar as regiões septais adelgaçadas (**A**). Vista apical de quatro câmaras (**B**) mostra dilatação das quatro câmaras e amarração apical (formação de tenda) dos folhetos da valva mitral – fatores que contribuem para regurgitação mitral. Perfil de velocidade Doppler pulsado do injeção mitral parece normal (**C**), mas quando integrado com as velocidades reduzidas e padrão invertido vistos no imageamento Doppler tecidual (**D**), deve ser interpretado como "pseudonormal" – ambos evidenciando disfunção diastólica. (*Ver* o vídeo correspondente no DVD.)

Tabela 2 Causas de uma Cardiomiopatia Dilatada na Ecocardiografia

Idiopática (mais comum)
Isquêmica
Doença valvar cardíaca
Hipertensão crônica
Taquiarritmias (incluindo TSVs, TVs)
Toxinas (álcool, antraciclina, p. ex., daunorrubicina)
Infecções (HIV e virais, bacterianas, parasitárias, inclusive Chagas)
Metabólica
Doença sistêmica e do tecido conjuntivo
Outras

TSV, taquicardia supraventricular; TV, taquicardia ventricular.

Tabela 3 Cardiomiopatia Dilatada: Achados Ecocardiográficos

Modalidade	Descrição
Achados bidimensionais	Ventrículo esquerdo dilatado[a] (sine qua non)
	Ventrículo direito dilatado[a] (frequente)
	Átrios dilatados (frequente)
	Baixa fração de ejeção ventricular esquerda[a]
	Baixa fração de ejeção ventricular direita[a]
	Índices reduzidos de função sistólica (ver Capítulo 4)
	Espessura normal da parede, às vezes diminuída ou aumentada
	Às vezes ecocontraste espontâneo ± trombo intracavitário
Modo M	Câmaras cardíacas dilatadas
	Separação aumentada ponto E-septal
Achados Doppler	Disfunção diastólica[a] — relaxamento prejudicado inicial ± padrão restritivo mais tarde (ver Capítulo 5)
	Regurgitação mitral (funcional): secundária à amarração apical (formação de "tenda" que leva ao fechamento restringido dos folhetos), dilatação anular e desvio dos músculos papilares

[a]Associação a desfechos adversos.

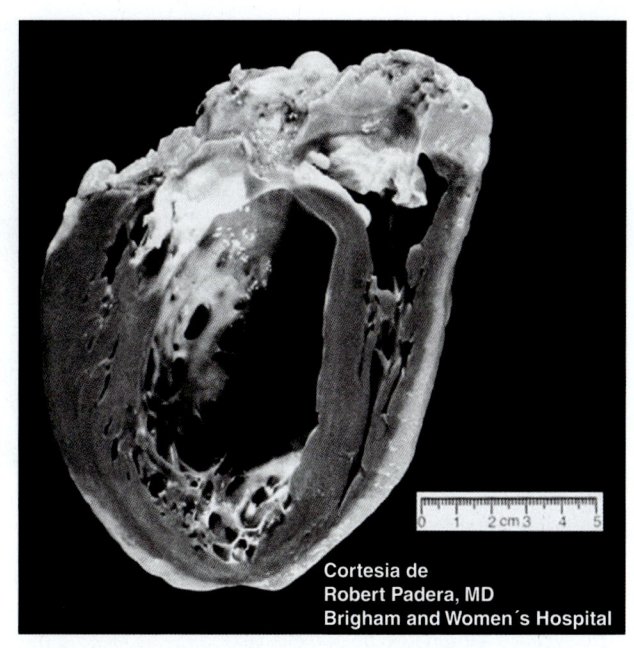

Fig. 5. Cardiomiopatia dilatada: coração explantado. Peça macroscópica de coração explantado (menos os átrios) de homem com 56 anos com cardiomiopatia dilatada que recebeu um transplante de coração. Observar o aumento acentuado na massa cardíaca total (o coração pesou 780 g; normal < 360 g). Aumento atrial bilateral estava presente, mas partes de ambos os átrios permaneceram no receptor do transplante. Não foi observado trombo intracavitário.

Cortesia de Robert Padera, MD Brigham and Women's Hospital

■ *Parâmetros Adicionais*

A avaliação da função cardíaca direita, incluindo a presença de dilatação das câmaras direitas, regurgitação tricúspide e pressões na artéria pulmonar, deve ser feita nos pacientes com cardiomiopatia, e pode ter importância prognóstica (ver Capítulo 5). Altas velocidades de regurgitação tricúspide foram associadas a piores resultados.

Os pacientes com cardiomiopatia dilatada frequentemente exibem algum grau de disfunção diastólica. Disfunção diastólica quase sempre acompanha disfunção sistólica. Um tempo de desaceleração (TD) mitral muito rápido é indicador da chamada fisiologia restritiva, que pode ser vista com avaliação Doppler de onda pulsada da injeção mitral. Um padrão Doppler "restritivo" foi associado a pior prognóstico em pacientes com insuficiência cardíaca (Fig. 7). TD mitral menor que aproximadamente 140 ms associa-se a mau prognóstico.

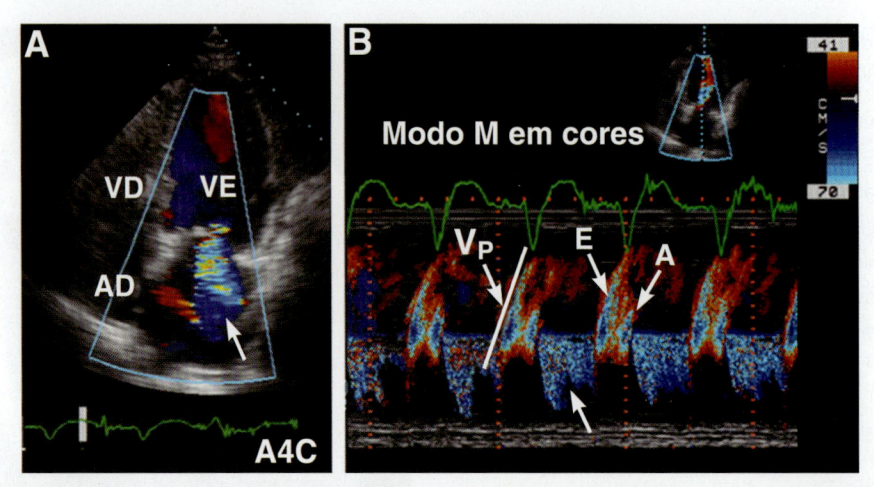

Fig. 6. Cardiomiopatia dilatada: regurgitação mitral. Dilatação do anel mitral, desvio lateral de músculos papilares e amarração apical impedem coaptação normal dos folhetos. O resultado é tipicamente regurgitação mitral (RM) com um jato dirigido centralmente. RM piorando anuncia pior prognóstico. Doppler no modo M em cores através da valva mitral (vista apical de quatro câmaras) durante a diástole oferece uma representação espaço-temporal das velocidades sanguíneas através da linha de interrogação vertical. Este parâmetro pode ser menos afetado pelas condições de carga. A inclinação deste sinal de fluxo – velocidade de propagação do fluxo (Vp) – é a inclinação da primeira velocidade de *aliasing* medida na onda E. Vp normal é > 55 cm/s. Vp < 45 cm/s pode indicar relaxamento prejudicado. (*Ver* o vídeo correspondente no DVD.)

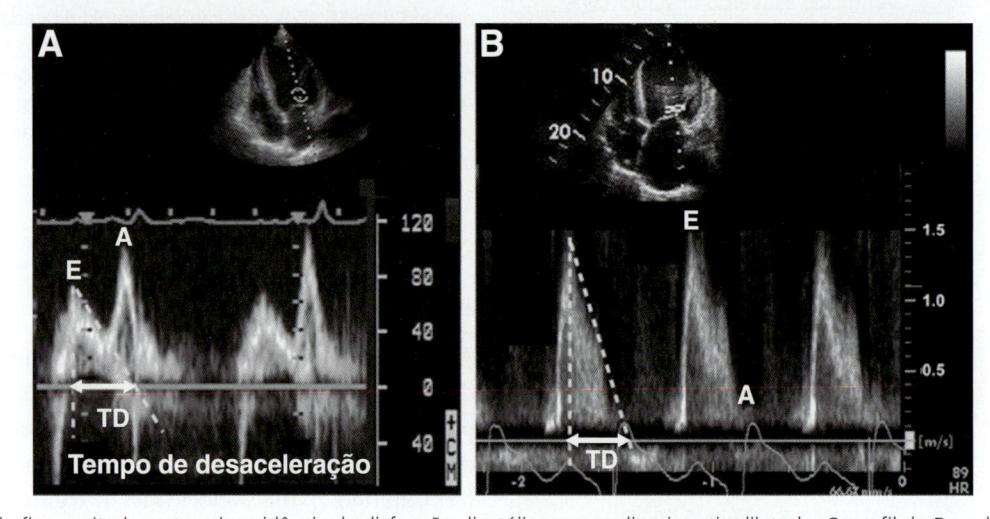

Fig. 7. Perfis de fluxo mitral mostrando evidência de disfunção diastólica em cardiomiopatia dilatada. O perfil de Doppler de pulso de fluxo mitral na cardiomiopatia dilatada frequentemente mostra um padrão de relaxamento prejudicado (A) com tempo de desaceleração prolongado (TD > 200 ms) e inversão da relação E:a normal durante os estádios iniciais. Piora mais tarde da disfunção diastólica é acompanhada por um aumento compensador nas pressões de enchimento atriais esquerdas (pressão de impulsionamento) que resulta em enchimento rápido inicial do ventrículo esquerdo (uma onda E alta, fina) no contexto de um átrio esquerdo dilatado. A queda acentuada na velocidade da onda A reflete disfunção sistólica atrial devida a um ventrículo esquerdo pouco complacente.

CARDIOMIOPATIA RESTRITIVA E INFILTRATIVA

APRESENTAÇÃO DE UM CASO

Um homem de 76 anos foi admitido para investigação e tratamento de insuficiência cardíaca descompensada. Ele se apresentara antes com uma história de três meses de progressiva falta de ar com esforço, dispneia noturna paroxística e edema de tornozelos. Negava qualquer dor torácica ou palpitações. Não contava história de doença arterial. Seu angiograma coronariano prévio feito em 1999 e um estudo nuclear em 2002 receberam laudo de normal. Sua história médica pregressa também inclui substituição da valva aórtica cinco anos antes, fibrilação atrial paroxística, doença pulmonar obstrutiva crônica (DPOC), trombocitopenia essencial, hipertensão e síndrome do túnel do carpo bilateral. Investigações significativas incluem níveis elevados de peptídeo natriurético cerebral, cardiomegalia branda na radiografia de tórax e derrames pleurais bilaterais, se

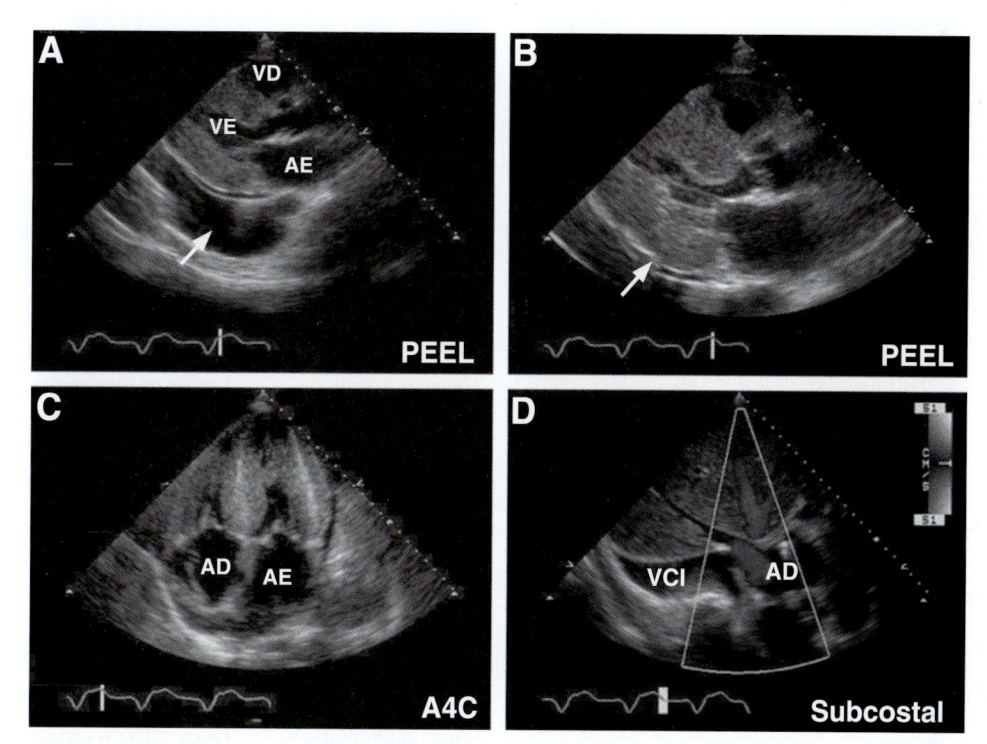

Fig. 8. Cardiomiopatia restritiva: doença cardíaca amiloide. Hipertrofia ventricular esquerda concêntrica com redução no tamanho da cavidade ventricular esquerda, átrio esquerdo dilatado, derrame pleural esquerdo (seta, **A**) e derrame pericárdico menor (seta, **B**) são características compatíveis com amiloidose cardíaca. Observar parede ventricular direita espessada e septo interatrial com aumento moderado no tamanho da cavidade ventricular direita. Um sinal distintivo, mas não específico de amiloidose cardíaca, é a aparência de "vidro despolido" ou "faiscante" do miocárdio (**A-C**). Insuficiência cardíaca direita com pressões direitas aumentadas é evidente neste paciente. Observar a veia cava inferior acentuadamente dilatada (VCI, **D**). (*Ver* o vídeo correspondente no DVD.)

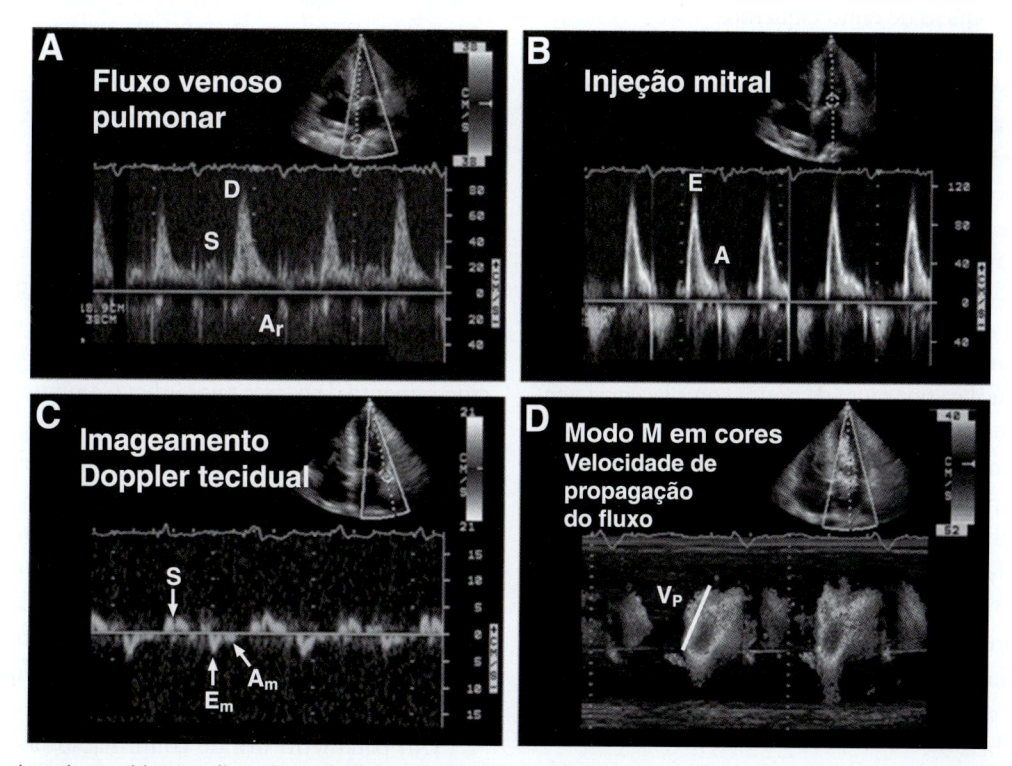

Fig. 9. Cardiomiopatia restritiva: cardiopatia amiloide. Perfis Doppler em homem de 76 anos com insuficiência cardíaca descompensada e cardiomiopatia amiloide mostra achados Doppler clássicos em cardiomiopatia restritiva (**A**). Fluxo venoso pulmonar superior direito com relação fluxo sistólico:diastólico reduzido (**B**). Perfil de fluxo de entrda mitral com relação E:a < 2 (**C**). Velocidades acentuadamente reduzidas em imageamento Doppler tecidual (**D**). Inclinação amortecida de Vp no modo M da velocidade de propagação do fluxo em cores.

Tabela 4 — Cardiomiopatia Restritiva

Causas comuns de cardiomiopatia restritiva

Primárias	Idiopática
	Síndrome hipereosinofílica (endocardite de Loeffler)
	Fibrose endomiocárdica
Secundárias	Doença infiltrativa:
	amiloidose (primária, secundária), sarcoidose
	Pós-irradiação, síndrome carcinoide
	Doenças de armazenamento, hemocromatose, doenças de armazenamento de glicogênio
	Diabetes melito (mais comum)

Tabela 5 — Cardiomiopatias com Disfunção Diastólica

Cardiomiopatia restritiva
Cardiomiopatia dilatada
Cardiomiopatia hipertrófica
Cardiomiopatia hipertensiva
Cardiomiopatia isquêmica

Tabela 6 — Sumário dos Achados Ecocardiográficos nas Cardiomiopatias Restritivas

Modalidade	Achados
Achados bidimensionais	Volumes ventriculares normais, função sistólica preservada, acentuado aumento biatrial
Achados Doppler	Variação limitada (< 20%) nas velocidades de injeção com a respiração (em comparação com pericardite constritiva)
Injeção mitral	Tempo de relaxamento isovolumétrico reduzido (< 70 m/s)
	Velocidade E aumentada (> 1 m/s)
	Tempo de desaceleração reduzido (< 160 ms)
	Velocidade A reduzida (< 0,5 m/s)
	Duração reduzida da onda A
	Relação E:a aumentada (> 2)
Veia pulmonar	Fluxo sistólico reduzido
	Fluxo diastólico aumentado
	Relação reduzida sistólica:diastólica
	Velocidade de reversão atrial máxima e duração aumentadas
Imageamento Doppler tecidual	Velocidade Em reduzida (anel lateral), < 8-10 cm/s
Modo M em cores (fluência de propagação de velocidade Vp)	Quantitativo: Vp < 45 cm/s (normal > 55 cm/s)
	Estimativa visual: inclinação Vp amortecida (normal ~90°, vertical)

ECG foi digno de nota por complexos QRS de baixa voltagem e bloqueio de ramo esquerdo.

Estudo ecocardiográfico mostrou fração de ejeção ventricular esquerda preservada e manchas ecocardiográficas sugestivas de amiloide cardíaco. Sua pressão na artéria pulmonar na ecocardiografia foi estimada em 50 mmHg mais a pressão atrial direita. Quadros estáticos selecionados são mostrados nas Figuras 8 e 9 (*ver* o vídeo correspondente à Fig. 8 no DVD).

As cardiomiopatias restritivas são caracterizadas por disfunção diastólica por causa da pouca complacência ventricular (distensibilidade diminuída da câmara). Os processos restritivos ou infiltrativos subjacentes (Tabela 4), apesar da etiologia específica, tipicamente levam à rigidez progressiva biventricular e pressões elevadas de enchimento (diastólicas), manifestando-se clinicamente sob a forma de dispneia de esforço e insuficiência cardíaca direita. Todavia é importante reconhecer que a disfunção diastólica não é específica da cardiomiopatia restritiva, e frequentemente acompanha outras cardiomiopatias que não são primariamente restritivas (Tabela 5).

O diagnóstico de cardiomiopatia restritiva é principalmente clínico, mas ecocardiografia 2D e Doppler desempenham papéis suportivos/confirmatórios (Tabela 6). O tamanho da cavidade ventricular esquerda está caracteristicamente preservado, mas as espessuras das paredes podem estar normais, aumentadas ou mesmo diminuídas. Na cardiopatia amiloide, o protótipo de cardiomiopatia restritiva, espessamento ventricular esquerdo é típico, e a função sistólica, preservada (até os estádios avançados). O padrão do espessamento da parede miocárdica (comprometendo o ventrículo direito e o septo interatrial) é indício para o diagnóstico (Tabela 7). Dilatação ventricular direita ocorre frequentemente, e aumento biatrial está quase sempre presente. Além disso, um pequeno derrame pericárdico e espessamento valvar inespecífico são comuns. Uma aparência de "vidro despolido" ou "faiscante" do miocárdio ventricular é distintiva, mas inespecífica de amiloide. Entretanto, quando combinada com outros achados ecocardiográficos, ela é altamente sugestiva de amiloide.

Um parâmetro útil de confirmação no amiloide cardíaco é a avaliação da relação da voltagem para a massa. A infiltração amiloide do miocárdio aumenta a massa ventricular (Fig. 10), ao mesmo reduzindo a voltagem do QRS. Este achado pode ser característico de amiloide e outras

Tabela 7 — Achados Ecocardiográficos na Cardiopatia Amiloide

Modalidade	Descrição
Achados bidimensionais/ modo M	Hipertrofia ventricular esquerda (com baixas voltagens do QRS ou padrão de pseudoinfarto no eletrocardiograma), diminuição do tamanho da cavidade ventricular esquerda, hipertrofia ventricular direita, aspecto típico em "vidro despolido" ou "faiscante" do miocárdio (inespecífico), septo interatrial e folhetos das valvas espessados, aumento biatrial, sinais ecocardiográficos de insuficiência cardíaca direita, regurgitação multivalvar; pequeno a moderado derrame pericárdico, função VE usualmente preservada até estádios avançados
Achados Doppler	Disfunção diastólica (a mais comum e mais precoce anormalidade), perfil Doppler de cardiomiopatia restritiva

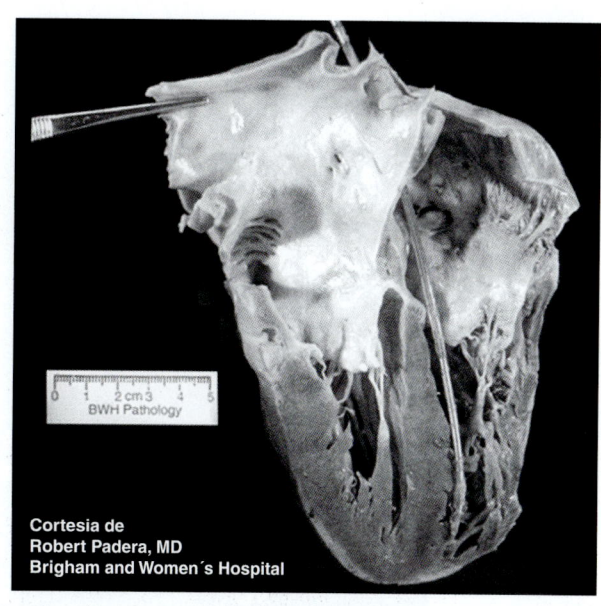

Fig. 10. Cardiomiopatia restritiva: cardiopatia amiloide. Peça macroscópica de coração de um paciente de 66 anos com amiloidose sistêmica que morreu de insuficiência cardíaca congestiva. O coração pesava 650 g (normal ajustado < 350 g). Observar ventrículo esquerdo espessado com tamanho reduzido da cavidade, átrios dilatados e aparelho intracardíaco. Aumento biatrial reflete as consequências do enchimento ventricular prejudicado – uma característica das cardiomiopatias restritivas.

doenças infiltrativas, além de distingui-lo de outras causas de espessura aumentada da parede, como hipertrofia hipertensiva ou cardiomiopatia hipertrófica.

Os perfis Doppler encontrados na cardiomiopatia restritiva (Tabela 6) revelam padrões anormais de enchimento diastólico (ver também Capítulo 6). A complacência ventricular reduzida (rigidez ventricular aumentada) exige maiores pressões de enchimento, isto é, pressões diastólicas finais ventriculares elevadas e pressões atriais acentuadamente elevadas.

Nos estádios iniciais, predomina um padrão de relaxamento prejudicado (Fig. 7A). O enchimento rápido inicial é retardado (velocidade E máxima diminuída com TD prolongado) e é necessário enchimento atrial aumentado (quique) para compensar. Inversão E:a ou uma relação E:a menor que 1 e TD maior que 200 m/s definem a condição. Com o tempo, o enchimento rápido inicial aumentado é restaurado à medida que pressões de enchimento mais altas, geradas por átrios agora dilatados/espessados, o compensam e se manifestam como um padrão "pseudonormalizado". Registros repetidos durante o estádio 2 da manobra de Valsalva podem desmascarar a pseudonormalização – isto reduz agudamente as pressões de enchimento e revela o relaxamento prejudicado subjacente. Os padrões de fluxo venoso pulmonar fornecem evidência de suporte. À medida que os processos patológicos se seguem, um padrão restritivo se torna estabelecido (Fig. 9). A onda E alta bem íngreme reflete gradientes transmitrais mais altos com equilibração muito rápida durante o começo da diástole. Função atrial em deterioração frequentemente leva à fibrilação atrial (onda A ausente) ou uma onda A acentuadamente diminuída (relação E:A > 1 e TD < 150 ms). As anormalidades diastólicas mais confiáveis por ecocardiografia são velocidades reduzidas de relaxamento miocárdico. Pacientes com cardiopatia restritiva avançada, como amiloide, podem ter velocidades diastólicas do anel mitral lateral de 5 cm/s ou menos (ver Capítulo 6).

As etiologias mais comuns de cardiomiopatia restritiva são: (1) amiloide cardíaco, que é a causa mais comum no mundo industrializado; (2) síndrome hipereosinofílica e fibrose endomiocárdica, comuns em partes da América Latina, Ásia e África; (3) cardiopatia carcinoide (ver Capítulo 19); (4) sarcoidose (granulomas sarcoides afetam principalmente o sistema reticuloendotelial, os pulmões e a pele, mas ocorre comprometimento cardíaco). Insuficiência cardíaca direita pode ser uma sequela da fibrose pulmonar, mas infiltração granulomatosa sarcoide do coração pode levar a uma cardiomiopatia restritiva, bem como função sistólica prejudicada e distúrbios da condução (Fig. 11).

Cardiomiopatia restritiva pode se assemelhar e ser difícil de distinguir de pericardite constritiva. Preservação da função sistólica e padrões anormais de enchimento diastólico são vistos em ambos. Entretanto, um pericárdio espessado e variação respirofásica nas velocidades de injeção são indicadores de pericardite constritiva (Fig. 12). Além disso, as velocidades de relaxamento diastólico do anel mitral são tipicamente normais em pacientes com

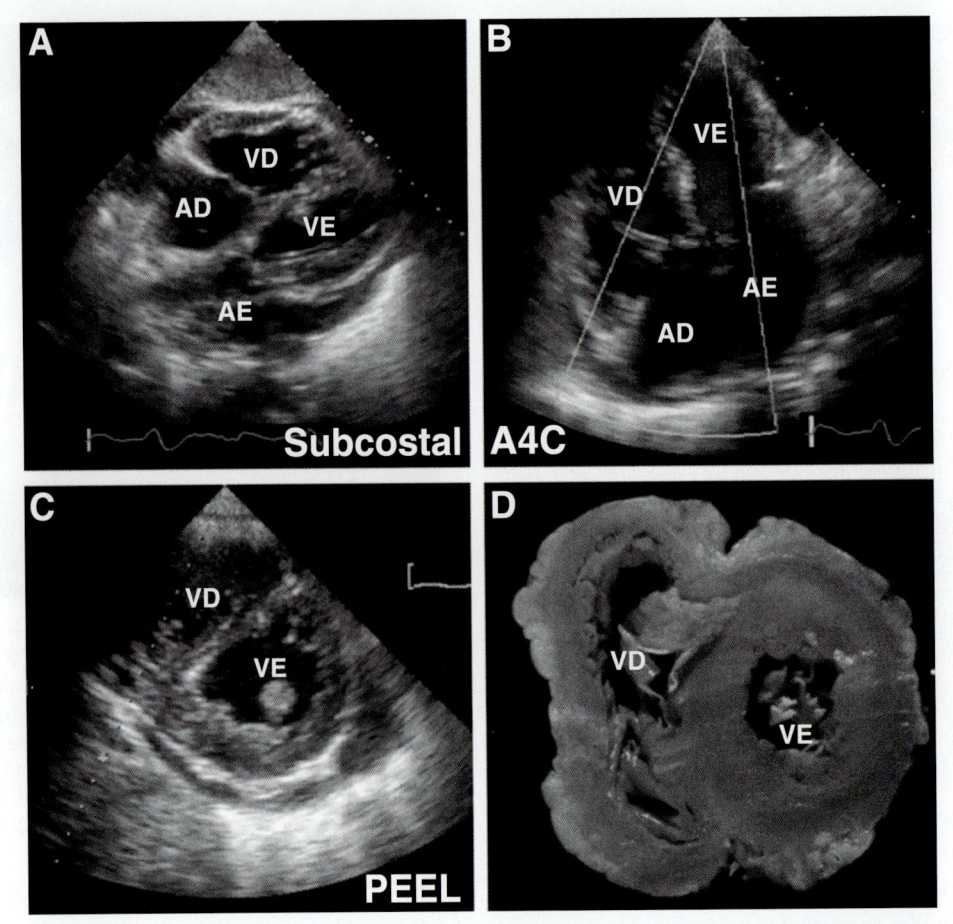

Fig. 11. Cardiomiopatia restritiva: sarcoidose cardíaca. Imagens ecocardiográficas e uma peça macroscópica de coração de uma mulher de 58 anos que sucumbiu a complicações relacionadas com sarcoidose pulmonar grave, fibrose pulmonar e bronquiectasia são exibidas. Além de índices Doppler compatíveis com uma cardiomiopatia restritiva, foram observados aumento biatrial e hipertrofia ventricular direita secundários à hipertensão pulmonar (**A-D**).

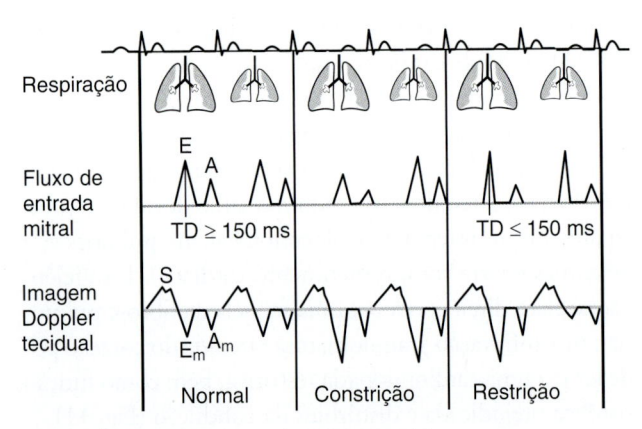

Fig. 12. Índices Doppler: pericardite constritiva *versus* cardiomiopatia restritiva. Esquema simplificado integrando perfis Doppler de injeção mitral, imageamento Doppler tecidual e alterações respirofásicas para distinguir pericardite constritiva de cardiomiopatia restritiva. Outros perfis Doppler de fluxo na valva tricúspide (Capítulo 10, Fig. 12), fluxo venoso pulmonar e fluxo venoso hepático devem ser integrados para aperfeiçoar a avaliação. Entretanto, a base da distinção permanece sendo a apresentação clínica, achados ecocardiográficos bidimensionais e tomografia computadorizada/imagem de ressonância magnética.

fisiologia constritiva, embora bastante anormais naqueles com doença restritiva.

Disfunções diastólica e sistólica clinicamente silenciosas eventualmente ocorrem na maioria dos pacientes com diabetes melito, mesmo em indivíduos bem controlados. Cardiomiopatia diabética está sendo cada vez mais reconhecida como o tipo mais prevalente de cardiomiopatia restritiva.

CARDIOMIOPATIA HIPERTRÓFICA

APRESENTAÇÃO DE UM CASO

Um homem branco de 27 anos apresentou-se com episódios de palpitações. Ele não relatou história de uso de droga de receituário ou droga ilegal ou fumo e levava um estilo de vida fisicamente ativo. A história da família foi significativa para cardiomiopatia hipertrófica. O exame físico foi completamente normal, inclusive exame cardíaco em

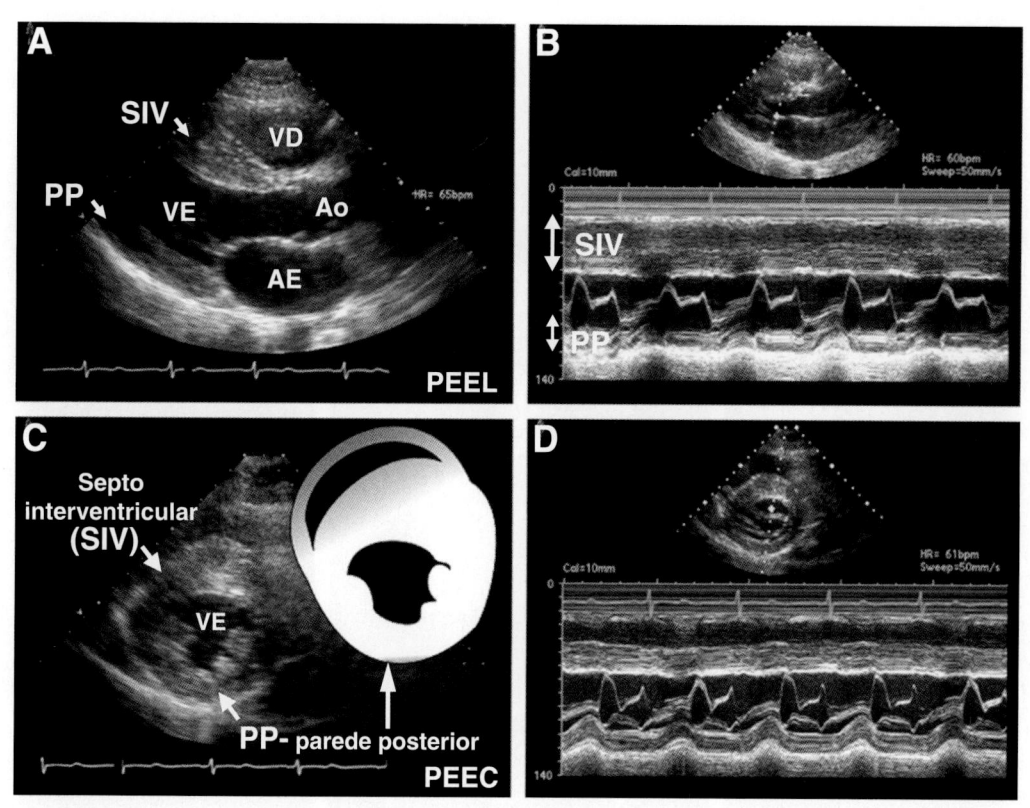

Fig. 13. Apresentação de um caso: cardiomiopatia hipertrófica. Septo interventricular (SIV) espessado, medindo 20 mm, espessura normal da parede posterior e tamanhos normais das câmaras são vistos em vista paraesternal de eixo longo (PEEL) (**A**). Modo M ao nível da valva mitral mostra o septo hipertrofiado com contato ponto E–septal (**B**). Vista paraesternal de eixo curto confirma hipertrofia assimétrica (**C**), a qual mais frequentemente poupa a parede basal posterior, como mostrado neste modo M através da vista de eixo curto ao nível mitral (**D**). (*Ver* o vídeo correspondente no DVD.)

repouso e durante manobra de Valsalva. Seu ECG mostrou ritmo sinusal, frequência cardíaca de 67 bpm, intervalos normais e eixo normal. Retardo da condução ventricular direita, hipertrofia ventricular esquerda (HVE) e anormalidades da repolarização estavam presentes.

Na ecocardiografia, seu tamanho ventricular esquerdo era normal, com função ventricular esquerda normal e fração de ejeção 70-75% (Figs. 13 e 14, *ver* o vídeo correspondente no DVD). Não estavam presentes anormalidades de movimento regional da parede, mas foi notada acentuada hipertrofia septal com espessura máxima da parede de 24 mm (septos proximal e médio). Apenas pequeno movimento anterior sistólico (MAS) das cordas mitrais era visto. Nenhum gradiente intracavitário importante foi detectado em repouso ou com a manobra de Valsalva. Foi observada curvatura inversa do septo interventricular. A raiz aórtica e as válvulas eram normais, mas estava presente traço de regurgitação aórtica. O ventrículo direito, a valva tricúspide e ambos os átrios estavam normais em tamanho e função. A veia cava inferior e o pericárdio foram normais.

Cardiomiopatia hipertrófica é tipicamente definida como hipertrofia ventricular inexplicada, e pode em geral ser diagnosticada em um paciente com hipertrofia não associada à hipertensão ou outras causas óbvias, como estenose aórtica. A maioria dos casos de cardiomiopatia hipertrófica é causada por mutações genéticas dos sarcômeros, embora muitas mutações de genes específicos tenham sido identificadas. Aproximadamente 50% dos casos são autossômicos dominantes.

A cardiomiopatia hipertrófica exibe grande heterogeneidade em aparência morfológica e apresentação clínica. A maioria dos pacientes com cardiomiopatia hipertrófica se apresenta clinicamente entre as idades de 20 e 40 anos. Apresentação mais tardia é geralmente associada a formas menos graves da doença.

A ecocardiografia tem grande utilidade na cardiomiopatia hipertrófica (Tabela 8). Ela ajuda a estabelecer o diagnóstico em pacientes sintomáticos e a excluir causas secundárias de hipertrofia ventricular. É uma ferramenta essencial de triagem para identificar e monitorar parentes de pacientes afetados. Ecocardiografias 2D, no modo M e de esforço são indispensáveis para detectar obstrução dinâmica do trato de saída e seus vários componentes, bem como

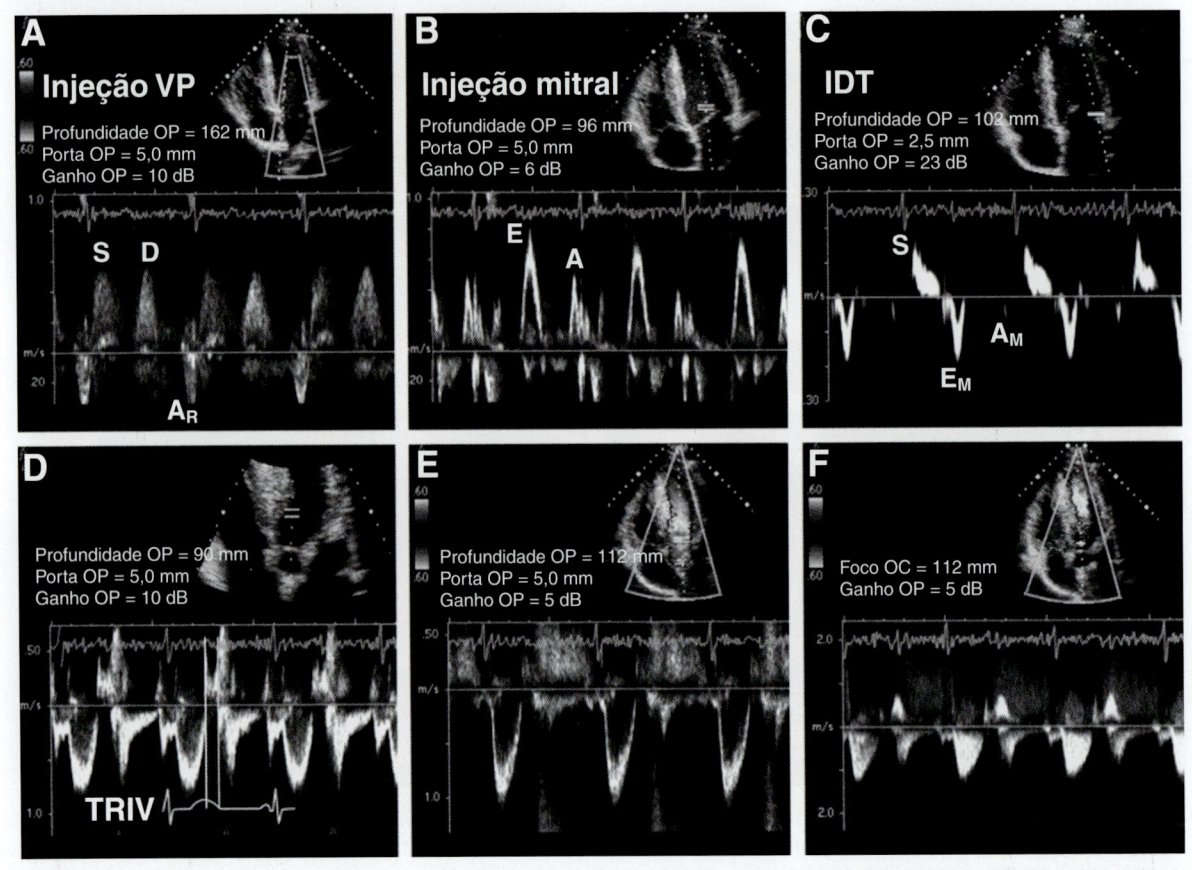

Fig. 14. Apresentação de um caso: cardiomiopatia hipertrófica. Perfis de Doppler espectral do paciente na nossa apresentação de caso mostra perfis Doppler normais na avaliação do fluxo venoso pulmonar, injeção mitral e imageamento com Doppler tecidual no anel mitral lateral (**A-C**). Interrogação com Doppler pulsado ao longo do septo usando janelas apicais mostrou ausência de aumento gradativo no gradiente (**D, E**). Avaliação com Doppler de onda contínua confirmou a mesma coisa (**E**).

Tabela 8	Utilidade da Ecocardiografia na Cardiomiopatia Hipertrófica

1. Diagnóstico definitivo; exclui causas secundárias, como, p. ex., estenose aórtica
2. Ferramenta de triagem para parentes em primeiro grau e outros
3. Avaliação de variedades morfológicas — e da distribuição e magnitude dos gradientes do trato de ejeção ventricular esquerdo.
4. Avaliação da gravidade da regurgitação mitral (quando presente)
5. Avaliação da função diastólica
6. Seleção de pacientes para procedimentos intervencionistas, como, p. ex., ablação septal ou miotomia-miectomia cirúrgica (ecocardiografia de esforço e outras manobras)
7. Contraste miocárdico ecocardiográfico: melhora o índice de sucesso da ablação septal e reduz a necessidade de marca-passo permanente
8. Monitoramento e acompanhamento pós-intervenção clínica ou cirúrgica

na avaliação de manobras provocadoras. Ecocardiografia contrastada miocárdica intraprocedimento pode melhorar as taxas de sucesso de procedimentos de ablação septal para cardiomiopatia hipertrófica.

■ Achados Ecocardiográficos

As características ecocardiográficas da variedade mais comum incluem hipertrofia acentuada ao longo do comprimento do septo interventricular inteiro, muitas vezes à custa da cavidade ventricular esquerda e função sistólica ventricular normal ou aumentada. Frequentemente, a proporção de espessura septal/parede posterior é maior que 1,3, embora também não seja incomum encontrar hipertrofia relativamente concêntrica. Curvatura invertida do septo interventricular é um achado típico na cardiomiopatia hipertrófica. Tipicamente, a hipertrofia se estende para baixo pela maior parte do comprimento do septo e é distinta do espessamento desproporcional do septo superior comum na hipertrofia hipertensiva do idoso.

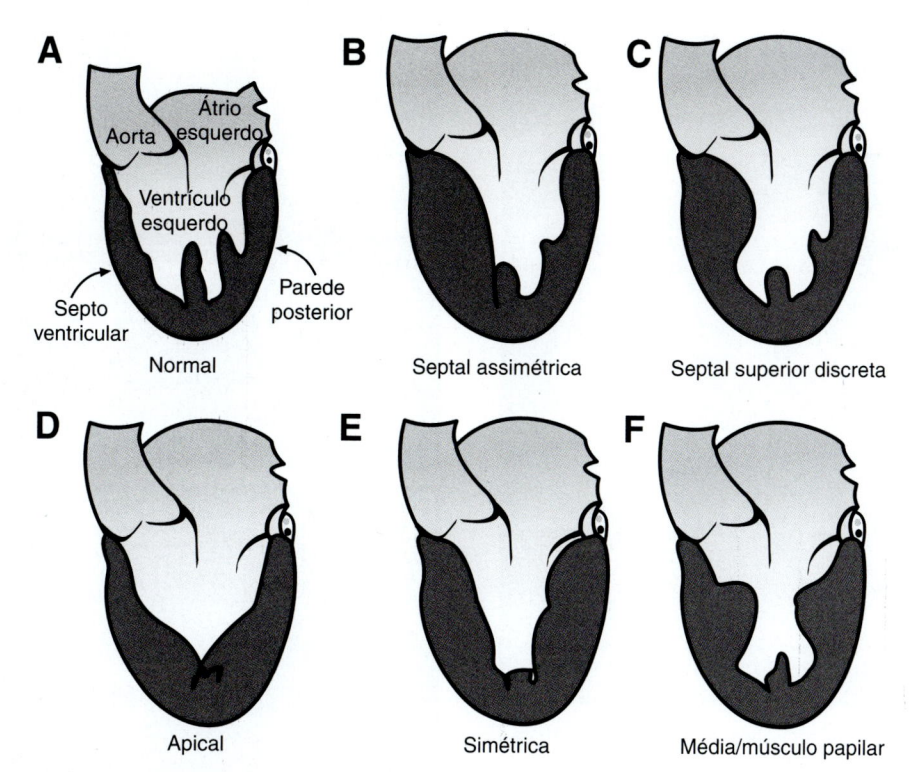

Fig. 15. Cardiomiopatia hipertrófica: variedades. A morfologia da cardiomiopatia hipertrófica exibe heterogeneidade. A variedade mais comum é hipertrofia septal assimétrica, comprometendo o septo inteiro (**B**). Hipertrofia septal superior discreta exibe um septo em forma sigmoide (**C**). Ela não é a mesma que o espessamento septal superior discreto/desproporcionado ou "caroço septal" muitas vezes visto no idoso. A variedade apical da cardiomiopatia hipertrófica (**D**) foi descrita pela primeira vez no Japão, mas ocorre em todo o mundo. A câmara ventricular esquerda assume uma configuração de "ás de espadas" e é mais bem vista na imagem apical de 4 câmaras. Ela deve ser diferenciada da não compactação ventricular esquerda. O padrão concêntrico da cardiomiopatia hipertrófica (**E**) ocorre exibindo espessamento simétrico de toda a parede ventricular esquerda. Hipertrofia ventricular esquerda concêntrica com estados de sobrecarga de pressão pode ser confundida com esta variedade. (**F**) Músculos papilares hipertrofiados ou miocardiopatia hipertrófica ventricular média constituem uma variedade incomum. Pode ser associada à obstrução do meio da cavidade.

Um aspecto típico do septo interventricular aumentado é o seu impacto sobre o perfil Doppler do trato de saída ventricular esquerda (TSVE). Este padrão espectral "em forma de adaga" reflete o fluxo sistólico com pico tardio através do TSVE (Fig. 15). As características ecocardiográficas encontradas na cardiomiopatia hipertrófica estão sumariadas na Tabela 9 e Figuras 16 e 17.

■ Obstrução do TSVE e MAS da Valva Mitral

Estreitamento acentuado do TSVE é observado ou é indutível em cerca de um quarto dos pacientes. O resultado é obstrução dinâmica do TSVE (Fig. 18; *ver* o vídeo correspondente no DVD). Isto envolve mais do que obstrução causada pelo septo hipertrofiado. MAS (movimento anterior sistólico) do folheto anterior da valva mitral e anormalidades do complexo inteiro da valva mitral ocorrem comumente (Tabela 10). Folhetos mitrais alongados aumentados e anormalidades do aparelho subvalvar – músculos papilares e fixações das cordas – participam do movimento anterior septal e da obstrução do trato de saída. Um jato regurgitante mitral dirigido posteriormente acompanha MAS.

Tabela 9 Achados Ecocardiográficos na Cardiomiopatia Hipertrófica

Modalidade	Descrição
Achados bidimensionais	• Assimétrica; hipertrofia septal isolada (variedade mais comum), embora hipertrofia concêntrica também seja comum
	• Septal: proporção de espessura para parede posterior > 1,3; válvulas mitrais alongadas – ponto de coaptação ao longo do corpo, não das extremidades dos folhetos (Figs. 18 e 19)
Modo M	• MAS da valva; entalhamento mesossistólico/tremulação da valva aórtica
Achados Doppler	• Obstrução dinâmica do TSVE; perfil "em forma de adaga" em OC; mitral regurgitante (acompanhando MAS) com jato dirigido posteriormente; anormalidade de relaxamento/disfunção diastólica

TSVE, trato de saída ventricular esquerdo; OC, onda contínua; MAS, movimento anterior sistólico.

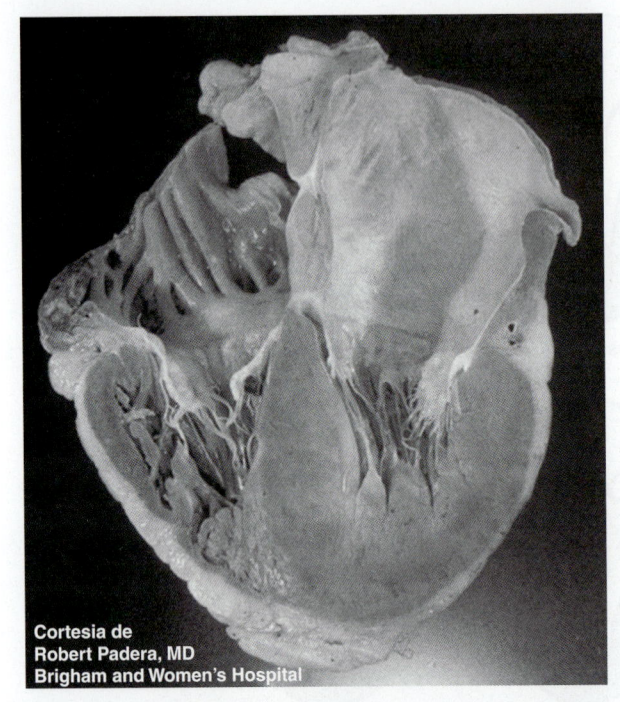

Figura 16. Cardiomiopatia hipertrófica: variedade concêntrica. Cardiopatia hipertrófica da variedade concêntrica em um homem de 38 anos que sucumbiu de complicações cirúrgicas não relacionadas com sua cardiomiopatia. Observar a hipertrofia maciça limitada ao ventrículo esquerdo e dilatação acentuada da sua câmara atrial esquerda.

Tabela 10	Fatores que Contribuem para Obstrução Dinâmica do Trato de Saída Ventricular Esquerdo
1. Hipertrofia septal
2. Movimento anterior sistólico dos folhetos da valva mitral
3. Desvio anterior sistólico de todo o complexo da valva mitral (inclusive músculos papilares)
4. Folhetos redundantes da valva mitral
5. Forças de arrasto hidrodinâmico (efeito Venturi)

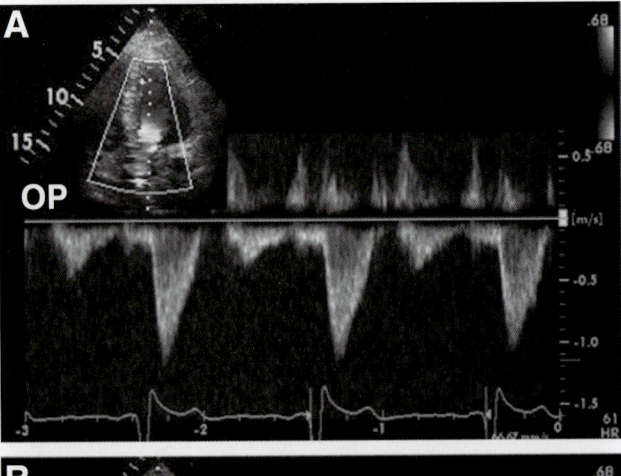

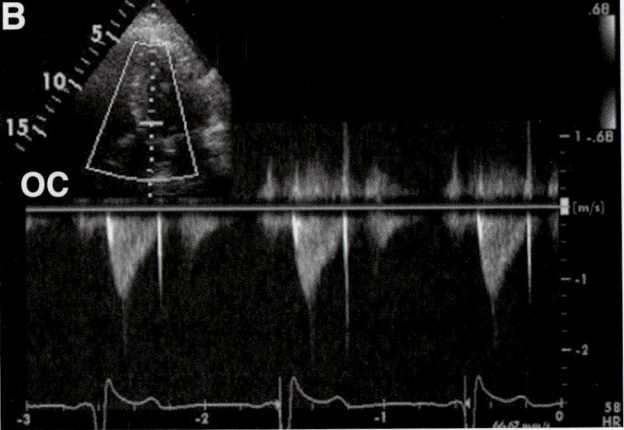

Fig. 17. Cardiomiopatia hipertrófica. Perfil Doppler espectral de fluxo característico "em forma de adaga" distal ao septo hipertrofiado. Isto reflete velocidades máximas chegando tardiamente ao seu máximo – uma manifestação de alguma obstrução ao fluxo sistólico.

MAS da valva mitral (Figs. 18 e 19; ver o vídeo correspondente no DVD) não é patognomônico de cardiomiopatia hipertrófica; ele ocorre em cardiomiopatias hipertróficas secundárias e estados hipercontráteis (Tabela 11). O momento de início e a duração do MAS são mais bem apreciados em ecocardiografia no modo M. Ambas essas medidas são relacionadas com a gravidade da obstrução do TSVE (Fig. 20).

Uma queda mesossistólica nas velocidades no TSVE – um reflexo da impedância ao fluxo dentro da aorta – tipicamente se manifesta como um entalhamento mesossistólico e tremulação dos folhetos da valva aórtica no modo M ("anormalidade em garra de lagosta", Fig. 21). Obstrução dinâmica à ejeção pode estar ausente em repouso, mas ser provocada por manobras que reduzem a pré-carga (p. ex., manobra de Valsalva ou inalação de nitrito de amila (Tabela 12; Fig. 22); ou ser aumentada por manobras que aumentam a pré-carga, como simplesmente levantar as pernas.

Obstrução dinâmica da ejeção é mais bem apreciada em Doppler de onda contínua. A interrogação das velocidades através do TSVE produz um perfil Doppler característico que tem seu máximo tardio. Usando a equação de Bernoulli simplificada, as velocidades máximas podem ser convertidas em gradientes de pressão através do TSVE. Exercício provoca gradientes aumentados no TSVE, e a ecocardiografia de esforço com exercício pode fornecer melhor correlação entre os sintomas e a gravidade da doença, em comparação com a inalação de nitrito de amila (Tabela 12, Fig. 23A).

Um padrão semelhante de obstrução dinâmica do trato de saída pode ser visto em obstrução mesocavitária em virtude da cardiomiopatia hipertrófica variante (Fig. 23B). A hipertrofia septal superior discreta ou desproporcional (HSSD) comumente vista em indivíduos idosos não apresenta relação etiológica clara com a cardiomiopatia hipertrófica. Não obstante, o "caroço" septal proeminente en-

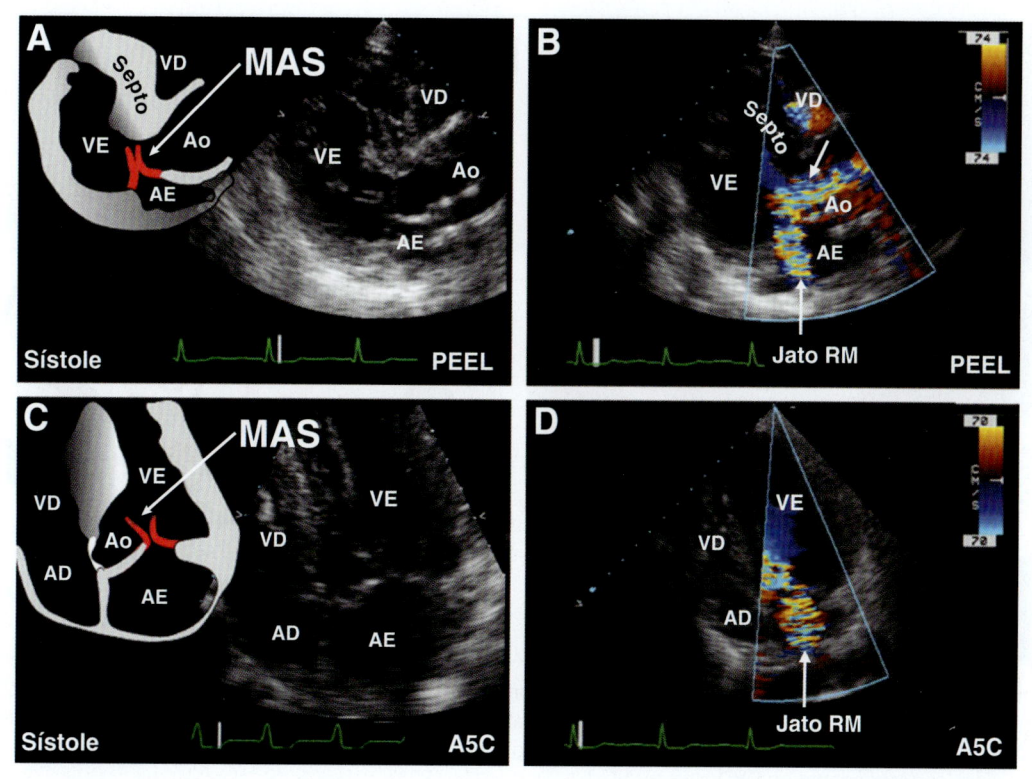

Fig. 18. Obstrução dinâmica do trato de saída ventricular esquerdo. Obstrução dinâmica do trato de saída ventricular esquerdo com MAS dos folhetos da valva mitral é mostrada nesta vista paraesternal de eixo longo (PEEL) (**A**). Coaptação subideal dos folhetos mitrais acompanha MAS e é tipicamente acompanhada por um jato regurgitante mitral dirigido posteriormente. Observar a turbulência criada dentro do TSVE (seta, **B**). Vista apical de cinco câmaras (A5C) das mesmas características acima está mostrada (**C, D**). (*Ver* o vídeo correspondente no DVD.)

contrado na HSSD pode causar obstrução dinâmica do trato de saída (Fig. 24).

■ Regurgitação Mitral na Cardiomiopatia Hipertrófica

Um jato posteriormente dirigido de regurgitação mitral tipicamente acompanha MAS da valva mitral por razões explicadas previamente (Figs. 18 e 19). Ele se segue temporalmente à instalação da obstrução do TSVE, e cuidado deve ser tomado para não confundir o seu perfil de velocidade Doppler com o da obstrução do TSVE. Gradientes máximos, cronologia e configuração do perfil Doppler espectral ajudam a diferenciar entre os dois.

■ Disfunção Diastólica na Cardiomiopatia Hipertrófica

O enchimento diastólico do ventrículo esquerdo está prejudicado em cerca de 80% dos indivíduos com cardiomiopatia hipertrófica, podendo ser observado em pacientes assintomáticos sem hipertrofia franca, mas que são geneticamente afetados. Nenhuma relação clara existe entre a gravidade da hipertrofia e a gravidade da disfunção diastólica. Relaxamento miocárdico assíncrono do músculo hipertrofiado pode levar a padrões complexos de fluxo intracavitário durante a diástole.

■ Ecocardiografia na Ablação Septal e Miectomia-Miotomia

A ecocardiografia desempenha um papel central na identificação de obstrução do TSVE clinicamente importante que exige intervenção, isto é, ablação septal ou miectomia-miotomia do músculo hipertrofiado. Ecocardiografia intraprocedimento com imageamento contrastado miocárdico tornou-se rotina durante ablação septal com álcool (Fig. 25).

O ramo perfurante septal da artéria coronária descendente anterior esquerda que supre o septo hipertrofiado (onde ele faz contato com intraprocedimento mitral) é canulizado por uma via de acesso transluminal percutânea, e agente de contraste miocárdico, então, é injetado. Ecocardiografia per procedimento é essencial para dirigir e monitorar o procedimento, e álcool desidratado é injetado quando o local de obstrução máxima é identificado. Taxas melhoradas de sucesso e menos complicações ocorrem quando se emprega ecocardiografia com contraste miocárdico.

Ecocardiografia transesofágica intraoperatória é empregada rotineiramente durante miectomia-miotomia cirúrgica do septo hipertrofiado.

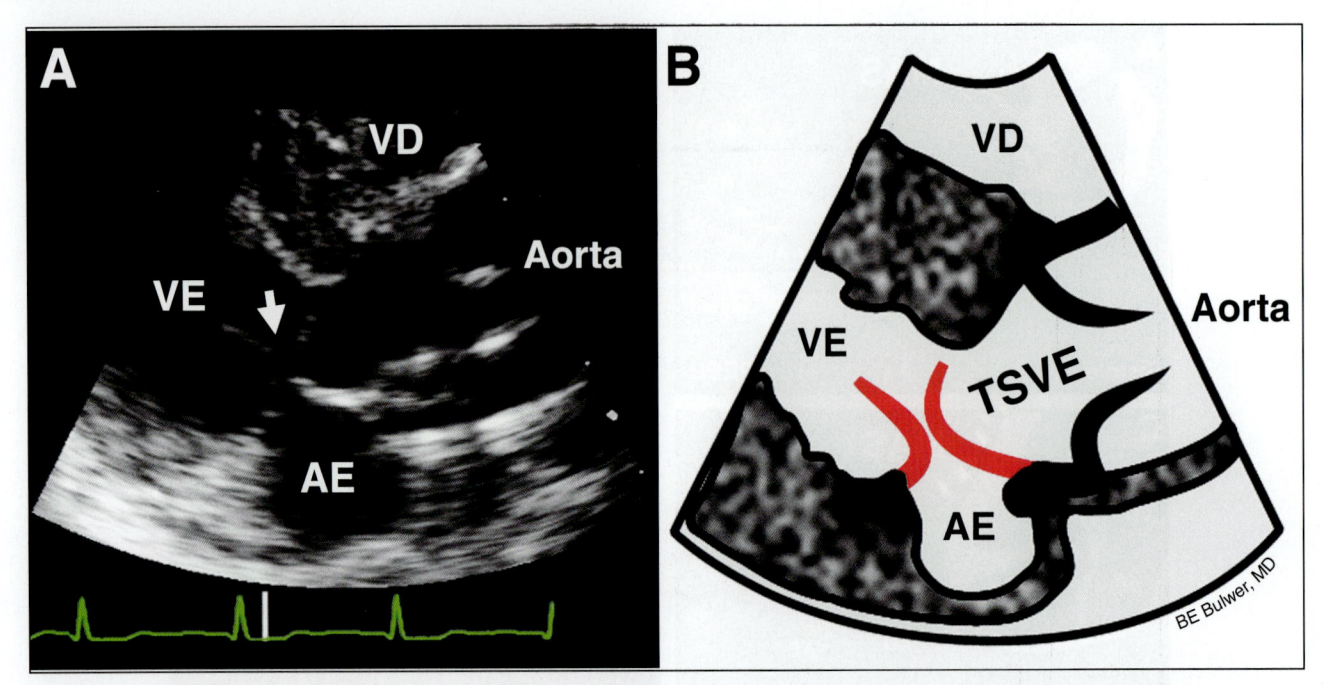

Fig. 19. Movimento anterior sistólico da valva mitral (MAS). MAS da valva mitral obstrui dinamicamente o TSVE normal. Observar o movimento anterior de ambos os folhetos mitrais (e estruturas mitrais de suporte) e a coaptação incompleta em um ponto a meio caminho do corpo dos folhetos mitrais alongados. Estes resultam no característico jato posteriormente dirigido de regurgitação mitral (Fig. 18). (*Ver* o vídeo correspondente no DVD.)

Tabela 11	Movimento Anterior Sistólico
Cardiomiopatia hipertrófica	
Hipertrofia ventricular esquerda	
Cardiomiopatias infiltrativas com comprometimento septal	
Estados hipercontráteis	
Causas mecânicas	
Outras	

■ Variante Apical de Cardiomiopatia Hipertrófica

Uma variedade peculiar de cardiomiopatia hipertrófica que se responsabiliza por aproximadamente 25% dos casos no Japão e 40% em partes da China (mas < 5% dos casos nos Estados Unidos) é caracterizada por ondas T "gigantes" no ECG (Fig. 26) e geometria "em forma de espadas" da cavidade ventricular esquerda no fim da diástole em ecocardiografia 2D. Ela percorre um curso mais benigno e se apresenta mais tarde que as outras variantes, mas a falta de familiaridade com os seus achados ECG e características ecocardiográficas, incluindo padrões complexos de enchimento mitral (Figs. 27 e 28), pode levar ao tratamento injudicioso.

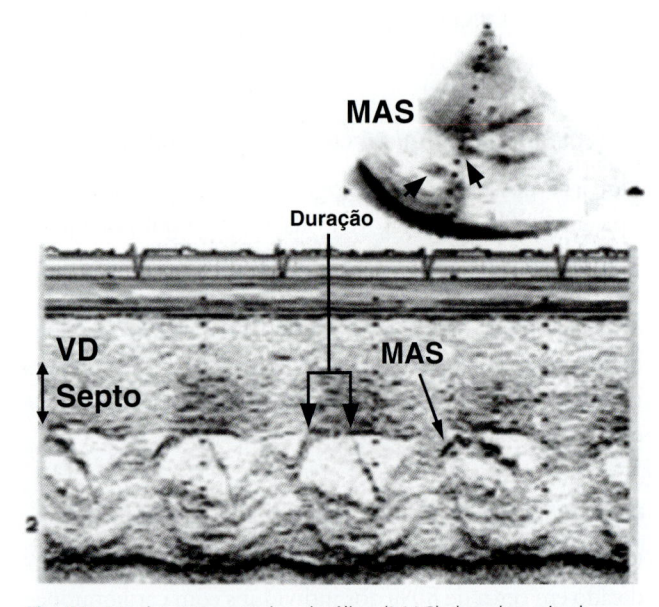

Fig. 20. Movimento anterior sistólico (MAS) da valva mitral. Modo M ao nível da valva mitral pode revelar a cronologia e duração do MAS dos folhetos da valva mitral. Existe uma relação linear entre o momento de início e a duração do MAS, e a gravidade da obstrução dinâmica do TSVE (Pollick C. Circ 1984:69, 47). Observar que o desvio anterior sistólico envolve não apenas folheto mitral anterior, mas também as cordas e músculos papilares – dando o aspecto de "apinhamento" durante a sístole no modo M (MAS rotulado com *setas*).

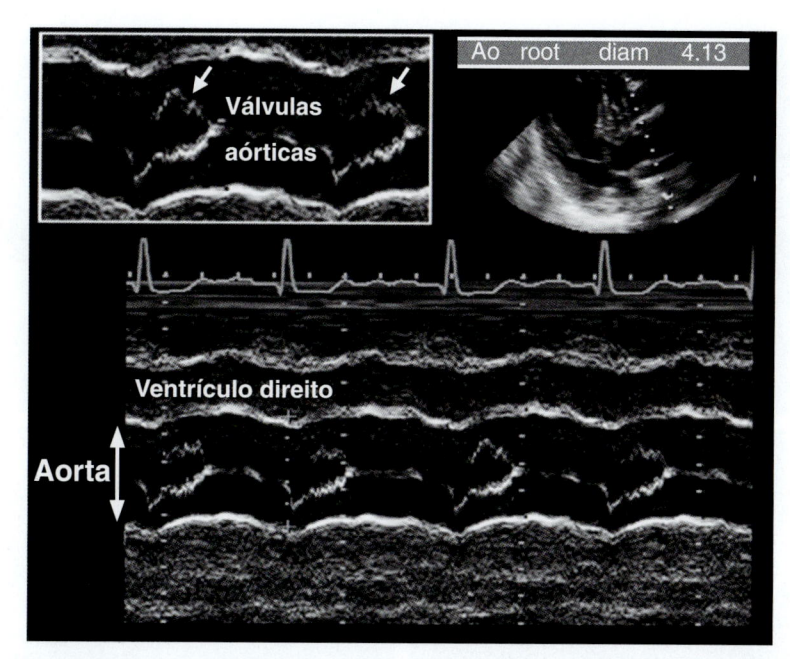

Fig. 21. Entalhamento/tremulação aórticos mesossistólicos. Modo M através da raiz aórtica ao nível da valva aórtica. Nesta mulher idosa, um "caroço" septal mostra o impacto da obstrução dinâmica do trato de saída ventricular esquerdo sobre o comportamento da valva aórtica. Entalhamento e tremulação mesossistólicos são comuns – um reflexo da turbulência e natureza dinâmica da obstrução – a chamada anormalidade de "garra de lagosta".

Tabela 12 Estados Fisiológicos, Manobras e Intervenções Que Influenciam o Gradiente do TSVE na Cardiomiopatia Hipertrófica

	Pré-carga	Pós-carga	Contratilidade
Valsalva (fase de sobrecarga)	Diminui	Diminui	—
Em pé	Diminui	—	—
Elevação das pernas	Diminui	—	—
Exercício	Aumenta	Aumenta	Aumenta
Aperto isométrico das mãos	—	Aumenta	—
Taquicardia	Diminui	—	Aumenta
Hipovolemia	Diminui	Diminui	Aumenta
Inalação de nitrito de amilo	Diminui	Diminui	Aumenta
SCIV; anestesia geral	— ou diminui	—	Diminui
Condições que diminuem a pré-carga baixam a pós-carga e aumentam a contratilidade geralmente elevam o gradiente do TSVE (e o sopro sistólico)			

Tabela modificada de Wynne J, Braunwald E. The Cardiomyopathies. Em: Braunwald's heart disease – a Textbook of Cardiovascular Medicine, Zipes DP, Libby P, Bonow RO, Braunwald E (eds), Elsevier Saunders, Philadelphia, 2005.
SCIV, sedação consciente intravenosa; TSVE, trato de ejeção ventricular esquerdo.

■ Coração de Atleta ou Cardiomiopatia Hipertrófica?

Morte cardíaca súbita no jovem, especificamente na população atlética, impõe desafios clínicos, ecocardiográficos e médico-legais. Cardiomiopatia hipertrófica é a causa mais comum de morte em atletas. Os dados atuais indicam que a cardiomiopatia hipertrófica é responsável por até um terço dessas mortes.

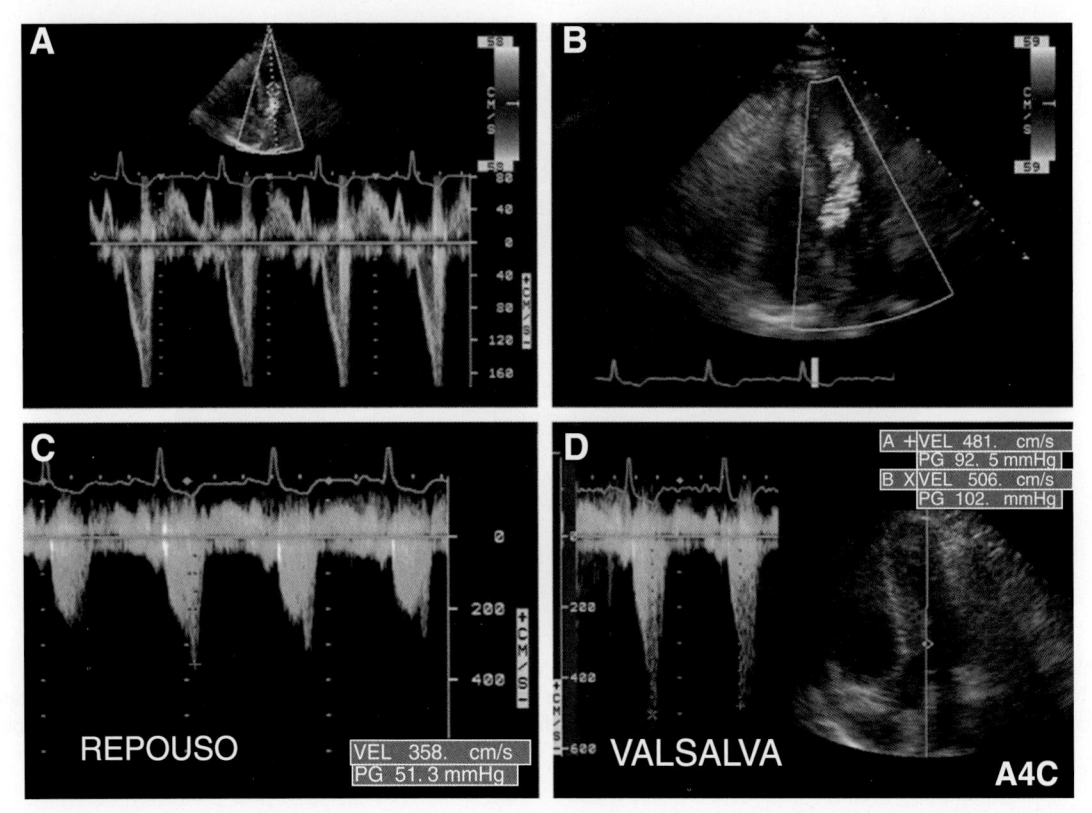

Fig. 22. Manobra de Valsalva e cardiomiopatia hipertrófica. Os gradientes através da obstrução do trato de saída ventricular esquerdo são influenciados por condições que afetam a pré-carga (Tabela 11). (**A**, **B**) Mostram velocidades em repouso no Doppler pulsado com fluxo acelerado evidente no Doppler de fluxo em cores. Neste paciente, os gradientes máximos foram em média de 50 mmHg, mas excederam 100 mmHg durante a fase de sobrecarga da manobra de Valsalva. Isto foi associado à dor torácica, razão pela qual ele foi encaminhado para ablação septal.

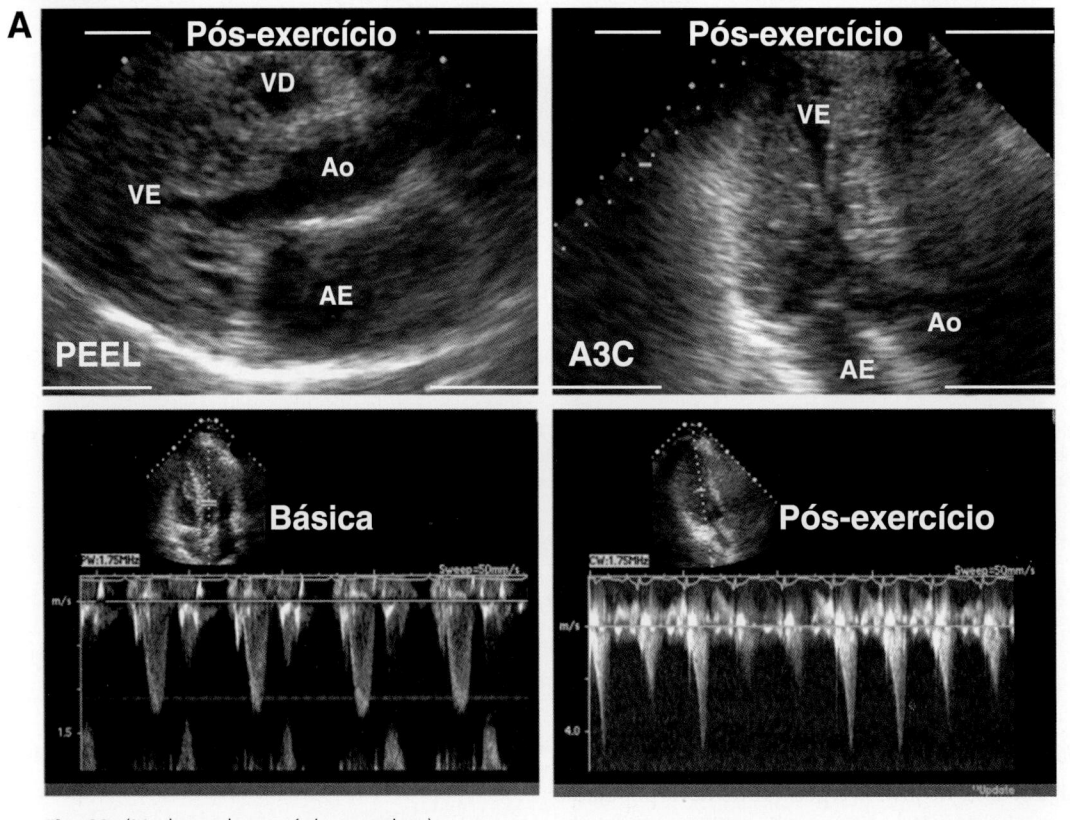

Fig. 23. (*Ver* legenda na página seguinte)

Capítulo 9 ◆ Cardiomiopatias | 179

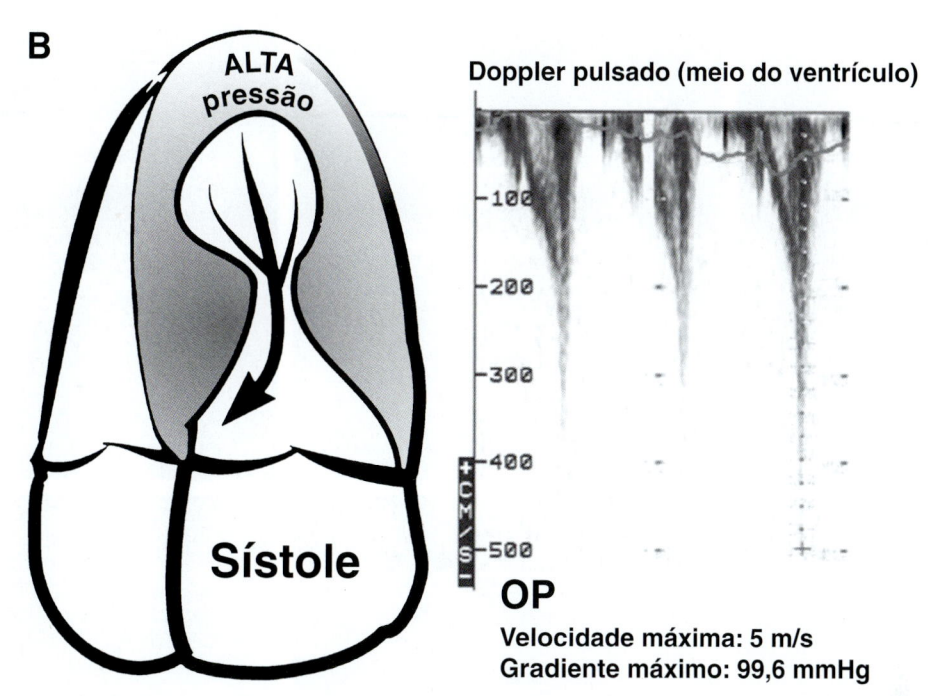

Fig. 23. (**A**) Teste de estresse com exercício na cardiomiopatia hipertrófica. Teste de estresse na cardiomiopatia hipertrófica pode fornecer informação sobre gradientes que se correlaciona com os sintomas do paciente e serve como guia para a cronologia e eficácia das intervenções. Imagens sistólicas pós-exercício mostram obstrução acentuada do trato de saída ventricular (painéis superiores). Doppler de onda pulsada básico (OP) mostra velocidades normais da ejeção aórtica (painel de baixo à esquerda), as quais se aceleram acentuadamente, excedendo 5 m/s (painel de baixo à direita). (**B**) Obstrução dinâmica no meio da cavidade. Esboço representando envoltório de velocidade Doppler de pico tardio em obstrução no meio da cavidade em cardiomiopatia hipertrófica, comprometendo principalmente os segmentos ventriculares esquerdos médios e os músculos papilares (*ver também* Fig. 27A).

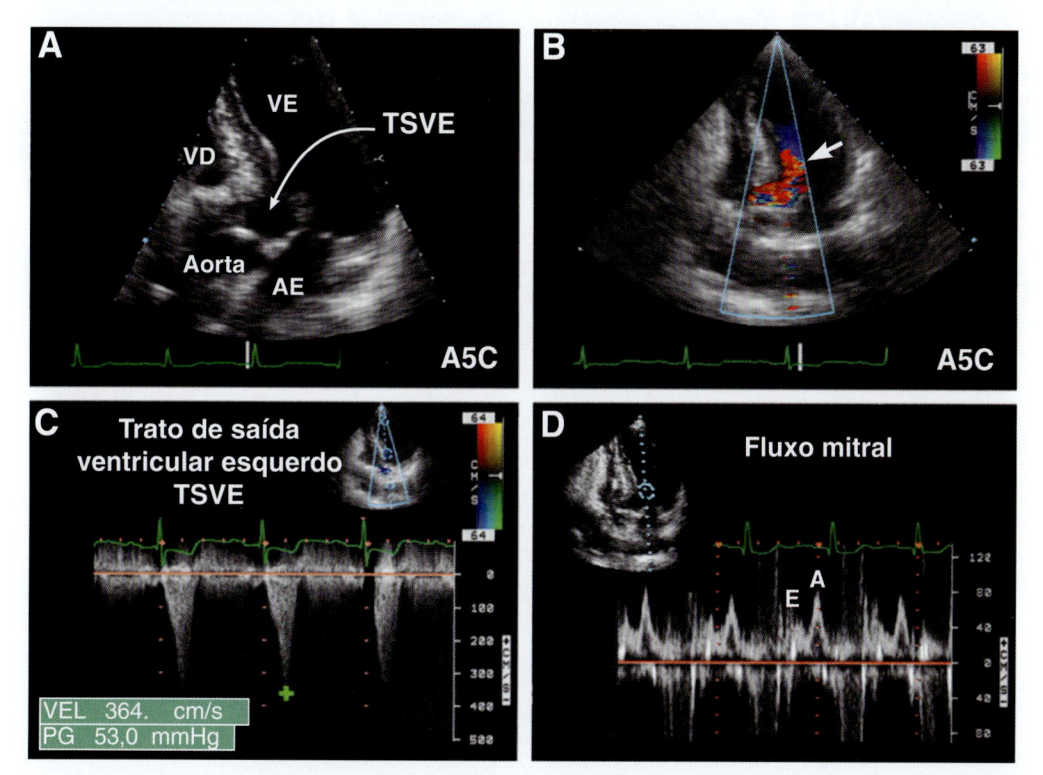

Fig. 24. Hipertrofia septal superior discreta/desproporcional no idoso. Hipertrofia septal superior desproporcional é vista comumente em indivíduos normais sob os demais aspectos. Observar o "caroço" septal à esquerda do trato de saída ventricular esquerdo (**A**) com aceleração do fluxo no Doppler de fluxo em cores (**B**). O invólucro Doppler espectral mostra velocidades chegando tarde ao seu máximo (**C**). O padrão de relaxamento prejudicado (relação E:A < 1) ocorre no envelhecimento normal (**D**).

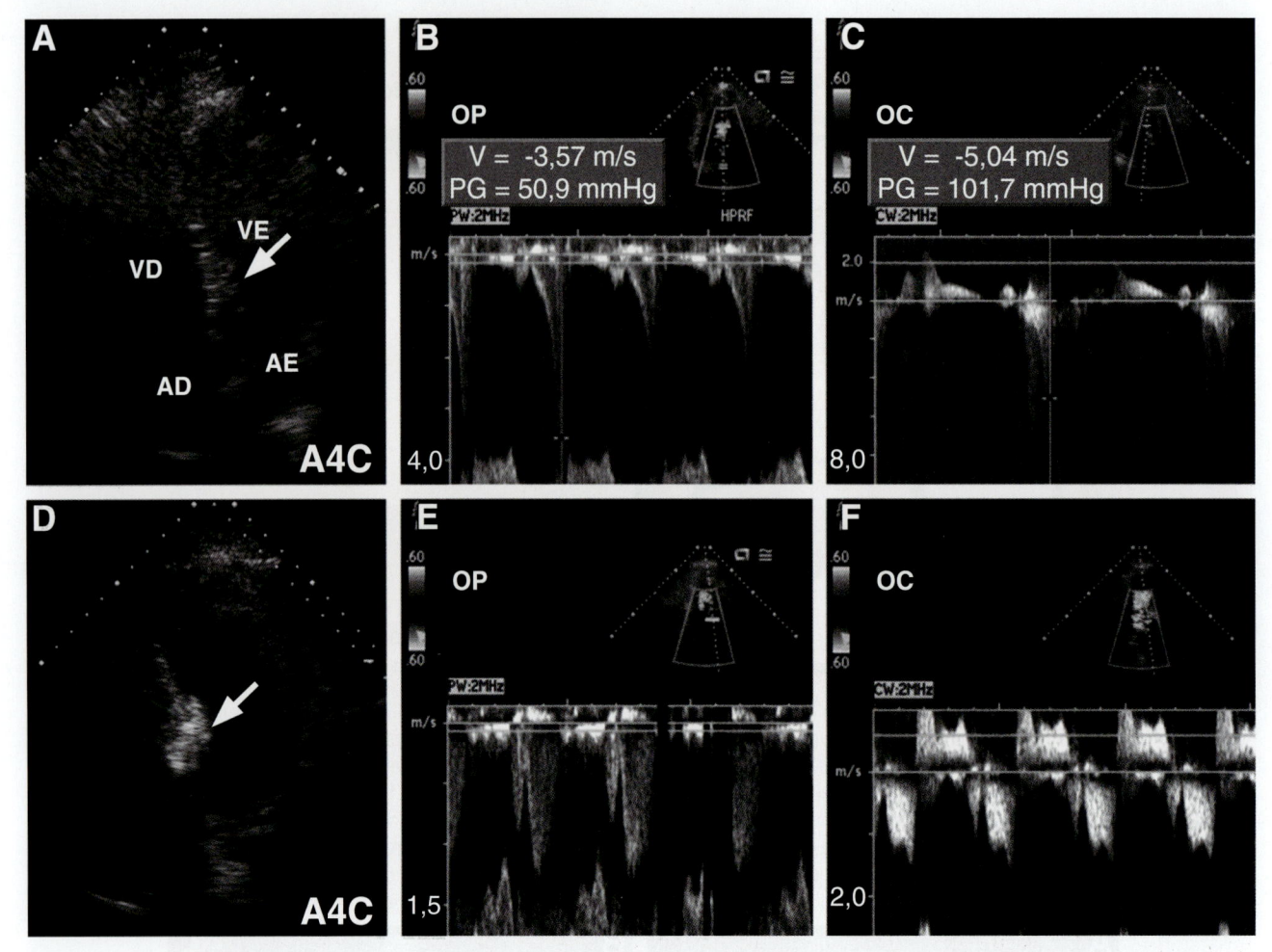

Fig. 25. Ablação septal: ecocardiografia intraprocedimento. Imagens do mesmo paciente da Fig. 23 são obtidas pré e pós-ablação septal. Basicamente (**A**), na sala de cateterismo cardíaco, o gradiente em repouso era de 50 mm, (**B**) aumentando para 100 mmHg com Valsalva (**C**). Canulização da artéria septal suprindo a região septal ofensora seguida por infusão lenta de álcool desidratado para fazer ablação da mesma. Coloração ecocardiográfica da região septal injetada é evidente (**D**). Imediatamente pós-procedimento, o gradiente em repouso caiu notavelmente na imagem básica (**E**) e durante Valsalva (**F**). Ecocardiografia de repetição feita 2 semanas mais tarde mostrou melhora continuada ecocardiográfica e clínica.

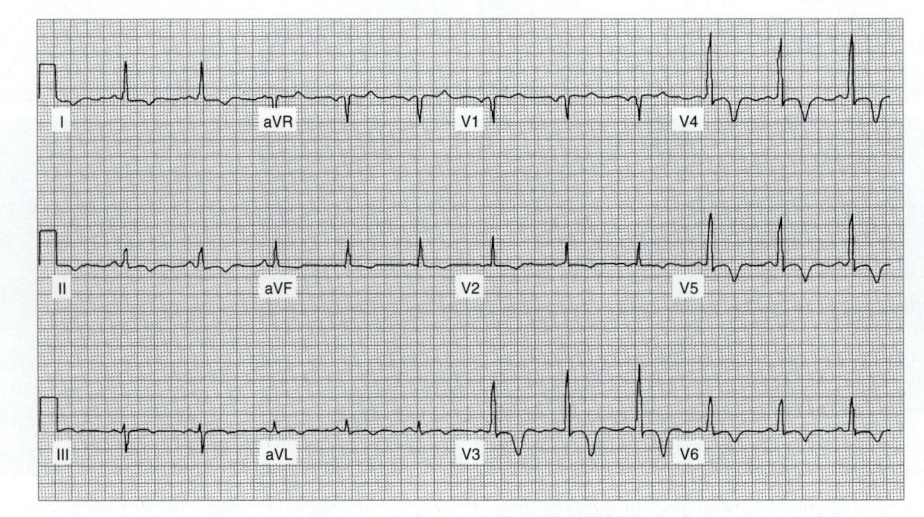

Fig. 26. Um eletrocardiograma de 12 derivações em um homem de 65 anos com doença de artéria coronária, dislipidemia e diabetes tipo 2. Um eletrocardiograma de 12 derivações neste paciente com cardiomiopatia hipertrófica, variedade apical mostra ritmo sinusal normal, aumento atrial esquerdo, voltagem aumentada do QRS e inversão profunda de onda T nas derivações precordiais.

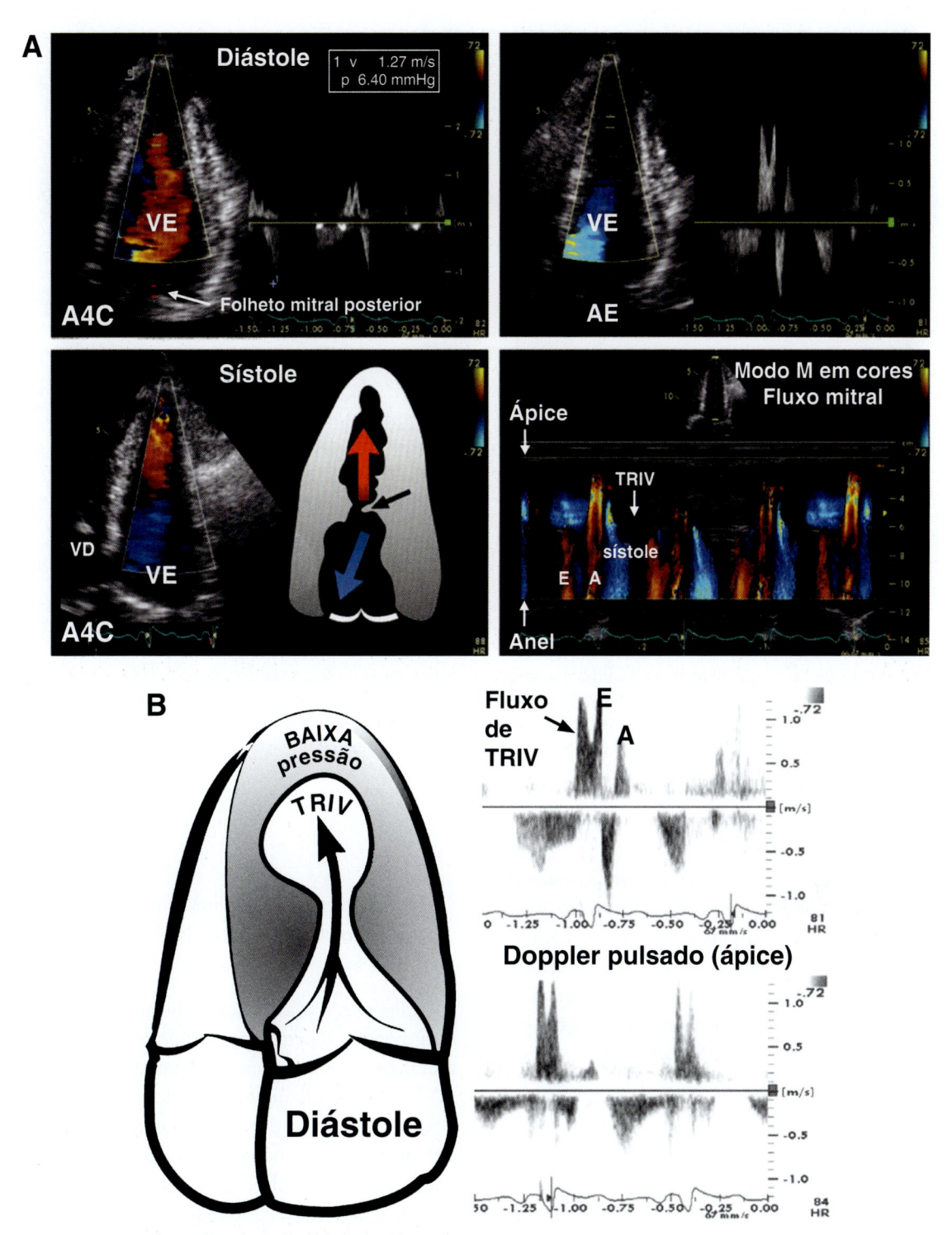

Fig. 27. Fluxo intracavitário no tempo de relaxamento isovolumétrico (TRIV). (**A**) Relaxamento assincrônico do ventrículo hipertrofiado é comum na cardiomiopatia hipertrófica. Relaxamento precoce dos segmentos anteriores apicais pode criar regiões de baixa pressão (aspiração) dentro da cavidade ventricular esquerda durante o TRIV. Isto resultou em um padrão complexo de fluxo que pareceu trifásico (**painéis de cima; B**). Obstrução sistólica do meio da cavidade pode resultar em fluxo bidirecional, conforme mostrado no Doppler de fluxo em cores (**painel de baixo à esquerda**). Modo M em cores do fluxo mitral neste paciente mostra um padrão irregular de enchimento (painel de baixo à direita). (**B**) Esboço representando os padrões de fluxo intracavitário no TRIV em Doppler espectral discutido na Figura 27A.

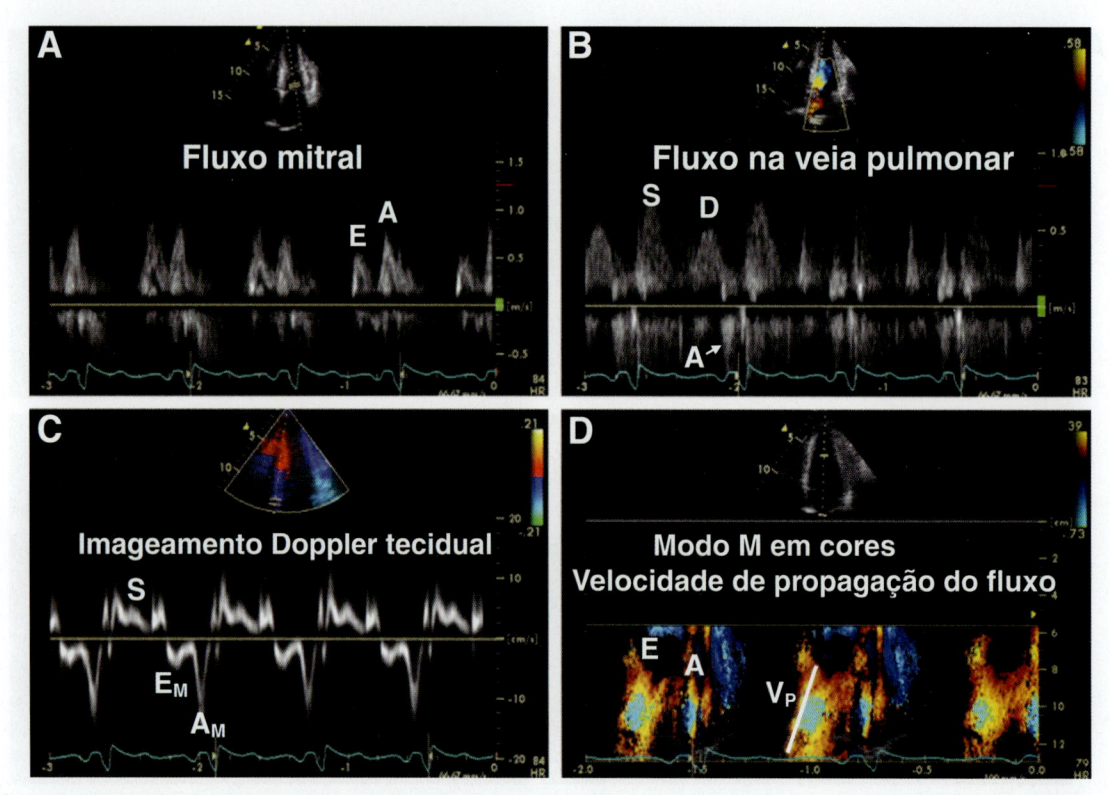

Fig. 28. Índices Doppler de função diastólica na cardiomiopatia hipertrófica. Perfil de velocidade do fluxo mitral em homem de 65 anos sugere anormalidade branda do relaxamento ventricular esquerdo (**A**) com fluxo Doppler venoso pulmonar relativamente normal (**B**). Velocidades relativamente baixas são vistas no imageamento Doppler tecidual com inversão da relação E_m:A_m normal (**C**) e ascensão Vp amortecida no modo M em cores da velocidade de propagação do fluxo (**D**).

O cenário mais desafiador ocorre quando as características típicas das cardiomiopatias hipertróficas estão ausentes e quando a espessura da parede ventricular esquerda reside dentro da "zona cinzenta" de 13-15 mm. A ecocardiografia dentro do contexto clínico é central para fazer a distinção. A distinção pode ter importantes implicações para tratamento adicional do paciente (Tabela 13).

CARDIOMIOPATIA HIPERTENSIVA

APRESENTAÇÃO DE UM CASO

Um imigrante haitiano de 34 anos sem história médica pregressa relatou subitamente sentir-se mal enquanto brincava com os sobrinhos. Vomitou, caiu ao solo não responsivo, e foi levado ao hospital, onde sua pressão arterial mediu 320/220 mmHg. Tomografia computadorizada de crânio mostrou hemorragia subaracnóidea.

Tratamento apropriado foi instituído, mas sua pressão arterial comprovou-se extremamente difícil de controlar. Ele chegou a ser extubado, mas morreu 10 dias depois da internação. Suas imagens e vídeos de ecocardiografia aparecem nas Figuras 29-31.

Hipertensão é a doença cardiovascular mais prevalente, e cardiopatia hipertensiva incluindo HVE é muito mais prevalente que as outras cardiomiopatias combinadas. A HVE é um forte fator de risco independente para morbidade e mortalidade cardiovascular em estudos populacionais, em hipertensão primária e secundária e em pacientes com doença cardíaca. A HVE derivada ecocardiograficamente é uma medida melhor (mais sensível) e um preditor mais forte dos desfechos do que a HVE eletrocardiográfica.

Um sumário dos achados ecocardiográficos na cardiomiopatia hipertensiva está mostrado na Tabela 14. Os achados ecocardiográficos na hipertensão apresentam-se em geral menos dramaticamente que na nossa apresentação de caso, mas a HVE concêntrica permanece sendo o achado ecocardiográfico característico. Isto se manifesta como espessura aumentada da parede ventricular esquerda sem nenhum aumento no tamanho da cavidade. Remodelação pode ocorrer em resposta à lesão isquêmica ou insuficiência cardíaca.

Capítulo 9 ◆ Cardiomiopatias

Tabela 13 Parâmetros para Diferenciar Coração de Atleta *versus* Cardiomiopatia Hipertrófica Dentro da "Zona Cinzenta"

"Zona cinzenta" de espessura da parede do VE de 13-15 mm	Coração de atleta	Cardiomiopatia hipertrófica
Apresentação clínica	Assintomático; sinais ECG de HVE frequentemente presentes	Maioria assintomática; mas também síncope, taquiarritmias, sopro dinâmico, morte súbita, história de família, mutações genéticas; ECG muitas vezes mostra padrões bizarros
Cavidade do VE	Cavidade do VE > 55 mm	Cavidade do VE < 45 mm
Padrão de hipertrofia	Fisiologia HVE concêntrica; pode regredir com descondicionamento	Hipertrofia septal assimétrica e outras variantes (Fig. 13)
Função sistólica e FE	FE aumentada; função sistólica hiperdinâmica; bradicardia	FE normal ou aumentada; função sistólica normal
Função diastólica; velocidades E_m	VE normal altamente complacente; velocidades E_m rápidas	Índices diastólicos prejudicados com velocidades E_m reduzidas
Tamanho atrial esquerdo	Normal	Aumentado

FE, fração de ejeção; ECG, eletrocardiograma; VE, ventrículo esquerdo; HVE, hipertrofia ventricular esquerda.

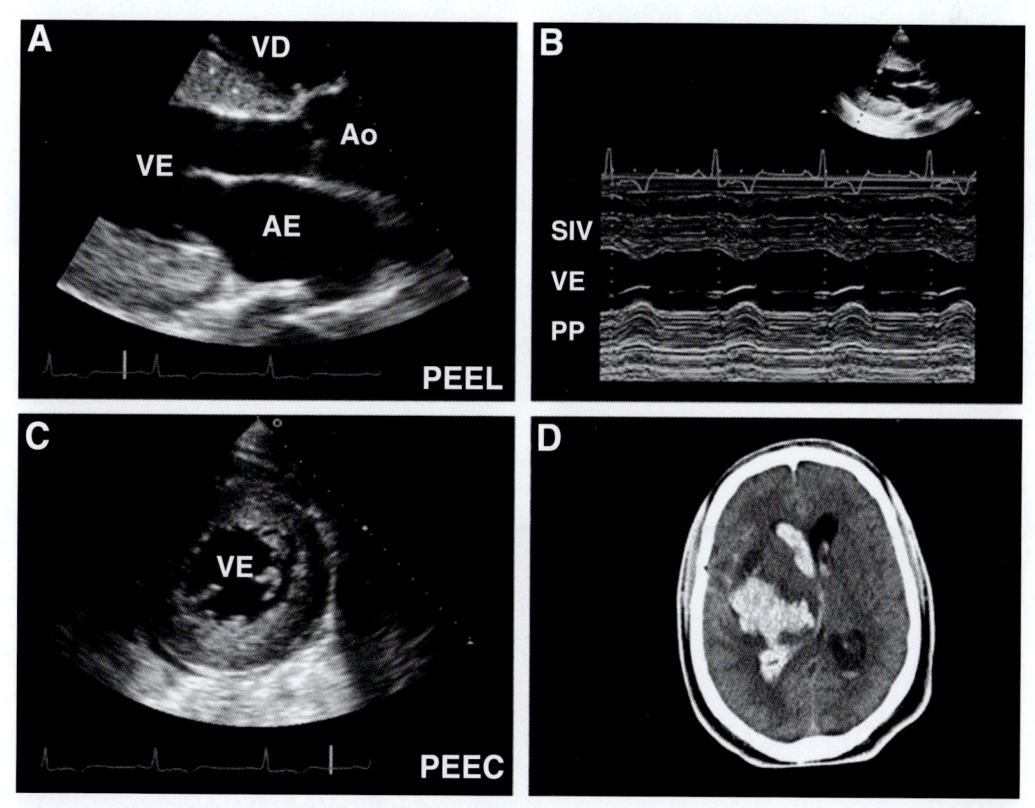

Fig. 29. Apresentação de um caso: cardiomiopatia hipertensiva. Estas imagens são de um imigrante haitiano de 34 anos que estava perfeitamente "bem" até que vomitou e caiu ao solo não responsivo. Pressão arterial à admissão era 300/150 mmHg. Evidencia-se hipertrofia ventricular esquerda grave na bidimensional e no modo M. Tomografia computadorizada mostrou grande hemorragia aguda frontoparietal direita com extensão subaracnóidea e intraventricular.

Os padrões para o diagnóstico ecocardiográfico de HVE em ecocardiografia comparam a massa ventricular esquerda com a área da superfície corporal (índice de massa ventricular esquerda ≥ 134 g/m² [homens] e ≥ 110 g/m² [mulheres], ou com a altura (≥ 163 g/m para homens e ≥ 121 g/m para mulheres). Os cálculos da massa ventricular esquerda são baseados em suposições geométricas do ventrículo esquerdo (*ver* Capítulo 5, Tabela 5 e Fig. 13). Eco-

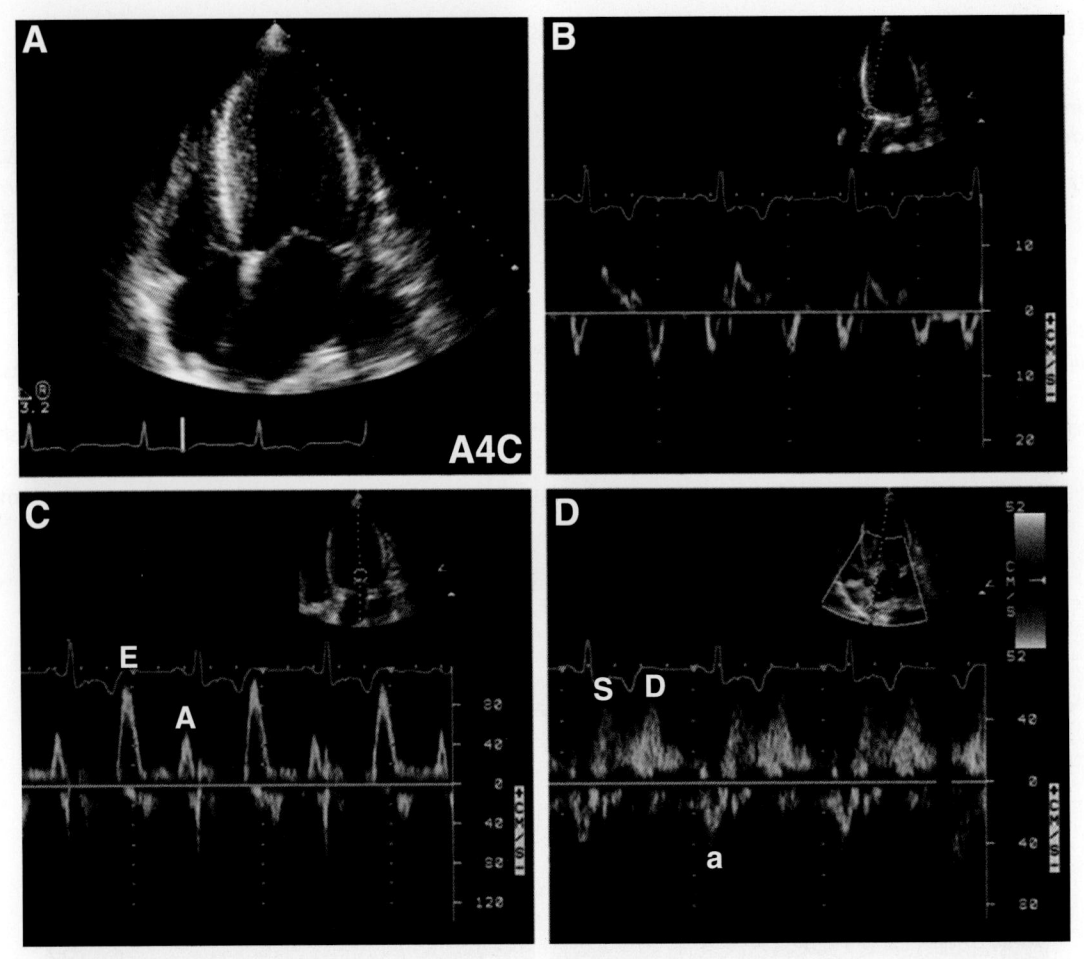

Fig. 30. Apresentação de um caso: cardiomiopatia hipertensiva. Vista apical de quatro câmaras mostra hipertrofia ventricular esquerda concêntrica acentuada isolada com dilatação atrial esquerda (**A**). Imageamento Doppler tecidual, padrões de fluxo mitral e Doppler de fluxo venoso pulmonar superior direito mostraram evidência de função diastólica prejudicada (**B-D**).

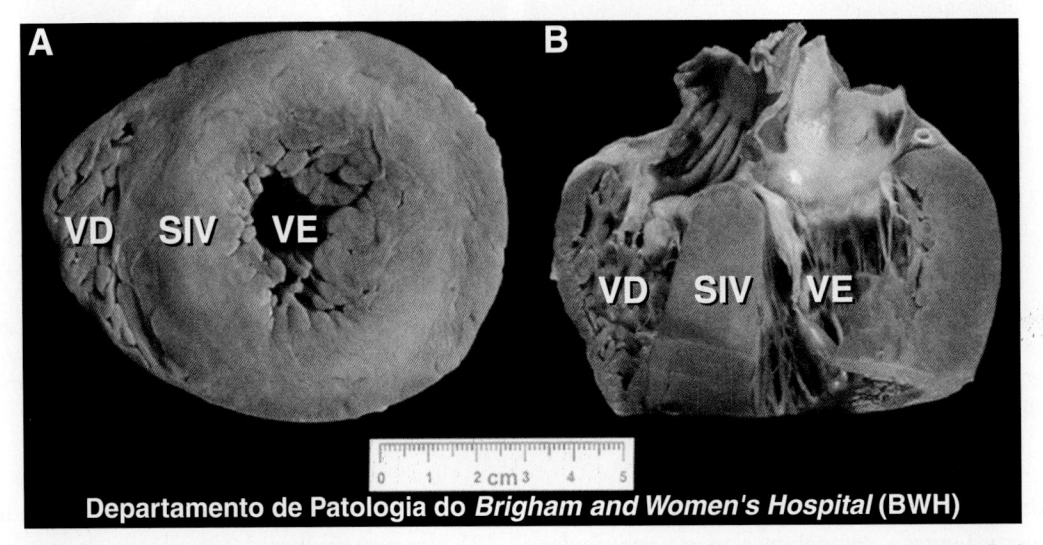

Fig. 31. Apresentação de um caso: cardiomiopatia hipertensiva. Peça macroscópica de coração mostrou cardiomegalia (740 g, normal < 360 g) com cardiomiopatia concêntrica grave. Um pequeno infarto de músculo papilar ventricular esquerdo e derrame pericárdico medindo 100 mL estavam presentes.

Tabela 14	Cardiomiopatia Hipertensiva: Achados Ecocardiográficos: Sumário
Modalidade	**Descrição**
Achados bidimensionais	• Hipertrofia ventricular esquerda concêntrica (↑ massa do VE); função sistólica normal ou hiperdinâmica (se não houver doença de artéria coronária coexistente; dilatação da raiz aórtica (idoso); calcificação anular mitral (idoso); tamanho atrial esquerdo aumentado + fibrilação atrial
Modo M	• Hipertrofia ventricular esquerda concêntrica; movimento anterior sistólico (no caso de hipertrofia grave)
Achados Doppler	• Anormalidade do relaxamento/disfunção diastólica

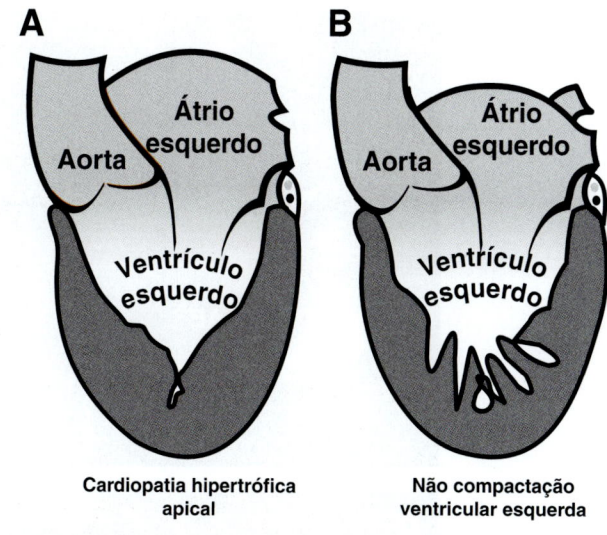

Fig. 32. Cardiomiopatia hipertrófica apical *versus* não compactação ventricular esquerda. A variedade apical de cardiomiopatia hipertrófica não deve ser confundida com a não compactação VE. Esta última exibe uma aparência espongiforme que reflete trabeculações profundas dentro do endocárdio.

cardiografia 3D pode fornecer estimativas mais exatas da massa ventricular esquerda e de HVE.

Outros padrões de hipertrofia que não HVE concêntrica podem ocorrer na hipertensão, e a extensão e aparência geométrica são relacionadas com duração, gravidade e natureza da carga hemodinâmica. Disfunção diastólica é vista na HVE em decorrência da hipertensão, mas os sinais iniciais ecocardiográficos na hipertensão (sem HVE) são relações E/A mais baixas e tempos de relaxamento isovolumétrico mais longos. Hipertensão comumente coexiste com diabetes, e ambas as condições causam disfunção diastólica, mesmo quando o diagnóstico é subclínico.

CARDIOMIOPATIAS DIVERSAS

■ Não Compactação Ventricular Esquerda

A não compactação ventricular esquerda é uma rara cardiomiopatia não classificada que tem trabéculas apicais acentuadamente proeminentes com profundos recessos intertrabeculares (Fig. 32). Estas são mais bem visualizadas em Doppler de fluxo em cores do ventrículo esquerdo usando-se janelas apicais. As trabeculações têm uma aparência esponjosa em vistas de eixo curto e não devem ser confundidas com trombos intracavitários (Fig. 33; *ver* o vídeo correspondente no DVD). Não compactação ventricular esquerda pode estar presente na infância ou mais tarde no adulto. O prognóstico é em geral ruim. Trombos intracavitários associados e complicações embólicas foram descritas no contexto de disfunção sistólica.

■ Cardiomiopatias Relacionadas com o Estresse

Há um interesse renovado em uma forma peculiar de cardiomiopatia dilatada, inicialmente descrita no Japão e denominada *"takotsubo"* (em japonês, armadilha para polvo – Fig. 34) por causa do seu aspecto ecocardiográfico (Fig. 35; *ver* o vídeo correspondente no DVD). Ela ocorre em estados de estresse e afeta predominantemente mulheres. As cardiomiopatias de estresse ou relacionadas com estresse incluem os denominados "atordoamento miocárdico transitório ocasionado por estresse emocional súbito" e "cardiomiopatia reversível aguda provocada por estresse". Estas são terminologias clínicas úteis, mas abaloamento apical transitório descreve melhor a apresentação morfológica e temporal.

Cardiomiopatias de estresse simulam infarto do miocárdio e síndromes coronarianas agudas, mas uma constelação de aspectos ajuda a traçar a distinção (Tabela 15). As características ecocardiográficas na fase aguda mostram acentuada hipocinesia-acinesia apical com hipercinesia compensadora dos segmentos ventriculares esquerdos basais, resultando em um ápice em forma de balão durante a sístole. É típica a recuperação da função normal dentro de quatro semanas da apresentação. Um quadro não muito diferente ocorre em alguns pacientes com infarto miocárdico comprovado que recuperam função ventricular normal em exame ecocardiográfico seriado.

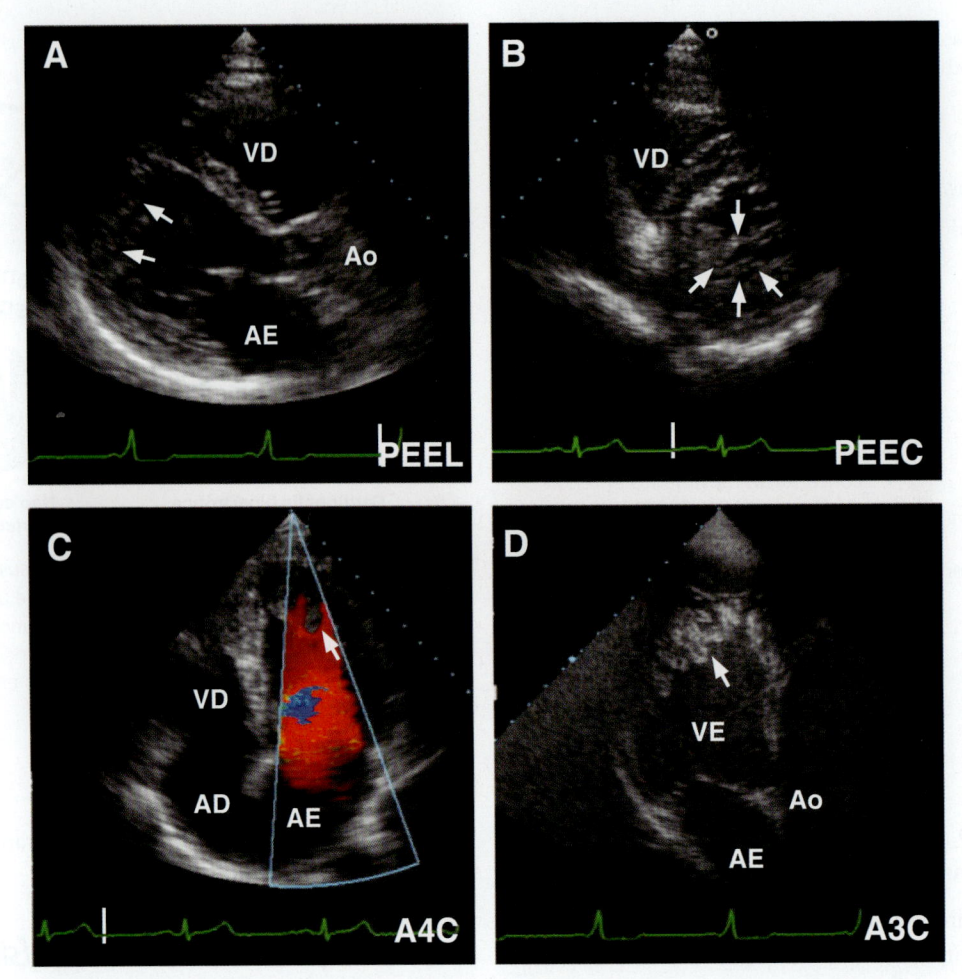

Fig. 33. Não compactação ventricular esquerda. Imagens paraesternais de eixo longo de uma mulher de 41 anos cuja apresentação inicial foi insuficiência cardíaca na gravidez mostram evidência de comprometimento sistólico (não compactação) que resulta de trabeculações apicais exuberantes (setas, **A**). Vista paraesternal de eixo curto mostra um aspecto semelhante (setas, **B**). Aplicação de Doppler em cores à região ventricular esquerda revela recessos intertrabeculares profundos dentro do endocárdio acentuadamente espessado (**C**). Vista apical de eixo longo mostra a distribuição localizada da patologia em comparação com as regiões apical e médio-inferior do ventrículo esquerdo (**D**). (*Ver* o vídeo correspondente no DVD.)

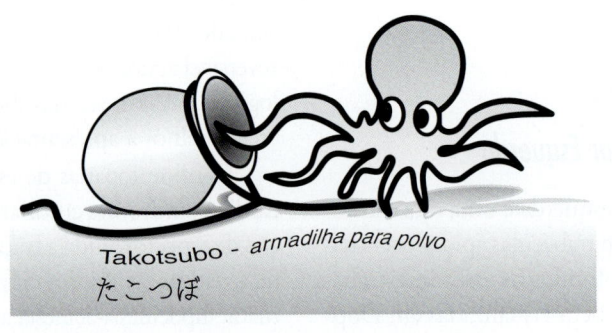

Fig. 34. Abaloamento apical transitório: *Takotsubo*.

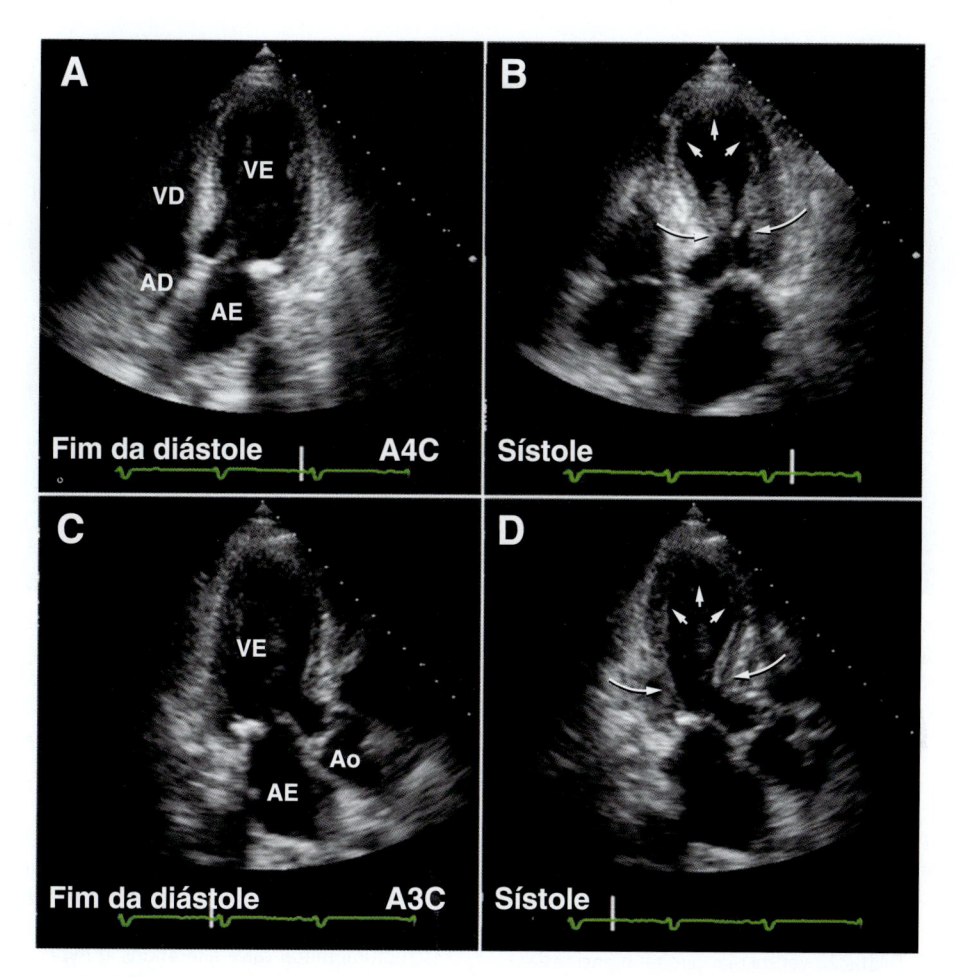

Fig. 35. Atordoamento miocárdico transitório:*Takotsubo* relacionado com estresse: abaloamento apical esquerdo transitório. Cortes apicais de quatro câmaras nesta mulher de 62 anos que se apresentou com dores torácicas mostram segmentos apicais acinéticos, segmentos ventriculares médios acentuadamente hipocinéticos, com segmentos basais preservados – um padrão não compatível com a anatomia arterial coronariana. Estudo detalhado para infarto agudo do miocárdio – enzimas, eletrocardiograma e cateterismo cardíaco – foi não diagnóstico. Ecocardiograma de acompanhamento 6 semanas mais tarde mostrou função cardíaca normal. (*Ver* o vídeo correspondente no DVD.)

Tabela 15 Cardiomiopatias Relacionadas com Estresse: Achados Ecocardiográficos – Sumário

Modalidade	Achados
Achados bidimensionais	• Acinesia ou discinesia apical ("abaloamento apical"); disfunção moderada a grave ao nível ventricular médio; função sistólica basal preservada; disfunção ventricular esquerda global grave (fração de ejeção média ~20%); resolução rápida da disfunção ventricular em 2-4 semanas
Outras	• Preponderância feminina; estresse emocional (estimulação simpática exagerada); catecolaminas plasmáticas elevadas (↑ 2-3 × valores vistos no infarto do miocárdio); alterações eletrocardiográficas (QT, onda T); pequena elevação nas enzimas cardíacas (p. ex., troponina I); artérias coronárias normais/ausência de estenoses fixas (angiografia)

■ Cardiomiopatia (Displasia) Arritmogênica do Ventrículo Direito

Cardiomiopatia (displasia) arritmogênica do CAVD/ DAVD é uma cardiomiopatia rara caracterizada por substituição fibrogordurosa progressiva dos miócitos ventriculares direitos. Ela é diagnosticada com base em apresentação clínica, ECG, imageamento não invasivo (Tabela 16), imagem de ressonância magnética e exame histológico de biópsias ventriculares direitas (Fig. 36; *ver* o vídeo correspondente no DVD; *ver também* Tabela 16). Alguns casos exibem forte incidência familial (modo de herança autossômica dominante), sendo mais comum em homens e no adulto jovem. É uma causa de morte cardíaca súbita em atletas.

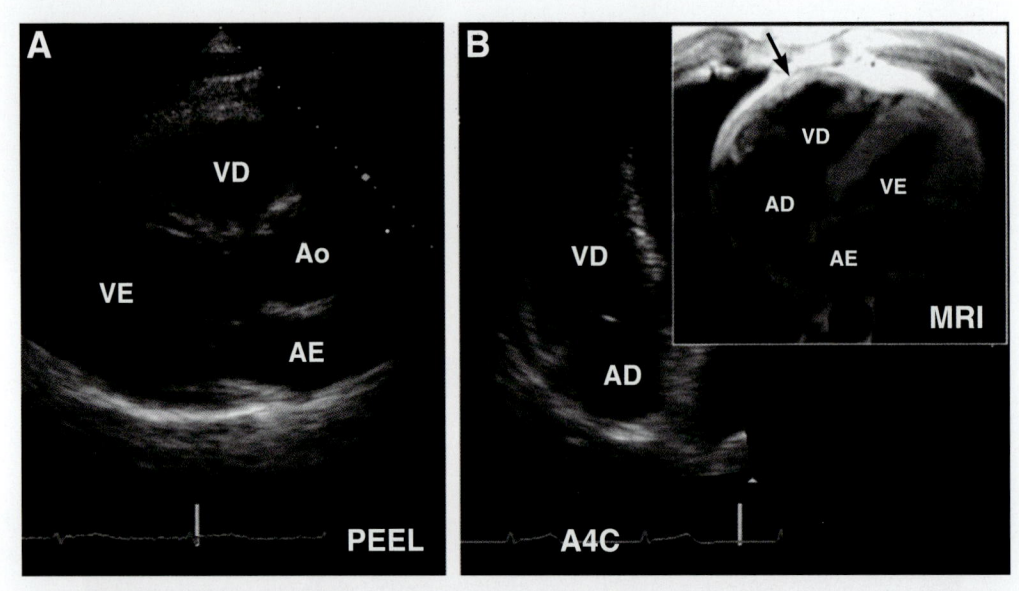

Fig. 36. Ecocardiografia transtorácica neste homem de 37 anos que se apresentou com episódios recorrentes de taquicardia foi normal, exceto por dilatação moderada ventricular direita com função ventricular direita diminuída (**A**, **B**). Imageamento de ressonância magnética (usando modo saturação da gordura, **B**, detalhe) mostrou dilatação moderada do ventrículo direito função sistólica diminuída ventricular direita, discinesia da parede livre basal do ventrículo direito e uma área realçada indicando substituição gordurosa *(seta)*. Imagem de IRM cortesia de Raymond Kwong, MD, Brigham and Women's Hospital. (*Ver* o vídeo correspondente no DVD.)

Tabela 16 Cardiomiopatia Arritmogênica Ventricular Direita: Sumário dos Achados Ecocardiográficos

Modalidade	Descrição
Achados bidimensionais	Dilatação ventricular direita; hipocinesia da parede livre ventricular direita
Achados Doppler	Regurgitação tricúspide e pressões aumentadas no coração direito (com insuficiência cardíaca direita)
Comentário	Imageamento de ressonância magnética; pode apresentar-se com taquicardia ventricular com contorno de bloqueio de ramo esquerdo, desvio do eixo para a direita, anormalidades de onda T ou arritmias supraventriculares

LEITURAS SUGERIDAS

Devereux RB. Is the electrocardiogram still useful for detection of left ventricular hypertrophy? Circulation 1990;81:1144-1146.

Faber L, Ziemssen P, Seggewiss H. Targeting percutaneous transluminal septal ablation for hypertrophic obstructive cardiomyopathy by intraprocedural echocardiographic monitoring. J Am Soc Echocardiogr 2000;13:1074-1079.

Falk RH, Plenn JF, Deering T, et al. Sensitivity and specificity of echocardiographic features of cardiac amyloidosis. Am J Cardiol 1987;59:418-422.

Ho HH, Lee KL, Lau CP, Ts, HF. Clinical characteristics of and long-term outcome in Chinese patients with hypertrophic cardiomyopathy. Am J Med 2004;116:19-23.

Klein AL, Hatle LK, Burstow DJ, et al. Comprehensive Doppler assessment of right ventricular diastolic function in cardiac amyloidosis. J Am Coll Cardiol 1990;15:99-108.

Klues HG, Maron BJ, Dollar AL, Roberts WC. Diversity of structural mitral valve alterations in hypertrophic cardiomyopathy. Circulation 1992;85:1651-1660.

Kushwaha SS, Fallon JT, Fuster V. Restrictive cardiomyopathy. N Engl J Med 1997;336:267-276.

Leenen FH. Increased risk attributed to left ventricular hypertrophy in hypertension. Curr Opin Cardiol 1996;11:464-470.

Liebson PR, Grandits G, Prineas R, et al. Echocardiographic correlates of left ventricular structure among 844 mildly hypertensive men and women in the Treatment of Mild Hypertension Study (TOMHS). Circulation 1993;87:476-486.

Mason JW. Classification of cardiomyopathies. In: Fuster V, Wayne Alexander R, O'Rourke RA, eds. Hurst's The Heart Manual of Cardiology. 11 th ed. New York: McGraw-Hill, 2004:1883-1888.

Mathew V, Olson LJ, Gertz MA, Hayes DL. Symptomatic conduction system disease in cardiac amyloidosis. Am J Cardiol 1997;80:1491-1492.

Pinamonti B, Di Lenarda A, Sinagra G, Camerini F. Restrictive left ventricular filling MFVP in dilated cardiomyopathy assessed by Doppler echocardiography: clinical, echocardiographic and hemodynamic correlations and prognostic implications. Heart Muscle Disease Study Group. J Am Coll Cardiol 1993;22:808-815.

Poirier P, Bogaty P, Garneau C, Marois L, Dumesnil JG. Diastolic dysfunction in normotensive men with well-controlled type 2 diabetes: importance of maneuvers in echocardiographic screening for preclinical diabetic cardiomyopathy. Diabetes Care 2001;24:5-10.

Pollick C, Rakowski H, Wigle ED. Muscular subaortic stenosis: the quantitative relationship between systolic anterior motion and the pressure gradient. Circulation 1984;69:43-49.

Reisinger J, Dubrey SW, Lavalley M, Skinner M, Falk RH. Electrophysiologic abnormalities in AL (primary) amyloidosis with cardiac involvement. J Am Coll Cardiol 1997;30:1046-1051.

Richardson P, McKenna W, Bristow M, et al. Report of the 1995 World Health Organization/International Society and Federation of Cardiology Task Force on the Definition and Classification of the cardiomyopathies. Circulation 1996;93:841-842.

Rihal CS, Nishimura RA, Hatle LK, Bailey KR, Tajik AJ. Systolic and diastolic dysfunction in patients with clinical diagnosis of dilated cardiomyopathy. Relation to symptoms and prognosis. Circulation 1994;90:2772-2779.

Sharkey SW, Lesser JR, Zenovich AG, et al. Acute and reversible cardiomyopathy provoked by stress in women from the United States. Circulation 2005;111:472-479.

Simons M, Isner JM. Assessment of relative sensitivities of noninvasive tests for cardiac amyloidosis in documented cardiac amyloidosis. Am J Cardiol 1992;69:425-427.

Siqueira-Filho AG, Cunha CLP, Tajik AJ, et al. M-mode and two-dimensional echocardiographic features in cardiac amyloidosis. Circulation 1981;63:188-196.

Stevenson LW. Diseases of the myocardium. In: Goldman L, Ausiello D, eds. Textbook of Medicine, 22nd ed. Philadelphia: Saunders, 2004:441-454.

Tsuchihashi K, Ueshima K, Uchida T, et al. Transient left ventricular apical ballooning without coronary artery stenosis: a novel heart syndrome mimicking acute myocardial infarction. Angina Pectoris-Myocardial Infarction Investigations in Japan. J Am Coll Cardiol 2001;38:11-18.

Wittstein IS, Thiemann DR, Lima JA, et al. Neurohumoral features of myocardial stunning due to sudden emotional stress. N Engl J Med 2005;352:539-548.

Wynne J, Braunwald E. The cardiomyopathies. In: Zipes DP, Libby P, Bonow RO, Braunwald E, eds. Braunwald's Heart Disease—A Textbook of Cardiovascular medicine. Philadelphia: Elsevier Saunders, 2005.

Yazaki Y, Isobe M, Hiramitsu S, et al. Comparison of clinical features and prognosis of cardiac sarcoidosis and idiopathic dilated cardiomyopathy. Am J Cardiol 1998;82:537-540.

Zabalgoitia M, Ismaeil MF, Anderson L, Maklady FA. Prevalence of diastolic dysfunction in normotensive, asymptomatic patients with well-controlled type 2 diabetes mellitus. Am J Cardiol 2001;87:320-323.

10 DOENÇA PERICÁRDICA

Ashvin N. Pande, MD
Leonard S. Lilly, MD

CONTEÚDO
APRESENTAÇÃO DE UM CASO
INTRODUÇÃO
ANATOMIA
FISIOLOGIA
DOENÇA PERICÁRDICA ADQUIRIDA
    PERICARDITE AGUDA
    PERICARDITE CONSTRITIVA CRÔNICA
    DERRAMES PERICÁRDICOS E SÍNDROMES COMPRESSIVAS
CONCLUSÃO DA APRESENTAÇÃO DE UM CASOS
LEITURAS SUGERIDAS

APRESENTAÇÃO DE UM CASO

Uma mulher de 59 anos se apresenta com história de diabetes melito, hipertensão e nefropatia terminal. Ela se apresentou com várias semanas de febre, suores, fadiga e dispneia de esforço progressiva. À avaliação inicial, estava com leve falta de ar. Os sinais vitais eram: temperatura, 37,9°C; pulso, 108; pressão arterial, 98/60. O exame físico foi digno de nota por estertores em ambas as bases, pressão venosa jugular (PVJ) de 10 cmH$_2$O e brando edema periférico. A radiografia de tórax mostrou cardiomegalia, parênquima pulmonar claro e pequenos derrames pleurais bilaterais. Ela foi internada para avaliação adicional. Na manhã seguinte, foi submetida à diálise peritoneal, depois do que desenvolveu dispneia e hipotensão transitória. Eletrocardiograma (ECG) nesse momento revelou taquicardia sinusal e alternância elétrica. Um ecocardiograma urgente foi realizado (Fig. 1; *ver* o vídeo correspondente no DVD).

INTRODUÇÃO

Este capítulo revê tópicos-chave em doença pericárdica e seus aspectos ecocardiográficos característicos. A ecocardiografia serve como um papel vital no diagnóstico e avaliação de doença pericárdica, a qual frequentemente é difícil de reconhecer unicamente pelo exame à beira do leito.

ANATOMIA

O pericárdio consiste em duas camadas que envolvem o coração e as partes proximais dos grandes vasos. A camada interna, o pericárdio visceral, é uma membrana serosa fina, formada por uma camada única de células mesoteliais. Esta camada se reflete sobre si mesma para revestir a camada externa, o pericárdio parietal – uma estrutura espessa, fibrosa, que provê suporte mecânico ao coração por meio de fixações ligamentares ao esterno, ao diafragma e às vértebras. Os pericárdios parietal e visceral formam um espaço fechado que circunscreve o coração, com projeções digitiformes que levam a bolsas cegas em torno dos grandes vasos. Reflexões do pericárdio nas veias pulmonares e, na aorta e no tronco pulmonar resultam nos seios oblíquo e transverso, respectivamente (Fig. 2A, B).

Algumas descrições anatômicas são notáveis a respeito da complexidade da anatomia pericárdica. Primeiro, em virtude da natureza das reflexões pericárdicas em torno dos vasos sistêmicos e pulmonares, o pericárdio cobre as faces anterior e medial do átrio direito, enquanto o espaço pericárdico termina em torno das veias cavas superior e posteriormente. O espaço

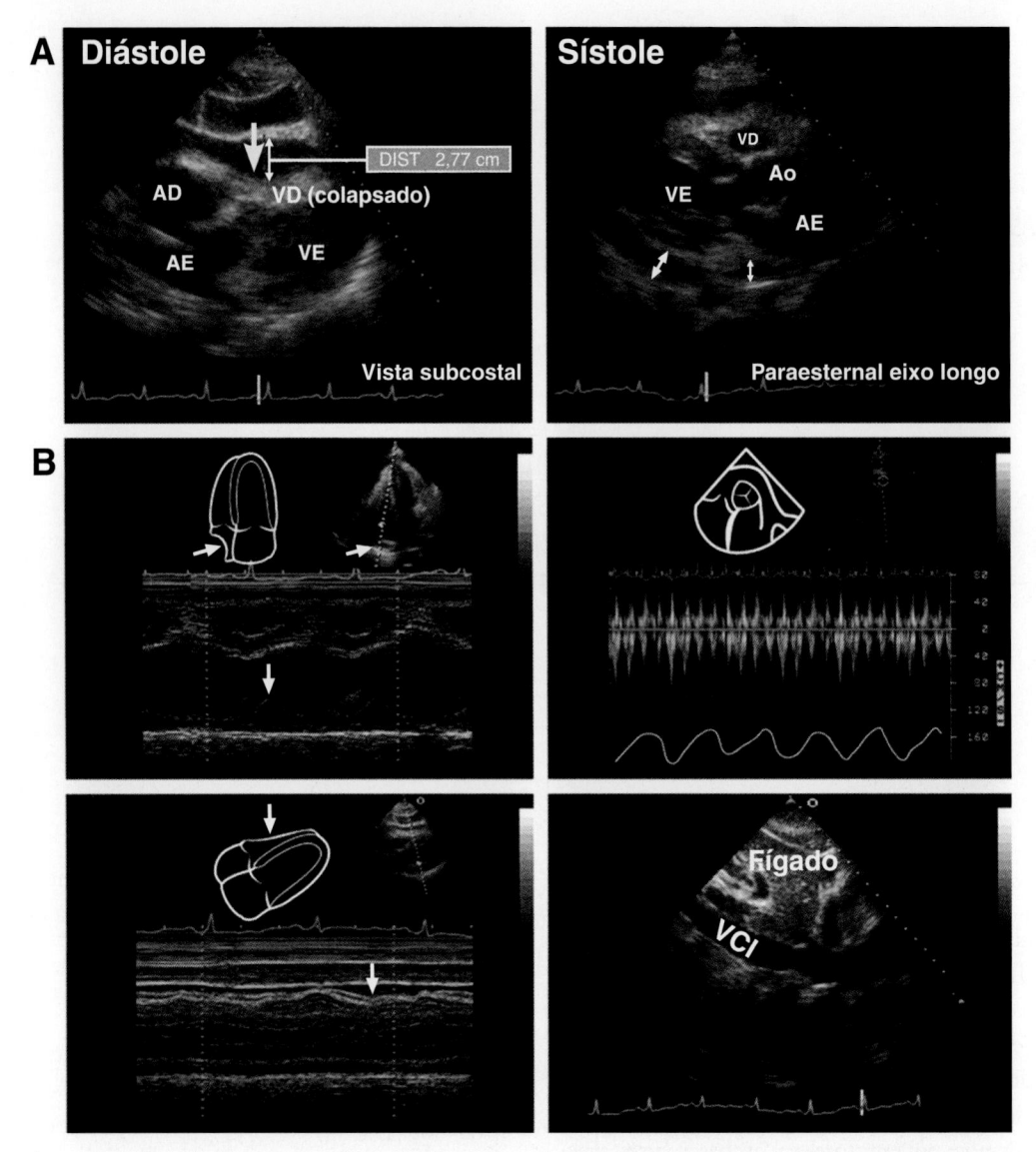

Fig. 1. Esboço do caso: mulher de 59 anos com febre, fadiga e dispneia de esforço progressiva. (**A**) Cortes subcostal e paraesternal de eixo longo mostrando colapso diastólico ventricular direito (seta verde) no meio de um derrame pericárdico relativamente grande. Colapso diastólico ventricular direito é um achado altamente específico (90-100%) no tamponamento cardíaco. (**B**) Ecocardiografia no modo M (**painel de cima à esquerda**) da mesma paciente de A mostra inversão ou colapso sistólico atrial direito (setas). Alterações respirofásicas exageradas no padrão de ejeção ventricular direito estão mostradas no exame com Doppler de onda pulsada do trato de saída ventricular direito (**painel de cima à direita**). Modo M através do ventrículo direito em vistas subcostais confirma colapso diastólico ventricular direito (setas, **painel de baixo à esquerda**). Pletora da veia cava inferior com perda dos movimento respirofásicos normais – uma indicação de pressões atriais direitas aumentadas – estava presente (**painel de baixo à direita**). (*Ver* o vídeo correspondente no DVD.)

pericárdico chega lateralmente ao átrio esquerdo e às reflexões pericárdicas em torno das veias pulmonares que as fixam. Por essas razões, as localizações comuns onde líquido pericárdico pode se coletar são medial, lateral e apicalmente, enquanto as extensões superior e posterior são necessariamente limitadas pelas reflexões pericárdicas.

Gordura epicárdica é um achado anatômico e ecocardiográfico comum, frequentemente presente na face anterior da superfície cardíaca. Ela é mais comum em pacientes mais velhos com obesidade ou diabetes. Ocasionalmente é detec-

tada posteriormente, onde pode ser particularmente difícil de distinguir de derrame pericárdico, conforme discutido a seguir (Fig. 3; *ver* o vídeo correspondente no DVD).

Uma pequena quantidade (15-35 mL) de líquido pericárdico separa as duas camadas e serve a uma função lubrificante fisiológica. O líquido consiste em um ultrafiltrado do plasma gerado pelo revestimento mesotelial do pericárdio e é drenado pelo sistema linfático torácico. Esta pequena quantidade de líquido pericárdico pode ser visualizada por ecocardiografia sob condições normais, usualmente

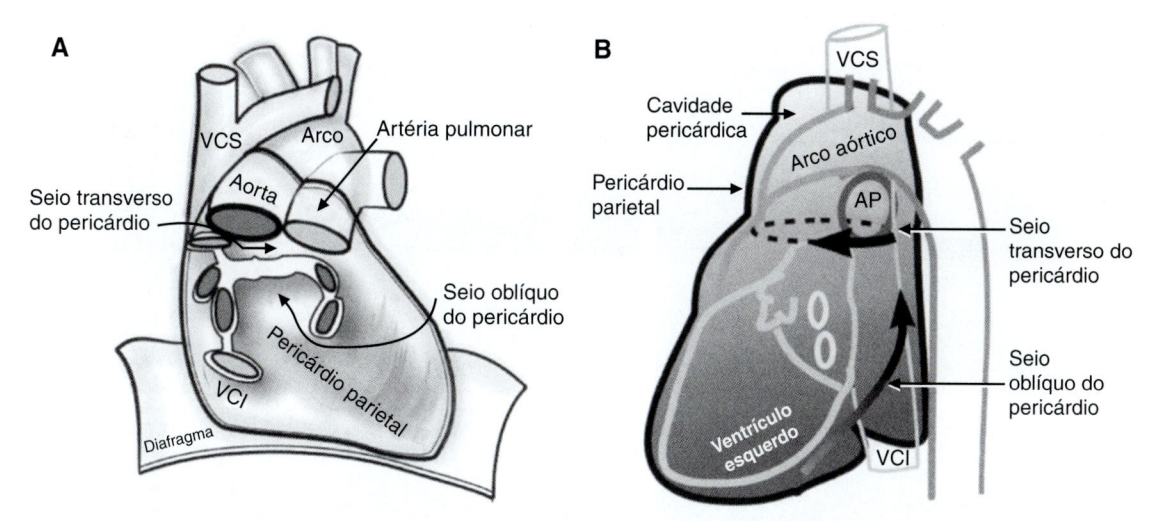

Fig. 2. Pericárdio: relações anatômicas. O pericárdio reveste completamente o coração e partes proximais dos grandes vasos e consiste em duas camadas separadas – o pericárdio visceral, fino (epicárdio), e um pericárdio parietal fibroso mais espesso. (**A**) Vista posterior. O pericárdio parietal inferior é aderente ao tendão central do diafragma. A maior parte do pericárdio parietal lateral e posterior está em contato, mas não aderente à pleura parietal. Uma parte do pericárdio parietal anterior está situada imediatamente posterior ao esterno e fáscia correlata. (**B**) Vista lateral. O seio transverso do pericárdio reside entre os polos arterial e venoso do coração. O seio oblíquo do pericárdio é um recesso cego que corre entre as veias pulmonares e a veia cava inferior.

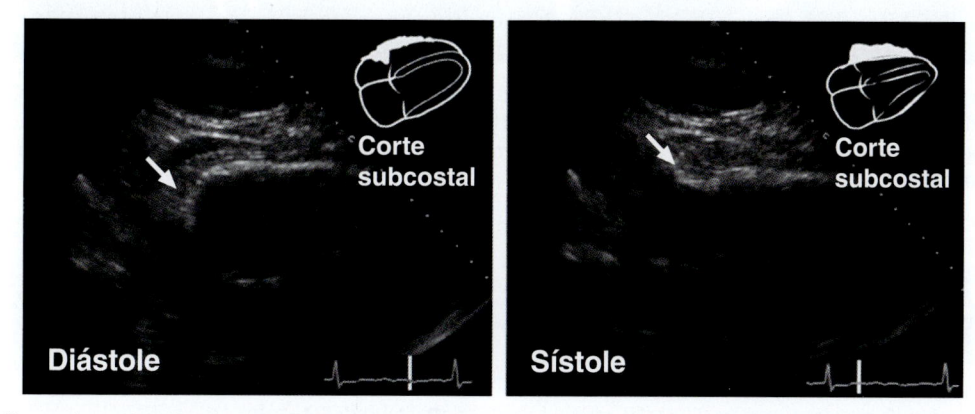

Fig. 3. Corpo adiposo do pericárdio. Cortes subcostais mostram um corpo adiposo pericárdico proeminente (que se torna mais proeminente durante a sístole). Ele é mais comum em adultos obesos e mais velhos. (*Ver* o vídeo correspondente no DVD.)

posterior ao ventrículo esquerdo (VE) próximo ao sulco atrioventricular.

Ecocardiograficamente, o pericárdio é visualizado sob a forma de uma estrutura ecodensa fina circundando o coração, mas evidente na interface cardíaca posterior (Fig. 4). O pericárdio pode usualmente ser visualizado em todas as janelas ecocardiográficas padrão, de tal modo que patologia pericárdica difusa pode ser observada na maioria das vistas. Doença pericárdica localizada, como coleções líquidas loculadas ou hematomas, pode exigir exames mais focalizados. Em pacientes com líquido ou infiltração pericárdica, o pericárdio aparece mais proeminente, e a distinção entre as camadas parietal e visceral é frequentemente mais evidente. Em geral, a avaliação da espessura pericárdica por ecocardiografia transtorácica é menos exata do que por outras modalidades de imageamento, como tomografia computadorizada ou imagem de ressonância magnética.

FISIOLOGIA

As funções fisiológicas normais do pericárdio são motivos de algum debate, dadas as consequências relativamente benignas da sua ausência, seja cirúrgica, seja congenitamente. Não obstante, uma função mecânica óbvia é permitir que o coração bata em um ambiente com mínimo atrito. Outra função pode ser de restringir passivamente as estruturas contidas pelo pericárdio. Especificamente, o pericárdio parietal provavelmente contribui para as pressões diastólicas

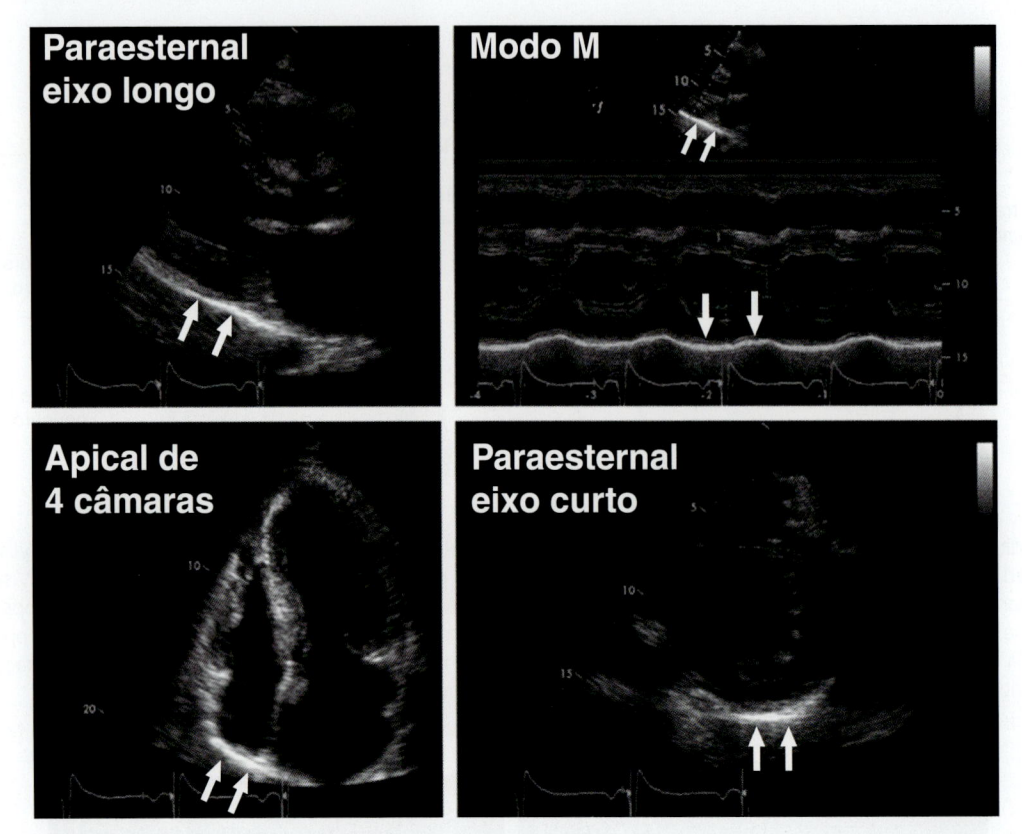

Fig. 4. Pericárdio normal. O pericárdio normal aparece como uma estrutura linear hiperecoica envolvendo o coração. Ocorre hiperrefrigência na interface entre o tecido cardíaco e os pulmões cheios de ar (*ver* setas). A espessura normal do pericárdio é menos de 3 mm (mais bem avaliada por ecocardiografia transesofágica), mas o seu aspecto em ecocardiografia transtorácica é influenciado pela qualidade da imagem e por ajustes dos instrumentos.

de repouso dentro do coração e também pode limitar dilatação aguda da cavidade. Embora estes efeitos possam ser modestos em indivíduos normais, em estados de patologia pericárdica eles podem ter impacto profundo sobre o desempenho hemodinâmico do coração. De particular importância é que a relativa rigidez do pericárdio parietal faz a pressão intrapericárdica elevar-se rapidamente com um aumento agudo no volume. Em contraposição, uma acumulação crônica, lenta, de líquido pericárdico é mais bem tolerada porque o alongamento pericárdico com complacência aumentada pode aumentar gradualmente com o tempo.

A fixação mecânica do pericárdio contribui para *interdependência ventricular:* o VE e o ventrículo direito (VD) compartilham uma parede comum no septo interventricular e são rodeados pelo pericárdio relativamente não complacente. Por essa razão, o volume em um ventrículo pode influenciar a pressão diastólica e características de enchimento da câmara oposta. Esta fisiologia é acentuada em estados de patologia pericárdica (Tabela 1), conforme descrito nas seções "Pericardite Constritiva Crônica" e "Derrames Pericárdicos e Síndromes Compressivas".

DOENÇA PERICÁRDICA ADQUIRIDA

■ Pericardite Aguda

Pericardite é a afecção mais comum do pericárdio e reflete inflamação que pode resultar de uma ampla variedade de transtornos locais e sistêmicos. A maioria das causas pode ser atribuída a uma de seis categorias: infecciosa, "idiopática", "metabólica", doença colagenovascular/autoimune, pós-traumática e neoplásica.

Infecções virais e "idiopáticas" são as categorias mais comuns de pericardite, responsabilizando-se por 40-80% dos casos em pacientes hospitalizados. Embora pericardite idiopática seja um diagnóstico de exclusão, a maioria desses casos provavelmente é de origem viral.

Os agentes microbiológicos que podem infectar o pericárdio incluem vírus, bactérias, fungos e parasitas. Os vírus mais comumente envolvidos são coxsackievírus, echovírus e adenovírus, embora comprometimento pericárdico possa ocorrer com virtualmente qualquer infecção viral. Derrame pericárdico ocorre em 15-40% dos pacientes com AIDS.

Tabela 1   Espectro das Doenças Adquiridas do Pericárdio

Pericardite aguda
Infecciosa[a]
Idiopática[a]
Metabólica, p. ex., uremia, mixedema
Doença colagenovascular/autoimune
Trauma – direto ou indireto, p. ex., cirurgia, pós-infarto do miocárdio, irradiação
Neoplásica — primária ou secundária
Drogas, p. ex., procainamida, hidralazina, metisergida
Outras associações, p. ex., pancreatite

Pericardite crônica ± pericardite constritiva
Idiopática[a]
Após cirurgia cardíaca/lesão pericárdica[a]
Infecciosa, p. ex., tuberculosa, viral, piogênica
Pericardite pós-viral ou purulenta
Neoplásica
Irradiação mediastinal
Uremia (diálise)
Doença colagenovascular

Derrames pericárdicos e síndromes compressivas

[a]Causas mais comuns.

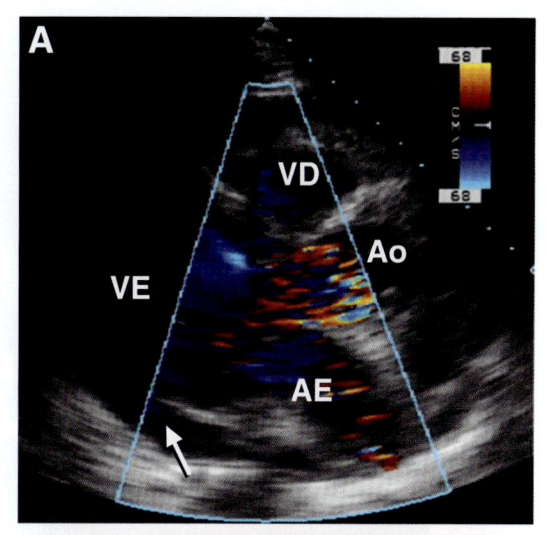

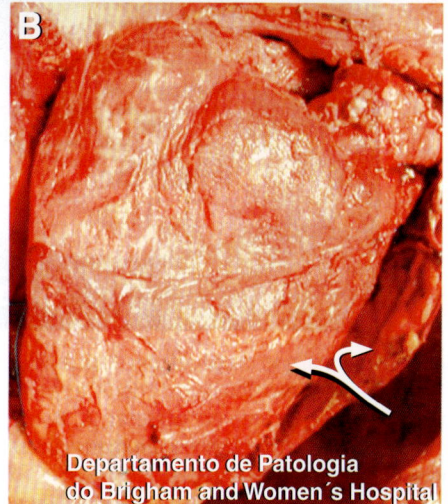

Fig. 5. Pericardite bacteriana aguda. Esta mulher de 42 anos com uma história de 2 semanas de calafrios, febre e dores torácicas pleuríticas desenvolveu septicemia fulminante (*Staphylococcus aureus*), endocardite com regurgitação aórtica de início novo e falência multissistêmica. Sua imagem paraesternal de eixo longo (**A**) mostrou um derrame pericárdico (seta), mas nenhuma evidência ecocardiográfica de tamponamento. O exame revelou um pericárdio vermelho-escuro com depósitos fibrinoides sobre ambas as camadas, visceral e parietal (**B**).

Estes são predominantemente classificados como idiopáticos, embora tenha sido isolada uma variedade de patógenos virais, bacterianos e fúngicos.

Bactérias são agora uma causa rara de pericardite. Na era pré-antibiótica, essa pericardite purulenta ocorria como complicação de infecções pulmonares ou pleurais com extensão ao pericárdio, principalmente causada por *Streptococcus pneumoniae* ou *Staphylococcus aureus* (Fig. 5). Os antibióticos reduziram acentuadamente a incidência de infecções pulmonares complicadas, e a incidência de pericardite purulenta caiu consequentemente. A demografia dos pacientes com pericardite purulenta também mudou, dos indivíduos sadios com infecções pulmonares, para pacientes mais velhos com comorbidades sistêmicas. Outros agentes implicados incluem bacilos Gram-negativos, meningococos, *Legionella* e, em crianças, *Haemophilus influenzae*.

Infecções micobacterianas comprometendo o pericárdio foram, em certa época, uma causa comum de derrames pericárdicos crônicos e pericardite constritiva. Entretanto, o advento da terapia antituberculosa eficaz resultou em que menos de 1% dos pacientes com tuberculose pulmonar (BK) desenvolvessem pericardite aguda ou crônica. Pericardite por BK é tipicamente um resultado da extensão a partir de locais contíguos, como pulmão, coluna ou linfonodos mediastinais/hilares, ou através de disseminação hematogênica. Embora rara nas sociedades industrializadas, na África e na Ásia a pericardite por BK permanece uma das causas mais comuns de derrame pericárdico. Estabelecer o diagnóstico pode ser difícil, mesmo após pericardiocentese, uma vez que a análise do líquido pericárdico raramente detecta bacilos acidorresistentes, e as culturas são negativas para BK em aproximadamente 50% dos casos. Um nível elevado da enzima adenosina desaminase no líquido pericárdico é altamente sugestivo deste diagnóstico. A terapia antibiótica é a mesma que para BK pulmonar; a adição de

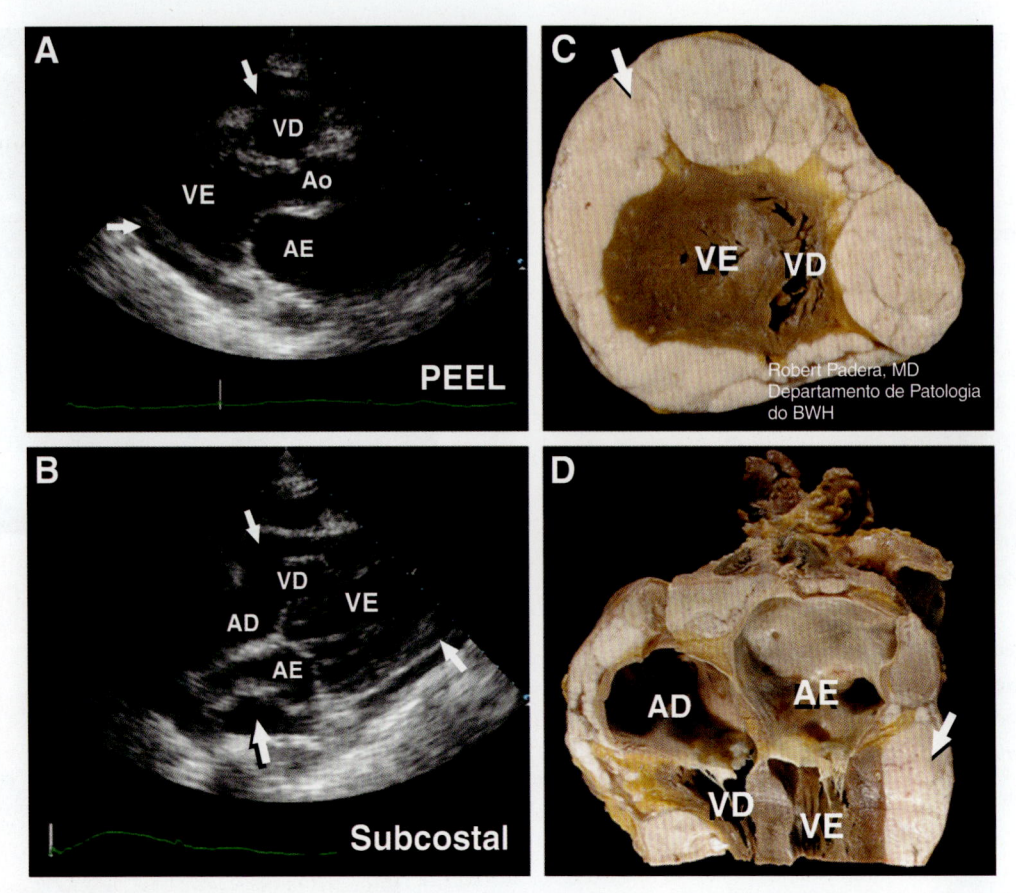

Fig. 6. Mesotelioma maligno do pericárdio. Esta mulher de 68 anos com história de câncer do estômago, AVC, infarto do miocárdio e insuficiência cardíaca apresentou-se com dores torácicas e bloqueio cardíaco. Submeteu-se à ecocardiografia que mostrou uma ecotransparência quase circunferencial (setas, **A**, **B**) que simulava um derrame pericárdico com ecodensidades fibrinoides. O exame histopatológico diagnosticou um mesotelioma maligno primário do pericárdio – um achado raro (setas, **C**, **D**). (*Ver* o vídeo correspondente no DVD.)

tratamento corticosteroides demonstrou melhorar os resultados e reduzir a necessidade de pericardiectomia cirúrgica.

Pericardite fúngica é rara. Tipicamente, comprometimento pericárdico ocorre como consequência de infecções fúngicas sistêmicas, como histoplasmose ou coccidioidomicose disseminadas. No caso da histoplasmose, até 6% dos pacientes com doença disseminada revelam ter comprometimento pericárdico. Em alguns casos isto representa uma resposta estéril à infecção adjacente nos linfonodos mediastinais, enquanto em outros pode ocorrer infecção direta. Infecção pericárdica por *Candida, Aspergillus* ou criptococos usualmente surge apenas em pacientes debilitados e imunocomprometidos. Infecção fúngica localizada do pericárdio é rara e usualmente uma complicação de cirurgia cardíaca e/ou mediastinal.

Transtornos autoimunes, incluindo lúpus eritematoso sistêmico, artrite reumatoide e esclerodermia podem causar pericardite aguda como primeira manifestação da enfermidade sistêmica. Febre reumática aguda pode comprometer o pericárdio como parte de uma pancardite. Certas drogas podem causar pericardite e/ou derrame pericárdico induzindo uma síndrome semelhante a lúpus (p. ex., hidralazina ou procainamida), ou por mecanismos desconhecidos que não de lúpus (p. ex., minoxidil, agentes antitumorais antraciclinas).

Pericardite urêmica ocorre em até um terço dos pacientes com insuficiência renal crônica e naqueles sob hemodiálise crônica. Um ruído de atrito pericárdico é frequentemente auscultado, mas digno de nota. Dor está frequentemente ausente. O tratamento usualmente envolve drogas anti-inflamatórias não esteroidais (AINEs) e diálise mais agressiva.

Inflamação pericárdica após lesão cardíaca pode ocorrer em uma variedade de contextos, incluindo pós-infarto do miocárdio, pós-cirurgia cardíaca ou como resultado de traumatismo penetrante ou fechado do coração. O mecanismo desta síndrome pode ser uma reação de hipersensibilidade decorrente de antígenos miocárdicos liberados pela lesão primária.

Pericardite neoplásica resulta do avanço de malignidade para dentro do pericárdio, seja por extensão direta a partir de estruturas adjacentes, seja por disseminação hemato-

Tabela 2	Doença Pericárdica: Achados Ecocardiográficos

Pericardite aguda[a]

Normal

Derrame pericárdico

Achados relacionados com fatores contributivos, p. ex., comprometimento valvar ou vegetações em endocardite/sepse

Pericardite crônica

Espessamento ± calcificação pericárdicos

Derrame pericárdico ± ecogenicidades aumentadas (fibrinosas), filamentos (aderências)

Movimento septal anormal: "salto", "fixação", "estremecimento" diastólico septal

Tamponamento cardíaco[b]

Derrame pericárdico

Inversão/compressão atrial direita

Compressão/colapso diastólico ventricular direito

Alterações respirofásicas nos volumes ventriculares direito e esquerdo (2D)

Variação respirofásica exagerada no exame Doppler do fluxo transvalvar:

    Alterações recíprocas nos sinais do coração direito *versus* esquerdo causadas por interdependência ventricular

        Alterações direitas: VT[c], VCI, VP: ↑ durante inspiração; ↓ durante expiração

        Alterações esquerdas: VM[c], VA: ↓ durante inspiração; ↑ durante expiração

VCI: pletora/perda do movimento respirofásico normal

[a]Pericardite aguda é um diagnóstico clínico.
[b]Tamponamento cardíaco é um diagnóstico clínico.
[c]VM e VT são melhores indicadores.
VP, valva pulmonar; VCI, veia cava inferior; VT, valva tricúspide; VM, valva mitral; VA, valva aórtica.

gênica ou linfática. As malignidades mais comuns que comprometem o pericárdio são carcinomas do pulmão e mama e linfomas. Malignidades pericárdicas, embora raras, são notoriamente difíceis de detectar em ecocardiografia (Fig. 6; *ver* o vídeo correspondente no DVD). As manifestações clínicas incluem desconforto torácico, arritmias atriais e, no seu extremo, tamponamento cardíaco.

Os achados ecocardiográficos na pericardite dependem da natureza e do ritmo do processo inflamatório (Tabela 2). Em alguns pacientes, o ecocardiograma pode ser inteiramente normal. Em outros, um derrame pericárdico pode estar presente. Filamentos de fibrina podem ser evidentes e comprovam um processo inflamatório em evolução. Ecogenicidade aumentada dentro do espaço pericárdico pode levantar suspeita de sangue, trombo ou malignidade intrapericárdicos (Fig. 7).

Com o tempo, inflamação persistente resulta em espessura e rigidez aumentadas do pericárdio. O espessamento é manifestado como ecogenicidade aumentada das camadas pericárdicas. O significado hemodinâmico dos derrames pericárdicos, quando presentes, deve ser cuidadosamente avaliado (*ver* a seção "Derrames Pericárdicos e Síndromes Compressivas"), particularmente se os aspectos clínicos sugerirem um processo de início agudo e curso rápido.

■ Pericardite Constritiva Crônica

A pericardite constritiva crônica resulta da cura inicial ou repetida de inflamação pericárdica, com formação de tecidos de granulação e cicatricial, levando à fibrose e obliteração do espaço pericárdico. Isto resulta em um invólucro firme, fibroso, não complacente em torno do coração, e comprometimento do enchimento ventricular durante a diástole.

Historicamente, a causa mais comum de pericardite crônica com constrição era pericardite tuberculosa. Nas nações em desenvolvimento, esta permanece uma etiologia potencial. Nos Estados Unidos, no entanto, este diagnóstico agora é raro; as causas mais prováveis incluem episódios passados de pericardite viral ou purulenta, pós-lesão/cirurgia cardíaca, pericardite neoplásica, irradiação mediastinal, uremia crônica ou pericardite repetida causada por doença colagenovascular.

As consequências fisiológicas da constrição pericárdica relacionam-se com o enchimento diastólico tardio prejudicado dos ventrículos. O enchimento diastólico inicial é rápido em função das pressões atriais elevadas associadas e da ausência de impedância ao fluxo para dentro dos ventrículos durante essa fase. Entretanto, há uma cessação precipitada do enchimento ventricular na meso à telediástole quando a expansão ventricular é impedida pelos limites físicos impostos pelo pericárdio constringindo. Os traçados de pressão atrial dos pacientes com pericardite constritiva mostram enchimento protodiastólico não prejudicado, refletido por um descenso "y" rápido. Nos traçados de pressão ventricular, a configuração "depressão e platô" reflete a "depressão" rápida do início da diástole e o "platô" da diástole tardia, quando o pericárdio enrijecido limita o enchimento adicional (Fig. 8).

A apresentação clínica da pericardite constritiva é usualmente sutil e gradual. Os pacientes podem descrever fadiga, lassidão e anorexia, refletindo doença crônica, bem como dispneia de esforço e edema periférico. Os achados físicos refletem as consequências de pressões cardíacas cronicamente elevadas, particularmente no lado direito da circulação: distensão venosa jugular (às vezes com o clássico sinal de Kussmaul – uma elevação anormal na pressão venosa jugu-

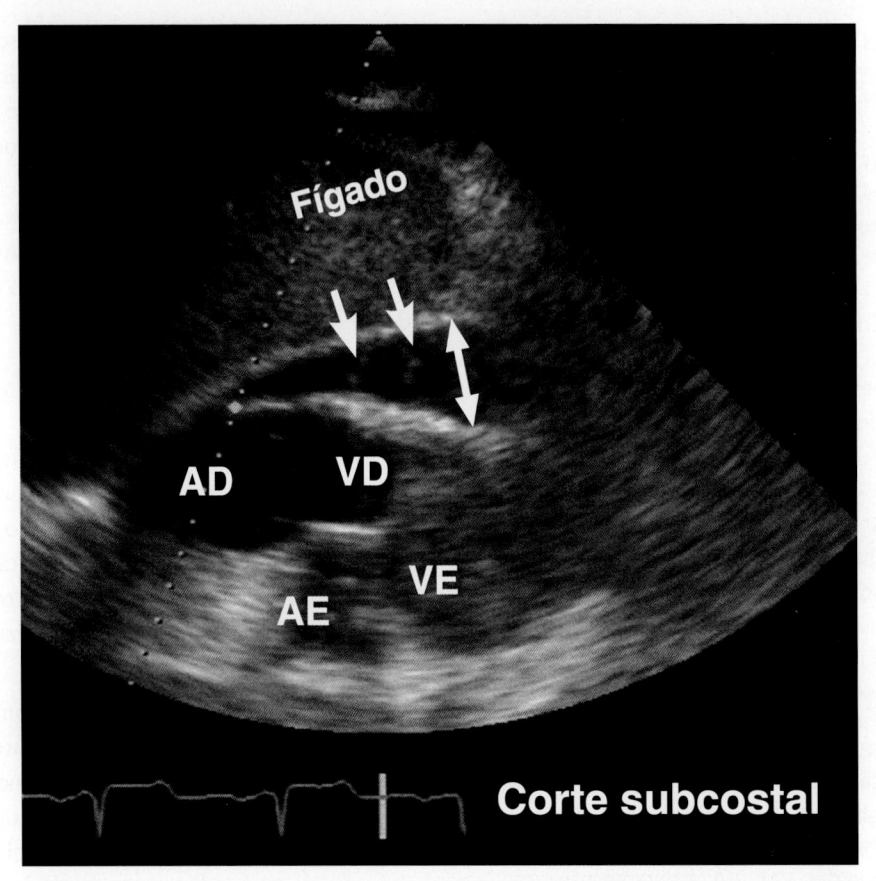

Fig. 7. Ecogenicidade aumentada dentro do espaço pericárdico. Vista subcostal mostrando ecodensidades móveis (setas) dentro do derrame pericárdico (seta dupla). O diagnóstico diferencial inclui hemopericárdio, infecção supurativa e malignidade.

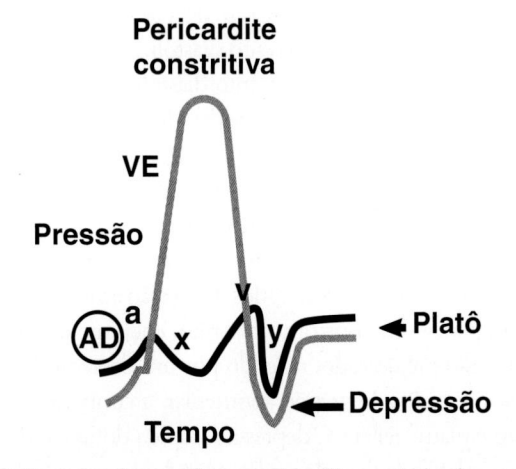

Fig. 8. Traçados de pressão na pericardite constritiva (ver a seção "Pericardite Constritiva Crônica"). a, onda a; AE, átrio esquerdo; VE, ventrículo esquerdo; AD, átrio direito; v, onda v; x, descenso x; y, descenso y.

lar com a inspiração), hepatomegalia, ascite e edema periférico. Ocasionalmente, uma batida pericárdica pode ser auscultada sob a forma de um som protodiastólico de tonalidade baixa. O ECG frequentemente revela achatamento difuso da onda T. Fibrilação atrial é comum.

Certos achados ecocardiográficos são compatíveis com o diagnóstico de pericardite constritiva (Tabela 2). Tipicamente, tamanhos e espessuras de paredes de câmaras ventriculares são normais. O imageamento pode revelar um pericárdio espessado (Fig. 9), embora este seja um achado insensível (tomografia computadorizada e imagem de ressonância magnética são frequentemente mais úteis para delinear espessura anormal do pericárdio). Muitas vezes, a veia cava inferior (VCI) e as veias hepáticas estão dilatadas em virtude de uma pressão atrial direita elevada. Registros no modo M podem revelar múltiplos ecos lineares e paralelos posteriores ao VE, representando o pericárdio espessado. É mais útil o achado de movimento para fora prejudicado da parede posterior do VE durante o meio para o fim da diástole, refletindo o limite de enchimento do pericárdio enrijecido (Fig. 10). Este achado, conhecido como "achatamento" da parede posterior, é relativamente sensível, presente em 85% dos pacientes com pericardite constritiva, mas é inespecífico, uma vez que 20% dos indivíduos normais também demonstram este padrão. Outras características ecocardiográficas na pericardite constritiva incluem movimento paradoxal do septo interventricular ("salto sep-

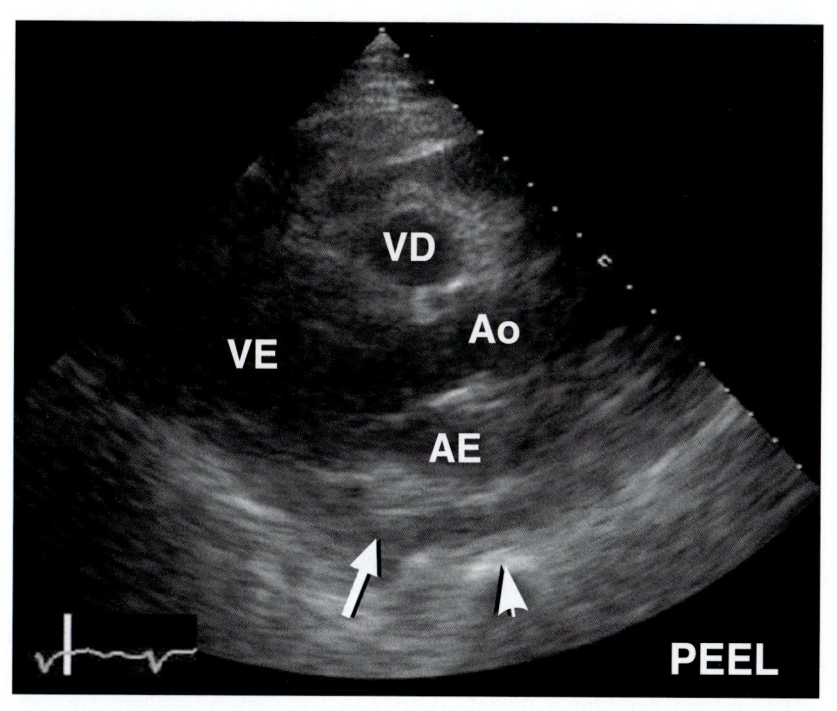

Fig. 9. Pericardite constritiva. Vista paraesternal de eixo longo (PEEL) mostrando derrame pericárdico loculado (seta) e espessamento pericárdico com calcificação aumentada (ponta de seta).

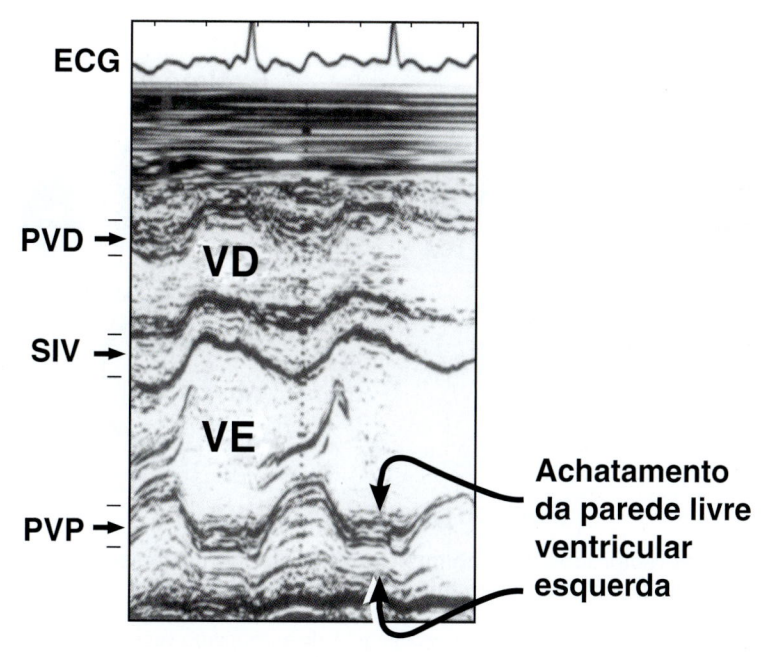

Fig. 10. Pericardite constritiva. Ecocardiograma no modo M mostrando achatamento diastólico da parede posterior – um achado característico na pericardite constritiva.

tal") e abertura prematura da valva pulmonar na diástole, especialmente com a inspiração (Fig. 11; *ver* o vídeo correspondente no DVD). Comumente, a variação respiratória normal do diâmetro da VCI está amortecida.

A avaliação Doppler fornece evidência adicional da fisiologia constritiva. Análise com Doppler pulsado do fluxo na veia hepática mostra uma onda A acentuada. Doppler pulsado do fluxo diastólico transmitral mostra uma

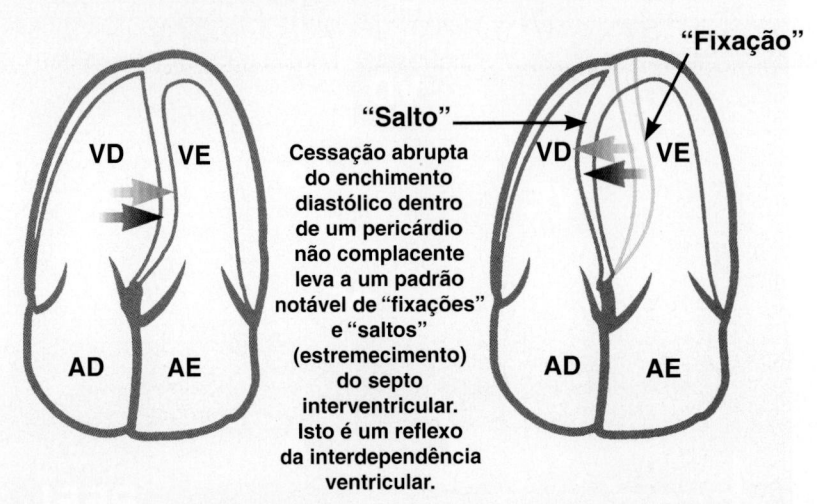

Fig. 11. Mecanismo do "salto/fixação/estremecimento" diastólicos septais na pericardite constritiva. Sinais de interdependência ventricular são manifestados na pericardite constritiva. Durante a inspiração, o enchimento cardíaco direito prossegue à custa do enchimento ventricular esquerdo (visto no padrão Doppler espectral), desviando o septo interventricular para a esquerda. Isto é seguido por uma cessação abrupta do enchimento diastólico ("fixação" diastólica) correspondendo a uma terceira bulha cardíaca ou "batida" pericárdica. Durante a expiração, enchimento cardíaco esquerdo aumentado ocorre à custa do ventrículo direito com movimento recíproco no septo interventricular. (*Ver* o vídeo correspondente no DVD.)

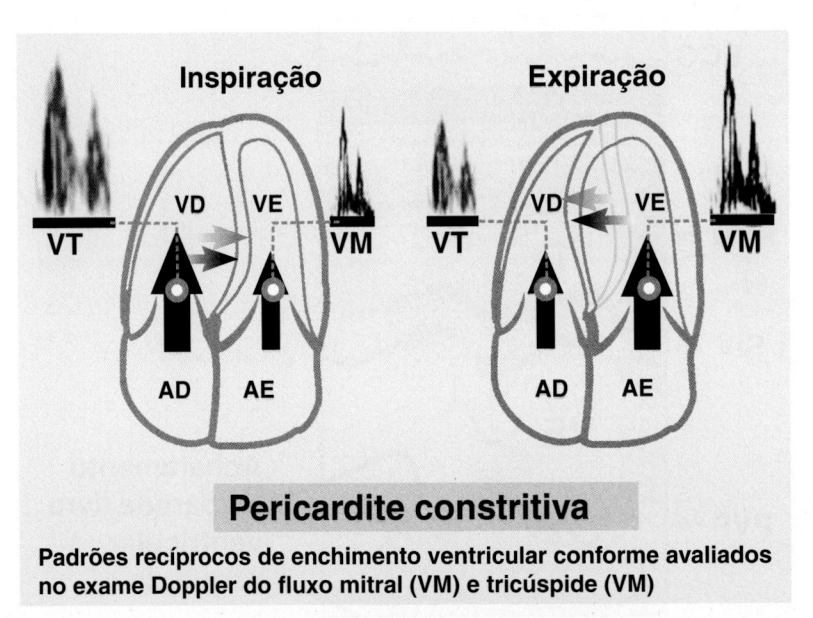

Fig. 12. Pericardite constritiva. Esboço representando padrões exagerados de enchimento ventricular na inspiração e expiração na pericardite constritiva. Na inspiração, um aumento exagerado nas velocidades de fluxos ventriculares direitos (valva tricúspide [VT]) ocorre à custa do fluxo ventricular esquerdo (valva mitral [VM]), conforme manifestado nos traçados de Doppler pulsado. Durante a expiração, ocorrem as alterações recíprocas. Variações respirofásicas semelhantes no Doppler pulsado podem ser vistas em embolia pulmonar, infarto ventricular direito e doença pulmonar obstrutiva crônica.

velocidade E aumentada, tempo de desaceleração encurtado e velocidade reduzida da onda A, em decorrência do enchimento diastólico tardio prejudicado. Variação respiratória acentuada pode ser notada no enchimento diastólico inicial ventricular direito e esquerdo, com um aumento de mais de 25% do fluxo transvalvar tricúspide e diminuição de mais de 25% do fluxo transvalvar mitral durante a inspiração (Fig. 12; *ver* Capítulo 9, Fig. 12).

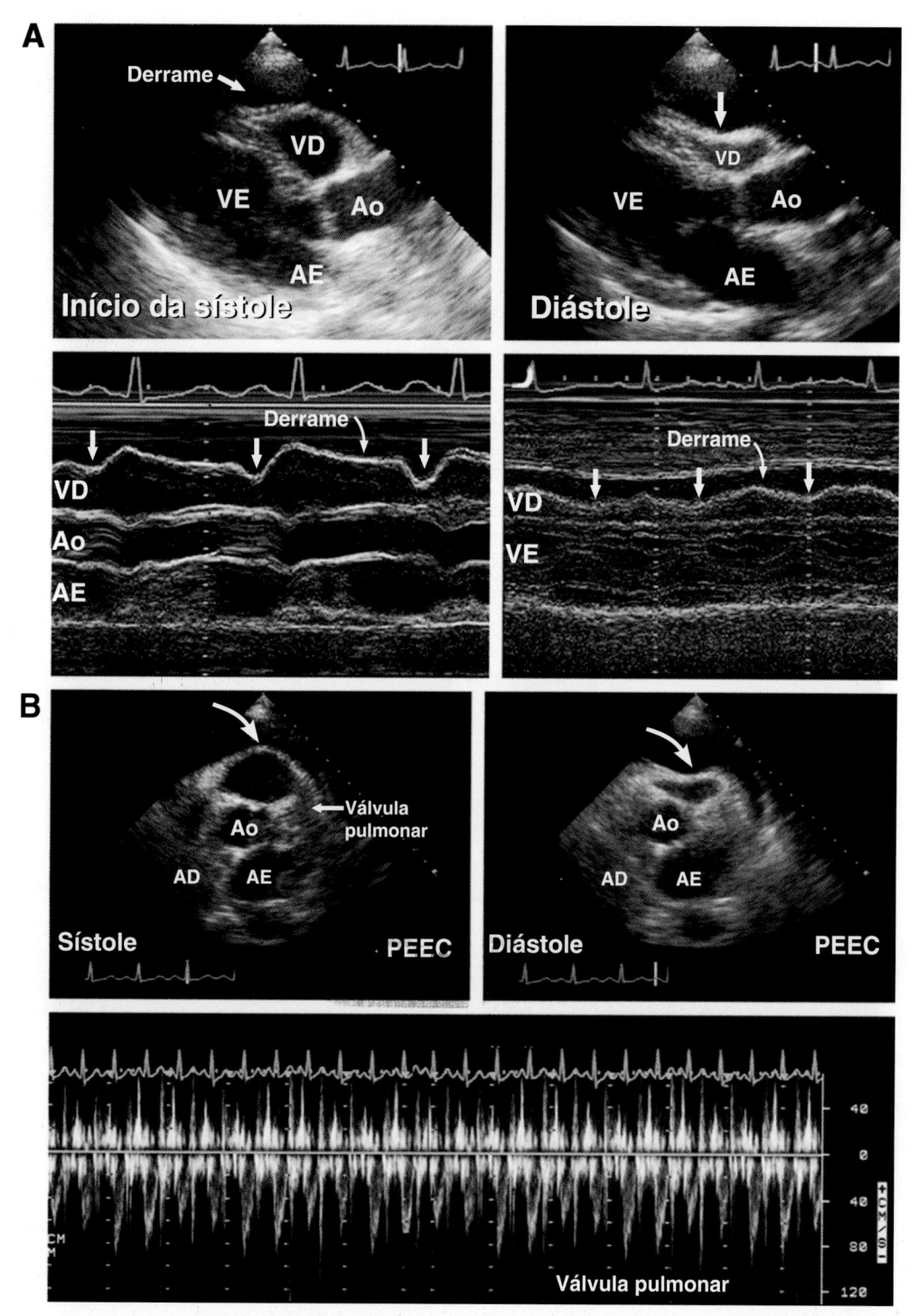

Fig. 13. Tamponamento pericárdico. (**A**) Cortes bidimensionais paraesternais de eixo longo (**painéis de cima**) e modo M tirado de posições paraesternal de eixo longo (**painel de baixo à esquerda**) e subcostal (**painel de baixo à direita**) em um paciente com tamponamento cardíaco. As *setas* nos painéis de cima à direita e de baixo à esquerda indicam colapso do VE. (**B**) Cortes paraesternais de eixo curto (PEEC) sistólico e diastólico mostrando compressão diastólica do trato de saída ventricular direito. Está mostrada a variação respirofásica no fluxo através da valva pulmonar no exame com Doppler pulsado (**painel de baixo**). *(Continua.)*

■ Derrames Pericárdicos e Síndromes Compressivas

Derrames pericárdicos desenvolvem-se como resposta à lesão do pericárdio. A apresentação clínica do derrame pode variar dependendo da etiologia, mas à medida que sobe a pressão intrapericárdica, pode ocorrer compressão das câmaras cardíacas com o desenvolvimento da síndrome clínica do tamponamento cardíaco. A variabilidade da compressão cardíaca por um derrame pericárdico depende não apenas do volume global do derrame, mas também da velocida-

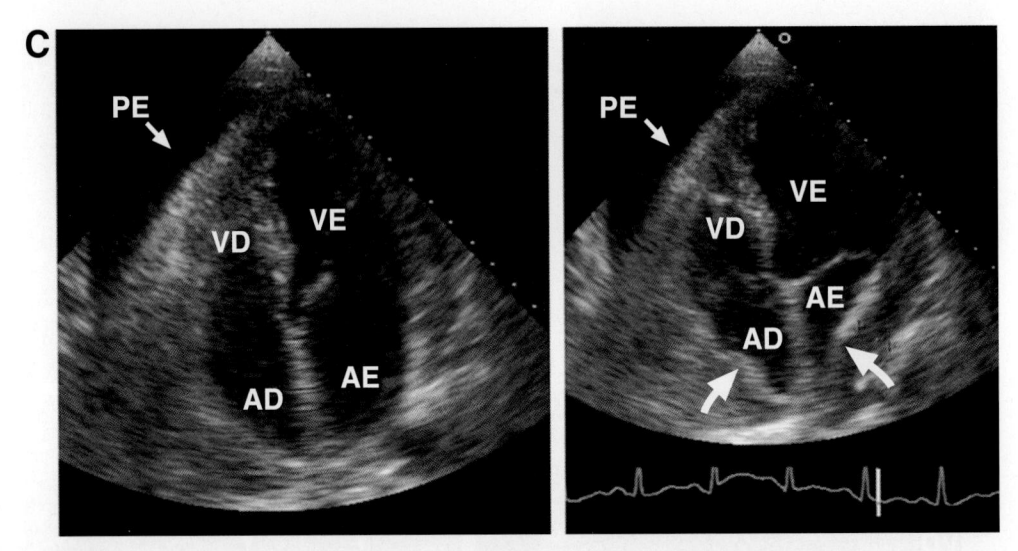

Fig. 13. *(Continuação)* (**C**) Cortes apicais de quatro câmaras mostrando inversão atrial tanto direita quanto esquerda (colapso, setas curvas) durante a sístole. Colapso sistólico atrial direito é um achado sensível no tamponamento pericárdico, mas colapso sistólico atrial esquerdo é visto menos comumente. (*Ver* o vídeo correspondente no DVD.)

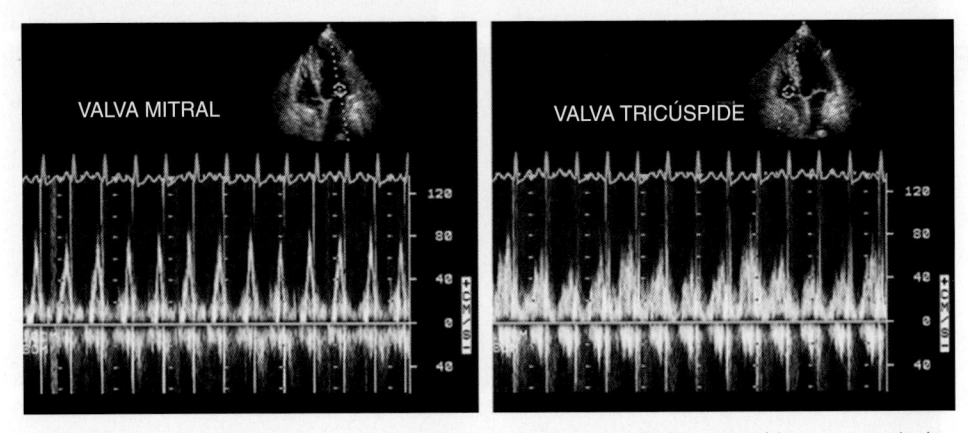

Fig. 14. Tamponamento cardíaco: enchimento ventricular. Pequena variação respirofásica no enchimento ventricular esquerdo (Doppler do fluxo na valva mitral) foi vista no paciente apresentado na Figura 13A-C, mas o enchimento ventricular direito (fluxo na valva tricúspide) mostrou alterações respirofásicas acentuadas.

de com a qual o líquido se acumulou. Um derrame pericárdico que se desenvolva muito gradualmente, como pode ser observado no hipotireoidismo crônico, pode aumentar a mais de um litro em volume sem evidência de compressão cardíaca, uma vez que o pericárdio se estica com o tempo. Em contraposição, hemorragia aguda dentro do pericárdio poderia causar tamponamento clínico com acumulação de menos de 100 mL de líquido.

A fisiopatologia do tamponamento pericárdico se relaciona com a elevação da pressão intrapericárdica e a consequente compressão das câmaras cardíacas (Fig. 13A-C; *ver* o vídeo correspondente no DVD). À medida que a pressão intrapericárdica sobe, há aumento progressivo e, eventualmente, equalização das pressões diastólicas de todas as quatro câmaras cardíacas. Isto leva ao comprometimento do retorno venoso e do enchimento dos ventrículos durante a diástole (Fig. 14). Em distinção com a constrição pericárdica, o prejuízo do enchimento ventricular no tamponamento ocorre durante toda a diástole, inclusive a fase inicial. Isto é refletido por um descenso "y" amortecido nos traçados da pressão atrial. O comprometimento do enchimento ventricular leva a pressões venosas sistêmicas e pulmonares elevadas, e a volume sistólico e débito cardíaco reduzidos. Resulta pulso paradoxal, quando o aumento inspiratório no retorno venoso ao coração expande o VD e, por causa da interdependência ventricular, reduz o enchimento do VE de tal modo que o volume sistólico do VE cai subsequentemente.

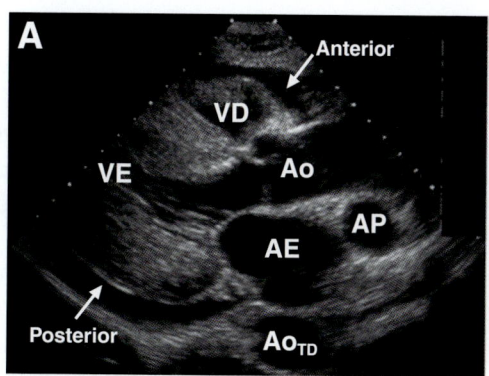

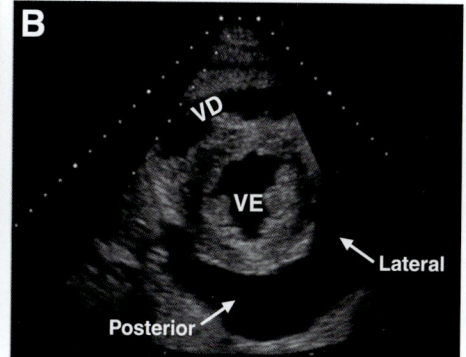

Fig. 15. Derrame pericárdico: relações anatômicas. Imagens de dois pacientes diferentes mostrando as relações anatômicas de derrames pericárdicos anterior e posterior (corte paraesternal de eixo longo, **A**) e derrame posterolateral (corte paraesternal de eixo curto, **B**). Observar a presença de acentuada de hipertrofia ventricular esquerda em **A**. Aplicam-se as abreviações-padrão; também AP, artéria pulmonar; Ao$_{TD}$, aorta torácica descendente. (*Ver* o vídeo correspondente no DVD.)

As etiologias dos derrames pericárdicos são em grande parte as mesmas que causam pericardite aguda (Tabela 1). Derrames grandes são vistos mais comumente em malignidades, pericardite tuberculosa, mixedema, uremia e doença do tecido conjuntivo. Uma causa importante de um derrame pericárdico não relacionado com pericardite é o hemopericárdio, como, p. ex., em decorrência de uma perfuração de uma câmara cardíaca, como pode ocorrer após trauma torácico, ou iatrogenicamente durante um procedimento de cateterismo cardíaco.

As manifestações clínicas de um derrame pericárdico podem incluir dor torácica aguda, pleurítica, da pericardite, dispneia, tosse, ou sensação de repuxamento ou peso no peito. No caso do tamponamento, a apresentação pode ser mais dramática, incluindo dispneia mais pronunciada, hipotensão e/ou choque.

Os achados físicos relacionados com derrame pericárdico são variáveis. Distensão venosa jugular é evidente quando o derrame é compressivo a ponto de haver elevação das pressões de enchimento direitas. O exame cardíaco pode ser notável por um impulso apical débil, bulhas cardíacas suaves ou abafadas e se estiver presente tamponamento, hipotensão e taquicardia. O sinal clássico de tamponamento cardíaco, pulso paradoxal (> 10 mmHg de queda na pressão arterial sistólica com a inspiração), é sugestivo de tamponamento no contexto clínico apropriado, embora também possa ser detectado em outras formas de patologia intratorácica. Estudos laboratoriais que sugerem a presença de um derrame pericárdico incluem um coração aumentado globoso e na radiografia de tórax, e baixa voltagem e/ou alternância elétrica no ECG.

O imageamento ecocardiográfico para a avaliação de líquido pericárdico é muito sensível e depende da visualização

Tabela 3	Derrame Pericárdico: Diagnóstico Diferencial Ecocardiográfico
Corpo adiposo pericárdico	
Derrame pleural	
Cisto pericárdico	
Mesotelioma primário do pericárdio (raro)	

de um espaço ecotransparente entre as camadas pericárdicas (Fig. 15; *ver* o vídeo correspondente no DVD). Volumes tão pequenos quanto 15-50 mL de líquido podem ser detectados. No imageamento bidimensional (2D), um espaço livre de eco superior ao átrio direito na vista apical de quatro câmaras é o achado mais sensível.

As características reais do líquido pericárdico podem ser difíceis de diferenciar ecocardiograficamente. Achados como ecogenicidade aumentada do líquido podem sugerir a natureza e a composição do líquido, mas a força correlativa desses achados não é digna de confiança.

Outras condições podem simular a presença de um derrame pericárdico (Fig. 3, Tabela 3). Conforme descrito previamente, gordura epicárdica é um achado comum, usualmente localizada sobre a superfície anterior do coração, embora também possa ser observada posteriormente, quando pode ser confundida com um derrame. Aspectos distinguidores incluem a aparência ecogênica mais granular da gordura em comparação com derrame. Líquido pleural esquerdo também pode ser confundido com derrame pericárdico, mas a aorta descendente proporciona um marco anatômico útil para distinguir os dois (Fig. 16). Na vista paraesternal de eixo longo, líquido *pleural* estende-se posterior à aorta descendente, enquanto líquido *pericárdico* geralmente é limitado anteriormente a ela. Visualização

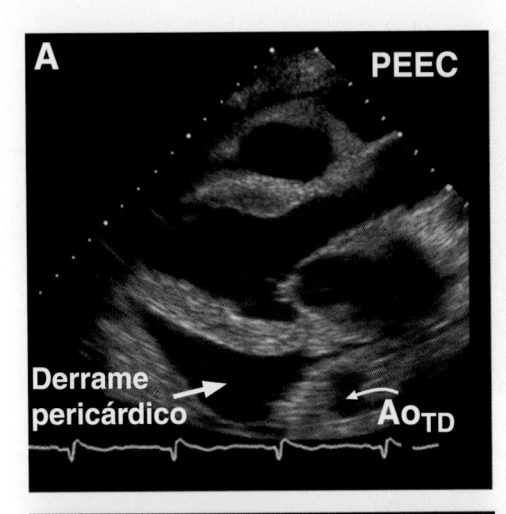

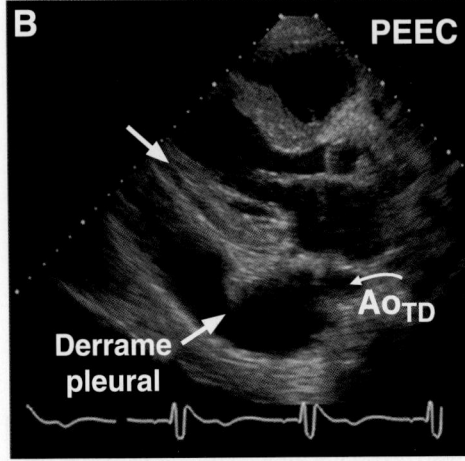

Fig. 16. Derrame pericárdico (**A**) *vs.* pleural (**B**). Cortes paraesternais de eixo longo mostrando as relações anatômicas de derrames pericárdico *vs.* pleural (setas) e suas relações com a aorta torácica descendente (Ao$_{TD}$). Observar o pequeno derrame pericárdico (seta em cima à esquerda) em **B**.

de tecido pulmonar atelectásico adjacente a líquido pleural também é útil (Fig. 7; *ver* Capítulo 19). Confusão entre líquido pericárdico e ascite pode ocorrer no corte subcostal, podendo ser resolvida definindo-se o limite diafragmático.

A quantificação do líquido pericárdico por ecocardiografia é imprecisa, embora estimativas possam ser feitas imageando em múltiplos planos. Derrames pequenos (100-200 mL) são geralmente observados apenas posteriormente no paciente supino, e o espaço hipotransparente entre o pericárdio parietal e o visceral tem geralmente menos de 0,5 cm. Derrames moderados (200-500 mL) separam as camadas pericárdicas 0,5-2 cm em diâmetro, e usualmente são vistos circunferencialmente. Derrames grandes (acima de 500 mL) estendem-se a mais de 2 cm em diâmetro e quase sempre rodeiam o coração. Um movimento de balanço do coração durante o ciclo cardíaco pode ser visto, com alternância elétrica quando o ECG se correlaciona (Fig. 17).

Derrames pericárdicos loculados exigem inspeção ecocardiográfica mais cuidadosa para identificar e caracterizar. Estes tipicamente ocorrem no contexto de cirurgia pericárdica ou cardíaca prévia, inflamação grave ou crônica, ou doença neoplásica, todas as quais criam aderências e espaços fechados dentro do saco pericárdico (Fig. 18; *ver* o vídeo correspondente no DVD). Coleções líquidas localizadas, que causam compressão de apenas uma câmara cardíaca, podem criar instabilidade hemodinâmica grave sem características clássicas de tamponamento cardíaco (Fig. 19). Uma forma de coleção loculada de líquido pericárdico é um hematoma pericárdico que pode se formar depois de cirurgia cardíaca ou laceração cardíaca. Após cirurgia cardíaca, esses hematomas são usualmente localizados anterior e lateralmente ao átrio direito, e podem ter um aspecto ecocardiográfico variável, desde uma coleção hipotransparente até uma massa altamente ecogênica. Eles são propensos a causar compressão cardíaca, particularmente de câmaras flexíveis como os átrios, e é importante distingui-los de trombos intra-atriais (Fig. 20).

Uma vez que um derrame pericárdico tenha sido identificado, é importante avaliar seu significado hemodinâmico, isto é, quanto às características ecocardiográficas de tamponamento cardíaco. É importante enfatizar que o diagnóstico de tamponamento cardíaco é clínico, associado a pressões venosas elevadas, hipotensão e taquicardia, sustentado por apropriado imageamento e achados laboratoriais.

Existem diversos aspectos em ecocardiografia 2D que sugerem um derrame pericárdico hemodinamicamente importante (Tabela 2). Mais sensíveis são a compressão, a inversão ou o colapso cíclicos do átrio direito. Isto é observado primeiro na diástole ventricular tardia e persiste dentro da sístole ventricular inicial; a sensibilidade deste sinal para tamponamento é entre 90 e 100%, mas a especificidade é mais baixa, variando entre 60 e 80%, podendo ser melhorada se for usado o índice de tempo de inversão atrial direito. Esta é uma medida quantitativa da quantidade de tempo no ciclo cardíaco que o átrio direito é comprimido ou invertido como fração do ciclo cardíaco total. Se o índice de tempo de inversão atrial direito for maior que 0,34, este sinal tem mais altas sensibilidade e especificidade para tamponamento hemodinamicamente significativo. Compressão ou inversão atrial esquerda é menos sensível, porém mais específica, pelo fato de que a pressão atrial esquerda normal tende a ser mais alta que a pressão atrial direita.

Um sinal mais específico de tamponamento cardíaco é o achado ecocardiográfico de colapso, compressão ou

Fig. 17. Grande derrame pericárdico com "alternância elétrica". Estes cortes apicais de quatro câmaras demonstram o movimento de balanço (setas curvas) do coração dentro de um grande derrame pericárdico (DP). Esta "alternância mecânica" corresponde à alternância elétrica no eletrocardiograma.

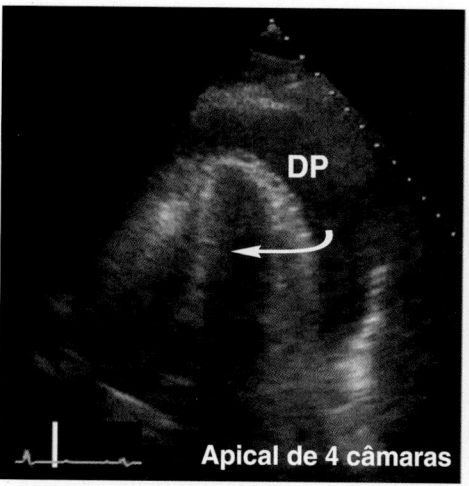

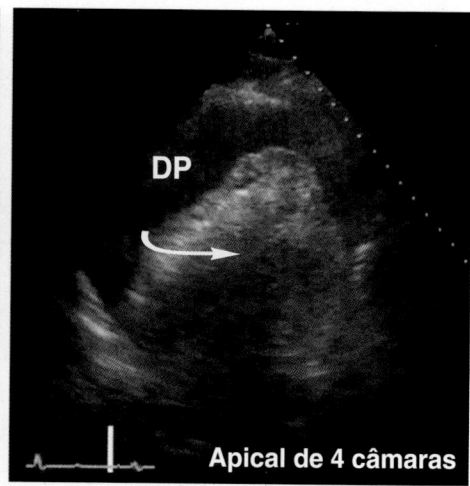

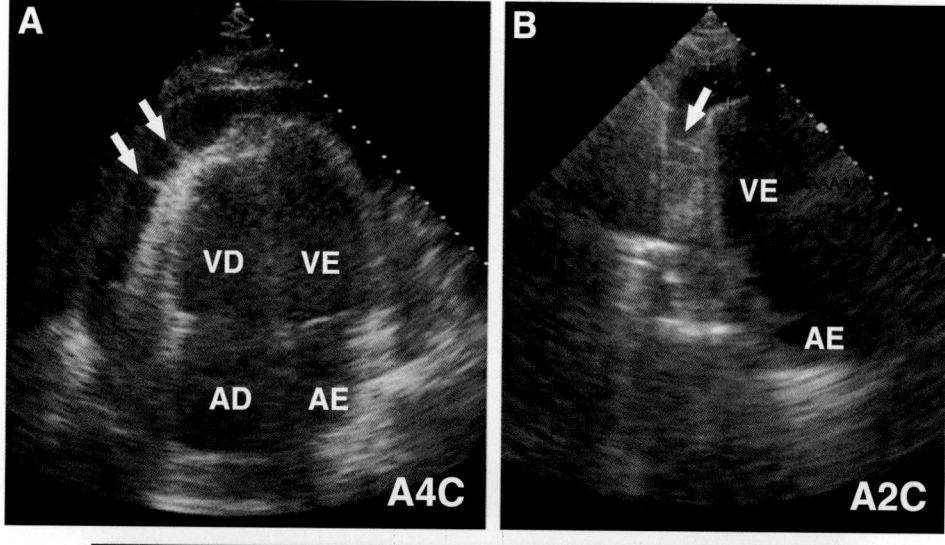

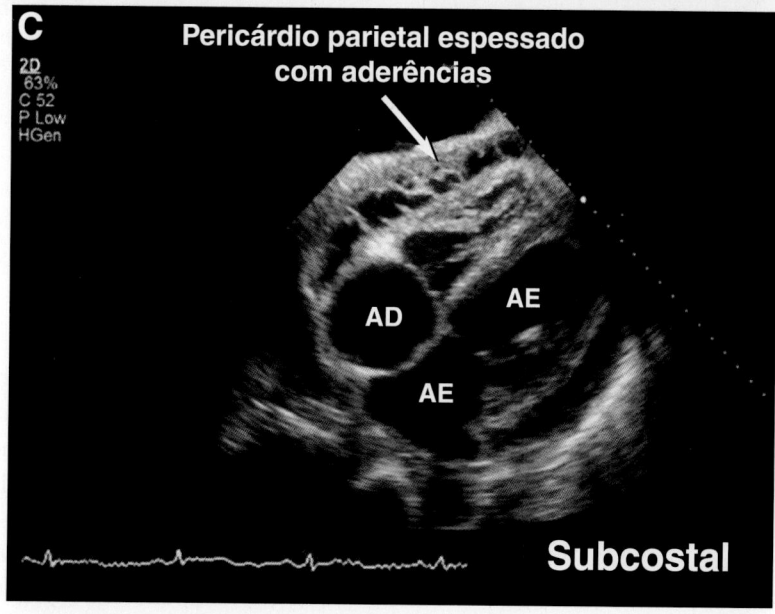

Fig. 18. Aderências na pericardite crônica. Imagens de pericardite crônica mostrando derrames com filamentos de aderências ligando pericárdios visceral e parietal (setas) de três pacientes diferentes (**A-C**). (*Ver* o vídeo correspondente no DVD.)

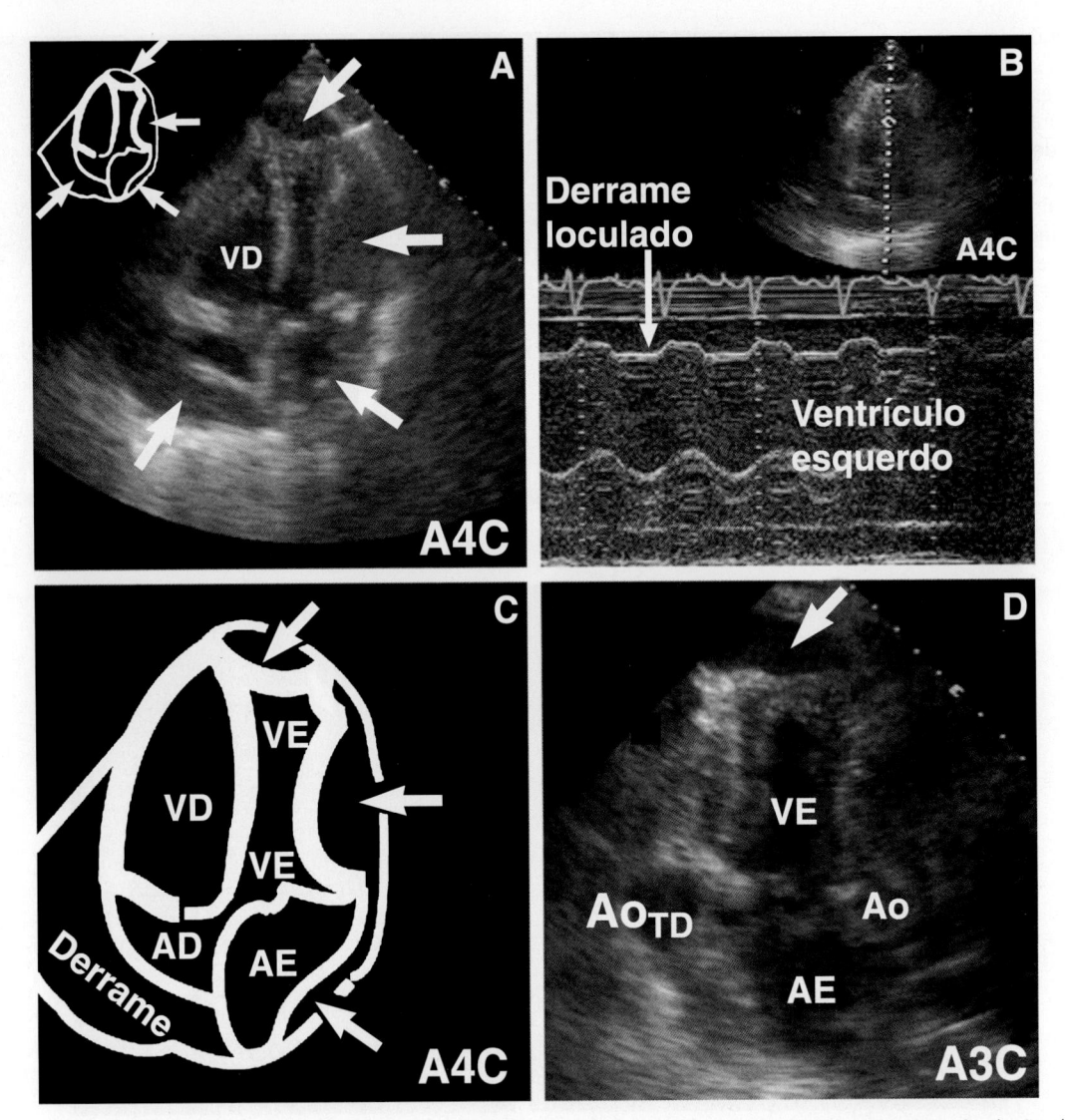

Fig. 19. Derrame pericárdico localizado com compressão cardíaca. Este paciente que se submetera previamente à criação de uma janela pericárdica para derrames malignos apresentou-se com hipotensão. Um corte apical de quatro câmaras (**A**) revela múltiplas coleções líquidas loculadas no ápice ventricular, lateral ao ventrículo esquerdo, posterior ao átrio esquerdo e adjacente ao átrio direito (*ver* setas). (**B**) Ecocardiografia no modo M através do ápice VE mostra uma região de derrame loculado (*ver* seta). (**C**) Um esquema realça as relações anatômicas das bolsas loculadas de líquido. (**D**) Um corte apical de três câmaras mostra outra vista do derrame apical.

inversão diastólicos do VD. Estes padrões são visualizados como movimento posterior ou para dentro da parede livre do VD durante a diástole, representando elevação da pressão intrapericárdica acima da pressão diastólica do VD. Os cortes paraesternal ou subcostal de eixo longo são melhores para visualizar este efeito. A sensibilidade deste achado é menor que a do colapso atrial direito (aproximadamente 60-80%), mas a especificidade é alta (entre 90 e 100%). Diversos fatores clínicos podem afetar a sensibilidade e a especificidade do colapso do VD, incluindo depleção de volume intravascular, presença de hipertensão pulmonar e hipertrofia VD. O grau e a duração da compressão correspondem à gravidade do efeito hemodinâmico.

Pletora da VCI, ou dilatação da veia cava inferior sem alterações respirofásicas no fluxo ou no tamanho da VCI (redução < 50% no diâmetro durante a inspiração na vista 2D subcostal), indicadora de pressões elevadas no coração direito, é também um sinal sensível de tamponamento cardíaco (Fig. 21). Entretanto, as pressões cardíacas direitas podem ser altas por várias razões, incluindo insuficiência

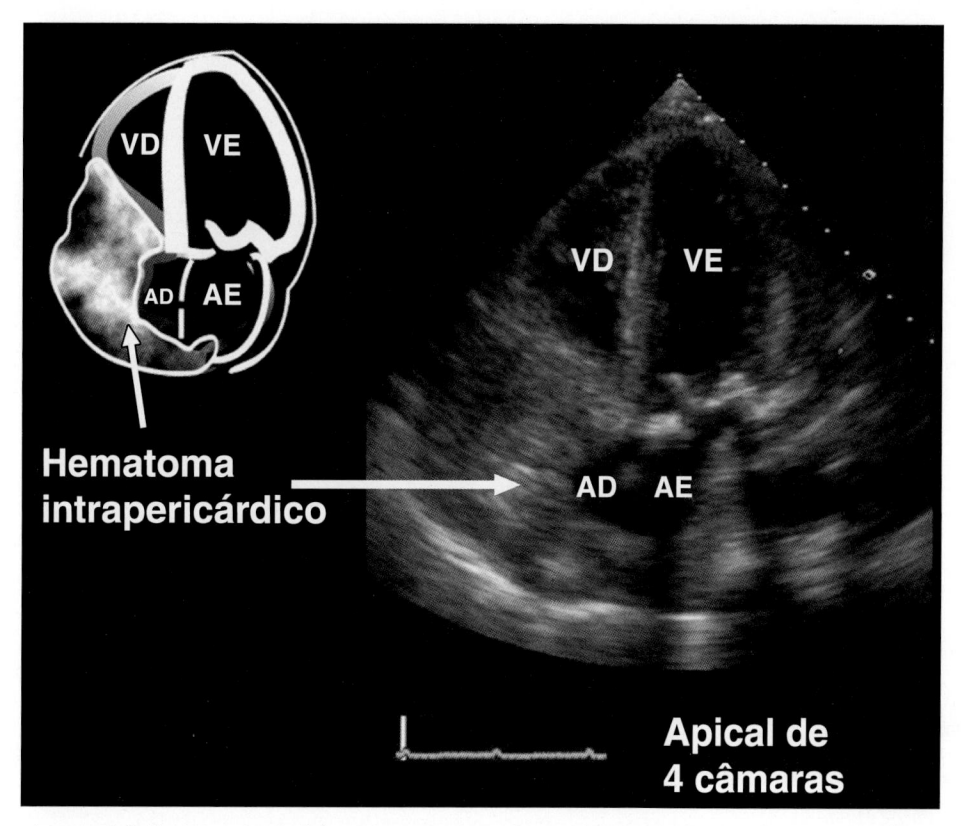

Fig. 20. Hematoma intrapericárdico. Corte apical de quatro câmaras mostrando grande opacidade, aparentemente dentro da cavidade atrial direita, que foi confirmada como sendo um hematoma intrapericárdico.

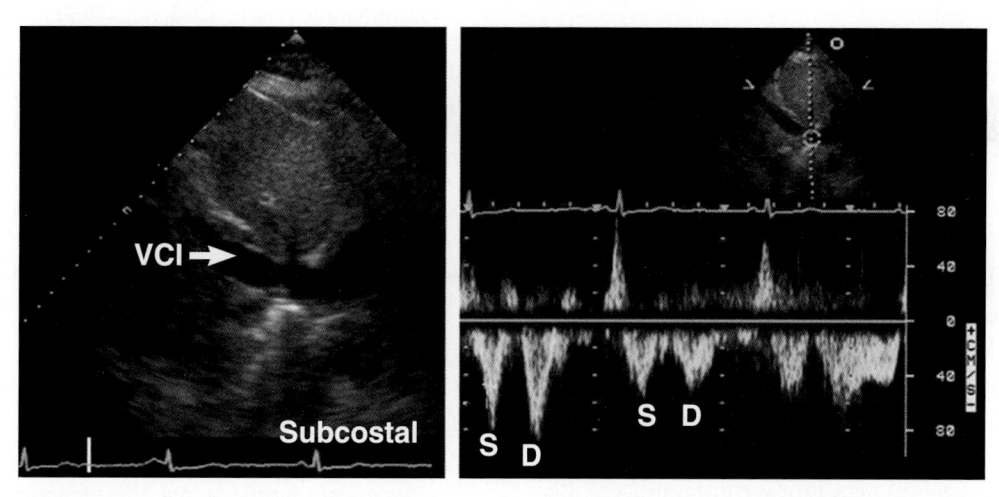

Fig. 21. Veia cava inferior. A perda da variação respirofásica normal do diâmetro da veia cava inferior (diminuição de < 50% durante a inspiração) é um reflexo de pressões atriais direitas significativamente aumentadas. S, sístole; D, diástole.

cardíaca direita, hipertensão pulmonar, pericardite constritiva ou doença da valva tricúspide. Assim, a especificidade deste achado para tamponamento é baixa, entre 20 e 40%.

Exame Doppler dos padrões de fluxos ventriculares direito e esquerdo é útil para confirmar fisiologia de tamponamento. Estes achados salientam o conceito fisiológico da interdependência ventricular, conforme refletida pela acentuação dos padrões recíprocos normais nos padrões de fluxos mitral e tricúspide durante a respiração. Normalmente com a inspiração, o enchimento diastólico inicial VD aumenta, enquanto o enchimento ventricular esquerdo diminui, e estas alterações são vistas como pequenas alterações

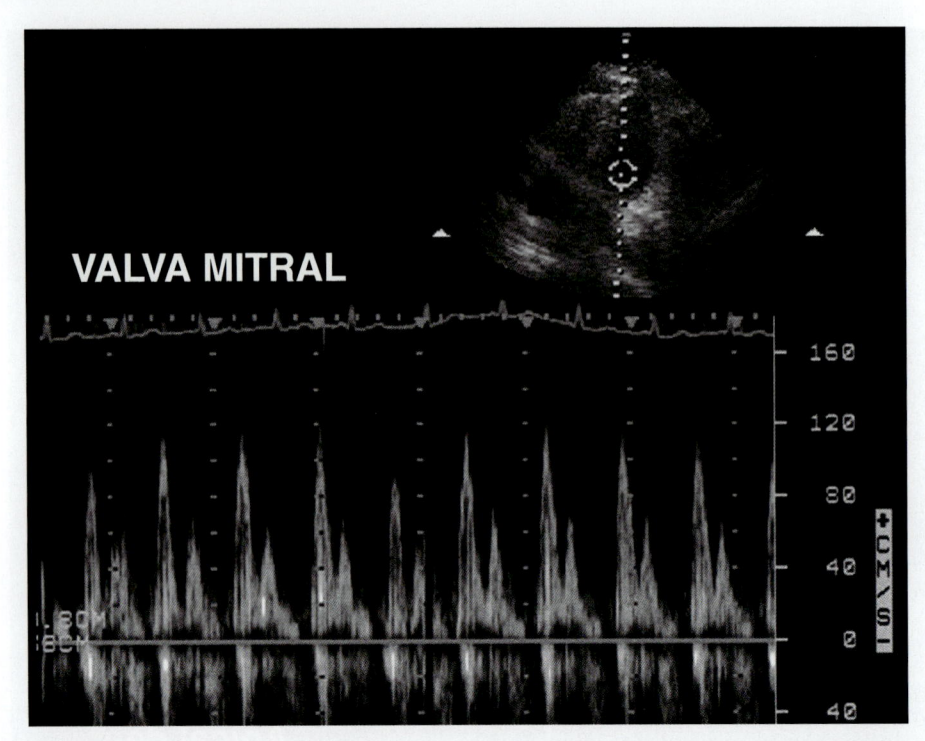

Fig. 22. Fluxo mitral. Doppler de onda pulsada do fluxo de entrada na valva mitral, mostrando padrão respirofásico exagerado do enchimento ventricular. Isto pode ser observado na presença de tamponamento cardíaco.

nas velocidades de injeção com Doppler pulsado através das valvas tricúspide e mitral, respectivamente. Com tamponamento cardíaco, há exagero destas alterações fisiológicas. Especificamente, uma variação respiratória aumentada do enchimento diastólico dos fluxos tricúspide ou mitral (isto é, > 25%) é sugestiva de fisiologia de tamponamento (Fig. 22).

CONCLUSÃO DA APRESENTAÇÃO DE UM CASO

Com base nos achados ecocardiográficos e impressão clínica de tamponamento cardíaco, a paciente foi levada urgentemente ao laboratório de cateterismo cardíaco, onde o cateterismo cardíaco direito confirmou fisiologia de tamponamento com elevação e equalização das pressões diastólicas pericárdicas e intracardíacas. Ela foi submetida à pericardiocentese sem complicação, e avaliações clínica e citológica para BK e malignidade não foram reveladoras, tendo sido feito o diagnóstico de pericardite urêmica. Não houve recorrência com um esquema mais agressivo de diálise.

LEITURAS SUGERIDAS

Benoff LJ, Schweitzer P. Radiation therapy-induced cardiac injury. American Heart J 1995;129:1193-1196.

Chen Y, Brennessel D, Walters J, et al. Human immunodeficiency virus-associated pericardial effusion: report of 40 cases and review of the literature. Am Heart J 1999;137:516-521.

Hurrell DG, Nishimura RA, Higano ST, et al. Value of dynamic respiratory changes in left and right ventricular pressures for the diagnosis of constrictive pericarditis. Circulation 1996;93:2007-2013.

Ling L, Oh J, Schaff HV, et al. Constrictive pericarditis in the mod-ern era: evolving clinical spectrum and impact on outcome after pericardiectomy. Circulation 1999;100:1380-1386.

Oh JK, Haile LK, Seward JB, et al. Diagnostic role of Doppler echocardiography in constrictive pericarditis. J Am Coll Cardiol. 1994;23:154-162.

Pepi M, Muratori M, Barbier P, et al. Pericardial effusion after cardiac surgery: incidence, site, size and haemodynamic consequences. Br Heart J 1994;72:327-331.

Sagrista-Sauleda J, Angel J, Permanyer-Miralda G, et al. Long-term follow-up of idiopathic chronic pericardial effusion. New England J Med 1999;341:2054-2059.

Shabetai R. The Pericardium. New York: Grune and Stratton, 1981. Spodick DH. The Pericardium: A Comprehensive Textbook. New York: Marcel Dekker. 1997.

11 AVALIAÇÃO ECOCARDIOGRÁFICA DA ESTENOSE AÓRTICA

Edmund A. Bermudez, MD, MPH

CONTEÚDO
INTRODUÇÃO
ETIOLOGIA
AVALIAÇÃO BIDIMENSIONAL
AVALIAÇÃO DOPPLER
CÁLCULO DA ÁREA DA VALVA AÓRTICA
AVALIAÇÃO DA GRAVIDADE DA ESTENOSE
ESTENOSE AÓRTICA DE BAIXO GRADIENTE
ARMADILHAS
CONCLUSÃO
LEITURAS SUGERIDAS

INTRODUÇÃO

A ecocardiografia transtorácica substituiu em grande parte a cateterização cardíaca como principal modalidade para a avaliação hemodinâmica de doença das valvas cardíacas. Uma avaliação abrangente da estrutura, função e hemodinâmica das valvas é possível através de um estudo transtorácico cuidadosamente realizado. No caso da estenose aórtica, a ecocardiografia é usada para definir a gravidade inicial da doença, sua etiologia e monitorar sua progressão através de estudos de acompanhamento. A avaliação da estenose aórtica estaria incompleta sem um exame abrangente da função ventricular esquerda global e a estimativa das pressões na artéria pulmonar. A ecocardiografia transtorácica pode, portanto, fornecer informação importante acerca de diagnóstico inicial, tratamento e acompanhamento dos pacientes adultos com estenose natural da valva aórtica.

ETIOLOGIA

Ao considerar a etiologia da estenose aórtica, é importante considerar a idade e a demografia do paciente (Fig. 1). Valvopatia reumática, em certa época a mais comum das formas de estenose aórtica, é menos comum hoje em dia nos países desenvolvidos. Fusão comissural é uma marca característica desta doença e frequentemente se apresenta com estenose mitral concomitante (Fig. 2; *ver* o vídeo correspondente no DVD). Menos comumente, as comissuras podem se fundir excentricamente, produzindo uma valva de fato bicúspide. Neste caso, pode ser difícil a diferenciação em relação a uma valva congenitamente bicúspide.

Degeneração calcificada é atualmente a mais comum das formas de estenose aórtica no mundo desenvolvido. Ela geralmente se apresenta mais tarde na vida adulta e às vezes é denominada degeneração calcificada senil (Fig. 3). Fusão comissural pode ocorrer, mas não é uma marca característica deste processo de doença. Calcificação é visualizada como refletividade de "eco brilhante" dos folhetos da valva e raiz aórticas.

Valva aórtica bicúspide congênita pode calcificar-se e espessar-se com o tempo, eventualmente produzindo lesões estenóticas que se apresentam mais cedo que outras causas comuns de estenose valvar aórtica adulta (Fig. 1). Quando observada no corte paraesternal de eixo curto, as valvas aórticas bicúspides exibem uma orientação comissural vertical ou horizontal. Na orientação vertical, as comissuras ficam na posição anterior e posterior com uma cúspide direita e uma esquerda. Na orientação horizontal, as comissuras estão nas posições direita e esquerda, com cúspides anterior e posterior. Rafes são comumente vistas em ambas estas orientações

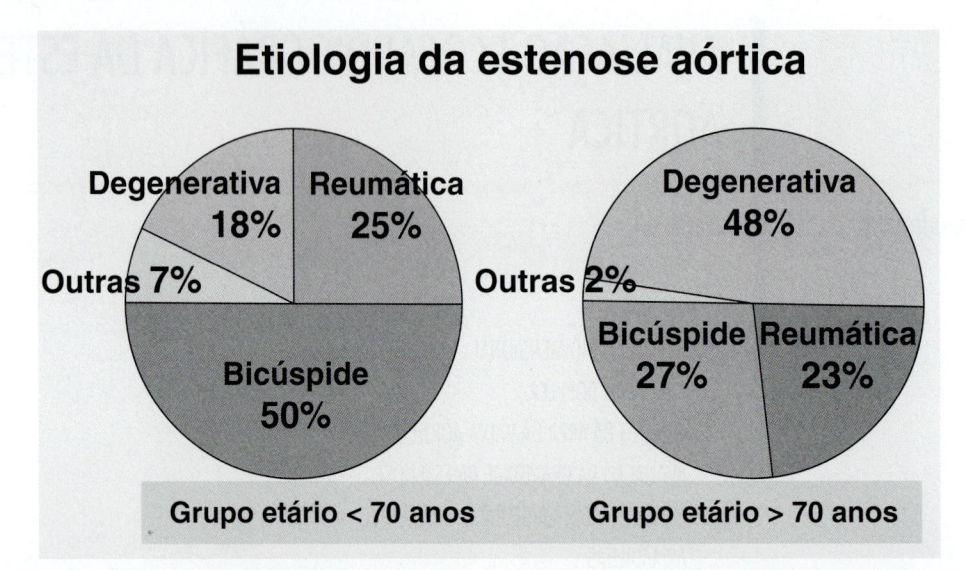

Fig. 1. Etiologia da estenose aórtica por grupo etário. (Reproduzido com permissão de Passik CS, Ackermann DM, Pluth JR, Edwards WD. Temporal changes in the causes of aortic stenosis: a surgical pathologic study of 646 cases. Mayo Clin Proc 1987;62:119-123.)

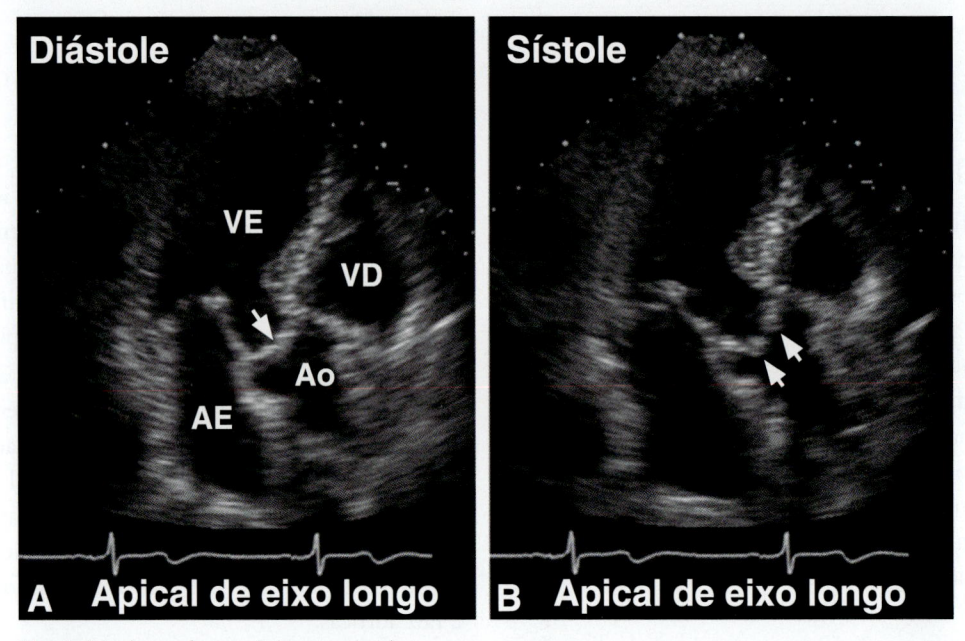

Fig. 2. (*Ver* legenda na página seguinte)

(Fig. 4). O aspecto da valva na sístole é característico desta etiologia, e foi denominada aspecto em boca de peixe, em vez da aparência triangular das valvas normais (Fig. 5; *ver* o vídeo correspondente no DVD).

AVALIAÇÃO BIDIMENSIONAL

Informação morfológica importante pode ser obtida com cortes bidimensionais (2D) iniciais da valva aórtica. Restrição das válvulas no contexto de débito cardíaco adequado constitui a marca característica da estenose aórtica, o que pode ser facilmente discernido na vista paraesternal de eixo longo. A falta de abertura completa das válvulas aórticas na ejeção ventricular significa algum grau de estenose aórtica (Fig. 6; *ver* o vídeo correspondente no DVD). Abertura excêntrica da valva visualizada nos cortes paraesternais de eixo longo constitui um indício adicional da presença de uma valva aórtica bicúspide. Valvas aórticas estenóticas são geralmente espessadas ou calcificadas. Isto é visto facilmente na avaliação em 2D ou modo M da valva (Fig. 7). Por

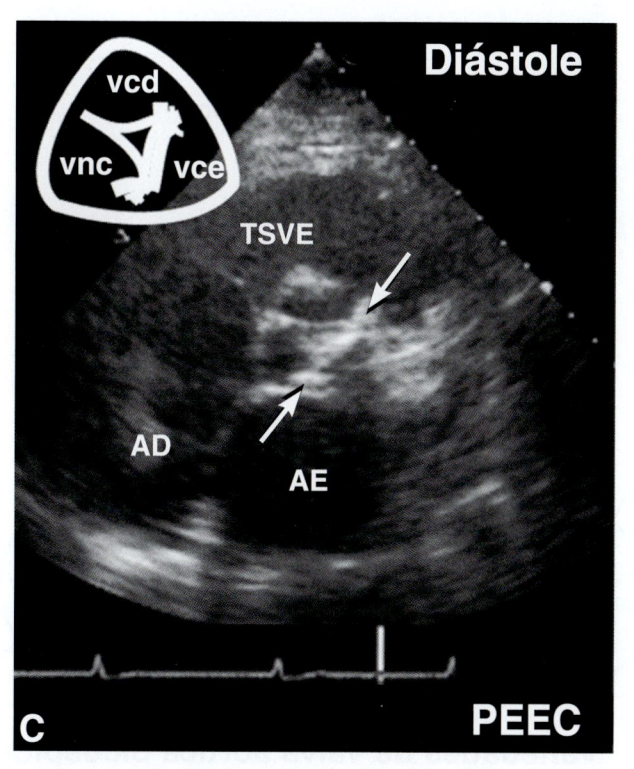

Fig. 2. (**A-C**) Estenose aórtica mostrando folhetos espessados da valva. (**C**) Fusão comissural (setas) é uma marca característica da cardiopatia valvar reumática. (*Ver* o vídeo correspondente no DVD.)

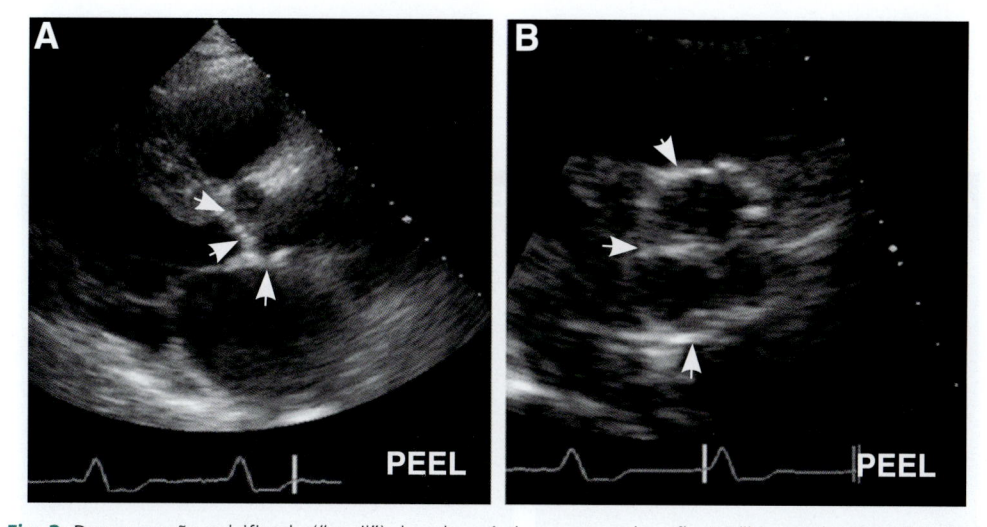

Fig. 3. Degeneração calcificada ("senil") da valva aórtica mostrando reflexão "hiper-refringente" (setas).

essas razões, as características em 2D da valva aórtica podem fornecer indícios importantes quanto à etiologia da estenose aórtica (Tabela 1).

AVALIAÇÃO DOPPLER

Medições Doppler através da valva aórtica são essenciais para a determinação da gravidade da estenose aórtica. À medida que a valva aórtica se estreita, a velocidade de fluxo sanguíneo através da valva geralmente aumenta. Esta velocidade é dependente do gradiente de pressão através da valva. Medições Doppler de onda contínua (OC) através da valva aórtica devem ser realizadas onde o feixe de ultrassom é mais paralelo ao fluxo de sangue através da valva. Portanto, é melhor fazer as medições nos cortes apical de cinco câmaras, paraesternal direita de eixo longo, ou supraesternal, a fim de obter as velocidades mais altas através da valva. A velocidade máxima obtida é altamente

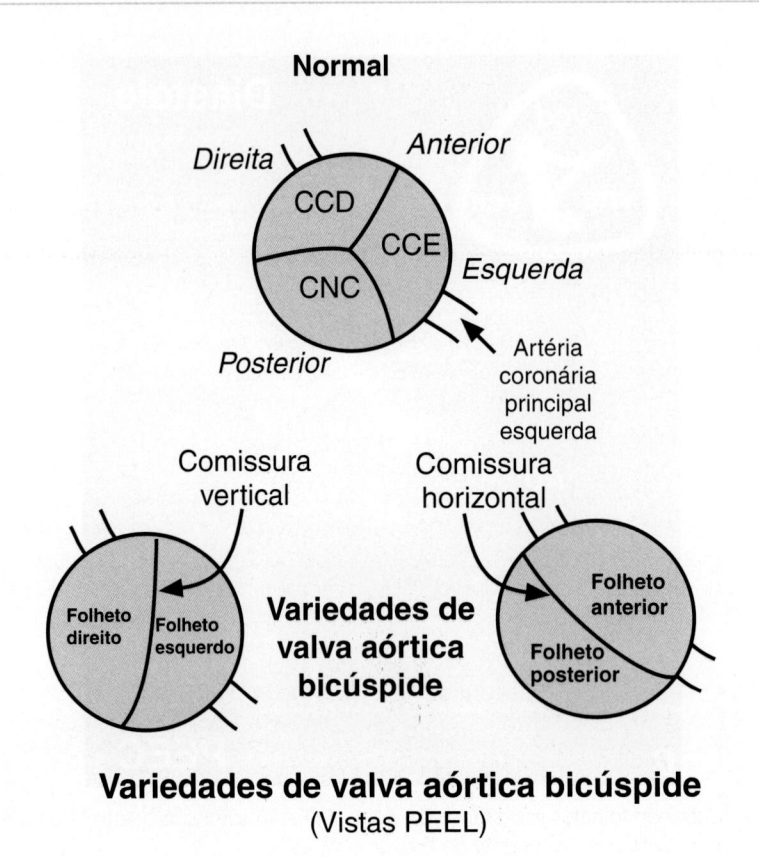

Fig. 4. Esboço que mostra variedades de valva aórtica bicúspide com diferentes orientações comissurais (vistas paraesternais de eixo curto [PEEL]).

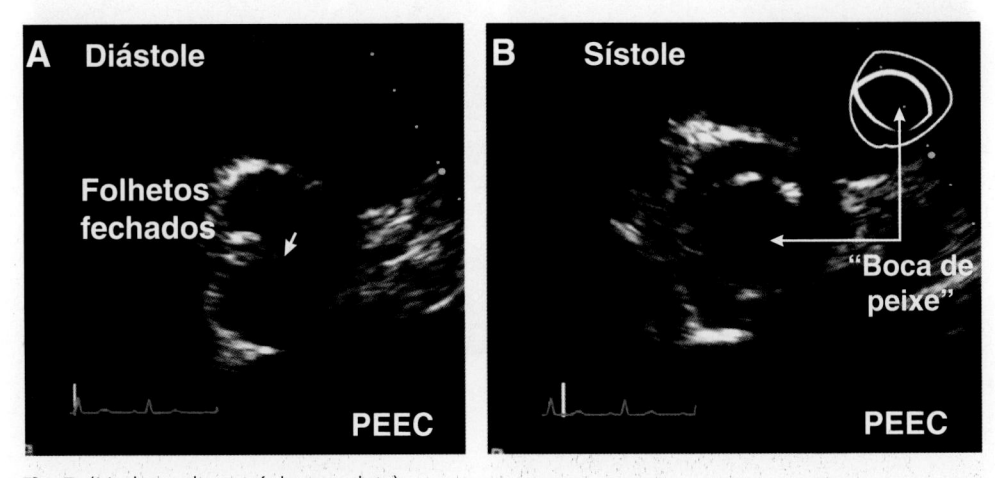

Fig. 5. (*Ver* legenda na página seguinte)

dependente do posicionamento exato do transdutor, e será subestimada quando o ângulo do feixe Doppler se desviar daquele do ângulo fluindo através da valva estenótica (Fig. 8). Um explorador não imageador pode ser usado se forem encontrados invólucros inadequados com o transdutor de imageamento dúplex.

O cálculo de gradientes de pressão transvalvares é baseado no princípio de Bernoulli. O princípio de Bernoulli modificado relaciona o gradiente de pressão transaórtico com o quadrado da velocidade máxima encontrada no Doppler OC: $P = 4V^2$, e é usado quando a velocidade do sangue proximal à estenose é desprezível. Na estenose aórti-

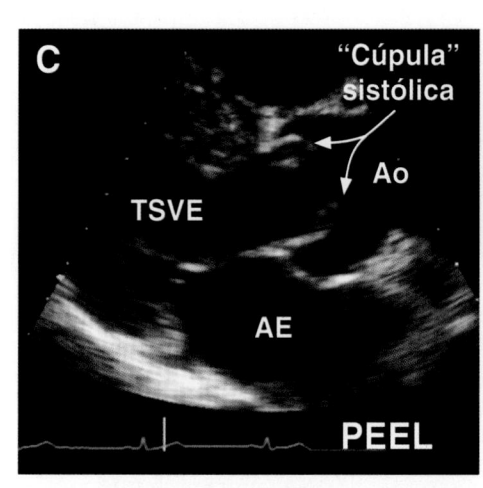

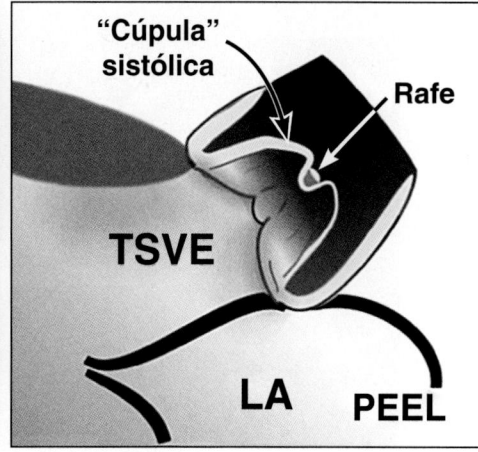

Fig. 5. Valva aórtica bicúspide durante diástole (**A**) e sístole (**B**) em corte paraesternal de eixo curto (PEEC). Observar comissura horizontal (seta) na diástole e aspecto de "boca de peixe" durante a sístole. (**C**, **D**) Formação de cúpula sistólica da valva aórtica bicúspide durante a sístole (corte paraesternal de eixo longo [PEEL]). (*Ver* o vídeo correspondente no DVD.)

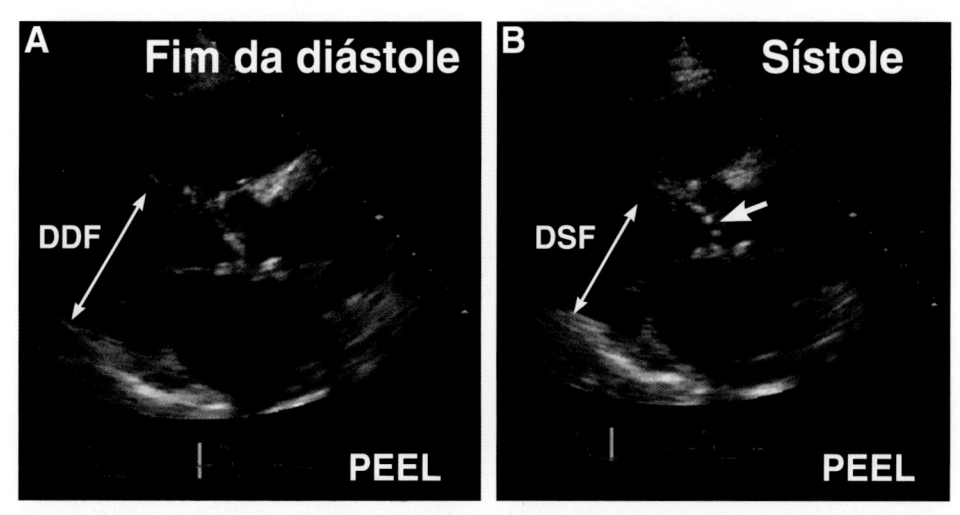

Fig. 6. Esclerose aórtica mostrando abertura restrita das cúspides (seta) durante a sístole (corte paraesternal de eixo longo [PEEL]). A fração de ejeção ventricular esquerda estava reduzida, portanto, estenose aórtica "de baixo volume sistólico–baixo gradiente". DDF, diâmetro diastólico final; DSF, diâmetro sistólico final. (*Ver* o vídeo correspondente no DVD.)

ca importante, podem ser observados altos gradientes através da valva aórtica. A relação é precisa, quando a velocidade proximal à estenose é menor que 1,5 m/s. Caso a velocidade no trato de saída ventricular esquerdo (TSVE) exceda 1,5 m/s, deve ser usada a versão longa da equação de Bernoulli para calcular o gradiente transaórtico. Portanto:

$$\text{Gradiente de pressão transaórtico} = 4\,(V_{máx}^2 - V_{TSVE}^2)$$
$$\text{quando } V_{TSVE} \geq 1,5 \text{ m/s}$$

Na maioria dos casos, a equação de Bernoulli modificada constitui uma medida exata e simples do gradiente instantâneo máximo de pressão transaórtica.

Gradiente transaórtico máximo medido por Doppler deve ser diferenciado do gradiente máximo a máximo obtido em cateterismo cardíaco. Hemodinamicamente, o gradiente máximo a máximo mede a diferença entre a pressão máxima ventricular esquerda e a pressão máxima aórtica – as quais não são medidas simultaneamente. Portanto, os gradientes máximo a máximo não são fisiológicos, e nenhuma medição Doppler corresponde exatamente a esta medida do laboratório de cateterismo. Entretanto, os gradientes médios através da valva aórtica são semelhantes quando medidos por Doppler e por cateterismo cardíaco.

O gradiente médio derivado com Doppler é o gradiente médio ao longo do período de ejeção sistólica. Isto é usualmente calculado traçando-se o envoltório de OC obtido através da valva aórtica, e os valores numéricos são calculados automaticamente pelo pacote de *software* da máquina (Fig. 9). É importante assegurar que seja realmente o invó-

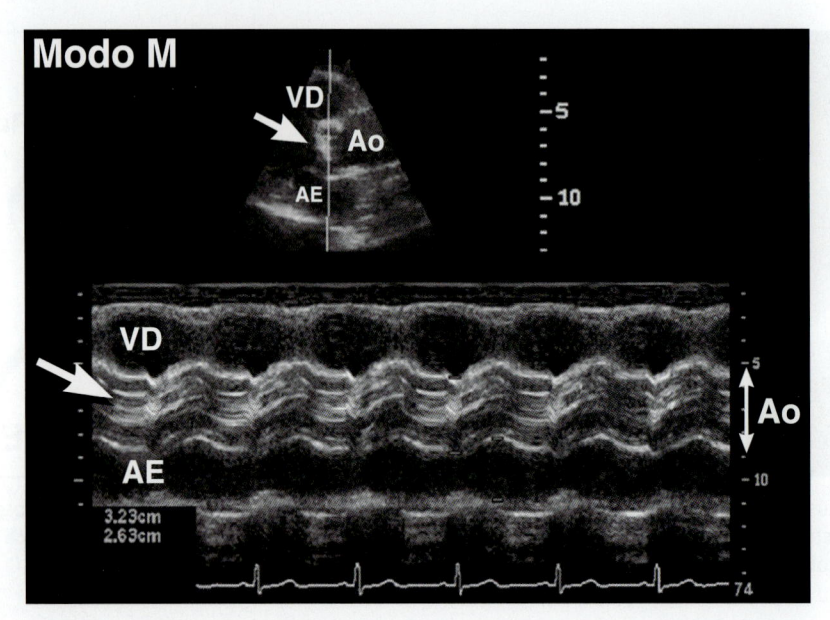

Fig. 7. Modo M através da valva aórtica mostrando espessamento característico dos folhetos da valva na estenose aórtica (comparar com Capítulo 3, Fig. 14A).

Tabela 1 — Características Bidimensionais da Estenose Aórtica Clássica de Acordo com a Etiologia da Doença

	Degenerativa calcificada	Reumática	Bicúspide
Linha de fechamento excêntrica na paraesternal de eixo longo	Não	Não	Sim
Formação de cúpula das válvulas na sístole	Não	Sim	Sim
Fusão comissural	Não	Sim	Não
Coarctação aórtica associada	Não	Não	Sim
Aspecto de boca de peixe da valva na sístole	Não	Não	Sim

lucro aórtico que é traçado, uma vez que um jato regurgitante mitral ou tricúspide pode simular um envoltório estenótico aórtico (Fig. 10).

CÁLCULO DA ÁREA DA VALVA AÓRTICA

O cálculo da área da valva aórtica (AVA) é baseado na equação de continuidade (Fig. 11). Esta equação relaciona o fluxo proximal com a estenose e o fluxo através da valva.

$$\text{Área}_{TSVE} \times V_{TSVE} = AVA \times V_{máx}$$

Onde AVA é a área da valva aórtica, e $V_{máx}$ é a velocidade máxima obtida por Doppler OC. V_{TSVE} é a velocidade no TSVE obtida por Doppler de onda pulsada usualmente na vista apical de cinco câmaras. Área$_{TSVE}$ é a área do TSVE calculada multiplicando-se π pelo quadrado do raio do TSVE. A equação assim se torna:

$$AVA = \pi(\text{raio do TSVE})^2 \times V_{TSVE}/V_{máx}$$

Portanto, a AVA pode ser facilmente calculada usando-se velocidades. Alternativamente, a integral de velocidade tempo (IVT) também pode ser usada em vez das velocidades para obter a AVA.

AVALIAÇÃO DA GRAVIDADE DA ESTENOSE

A área do orifício da valva aórtica normal em adultos varia de 2 a 4 cm². Em termos gerais, estenose grave não é observada com uma AVA de mais de 1 cm². De acordo com as diretrizes do American College of Cardiology/American Heart Association, estenose aórtica grave é vista quando a AVA é menor que 1 cm² (Tabela 2). Os gradientes transvalvares não devem ser ignorados ao avaliar a gravidade da estenose aórtica. Globalmente, quando o gradiente transvalvar médio excede 50 mmHg, geralmente está presente estenose grave.

Existem métodos alternativos para avaliar gravidade de estenose aórtica (Tabela 3). O Índice de Velocidade Doppler ou Índice Adimensional é uma medida da razão da velocidade TSVE para a velocidade VA usando Doppler

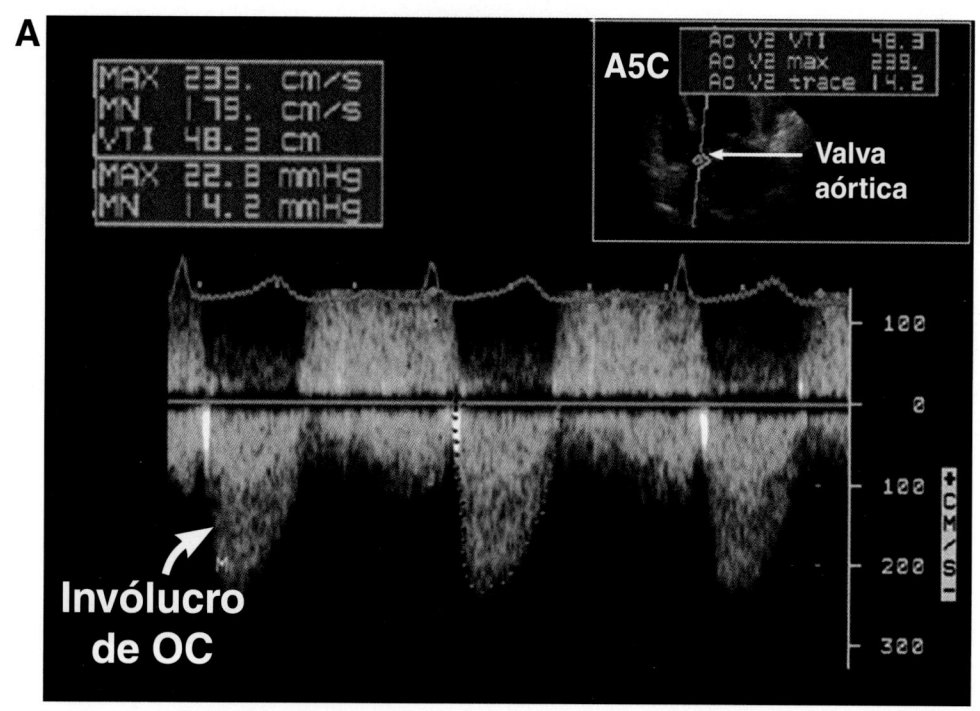

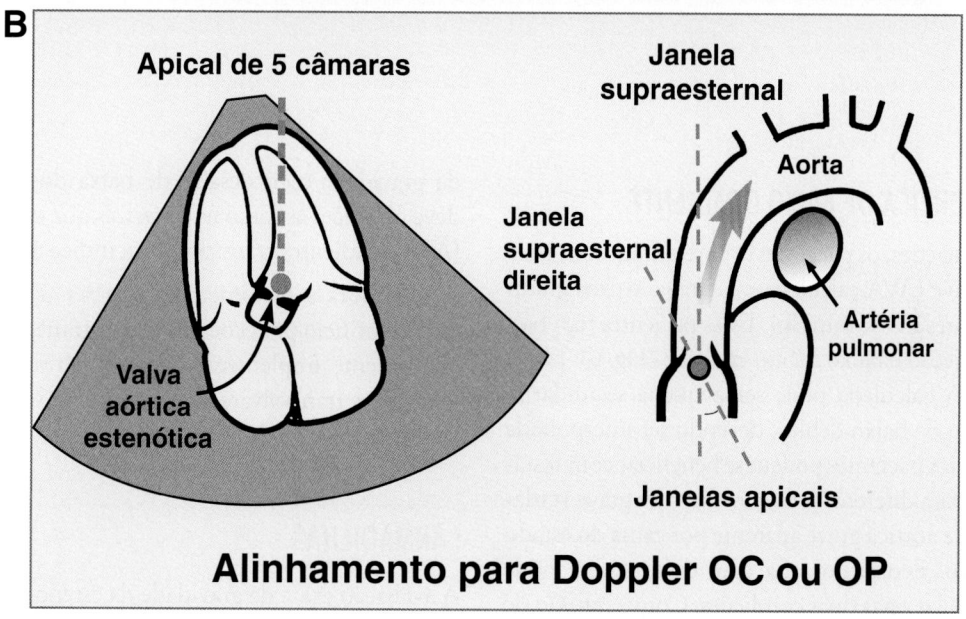

Fig. 8. (**A**) Doppler de onda contínua (OC) da velocidade máxima através da valva aórtica estenótica. (**B**) Alinhamento ideal do Doppler para avaliação das velocidades máximas na estenose aórtica.

OC através da valva aórtica (Fig. 12). Ele normalmente é acima de 0,28, mas diminui com estenose aórtica importante. Um índice de menos de 0,25 geralmente se relaciona com estenose aórtica grave. IVT pode ser usada em vez de velocidades. Além disso, como os gradientes transvalvares máximos são linearmente relacionados com os gradientes médios, um gradiente máximo acima de 4,5 m/s também é indicativo de estenose grave.

Portanto, uma combinação de métodos pode ser usada para avaliar a gravidade da estenose aórtica. Não obstante, os sintomas são o principal guia para decisões terapêuticas, e nenhuma medida isolada é usada para guiar o encaminhamento para intervenção cirúrgica. Assim, as medidas ecocardiográficas de estenose grave em conjunção com o quadro clínico mais amplo constituem o marco regulatório para o encaminhamento para substituição da valva aórtica.

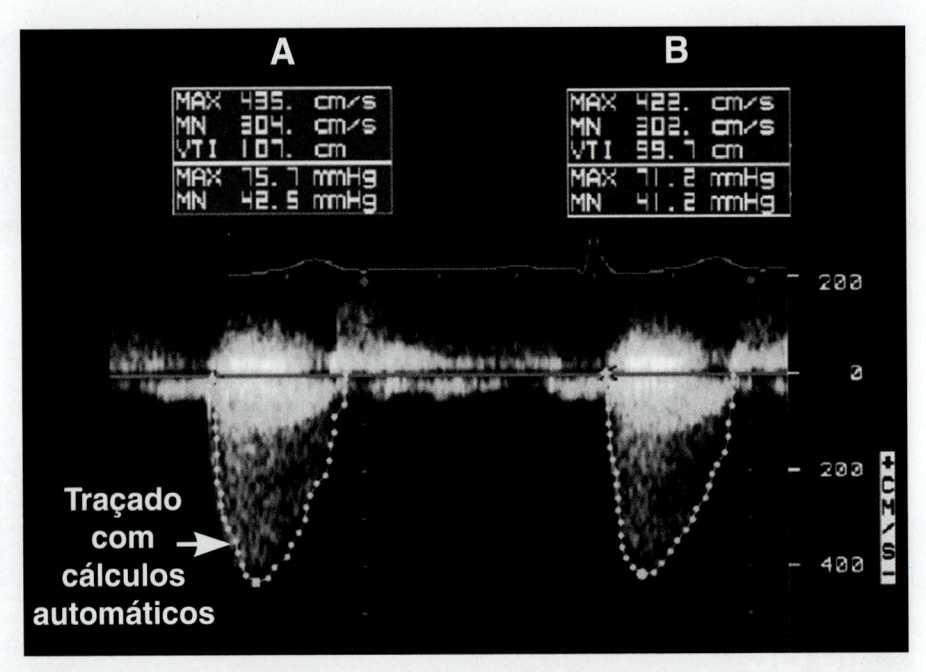

Fig. 9. Cálculo dos gradientes transaórticos por Doppler de onda contínua.

ESTENOSE AÓRTICA DE BAIXO GRADIENTE

Em algumas situações, os pacientes se apresentam com estenose aórtica grave (AVA calculada < 1 cm²) e baixos gradientes transvalvares (< 30 mmHg). Estes pacientes têm baixas frações de ejeção e baixo débito cardíaco (Fig. 6). Nesta situação, a AVA calculada pode ser pequena secundariamente ao estado de baixo débito, devendo ser interpretada com cautela. Estes pacientes podem se beneficiar com testagem adicional para diferenciar estenose aórtica grave verdadeira de estenose aórtica grave aparente por causa do estado de baixo débito. Ecocardiografia com dobutamina pode ajudar a diferenciar estas duas condições. Com a infusão de dobutamina em baixa dose, o volume sistólico se eleva, e a AVA calculada aumenta naqueles com valva funcionalmente estenótica. Entretanto, naqueles com estenose aórtica grave verdadeira, a AVA calculada permanece inalterada. O desafio com dobutamina em baixa dose é capaz, portanto, de avaliar a "reserva contrátil" – um preditor de quais os pacientes mais tendentes a se beneficiar com substituição da valva aórtica.

Mesmo pacientes com estenose crítica (área da valva < 0,75 cm²), baixo gradiente (< 30 mmHg) e baixa fração de ejeção (< 35%) podem se beneficiar com substituição da valva aórtica se exibirem reserva contrátil. Aqueles que não mostram aumento no débito cardíaco são problemáticos, e o prognóstico geralmente é ruim. A avaliação quantitativa da gravidade com desafio de baixa dose de dobutamina deve obedecer às mesmas diretrizes que em outras situações (AVA, gradientes transvalvares e índice adimensional).

Embora a planimetria possa ser usada para medir a área do orifício por ecocardiografia transesofágica, ela não é comumente implementada em cenários clínicos, porque gradientes transvalvares e AVA podem ser facilmente aplicados na maioria das situações.

ARMADILHAS

A avaliação exata da gravidade da estenose aórtica é dependente de fatores relacionados com o paciente, aquisição e análise de imagem, e interpretação dos dados (Tabela 4). Armadilhas potenciais relacionadas com o paciente não podem ser evitadas, mas a importância de um exame transtorácico meticuloso por um operador perito nunca será exagerada. É essencial adquirir a velocidade máxima usando múltiplas janelas, a fim de evitar subestimativa da medida da velocidade máxima e, portanto, superestimativa da AVA (Fig. 8). Além disso, como o raio do TSVE é elevado ao quadrado na equação de continuidade, a medição cuidadosa deste parâmetro é crucial para cálculos precisos.

A equação de Bernoulli modificada ($P = 4V^2$) não deve ser usada quando a velocidade proximal à estenose (V_{TSVE}) for maior que 1,5 cm². A versão longa da equação de

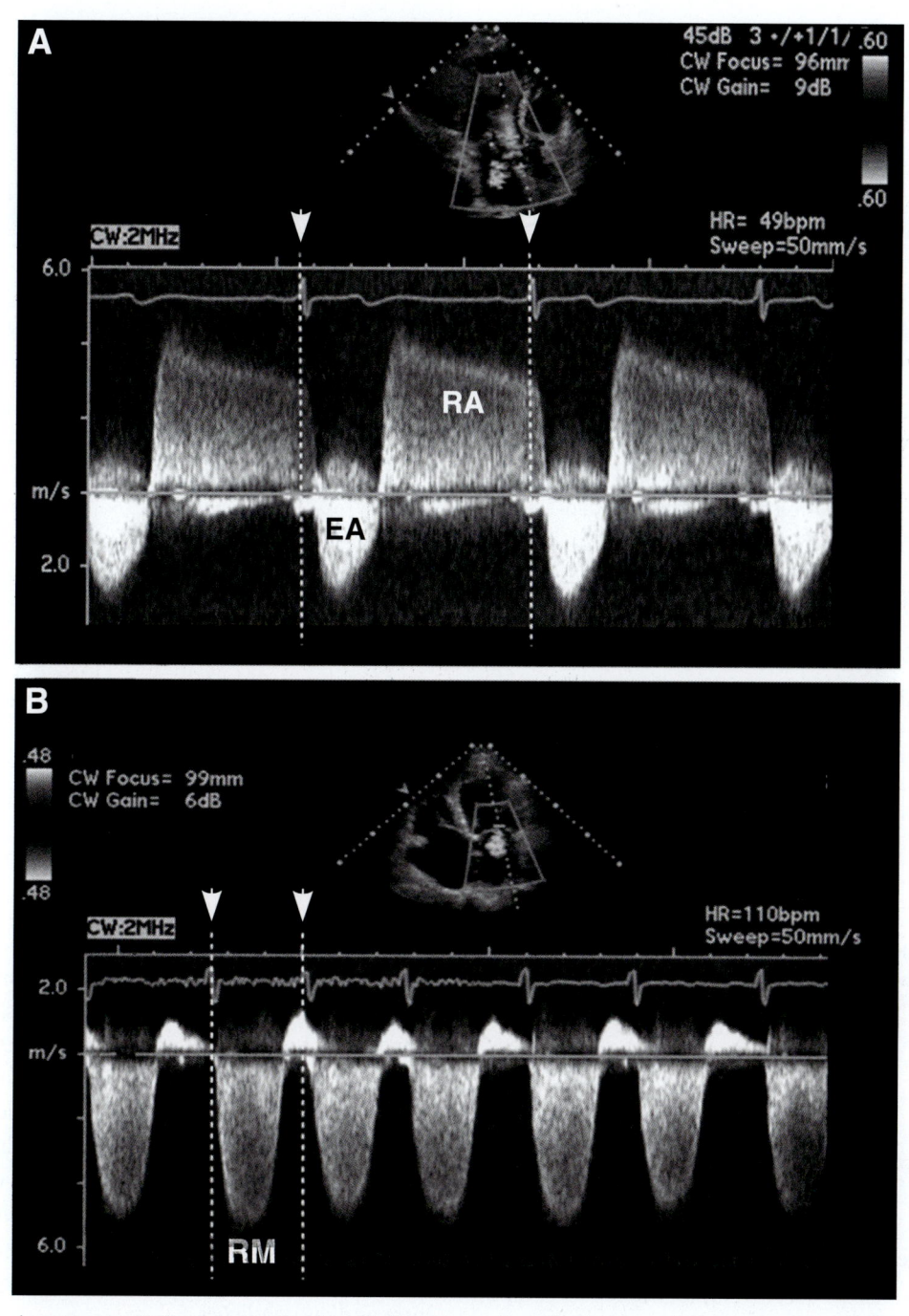

Fig. 10. Distinguindo estenose aórtica de regurgitação mitral no exame Doppler. Ambos os jatos ocorrem na sístole e aparecem como desvios da velocidade espectral para baixo quando registrados do ápice. O início da sístole ventricular e regurgitação mitral ocorre antes da abertura da valva aórtica. Além disso, a regurgitação mitral é mais longa em duração.

Bernoulli deve ser usada para calcular um gradiente transaórtico máximo mais exato. Nesta situação, a velocidade proximal não pode ser ignorada, uma vez que a equação de Bernoulli modificada é baseada em um valor desprezível da velocidade proximal.

É essencial adquirir envoltórios transaórticos adequados por meio de Doppler OC. O envoltório aórtico deve ser distinguido daquele de regurgitação mitral e regurgitação tricúspide. Estes invólucros geralmente são mais longos, em duração, uma vez que a regurgitação valvar usualmente abrange a contração e o relaxamento isovolumétricos. Além disso, a inspeção da diástole frequentemente mostra a presença de um sinal de regurgitação aórtica que não é visto com regurgitação mitral. Velocidades regurgi-

Equação de continuidade

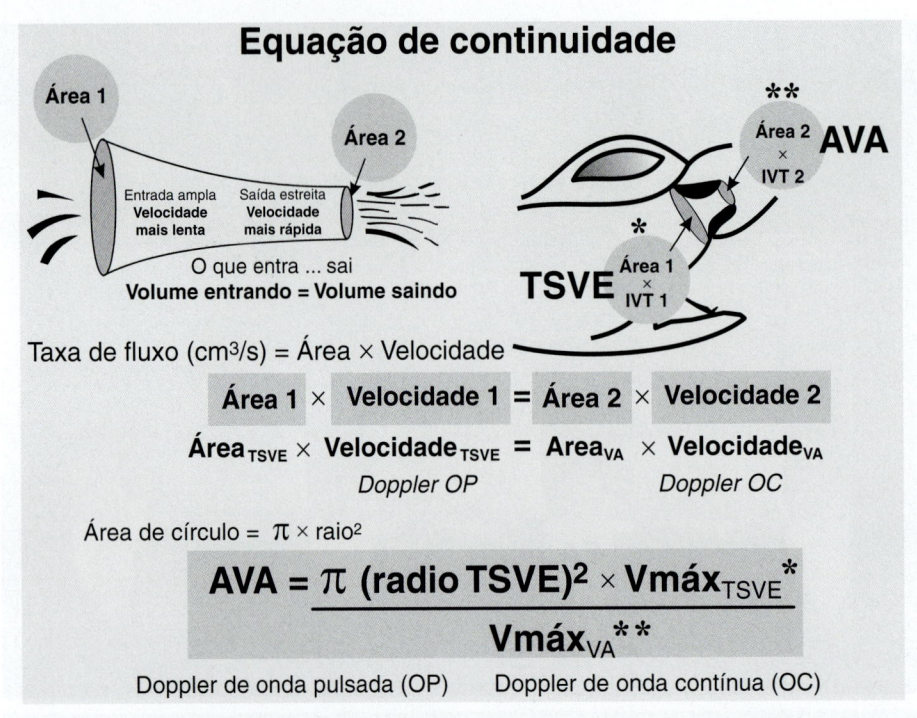

$$\text{Taxa de fluxo (cm}^3/s) = \text{Área} \times \text{Velocidade}$$

$$\text{Área 1} \times \text{Velocidade 1} = \text{Área 2} \times \text{Velocidade 2}$$

$$\underbrace{\text{Área}_{TSVE} \times \text{Velocidade}_{TSVE}}_{Doppler\ OP} = \underbrace{\text{Área}_{VA} \times \text{Velocidade}_{VA}}_{Doppler\ OC}$$

$$\text{Área de círculo} = \pi \times \text{raio}^2$$

$$AVA = \frac{\pi\ (\text{radio TSVE})^2 \times Vm\acute{a}x_{TSVE}^*}{Vm\acute{a}x_{VA}^{**}}$$

Doppler de onda pulsada (OP)   Doppler de onda contínua (OC)

Fig. 11. A equação de continuidade e suposições feitas para medição da AVA na estenose aórtica. IVT, integral de velocidade-tempo.

Tabela 2 Gravidade da Estenose Aórtica Segundo a Área da Valva

Gravidade	Área calculada da valva
Branda	> 1,5 cm²
Moderada	1-1,5 cm²
Grave	< 1 cm²

tantes mitrais geralmente excedem 4-5 m/s, e usualmente excedem a velocidade transaórtica quando encontradas no mesmo paciente.

Uma membrana subaórtica deve ser considerada quando altas velocidades são observadas no Doppler OC no contexto de excursão normal dos folhetos da valva aórtica no exame 2D. Aceleração do fluxo local durante exame Doppler de fluxo em cores pode muitas vezes ser vista no TSVE, mesmo quando nenhuma membrana é vista no imageamento transtorácico (Fig. 13; *ver* o vídeo correspondente no DVD). Nesta situação, ecocardiografia transesofágica pode confirmar a presença de uma membrana subaórtica. Fechamento sistólico precoce dos folhetos da valva aórtica no imageamento em modo M pode ser visto nesta condição.

Uma avaliação completa da estenose aórtica incorpora outros aspectos do ecocardiograma transtorácico, bem como outros fatores que predizem progressão em pacientes individuais. Insuficiência aórtica frequentemente acompanha estenose aórtica e deve ser levada em conta ao se considerar cirurgia. O grau de hipertrofia ventricular esquerda e função do VE reflete o impacto hemodinâmico da estenose. Hipertensão pulmonar na presença de estenose aórtica grave pode ser um sinal ameaçador. A presença de uma valva aórtica bicúspide deve sempre provocar uma pesquisa de coarctação da aorta, porque há uma associação estabelecida entre as duas condições.

CONCLUSÃO

A ecocardiografia transtorácica é o padrão para avaliação da gravidade da estenose aórtica. Se um exame cuidadoso for realizado, cateterismo cardíaco raramente será necessário para confirmação. Muitas instituições só empregam cateterismo meramente para avaliar o estado das artérias coronárias antes da substituição da valva. A ecocardiografia transtorácica permanece uma ferramenta abrangente no diagnóstico inicial, acompanhamento e tratamento de pacientes com doença valvar.

Tabela 3 Parâmetros de Quantificação Ecocardiográfica para Avaliar a Gravidade da Estenose Aórtica

Componentes	Medição	Local de aquisição	Modalidade de eco	Utilidade
Equação de continuidade	Diâmetro TSVE, IVT TSVE, IVT VA, gradiente médio	PEEL, A5C, A3C, A5C, A3C, IJE, PEEL direita	2D, Doppler pulsado, Doppler OC	Exata, reprodutível, dependente do fluxo
Índice de velocidade Doppler (índice dimensional)	TSVE máxima, VA máxima	A5C, A3C, PEEL direita, IJE	Doppler OC ou OP	Útil em pacientes com FA, CVPs e valvas protéticas
Gradientes Doppler de pressão	Gradiente máximo Doppler, gradiente médio Doppler	A5C, A3C, PEEL direita, IJE	Doppler OC	
Velocidade máxima do jato aórtico	Velocidade máxima	A5C, A3C, PEEL direita, IJE	Doppler OC	
Planimetria	Planimetria 2D	Vistas mesoesofágicas	ETE	Planimetria por ETE, quando estudo transtorácico for subótimo

A3C, corte apical de três câmaras; A5C, corte apical de cinco câmaras; FA, fibrilação atrial; OC, onda contínua; 2D, bidimensional; TSVE, trato de saída ventricular esquerdo; PEEL, corte paraesternal de eixo longo; IJE, incisura jugular do esterno (incisura supraesternal); ETE, ecocardiografia transesofágica; IVT, integral de velocidade-tempo; CPV, contração ventricular prematura.

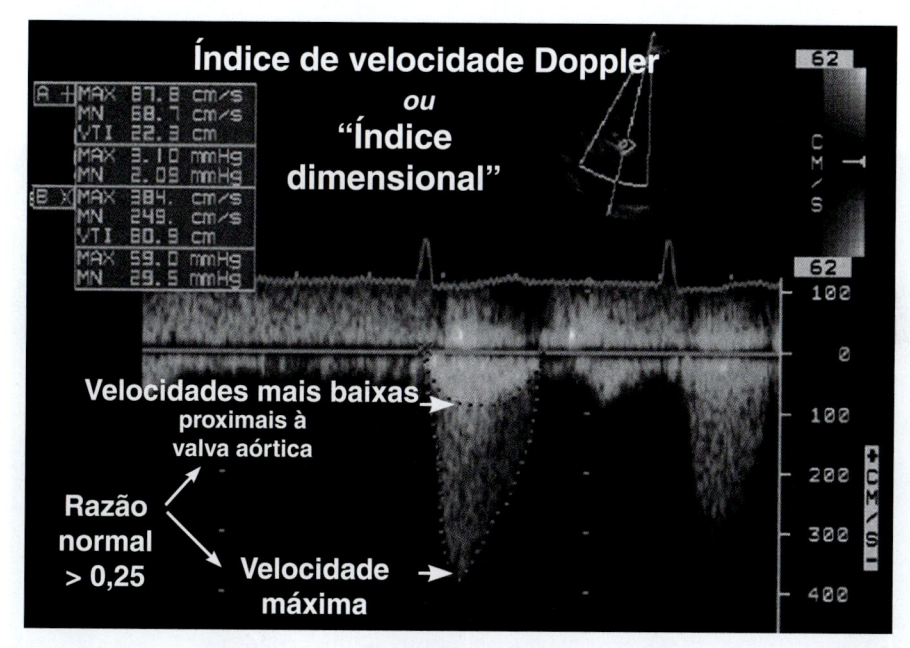

Fig. 12. Índice de velocidade Doppler ou índice adimensional por Doppler OC através da valva aórtica. O envoltório de Doppler de onda contínua mostra uma velocidade máxima de 3,8 m/s através da valva aórtica. A velocidade proximal à valva (representada pelas velocidades brilhantes mais baixas salientadas pela *seta*) alcançou 87 cm/s. A razão desta última para a primeira é menos de 0,25. Este índice de velocidade Doppler, conhecido também como índice adimensional, é normalmente mais de 0,25, mas diminui com estenose importante da valva.

Tabela 4	Armadilhas na Avaliação Ecocardiográfica da Estenose Aórtica
Armadilhas relacionadas com o paciente	Compleição corporal e anatomia
	Estado geral: pós-operatório, doença aguda, transtornos do tórax — doença pulmonar obstrutiva crônica, e assim por diante.
	Fisiologia: frequência, ritmo
Armadilhas relacionadas com a aquisição da imagem	Perícia e experiência do operador
	Tomar erradamente RM ou RT por EA
	Armadilhas concernentes a:
	Subestimativa da AVA se IVT mais alta de todas ou velocidade não registrada
	Dificuldade para medir diâmetro do TSVE, p. ex., calcificação densa
	Obstrução subaórtica levando à dificuldade para medir TSVE ou IVT
	Amostragem imprecisa de OP — levando à super ou subestimativa
	Se paciente não em ritmo sinusal: 8-10 batimentos de qualidade necessários para avaliar precisamente os parâmetros, caso contrário usar índice de velocidade Doppler (adimensional)
Armadilhas relacionadas com análise e interpretação	Erro inter e intraobservador na avaliação
	Curva de aprendizado
Armadilhas relacionadas com o método de avaliação	Dependência do fluxo: afeta a maioria dos métodos, especialmente a equação de continuidade
	Desafio com dobutamina em baixa dose pode ser necessário para avaliar reserva contrátil

FA, fibrilação atrial; EA, estenose aórtica; AVA, área da valva aórtica; OC, Doppler de onda contínua; TSVE, trato de saída ventricular esquerdo; RM, regurgitação mitral; CVP, contração ventricular prematura; OP, Doppler de onda pulsada; RT, regurgitação tricúspide; IVT, integral de velocidade-tempo.

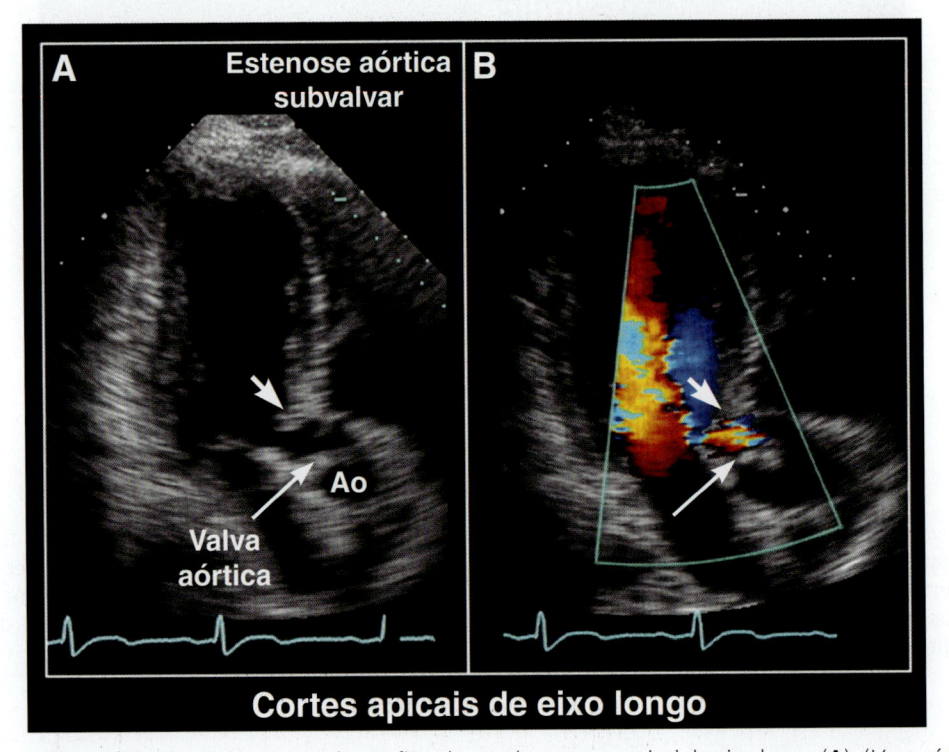

Fig. 13. Estenose aórtica subvalvar (setas) com membrana fixa observada no corte apical de eixo longo (**A**). (*Ver* o vídeo correspondente no DVD.)

LEITURAS SUGERIDAS

Bonow RO, Carabello B, de Leon AC, Jr, *et al.* Guidelines for the management of patients with valvular heart disease: executive summary. A report of the American College of Cardiology/American Heart Association Task Force on Practice Guidelines (Committee on Management of Patients with Valvular Heart Disease). Circulation 1998;98: 1949-1984.

Currie PJ, Seward JB, Reeder GS, *et al.* Continuous-wave Doppler echocardiographic assessment of severity of calcific aortic stenosis: a simultaneous Doppler-catheter correlative study in 100 adult patients. Circulation 1985;71:1162-1169.

deFilippi CR, Willett DL, Brickner ME, *et al.* Usefulness of dobutamine echocardiography in distinguishing severe from non-severe valvular aortic stenosis in patients with depressed left ventricular function and low transvalvular gradients. Am J Cardiol 1995;75:191-194.

Oh J, Seward J, Tajik A. The Echo Manual. 2nd ed. Rochester: Lippincott Williams and Wilkins, 1999.

Oh JK, Taliercio CP, Holmes DR, Jr, *et al.* Prediction of the severity of aortic stenosis by Doppler aortic valve area determination: prospective Doppler-catheterization correlation in 100 patients. J Am Coll Cardiol 1988;11:1227-1234.

Pereira JJ, Lauer MS, Bashir M, *et al.* Survival after aortic valve replacement for severe aortic stenosis with low transvalvular gradients and severe left ventricular dysfunction. J Am Coll Cardiol 2002;39:1356-1363.

Skjaerpe T, Hegrenaes L, Hatle L. Noninvasive estimation of valve area in patients with aortic stenosis by Doppler ultrasound and two-dimensional echocardiography. Circulation 1985;72:810-818.

Weyman A. Principles and Practice of Echocardiography, 2nd ed. Philadelphia: Lea and Fibiger, 1994.

12 AVALIAÇÃO ECOCARDIOGRÁFICA DA REGURGITAÇÃO AÓRTICA

Susan M. Sallach, MD
Sharon C. Reimold, MD

CONTEÚDO

INTRODUÇÃO
AVALIAÇÃO ECOCARDIOGRÁFICA EM PACIENTES COM REGURGITAÇÃO AÓRTICA
AVALIAÇÃO DA MORFOLOGIA DA VALVA AÓRTICA
ANATOMIA DA VALVA AÓRTICA
AVALIAÇÃO ECOCARDIOGRÁFICA DA MORFOLOGIA DA VALVA AÓRTICA
IMPACTO DA REGURGITAÇÃO AÓRTICA SOBRE O VENTRÍCULO ESQUERDO
AVALIAÇÃO ECOCARDIOGRÁFICA DOPPLER DO PACIENTE COM REGURGITAÇÃO AÓRTICA
MEDIDAS QUANTITATIVAS DA REGURGITAÇÃO AÓRTICA
LEITURAS SUGERIDAS

INTRODUÇÃO

Regurgitação aórtica ocorre quando uma fração do sangue ejetado do ventrículo esquerdo para dentro da aorta durante a sístole reflui durante a diástole. O início pode ser agudo ou crônico, dependendo da etiologia, e pode ser classificado como brando, moderado ou grave (Tabela 1). Este refluxo de sangue resulta em sobrecarga de volume e pressão do ventrículo esquerdo, levando a trabalho ventricular aumentado. A sobrecarga de volume pode, com o tempo, conduzir à dilatação e hipertrofia ventriculares esquerdas. Embora muitos pacientes com regurgitação aórtica permaneçam assintomáticos durante muitos anos, regurgitação aórtica importante pode eventualmente levar à insuficiência cardíaca congestiva. A ecocardiografia desempenha valioso papel na avaliação e no tratamento dos pacientes com regurgitação aórtica subjacente.

AVALIAÇÃO ECOCARDIOGRÁFICA EM PACIENTES COM REGURGITAÇÃO AÓRTICA

A avaliação ecocardiográfica dos pacientes com regurgitação aórtica envolve verificação da morfologia da valva, da raiz aórtica, do grau de regurgitação e de tamanho e função ventriculares.

AVALIAÇÃO DA MORFOLOGIA DA VALVA AÓRTICA

Para avaliar o paciente com regurgitação aórtica, é importante primeiro investigar a morfologia da valva aórtica e estruturas adjacentes (inclusive a raiz aórtica), seguindo-se uma avaliação do impacto da regurgitação aórtica sobre a geometria e a função ventriculares esquerdas. Medições Doppler fornecem avaliações semiquantitativa e quantitativa do grau de gravidade da regurgitação aórtica. Podem ser usadas ecocardiografias transtorácica e transesofágica para avaliar e quantificar a gravidade da disfunção valvar.

ANATOMIA DA VALVA AÓRTICA

A valva aórtica tem três folhetos na maioria das pessoas. Em indivíduos com valva aórtica tricúspide, o mecanismo da regurgitação aórtica pode ser secundário a anormalidades dos seios aórticos, anel, folhetos e/ou da relação geométrica entre a valva aórtica e o trato de saída ventricular esquerdo (TSVE) (Figs. 1 e 2). Por exemplo, pacientes com síndrome de Marfan podem ter seios aórticos e anel aórtico dilatados, resultando em coaptação defeituosa das válvulas aórticas e regurgitação aórtica central, mas folhetos da valva aórtica normais sob os demais aspectos (Fig. 3; *ver* o vídeo correspondente no DVD). Pacientes com endocardite podem ter anel aórtico e seios aórticos normais, mas pode suceder des-

| Tabela 1 | Etiologia da Regurgitação Aórtica |

Doenças que comprometem os folhetos ("cúspides") da valva aórtica
- Degeneração calcificada senil
- Valva aórtica bicúspide
- Cardiopatia valvar reumática
- Endocardite

Doenças que comprometem a raiz aórtica
- Hipertensão
- Complexo de valva aórtica bicúspide
- Doenças do colágeno, p. ex., síndromes de Marfan e de Ehlers-Danlos
- Dissecção aórtica (Tipo A)
- Trauma
- Aortite (vasculítica, infecciosa)
- Defeito septal ventricular

truição dos folhetos da valva, levando à disfunção valvar aórtica (Fig. 4; *ver* o vídeo correspondente no DVD). Nos pacientes com doença degenerativa da valva aórtica, anormalidades combinadas do anel, seios e folhetos podem prover a base anatômica para regurgitação aórtica (ectasia anuloaórtica). Pacientes com cardiopatia congênita, como defeito septal ventricular (especialmente as variedades membranosa e perimembranosa) podem ter uma relação anatomicamente anormal entre o trato de saída ventricular esquerdo e a valva aórtica, o que leva à regurgitação aórtica (Fig. 1).

Uma pequena proporção (1-2%) da população adulta total possui valva aórtica (bicúspide) (Fig. 5; *ver* o vídeo correspondente no DVD). Estas valvas muitas vezes levam à estenose, regurgitação, ou ambas, em virtude da arquitetura e da coaptação anormais dos folhetos. As valvas aórticas bicúspides são associadas à dilatação dos seios aórticos. Os pacientes com dilatação aórtica devida à hipertensão desenvolvem muitas vezes regurgitação aórtica, usualmente com um jato regurgitante central. Além disso, alguns tipos de antígenos linfocitários humanos (HLA) (p. ex., HLA B27) são associados a risco aumentado de dilatação da raiz levando à insuficiência aórtica.

AVALIAÇÃO ECOCARDIOGRÁFICA DA MORFOLOGIA DA VALVA AÓRTICA

O corte paraesternal de eixo longo (PEEL) é usado para medir TSVE, anel aórtico e seios aórticos. Espessamento e prolapso dos folhetos podem ser visualizados por esta janela de imageamento. Uma valva aórtica congenitamente anormal deve ser fortemente suspeitada sempre que coaptação acentuadamente excêntrica dos folhetos for notada em cortes paraesternais. A largura do jato de cor (*ver* a seção "Avaliação Ecocardiográfica Doppler do Paciente com Regurgitação Aórtica") é também medida neste corte. Imagens paraesternais de eixo curto (PEEC) constituem os cortes ideais para identificar a morfologia das válvulas ([tricúspide] *versus* [bicúspide] ou quadricúspide). Vegetações podem aparecer como massas afixadas aos folhetos da valva que podem prolapsar para dentro do TSVE. Endocardite pode causar perfuração dos folhetos da valva, tornando-se evidente sob a forma de anormalidades de cor que indicam perfuração valvular. Em pacientes com regurgitação aórtica, as dimensões do anel aórtico, dos seios aórticos e da junção sinotubular devem ser registradas, e a presença ou ausência de espessamento da valva e outras anormalidades congênitas devem ser anotadas.

IMPACTO DA REGURGITAÇÃO AÓRTICA SOBRE O VENTRÍCULO ESQUERDO

Com a passagem do tempo, a regurgitação aórtica pode levar à dilatação ventricular esquerda progressiva e hipertrofia ventricular esquerda excêntrica. A dilatação ventricular esquerda é influenciada pelo grau e pela duração da regurgitação. Na regurgitação crônica, portanto, é incomum um paciente com regurgitação aórtica grave ter dimensões normais da câmara ventricular esquerda. A maioria dos pacientes com regurgitação aórtica importante desenvolve dilatação ventricular esquerda antes de desenvolver disfunção sistólica ventricular esquerda. A extensão da dilatação ventricular esquerda prediz a necessidade da substituição subsequente da valva aórtica. As mulheres com regurgitação aórtica tendem a ter ventrículo menor para o mesmo grau de dilatação, em comparação com os homens. Por esta razão, as dimensões das câmaras devem ser indexadas à área de superfície corporal. O tamanho e a função ventriculares esquerdos podem predizer os resultados e/ou a necessidade de cirurgia (p. ex., um diâmetro diastólico final de 80 mm e um diâmetro sistólico final > 50 mm). Um diâmetro sistólico final indexado (> 25 mm/m^2) constitui um ponto de corte útil em homens e mulheres. Uma fração de ejeção ventricular esquerda (FEVE) menor que 55% e alterações na fração de ejeção com o esforço também são preditores do desfecho na regurgitação aórtica.

Medições cuidadosas das dimensões diastólica final e sistólica final ventriculares esquerdas, bem como da fração de ejeção, portanto, são componentes importantes da avaliação de pacientes com regurgitação aórtica (Fig. 6A, B). Estas dimensões, a partir das quais a fração de ejeção pode ser calculada, tipicamente são medidas pelo corte PEEL, ou, alternativamente, a partir de volumes obtidos usando janelas apicais (*ver* Capítulo 4).

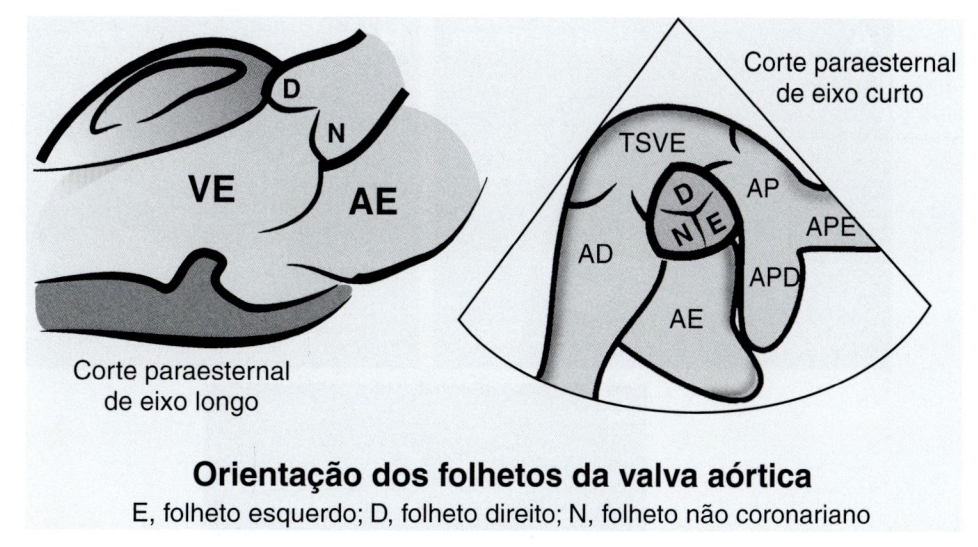

Fig. 1. Relações anatômicas das válvulas ("cúspides") da valva aórtica em ecocardiografia bidimensional.

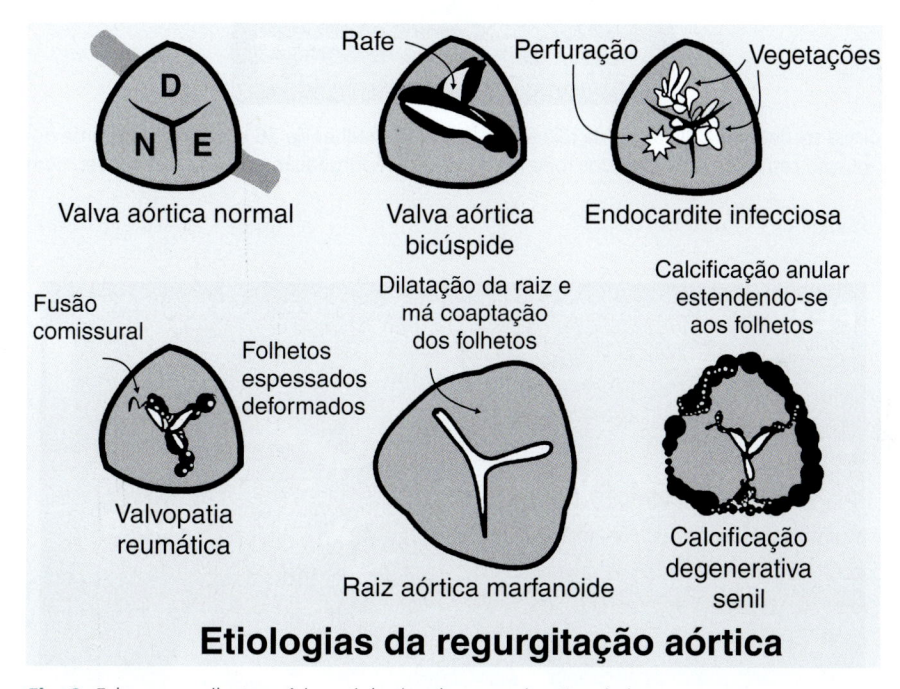

Fig. 2. Esboço que ilustra várias etiologias de regurgitação aórtica.

O fluxo regurgitante aórtico leva a um aumento rápido na pressão diastólica ventricular esquerda. Quando esta excede a pressão atrial esquerda, a valva mitral se fecha. Fechamento prematuro da valva mitral e outros sinais ecocardiográficos de sobrecarga ventricular esquerda podem ser evidentes (Fig. 7).

Uma vez que a regurgitação aórtica sobrecarrega hemodinamicamente o ventrículo esquerdo, ela leva a um aumento absoluto da FEVE. Os pacientes cuja fração de ejeção cai a menos de 55% têm função sistólica ventricular esquerda deprimida. Isto pode ser parcialmente reversível se a substituição da valva aórtica for empreendida dentro de seis meses do desenvolvimento da disfunção sistólica. Por esta razão, a avaliação da função sistólica é um componente importante do exame ecocardiográfico na regurgitação aórtica.

AVALIAÇÃO ECOCARDIOGRÁFICA DOPPLER DO PACIENTE COM REGURGITAÇÃO AÓRTICA

Imageamento Doppler de fluxo em cores representa um método semiquantitativo para avaliar a gravidade da regurgitação aórtica. O jato regurgitante pode ser visualizado por

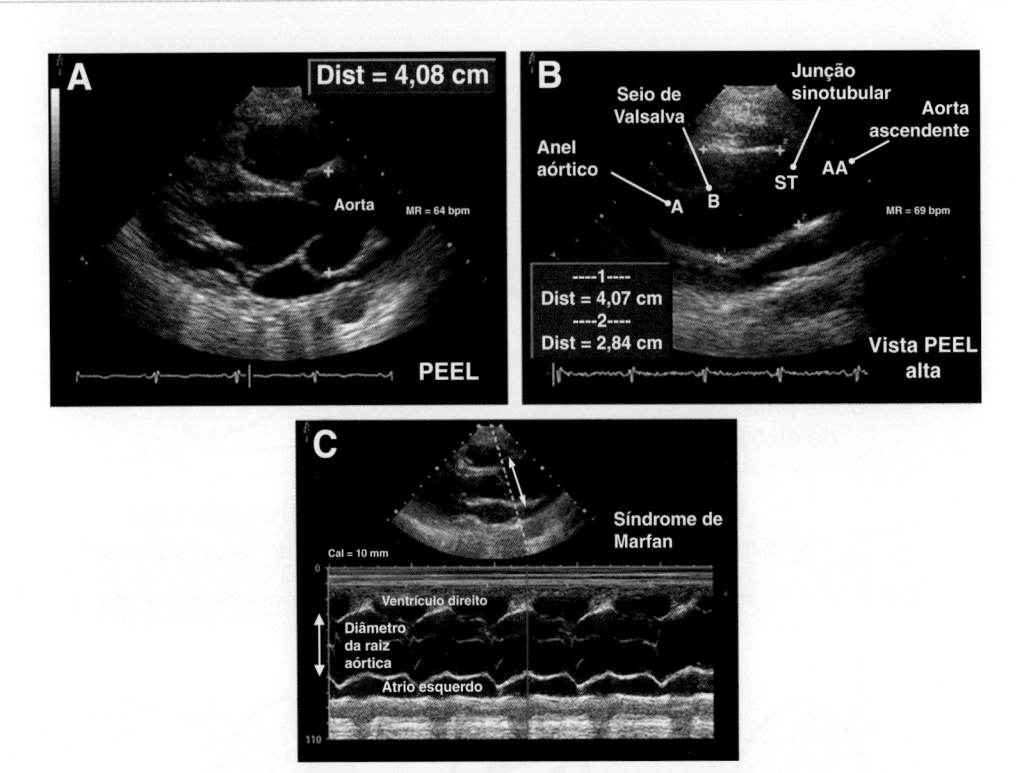

Fig. 3. Regurgitação aórtica secundária à dilatação da raiz aórtica em uma mulher de 26 anos com síndrome de Marfan. Dilatação anular pode levar à coaptação central inadequada dos folhetos da valva e regurgitação aórtica. (*Ver* o vídeo correspondente no DVD.)

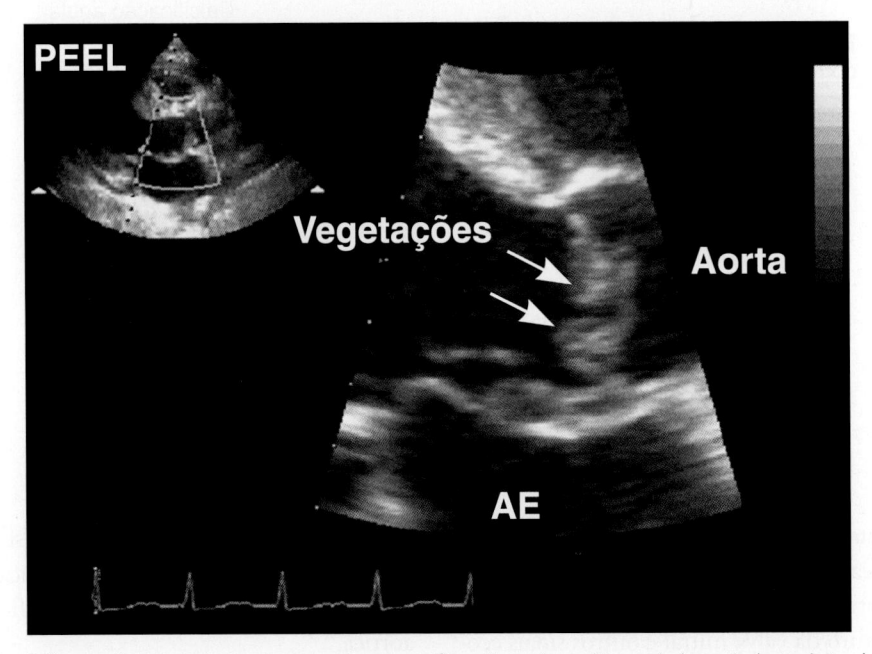

Fig. 4. Endocardite dos folhetos da valva aórtica mostrando vegetações. A endocardite pode levar à destruição dos folhetos, conforme observado nesta incidência. (*Ver* o vídeo correspondente no DVD.)

imageamento de fluxo em cores em múltiplos cortes. Doppler de fluxo em cores no corte PEEL fornece uma estimativa do tamanho do orifício regurgitante (Fig. 8). O diâmetro (ou largura) do jato em cores é medido na diástole imediatamente abaixo (dentro de 1 cm) da valva aórtica. Em pacientes com regurgitação aórtica em virtude de valvas com três cúspides, esta largura do jato é proporcional ao tamanho do defeito da valva aórtica. Se o orifício for irregular, como na doença de

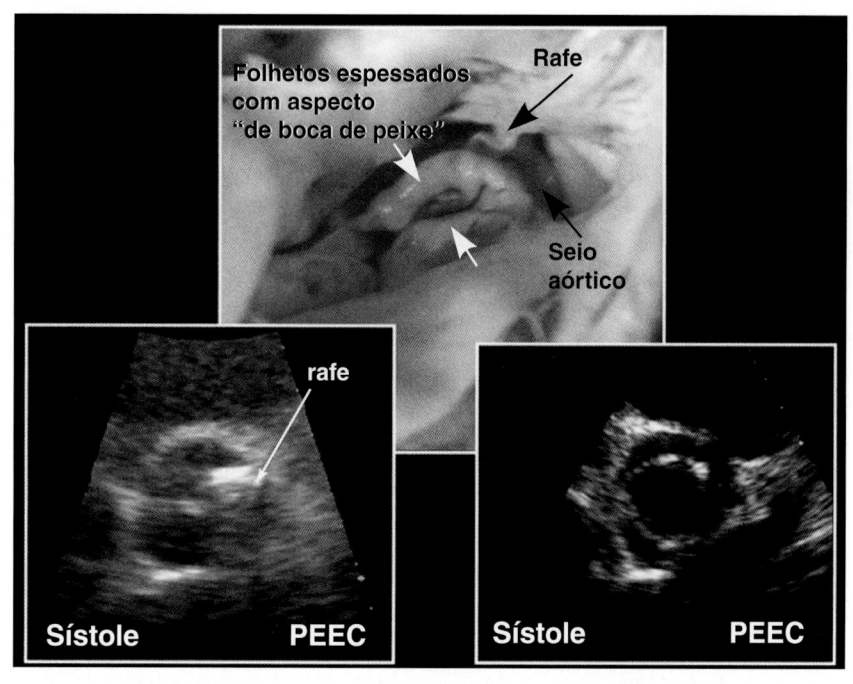

Fig. 5. Valva aórtica bicúspide pode ter uma rafe visível – a crista de fusão de duas cúspides aórticas. O orifício aórtico muitas vezes exibe uma aparência ovoide ou "de boca de peixe" durante a sístole. PEEC, corte paraesternal de eixo curto. (*Ver* o vídeo correspondente no DVD.)

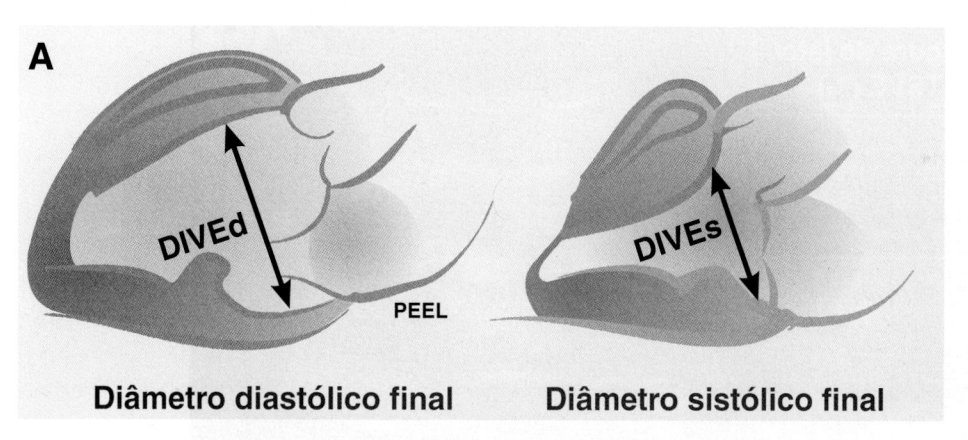

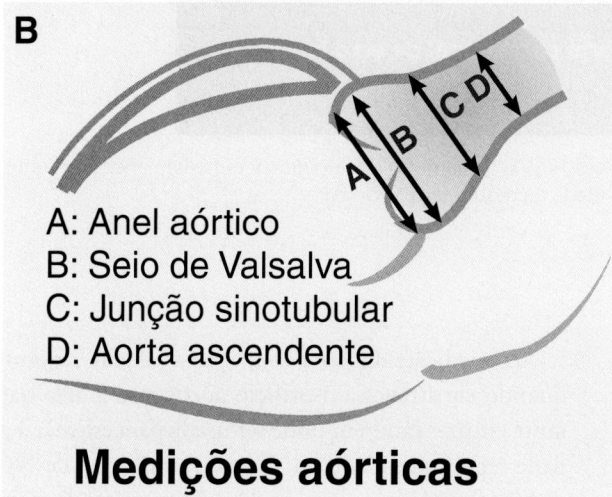

Dimensões aórticas	
Diâmetros aórticos são proporcionais ao tamanho corporal e geralmente aumentam com o envelhecimento	
Medidas na vista PEEL	Faixa de variação (cm)
Diâmetro do anel aórtico	1,4-2,6
Seio de Valsalva	2,1-3,5
Junção sinotubular	1,7-3,4
Aorta ascendente	2,1-3,4

Cardiac Ultrasound Laboratory, Massachusetts General hospital

Fig. 6. (**A**) Dimensões do ventrículo esquerdo (medidas PEEL). (**B**) Dimensões da aorta (medidas PEEL).

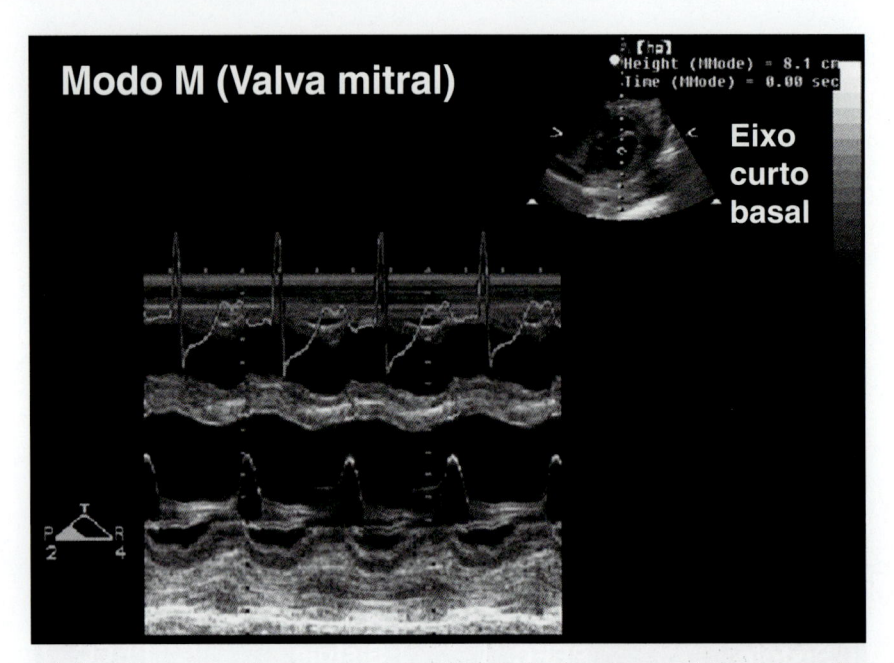

Fig. 7. Modo M mostrando fechamento diastólico prematuro da valva mitral – um reflexo do impacto hemodinâmico da regurgitação aórtica sobre o ventrículo esquerdo. Outros sinais no modo M incluem tremulação do folheto anterior da valva mitral (e, menos comumente, tremulação diastólica septal).

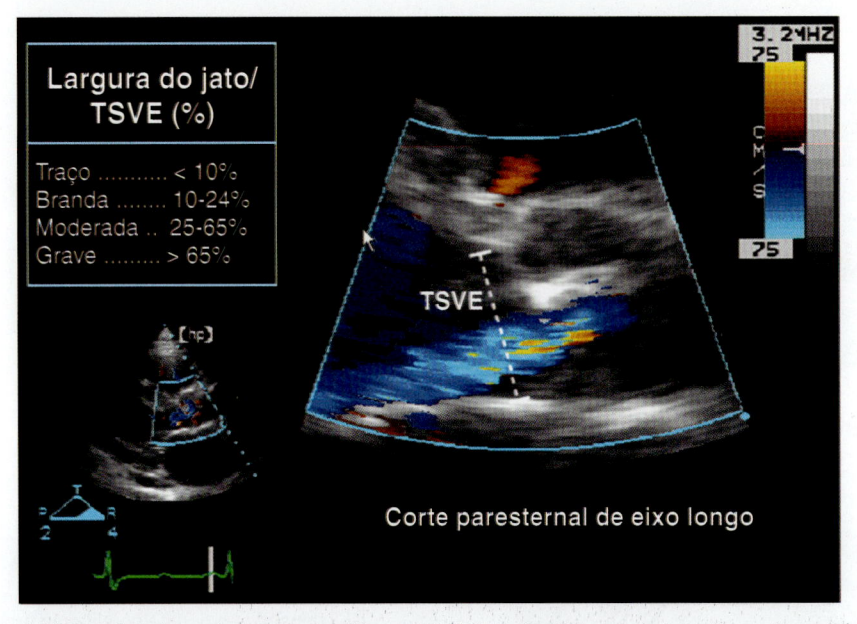

Fig. 8. Razão da largura (diâmetro) do jato aórtico para o diâmetro do TSVE. O diâmetro do jato de cor é medido imediatamente abaixo da valva aórtica, sendo um índice semiquantitativo da gravidade da regurgitação aórtica.

valva aórtica bicúspide, a largura do jato em cores *não é relacionada* com o grau de regurgitação. A proporção do diâmetro do jato para o diâmetro do TSVE pode ser calculada (Fig. 9). Esta razão pode fornecer uma estimativa semiquantitativa do grau de regurgitação: menos de 10%, traço; 10-24%, branda; 25-65% moderada; e maior que 65%, grave.

A medição da *vena contracta* – o jato regurgitante quando ele atravessa o orifício aórtico ou a área regurgitante eficaz – também pode ser usada para estimar a gravidade regurgitante aórtica. Usando um limite de Nyquist de 50-60 cm/s, uma largura da *vena contracta* de menos de 0,3 se correlaciona com regurgitação aórtica branda. Uma

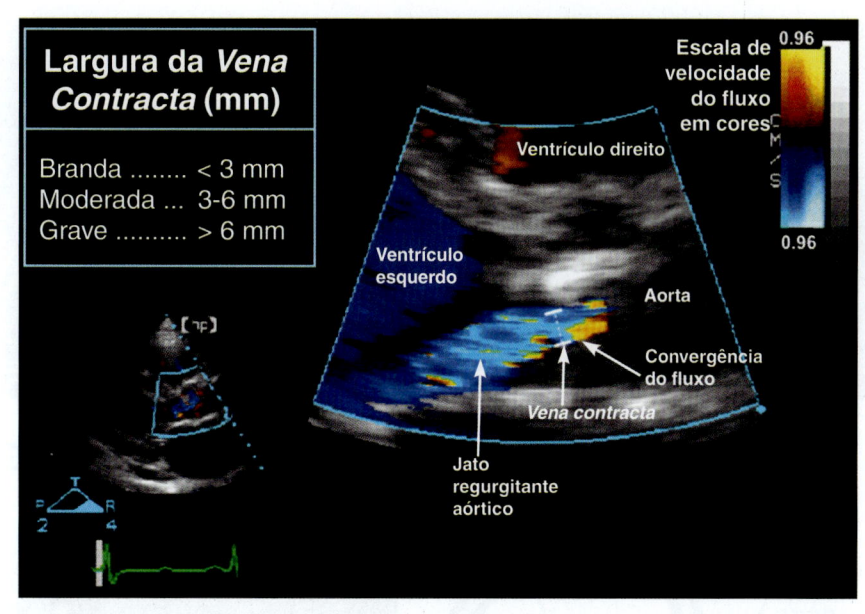

Fig. 9. Avaliação semiquantitativa da gravidade da regurgitação aórtica pela largura da *vena contracta*. Observar os três componentes do fluxo regurgitante aórtico: a convergência do fluxo – acima do orifício, a *vena contracta* – através do orifício e o jato regurgitante – abaixo do orifício.

largura da *vena contracta* de 0,3-0,6 cm é compatível com regurgitação aórtica moderada, enquanto uma largura maior que 0,6 indica regurgitação aórtica grave (Fig. 9).

A visualização do jato de cor da regurgitação aórtica no corte PEEC é outro método para a quantificação da gravidade da regurgitação (Fig. 10A). A área do jato de cor regurgitante pode ser medida e comparada com a do TSVE, com o resultado sendo expresso em porcentagem (Fig. 10B). Usando-se este método de razão de áreas simplificada, os pacientes com regurgitação aórtica branda têm razões de menos de 5%. Regurgitação aórtica grave ocorre quando as razões excedem 60%, com uma faixa ampla entre 5 e 60% indicadoras de regurgitação aórtica moderada.

A perturbação do jato de cor da regurgitação aórtica também é facilmente visualizada pelas janelas apicais (Fig. 11A; *ver* o vídeo correspondente no DVD). O comprimento e a área do jato de cor, no entanto, são menos proporcionais (nestes cortes) ao grau de regurgitação e mais influenciados pelo gradiente de pressão diastólica entre aorta e VE, bem como interações entre o jato regurgitante e as paredes do trato de ejeção (Fig. 11B, *ver* o vídeo correspondente no DVD). A largura do jato de cor é ocasionalmente medida por esta vista, mas a projeção paraesternal fornece a melhor resolução axial.

MEDIDAS QUANTITATIVAS DA REGURGITAÇÃO AÓRTICA

O Doppler de onda contínua do jato regurgitante aórtico reflete a diferença de pressão entre a aorta e o ventrículo esquerdo durante a diástole. O sinal Doppler de onda contínua é mais bem medido pelas janelas apicais. Com jatos excêntricos, melhores sinais podem ser obtidos pela segunda janela intercostal direita. Quanto mais denso o envoltório espectral, mais grave é a regurgitação (Fig. 12). A velocidade de desaceleração do sinal Doppler de onda contínua é ao mesmo tempo uma função do grau de regurgitação e da pressão diastólica final ventricular (Fig. 13). À medida que o grau de regurgitação aumenta, a pressão diastólica aórtica diminui, e a pressão diastólica final ventricular esquerda aumenta. Isto leva a uma queda rápida na pressão (bem como na velocidade) através da valva – correspondendo aos sinais clínicos familiares de uma pressão de pulso alargada. Um meio-tempo de pressão de menos de 200 ms é compatível com regurgitação aórtica grave. Regurgitação aórtica

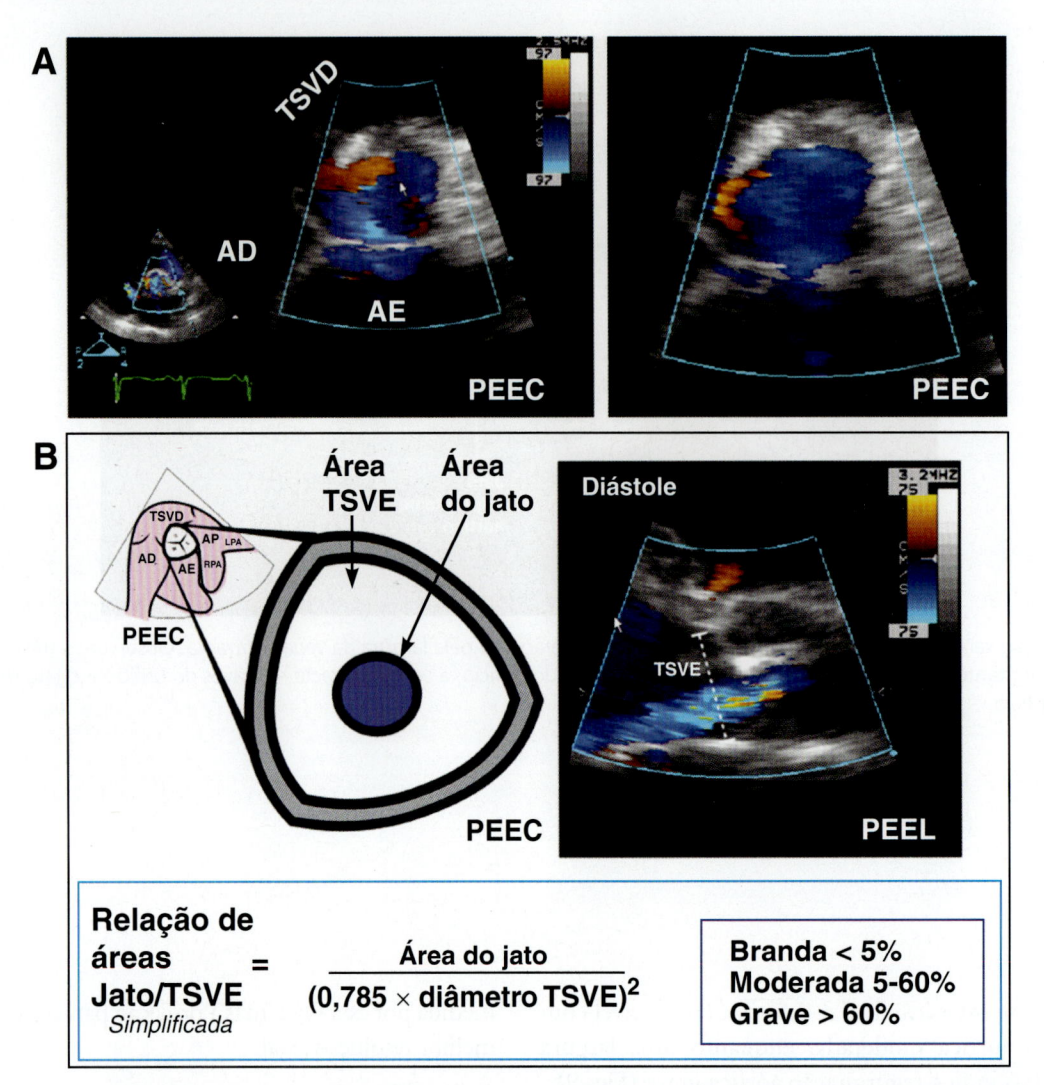

Fig. 10. (**A**) A área do jato de cor medida pela vista PEEC é proporcional à área do orifício de regurgitação. Nestas imagens, a cor da regurgitação aórtica *(azul)* é vista centralmente, mas varia durante toda a diástole em virtude de uma área variável do orifício *(ver* o vídeo correspondente no DVD). (**B**) Avaliação semiquantitativa da gravidade da regurgitação aórtica por avaliação com Doppler de fluxo em cores (relação simplificada da área do jato/área do TSVE) usando PEEC.

moderada equivale a um meio-tempo de pressão de 200-500 ms, enquanto regurgitação branda é indicada por um meio-tempo de pressão excedendo 500 ms (Fig. 14). Globalmente, meios-tempos de pressão são medidas mais exatas da agudeza da regurgitação aórtica do que medidas volumétricas da regurgitação aórtica, uma vez que o meio-tempo de pressão é influenciado pela complacência da câmara além das pressões nas câmaras. A medição precisa do meio-tempo de pressão é também dependente de se obter um sinal bem visualizado do jato regurgitante. Pacientes com pequenos volumes de regurgitação ou janelas ruins podem ter espectros incompletos, tornando difícil a mensuração desta medida.

O cálculo do volume regurgitante e da fração regurgitante fornece uma melhor quantificação da gravidade da insuficiência valvar (Fig. 15). O volume regurgitante é igual ao fluxo para fora da valva aórtica (volume sistólico aórtico) menos o fluxo através da valva mitral (volume sistólico mitral). O cálculo do volume regurgitante exige a medição dos diâmetros do TSVE e do anel mitral, bem como as integrais de velocidade-tempo (IVT) do fluxo através do TSVE e o anel mitral. O fluxo aórtico é igual a *pi* (π) multiplicado pelo quadrado do raio do TSVE multiplicado pela IVT do fluxo aórtico. O fluxo mitral é calculado como π multiplicado pelo quadrado do raio do anel mitral multiplicado pela IVT do fluxo mitral. Regurgitação aórtica branda é considerada quando a fração regurgitante é inferior a 30 mL/batimento, moderada entre 30 e 60 mL por batimento, e regurgitação grave quando excede 60 mL por batimento.

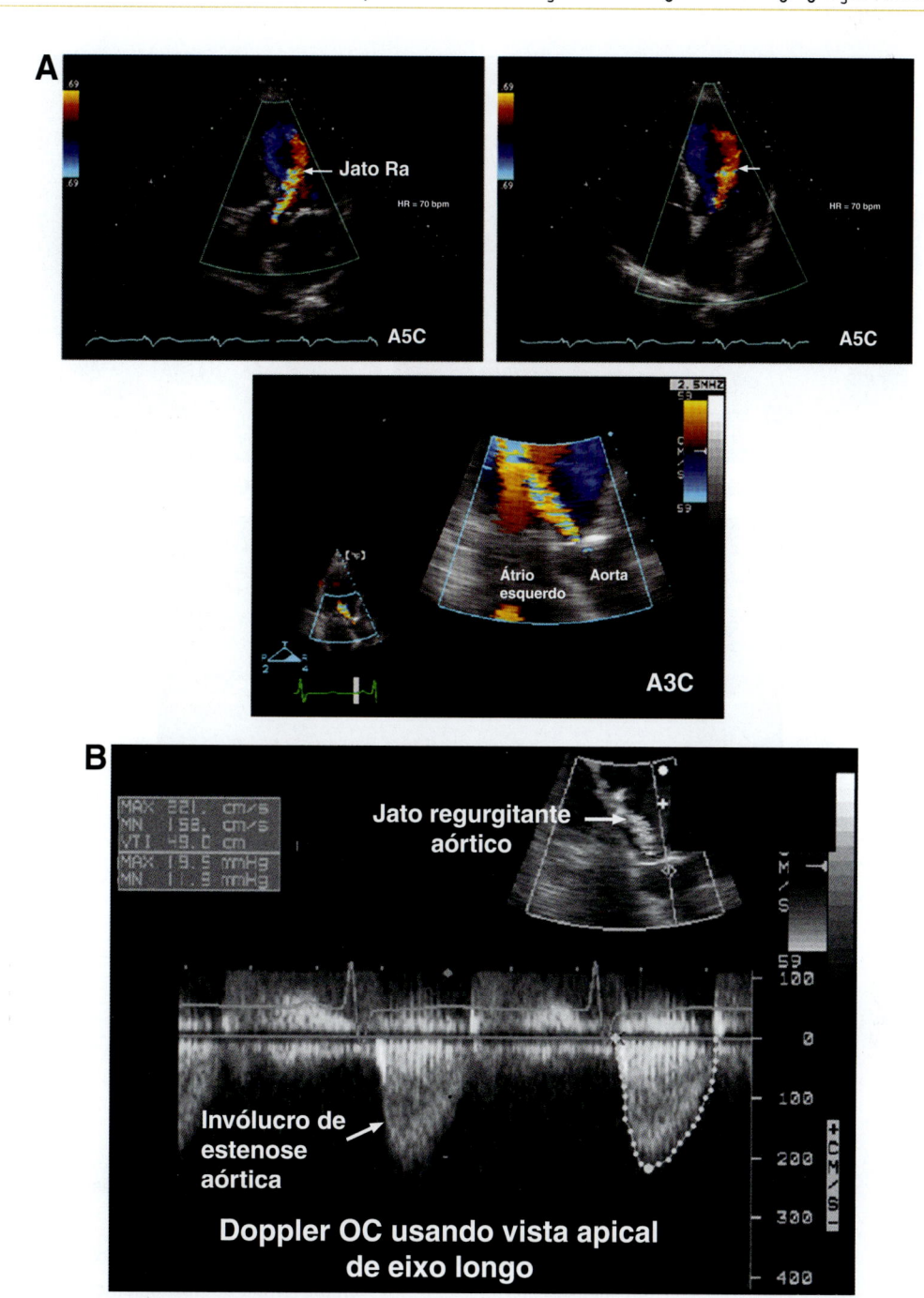

Fig. 11. (A) A partir das janelas apicais, o jato da regurgitação aórtica aparece como uma perturbação do fluxo em cores diastólico no TSVE. O comprimento e a área do jato são influenciados pela pressão de impulsão aórtica (pressão aórtico–ventricular esquerda) e são, portanto, indicadores menos confiáveis da gravidade da doença. Medir a largura do jato a partir das projeções apicais é possível, mas geralmente menos confiável que medições paraesternais. **(B)** Avaliação com Doppler de onda contínua (OC) do fluxo através da valva aórtica em um paciente com regurgitação aórtica. Muitos pacientes têm dupla lesão da valva aórtica. Velocidades sistólicas transvalvares aumentadas podem representar estenose. (*Ver* o vídeo correspondente no DVD.)

A fração regurgitante é igual ao volume regurgitante dividido pelo volume sistólico total. O volume sistólico total é equivalente ao fluxo para fora da valva aórtica, conforme previamente definido. Frações regurgitantes de menos de 30% são compatíveis com regurgitação branda, 30-50% com regurgitação moderada, e mais de 50% com regurgitação grave.

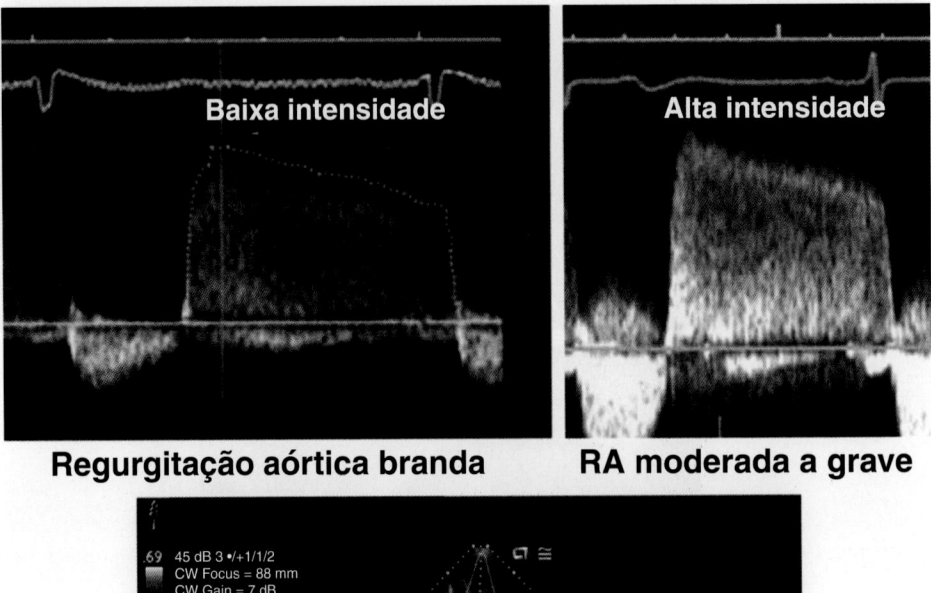

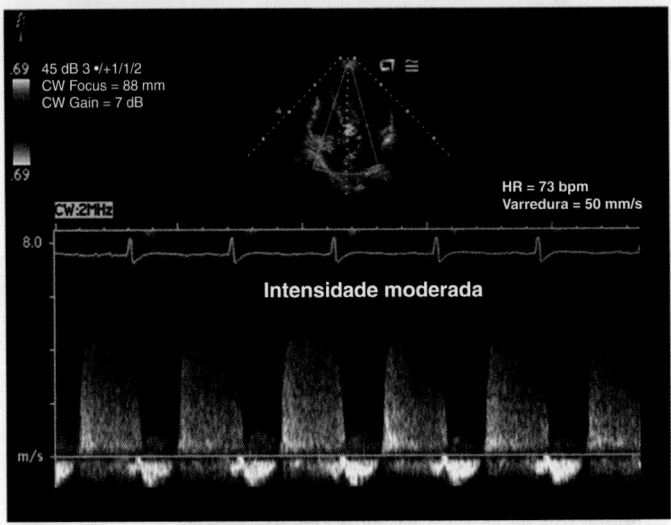

Fig. 12. Intensidades de sinal na gravidade da regurgitação aórtica.

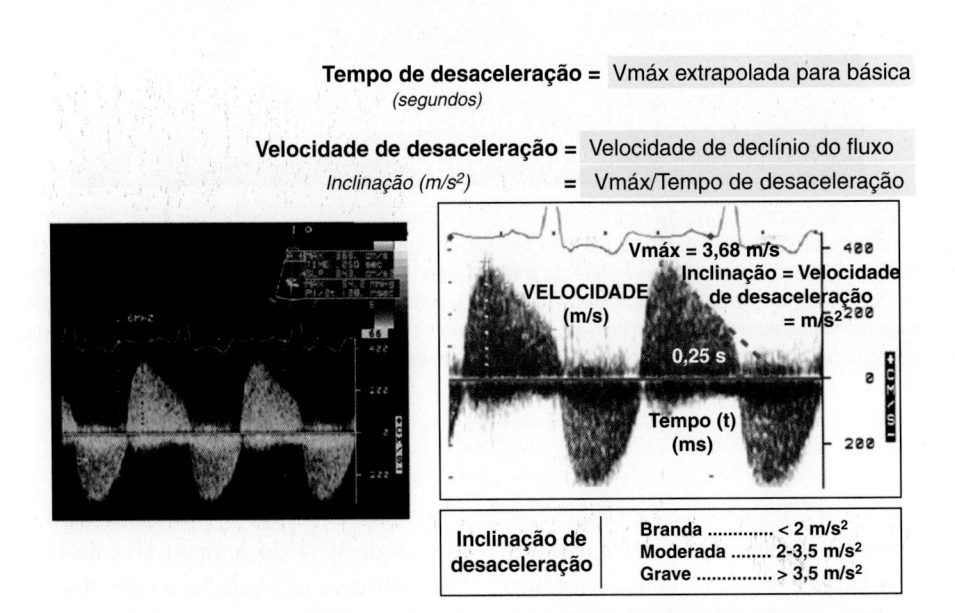

Fig. 13. Velocidade de desaceleração. A velocidade de desaceleração do sinal Doppler de onda contínua reflete ao mesmo tempo o grau de regurgitação e a pressão diastólica final ventricular.

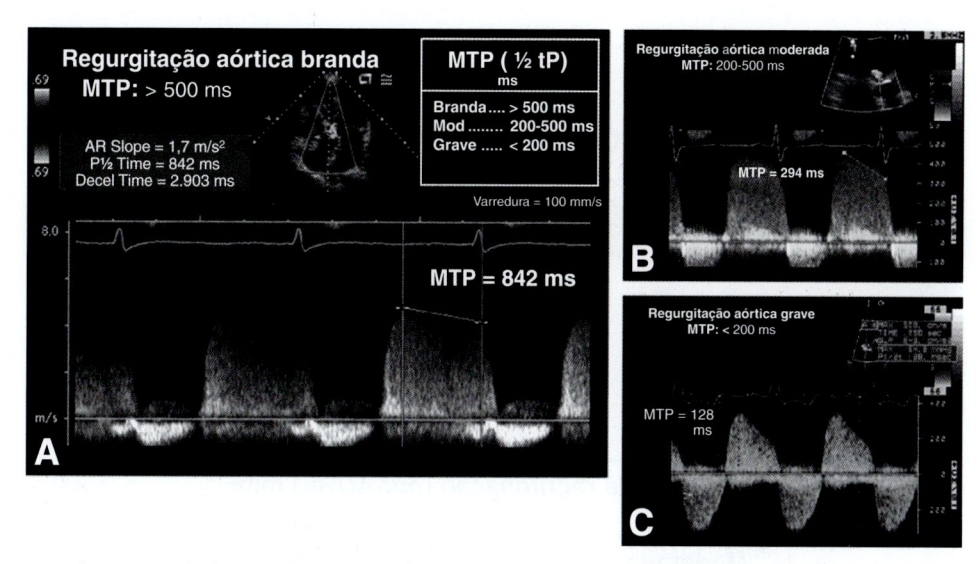

Fig. 14. Meios-tempos de pressão (MTP ou 1/2 tP). O meio-tempo de pressão é o tempo que leva para a pressão máxima (mmHg) cair à metade do seu valor inicial. À medida que aumenta o grau de regurgitação, a pressão diastólica aórtica diminui e a diastólica final ventricular esquerda aumenta. Isto leva a uma queda rápida na pressão (bem como na velocidade) através da valva aórtica. Quanto mais grave a regurgitação aórtica, maior a inclinação e mais curto o MTP.

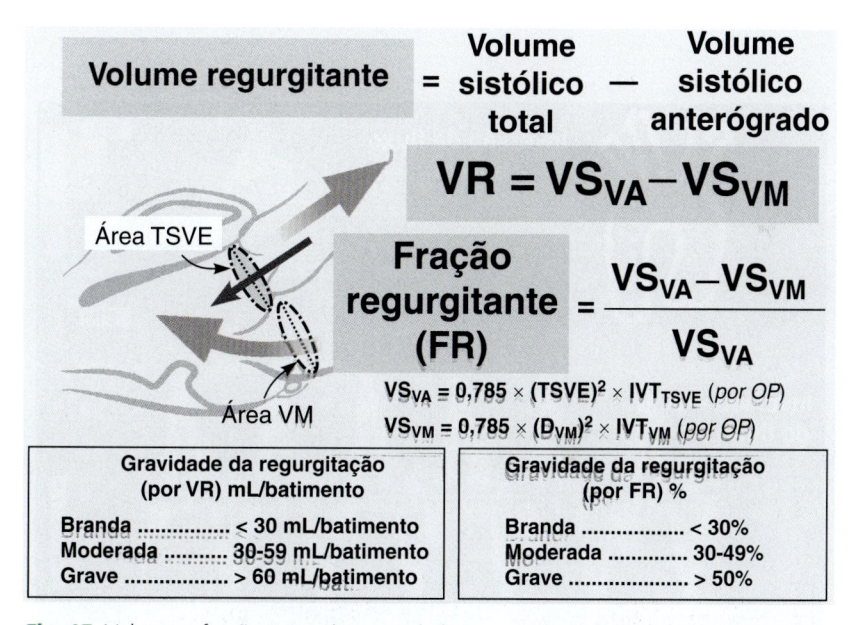

Fig. 15. Volume e fração regurgitantes aórticos.

A área do orifício regurgitante pode ser calculada como o volume regurgitante multiplicado pela IVT do jato Doppler de onda contínua (Fig. 16). Este parâmetro representa o tamanho médio do defeito na valva aórtica durante a diástole, e é proporcional à gravidade regurgitante. A graduação da gravidade da regurgitação usando a área do orifício regurgitante é a seguinte: branda, menos de 0,10 cm^2; moderada, entre 0,10 e 0,30 cm^2 e grave, mais de 0,30 cm^2.

O cálculo de volume, fração e área do orifício regurgitante é dependente da medição cuidadosa de diversas variáveis. Erros em quaisquer destas variáveis levarão a erros adicionais nos cálculos. Laboratórios experientes devem ser

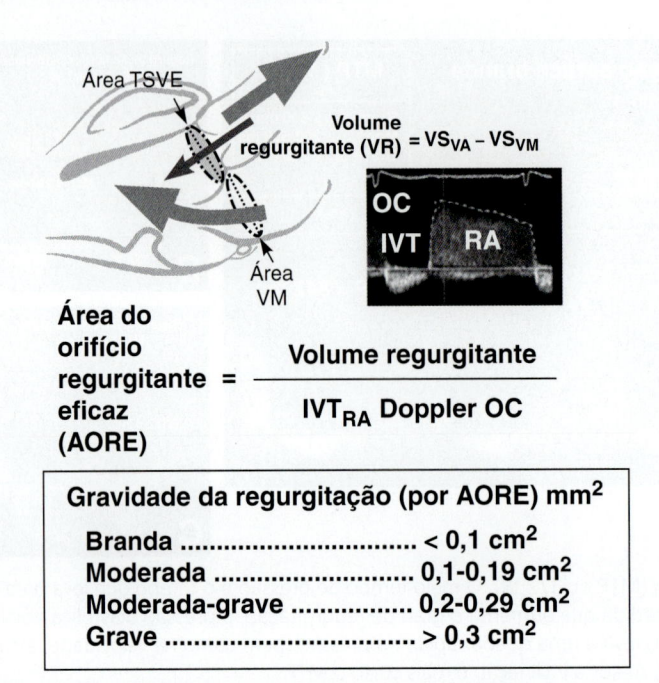

Fig. 16. A área do orifício regurgitante eficaz ou AORE representa o tamanho médio do defeito na valva aórtica durante a diástole e é proporcional à gravidade da regurgitação. O volume regurgitante através da valva aórtica pode ser calculado como a diferença entre o volume do TSVE e o volume transmitral, admitindo-se que não há regurgitação mitral importante (*ver* Fig. 15).

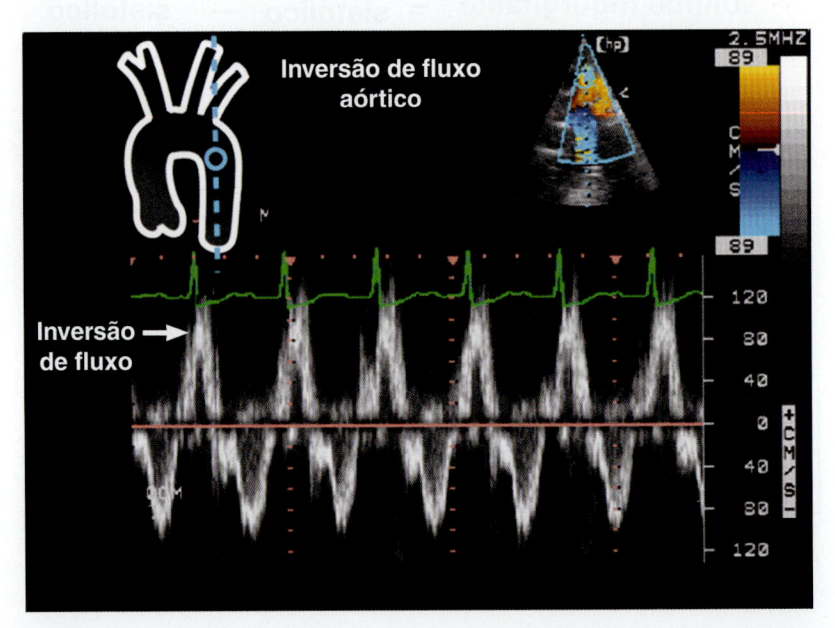

Fig. 17. Inversão do fluxo aórtico. Inversão do fluxo diastólico pode ser vista na regurgitação aórtica importante pela interrogação Doppler do fluxo no arco aórtico e aorta torácica descendente. Neste invólucro Doppler de onda pulsada, as velocidades de fluxo regurgitante quase se igualam às do fluxo anterógrado sistólico – uma característica que indica regurgitação aórtica grave.

capazes de efetuar estas medições e cálculos com exatidão e cuidadosa atenção ao detalhe.

Regurgitação aórtica pode levar à inversão diastólica do fluxo na aorta (Fig. 17). Com graus mais brandos de regurgitação, há breve inversão do fluxo no início da diástole. À medida que aumenta o grau de regurgitação, a inversão do fluxo se torna sustentada durante toda a diástole a velocidades excedendo 20 cm/s. Critérios foram estabelecidos para a inversão do fluxo no arco aórtico distal.

Tabela 2 Avaliação da Gravidade da Regurgitação Aórtica por Ecocardiografia Doppler: Sumário de Métodos Semiquantitativos

	Classificação da gravidade da regurgitação aórtica			
		Regurgitação aórtica		
Variável	Branda	Branda-moderada	Moderada-grave	Grave
Largura do jato/TSVE	< 25%	25-44%	45-64%	≥ 65%
Largura da *vena contracta* (mm)	< 3	3-5,9	3-5,9	≥ 6
Volume regurgitante (mL/batimento)	< 30	30-44	45-59	≥ 60
Fração regurgitante	< 30%	30-39%	40-49%	≥ 50%
Área do orifício regurgitante eficaz (AORE) (mm^2)	< 10	10-19	20-29	≥ 30
Meio-tempo de pressão (1/2tP) (ms)	> 500	350-500	200-350	< 200
Velocidade de desaceleração (inclinação) (m/s^2)	< 2	2-3	3-3,5	≥ 3,5

TSVE, trato de saída ventricular esquerdo.

Tabela 3A Achados Ecocardiográficos da Regurgitação Aórtica e Relação com a Gravidade da Doença

Parâmetros	Melhor vista de ETT	Evidência da literatura para graduação com referências selecionadas
Bidimensional/Modo M		
Dilatação do AE	PEEL, A4C, A5C, A3C	
Fechamento prematuro da VM	PEEL/PEEC	
Tremulação ou cúpula invertida do FAVM	PEEL/PEEC modo M	
Separação aumentada ponto E–septal (entre FAVM e septo)	PEEL modo M	
Dilatação/função do VE	A4C, A5C, A3C	Sensível à cronicidade
Dilatação do anel aórtico	PEEL, PEEC	
Abertura/abaulamento diastólico da VA	PEEL/PEEC Modo M, A5C, A3C	Simples, se presente, IA é usualmente grave
Velocidade de propagação do fluxo	PEEL	Onbasili, 2002
Dilatação da raiz aórtica	A3C, PEEL-D, supraesternal	

A4C, apical de quatro câmaras; A3C, apical de três câmaras; A5C, apical de cinco câmaras; IA, regurgitação aórtica; FAVM, folheto anterior da valva mitral; AE, átrio esquerdo; VM, valva mitral; PEEL, paraesternal de eixo longo; PEEC, paraesternal de eixo curto; ETT, ecocardiografia transtorácica.

Tabela 3B Achados Ecocardiográficos da Regurgitação Aórtica e Relação com a Gravidade da Doença

Parâmetros	Melhor vista de ETT	Evidência da literatura para graduação com referências selecionadas
Imageamento de fluxo em cores		
Semiquantitativos		
Enchimento do VE/dilatação/direção do jato	PEEL, A5C, A3C, A4C	
AJR	PEEC	Comparável com gravidade angiográfica (Perry, 1987; Spain, 1989; Enrique-Sarano, 1993)

(Continua)

Tabela 3B Achados Ecocardiográficos da Regurgitação Aórtica e Relação com a Gravidade da Doença *(Cont.)*

Parâmetros	Melhor vista de ETT	Evidência da literatura para graduação com referências selecionadas
Imageamento de fluxo em cores		
Comprimento do jato	A5C, A3C	Mau (Grayburn, 1986)
Largura do jato	PEEL	Mau em comparação com angiografia (Perry, 1987; Cape, 1991)
Largura do jato/altura do TSVE	PEEL	Comparável com angiografia (Perry, 1987; Tribouilloy, 1992)
Densidade do jato	PEEL, PEEC	
Inversão diastólica do fluxo na aorta descendente/abdominal pela cor	PEEL-D, supraesternal, subcostal	
Quantitativos		
Área da VA (planimetria)	PEEC	Ozkan, 2002
Vena contracta	PEEL, A3C, A5C, PEEL	Melhor que largura e área do jato em projeções paraesternais (Tribouilloy, 2000), paraesternal eixo curto não subestima jatos múltiplos/irregulares (Taylor, 1990)
Área de superfície de isovelocidade proximal	PEEL, A3C, A5C, PEEL-D	Quantificação exata (Recusani, 1991; Utsunomiya, 1991; Vandevoort, 1993; Giesler, 1993; Chen, 1993; Tribrouilloy, 1998)

Tabela 3C Achados Ecocardiográficos da Regurgitação Aórtica e Relação com a Gravidade da Doença

Parâmetros	Melhor vista de ETT	Evidência da literatura para graduação com referências selecionadas
Doppler OC		
Densidade do jato OC retrógrada	A3C, A5C	Mau discernimento entre IA moderada e grave, bom para distinguir IA traçado ou branda de doença mais grave
Velocidade do jato OC	A3C, A5C	Jenni, 1989
MTP de jato OC retrógrada (desaceleração de jato diastólico)	A3C, A5C	Afetado pela PDFVE (Teague, 1986; Masuyama, 1986; Padial, 1997) e cronicidade da IA (Griffin, 1991)
Inversão diastólica do fluxo na aorta descendente/abdominal, IVT inverso, IVTs inversos: anterógrados	PEEL-D, supraesternal, subcostal	Gravidade proporcional à duração e à velocidade aumentadas da inversão (Boughner, 1975; Touche, 1985; Tribouilloy, 1991)
Velocidade de elevação de pressão isovolumétrica do VE e queda da velocidade regurgitante da IA	A3C, A5C, PEEL-D	Pai, 1998
Doppler OP		
OP anterógrada, IVT	A3C, A5C	Rokey, 1986; Enriquez-Sarano, 1993
Tempo de desaceleração da velocidade E do fluxo mitral	A4C, A3C, A5C	
Inversão diastólica do fluxo aórtico descendente/abdominal, IVT inverso, IVTs inversos: anterógrados	PEEL-D, supraesternal, subcostal	Reimold, 1996, também de acordo com medida Doppler OC

A4C, apical de quatro câmaras; A3C, apical de três câmaras; A5C, apical de cinco câmaras; IA, regurgitação aórtica; OC, onda contínua; TD, tempo de desaceleração; VE, ventrículo esquerdo; PEEL, paraesternal de eixo longo; PEEC, paraesternal de eixo curto; PEEL-D, paraesternal direita; IVT, integral de velocidade-tempo.

Tabela 3D Achados Ecocardiográficos da Regurgitação Aórtica e sua Relação com a Gravidade da Doença

Parâmetros	Melhor vista em ETT	Evidência da literatura para graduação com referências selecionadas
Cálculos		
Largura do jato: largura do TSVE	PEEL, PEEC	Willems, 1997
AST do jato: AST do TSVE	PEEL, PEEC	Willems, 1997
Volume e fração regurgitantes	PEEL e A3C, A5C	Ascah, 1985 (VA + VM), Kitabake, 1985 (VA + VP, Rokey, 1986 (VA + VM)
AEOR	PEEL e A3C, A5C	Enriquez-Sarano, 1993, 1994
Energia cinética do jato	PEEL e A3C, A5C	Não amplamente usado, Cape, 1989

VM, valva mitral; PEEL, paraesternal de eixo longo; PEEC, paraesternal de eixo curto; VA, valva aórtica; A5C, apical de 5 câmaras; A3C, apical de 3 câmaras; A4C, apical de 4 câmaras; TSVE, trato de saída ventricular esquerdo; ETT, ecocardiografia transtorácica; AST, área de seção transversa; AEOR, área eficaz do orifício regurgitante.

Inversão sustentada importante na aorta abdominal é também um sinal sensível de regurgitação aórtica grave.

Os indivíduos com regurgitação aórtica grave podem exibir padrões alterados de fluxo mitral. Uma vez que a regurgitação aórtica resulta em pressões diastólicas ventriculares esquerdas elevadas e a de fluxo mitral cessa precocemente na diástole, isto pode levar a tempos encurtados de desaceleração mitral. Por esta razão, a avaliação da área da valva mitral em um paciente com estenose mitral pode ser superestimada em pacientes com insuficiência aórtica.

Métodos semiquantitativos comuns usando ecocardiografia Doppler para graduação da gravidade regurgitante aórtica estão apresentados na Tabela 2. Um sumário de vários parâmetros ecocardiográficos usados para avaliar regurgitação aórtica está mostrado na Tabela 3A-D.

LEITURAS SUGERIDAS

Ascah KJ, Stewart WJ, Jiang L, et al. A Doppler-two-dimensional echocardiographic method for quantitation of mitral regurgitation. Circulation 1985;72:377-383.

Boughner DR. Assessment of aortic insufficiency by transcutaneous Doppler ultrasound. Circulation 1975;52:874-879.

Cape EG, Skoufis EG, Weyman AE, Yoganathan AP, Levine RA. A new method for noninvasive quantification of valvular regurgitation based on conservation of momentum. In vitro validation. Circulation 1989;79:1343-1353.

Cape EG, Yoganathan AP, Weyman AE, Levine RA. Adjacent solid boundaries alter the size of regurgitant jets of Doppler color flow maps. J Am Coll Cardiol 1991;17:1094-1102.

Chen C, Koschyk D, Brockhoff C, et al. Noninvasive estimation of regurgitant flow rate and volume in patients with mitral regurgitation by Doppler color mapping of accelerating flow field. J Am Coll Cardiol 1993;21:374-383.

Enriquez-Sarano M, Bailey KR, Seward JB, Tajik AJ, Krohn MJ, Mays JM. Quantitative Doppler assessment of valvular regurgitation. Circulation 1993;87:841-848.

Enriquez-Sarano M, Seward JB, Bailey KR, Tajik AF. Effective regurgitant orifice area: a noninvasive Doppler development of an old hemodynamic concept. J Am Coll Cardiol 1994;23:443-451.

Giesler M, Grossmann G, Schmidt A, et al. Color Doppler echocardiographic determination of mitral regurgitant flow from the proximal velocity profile of the flow convergence region. Am J Cardiol 1993;71:217-224.

Grayburn PA, Smith MD, Handshoe R, Friedman BJ, DeMaria AN. Detection of aortic insufficiency by standard echocardiography, pulsed Doppler echocardiography, and auscultation: a comparison of accuracies. Ann Intern Med 1986;104:599-605.

Griffin BR, Flachskampf FA, Siu S, Weyman AE, Thomas JD. The effects of regurgitant orifice size, chamber compliance, and systemic vascular resistance on aortic regurgitant velocity slope and pressure half-time. Am Heart J 1991;122:1049-1056.

Jenni R, Ritter M, Eberli F, Grimm J, Krayenbuehl HP. Quantification of mitral regurgitation with amplitude-weighted mean velocity from continuous wave Doppler spectra. Circulation 1989;79:1294-1299.

Kitabatake A, Ito H, Inoue M, et al. A new approach to noninvasive evaluation of aortic regurgitant fraction by two-dimensional Doppler echocardiography. Circulation 1985;72:523-529.

Masuyama T, Kodama K, Kitabatake A, et al. Noninvasive evaluation of aortic regurgitation by continuous wave Doppler echocardiography. Circulation 1986;73:460-466.

Onbasili OA, Tekten T, Ceyhan C, Ercan E, Mutlu B. A new echocardiographic method for the assessment of the severity of aortic regurgitation: color M-mode flow propagation velocity. J Am Soc Echo 2002;15:1453-1460.

Özkan M, Özdemir N, Kaymaz C, Kirma C, Deligönül U. Measurement of aortic valve anatomic regurgitant area using transesophageal echocardiography: implications for the quantitation of aortic regurgitation. J Am Soc Echo 2002;2:1170-1174.

Padial LR, Oliver A, Vivaldi M, et al. Doppler echocardiographic assessment of progression of aortic regurgitation. Am J Cardiol 1997;80:306-314.

Pai RG, Stoletniy LN. Rates of left ventricular isovolumic pressure rise and fall from the aortic regurgitation velocity signal:

description of the method and validation in human beings. J Am Soc Echo 1998;11:631-637.

Perry GJ, Helmcke F, Nanda NC, Byard C, Soto B. Evaluation of aortic insufficiency by Doppler color flow mapping. J Am Coll Cardiol 1987;9:952-959.

Recusani F, Bargiggia GS, Yoganathan AP, et al. A new method for quantification of regurgitant flow rate using color Doppler flow imaging of the flow convergence region proximal to a discrete orifice. An in vitro study Circulation 1991;83:594-604.

Reimold SC, Maier SE, Aggarwal K, et al. Aortic flow velocity pat-terns in chronic aortic regurgitation: implications for Doppler echocardiography.J Am Soc Echo 1996;9:675-683.

Rokey R, Sterling LL, Zoghbi WA, et al. Determination of regurgitant fraction in isolated mitral or aortic regurgitation by pulsed Doppler two-dimensional echocardiography. J Am Coll Cardiol 1986;7:1273-1278.

Spain M, Smith M, Grayburn PA, et al. Quantitative assessment of mitral regurgitation by Doppler color flow imaging: angiographic and hemodynamic correlations. J Am Coll Cardiol 1989;13:585-590.

Taylor AL, Eichhorn EJ, Brickner ME, Eberhart RC, Grayburn PA. Aortic valve morphology: an important in vitro determinant of proximal regurgitant jet width by Doppler color flow map-ping. J Am Coll Cardiol 1990;16:405412.

Teague SM, Heinsimer JA, Anderson JL, et al. Quantification of aortic regurgitation utilizing continuous wave Doppler ultra-sound. J Am Coll Cardiol 1986;8:592-599.

Touche T, Prasquier R, Nitenberg A, de Zuttere D, Gourgon R. Assessment and follow-up of patients with aortic regurgitation by an updated Doppler echocardiographic measurement of the regurgitant fraction in the aortic arch. Circulation 1985;72:819-824.

Tribouilloy C, Avinee P, Shen WF, Rey JL, Slama M, Lesbre JP. nd Diastolic flow velocity just beneath the aortic isthmus assessed by pulsed Doppler echocardiography: a new predictor of the aortic regurgitant fraction. Br Heart J 1991;65:37-40.

Tribouilloy C, Shen WF, Quere JP, et al. Assessment of severity of mitral regurgitation by measuring regurgitant jet width at its origin with transesophageal Doppler color flow imaging. Circulation 1992;85:1248-1253.

Tribouilloy CM, Enriquez-Sarano M, Bailey KR, Seward JB, Tajik AJ. Assessment of severity of aortic regurgitation using the width of the vena contracta: a clinical color Doppler imaging study. Circulation 2000;102:558-564.

Tribouilloy CM, Enriquez-Sarano M, Fett SL, Bailey KR, Seward JB, Tajik AJ. Application of the proximal flow convergence method to calculate the effective regurgitant orifice area in aortic regurgitation. J Am Coll Cardiol 1998;32:1032-1039.

Utsunomiya T, Ogawa T, Tang HA, et al. Doppler color flow map-ping of the proximal isovelocity surface area: a new method for measuring volume flow rate across a narrowed orifice. J Am Soc Echocardiogr 1991;4:338-348.

Vandervoort PM, Thoreau DH, Rivera JM, Levine RA, Weyman AE, Thomas JD. Automated flow rate calculations based on digital analysis of flow convergence proximal to regurgitant orifices. J Am Coll Cardiol 1993;22:535-541.

Willems TP, Steyerberg EW, van Herwerden LA, et al. Reproducibility of color Doppler flow quantification of aortic regurgitation Journal of the American Society of Echocardiography. J Am Soc Echo 1997;10:899-903.

13 | ESTENOSE MITRAL

Robert J. Ostfeld, MD, MS

CONTEÚDO

APRESENTAÇÃO DE UM CASO
INTRODUÇÃO
MORFOLOGIA DA VALVA E ESTRUTURAS DE SUPORTE
MORFOLOGIA DO AE, PRESSÃO ARTERIAL PULMONAR E FUNÇÃO CARDÍACA DIREITA
AVALIAÇÃO DA ÁREA DA VALVA MITRAL
CONCLUSÃO
LEITURAS SUGERIDAS

APRESENTAÇÃO DE UM CASO

Uma mulher de 55 anos se apresenta com uma queixa principal de dispneia ao esforço. Sua história médica pregressa é importante por doença de refluxo gastroesofágico e febre reumática. Ela não tem história conhecida de valvopatia. Seu único uso de medicação é um antiácido ocasional. Ela não procura médico há aproximadamente 10 anos. No último ano, começou a sentir dispneia progressiva ao esforço, e agora fica com falta de ar após subir 7-10 degraus. Nega falta de ar em repouso. Também nega dor torácica, pressão no peito, palpitações, claudicação e síncope. Relata o início de ortopneia (dois travesseiros) que começou há 6-8 meses. Nega dispneia paroxística noturna. O exame físico revela uma mulher bem desenvolvida, bem nutrida, sem sofrimento agudo. Sua pressão arterial é 116/75 mmHg. Sua frequência cardíaca é de 82 bpm e regular. Sua fisionomia parece ruborizada. Pulsos carotídeos são normais, e não há sopro carotídeo. Sua pressão venosa jugular mede 9 cm de água sem onda V. O exame cardíaco revela uma primeira bulha cardíaca diminuída com uma segunda bulha cardíaca normal. Um estalido de abertura aproximadamente 70 ms depois da segunda bulha é audível juntamente com um ruflar diastólico 2+/4+ com aumento pré-sistólico no ápice. Seu ponto de impulso máximo é de 0,5 cm lateral à linha hemiclavicular. Seus pulmões são limpos à ausculta, e o resto do seu exame é dentro de limites normais. Seu eletrocardiograma demonstra ritmo sinusal normal com um átrio esquerdo (AE) aumentado. Não há onda Q ou alteração de ST. Sua radiografia de tórax mostra campos pulmonares limpos. Nenhum sinal de duplo contorno é apreciado.

Estenose mitral foi suspeitada, e um ecocardiograma (Eco) foi pedido e confirmou a presença de estenose mitral (Fig. 1; *ver* o vídeo correspondente no DVD). Sua área da valva foi calculada em 0,9 cm² pelo meio-tempo de pressão (P½ ou MTP) e 0,95 cm² por planimetria. O gradiente médio através da sua valva mitral (VM) era de 10 mmHg. Seu AE estava aumentado, e a pressão sistólica na artéria pulmonar (PSAP) estava elevada. Ela tinha regurgitação branda (1+). Seu escore da VM era 8. Eco transesofágico revelou ausência de trombo no AE ou no apêndice do AE, e ela foi submetida à valvoplastia mitral percutânea (VMP). Estava assintomática na sua visita de acompanhamento.

INTRODUÇÃO

Estenose mitral ocorre quando folhetos e cordas espessadas da VM restringem o fluxo sanguíneo do AE para o ventrículo esquerdo (VE) durante a diástole. Afinal, as alterações hemodinâmicas dentro do AE podem levar a uma pressão

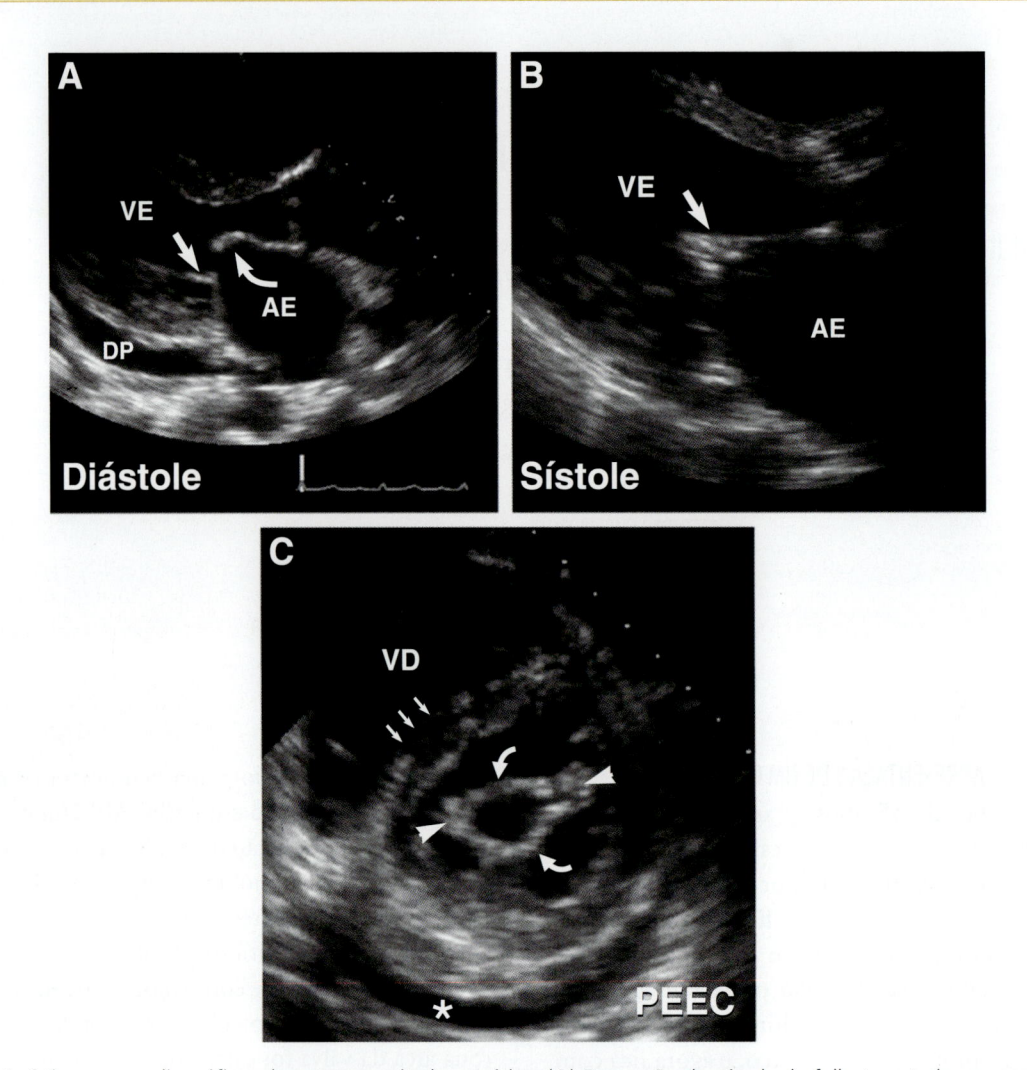

Fig. 1. Características ecocardiográficas da estenose mitral reumática. (**A**) Formação de cúpula do folheto anterior espessado da valva mitral (aspecto "de bastão de hóquei", seta curva) é indicadora de movimento restrito do folheto anterior. Observar as estruturas subvalvares espessadas, incluindo as cordas (seta). Observar também o derrame pericárdico (DP) posterior. (**B**) Uma imagem sistólica mostrando folhetos espessados da valva mitral. (**C**) Fusão comissural (pontas de setas) e espessamento bilateral dos folhetos (setas curvas) resultando em aspecto "de boca de peixe" dos folhetos da valva mitral durante a diástole (cortes paraesternais de eixo curto (PEEC]). Ventrículo direito (VD) dilatado com septo interventricular achatado "em forma de D" durante todo o ciclo cardíaco (setas tríplices) é indicador de sobrecarga de pressão e volume ventriculares direitas. Está presente um pequeno derrame pericárdico posterior (∗). (*Ver* o vídeo correspondente no DVD.)

encunhada capilar pulmonar aumentada, uma resistência vascular pulmonar elevada e disfunção das câmaras cardíacas direitas. A falta de ar da paciente provavelmente era relacionada com um aumento na sua pressão encunhada capilar pulmonar durante esforço. Uma frequência cardíaca aumentada com a atividade dava ao seu AE menos tempo para se esvaziar, e a pressão então "se acumularia", possivelmente levando a edema pulmonar e falta de ar. Cardiopatia reumática, embora agora muito menos comum no mundo industrializado, permanece a causa mais comum de estenose mitral (Tabela 1).

A ecocardiografia tem importante papel no diagnóstico e na avaliação da estenose mitral (Tabela 2).

Os aspectos-chave da avaliação ecocardiográfica da estenose mitral incluem a avaliação de:

1. Morfologia da valva e estruturas de suporte.
2. Morfologia do AE, pressão arterial pulmonar e função cardíaca direita.
3. Gradientes de pressão através da VM.
4. Área da VM.

MORFOLOGIA DA VALVA E ESTRUTURAS DE SUPORTE

A morfologia da VM e suas estruturas de suporte provê percepções diagnósticas e terapêuticas.

Tabela 1	Etiologia da Estenose Mitral

Adquirida
- Cardiopatia reumática (vasta maioria dos casos)
- Estenose mitral calcificada
- Hipereosinofilia
- Toxicidade de Cafergot
- LES, sarcoide maligno, mucopolissacaridose
- Endocardite infecciosa ativa, doença de Whipple

Congênita
- Complexo de valva mitral em paraquedas
- Anomalia de Shone: valva mitral em paraquedas com anel mitral supravalvar, estenose aórtica subvalvar e coarctação da aorta

Tabela 2	Características Ecocardiográficas da Estenose Mitral Reumática

- Folhetos mitrais espessados/calcificados
- Formação de cúpula diastólica com deformidade "em bastão de hóquei" do folheto anterior
- Movimento anterior paralelo de ambos os folhetos da valva mitral
- Aparelho subvalvar espessado/calcificado
- Declive EF diminuído no modo M
- Dilatação atrial esquerda
- Fibrilação atrial com perda de ondas A no Doppler espectral
- Ecocontraste espontâneo e trombo atrial esquerdo (mais bem observado por ecocardiografia transesofágica)
- Regurgitação mitral
- Sinais de sobrecarga de pressão e volume direitos aumentados secundária à hipertensão pulmonar – sequelas de estenose mitral importante crônica – p. ex., hipertrofia ventricular direita, regurgitação tricúspide, dilatação das câmaras direitas

Por exemplo, folhetos da valva fundidos e uma aparência "em bastão de hóquei" do folheto mitral anterior significam febre reumática (Figs. 1A e 2; *ver* o vídeo correspondente no DVD), enquanto ecodensidades acentuadas no anel mitral significam calcificação anular mitral.

Terapeuticamente, quando estão sendo consideradas opções mecânicas de tratamento, a morfologia da VM e suas estruturas de suporte influenciam a escolha entre substituição da VM e valvoplastia mitral percutânea (VMP). Macroscopicamente, uma VM fina, móvel e não calcificada é suscetível à VMP. Por outro lado, uma VM espessada, imóvel, calcificada com espessamento subvalvar não é boa candidata à VMP. O escore da VM, que é derivado da morfologia da VM e suas estruturas de suporte, ajuda a guiar mais objetivamente esta decisão ao predizer o resultado após VMP (Tabela 3). Globalmente, à medida que aumenta o escore da VM, diminui o potencial de sucesso do procedimento. Um escore valvar de menos de oito é associado a um bom resultado. Entretanto, a decisão a respeito de que opção mecânica a utilizar é altamente individualizada (Fig. 3C-E; *ver* o vídeo correspondente no DVD).

Dois fatores cuja presença é significativamente contrária (se não um impedimento) ao prosseguimento de ceder à VMP são o trombo AE coexistente e a regurgitação mitral moderada à intensa. Primeiro, um trombo no AE pode ser deslocado e embolizar-se durante VMP. Consequentemente, pode ser considerada anticoagulação antes da VMP ou correção cirúrgica em vez de VMP. Frequentemente, um eco transesofágico é necessário para avaliar completamente quanto à presença de trombo no AE e apêndice do AE, uma vez que o eco transtorácico padrão não tem sensibilidade para este achado (Fig. 3A, B; *ver* o vídeo correspondente no DVD). Em segundo lugar, a regurgitação mitral pode ser aumentada pela VMP. Portanto, regurgitação mitral moderada a grave coexistente pode tornar indesejável a VMP.

MORFOLOGIA DO AE, PRESSÃO ARTERIAL PULMONAR E FUNÇÃO CARDÍACA DIREITA

A estenose mitral pode impactar as câmaras cardíacas e vasos sanguíneos "proximais", como AE, vasculatura pulmonar e ventrículo direito (Fig. 3; *ver* o vídeo correspondente no DVD). Por exemplo, pressão elevada no AE pode levar a aumento do AE, conforme notado no ECG da paciente relatada anteriormente. Este aumento pode predispor o paciente à fibrilação atrial, e suas sequelas patológicas, como tromboembolismo.

Pressão elevada no AE é também transmitida retrogradamente para a vasculatura pulmonar. Embora inicialmente reversível, estas pressões elevadas podem se tornar fixadas em grande parte à medida que a vasculatura pulmonar se remodela, e pode seguir-se hipertensão pulmonar permanente.

A PSAP é estimada somando-se (1) o gradiente de pressão entre a artéria pulmonar e o átrio direito, conforme derivado da equação de Bernoulli modificada, $4V^2$, onde V é a velocidade do jato regurgitante tricúspide (admitindo inexistir estenose pulmonar) e (2) a pressão atrial direita

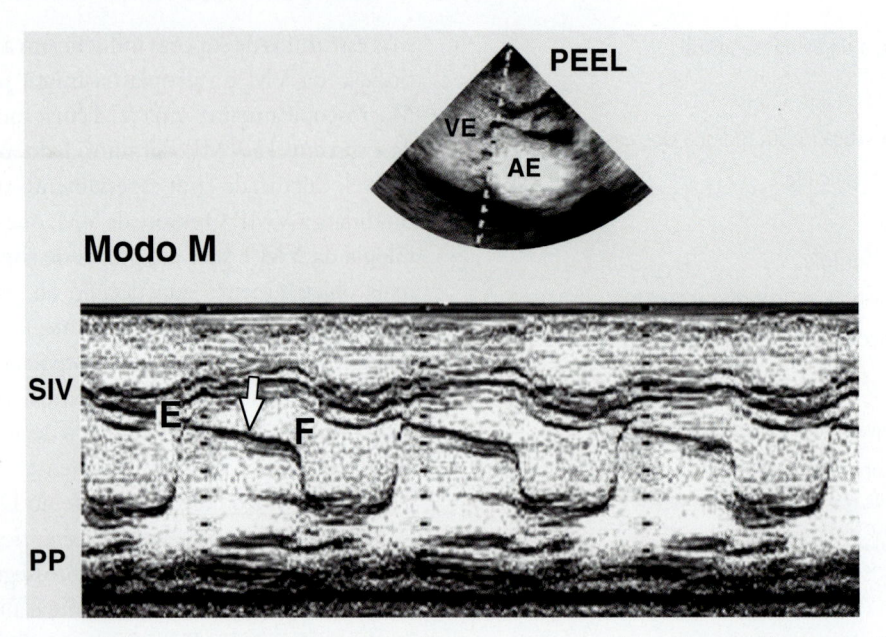

Fig. 2. Ecocardiograma no modo M na estenose mitral. O ecocardiograma no modo M na estenose mitral reumática tipicamente mostra prolongamento do declive da fração de ejeção (seta). Observar o aspecto "de bastão de hóquei" do folheto anterior da valva mitral na imagem estática do corte paraesternal de eixo longo (PEEL).

TABELA 3 Critérios de Escore da Valva Mitral para Predizer Resultado de Valvoplastia com Balão

Grau	Mobilidade dos folhetos	Espessamento subvalvar	Espessamento dos folhetos	Calcificação
1	Valva altamente móvel; restrição afeta somente extremidade dos folhetos	Espessamento mínimo imediatamente abaixo dos folhetos mitrais	Espessura do folheto quase normal (4-5 mm)	Área única hiper-refringência
2	Partes média e basal dos folhetos mostram mobilidade normal	Cordas espessadas ≤ 1/3 do comprimento cordal	Meio dos folhetos normal, mas acentuado espessamento marginal (5-8 mm)	Área esparsa de hiper-refringência, mas limitada às margens dos folhetos
3	Valva move-se para frente na diástole, mas principalmente a partir da base	Cordas espessadas ≤ 2/3 do comprimento cordal	Folheto inteiro espessado (5-8 mm)	Área esparsa de hiper-refringência, agora comprometendo partes médias dos folhetos
4	Nenhum ou mínimos movimentos dos folhetos para frente na diástole	Cordas espessadas comprometendo extensão inteira estendendo-se aos músculos papilares	Espessamento grosseiro de folheto inteiro (> 8-10 mm)	Hiper-refringência extensa na maior parte da extensão dos folhetos

Sistema de escore derivado da descrição dos quatro parâmetros acima com um escore de 1 para quase normal e 4 para o comprometimento extenso. Um escore ecocardiográfico de 8 ou menos prediz melhor resultado da valvoplastia mitral percutânea. (Tabela modificada de: Wilkins GT, Weyman AE, Abascal VM, Block PC, Palácios IF. Percutaneous balloon dilation of the mitral valve: An analysis of echocardiographic variables related to outcome and the mechanism of dilation. Br Heart J 1988;60:299-308.)

(PAD) estimada. Em outras palavras, $PSAP = 4V^2 + PAD$. Com hipertensão pulmonar de longa duração, podem ocorrer alterações no ventrículo direito (p. ex., hipertrofia, aumento, decréscimo de função e desvio do septo interventricular para o VE à medida que as pressões direitas se aproximam ou excedem as pressões esquerdas) (Fig. 4; *ver também* Capítulo 18).

■ Gradientes de Pressão

À medida que o orifício da VM se torna cada vez mais estenótico, são necessários gradientes de mais alta pressão para "mover" o sangue do AE para o VE. Estes gradientes podem ser medidos e usados como meio para estimar o significado hemodinâmico da estenose mitral.

Capítulo 13 ◆ Estenose Mitral | **243**

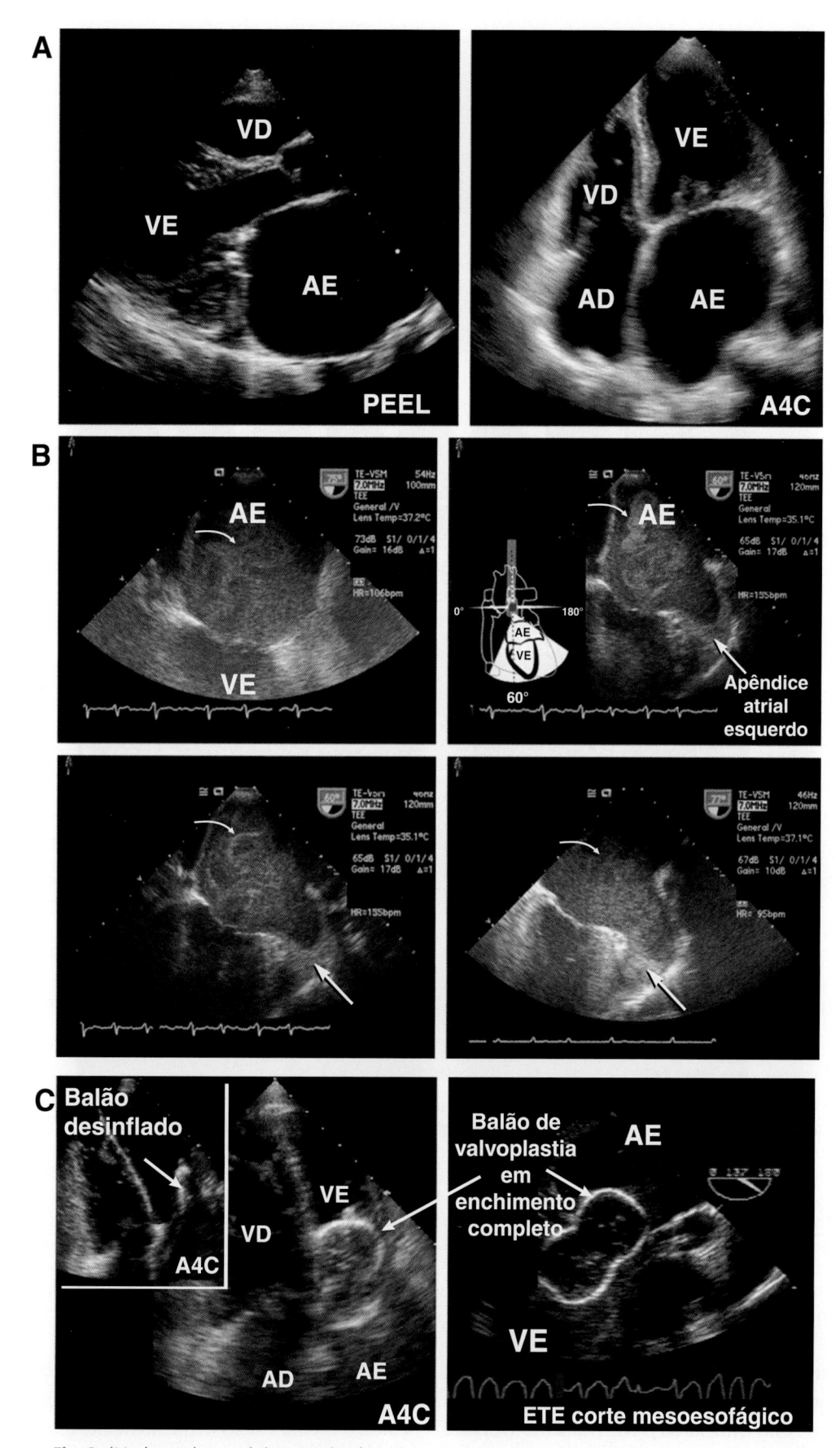

Fig. 3. (*Ver* legenda na página seguinte)

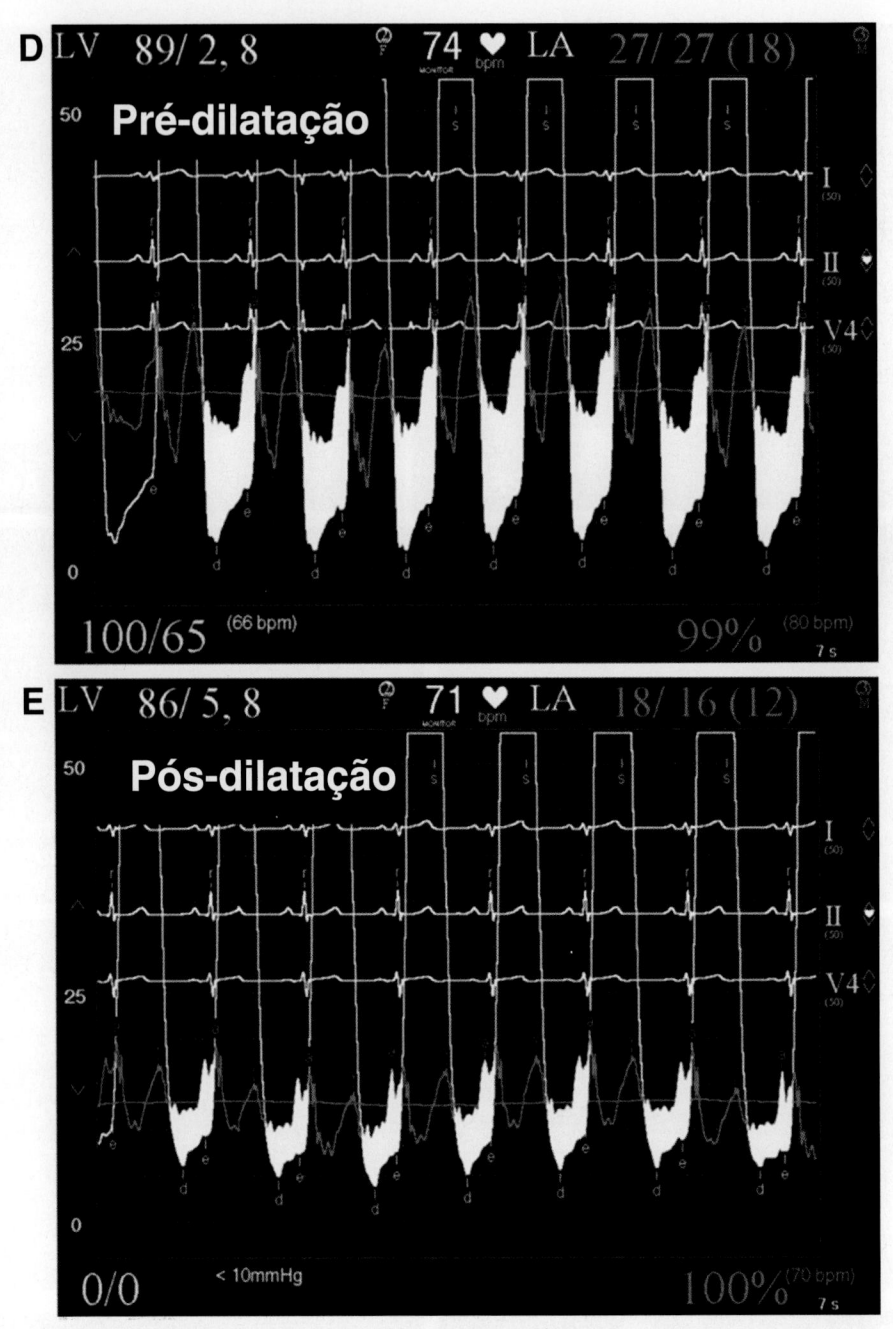

Fig. 3. (**A**) Características ecocardiográficas da estenose mitral reumática em uma mulher haitiana de 42 anos com fibrilação atrial e múltiplos episódios embólicos. Pressões atriais esquerdas cronicamente aumentadas na estenose mitral levam à dilatação atrial esquerda (Fig. 3A) e fibrilação atrial. Estas predispõem à formação de trombo. Observar o aumento atrial esquerdo nos cortes paraesternal de eixo longo (PEEL) e apical de quatro câmaras (A4C). O átrio direito também estava aumentado. (**B**) Ecocontraste espontâneo (setas curvas) não era visível no exame transtorácico da paciente (**A**), mas foi visualizado como "remora" dentro do átrio esquerdo e apêndice atrial esquerdo na ecocardiografia transesofágica (**B**). Observar o coágulo no apêndice atrial esquerdo (seta reta). (**C**) Cortes transtorácico e transesofágico durante valvoplastia mitral percutânea com balão para estenose mitral. (**D, E**) Traçados simultâneos da pressão ventricular esquerda e encunhada capilar pulmonar pré e pós-valvoplastia percutânea com balão em um paciente com estenose mitral. O gradiente de pressão através da valva estenótica diminuiu imediatamente pós-valvoplastia mitral percutânea com balão. (*Ver* o vídeo correspondente no DVD.)

Os gradientes de pressão através da VM são determinados colocando-se o explorador Doppler de onda contínua (OC) através do orifício da VM. A análise Doppler deve ser realizada paralela à direção do fluxo sanguíneo, a fim de evitar subestimar o gradiente.

As medidas que são descritas mais frequentemente são os gradientes máximo e médio (Figs. 5 e 6). Dos dois gradientes, o médio é mais frequentemente usado clinicamente. O gradiente máximo pode ser calculado a partir da equação de Bernoulli: $P = 4V^2$, onde V é a velocidade máxima con-

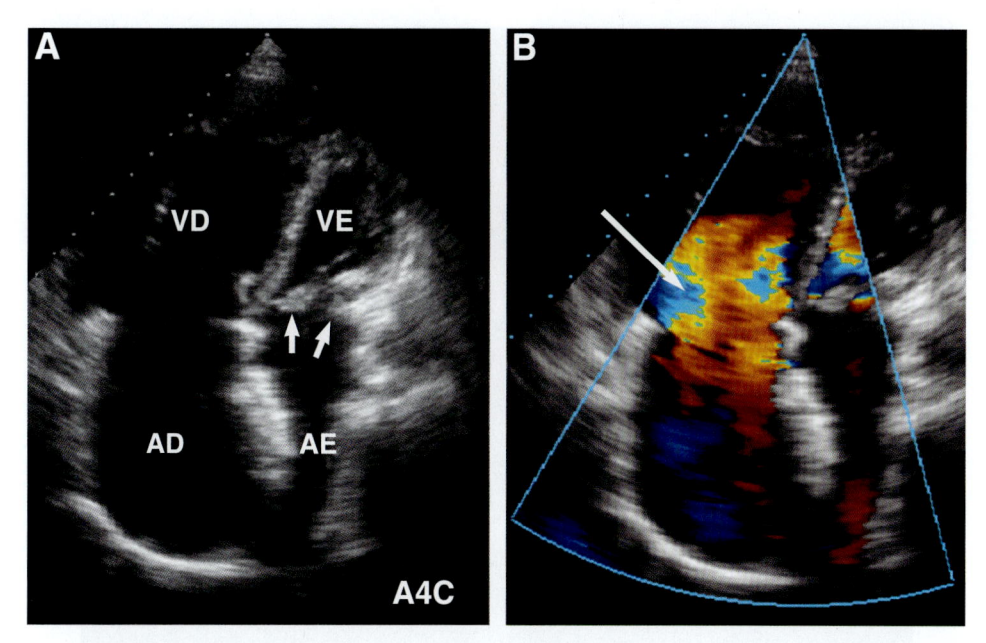

Fig. 4. Cortes apicais de quatro câmaras de estenose mitral grave de longa duração em uma mulher vietnamita de 44 anos. (**A**) Observar espessamento acentuado e calcificação dos folhetos da valva mitral (setas) e aparelho subvalvar acompanhados por distorção acentuada na arquitetura das câmaras cardíacas esquerdas. (**B**) Esta paciente tinha hipertensão pulmonar grave com câmaras direitas grosseiramente dilatadas e regurgitação tricúspide grave (seta).

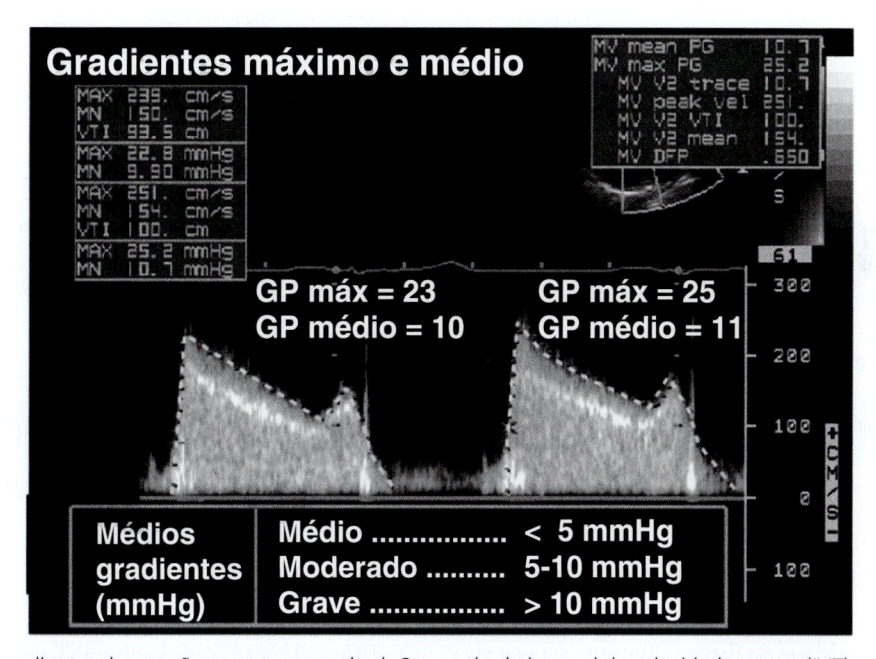

Fig. 5. Medição dos gradientes de pressão na estenose mitral. O traçado da integral de velocidade-tempo (IVT) com Doppler de onda contínua através da valva mitral estenótica dá os gradientes máximo e médio de pressão.

forme medido pelo Doppler OC. O gradiente médio é calculado a partir da integral de velocidade-tempo através da VM conforme medido por Doppler OC. Embora não haja pontos de corte absolutos de gradiente de pressão demarcando a gravidade da estenose, algumas categorias gerais do gradiente médio são as seguintes:

Gradiente médio

0-5 mmHg (estenose branda)
5-10 mmHg (estenose moderada)
> 10 mmHg (estenose grave)

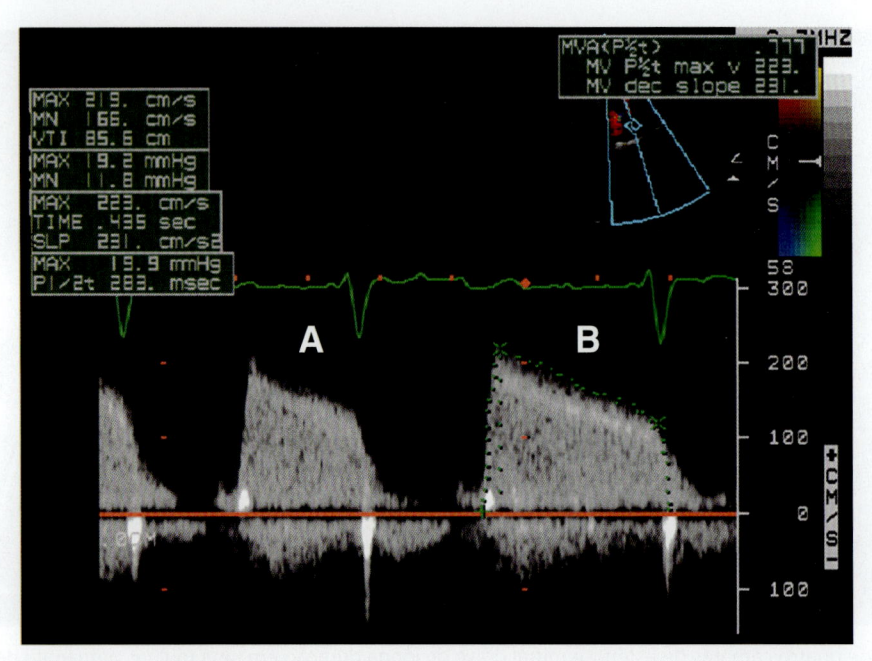

Fig. 6. Gradiente de pressão médio. Padrões Doppler de onda contínua em um paciente com estenose mitral grave. Fibrilação atrial está presente e é refletida em pronunciada variação nos traçados, conforme mostrado em **A** e **B** (gradiente médio aproximadamente de 12 mmHg). Nesses pacientes, os gradientes devem ser medializados ao longo de 5-10 ciclos cardíacos. A área da valva mitral calculada pelo método do meio-tempo de pressão (Figs. 8 e 9) foi ~0,8 cm².

Tabela 4	Gradiente Médio de Pressão: Armadilhas
• Dependente da taxa de fluxo, p. ex., afetado por depleção de volume ou anemia
• Estados de baixo débito cardíaco e bradicardia podem levar a cálculos de baixo gradiente médio de pressão na presença de estenose mitral grave
• Dependente da frequência cardíaca, p. ex., afetado por exercício
• Fibrilação atrial: necessário tirar a média de 5 a 10 ciclos cardíacos
• Dependente do alinhamento do feixe Doppler, especialmente com jatos excêntricos

Tabela 5	Área da Valva Mitral: Quantificação
• Planimetria bidimensional
• Gradiente médio de pressão
• Meio-tempo de pressão
• Equação de continuidade
• Área de superfície de isovelocidade proximal

Uma precaução-chave: gradientes de pressão são influenciados por *ambas* as áreas da VM, conforme discutido previamente, e a quantidade de fluxo sanguíneo através da valva, uma vez que um aumento no fluxo produzirá um gradiente mais alto para uma dada área da valva. Portanto, usar gradientes de pressão unicamente para estimar a gravidade da estenose pode ser problemático. Por exemplo, é possível observar gradientes acentuadamente elevados com estenose mitral branda à moderada no contexto de alto fluxo (p. ex., anemia) e observar gradientes mais baixos com estenose grave no contexto de baixo fluxo (embora este último exemplo seja mais comumente um problema com estenose aórtica que com estenose mitral) (Tabela 4).

AVALIAÇÃO DA ÁREA DA VALVA MITRAL

Há diversas maneiras de determinar a área da VM (Tabela 5).

■ Planimetria

O orifício da VM pode ser bem visualizado no corte paraesternal de eixo curto (PEEC). Consequentemente, é possível a medição direta da área do orifício por meio de planimetria (Fig. 7). Há razoável correlação entre esta técnica ecocardiográfica e a área da valva mitral determinada no momento da cirurgia e durante cateterismo cardíaco. Ao avaliar a VM desta maneira, é necessário o ecocardiografista imagear lentamente para cima e para baixo no plano da VM a fim de identificar o menor orifício. Caso contrário, é possível superestimar a área da valva. Além disso, o plano de imageamento deve correr paralelo ao orifício da valva,

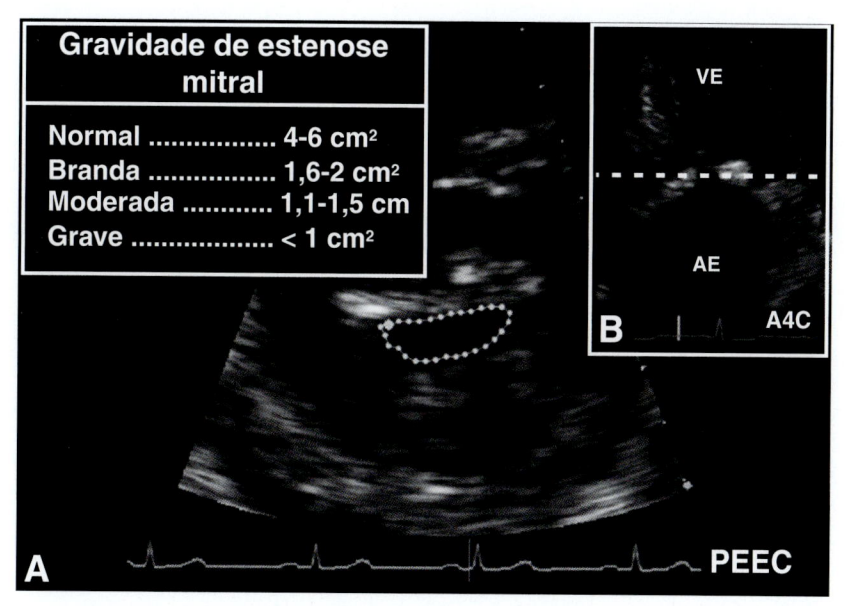

Fig. 7. Área da valva mitral por planimetria bidimensional.

uma vez que cortes fora do eixo provavelmente levarão a uma superestimativa da área verdadeira da valva (Tabela 6). Por outro lado, a aquisição da imagem deve ocorrer cedo na diástole, já que o orifício da valva está maximamente dilatado nesse momento.

■ Meio-Tempo de Pressão (P½)

O $P_{½}$ é o tempo que leva para o gradiente de pressão através de a VM diminuir à metade (Fig. 8). A área da valva é calculada usando-se a equação AVM = 220/$P_{½}$, onde AVM = área VM e $P_{½}$ = meio-tempo de pressão (Figs. 9 e 10). Este método se correlaciona bem com a medição invasiva da AVM. O conceito por trás do método do $P_{½}$ é o seguinte: o VE se enche quando sangue do AE atravessa a VM durante a diástole. À medida que diminui a área do orifício da VM, o fluxo sanguíneo do AE para o VE se torna cada vez mais comprometido, e o tempo necessário para o sangue fluir do AE para o VE se torna mais longo. Esta área da valva em diminuição é refletida na duração de tempo requerida para o gradiente de pressão através da VM cair durante a diástole. Quanto menor o orifício da valva, mais tempo leva para cair o gradiente de pressão.

Resumindo, a área da VM é inversamente relacionada com o meio-tempo de pressão pela fórmula AVM = 220/$P_{½}$. É importante lembrar que o que é medido é o tempo que leva para a *pressão* alcançar metade da pressão original. A pressão e a velocidade estão relacionadas pela equação de Bernoulli (pressão = 4 × velocidade²).

Tabela 6 Planimetria Bidimensional: Armadilhas

- Má qualidade de imagem
- Distorção grosseira da anatomia dos folhetos
- Plano tomográfico inadequado
- Ajustes de ganho bidimensionais inadequados
- Calcificação pesada do anel e folhetos
- Pós-comissurotomia mitral

Há várias precauções importantes (Tabela 7) a considerar ao se avaliar a área da VM pelo $P_{½}$:

1. Fibrilação atrial. Embora o $P_{1/2}$ seja em grande parte independente da frequência cardíaca, se a frequência cardíaca de qualquer dado ciclo for acentuadamente elevada, uma imagem clara da queda do gradiente de pressão pode não ser visível. Por essa razão, durante fibrilação atrial pode ser necessário avaliar muitos batimentos (a maioria dos laboratórios avalia pelo menos cinco batimentos e frequentemente até 10 batimentos).

2. Regurgitação aórtica ou outras condições que aumentam a pressão diastólica final ventricular esquerda. Regurgitação aórtica pode encurtar o tempo que leva para o VE se encher durante a diástole, uma vez que o VE é enchido com sangue a partir do AE e da aorta. Por essa razão, o tempo $P_{½}$ pode ser "artificialmente" diminuído, levando a uma superestimativa da área da VM. Esta superestimativa se torna tipicamente relevante no contexto de regurgitação aórtica moderada a

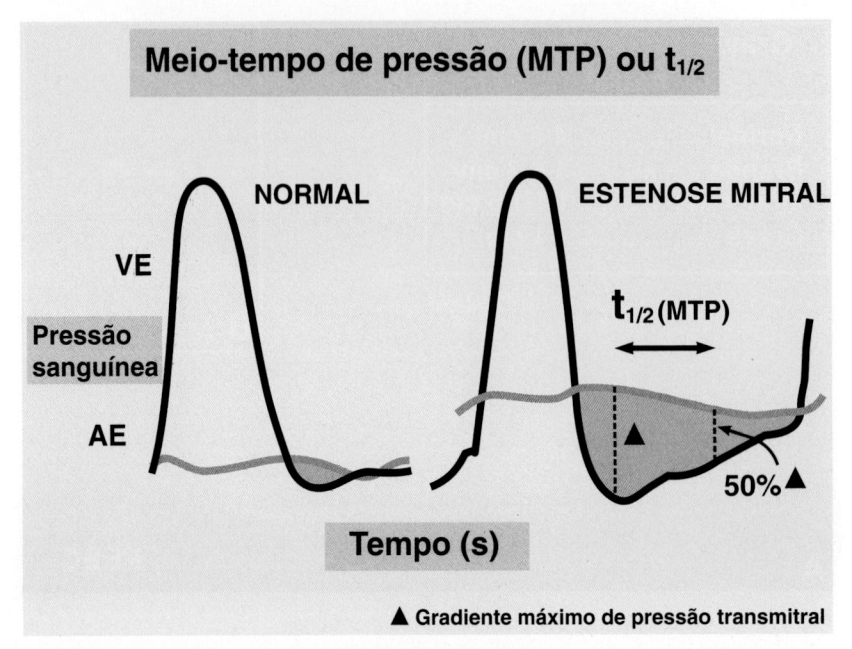

Fig. 8. MTP mede quão rapidamente a pressão máxima através da valva mitral cai à metade. O gradiente máximo transmitral cai rapidamente ou leva mais tempo? Quanto mais longo o MTP, pior a estenose.

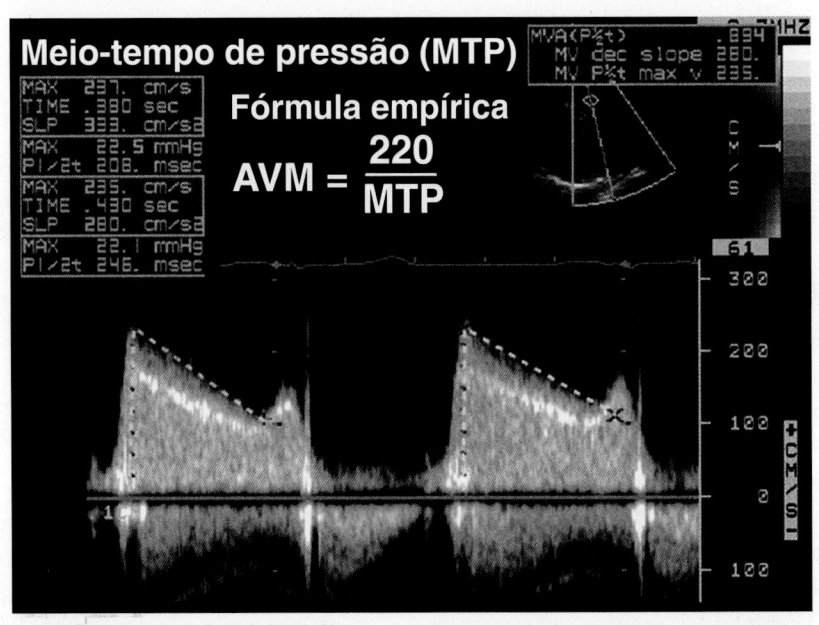

Fig. 9. O MTP é um reflexo da velocidade com a qual as pressões atrial e ventricular esquerdas se equilibram durante a diástole. A área da valva mitral é calculada como 220 dividido pelo MTP.

grave. Em outras condições nas quais a pressão diastólica final ventricular esquerda está elevada, como cardiomiopatia restritiva ou cardiopatia isquêmica, a velocidade de equilibração entre o AE e o VE é aumentada, e a estimativa da área da VM pelo $P_{1/2}$ também pode ser falsamente aumentada.

3. Pós-VMP. Uma suposição-chave para esta equação é que a medição de $P_{1/2}$ é em grande parte independente da complacência AE e ventricular esquerda. Depois de VMP, esta pressuposição não é válida durante aproximadamente 72 h, enquanto as câmaras se reequilibram. Portanto, durante esse tempo depois da valvoplastia mitral, o método do $P_{1/2}$ não é considerado válido.

■ Equação de Continuidade

A área do orifício da VM pode ser determinada pelo princípio da continuidade (Fig. 11). De acordo com este princí-

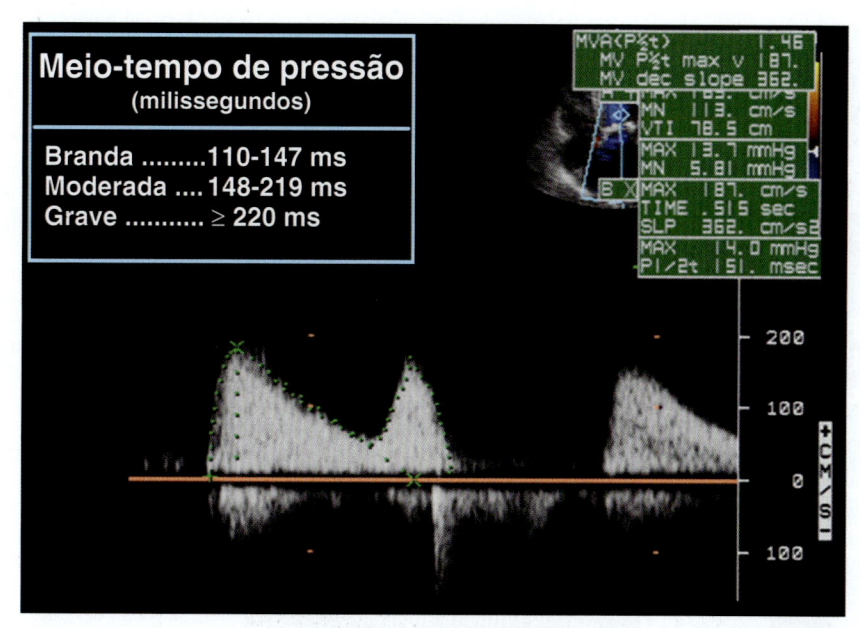

Fig. 10. Meio-tempo de pressão (MTP). Estenose mitral pode então ser classificada como branda, moderada ou grave, conforme apresentado. O MTP neste paciente media 187 ms – indicando estenose mitral moderada.

Meio-tempo de pressão (milissegundos)
- Branda ....110-147 ms
- Moderada ....148-219 ms
- Grave .... ≥ 220 ms

Tabela 7	Método do Meio-Tempo de Pressão: Armadilhas e Precauções

- Dependente da taxa de fluxo, como, p. ex., afetado por depleção de volume ou anemia
- Dependente da frequência cardíaca, como, p. ex., afetado por exercício
- Fibrilação atrial: necessário tirar a média ao longo de 5 a 10 ciclos cardíacos
- Dependente do alinhamento do feixe Doppler, especialmente com jatos excêntricos
- Medir $P_{1/2}$ a partir do declive com mais longa duração sempre que os declives de desaceleração diferirem
- $P_{1/2}$ pode estar prolongado (isto é, aumentado) em estados não estenóticos mitrais, como, p. ex., disfunção diastólica, mas baixas velocidades máximas E podem acompanhar esta última
- Método $P_{1/2}$ não é confiável em pacientes com regurgitação aórtica grave ou imediatamente pós-valvoplastia com balão
- Defeito septal atrial, pós-operatório imediato de valvotomia mitral e um átrio esquerdo não complacente encurtam $P_{1/2}$. Isto leva à superestimativa da AVM
- Alterações que prolongam $P_{1/2}$, como, p. ex., um átrio esquerdo cronicamente dilatado e hipercomplacente conduzem à subestimativa da AVM

AVM, área da valva mitral; $P_{1/2}$, meio-tempo de pressão.

Área da valva mitral na estenose mitral: equação de continuidade

Área 1 x Velocidade 1 = Área 2 x Velocidade 2
$Área_{MV}$ x $Velocidade_{MV}$ = $Área_{TSVE}$ x $Velocidade_{TSVE}$
Doppler OC   Doppler OP

$$AVM = \frac{\pi \,(raio\,TSVE)^2 \times Vmáx_{TSVE}^{*}}{IVT_{VM}^{**}}$$

*por Doppler de onda pulsada; **por Doppler de onda contínua.
TSVE, trato de ejeção ventricular esquerdo;
IVT, integral de velocidade-tempo; π (pi) = 3,14

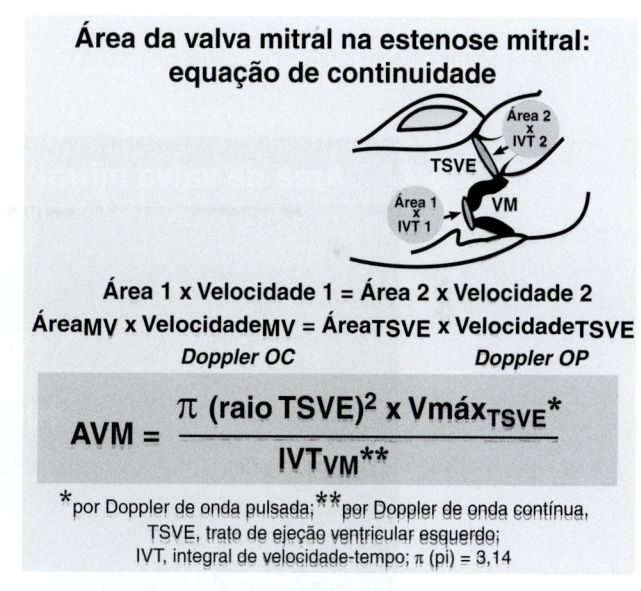

Fig. 11. Equação de continuidade na estenose mitral.

pio, o fluxo em qualquer ponto ao longo de um tubo é constante (isto é, fluxo [Q] = $IVT_1 \cdot A_1 = IVT_2 \cdot A_2$, onde IVT = integral de velocidade-tempo no $ponto_x$ e A = área no $ponto_x$). Portanto, se soubermos o fluxo em outro ponto no "tubo" (ou coração), como, p. ex., o trato de saída ventricular esquerdo (TSVE), e se soubermos a integral de velocidade-tempo através da VM conforme medido por Doppler OC, poderemos resolver para a área da VM. Especificamente, Q = $IVT_{TSVE} \cdot Área_{TSVE} = IVT_{VM} \cdot Área_{VM}$. Ou, $Área_{VM} = A_{TSVE} \cdot IVT_{TSVE}/IVT_{VM}$. Este método se correlaciona bem com a avaliação invasiva da AVM.

Uma limitação-chave deste método é que, se houver regurgitação através da VM ou do ponto de comparação (p. ex., trato de saída aórtico ou pulmonar), o fluxo não será o mesmo nesses dois pontos (Tabela 8). Portanto, a estimativa da área da VM pode não ser exata.

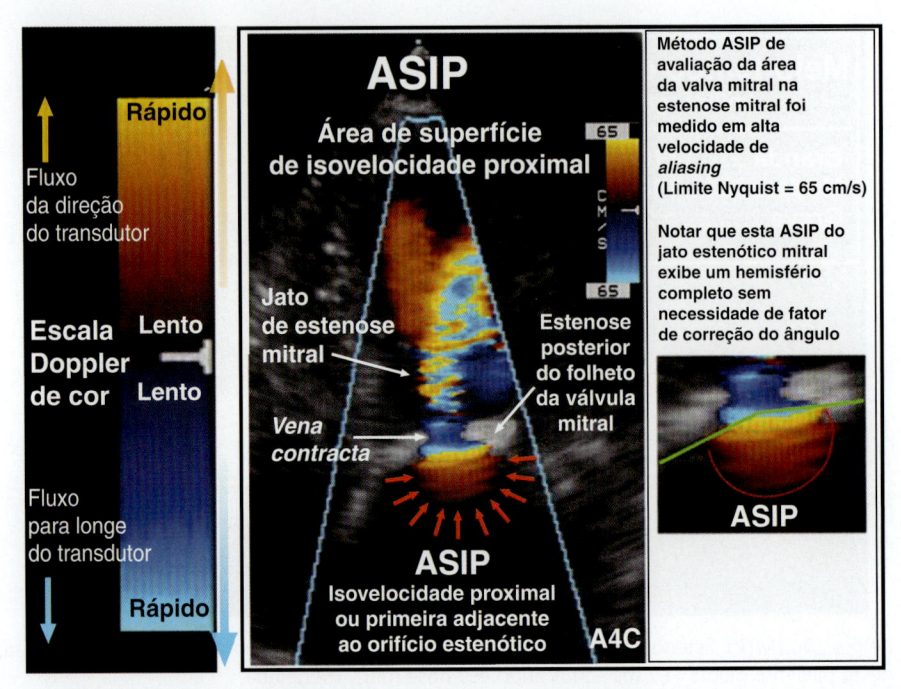

Fig. 12. Princípio da área de superfície de isovelocidade proximal (ASIP) na estenose mitral. Imagem de setor estreito do jato estenótico mitral usando Doppler de fluxo em cores no corte apical de quatro câmaras (A4C). A zona de convergência do fluxo exibe um hemisfério de isovelocidade (isovelocidade proximal). O princípio da ASIP estipula que a convergência de fluxo inobstruído equivale a aceleração concêntrica – a presença de anéis concêntricos de aceleração do fluxo que resulta quando o fluxo se acelera através da valva mitral estenótica. (*Ver* o vídeo correspondente no DVD.)

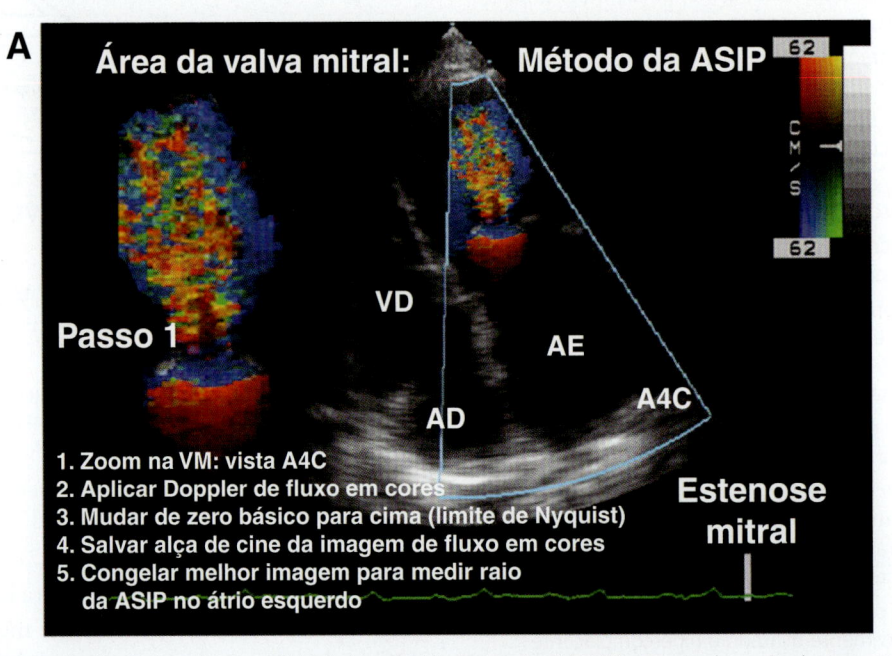

Fig. 13. Método da área de superfície de isovelocidade proximal (ASIP) na estenose mitral: passos 1-5.

■ Área de Superfície de Isovelocidade Proximal

Uma extensão do princípio de continuidade é usar a área de superfície de isovelocidade proximal para calcular a AVM. Neste caso, o ponto de "comparação" é mudado dos tratos de saída aórtico ou pulmonar, como, por exemplo, para o ponto proximal à VM no AE, onde o fluxo Doppler entra em *aliasing* na forma de um hemisfério (Figs. 12 e 13; *ver* o vídeo correspondente à Fig. 12 no DVD). A área nesse ponto é calculada com a equação da área de um hemisfério, $2\pi r^2$, onde *r* é a distância desde o ponto onde o fluxo Doppler em cores entra em *aliasing* até o orifício da VM. A velocidade no ponto onde o fluxo Doppler em cores entra em

Capítulo 13 ◆ Estenose Mitral | **251**

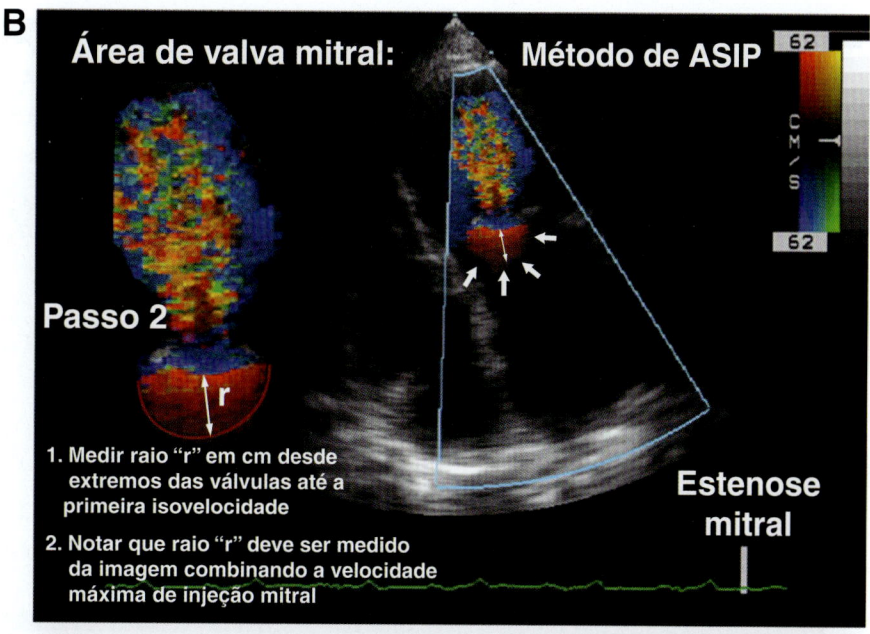

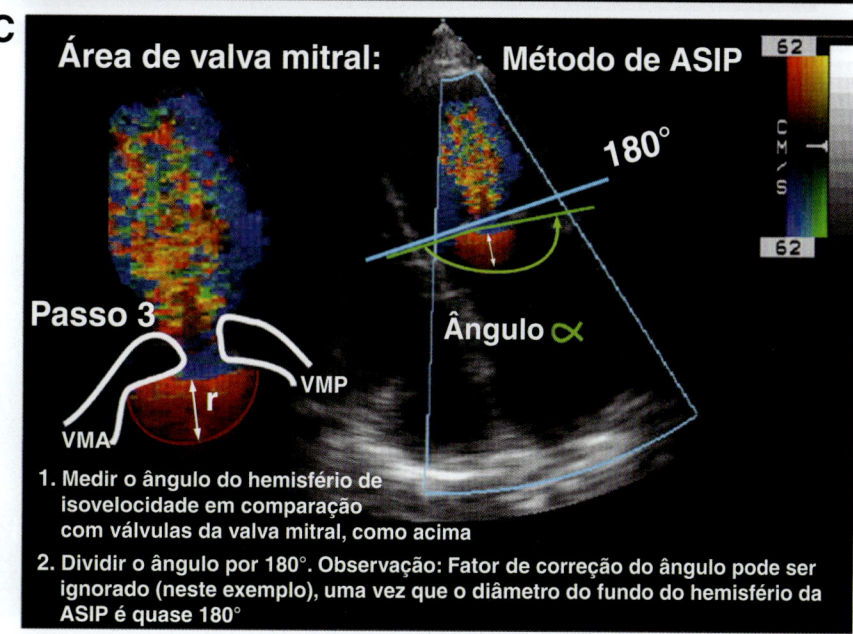

Fig. 13. *(Continuação)*

Tabela 8	Equação de Continuidade na Estenose Mitral: Armadilhas

- Fibrilação atrial: necessidade de tirar a média ao longo de 5 a 10 ciclos cardíacos
- Dependente do alinhamento do feixe Doppler, especialmente com jatos excêntricos
- Falta de continuidade do fluxo

aliasing é o limite de Nyquist no ajuste do Doppler em cores. Portanto, temos a área e a velocidade em outro ponto que podemos usar para resolver a AVM na equação de continuidade. (AVM = $2\pi r^2$ · velocidade de *aliasing*/velocida-de$_{VM}$.) (Observação: um termo de correção do ângulo pode necessitar ser acrescentado a esta equação a fim de levar em consideração a influência dos dois folhetos da VM sobre a área da esfera [*ver* Figs. 12 e 13; *ver* o vídeo correspondente à Fig. 12 no DVD].)

D

Área da valva mitral (AVM) = $\dfrac{\text{Fluxo máximo}}{\text{Velocidade máxima EM}}$

$$\text{AVM} = 2\pi r^2 \times \dfrac{V_r}{V_{máx}} \times \dfrac{\alpha}{180°}$$

Ângulo α

180°

V_r Limite Nyquist

Passo 4

$\sim = 1$

$V_{máx}$ 250 cm/s

$$\text{AVM} = 6{,}28 \times r^2 \times \dfrac{62}{250}$$

$$\text{AVM} = 1{,}01\ \text{cm}^2$$

Velocidade máxima de ejeção mitral

E

Área da valva mitral (MVA) — **Método de ASIP**

Gravidade da estenose mitral
Normal .... 4-6 cm²
Branda .... 1,6-2 cm²
Moderada .... 1,1-1,5 cm
Grave .... < 1 cm²

Passo 5

Método de ASIP: armadilhas
1. Alinhamento inadequado da OC pode levar à superestimativa da AVM
2. Ângulo e raio podem ser difíceis de medir quando AVM maior que 1,5 cm²
3. AVM pode ser subestimada se área estenótica for elíptica

AE
A4C
Estenose mitral

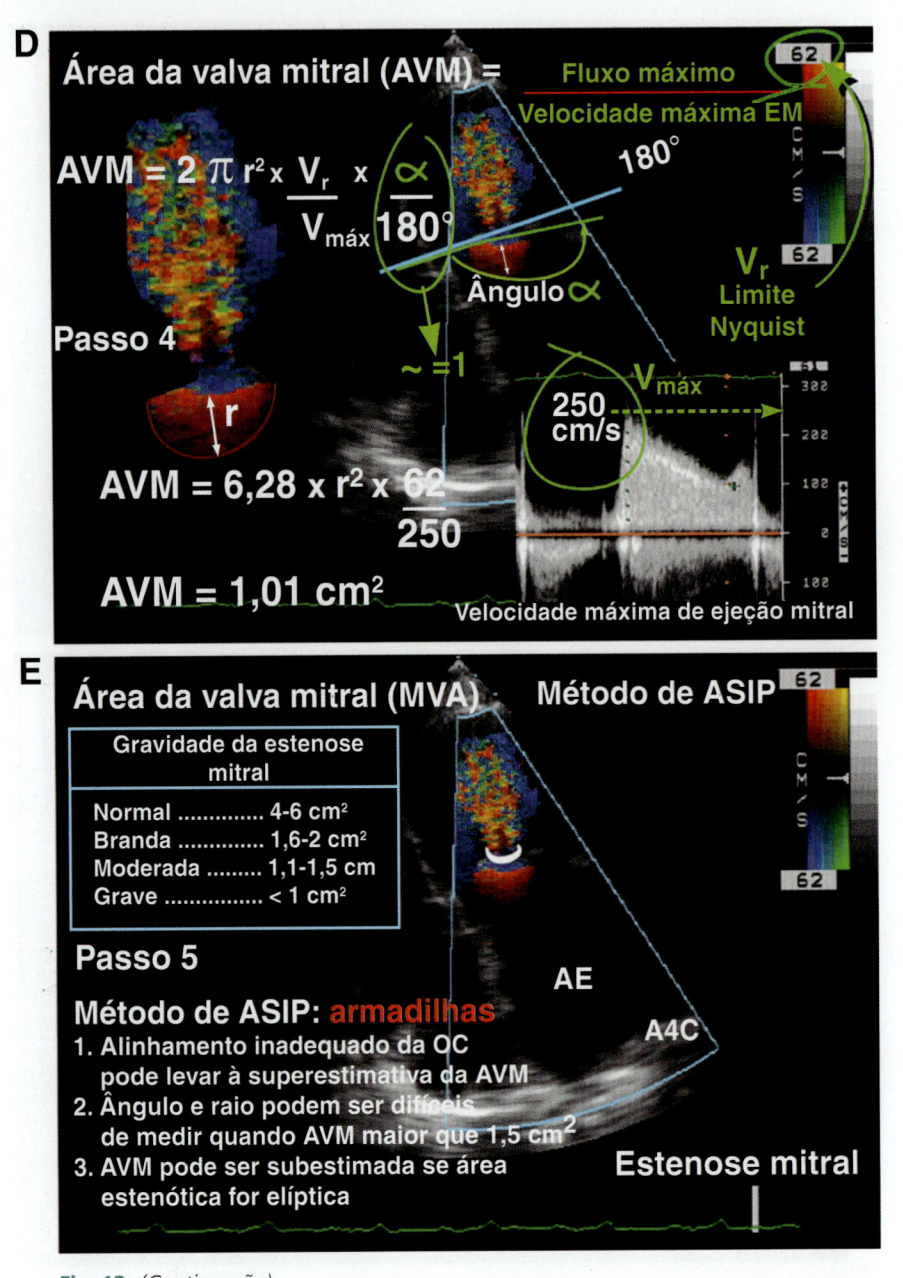

Fig. 13. *(Continuação)*

Um benefício deste método é que, em teoria, a medição da AVM não é afetada por regurgitação mitral coexistente, uma vez que o fluxo através do orifício da VM e o fluxo através do ponto de *aliasing* no AE não serão significativamente diferentes na presença de regurgitação mitral. Entretanto, o método da área de superfície de isovelocidade proximal é tecnicamente difícil e não é comumente usado em muitos laboratórios em avaliação de estenose mitral.

CONCLUSÃO

Em suma, a avaliação ecocardiográfica da estenose mitral fornece percepção da etiologia, quantifica a hemodinâmica, gradua a gravidade, revela sequelas "retrógradas" e auxilia na escolha das opções terapêuticas.

AGRADECIMENTO

O autor agradece ao laboratório de ecocardiografia do Massachusetts General Hospital pela sua generosa contribuição das imagens ecocardiográficas para este capítulo.

LEITURAS SUGERIDAS

Braunwald E, Zipes DR, Libby P. Heart Disease. A Textbook of Cardiovascular Medicine. Philadelphia: WB Saunders, 2001.

Mohan JC, Pater AR, Passey R, *et al.* Is the mitral valve area flow-dependent in mitral stenosis? A dobuatmine stress echocardiography study. J Am Coll Cardiol 2002;40: 1809-1815.

Oh JK, Seward JB, Tajik AJ. The Echo Manual. Philadelphia: Lippincott Williams and Wilkins, 1999:103-132.

Otto CM. Textbook of Clinical Echocardiography. Philadelphia: WB Saunders, 2000:229-264.

Weyman AE. Principles and Practice of Echocardiography. Philadelphia: Lippincott Wilkind and Williams, 1994.

Wilkins GT, Weyman AE, Abascal VM, Block PC, Palacios IF. Percutaneous balloon dilation of the mitral valve: an analysis of echocardiographic variables related to out-come and the mechanism of dilation. Br Heart J 1988;60:299-308.

14 REGURGITAÇÃO MITRAL

Jacqueline Suk Danik, MD, MPH
Bernard E. Bulwer, MD, MS

CONTEÚDO
INTRODUÇÃO
AVALIAÇÃO DA ETIOLOGIA E MECANISMOS DA RM/APRESENTAÇÃO DE CASOS
AVALIAÇÃO DA GRAVIDADE DA RM
PARÂMETROS ECOCARDIOGRÁFICOS BIDIMENSIONAIS PARA GRADUAÇÃO DA GRAVIDADE DA RM
MÉTODOS DOPPLER PARA GRADUAR A GRAVIDADE DA RM
    PARÂMETROS DE DOPPLER DE FLUXO EM CORES
    OUTROS MÉTODOS DOPPLER
    INTEGRAÇÃO DOS ÍNDICES DE GRAVIDADE
CONSIDERAÇÕES CIRÚRGICAS NA RM/APRESENTAÇÃO DE CASOS
APRESENTAÇÃO DE CASOS
ANÁLISE DA VALVA
LEITURAS SUGERIDAS

INTRODUÇÃO

A regurgitação mitral (RM) é uma das mais comuns cardiopatias valvares adquiridas, vistas na prática ecocardiográfica adulta. Sua instalação pode ser aguda ou crônica, e a etiologia pode se originar de qualquer processo que perturbe a arquitetura do aparelho da valva mitral (Tabela 1; Figs. 1 e 2).

A ecocardiografia tem vários papéis importantes na RM, incluindo:

1. Avaliação da etiologia da RM.
2. Graduação da gravidade da RM.
3. Avaliação do seu impacto sobre a função cardíaca global, especialmente a função ventricular esquerda (VE).
4. Orientação para o tratamento adicional, incluindo a cronologia da intervenção cirúrgica.

Ecocardiografia transtorácica (ETT) é a modalidade de escolha para a avaliação e o acompanhamento da RM e da função cardíaca global, mas a ecocardiografia transesofágica (ETE) desempenha importante papel quando há diferenças entre a avaliação clínica e os achados de ETT, ou quando é necessária cirurgia da valva mitral (Tabela 2).

AVALIAÇÃO DA ETIOLOGIA E MECANISMOS DA RM

A estrutura de todo o aparelho valvar mitral, que inclui folhetos mitrais, fixações das cordas, anel, músculos papilares e as paredes ventriculares de suporte, afeta a função global. Definir a etiologia da RM é importante porque pode influenciar o tratamento e o prognóstico desses pacientes. Doenças que são principalmente de origem estrutural podem ser tratadas diferentemente dos indivíduos com RM funcional.

Os casos que se seguem foram escolhidos para salientar diversas etiologias comuns de RM. As causas mais comuns de RM na América do Norte incluem doença degenerativa, isquemia e RM funcional.

APRESENTAÇÃO DE CASO 1: TRAÇOS DE REGURGITAÇÃO MITRAL

Uma mulher de 26 anos foi encaminhada para ETT após detecção clínica de um sopro sistólico fraco. Ela era completamente assintomática e não tinha história médica importante (Fig. 2A).

Tabela 1	Causas de RM
Mecanismo	**Diagnóstico**
RM aguda	
Estrutural	Cordas tendíneas rotas
	Disfunção e/ou ruptura de músculo papilar isquêmico
Infecciosa	Endocardite bacteriana (em valvas cardíacas normais e protéticas)
RM crônica	
Degenerativa/estrutural	Degeneração mixomatosa dos folhetos (prolapso de valva mitral)
	Ruptura de cordas tendíneas com folheto frouxo
	Disfunção de músculo papilar e/ou ruptura com folheto frouxo
	Vazamento paravalvar após substituição por valva protética
	Calcificação anular mitral
	Transtornos do colágeno, como, por exemplo, síndromes de Marfan e de Ehlers-Danlos
Isquêmica e funcional	Cardiomiopatia dilatada com dilatação do anel mitral e amarração apical
Infecciosa	Endocardite bacteriana (em valvas cardíacas normais e protéticas)
Inflamatória	Cardiopatia reumática
	Transtornos do tecido conjuntivo, como, por exemplo, lúpus eritematoso sistêmico, esclerodermia

Tabela 2   Principais Indicações da Ecocardiografia na RM

- Diagnóstico e avaliação da etiologia/mecanismo da RM
- Avaliação da gravidade hemodinâmica, inclusive o impacto sobre o tamanho, a função e a hemodinâmica ventricular
- Avaliação inicial e reavaliação de pacientes assintomáticos e sintomáticos com RM
- Avaliação dos efeitos de terapias clínicas e cirúrgicas na RM, inclusive reparação ou substituição da valva mitral
- ETE para avaliação pré-operatória, intraoperatória e pós-operatória de pacientes com RM

As imagens mostram vestígios de RM (trivial). Há um jato centralmente dirigido, limitado a uma área imediatamente distal à linha de fechamento dos folhetos mitrais, visto em múltiplas janelas. Ele é de curta duração e baixa velocidade e pode simplesmente representar deslocamento de volume quando os folhetos mitrais se fecham. Isto pode ser visto em até 80% dos adultos normais, aumentando em prevalência com a idade e tendo pouco significado patológico.

APRESENTAÇÃO DE CASO 2: PROLAPSO DE VALVA MITRAL

O segundo caso é uma mulher de 33 anos com um estalido mesossistólico e um sopro sistólico final (Figs. 3-7; *ver* o vídeo correspondente às Figs. 3-6 no DVD).

Estas imagens mostram prolapso de valva mitral (PVM) clássico, uma das anormalidades valvares cardíacas mais comuns, que foi descrita em 1-3% da população norte-americana. Este exemplo particular demonstra prolapso de ambos os folhetos, anterior e posterior, além do plano do anel mitral. As cúspides estão espessadas (> 5 mm) e há regurgitação grave concomitante.

PVM clássico existe quando há desvio superior exagerado (> 2 mm) ("recurvamento" ou "forma de rede de dormir") dos folhetos mitrais espessados (> 5 mm espessura na diástole), além do plano do anel mitral durante a sístole avançada. Uma das razões mais comuns do PVM é degeneração fibromixomatosa da valva mitral, o que pode levar a prolapso da válvula, ruptura de cordas ou frouxidão parcial de um segmento de uma ou ambos os folhetos. As características ecocardiográficas estritas do PVM estão apresentadas na Tabela 3. Os cortes paraesternal e apical de eixo longo são os melhores para a avaliação ideal do PVM, e as Figuras 4 e 5 (*ver* o vídeo correspondente no DVD) são exemplos clássicos de PVM. Digno de nota, o perfil normal em forma de sela das cúspides da valva mitral pode ser exagerado quando visto pela janela apical de quatro câmaras, resultando em excesso de diagnóstico de PVM ou "cardiopatia ecocardiográfica".

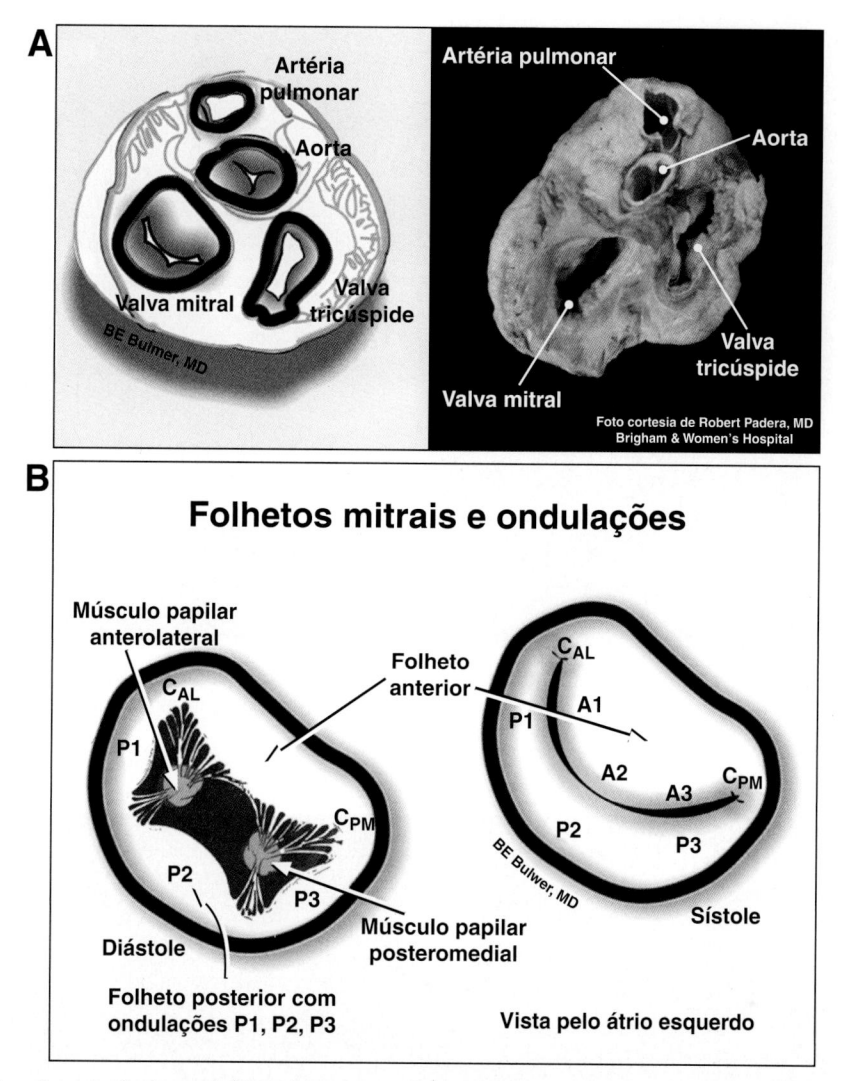

Fig. 1. (**A**) Topografia da valva mitral: vista pela base do coração. (**B**) Folhetos anterior e posterior da valva mitral e respectivas ondulações.

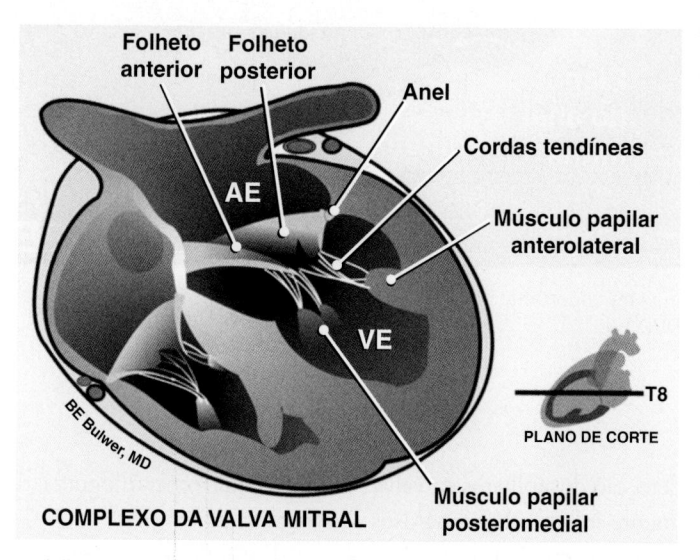

Fig. 2. Ilustrações que mostram os folhetos da valva mitral, ondulações (nomenclatura de Carpentier) e estruturas de suporte. O complexo da valva mitral inclui anel mitral, folhetos da valva, cordas tendíneas (primárias, secundárias e terciárias) e suas origens dos músculos papilares, bem como o ventrículo esquerdo de suporte, o átrio esquerdo e a raiz aórtica.

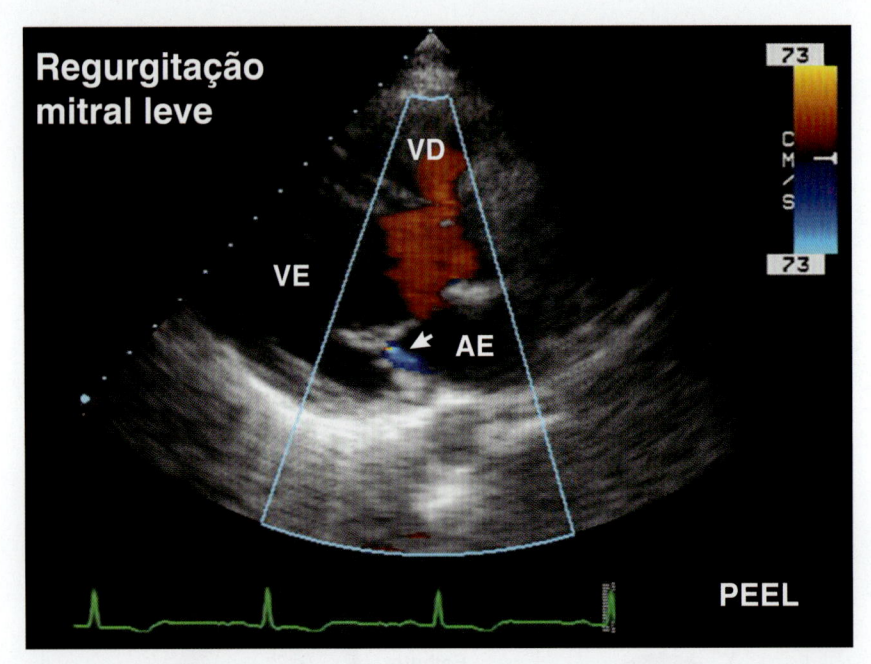

Fig. 3. Corte paraesternal de eixo longo (PEEL) mostrando regurgitação mitral vestigial *(seta)*. Também é chamada "regurgitação mitral de volume de fechamento" – indicando mero desvio de volume durante o fechamento dos folhetos. (*Ver* o vídeo correspondente no DVD.)

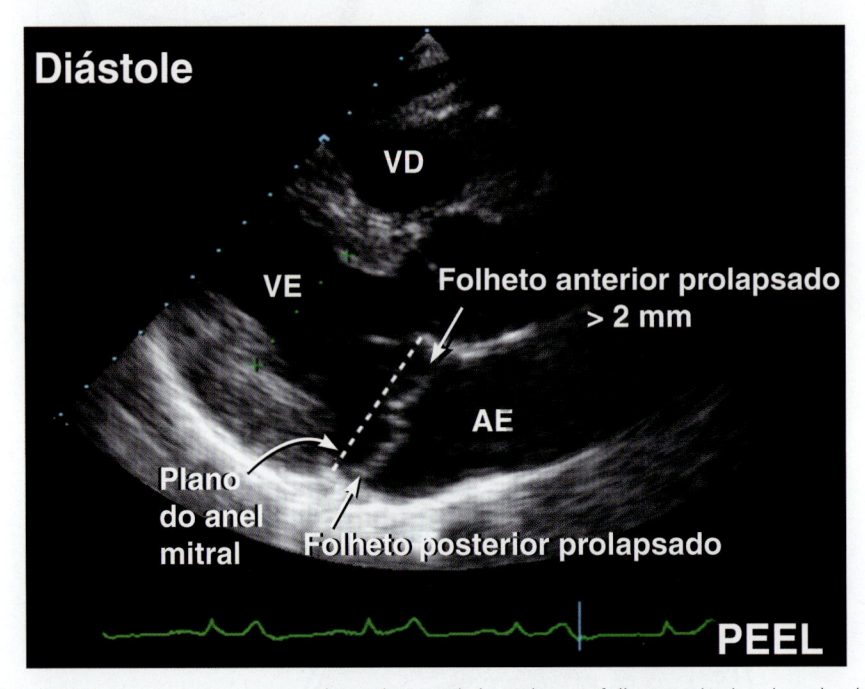

Fig. 4. Imagem sistólica do PEEL mostra importante prolapso (> 2 mm) de ambos os folhetos mitrais acima do plano anular mitral. (*Ver* o vídeo correspondente no DVD.)

As precauções acerca da detecção dos folhetos da valva mitral incluem tomar erradamente folhetos mixomatosos ou frouxos por vegetações ou massas (*ver* Capítulo 19, Fig. 11). RM pode estar ausente em repouso, mas pode ser precipitada por exercício em alguns pacientes com PVM, de modo que ecocardiografia de esforço pode ser útil para diagnóstico.

Embora a ecocardiografia seja útil para definir PVM, a síndrome de PVM inclui características clínicas e achados auscultatórios associados. Além disso, a patologia subjacen-

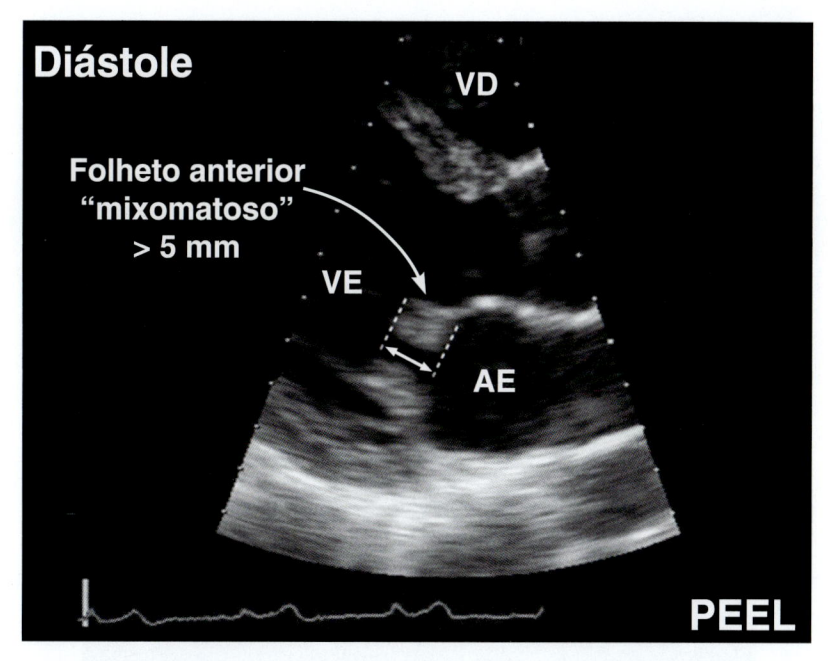

Fig. 5. Durante a diástole, os folhetos mixomatosos podem ser medidos. Folhetos espessados com mais de 5 mm sustentam o diagnóstico de PVM clássico. (*Ver* o vídeo correspondente no DVD.)

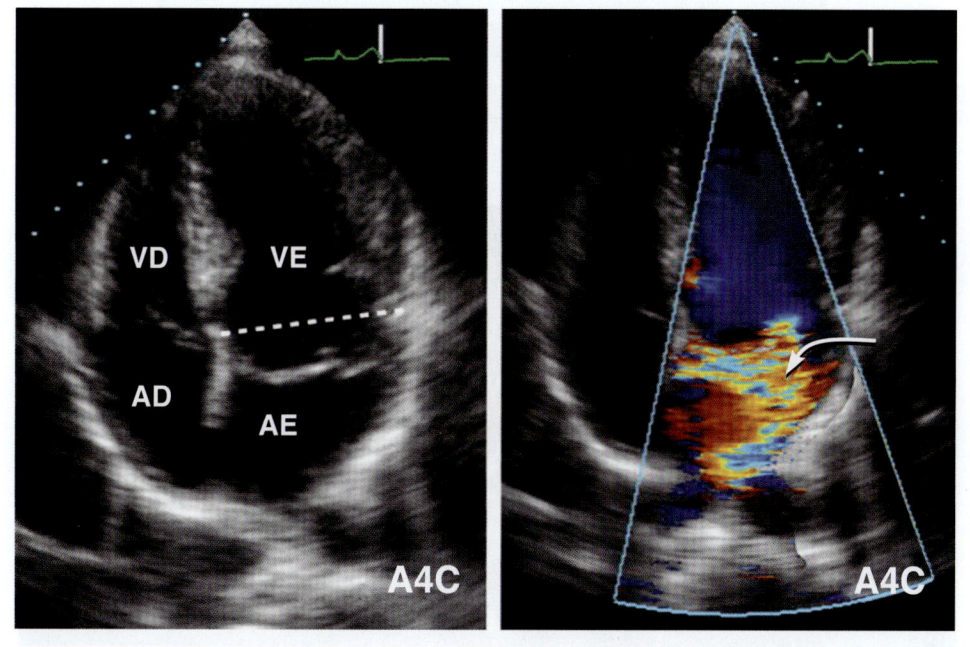

Fig. 6. Prolapso bivalvular é facilmente visualizado no corte apical de quatro câmaras (A4C). Entretanto, o perfil da valva mitral é normalmente exagerado nesta vista – e pode levar a excesso de diagnóstico de prolapso de valva mitral (painel esquerdo). Regurgitação mitral grave estava presente (painel direito). (*Ver* o vídeo correspondente no DVD.)

te ao PVM primário também pode afetar outras valvas intracardíacas, e a avaliação quanto a prolapso concomitante das valvas tricúspide, pulmonar e aórtica deve ser efetuada durante o exame ecocardiográfico.

Sequelas potenciais importantes do PVM incluem RM progressiva, potencialmente a partir da má coaptação progressiva dos folhetos, desintegração da integridade das cordas com a passagem do tempo e endocardite infecciosa.

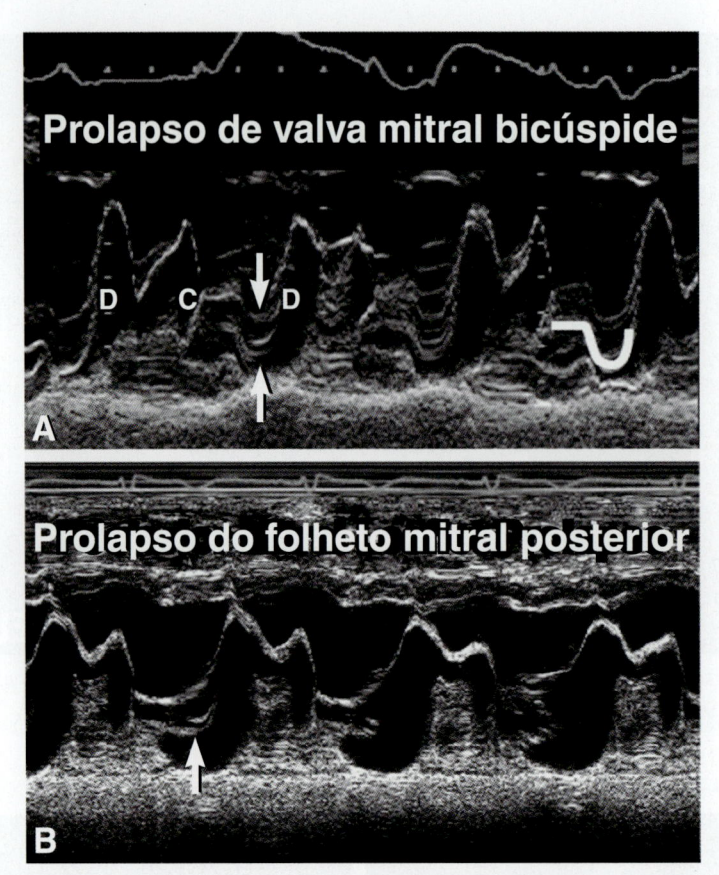

Fig. 7. Ecocardiograma no modo M de paciente (Figs. 4-6) com prolapso de valva mitral clássico. (**A**) Ambos os folhetos espessados mostram desvio posterior do segmento C, D durante a meso e a telessístole. (**B**) Apenas o folheto posterior está afetado.

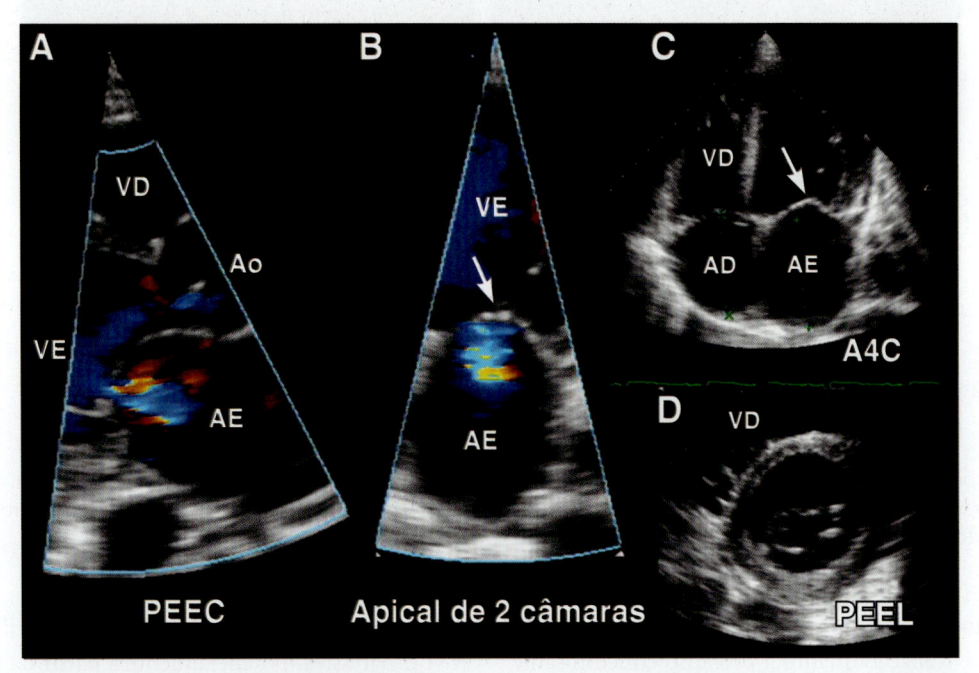

Fig. 8. Regurgitação mitral em cardiomiopatia isquêmica. Isto resulta em amarração ("formação de tenda") dos folhetos da valva mitral durante a sístole ventricular (**A-C**), coaptação prejudicada dos folhetos e regurgitação mitral (**B**). "Formação de tenda" é mais bem vista em **C** e **D** (setas). Este termo descreve o fechamento da valva mitral dentro da cavidade ventricular em vez de ao nível do plano do anel mitral (**C**). A morfologia dos folhetos da valva é normal, mas a dilatação ventricular esquerda (**D**) leva ao desvio lateral dos músculos papilares (ver Fig. 5). Isto causa má coaptação dos folhetos, que tipicamente é simétrica (**C**), e o jato de regurgitação mitral isquêmica é dirigido centralmente (**A, B**).

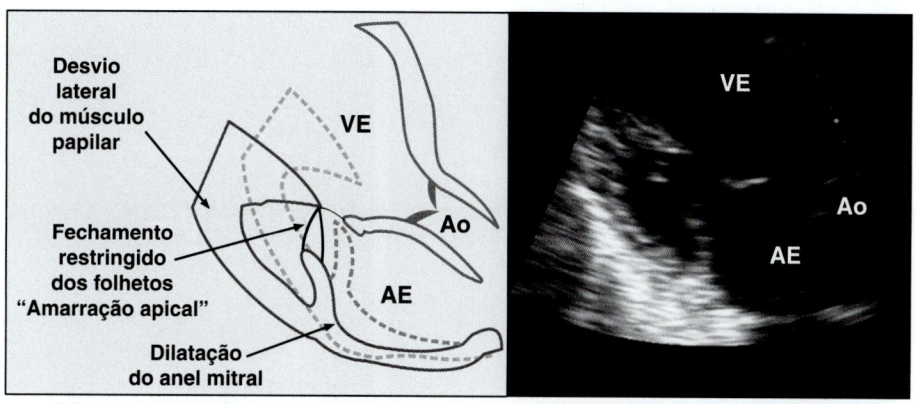

Mecanismo da regurgitação mitral na cardiomiopatia dilatada

Fig. 9. Mecanismo de regurgitação mitral na cardiomiopatia isquêmica dilatada. Os três principais contribuintes, como mostrado, impedem a coaptação normal dos folhetos e regurgitação mitral funcional. Os folhetos da mitral são morfologicamente normais.

Tabela 3 Características Ecocardiográficas do PVM

- Desvio superior de ambas[a] as válvulas mitrais (≥ 2 mm[a] acima do anel mitral) com ponto de coaptação ao nível ou acima do plano anular mitral
- Espessamento difuso dos folhetos (> 5 mm[a]) na diástole (aparência "mixomatosa")
- Dilatação anular mitral
- Válvulas redundantes da valva mitral
- Ruptura de cordas com válvula frouxa (parcial)
- Regurgitação mitral
- Achados característicos no modo M (Fig. 4A)

[a]Critérios estritos de PVM clássico ou "valva mitral mole".

APRESENTAÇÃO DE CASO 3: REGURGITAÇÃO MITRAL PÓS-IM

Homem de 66 anos, com infarto do miocárdio (IM) um ano antes, apresentou-se com insuficiência cardíaca congestiva.

As imagens (Figs. 8 e 9) mostram RM que resulta de remodelação e dilatação ventriculares esquerdas. Essas alterações na geometria VE alteram significativamente as relações espaciais entre os folhetos mitrais, os músculos papilares e as cordas tendíneas. Neste exemplo, desvio lateral dos músculos papilares e cordas leva à má coaptação dos folhetos, e RM por dilatação do átrio esquerdo (AE). A RM resultante é dirigida centralmente.

APRESENTAÇÃO DE CASO 4: FOLHETO MITRAL FROUXO

Um homem de 44 anos se queixava de crescente falta de ar e demonstrou ter um sopro compatível com RM (Fig. 10; ver o vídeo correspondente no DVD).

Estas imagens ecocardiográficas ilustram como a frouxidão completa ou parcial de um ou ambos os folhetos mitrais pode levar à RM moderada a grave. Frouxidão parcial de folheto compromete mais comumente o folheto posterior, e geralmente é secundária à ruptura de cordas. A RM resultante pode ser grave, e o jato é tipicamente dirigido anteriormente. Em contraposição, um folheto anterior frouxo usualmente resulta em um jato de regurgitação dirigido posteriormente (ver Capítulo 7, Fig. 7).

Ruptura de músculo papilar no contexto de IAM pode se apresentar com regurgitação grave aguda dentro dos primeiros cinco dias pós-IAM. Ela envolve mais comumente deiscência da extremidade ou uma cabeça do músculo e, menos comumente, transecção completa (Fig. 11; ver o vídeo correspondente no DVD). Em particular, o músculo papilar posteromedial é mais suscetível à lesão durante infarto, uma vez que o seu suprimento sanguíneo é derivado quase unicamente do ramo descendente posterior da artéria coronária direita. O músculo papilar anterolateral e o do ventrículo direito possuem duplo suprimento sanguíneo.

Diferentes graus de RM podem resultar da disfunção isquêmica dos músculos papilares e parede ventricular de suporte. Isto é visto em aproximadamente 30% dos pacientes com doença de artéria coronária que estão sendo considerados para cirurgia cardíaca.

Outro exemplo de ruptura da arquitetura da valva mitral é visto com doença degenerativa da valva mitral. Por exemplo, com calcificação anular mitral, que pode ser observada em pacientes mais velhos, a excursão dos folhetos mitrais pode ser limitada, afetando a coaptação das cúspides. Isto também resulta em RM.

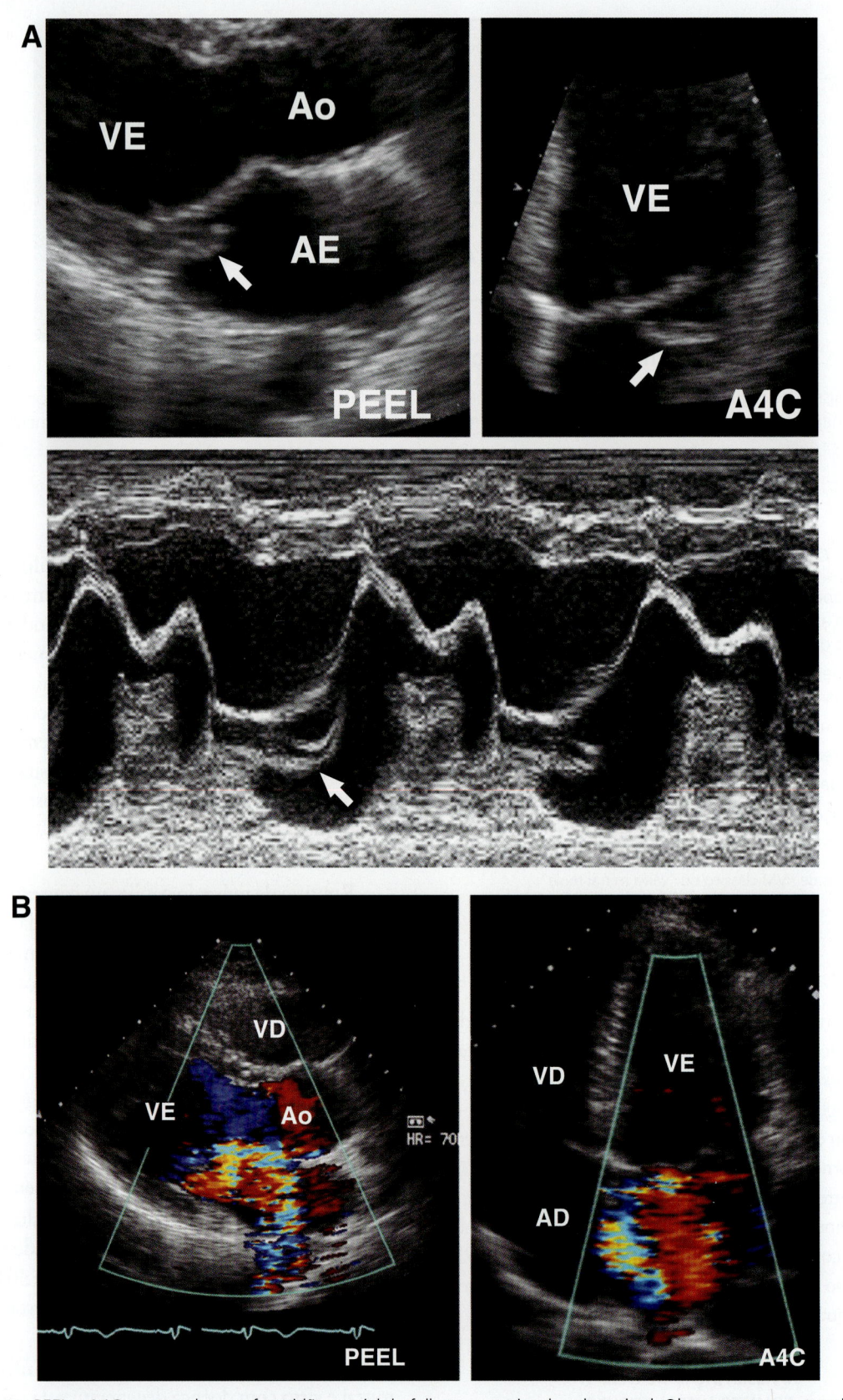

Fig. 10. (A) Cortes PEEL e A4C mostrando uma frouxidão parcial do folheto posterior da valva mitral. Observar que a extremidade do folheto aponta para o ventrículo indicando que a frouxidão é incompleta (**painéis de cima**). Acentuada turbulência com esta valvopatia é vista no exame com Doppler de fluxo em cores (**B**). Observar que o jato regurgitante mitral é dirigido anteriormente. O exame no modo M mostra que a frouxidão afetava somente o folheto posterior (**10A, painel de baixo**). (*Ver* o vídeo correspondente no DVD.)

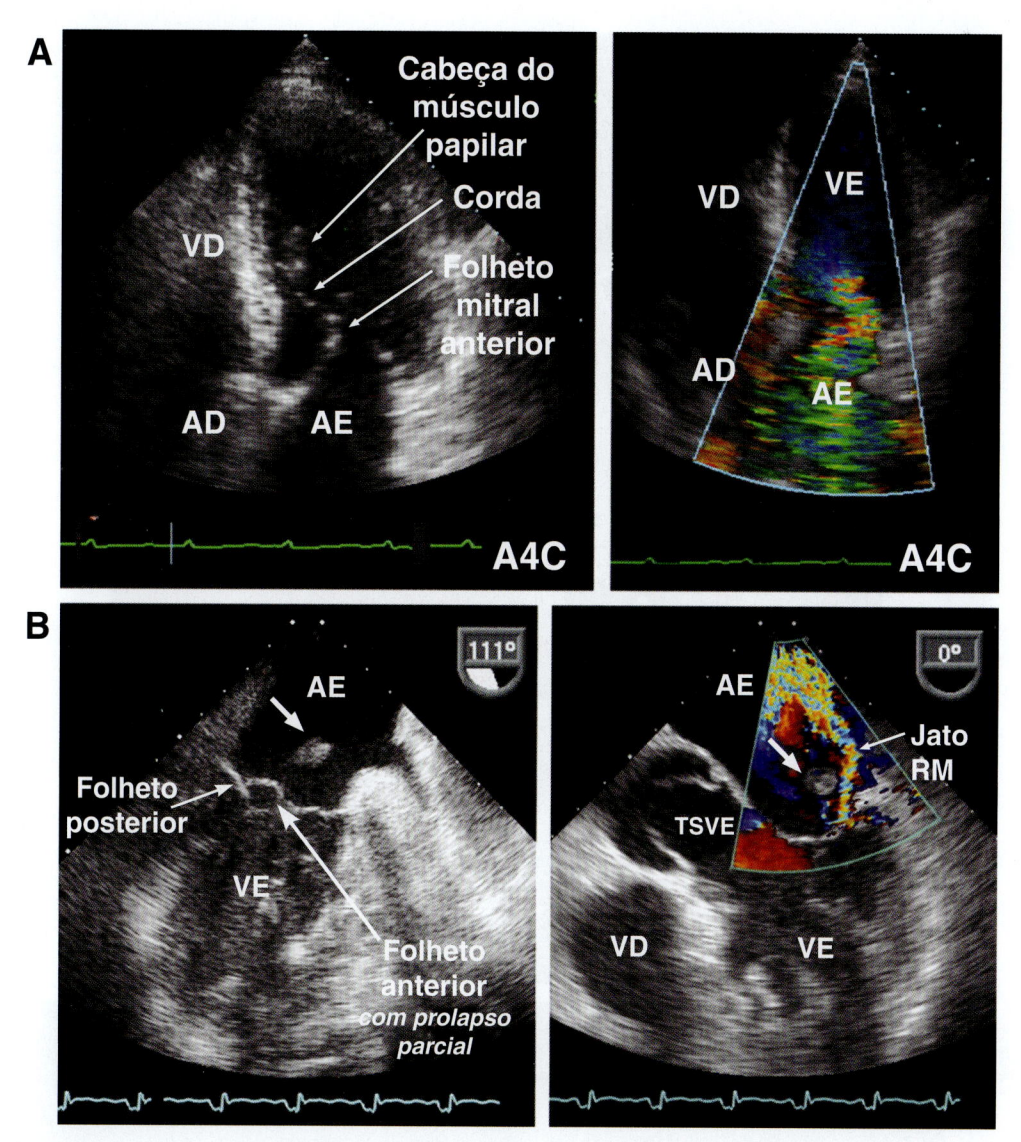

Fig. 11. Músculo papilar roto. (**A**) Imagens transtorácicas em um paciente 5 dias pós-IAM mostraram uma ecodensidade linear que saltava entre o átrio e o ventrículo esquerdos com cada ciclo cardíaco (painel esquerdo). Fixada na sua extremidade está a ponta arrancada (cabeça) do músculo papilar posteromedial. O painel direito mostrava grande jato de RM dirigido posterolateralmente, conforme visto no corte apical de quatro câmaras. (**B**) Cortes mesoesofágicos do paciente mostraram a extremidade móvel do músculo papilar dividido (*seta* em ambos os painéis) dentro do átrio esquerdo. Observar a frouxidão parcial do folheto anterior da valva mitral (painel esquerdo) com o resultante jato de RM dirigido posterolateralmente. (*Ver* o vídeo correspondente no DVD.)

APRESENTAÇÃO DE CASO 5: REGURGITAÇÃO MITRAL REUMÁTICA

Uma mulher de 39 anos com história conhecida de cardiopatia reumática e falta de ar progressiva foi encaminhada para um ecocardiograma antes da consideração para valvoplastia mitral percutânea com balão.

Tabela 4 Indicadores de Mau Prognóstico na RM

1. Sintomas de insuficiência cardíaca
2. Fração de ejeção ventricular esquerda (FEVE) < 50% com sintomas
3. RM de início agudo
4. Frouxidão aguda de folhetos da válvula mitral
5. RM importante acompanhando infarto agudo do miocárdio

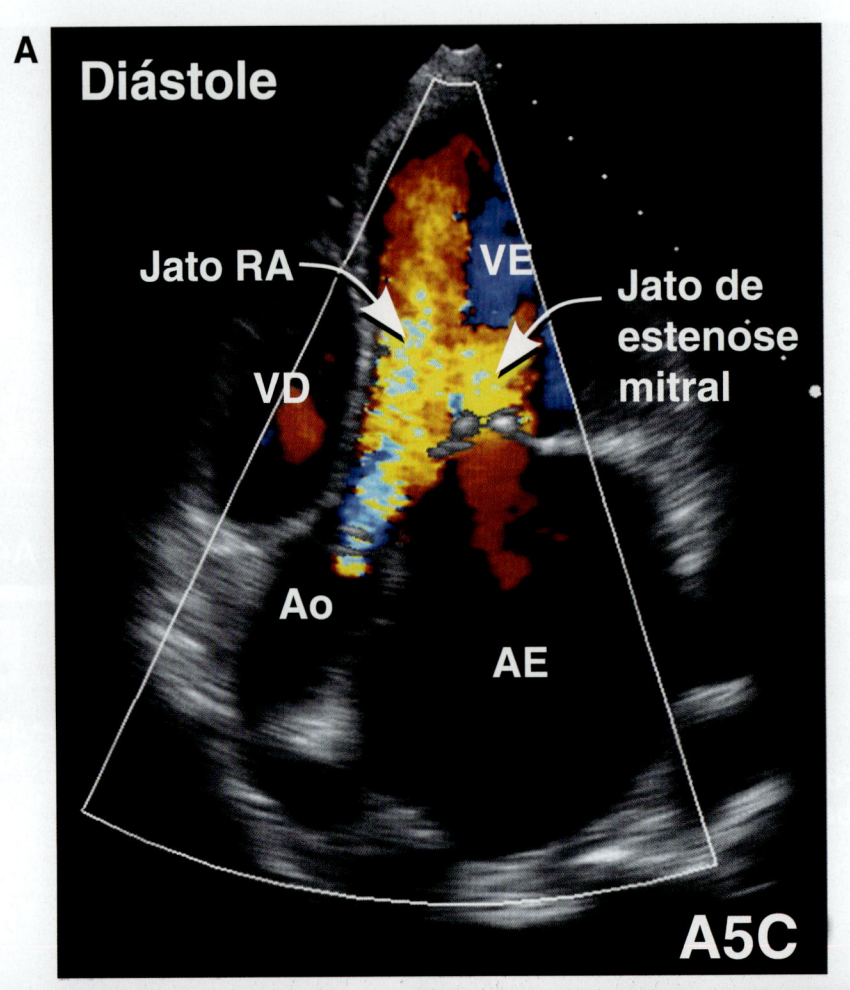

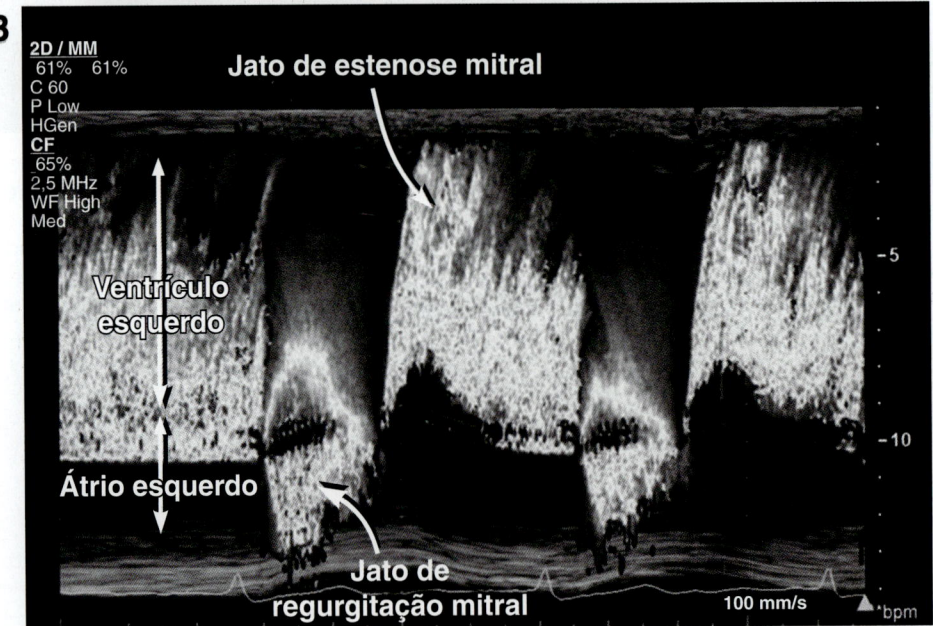

Fig. 12. (**A**) Regurgitação mitral no contexto de cardiopatia reumática é o resultado de distorção estrutural, espessamento e movimento restringido dos folhetos. Estenose mitral (EM) e regurgitação aórtica (RA) também estavam presentes neste paciente. (**B**) Este modo M em cores através do átrio e ventrículo esquerdos no mesmo paciente mostrou jatos de dupla lesão (estenose mitral–regurgitação mitral.)

Tabela 5 Graduação da Gravidade da RM: Parâmetros Recomendados

	Branda	Moderada	Grave
Parâmetros estruturais			
Tamanho atrial esquerdo	N	N ou Dilatado	Usualmente D
Tamanho ventricular esquerdo	N	N ou Dilatado	Usualmente D
Folhetos mitrais e complexo de suporte	N ou Anormal	N ou Anormal	Anormal/Folheto frouxo/Músculo papilar roto
Parâmetros Doppler			
Área do jato de cor (limite Nyquist 50-60 cm/s)	Jato pequeno, central (usualmente < 4 cm² ou < 20% da área do átrio esquerdo)	Variável Variável	Grande jato central (usualmente > 10 cm² ou > 40% da área do átrio esquerdo) ou jato de tamanho variável colidindo com a parede ou enrolando-se no átrio esquerdo
Velocidade ponto E mitral – OP	Onda A dominante	Variável	Onda E dominante (E usualmente > 1,2 m/s)
Densidade do jato – OC	Incompleta ou fraca	Densa	Densa
Contorno do jato – OC	Parabólico	Usualmente parabólico	Chegando a um pico precoce – triangular
Fluxo na veia pulmonar – OP	Dominância sistólica	Amortecimento sistólico	Inversão sistólica do fluxo
Parâmetros quantitativos			
Largura da *vena contracta* (cm)	< 0,3 cm	0,3-0,69 cm	≥ 0,7 cm
Volume regurgitante (mL/batimento)	< 30	30-59	≥ 60 mL/batimento
Fração regurgitante (%)	< 30%	3-49%	≥ 50%
AORE (área do orifício regurgitante eficaz)	< 0,2 cm²	0,2-0,29 0,3-0,39 cm²	≥ 0,4 cm²

Modificado de ASE, American Society of Echocardiography Report (2003) — ASE/ACC/AHA/ESC Guidelines. *Ver* referência 3.

Cardiopatia reumática é a principal causa subjacente de estenose mitral. A fibrose e o espessamento pós-inflamatórios dos folhetos e cordas que levam à estenose mitral também impedem a coaptação normal dos folhetos mitrais durante a sístole. O resultado é estenose-RM combinadas (Fig. 12; *ver* Capítulo 13, Tabela 3).

AVALIAÇÃO DA GRAVIDADE DA RM

Uma avaliação abrangente de um paciente com RM deve dedicar especial atenção ao desempenho ventricular, com ênfase nos parâmetros de função sistólica do VE (*ver* Capítulo 5), além de definir os mecanismos etiológicos e anatômicos da RM, a avaliação da gravidade da RM e seu impacto hemodinâmico sobre a estratificação de risco e cronologia da intervenção (Tabela 4).

As diretrizes da *American Society of Echocardiography* para a classificação dos graus de gravidade da RM estão apresentadas na Tabela 5. Embora a recomendação para graduar a gravidade da RM seja em branda, moderada e grave, pode ser difícil distinguir branda de moderada e moderada de grave. Assim, diversas medidas qualitativas e quantitativas foram propostas, embora as limitações de cada uma devam ser observadas durante o seu uso; os métodos mais populares em uso serão descritos adicionalmente neste capítulo. Por exemplo, a maioria dos parâmetros baseados em Doppler aplica-se apenas à RM isolada, e não a lesões valvares mistas, ou RM secundária à disfunção do VE. A avaliação quantitativa da RM usando estes métodos pode envolver cálculos relativamente complexos, e peque-

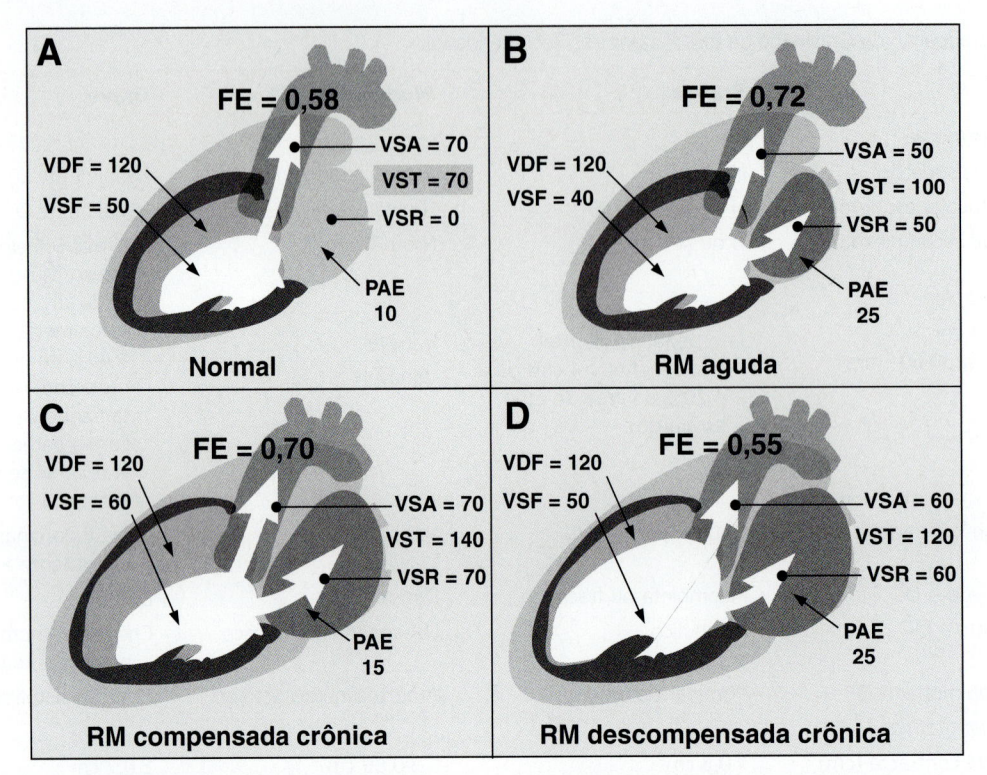

Fig. 13. Regurgitação mitral e o ventrículo esquerdo: três fases da disfunção. (Modificado de Carabello BA. Progress in mitral and aortic regurgitation. Curr Probl Cardiol 2003;28:553.)

Tabela 6 — Acompanhamento Recomendado por Ecocardiografia na RM Assintomática Crônica

Gravidade da RM	Tamanho do VE	FEVE	Frequência do acompanhamento
RM branda	DSF normal	FE normal	5 anos
RM moderada	DSF normal	FE normal	1-2 anos
RM moderada	DSF > 40 mm	< 65%	1 ano
RM grave	DSF normal	FE normal	1 ano
RM grave	DSF > 40 mm	< 65%	6 meses

Adaptado de: Otto CM. Evaluation and management of chronic asymptomatic mitral regurgitation. N Engl J Med 2001;345:740-746.

nos erros em medição facilmente conduzem a grandes erros de cálculo. Por essas razões, eles devem ser aplicados no contexto do paciente, sem depositar plena confiança em uma única medida.

PARÂMETROS ECOCARDIOGRÁFICOS BIDIMENSIONAIS PARA GRADUAÇÃO DA GRAVIDADE DA RM

■ Desempenho do VE

Os índices de função sistólica VE – dimensões sistólica final e diastólica final ventriculares esquerdas, espessura da parede e encurtamento fracionário – são os "barômetros" ecocardiográficos mais importantes dos efeitos hemodinâmicos da RM sobre a função cardíaca global (*ver* Capítulo 5 para quantificação do VE).

Três fases principais da RM e seu impacto sobre o desempenho do VE estão sumariadas na Figura 13.

1. Fase de RM aguda.
2. RM compensada crônica.
3. RM descompensada crônica.

As dimensões sistólicas finais do VE (Fig. 14) e a fração de ejeção do VE (FEVE) refletem a capacidade de adaptação do coração, portanto influenciam a frequência do acompanhamento clínico, a cronologia da intervenção cirúrgica e os resultados subsequentes à cirurgia da valva mitral (Tabelas 6 e 7). Na RM compensada crônica, o débito cardíaco é mantido por meio de um aumento na FEVE, e esses pacien-

Tabela 7 Sinais Ecocardiográficos e Considerações Cirúrgicas na RM

Variáveis	Medidas	Comentário
Sintomas clínicos	Sintomática vs. Assintomática	Presença de sintomas favorece intervenção mais precoce
FEVE	< 50% mm	Sinal de descompensação
DSF (DIVEs)	< 50-55 mm	Sinal de descompensação
DDF (DIVEd)	> 70 mm	Sinal de descompensação
Considerações cirúrgicas	Reparação vs. Substituição	Intervenções mais precoces com cirurgia de poupança de valva são favorecidas

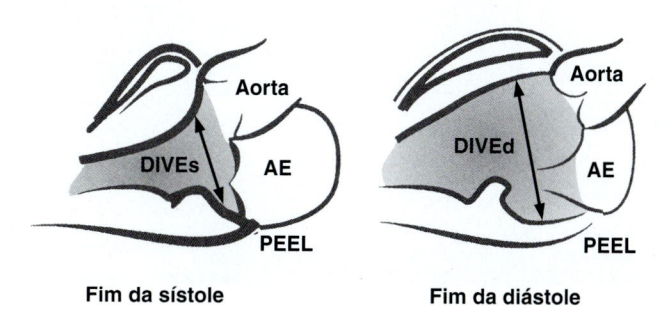

Dimensões do ventrículo esquerdo*

Diâmetros internos do VE (PEEL)	Faixa normal (cm) (média ± DP)	Índice ajustado à área de superfície corporal (cm/m^2)
Fim da diástole: DDF ou DIVEd	3,5-6	2,3-3,1
Fim da sístole: DSF ou DIVEs	2,1-4	1,4-2,1

*Valores do laboratório de ultrassom cardíaco, Massachusetts General Hospital

Fig. 14. Dimensões do ventrículo esquerdo na regurgitação mitral. Valores do laboratório de ultrassom cardíaco, Massachusetts General Hospital.

tes tipicamente têm FEVEs maiores que 65%. Hipertrofia do VE não é uma característica da RM isolada, uma vez que a câmara regurgitante – o átrio esquerdo (AE) – usualmente se adapta e dilata para acomodar aumentos na pré-carga (volume diastólico final [VDF]; Fig. 13C). Mesmo no contexto agudo, a contratilidade do VE e a FEVE aumentam em resposta a uma elevação na pré-carga (Fig. 13B). Entretanto, a contratilidade do VE pode diminuir silenciosa e irreversivelmente na RM crônica. Por esta razão, estão sendo recomendadas intervenções cirúrgicas cada vez mais precoces para graus menos graves de RM (Fig. 13D).

■ Tamanho do AE

O AE se dilatará em resposta à sobrecarga crônica de volume e pressão. Suas dimensões podem ajudar a avaliar a gravidade e a cronicidade da RM (Figs. 15 e 16). RM grave de início agudo, como ocorre com ruptura de músculo papilar, não causa dilatação do AE. O sangue regurgitante em excesso que entra no pequeno átrio não complacente causa aumento agudo nas pressões do AE e pode precipitar hipertensão pulmonar aguda e sobrecarga de pressão do coração direito. Pressões do AE aumentadas e fluxo sistólico invertido para as veias pulmonares podem ser os únicos achados ecocardiográficos que documentam a gravidade da RM de início agudo. O tamanho do AE pode predizer a instalação de fibrilação atrial, mas quanto ao mais é de pouco valor prognóstico na própria RM, na ausência de insuficiência cardíaca. As medições devem ser ajustadas para a idade e a área de superfície corporal.

MÉTODOS DOPPLER PARA GRADUAR A GRAVIDADE DA RM

■ Parâmetros de Doppler de Fluxo em Cores

Imageamento com Doppler de fluxo em cores talvez seja a mais intuitiva de todas as medições, sendo útil para detectar origem, direção e relações espaciais do jato e tendo excelentes sensibilidade e especificidade. Cada um dos três compo-

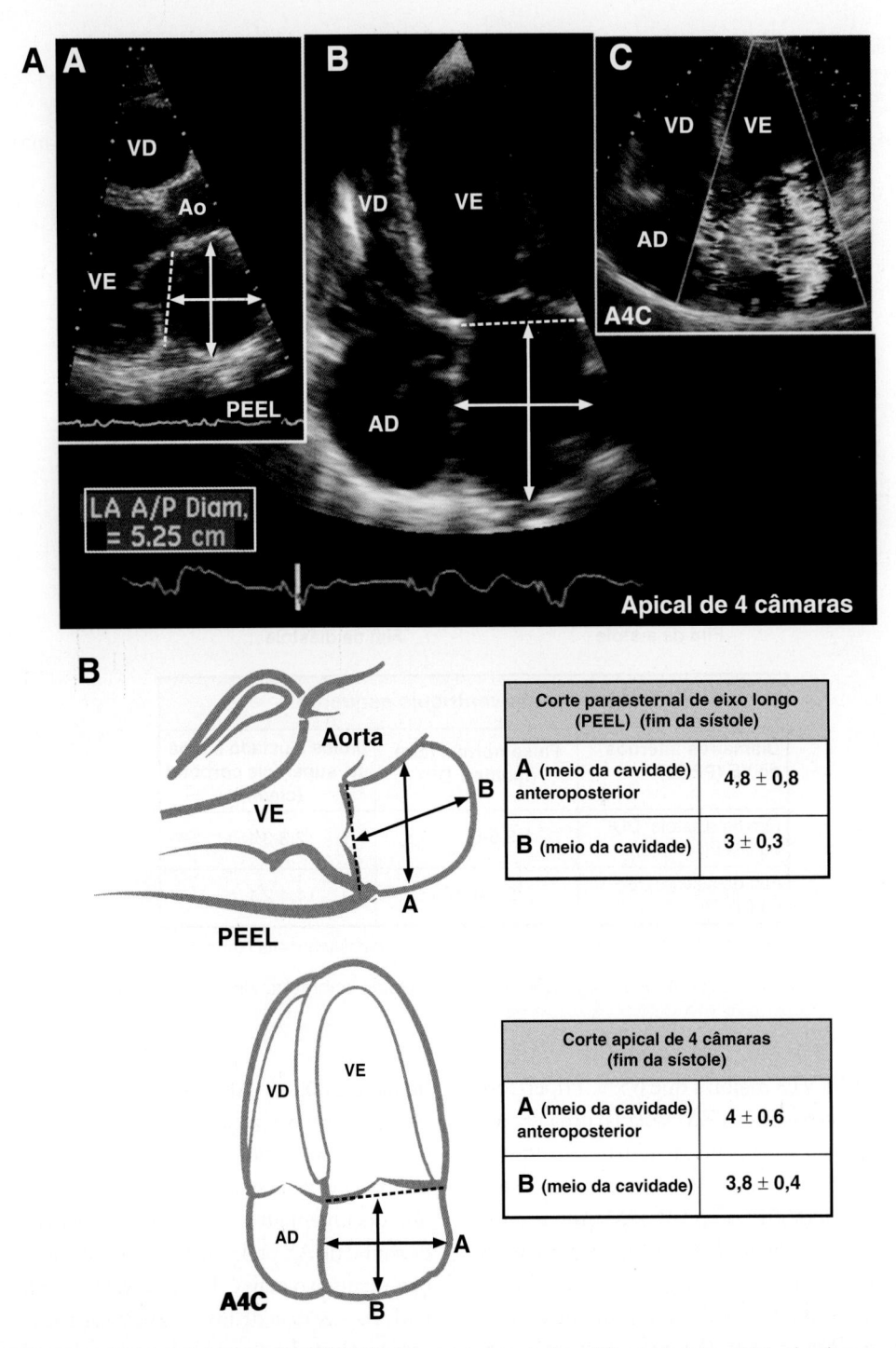

Fig. 15. (A) Medição do tamanho atrial esquerdo. **(B)** Medições atriais esquerdas. Valores do laboratório de ultrassom cardíaco, Massachusetts General Hospital.

nentes do jato da RM – zona de convergência do fluxo, *vena contracta* e perfil do jato – pode fornecer uma medida semiquantitativa ou quantitativa da gravidade da RM (Fig. 17).

Os jatos de RM são mais bem avaliados usando-se múltiplas janelas para obter uma perspectiva tridimensional (3D). As estimativas qualitativas dos jatos de RM são classificadas em uma escala de 0-4: grau 0 = nenhuma ou traço de RM; grau 1 = RM branda; até grau 4 = RM grave (Fig. 18). Também é popular a notação 1+, 2+ e assim por diante, para denotar graus cada vez maiores de gravidade da RM (Tabela 8).

ÁREA DO JATO DE COR

Os mesmos perfis do jato de cor podem ser medidos dentro do AE. As áreas do jato de cor são influenciadas por velocidade, momento linear (força viva) e direção do jato. Jatos

Capítulo 14 ♦ Regurgitação Mitral | **269**

Volume atrial esquerdo = $\dfrac{8}{3} \pi \left[\dfrac{(A_1)(A_2)}{(L)} \right]$

L – o mais curto dos comprimentos A4 ou A2

A_1 e A_2 – áreas atriais esquerdas em A4C e A2C

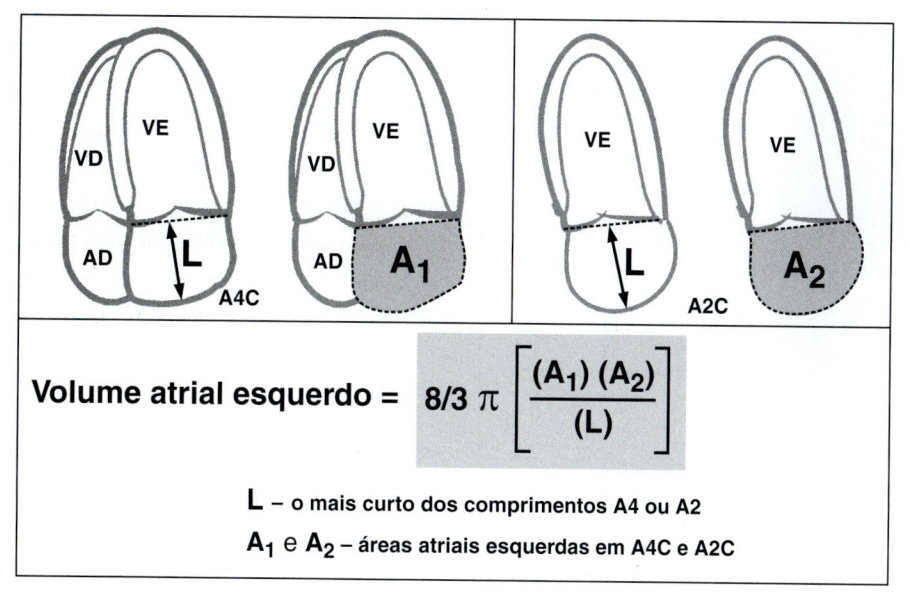

Fig. 16. Volume atrial esquerdo. (Reproduzido com permissão de Roberto M. Lang et al. Recommendations for chamber quantification. A report from the American Society of Echocardiography's Nomenclature and Standards Committee and the Task Force on Chamber Quantification American Society of Echocardiography, 2005.)

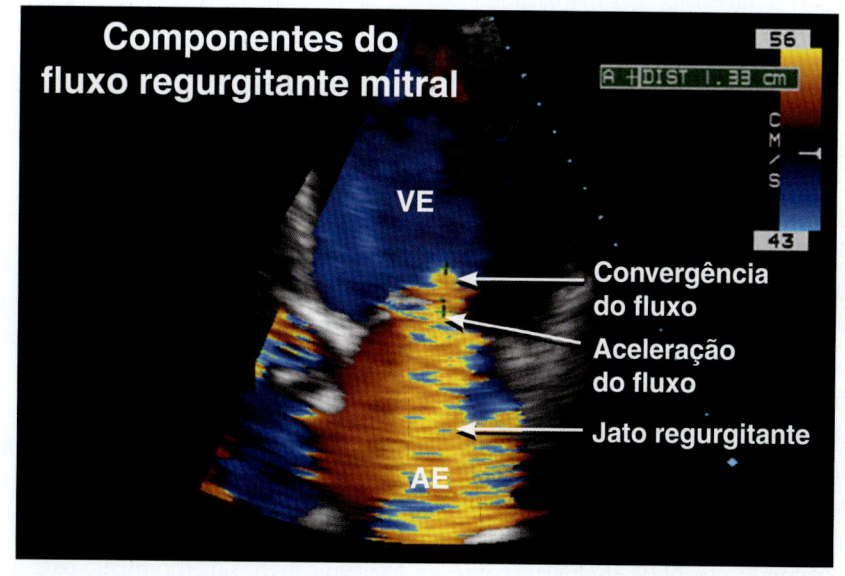

Fig. 17. Regurgitação mitral: perfil do jato de cor.

Tabela 8 Estimativa Visual da Área do Jato de Cor na RM

Vantagens	Desvantagens
1. Facilidade de uso	1. Pode não ser confiável para estimar a gravidade da regurgitação
2. Bom teste de triagem para regurgitação branda *versus* grave	2. Não é bom para distinguir RM moderada de RM branda ou grave
3. Avaliar em pelo menos 2 cortes (PEEL, A4C, A3 ou A2C)	3. Influenciada pela frequência do transdutor e outros ajustes do instrumento, especialmente frequência de repetição de pulsos e ganho de cor
4. Melhor "estimar" usando escala de 1+ (branda) a 4+ (grave)	4. Tamanho do jato de cor pode ser enganador, especialmente com jatos excêntricos

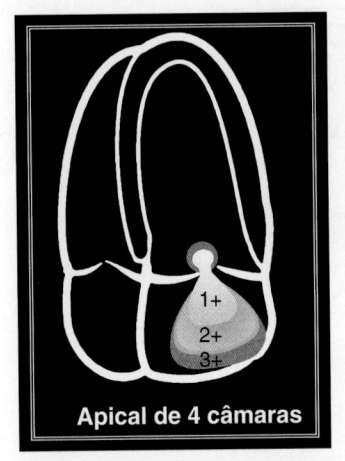

Graduação a olho do perfil do jato de cor na regurgitação mitral	
Branda	1+
Moderada	2+
Moderada a grave	3+
Grave	4+

Fig. 18. Ilustração esquemática do perfil do jato da regurgitação mitral conforme visto pela janela apical de quatro câmaras. Mapeamento Doppler em cores permite visualização da distribuição espacial do fluxo sanguíneo dentro do coração, exibindo as velocidades do fluxo sanguíneo em termos de faixas de cor. A estimativa visual do perfil do jato constitui um método simples para estimar a gravidade da regurgitação mitral. O mapeamento Doppler em cores, no entanto, é muito sensível a ajustes do instrumento, estado hemodinâmico, geometria do orifício regurgitante (afeta a excentricidade do jato) e dinâmica atrial – p. ex., restrição pela parede, colisão com a parede e presença de fluxo secundário.

brandos de RM cobrem menos de 20% da área total do AE (ou uma área máxima do jato < 4 cm²), com jatos de RM grave mais de 40% da área total do AE (ou uma área máxima do jato > 10 cm²). Pelo menos duas vistas ortogonais devem ser usadas com o limite de Nyquist ajustado em 50-60 cm/s (Fig. 19; *ver* o vídeo correspondente no DVD).

Áreas maiores do jato de cor indicam RM mais grave quando o jato é dirigido centralmente, mas podem ser enganadoras com jatos dirigidos excentricamente. "Abraço" ou arrasto (efeito Coanda) do jato excêntrico à parede do AE resulta em áreas de jato menores, mesmo quando a RM é grave. Uma avaliação completa dos jatos excentricamente dirigidos deve incluir avaliação de etiologias, como folheto solto, prolapso ou perfuração. RM grave com jatos excentricamente dirigidos exibe, às vezes, um efeito de "enrolar-se" no AE (Fig. 20).

Na RM aguda, mesmo jatos dirigidos centralmente podem ser enganadoramente pequenos. Um pequeno átrio não dilatado no contexto de regurgitação aguda restringe a força viva do jato regurgitante, por isso a área do jato é de cor visível.

LARGURA DA *VENA CONTRACTA*

A *vena contracta* é o colo estreito do jato da RM quando ele atravessa o orifício regurgitante (Fig. 21). A *vena contracta* medida pelo corte paraesternal de eixo longo é mais bem otimizada, usando-se uma varredura de setor estreito, ganho ideal de cor e limite de Nyquist entre 40-70 cm/s. A *vena contracta* aparece sob a forma do centro de alta velocidade bem definido azul-claro ou amarelo-claro na escala Doppler em cores. Esta parte do jato regurgitante, diferentemente da zona de convergência de fluxo e do perfil do jato turbulento distal, é a que mais estreitamente espelha o orifício regurgitante real. Ela é, por essa razão, um marcador mais confiável da gravidade da RM, com vantagens importantes sobre outros métodos, contanto que seja usada a técnica recomendada (Tabela 9).

Uma única medida da largura da *vena contracta* (LVC), no entanto, é um instantâneo em 2D através de uma área alongada do orifício regurgitante que se estende em grau variável ao longo da linha em forma de crescente de coaptação dos folhetos (Fig. 1B). Uma aproximação mais estreita da área real do orifício regurgitante é mais bem obtida escaneando-se através de múltiplos planos e selecionando a maior LVC. Essas considerações são mais bem apreciadas em ecocardiografia 3D. Recomenda-se tirar a média de medições da LVC ao longo de pelo menos três batimentos, usando-se dois planos ortogonais. Uma LVC menor que 0,3 cm indica RM branda; e com mais de 0,7 cm indica regurgitação grave (Fig. 21; Tabela 5).

A área do orifício regurgitante eficaz (AORE) – um marcador da gravidade da RM que é menos afetado pelas condições de carga – pode ser calculada a partir da LVC usando-se a fórmula:

$$AORE = \pi(LVC/2)^2$$

Há boa concordância entre esta fórmula da AORE e outras medidas validadas de gravidade da RM. Medições da LVC não são válidas para avaliar gravidade de RM com múltiplos jatos (Fig. 22).

CONVERGÊNCIA DE FLUXO PROXIMAL E ÁREA DE SUPERFÍCIE DE ISOVELOCIDADE PROXIMAL

De acordo com sua dinâmica, os fluidos dentro de um espaço fechado correm simetricamente para uma saída estreitada ou orifício em zonas de isovelocidade aproximadamente concêntricas. Isto é semelhante à água sendo drenada de uma pia de cozinha, ou quando a água de um lago flui para um estuário estreitado (Fig. 23). O mesmo princípio se aplica quando o sangue na corrente do VE converge para um orifício estreitado (estenosado ou regurgitante). Este método pode ser usado para estimar a área do orifício regurgitante – o que é difícil de medir diretamente porque o orifício regurgitante real é dinâmico, funcional e 3D. À medida que o sangue regurgitante converge para o orifício regurgitante na zona de convergência proximal, o tamanho e a velocidade da casca ou hemisfério mais interno podem ser medidos (Fig. 24).

Além disso, de acordo com o princípio de continuidade (*ver* Capítulo 11, Fig. 11), a quantidade de líquido que

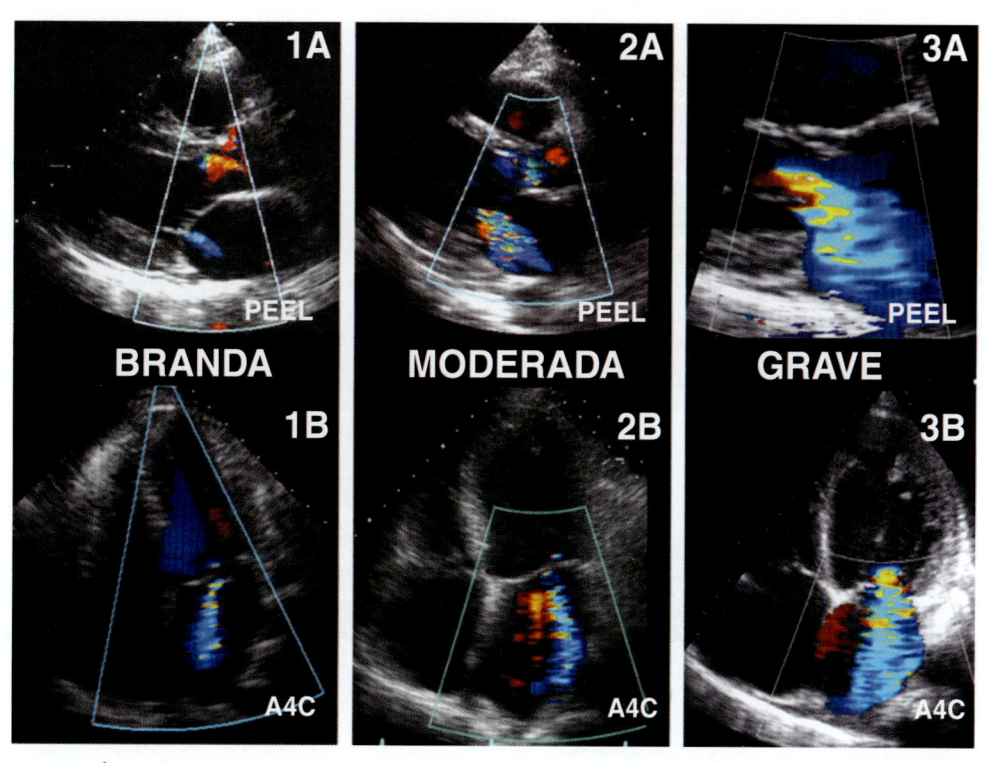

Fig. 19. Áreas do jato de fluxo de cor. (*Ver* o vídeo correspondente no DVD.)

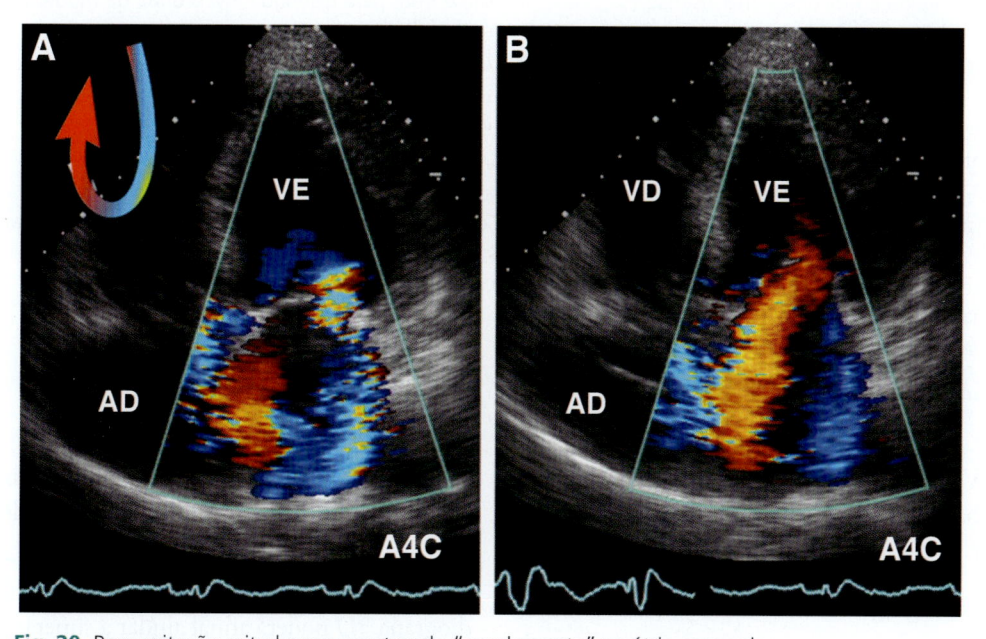

Fig. 20. Regurgitação mitral grave mostrando "enrolamento" no átrio esquerdo.

passa através do orifício regurgitante é a mesma que flui no jato regurgitante (lei de conservação da massa). Portanto, o fluxo total na área de superfície de isovelocidade proximal (ASIP) será igual ao fluxo total no jato de RM distal.

O corte apical de quatro câmaras é recomendado para visualização ideal da medição pela ASIP do jato de RM. A área de interesse é otimizada baixando-se a profundidade de imageamento e o limite de Nyquist (na escala Doppler em cores) a aproximados 40 cm/s. A velocidade na qual ocorre a mudança de cor azul-vermelho identifica a casca ASIP. O raio da ASIP (*r*) é então medido e multiplicado pela velocidade ASIP, isto é, a velocidade de *aliasing* (limite

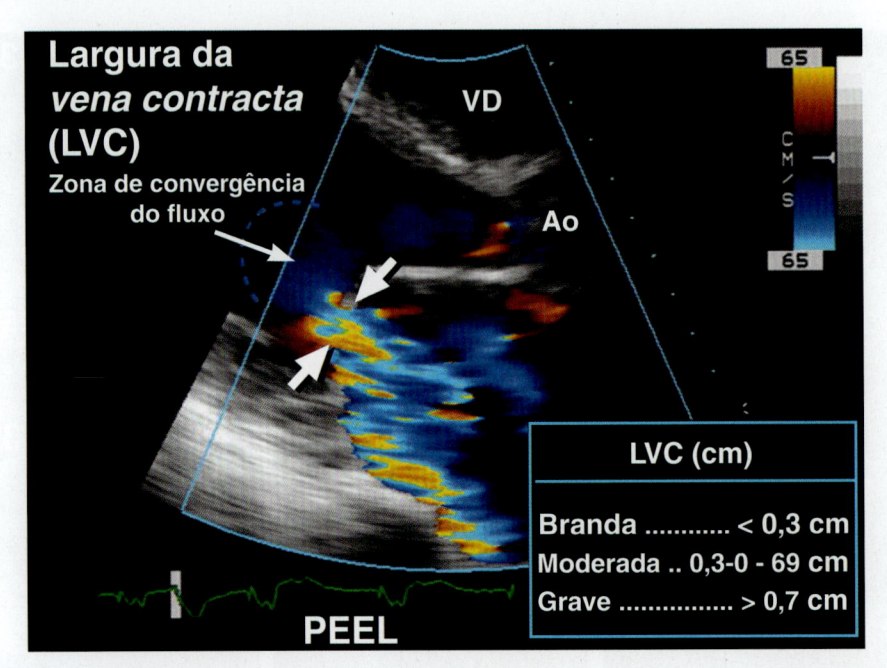

Fig. 21. Medição da largura da *vena contracta*.

Tabela 9 — Medição da Largura da *Vena Contracta* na RM

Vantagens	Desvantagens
1. Relativamente rápida e fácil de estimar usando janelas-padrão	1. Não é bom para distinguir RM branda de moderada ou RM moderada de grave
2. Boa para extremos de RM (RM branda e grave)	2. Valores pequenos; pequenos erros de medição são multiplicados
3. Avalia tamanho básico do defeito	3. Área verdadeira de secção transversa pode ser difícil de obter — usar dois diâmetros apicais
4. Relativamente independente de taxa de fluxo, pressão de impulsão, ou arrasto (efeito Coanda)	4. Medida da LVC — uma única medida temporal
5. Não influenciada pela presença de outro vazamento regurgitante, como, por exemplo, regurgitação aórtica	5. Superestima a área verdadeira do orifício regurgitante — um problema de resolução
6. Sem necessidade de correção para o ângulo de convergência como no caso da medição da área de superfície de isovelocidade proximal	6. Não é válida para múltiplos jatos de RM

RM, regurgitação mitral.

de Nyquist) – V_{ALIAS} – para dar a taxa de fluxo regurgitante (Fig. 24). Se a base do hemisfério da ASIP não for horizontal, ela deve ser corrigida para 180°.

Taxa de fluxo regurgitante = $2\pi r^2 \times V_{ALIAS}$ (mL/s)

A partir disso, a AORE pode ser quantificada usando-se a equação do princípio de continuidade (Figs. 25 e 26; *ver* Capítulo 11, Fig. 11) para taxa de fluxo: Área$_1$ × Velocidade$_1$ = Área$_2$ × Velocidade$_2$; e $V_{MÁX}$ é a velocidade máxima do jato da RM em Doppler OC:

$$AORE = 2\pi r^2 \times V_{ALIAS}/V_{MÁX}$$

O volume e a fração regurgitantes podem, então, ser calculados (Fig. 27).

O método ASIP também pode ser estimado por ecocardiografia transesofágica, quando indicado (Fig. 28).

O método ASIP faz várias pressuposições (Tabela 10), muitas das quais são violadas no contexto clínico. A ecocardiografia 3D poderá afinal ajudar a superar algumas destas limitações.

Outros Métodos Doppler

INVERSÃO SISTÓLICA DO FLUXO NAS VEIAS PULMONARES

A presença e o grau de inversão do fluxo sanguíneo a partir do AE para as veias pulmonares podem indicar o impacto hemodinâmico do jato da RM. Visualização da inversão do fluxo para dentro de uma ou mais veias pulmonares no

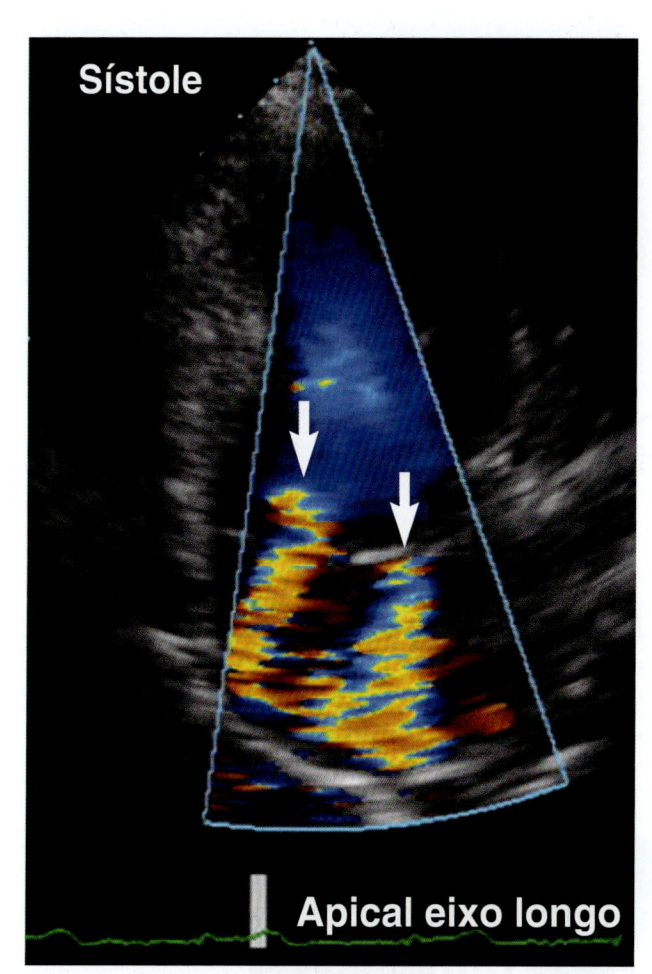

Fig. 22. Escaneamento de setor estreito (Doppler de fluxo em cores) mostrando dois jatos regurgitantes mitrais (RM) separados, vistos pelo corte apical de eixo longo. Isto foi confirmado quando visto por múltiplas janelas. Ao avaliar jatos múltiplos de RM, cada jato deve ser analisado e descrito separadamente. Medições de largura de *vena contracta* (LVC) não são válidas quando estão presentes múltiplos jatos de RM.

Doppler de fluxo em cores, ou mais confiavelmente – evidência em Doppler pulsado da inversão de fluxo para dentro das veias pulmonares constituem medidas da gravidade da RM (Fig. 29). Em indivíduos normais, observa-se uma onda sistólica positiva *(S)* seguida por uma onda diastólica positiva menor *(D)*, mas, com RM moderada ou grave, pode ser visto amortecimento ou inversão deste padrão *(ver* Capítulo 6). Inversão sistólica do fluxo pode ser indicadora de RM grave mesmo se a área do jato de cor sugerir doença mais branda.

Fibrilação atrial e pressões elevadas do AE de qualquer causa podem amortecer o fluxo sistólico anterógrado nas veias pulmonares. Amortecimento do fluxo anterógrado pulmonar pode não ter especificidade, não obstante é um parâmetro útil que fornece informação independente dos métodos de Doppler em cores, usados para avaliar a gravidade da RM.

VELOCIDADE NO PONTO E MITRAL

O aumento progressivo no fluxo transmitral que ocorre com gravidade crescente da RM pode ser detectado sob a forma de velocidade mais alta de fluxo durante o enchimento diastólico inicial. Uma onda E dominante com mais de 1,2 m/s pode indicar RM mais grave, desde que não haja estenose (Fig. 30).

INTENSIDADE E MORFOLOGIA DO JATO COM ONDA CONTÍNUA

As velocidades máximas do jato de RM por Doppler de onda contínua (OC) tipicamente variam entre 4 e 6 m/s – um reflexo do gradiente de pressão sistólico entre o VE e o LE. Se a pressão arterial no momento do estudo for baixa, as velocidades máximas e os gradientes também serão baixos. Velocidades máximas do jato de RM isoladamente, portanto, não constituem medidas confiáveis da gravidade da RM.

A intensidade do sinal (densidade do jato) do invólucro de OC do jato de RM pode ser um guia quanto à gravidade da RM, mas isto deve ser avaliado em relação à densidade do sinal de fluxo anterógrado (fluxo mitral). Um sinal regurgitante mitral denso com um invólucro completo de igual intensidade ao sinal de fluxo anterógrado indica regurgitação mais grave do que um sinal fraco (Fig. 31).

O invólucro Doppler OC pode mostrar amortecimento ou entalhamento do invólucro OC. Isto resulta da elevação rápida nas pressões do AE na RM grave – a onda V atrial (Fig. 32). Isto pode refletir um AE que ainda não se dilatou e mostra discordância com a gravidade Doppler em cores.

DESEMPENHO SISTÓLICO DO VE

A velocidade de elevação da pressão sistólica do VE em relação ao tempo (dP/dT) pode ser um índice útil da função sistólica VE na RM (Fig. 33). Nos pacientes com função sistólica preservada, a velocidade do jato de RM mostra uma elevação rápida precocemente na sístole. Uma dP/dT mais baixa pode desmascarar os pacientes com função sistólica declinante, e por essa razão serve como um guia para intervenção mais agressiva, especialmente quando sustentada por outros indicadores de gravidade.

■ Integração dos Índices de Gravidade

Escores integrados foram elaborados para aperfeiçoar a validade diagnóstica dos parâmetros de gravidade da RM. O índice de RM é um escore composto que compreende sete parâmetros ecocardiográficos – comprimento do jato, ASIP, densidade do jato em OC, pressão sistólica na artéria pulmonar, Doppler de onda pulsada, padrão de fluxo nas veias

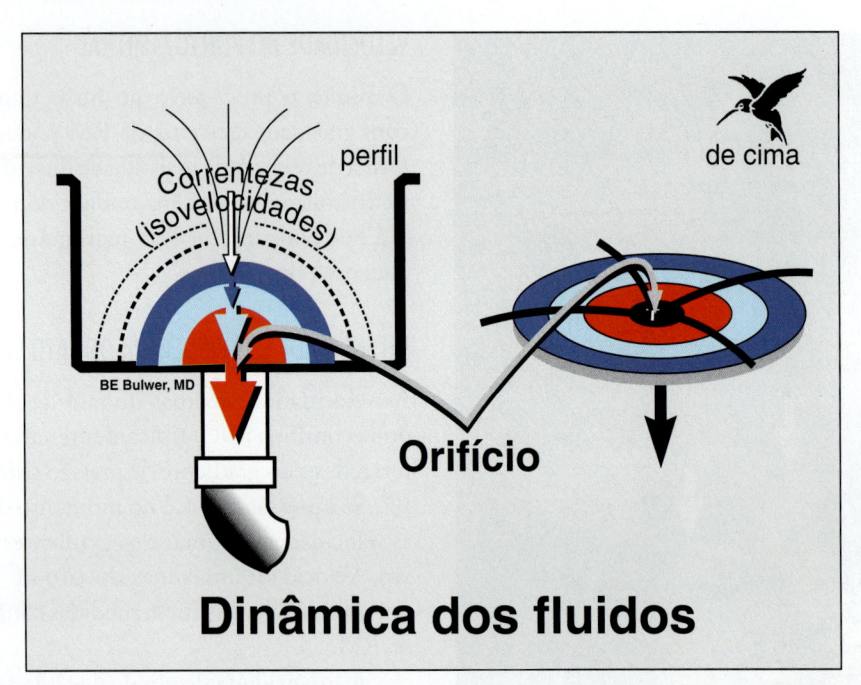

Fig. 23. Método da área de superfície de isovelocidade proximal. Os fluidos dentro de um espaço limitado aceleram-se na direção de uma saída ou orifício em isovelocidades constantes. Um exemplo familiar disto ocorre quando água é liberada de uma pia de cozinha.

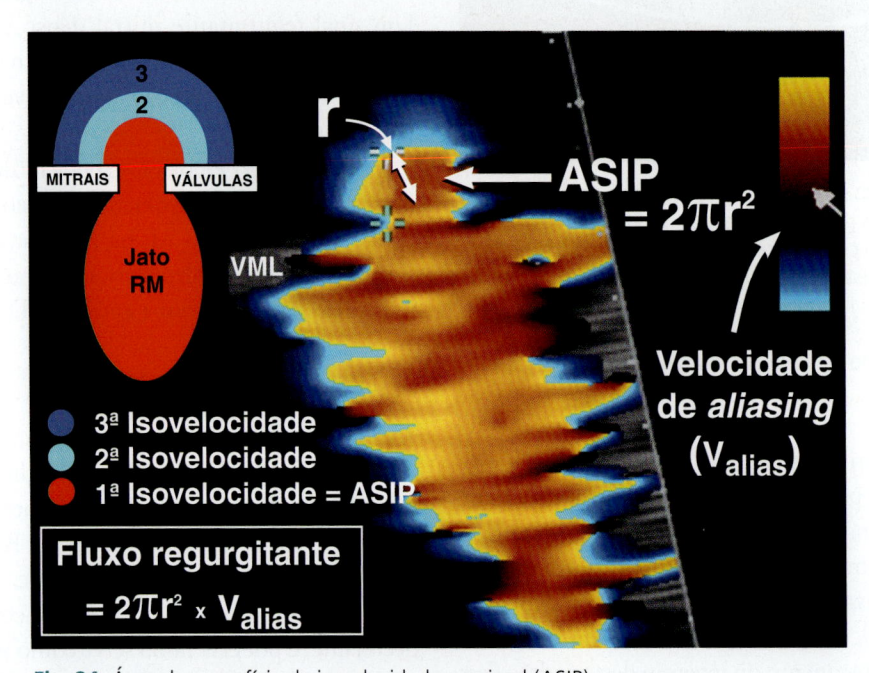

Fig. 24. Área de superfície de isovelocidade proximal (ASIP).

pulmonares e tamanho do AE. Esses escores fornecem melhor avaliação da própria gravidade da RM, mas devem ser adicionalmente integrados com a função cardíaca global e o estado clínico do paciente. Métodos mais novos de avaliação da gravidade da RM mostram-se promissores, como, p. ex., ecocardiografia 3D e imageamento com Doppler de potência, mas ainda não são usados rotineiramente na prática clínica (Fig. 34; *ver* o vídeo correspondente no DVD).

CONSIDERAÇÕES CIRÚRGICAS NA RM

■ Mecanismos Anatômicos de RM

Determinação precisa dos mecanismos dos resultados de RM é necessária para cirurgia reconstrutora bem-sucedida da valva mitral. Assim, frequentemente é usada a classificação funcional de Carpentier (Fig. 35).

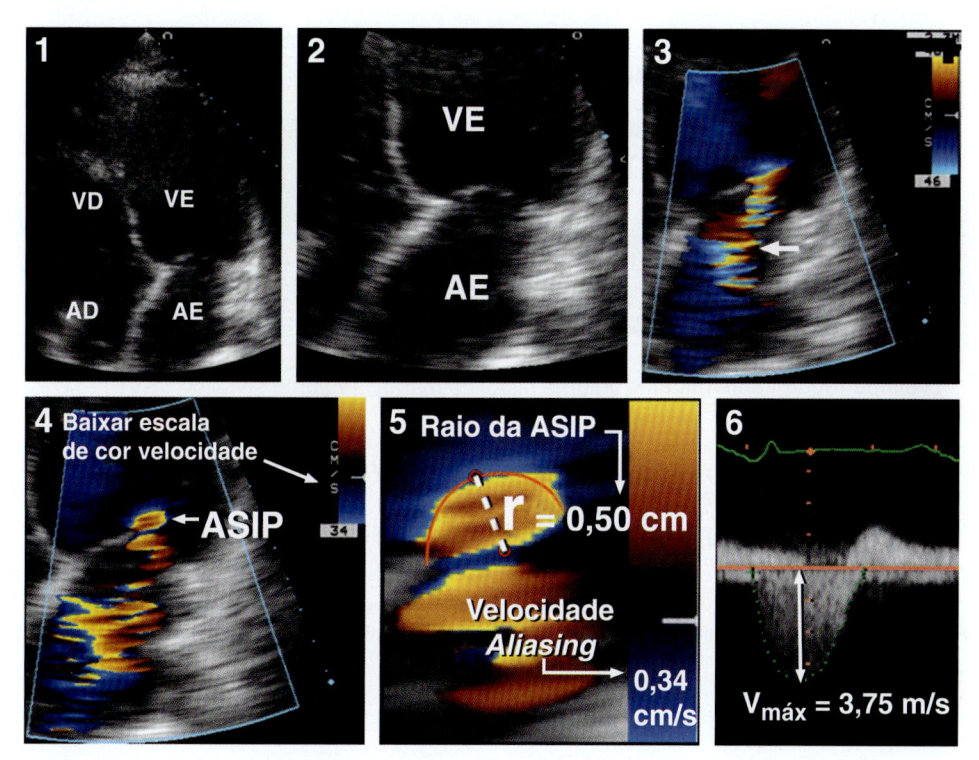

Fig. 25. Gravidade da regurgitação mitral: método da ASIP. Passo 1: selecionar o melhor corte A4C para identificar a região de interesse – a valva mitral regurgitante (painel 1). Passo 2: baixar a profundidade de imagem, em seguida dar *zoom* (painel 2). Passo 3: aplicar Doppler de cor, em seguida estreitar o setor de escaneamento em cor (painel 3). Passo 4: mudar a base de referência de fluxo em cores na escala de Doppler em cores para baixo (para baixar limite Nyquist) para aproximadamente 40 cm/s. Isto otimiza as velocidades de *aliasing* e possibilita que a zona hemisférica de ASIP seja maior e mais mensurável (painel 4). Passo 5: registrar o limite Nyquist na escala Doppler em cores. Esta é a velocidade de *aliasing* da ASIP. Rolar através da alça de cine, otimizar a maior ASIP (meio da sístole) e medir o raio (painel 5). Passo 6: obter a velocidade máxima através do jato de regurgitação mitral, usando Doppler de onda contínua (painel 6). (*Ver* o vídeo correspondente no DVD.)

Método da ASIP: equação de continuidade

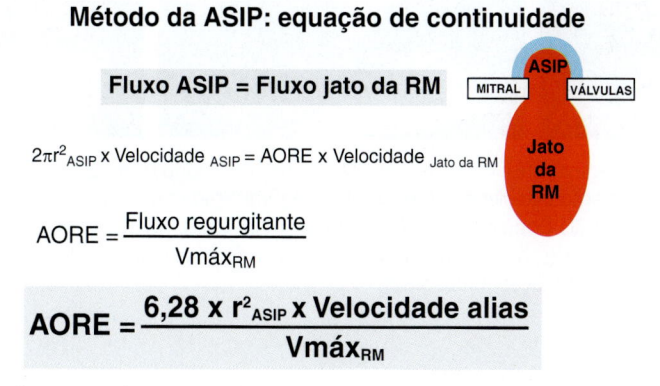

Fluxo ASIP = Fluxo jato da RM

$$2\pi r^2_{ASIP} \times Velocidade_{ASIP} = AORE \times Velocidade_{Jato\ da\ RM}$$

$$AORE = \frac{Fluxo\ regurgitante}{Vmáx_{RM}}$$

$$AORE = \frac{6,28 \times r^2_{ASIP} \times Velocidade\ alias}{Vmáx_{RM}}$$

Fig. 26. Método da ASIP: cálculo da AORE pela equação de continuidade. O método ASIP é usado para calcular a AORE de acordo com o princípio de conservação da massa. A equação de continuidade é usada para calcular a AORE a partir das variáveis medidas na Figura 25.

■ Abordagem Funcional de Carpentier à Regurgitação Mitral

A classificação funcional de Carpentier da RM é baseada nos movimentos de abertura e fechamento de ambos os folhetos. A coaptação normal dos folhetos mitrais exige a coordenação de muitas estruturas, incluindo um VE de tamanho normal e um aparelho cordal que não esteja calcificado e esteja bem preso aos folhetos mitrais que se coaptam bem (Fig. 35).

■ Classificação Funcional: Tipo I

RM que ocorre apesar de movimento normal dos folhetos é chamada RM tipo I. Isto pode ser causado pela dilatação do anel observada em cardiomiopatia. No caso de cardiomio-

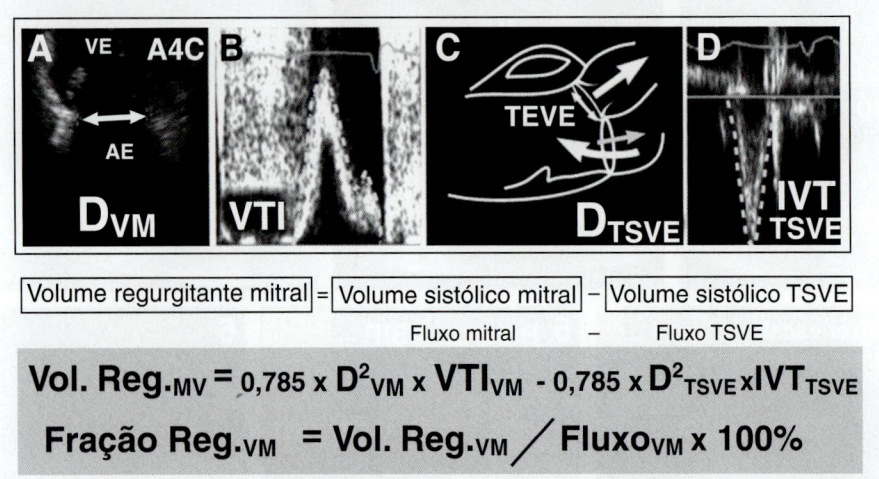

Cálculo do volume regurgitante mitral e da fração regurgitante mitral

Volume regurgitante mitral = Volume sistólico mitral − Volume sistólico TSVE
                                      Fluxo mitral   −   Fluxo TSVE

$$\text{Vol. Reg.}_{MV} = 0{,}785 \times D^2_{VM} \times VTI_{VM} - 0{,}785 \times D^2_{TSVE} \times IVT_{TSVE}$$

$$\text{Fração Reg.}_{VM} = \text{Vol. Reg.}_{VM} / \text{Fluxo}_{VM} \times 100\%$$

*Volume = Área x IVT; TSVE, trato de saída ventricular esquerdo; VM, valva mitral (anel); Fração Reg., fração regurgitante; Vol. Reg., volume regurgitante; IVT, integral de velocidade-tempo

Fig. 27. Volume regurgitante e fração regurgitante.

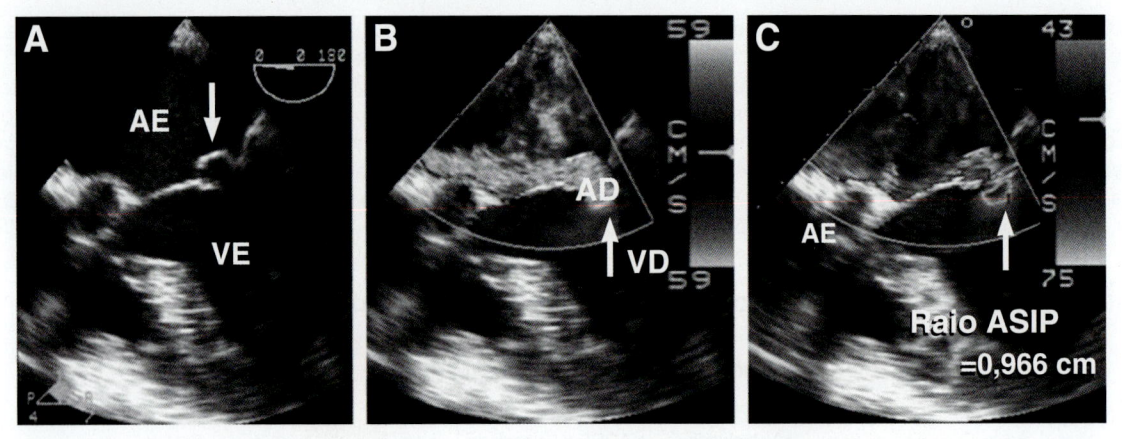

Fig. 28. (**A**) Ecocardiografia transesofágica (ETE): corte mesoesofágico no omniplano 0° mostrando frouxidão parcial do folheto posterior da valva mitral. (**B**) Imageamento Doppler em cores mostra regurgitação mitral grave com zona de convergência proximal com um jato dirigido anteriormente. Escala Doppler em cores ajustada em 59 cm/s. (**C**) Escala Doppler em cores é em seguida modificada para cima (em ETE) para 43 cm/s, mostrando área de superfície de isovelocidade proximal (ASIP) claramente definida, medindo 0,966 cm, compatível com regurgitação mitral grave.

Tabela 10 Pressupostos e Armadilhas da ASIP

- Medições exatas (sujeitas a erro, erros são elevados ao quadrado, variabilidade interobservadores)
- Fluxo irrestrito (existe restrição)
- Orifício puntiforme circular (orifício regurgitante circular, frequentemente em forma de "sorriso")
- Orifício regurgitante plano (orifício real não plano)
- ASIP é um hemisfério (ASIP é mais uma hemielipse)
- Orifício constante (cálculo da ASIP é uma medição instantânea, mas a ASIP – como o ciclo cardíaco – é dinâmica)
- Método da ASIP não se presta a jatos excêntricos, ou estenose mitral concomitante

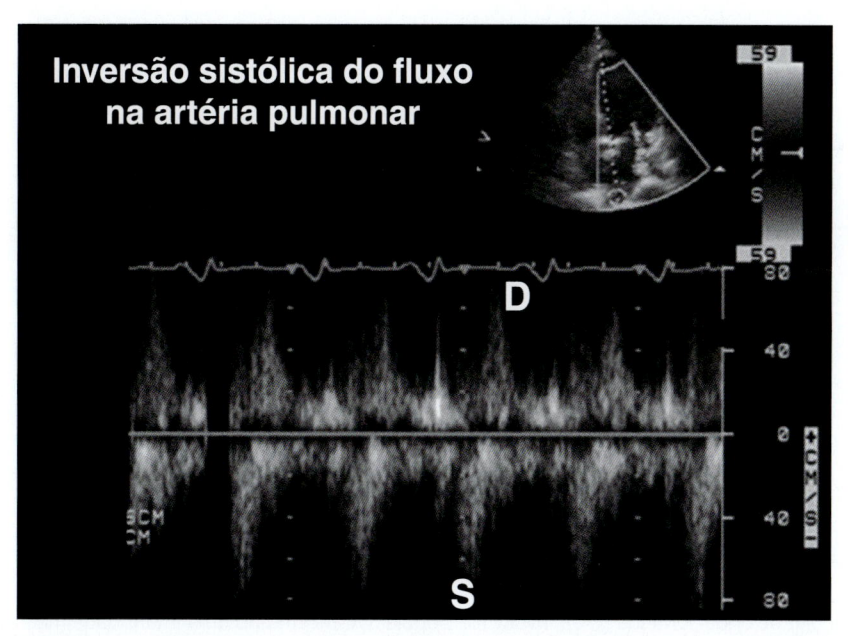

Fig. 29. Inversão sistólica do fluxo na veia pulmonar. Exame com Doppler pulsado da veia pulmonar superior direita na regurgitação mitral grave mostra inversão do fluxo sistólico na veia pulmonar, conforme representado pela onda S negativa.

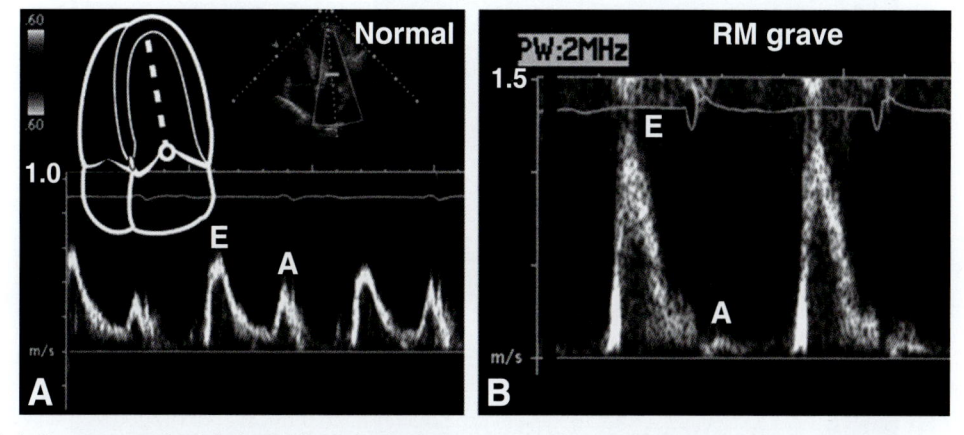

Fig. 30. Velocidade do ponto E mitral. (**A**) Doppler pulsado da injeção mitral normal mostra caracteristicamente uma onda E diastólica inicial seguida pela onda A atrial. (**B**) Na regurgitação mitral grave, acentuada dominância da onda E é observada (> 1,2 m/s), refletindo grande aumento no fluxo diastólico inicial – típico da RM grave.

patia, o anel se torna dilatado, e o exosqueleto do VE, estirado. Apesar do movimento preservado das cúspides, estas são incapazes de se coaptar por causa da arquitetura incompetente do VE e do anel. Isto frequentemente resulta em um jato central de RM (Figs. 8 e 9). Outra etiologia de RM apesar de movimento preservado dos folhetos é perfuração valvular, como sequela de endocardite.

■ **Classificação Funcional: Tipo II**

Regurgitação tipo II designa RM que ocorre em virtude de prolapso dos folhetos. Isto pode ser causado por simples alongamento das cúspides, com prolapso para dentro do átrio esquerdo. Pode ser em virtude da ruptura de cordas ou ruptura de músculo papilar. Um exemplo de ruptura de cordas está apresentado na Figura 35.

■ **Classificação Funcional: Movimento Restrito dos Folhetos Tipo IIIa**

Espessamento valvular e subvalvar pode restringir o movimento dos folhetos da valva mitral. Calcificação do anel mitral e espessamento do aparelho subvalvar são vistos com aumento da idade, ou como sequelas de cardiopatia reumática. A resultante má coaptação resulta em RM. A Figura 35

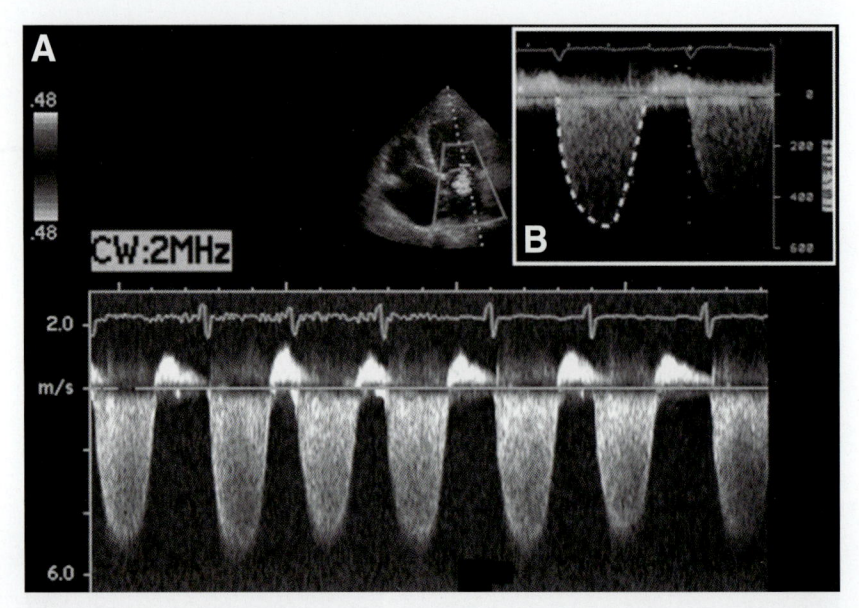

Fig. 31. Intensidade Doppler de onda contínua (OC). Invólucros Doppler OC mostrando uma intensidade mais alta de sinal na regurgitação moderada a grave (**A**) em comparação com regurgitação branda (**B**). Comparar estas densidades com os sinais anterógrados (fluxo mitral) acima da linha de base.

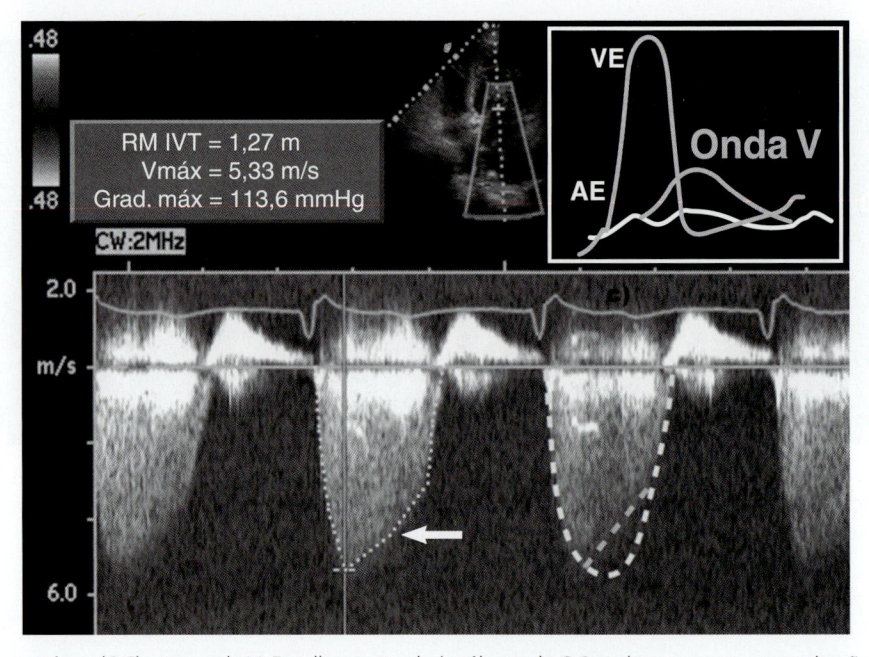

Fig. 32. Jato de onda contínua (OC) com onda V. Entalhamento do invólucro de OC pode ocorrer na regurgitação mitral grave, um reflexo da grande onda V atrial (detalhe). Desempenho sistólico ventricular esquerdo (dP/dT).

mostra um exemplo desse espessamento do aparelho valvar e subvalvar.

■ Classificação Funcional: Movimento Restrito dos Folhetos Tipo IIIb

O movimento restrito dos folhetos, com desvio dos músculos papilares, é chamado RM tipo IIIb. O motivo mais comum é uma cardiomiopatia dilatada, na qual o aumento da câmara VE é acompanhado por alongamento dos músculos papilares e desvio desses músculos para o ápice em relação aos folhetos da válvula mitral. A Figura 35 mostra um esquema e a imagem estacionária de um VE aumentado e músculos papilares desviado em direção inferior. A resultante incompetência da valva mitral frequentemente resulta em um jato de RM dirigido centralmente.

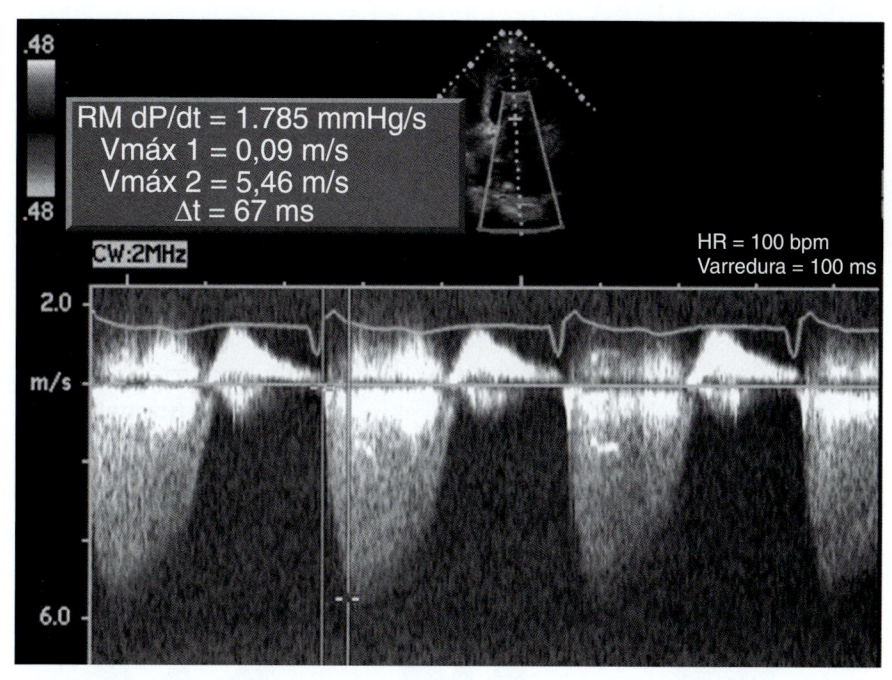

Fig. 33. Desempenho sistólico ventricular esquerdo (dP/dT). Durante contração isovolumétrica, a velocidade de elevação da pressão ventricular esquerda (dP/dT) constitui um indicador útil da contratilidade ventricular. Ela pode predizer a função pós-operatória do ventrículo esquerdo em pacientes com regurgitação mitral grave.

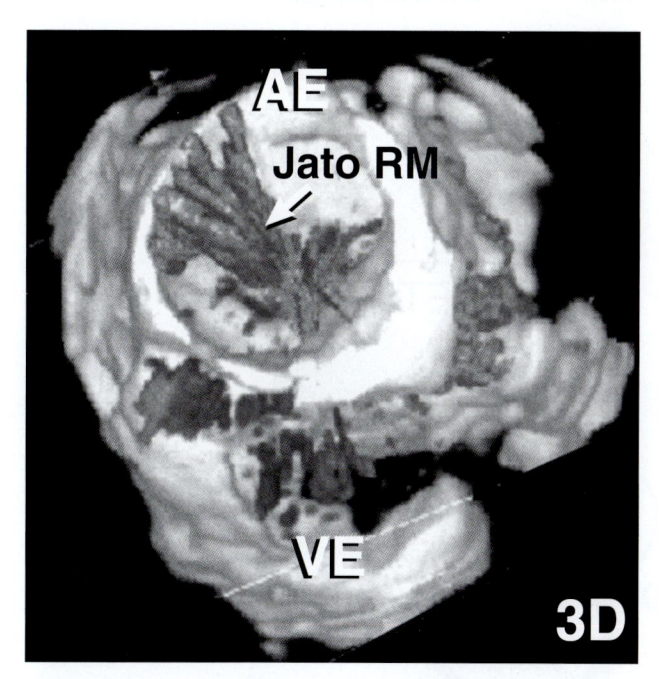

Fig. 34. Aquisição de imagem tridimensional de jato regurgitante mitral excêntrico em ecocardiografia transesofágica. (Imagem cortesia de Michael D'Ambra, MD, Cardiothoracic Anesthesia, Brigham and Women's Hospital. (*Ver* o vídeo correspondente no DVD.)

■ Análise da Valva

Em pacientes com RM grave que são encaminhados para reparação cirúrgica, é importante descrever a anatomia dos folhetos anterior e posterior. Durante a cirurgia, a exposição da valva é frequentemente efetuada por dissecção do sulco interatrial e atriotomia esquerda; nos casos difíceis, toma-se uma via de acesso transeptal através do átrio direito para dentro do AE. A valva é visualizada olhando-se para baixo a partir do átrio esquerdo na direção do VE durante a cirurgia, como mostrado nas Figuras 1 e 2. Uma vez que este é o campo visual no qual qualquer reparação cirúrgica terá lugar, é útil o cirurgião mapear a patologia da valva mitral por esta vista (Fig. 36). Olhando para baixo a partir do AE na direção do VE, há três ondulações em cada folheto mitral. Para orientação, observa-se que o folheto anterior dá frente para a aorta. Uma nomenclatura comumente usada divide o folheto anterior em A1, A2, A3, e o folheto posterior em P1, P2, P3, com a numeração começando na comissura anterolateral e progredindo para a comissura posteromedial (Fig. 1B).

Um grande avanço no mapeamento da valva mitral foi o uso da ETE multiplanar – tanto antes de encaminhar os pacientes para cirurgia quanto intraoperatoriamente (*ver* Capítulo 23).

APRESENTAÇÃO DE CASO 6: PÓS-CIRURGIA DA VALVA MITRAL

Esta mulher de 84 anos se apresentou com insuficiência cardíaca 14 anos depois de cirurgia de pontes coronarianas e substituição da valva mitral por uma bioprótese porcina (Fig. 37; *ver* o vídeo correspondente no DVD.)

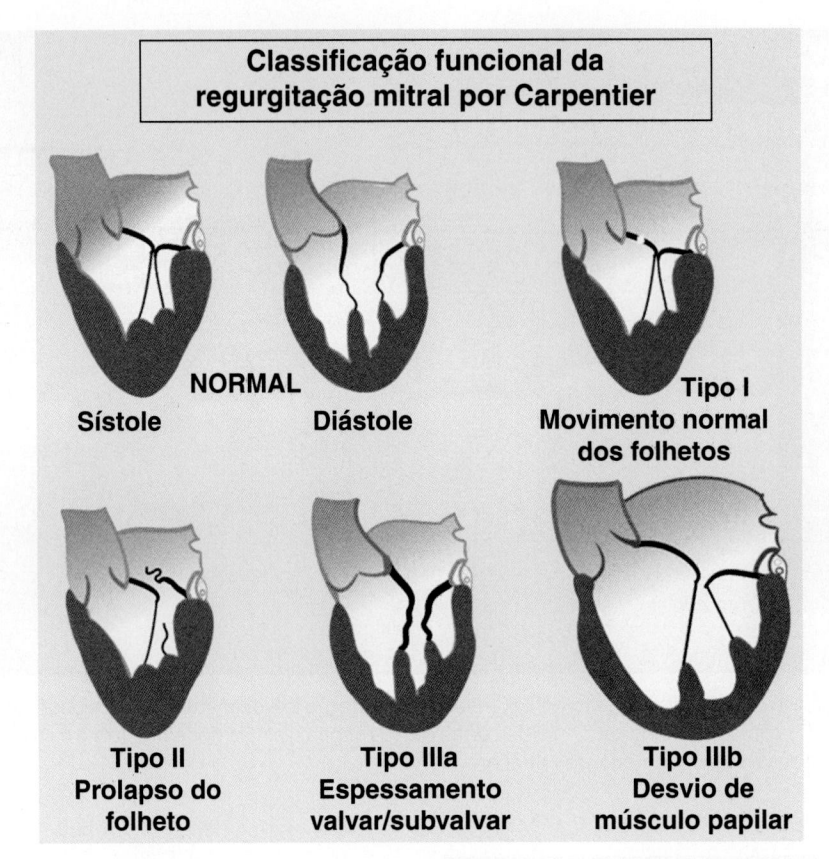

Fig. 35. Classificação funcional da regurgitação mitral (conforme Carpentier). (Figura cortesia do Dr. David Adams, Mount Sinai Medical Center, New York, NY.)

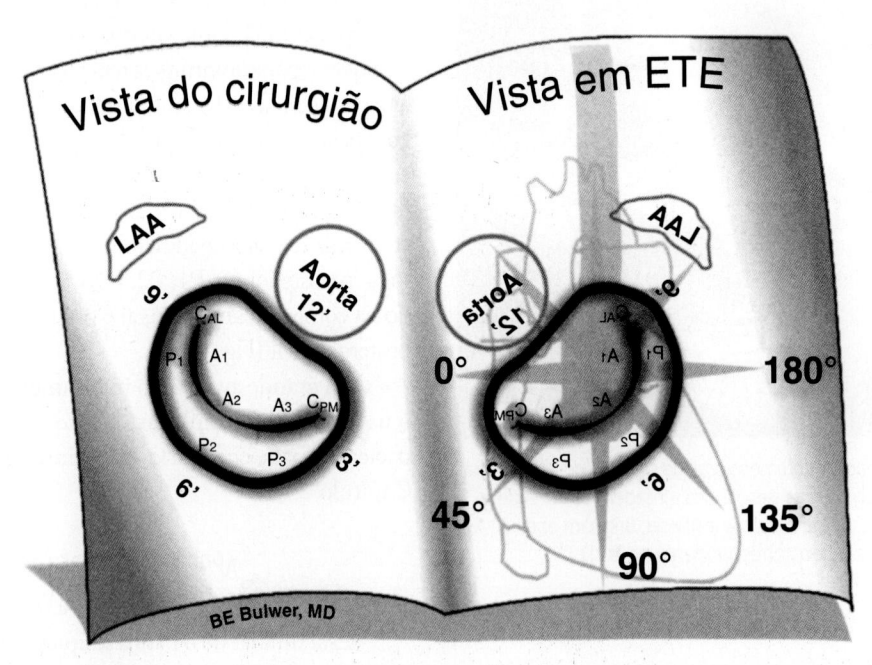

Fig. 36. Orientação dos folhetos da valva mitral e suas ondulações (nomenclatura de Carpentier) durante ecocardiografia intraoperatória (ETE). A aorta recebe a posição de 12 horas, as comissuras – nas posições de 3 horas e 9 horas, como mostrado. O apêndice atrial esquerdo (LAA) fica na posição de 9 horas/comissura anterolateral. A vista do operador da ETE é a imagem em espelho da vista do cirurgião.

Capítulo 14 ◆ Regurgitação Mitral | **281**

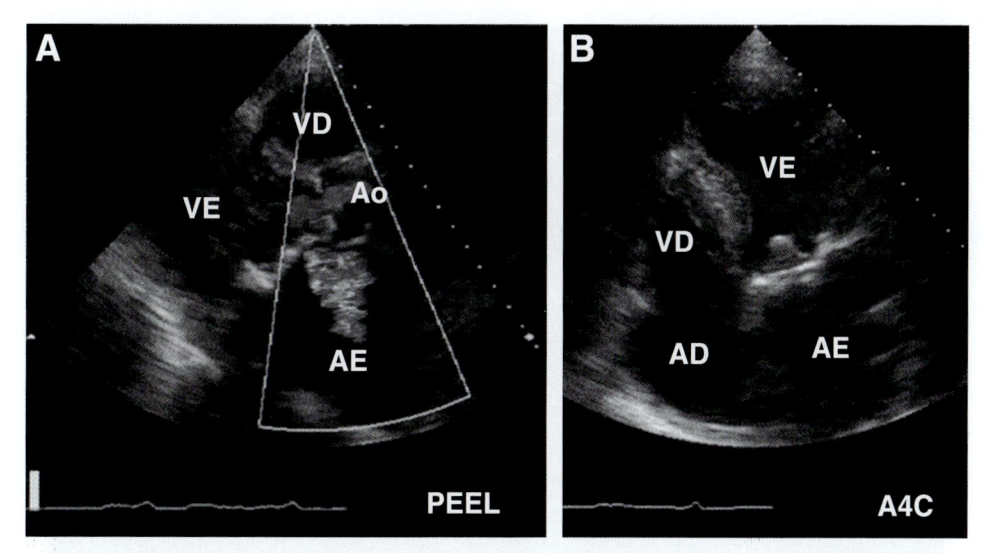

Fig. 37. Mulher de 84 anos após enxerto de pontes em artérias coronárias e 14 anos depois de substituição com valva mitral porcina, com insuficiência cardíaca congestiva. (*Ver* o vídeo correspondente no DVD.)

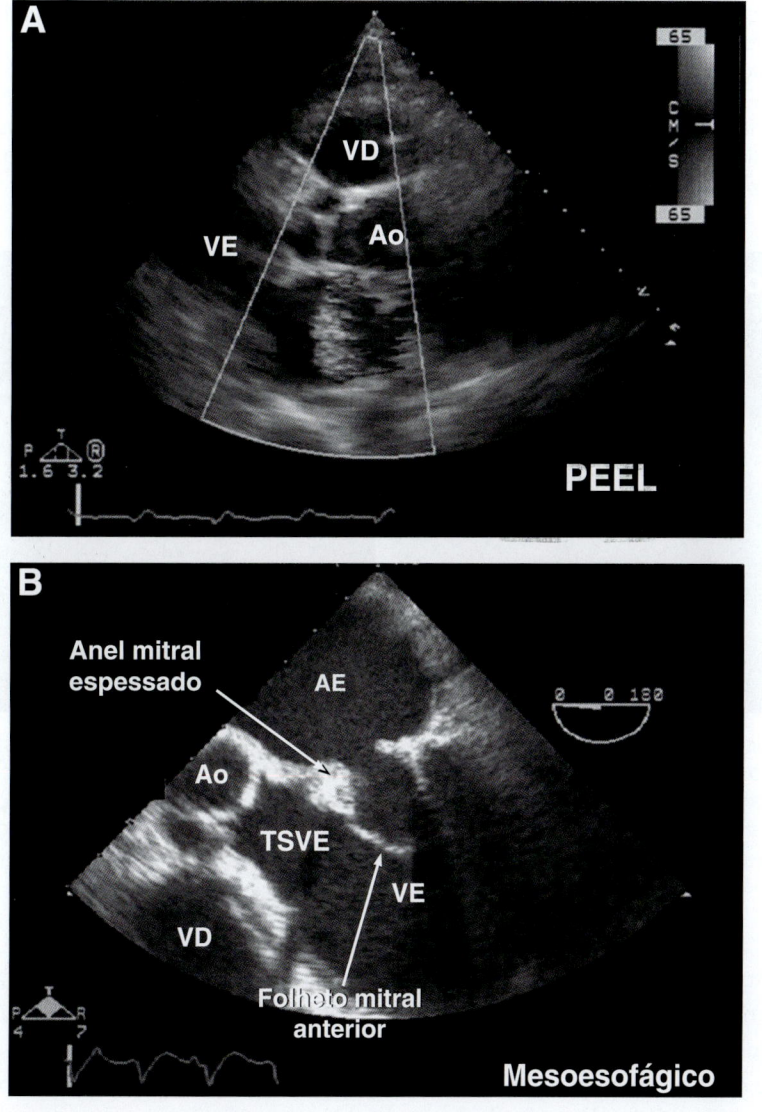

Fig. 38. Homem de 72 anos, 2 semanas após enxerto de pontes em artérias coronárias e reparação de valva mitral, ressecção de aneurisma ventricular esquerdo.

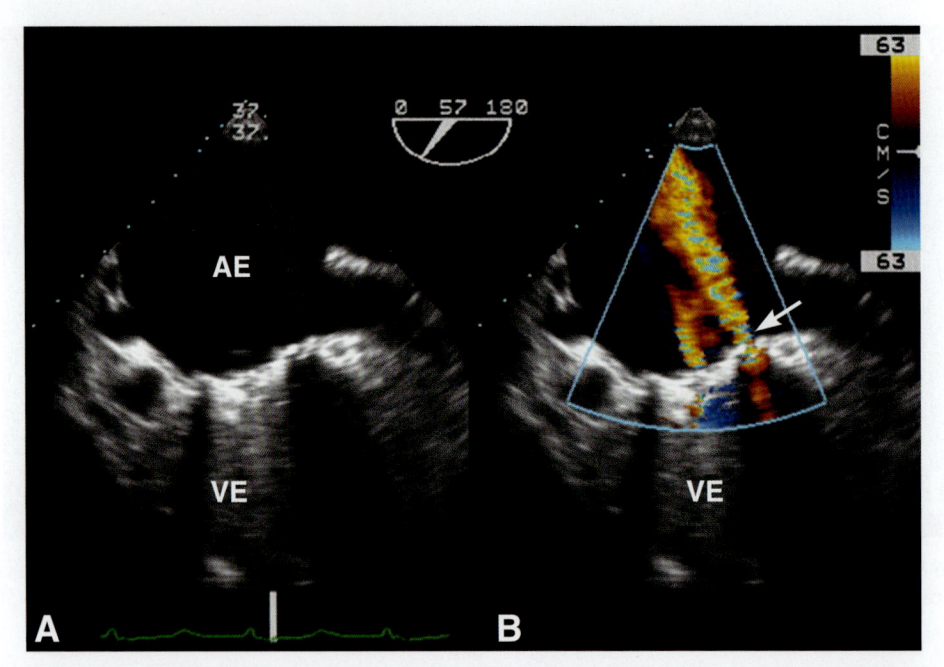

Fig. 39. Valva mitral protética: vazamento paravalvar. Disfunção de valva mitral protética, levando à regurgitação mitral protética, pode ocorrer secundária à formação de trombo ou crescimento invasivo de *pannus*, que pode interferir no fechamento normal da valva. Isto é visto mais frequentemente com valvas mecânicas, em comparação com valvas bioprotéticas. O tipo mais comum de regurgitação subsequente à substituição da valva mitral é causado por um vazamento paravalvar que ocorre por fora do anel de costura. A natureza e gravidade da regurgitação paravalvar podem ser detectadas em ecocardiografia transtorácica, mas ecocardiografia transesofágica é necessária para mapear a extensão da deiscência, que pode ser em forma de crescente e guiar a reparação cirúrgica. (*Ver* o vídeo correspondente no DVD.)

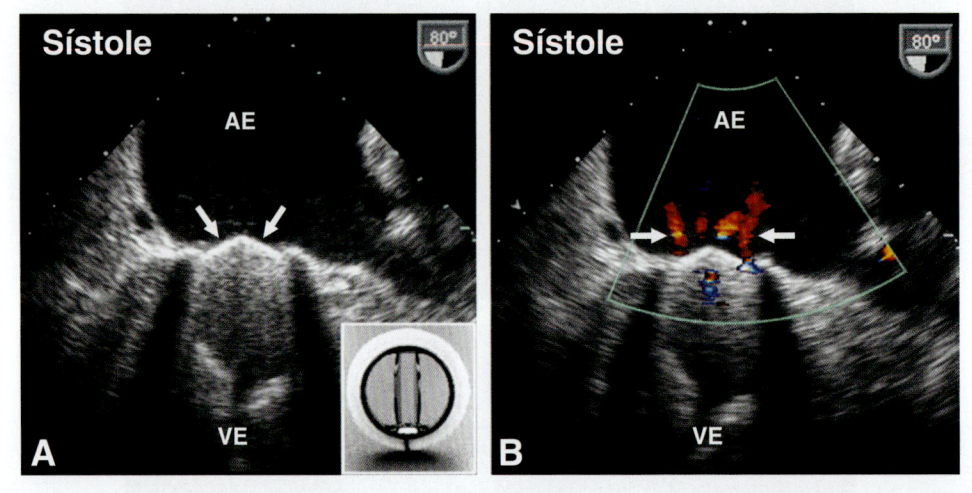

Fig. 40. Valva mitral protética: regurgitação assinatura normal. Corte mesoesofágico de duas câmaras mostrando prótese bicúspide. St. Jude durante a sístole no omniplano 80°. Aspecto normal dos folhetos em posição fechada (setas, **A**) com padrão normal de sombra acústica e reverberação vista dentro da cavidade ventricular. A valva St. Jude com folhetos em posição aberta está mostrada no detalhe em **A**. Os dois jatos diminutos de regurgitação mitral (setas, **B**) vistos neste corte mesoesofágico de duas câmaras são a "RM assinatura" da prótese de valva mitral St. Jude funcionando normalmente. Outras valvas protéticas têm suas regurgitações mitrais específicas normais. Estas não indicam disfunção da valva protética.

Estas imagens ilustram uma complicação comum após cirurgia de valva mitral. Imagens transtorácicas e transesofágicas subsequentes confirmam RM moderada a grave em virtude de um vazamento paravalvar e deiscência de uma valva bioprotética. Doppler de fluxo em cores agora ilustra que uma parte da regurgitação ocorre fora das colunas da valva mitral porcina. Superposto a um jato central de RM está o jato regurgitante que resulta de um vazamento paravalvar com deiscência.

APRESENTAÇÃO DE CASO 7:
ENDOCARDITE EM REGURGITAÇÃO MITRAL

Homem de 72 anos submeteu-se à cirurgia de pontes coronarianas, reparação da valva mitral e ressecção de aneurisma do VE. Quatorze dias depois da cirurgia, ele ainda está na unidade de terapia intensiva com sinais de insuficiência cardíaca e baixa temperatura, apesar de nenhuma evidência de bacteriemia (Fig. 38).

Imagens transtorácicas demonstram um jato regurgitante mitral que parece se originar de fora do anel mitral. Imagens transesofágicas revelam uma massa espessa sobre o folheto mitral anterior. Quando este paciente foi trazido de volta à sala de operações, havia deiscência das suturas. Não foram vistas vegetações. O anel, enrolado e afrouxado dos seus pontos originais de fixação, resultava em uma aparência semelhante a uma massa do folheto anterior da valva mitral e RM.

APRESENTAÇÃO DE CASO 8:
ESTADO PÓS-SUBSTITUIÇÃO DA VALVA MITRAL

Homem de 56 anos recebeu substituição da valva mitral um ano antes, mas descobriu-se que tinha um sopro novo de RM (Fig. 39; *ver* o vídeo correspondente no DVD).

Mapeamento da valva mitral tem aplicação importante na avaliação de valvas protéticas. O mapeamento do jato regurgitante em ETE revelou uma deiscência em forma de crescente. Valvas protéticas normalmente demonstram pequenos jatos que são característicos de cada modelo (Fig. 40). Essas regurgitações características de cada prótese valvar são clinicamente insignificantes.

LEITURAS SUGERIDAS

Aklog L, Filsoufi F, Flores KQ, et al. Does coronary artery bypass grafting alone correct moderate ischemic mitral regurgitation? Circulation 2001;104:168-175.

Ballester M, Jajoo J, Rees S, Rickards A, McDonald L. The mechanism of mitral regurgitation in dilated left ventricle. Clin Cardiol 1983;6:333-338.

Bonow RO, Carabello B, de LA Jr, et al. Guidelines for the management of patients with valvular heart disease: executive summary; areport of the American College of Cardiology/ American Heart Association Task Force on Practice Guidelines (Committee on Management of Patients with Valvular Heart Disease). Circulation 1998;98:1949-1984.

Cape EG, Skoufis EG, Weyman AE, Yoganathan AP, Levine RA. A new method for noninvasive quantification of valvular regurgitation based on conservation of momentum: in vitro validation. Circulation 1989;79:1343-1353.

Cape EG, Yoganathan AP, Levine RA. Increased heart rate can cause underestimation of regurgitant jet size by Doppler color flow mapping. J Am Coll Cardiol 1993;21:1029-1037.

Cape EG, Yoganathan AP, Weyman AE, Levine RA. Adjacent solid boundaries alter the size of regurgitant jets on Doppler color flow maps. J Am Coll Cardiol 1991;17:1094-1102.

Carabello BA, Crawford FA Jr. Valvular heart disease. N Engl J Med 1997;337:32-41.

Carabello BA. Progress in mitral and aortic regurgitation. Curr Probl Cardiol 2003;28:553.

Chen C, Rodriguez L, Lethor JP, et al. Continuous wave Doppler echocardiography for noninvasive assessment of left ventricular dP/dt and relaxation time constant from mitral regurgitant spectra in patients. J Am Coll Cardiol 1994;23:970- 976.

Chen C, Thomas JD, Anconina J, et al. Impact of impinging wall jet on color Doppler quantification of mitral regurgitation. Circulation 1991;84:712-720.

Dujardin KS, Enriquez-Sarano M, Bailey KR, Nishimura RA, Seward JB, TajikAJ. Grading of mitral regurgitation by quantitative Doppler echocardiography: calibration by left ventricular angiography in routine clinical practice. Circulation 1997;96:3409-3415.

Enriquez-Sarano M, Avierinos J-F, Messika-Zeitoun D, et al. Quantitative determinants of the outcome of asymptomatic mitral regurgitation. N Engl J Med 2005;352:875-883.

Enriquez-Sarano M, Bailey KR, Seward JB, Tajik AJ, Krohn MJ, Mays JM. Quantitative Doppler assessment of valvular regurgitation. Circulation 1993;87:841-848.

Enriquez-Sarano M, Seward JB, Bailey KR, Tajik AJ. Effective regurgitant orifice area: a noninvasive Doppler development of an old hemodynamic concept. J Am Coll Cardiol 1994;23:443-451.

Enriquez-Sarano M, Tajik AJ, Bailey KR, Seward JB. Color flow imaging compared with quantitative Doppler assessment of severity of mitral regurgitation: influence of eccentricity of jet and mechanism of regurgitation. J Am Coll Cardiol 1993; 21:1211-1229.

Foster GP, Isselbacher EM, Rose GA, Torchiana DF, Akins CW, Picard MH. Accurate localization of mitral regurgitant defects using multiplane transesophageal echocardiography. Ann Thorac Surg 1998;65:1025-1031.

Freed LA, Levy D, Levine RA, et al. Prevalence and clinical out-come of mitral-valve prolapse.N Engl J Med 1999;341:1-7.

Freeman WK, Schaff HV, Khandheria BK, et al. Intraoperative evaluation of mitral valve regurgitation and repair by transesophageal echocardiography: incidence and significance of systolic anterior motion. J Am Coll Cardiol 1992;20:599.

Haffajee CI. Chronic mitral regurgitation. In: Dalen JE, Alpert JS, eds. Valvular Heart Disease. 2nd ed. Boston: Little, Brown, and Co, 1987:112.

Hall SA, Brickner ME, Willett DL, Irani WN, Afridi I, Grayburn PA. Assessment of mitral regurgitation severity by Doppler color flow mapping of the vena contracta. Circulation 1997;95:636-642.

Heinle SK, Hall SA, Brickner ME, Willett DL, Grayburn PA. Comparison of vena contracta width by multiplane transesophageal echocardiography with quantitative Doppler assessment of mitral regurgitation. Am J Cardiol 1998;81: 175-179.

Helmcke F, Nanda NC, Hsiung MC, et al. Color Doppler assessment of mitral regurgitation with orthogonal planes. Circulation 1987;75:175-183.

Jutzy KR, Al-Zaibag M. Acute mitral and aortic valve regurgitation. In: Al-Zaibag M, Duran CMG, eds. Valvular Heart Disease. New York: Marcel Dekker, 1994:342-382.

Lamas GA, Mitchell GF, Flaker GC, et al. Clinical significance of mitral regurgitation after acute myocardial infarction. Survival and Ventricular Enlargement Investigators. Circulation 1997;96:827-833.

Lambert AS, Miller JP, Merrick SH, et al. Improved evaluation of the location and mechanism of mitral valve regurgitation with a systematic transesophageal echocardiography examination. Anesth Analg 1999;88:1205-1212.

Lester SJ, Ryan EW, Schiller NB, Foster E. Best method in clinical practice and in research studies to determine left atrial site. Am J Cardiol 1999;84:829-832.

McQuillan BM, Weyman AE. Severe mitral regurgitation secondary to partial papillary muscle rupture following myocardial infarction. Rev Cardiovasc Med 2000;1:57-60.

Mele D, Schwammenthal E, Torp H, et al. A semiautomated objective technique for applying the proximal isovelocity surface area method to quantitate mitral regurgitation: clinical studies with the digital flow map. Am Heart J 2001;141:653-660.

Mele D, Vandervoort P, Palacios I, et al. Proximal jet size by Doppler color flow mapping predicts severity of mitral regurgitation: clinical studies. Circulation 1995;91:746-754.

Otto CM. Mitral Regurgitation. In: Otto CM, ed. Valvular HeartDdisease, 2nd ed. Philadelphia: Saunders, 2004:336-367.

Playford D, Weyman AE. Mitral valve prolapse: time for a fresh look. Rev Cardiovasc Med 2001;2:73-81.

Rokey R, Sterling LL, Zoghbi WA, et al. Determination of regurgitant fraction in isolated mitral or aortic regurgitation by pulsed Doppler two-dimensional echocardiography. J Am Coll Cardiol 1986;7:1273-1278.

Rossi A, Cicoira M, Golia G, Anselmi M, Zardini P. Mitral regurgitation and left ventricular diastolic dysfunction similarly affect mitral and pulmonary vein flow Doppler parameters: the advantage of end-diastolic markers. J Am Soc Echocardiogr 2001;14:562-568.

Sahn DJ. Instrumentation and physical factors related to visualization of stenotic and regurgitant jets by Doppler color flow mapping. J Am Coll Cardiol 1988;12:1354-1365.

Saiki Y, Kasegawa H, Kawase M, et al. Intraoperative TEE during mitral valve repair: does it predict early and late postoperative mitral valve dysfunction? Ann Thorac Surg 1998;66:1277.

Schiller NB, Shah PM, Crawford M, et al. Recommendations for quantitation of the left ventricle by two-dimensional echocardiography: American Society of Echocardiography Committee on Standards, Subcommittee on Quantitation of Two-Dimensional Echocardiograms. J Am Soc Echocardiogr J989;2:358-367.

Schiller NB, Foster E, Redberg RF. Transesophageal echocardiography in the evaluation of mitral regurgitation. The twenty-four signs of severe mitral regurgitation. Cardiol Clin 1993;11:399.

Schwammenthal E, Chen C, Benning F, Block M, Breithardt G, Levine RA. Dynamics of mitral regurgitant flow and orifice area: physiological application of the proximal flow convergence method; clinical data and experimental testing. Circulation 1994;90:307-322.

Schwammenthal E, Chen C, Giesler M, et al. New method for accurate calculation of regurgitant flow rate based on analysis of Doppler color flow maps of the proximal flow field: validation in a canine model of mitral regurgitation with initial application in patients. J Am Coll Cardiol 1996;27: 161-172.

Stewart W.J, Currie PJ, Salcedo EE, et al. Intraoperative Doppler color flow mapping for decision-making in valve repair for mitral regurgitation: technique and results in 100 patients. Circulation 1990;81:556-566.

Stewart WJ, Salcedo EE, Cosgrove DM. The value of echocardiography in mitral valve repair. Cleve Clin J Med 1991;58:177-183.

Thomas JD, Liu CM, Flachskampf FA, O'Shea JP, Davidoff R, Weyman AE. Quantification of jet flow by momentum analysis: an in vitro color Doppler flow study. Circulation 1990;81:247-259.

Thomas L, Foster E, Hoffman JI, Schiller NB. The Mitral Regurgitation Index: an echocardiographic guide to severity. J Am Coll Cardiol 1999;33:2016-2022.

Thomas L, Foster E, Schiller NB. Peak mitral inflow velocity predicts mitral regurgitation severity. J Am Coll Cardiol 1998;31:174-179.

Tribouilloy C, Shen WE, Quere JP, et al. Assessment of severity of mitral regurgitation by measuring regurgitant jet width at its origin with transesophageal Doppler color flow imaging. Circulation 1992;85:1248-1253.

Wang Y, Gutman JM, Heilbron D, Wahr D, Schiller NB. Atrial volume in a normal adult population by two-dimensional echocardiography. Chest 1984;86:595-601.

Yoshida K, Yoshikawa J, Shakudo M, et al. Color Doppler evaluation of valvular regurgitation in normal subjects. Circulation 1988;78:840-847.

Zoghbi WA, Enriquez-Sarano M, Foster E, et al. American Society of Echocardiography. Recommendations for evaluation of the severity of native valvular regurgitation with two-dimensional and Doppler echocardiography. J Am Soc Echocardiogr 2003;16:777-802.

15 | ENDOCARDITE INFECCIOSA

Nagesh S. Anavekar, MD
Marcus Averbach, MD
Bernard E. Bulwer, MD, MSc

CONTEÚDO
APRESENTAÇÃO DE CASO
INTRODUÇÃO
APRESENTAÇÃO DE CASOS
PAPEL DA ECOCARDIOGRAFIA NA EI
    CARACTERÍSTICAS ECOCARDIOGRÁFICAS
COMPLICAÇÕES
SUMÁRIO
LEITURAS SUGERIDAS

APRESENTAÇÃO DE CASO 1

História Clínica

Mulher de 43 anos com história pregressa de obesidade, hipertensão e tabagismo foi admitida com infarto agudo do miocárdio inferior e submetida a cateterismo cardíaco e angioplastia com implante de *stent* intracoronariano para tratar a oclusão da artéria coronária direita.

Durante a semana seguinte ela sentiu dores torácicas pleuríticas que foram em grande parte ignoradas até que se seguiram calafrios e febre. Ela foi admitida 10 dias mais tarde com um diagnóstico provisório de pericardite. Hemoculturas foram positivas para *Staphylococcus aureus*. Logo depois da admissão, ela desenvolveu angústia respiratória aguda, acidose metabólica grave, fibrilação atrial rápida seguida por bloqueio cardíaco, coagulopatia e anúria.

Ecocardiografia

Ecocardiograma transtorácico de emergência revelou derrame pericárdico circunferencial (mas não tamponamento) e insuficiência aórtica grave de início recente. Não foram vistas vegetações valvulares (Fig. 1). Ecocardiografia transesofágica (ETE) foi pedida, mas ela foi imediatamente transferida para cirurgia de emergência. O diagnóstico provisório foi endocardite da valva aórtica complicada por um abscesso paravalvar com comprometimento do seu sistema de condução cardíaco.

Achados Cirúrgicos

Inspeção da valva aórtica na cirurgia revelou destruição parcial e prolapso dos folhetos direito e não coronariano juntamente com uma ruptura contida na raiz aórtica em decorrência de uma cavidade de abscesso. O abscesso tinha erodido para dentro do septo interventricular causando bloqueio cardíaco completo e um defeito septal ventricular. Substituição da valva aórtica por uma valva homoenxerto, substituição da raiz aórtica e reparação do defeito septal ventricular usando um remendo pericárdico foram efetuadas. A paciente nunca se recuperou por completo, e faleceu dois dias mais tarde. A autópsia confirmou os achados do cirurgião (Fig. 2). Pericardite fibrinosa, cardiomegalia e um trombo friável

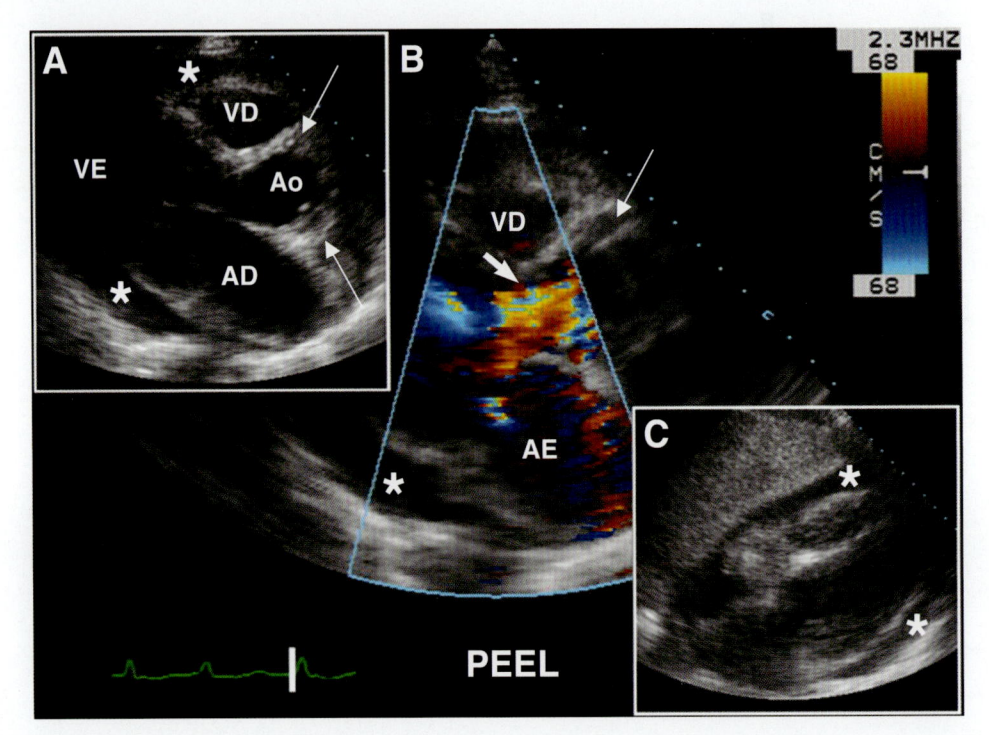

Fig. 1. Mulher de 43 anos foi admitida com febre, septicemia e dor torácica pleurítica. Os tecidos moles periaórticos (setas finas) aparecem espessados. Os folhetos da valva aórtica eram pouco visíveis em cortes paraesternais de eixo longo (PEEL), mas regurgitação aórtica grave (seta) era notada no Doppler de fluxo em cores (**A**, **B**). Cortes PEEL mostraram derrame pericárdico circunferencial (asteriscos).

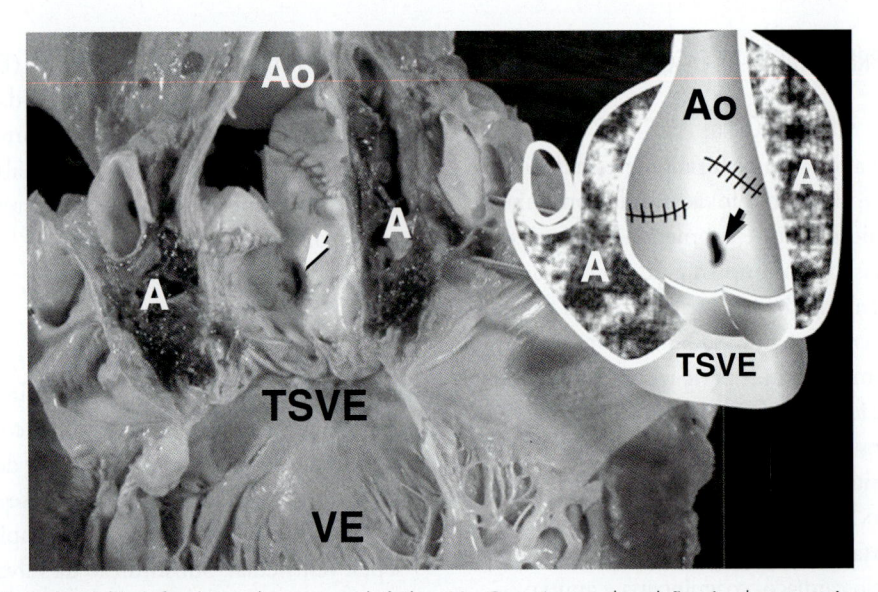

Fig. 2. Endocardite infecciosa: abscesso periaórtico. *Ver* Caso 1 para descrição. A, abscesso; Ao, aorta.

INTRODUÇÃO

A endocardite infecciosa (EI) é a infecção microbiana do revestimento endotelial do coração que mais comumente compromete as valvas. Infecção também pode ocorrer no local de um defeito septal, nas cordas tendíneas ou no endocárdio mural. O diagnóstico de EI é feito com base em uma combinação de características clínicas, ecocardiográficas e histopatológicas, usando-se os critérios de Duke modificados (Tabela 1). A ecocardiografia se apresenta proeminentemente no diagnóstico e acompanhamento da EI.

Dano à superfície endotelial das valvas ou ao endocárdio mural facilita deposição espontânea de plaquetas-fibrina, dando origem à endocardite trombótica não

Capítulo 15 ♦ Endocardite Infecciosa

Tabela 1A Critérios de Duke Modificados para o Diagnóstico de Endocardite Infecciosa

Critérios principais

Hemoculturas positivas para endocardite infecciosa

Hemoculturas positivas para organismos típicos

EI isolada de duas hemoculturas separadas:

Estreptococos viridans, Streptococccus bovis, Staphylococcus aureus

Grupo HACEK, enterococos (na ausência de um foco primário)

Hemoculturas persistentemente positivas: recuperação de microrganismos compatíveis com EI isolados de:

≥ 2 hemoculturas positivas > 12 horas separadas

≥ 3 culturas positivas do sangue, a 1ª e a última amostra > 1 h separadas

Hemocultura única para *Coxiella burnetii*

Título de anticorpo IgG antifase I > 1:800

Evidência de comprometimento endocárdico

Ecocardiograma positivo para EI (ecocardiografia transesofágica recomendada para valva protética, possível endocardite por critérios clínicos, ou EI complicada ([isto é, um abscesso paravalvar])

Massa intracardíaca oscilante (vegetação) sobre a válvula ou estruturas de suporte no caminho do jato regurgitante ou no material implantado na ausência de uma explicação anatômica alternativa

Abscesso

Deiscência parcial nova de uma prótese valvar

Regurgitação valvar nova (piora ou mudança de sopro preexistente não é suficiente)

HACEK, *Haemophilus* species (*H. aprophilus* e *H. paraaphrophilus*), *Actinobacillus actinoinycetemcomitans, Cardiobacterium hominis, Eikenella corrodens* e *Kingella kingae*.

Tabela 1B Critérios de Duke Modificados para o Diagnóstico de Endocardite Infecciosa

Critérios secundários

- Cardiopatia ou uso de droga por injeção predisponente
- Temperatura > 38°C (100,4°F)
- Fenômeno vascular:
  Grandes êmbolos arteriais
  Infartos pulmonares sépticos
  Aneurisma micótico
  Hemorragia intracraniana ou conjuntival
  Lesões de Janeway

- Fenômeno imunológico:
  Glomerulonefrite
  Nódulos de Osler
  Manchas de Roth
  Fator reumatoide

- Evidência microbiológica: uma hemocultura positiva que não satisfaz um critério principal (conforme previamente assinalado) ou evidência sorológica de infecção ativa por um organismo compatível com EI

Endocardite definitiva: dois critérios principais, ou um critério principal e três secundários, ou cinco critérios secundários.
Endocardite possível: um critério principal mais um secundário, ou três critérios secundários.

Tabela 2 — Endocardite Infecciosa: Lesões Cardíacas Predisponentes

Risco mais alto	Risco intermediário	Risco baixo ou não aumentado
• Valvas protéticas	• Prolapso de valva mitral com regurgitação	• Marca-passo cardíaco
• Endocardite prévia	• Estenose mitral	• PVM sem regurgitação
• Valvopatia aórtica	• Valvopatia tricúspide	• Lesões cardíacas — pós-correção cirúrgica
• Regurgitação mitral	• Valvopatia pulmonar	• Regurgitação tricúspide com valva normal
• Regurgitação e estenose mitrais combinadas	• Hipertrofia septal assimétrica	• Defeito septal atrial, variedade de *secundum*
• Cardiopatia congênita, especialmente cardiopatia congênita cianótica, canal arterial persistente, defeito septal, coarctação da aorta	• Cateteres intracardíacos (no átrio direito)	
	• Implantes intracardíacos (não valvares)	
	• Valvopatia degenerativa no idoso	

Adaptado de Fuster V, Alexander RW, O'Rourke RA. Hurst's: The Heart, 11th ed. New York: McGraw Hill, 2004.

---

bacteriana. Estes locais são suscetíveis à disseminação microbiana durante episódios de bacteriemia, culminando na "vegetação" característica que consiste em uma massa amorfa de plaquetas, fibrina, células inflamatórias e microrganismos. Fatores que contribuem para lesão endocárdica e gênese de endocardite trombótica não bacteriana incluem: um jato de alta velocidade impactando o endotélio, fluxo de uma câmara de alta para baixa pressão e fluxo de alta velocidade através de um orifício estreito. Isto explica o risco aumentado de endocardite em certos pacientes (p. ex., aqueles com lesões valvares preexistentes ou aparelhos protéticos intracardíacos), bem como os locais comuns de vegetações (isto é, superfície atrial da valva mitral, superfície ventricular da valva aórtica). Entretanto, em aproximadamente 30% dos casos relatados, nenhuma causa predisponente pode ser encontrada. A incidência desta doença é relativamente incomum, aproximadamente 4,2 por 100.000 pacientes/ano. Com o advento e uso aumentado de vários dispositivos intracardíacos, prevê-se que o número de casos descritos de endocardite infecciosa se eleve. As lesões cardíacas que predispõem a EI estão listadas na Tabela 2.

Se a EI não for detectada e tratada a tempo, pode levar a resultados devastadores. O pronto reconhecimento da EI exige um alto índice de suspeita clínica. O diagnóstico precisa ser considerado e agressivamente investigado quando indivíduos com febre também apresentam bacteriemia, lesões cardíacas predisponentes, valvas protéticas, outros dispositivos intracardíacos, evidência de um processo ativo endocárdico ou fenômenos embólicos. Os casos a seguir exibem diversas apresentações e diagnósticos diferenciais de EI.

APRESENTAÇÃO DE CASO 2

Mulher de 86 anos foi admitida com colangite ascendente, mas desenvolveu meningite estreptocócica logo depois. Achados de ecocardiografia transtorácica (ETT) subsequente foram sugestivos de endocardite. A paciente desenvolveu insuficiência renal aguda, sepse e mais tarde foi a óbito. Suas imagens aparecem nas Figuras 3-5 (*ver* o vídeo correspondente à Fig. 3 no DVD). Comparar estas com os achados mostrados nas Figuras 6 e 7.

APRESENTAÇÃO DE CASO 3

Homem de 72 anos com nefropatia terminal e uma fístula arteriovenosa para hemodiálise apresentou-se no hospital com um enxerto infectado e bacteriemia por *Staphylococcus aureus* resistente à meticilina. Ele se queixava de crescente falta de ar e ortopneia. Imagens deste ecocardiograma transesofágico estão mostradas na Figura 8 (*ver* o vídeo correspondente no DVD).

APRESENTAÇÃO DE CASO 4

Homem de 40 anos com história de abuso diário de heroína apresentou-se com início súbito de dor na extremidade inferior esquerda, cegueira intermitente, coagulação retardada de um pequeno corte na mão e febre de 39,9°C. Ele recentemente deu resultado positivo em teste para hepatite C e HIV. No momento do exame, tinha um sopro holossistólico em crescendo-decres-

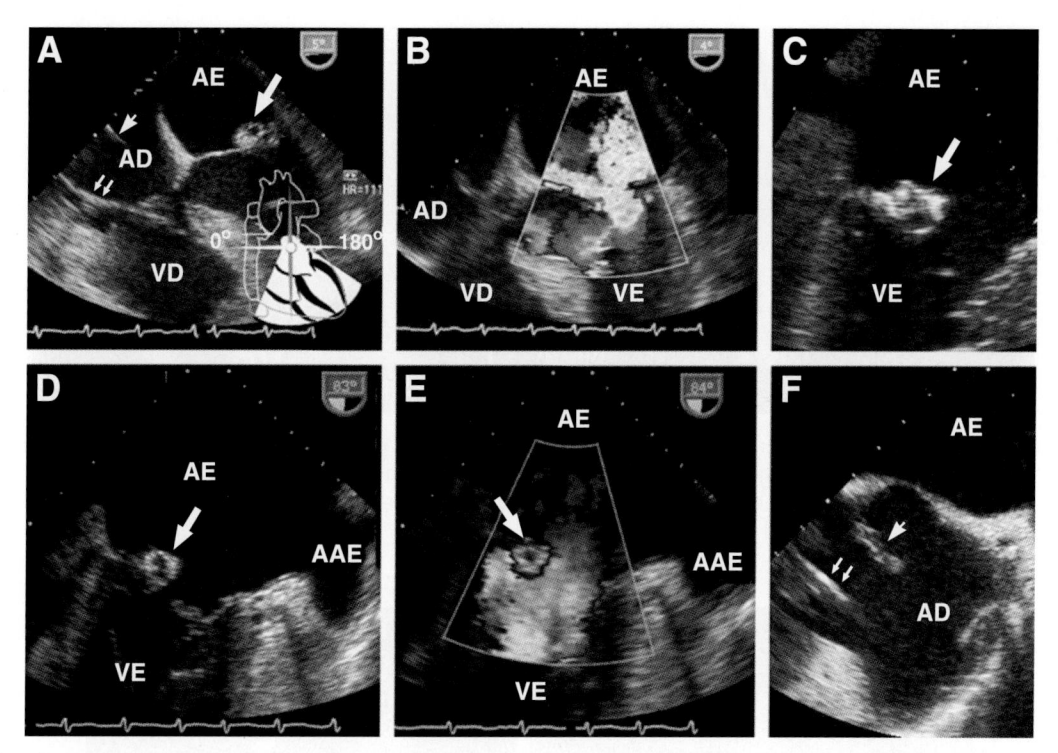

Fig. 3. Mulher de 86 anos com sepse generalizada. Ecocardiograma transesofágico mostra uma ecodensidade bem circunscrita afixada à superfície atrial do folheto posterior da valva mitral (seta branca; também vista em **A, C-E**). Doppler de fluxo em cores revelou regurgitação mitral de início recente moderada a grave (**B**). Notar a ecodensidade linear (cabo de marca-passo) nas câmaras cardíacas direitas (**A, F**). Uma ecodensidade curva ondulante (ponta de seta; **A, F**) foi vista no átrio direito e foi considerada um coágulo ou vegetação afixada ao cabo do marca-passo (setas gêmeas; **A, F**), ou mesmo rede de Chiari. (*Ver* o vídeo correspondente no DVD.)

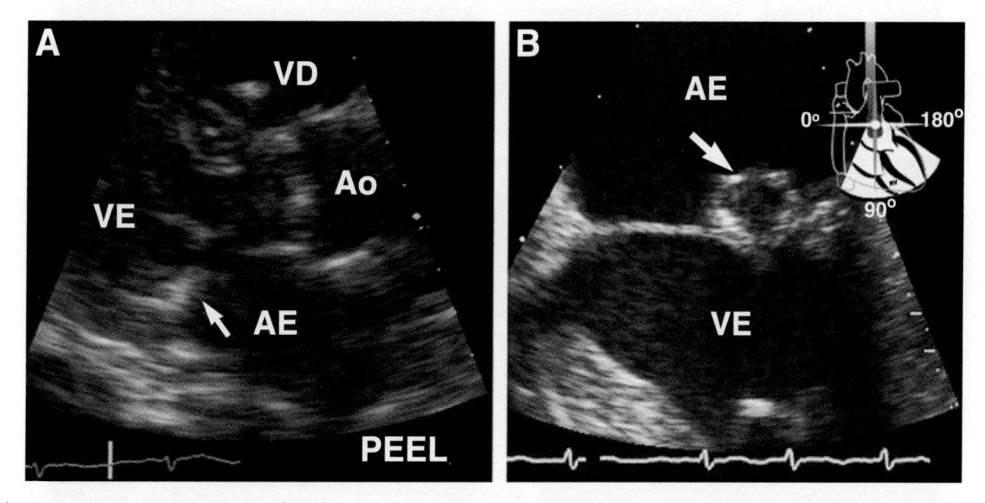

Fig. 4. Mulher de 86 anos com sepse generalizada. Imagem estática paraesternal de eixo longo (qualidade subideal) mostra uma lesão ecodensa próxima ao anel posterior da valva mitral, o local mais comum de calcificação do anel mitral. Em ecocardiografia transesofágica, uma opacidade circunferencial com uma região ecotransparente central era vista (*ver* Fig. 5).

cendo grau 2/6 mais bem auscultado no bordo esternal direito inferior. Não estavam presentes estigmas periféricos de endocardite. Seu eletrocardiograma (ECG) inicial mostrou ritmo sinusal do bloqueio de ramo direito e hemibloqueio anterior esquerdo. Suas imagens ecocardiográficas aparecem na Figura 9.

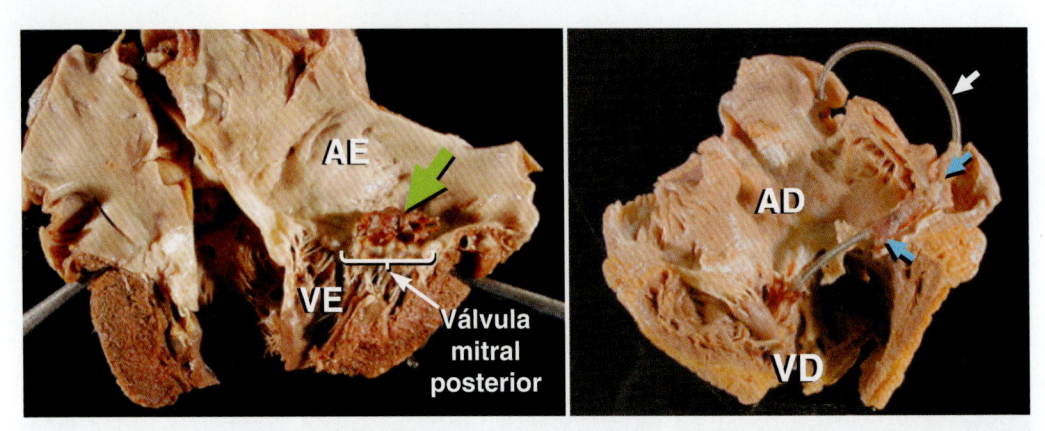

Fig. 5. Mulher de 86 anos com sepse generalizada. Uma grande vegetação afixada à superfície atrial do folheto posterior da valva mitral está mostrada (painel esquerdo). Uma massa cor de carne estava aderida ao cabo de marca-passo. Na histologia, comprovou-se ser trombos organizados com infecção superposta. (Peças de patologia por cortesia de Robert Padera, MD, Brigham and Women's Hospital.)

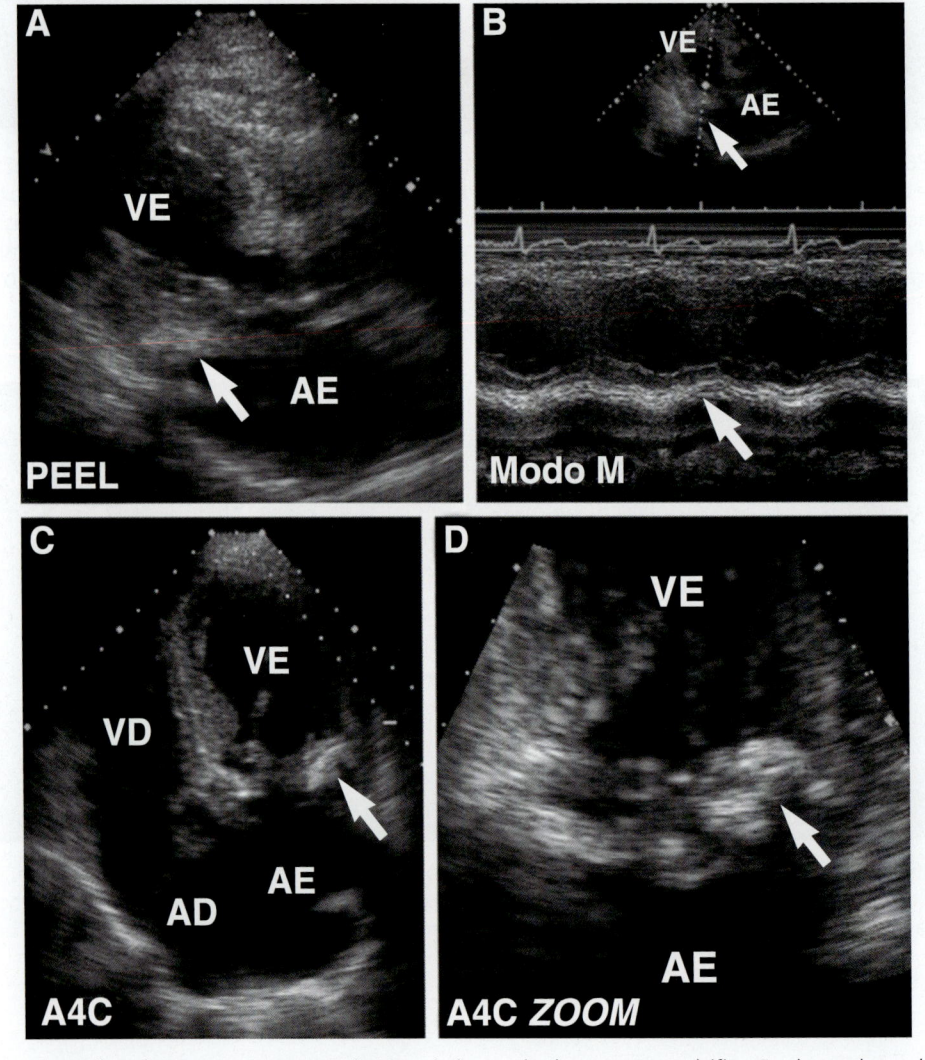

Fig. 6. Imagens de uma mulher de 83 anos com regurgitação aórtica e mitral mostraram calcificação densa do anel posterior da valva mitral com invasão do folheto (setas brancas). Nenhuma febre ou outros sintomas que sugerissem endocardite infecciosa estavam presentes. Calcificação anular mitral resulta de alterações degenerativas que se tornam mais prevalentes com o envelhecimento. Modo M através do anel mitral espessado mostra região ecobrilhante que se move concordantemente com as câmaras cardíacas durante o ciclo cardíaco (**B**).

Capítulo 15 ◆ Endocardite Infecciosa | **291**

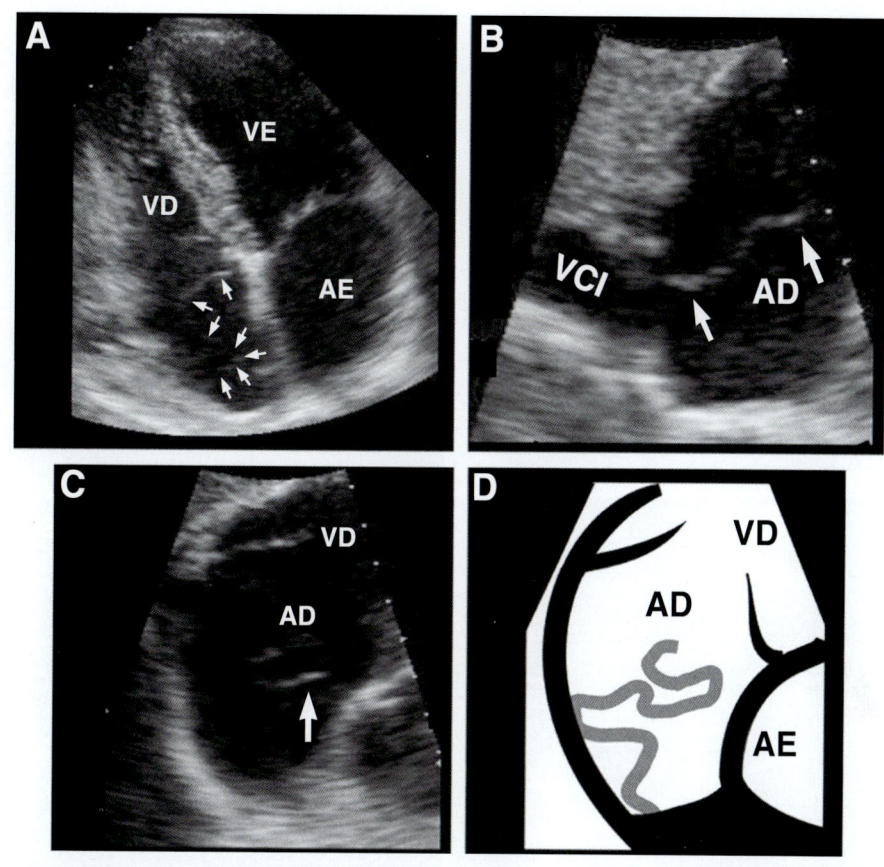

Fig. 7. Corte apical de quatro câmaras (**A**) e cortes subcostais (**B**, **C**) da rede de Chiari. Ela é relacionada anatomicamente com a válvula da veia cava inferior, um vestígio do folheto direita do *sinus venosus* embrionário. É um achado comum no recém-nascido. Ecocardiografia transesofágica e estudos de autópsia em adultos indicam prevalência de aproximadamente 2%. Uma rede de Chiari ondulante deve desencadear um exame mais estreito da junção da veia cava interior/átrio direito (**B**, vista subcostal) e do septo interatrial (**C**) quanto a um forame oval patente ou um aneurisma septal atrial.

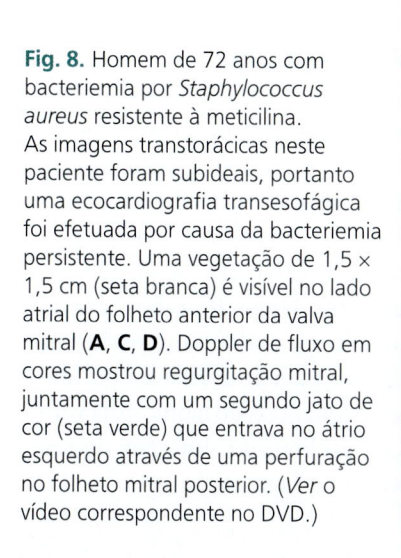

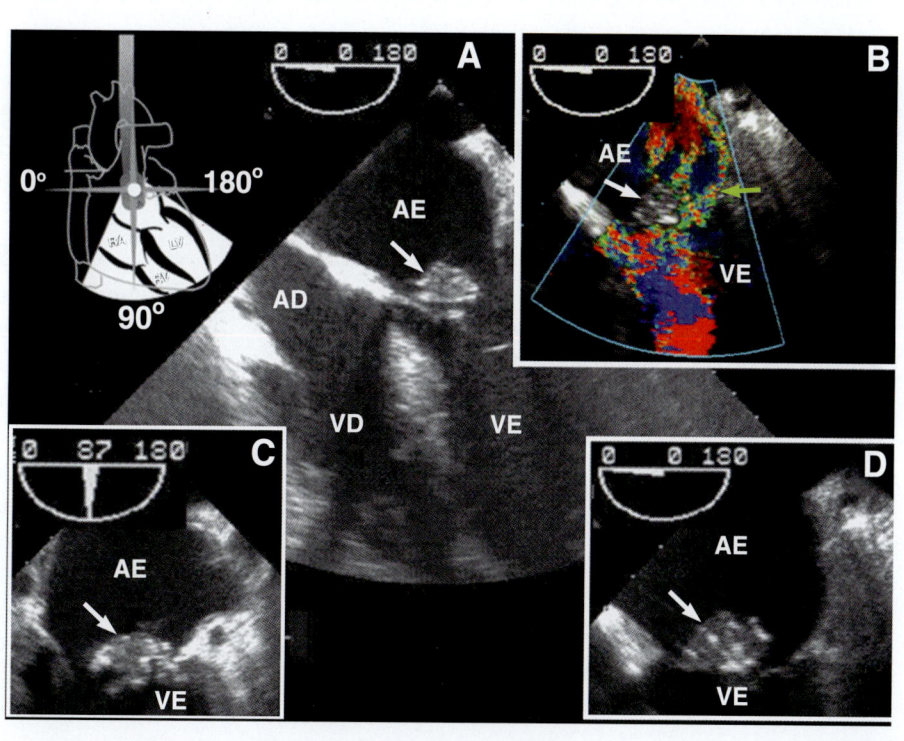

Fig. 8. Homem de 72 anos com bacteriemia por *Staphylococcus aureus* resistente à meticilina. As imagens transtorácicas neste paciente foram subideais, portanto uma ecocardiografia transesofágica foi efetuada por causa da bacteriemia persistente. Uma vegetação de 1,5 × 1,5 cm (seta branca) é visível no lado atrial do folheto anterior da valva mitral (**A**, **C**, **D**). Doppler de fluxo em cores mostrou regurgitação mitral, juntamente com um segundo jato de cor (seta verde) que entrava no átrio esquerdo através de uma perfuração no folheto mitral posterior. (*Ver* o vídeo correspondente no DVD.)

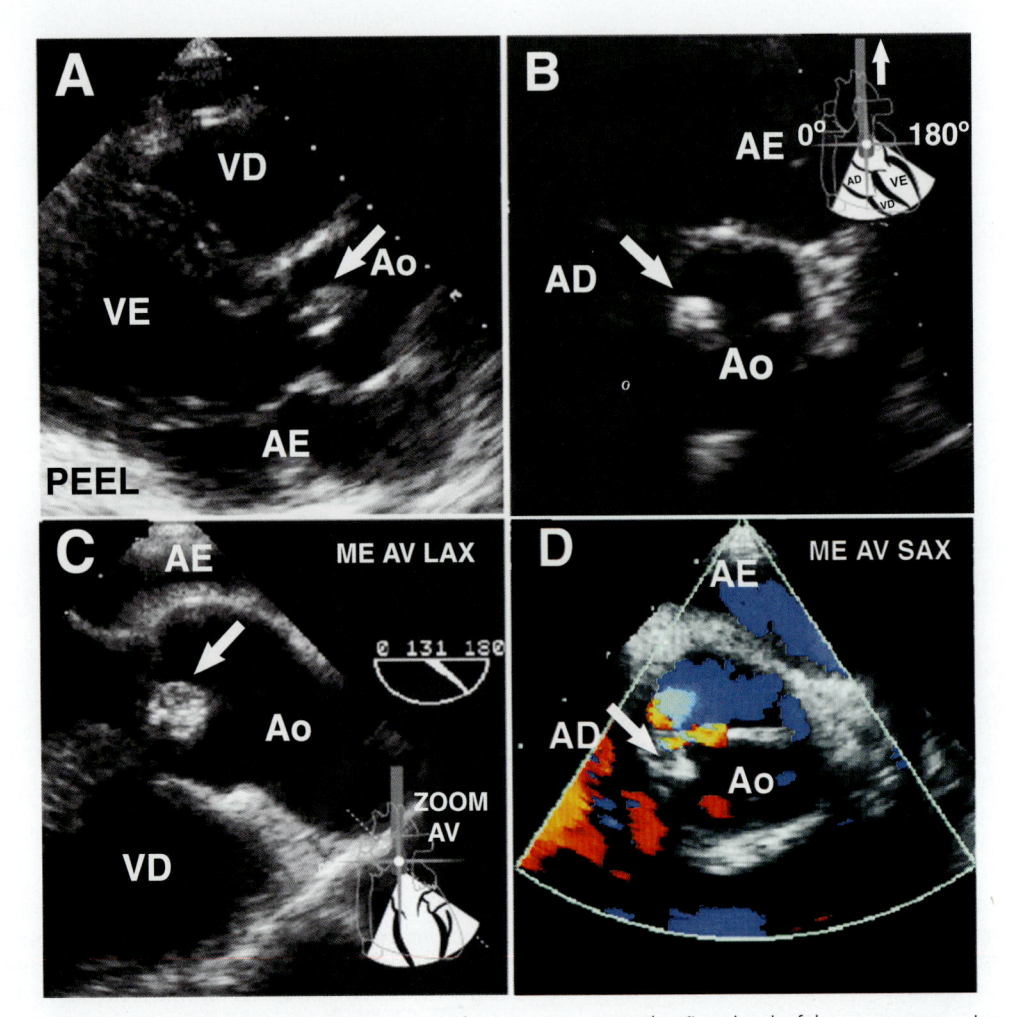

Fig. 9. Um usuário de heroína de 40 anos se apresentou com dor na perna, perturbações visuais, febre e um sopro. Imagens estacionárias transtorácicas mostraram uma vegetação na extremidade de um folheto da valva aórtica (seta, **A**). Isto foi considerado responsável pelas complicações extracardíacas do paciente. Não foi observada vegetação tricúspide. Imagens transesofágicas revelaram uma vegetação circunscrita (setas, **C**, **D**). Regurgitação aórtica branda foi vista no exame com Doppler em cores (**D**).

APRESENTAÇÃO DE CASO 5

Mulher de 49 anos com história de artrite reumatoide e terapia esteroide intermitente apresentou-se com alterações do estado mental, insuficiência renal aguda e hemoculturas positivas para S. *aureus* resistentes à meticilina. Investigações foram altamente sugestivas de múltiplos êmbolos sépticos ao cérebro e rins. Suas imagens ecocardiográficas estão mostradas na Figura 10. (*Ver* o vídeo correspondente no DVD.)

APRESENTAÇÃO DE CASO 6

As imagens na Figura 11 pertencem a um homem de 72 anos que se submeteu à ressecção e reparação de aneurisma ventricular esquerdo, cirurgia de pontes nas artérias coronárias e reparação da valva mitral. Quatorze dias pós-cirurgia, ela ainda estava na unidade de terapia intensiva com sinais de insuficiência cardíaca e temperatura baixa, mas sem bacteriemia.

APRESENTAÇÃO DE CASO 7

Mulher de 39 anos com história de bloqueio cardíaco congênito tratado com marca-passo permanente de duas câmaras aos 19 anos de idade apresentou-se com febre e mal-estar. Hemoculturas deram crescimento a S. *aureus* resistente à meticilina. O marca-passo foi removido sob anestesia geral, e foi observado pus na bolsa do marca-passo e ao longo dos cabos. Tomografia computadorizada do tórax tinha mostrado evidência de êmbolos sépticos para a vasculatura pulmonar. Seu ECG mostrava sequências de taquicardia ventricular e intervalo QT prolongado. Imagens do seu ecocardiograma aparecem na Figura 12.

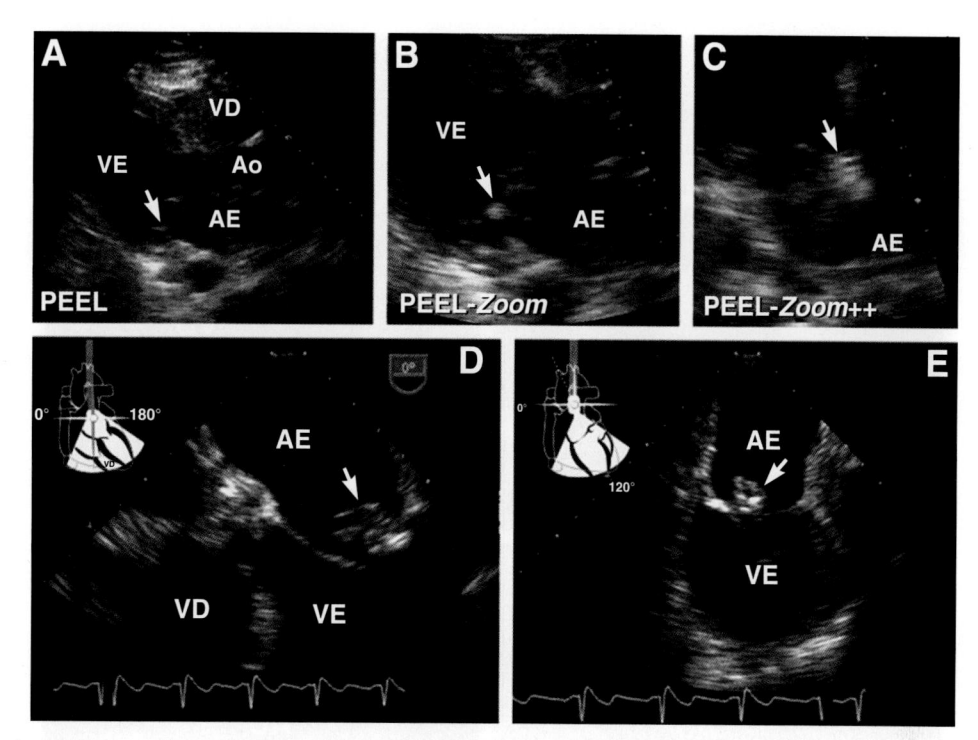

Fig. 10. Mulher de 49 anos com bacteriemia por *Staphylococcus aureus* resistente à meticilina. Imagens transtorácicas iniciais foram tecnicamente limitadas (**A-C**), mas sugeriram uma vegetação no folheto posterior da valva mitral. Imageamento transesofágico revelou uma massa bem definida sobre o folheto posterior que intermitentemente prolapsava para dentro do ventrículo esquerdo (**D, E**). Esta era a causa mais provável dos múltiplos eventos embólicos da paciente. Sua condição exigiu intervenção cirúrgica. (*Ver* o vídeo correspondente no DVD.)

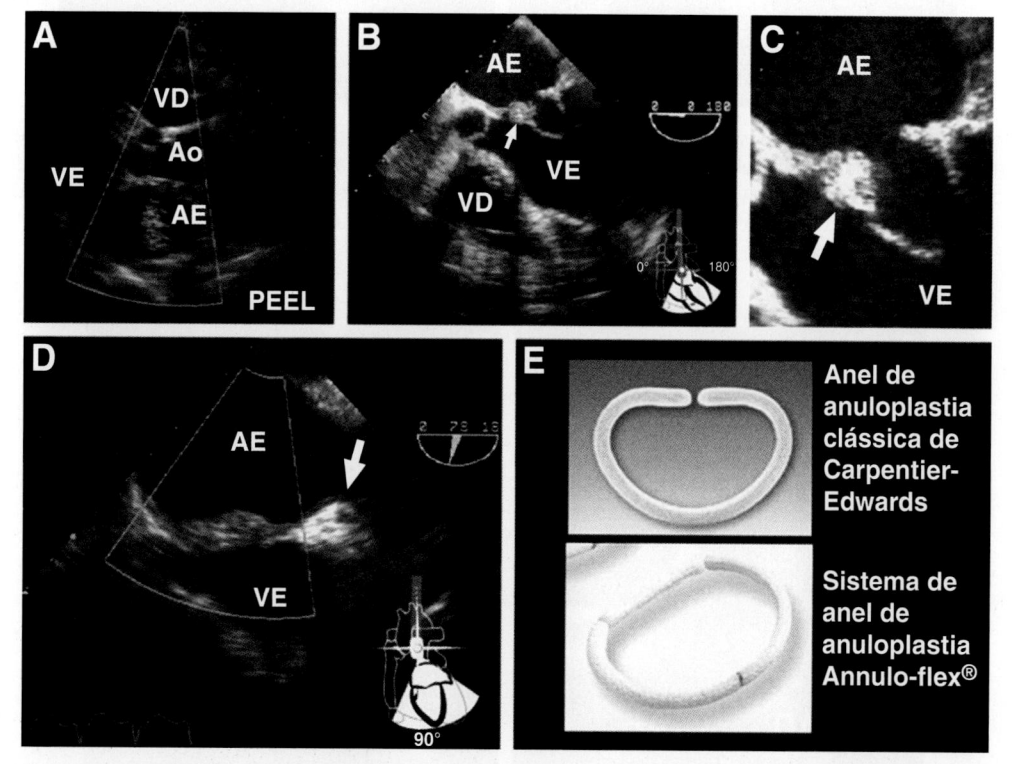

Fig. 11. Homem de 74 anos após 2 semanas de enxertos de pontes em artérias coronárias, reparação de valva mitral e ressecção de aneurisma ventricular esquerdo. Ecocardiograma transtorácico revelou um jato regurgitante mitral que se originava de fora do anel da valva mitral (**A**). Ecocardiografia transesofágica mostrou massa espessada sobre o folheto anterior da valva mitral (**B-D**). Na cirurgia, a massa consistia em um anel parcialmente afrouxado da anuloplastia mitral. Não foi encontrada vegetação. (**E**) Mostra dois modelos comumente usados de anuloplastia.

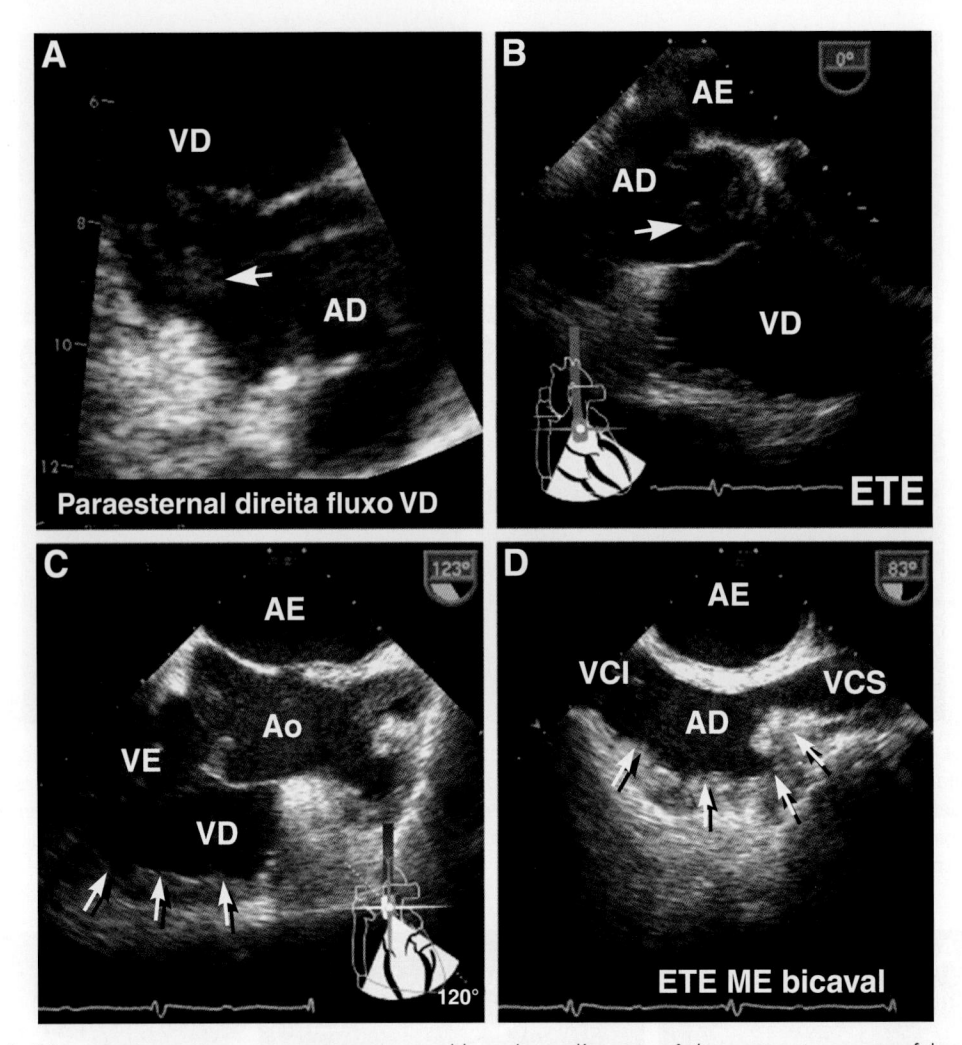

Fig. 12. Mulher de 39 anos com marca-passo permanente para bloqueio cardíaco congênito apresentou-se com febre e mal-estar. Corte paraesternal direito do fluxo ventricular direito mostrou uma vegetação fixada ao folheto septal da valva tricúspide que oscilava entre o átrio e o ventrículo direitos (seta, **A**). Ecocardiografia transesofágica subsequente revelou múltiplas ecodensidades (vegetações murais) que preenchiam o ventrículo direito, o átrio direito e a veia cava superior (setas, **B-D**).

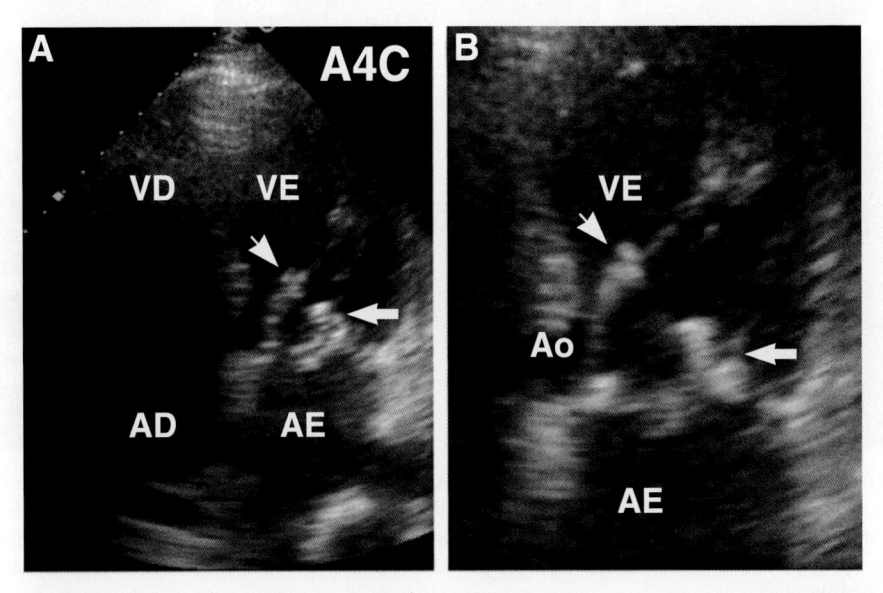

Fig. 13. (*Ver* legenda na página seguinte)

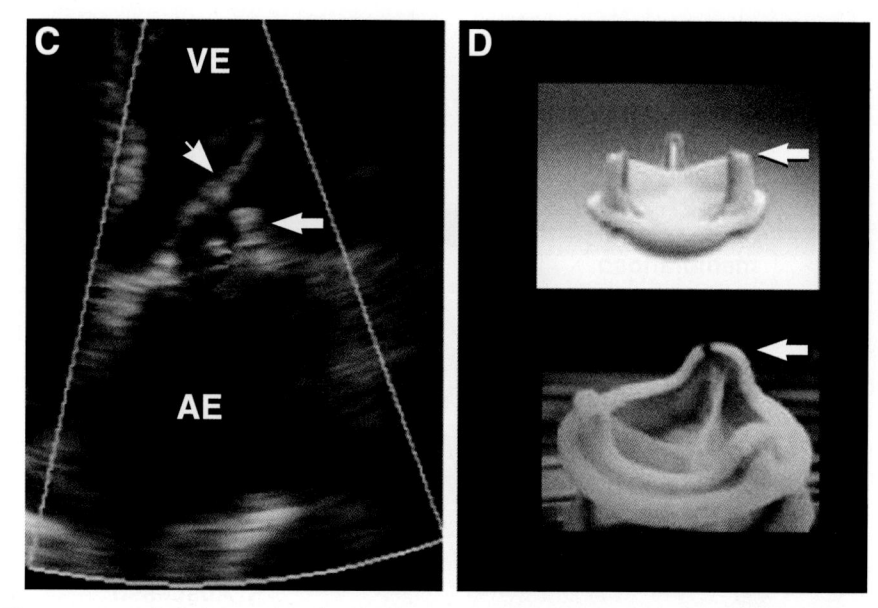

Fig. 13. Homem de 58 anos com substituição prévia da valva mitral apresentando-se com progressiva falta de ar e suspeita de endocardite. Os pilares da valva bioprotética (de tecido) (setas brancas, **A-D**) podem ser visualizados na ecocardiografia. O folheto anterior mitral deste paciente não foi excisado (ponta de seta) e causava obstrução dinâmica do trato de saída ventricular esquerdo (ponta de seta, **A-C**). O folheto afetado foi excisado. A histologia relatou degeneração mixomatosa e alterações inflamatórias crônicas, mas nenhuma evidência de infecção. Valvas bioprotéticas (**D**). (*Ver* o vídeo correspondente no DVD.)

APRESENTAÇÃO DE CASO 8

Homem de 58 anos teve substituída a valva mitral por uma prótese valvar biológica vários anos antes, mas agora se apresentava com crescente falta de ar e suspeita de endocardite. Suas imagens ecocardiográficas estão mostradas na Figura 13. (*Ver* o vídeo correspondente no DVD.)

PAPEL DA ECOCARDIOGRAFIA NA EI

A ecocardiografia aparece proeminentemente no diagnóstico e tratamento da endocardite, incluindo os seguintes papéis:

1. Auxílio no diagnóstico.
2. Detecção ou documentação de lesões predisponentes.
3. Avaliação de complicações.
4. Acompanhamento e resposta à terapia.
5. Guia para intervenção cirúrgica.

A força-tarefa do *American College of Cardiology* e da *American Heart Association* emitiu suas recomendações para ecocardiografia na EI em relação a valvas naturais e protéticas (*ver* Capítulo 4; Tabela 12).

A sensibilidade da ecocardiografia bidimensional para detectar vegetações é bastante dependente do tamanho, da localização e das janelas ecocardiográficas. ETE tem maior rendimento diagnóstico em comparação com a abordagem transtorácica. ETT não tem capacidade para resolver vegetações com menos de 2 mm de diâmetro e é ruim para avaliar valvas protéticas em função do sombreamento acústico. Globalmente, a sensibilidade para detecção de vegetações usando-se ecocardiografia transtorácica (ETT) e transesofágica (ETE) é de 65-80% e 95%, respectivamente.

Uma vez que a sensibilidade da ETT para EI é relativamente baixa, a ausência de vegetações na ETT não exclui o diagnóstico de EI. Quando a suspeita clínica permanece alta, diversas limitações podem mascarar ou dificultar a interpretação da ETT. Estas incluem: valvas protéticas, calcificação e esclerose. Dadas as vantagens diagnósticas da ETE sobre a ETT, muitos advogam que a ETE seja empregada rotineiramente em todos os pacientes com suspeita de EI. Esta, no entanto, não é uma estratégia custo-efetiva, e a ETE não é isenta de risco.

Globalmente, ETE é a modalidade de escolha de imageamento para pacientes com valvas protéticas ou aparelhos intracardíacos. Estado clínico em deterioração, incluindo encaminhamento para possível cirurgia, pode obrigar a uma ETE de emergência. Outras indicações para um exame de ETE emergencial incluem:

1. Estado clínico piorando rapidamente em um paciente com EI conhecida ou suspeitada.
   a. Perturbações da condução progressivas no ECG sugestivas de comprometimento da raiz aórtica (Fig. 14A, B).
   b. Sepse grave apesar de antibioticoterapia apropriada.

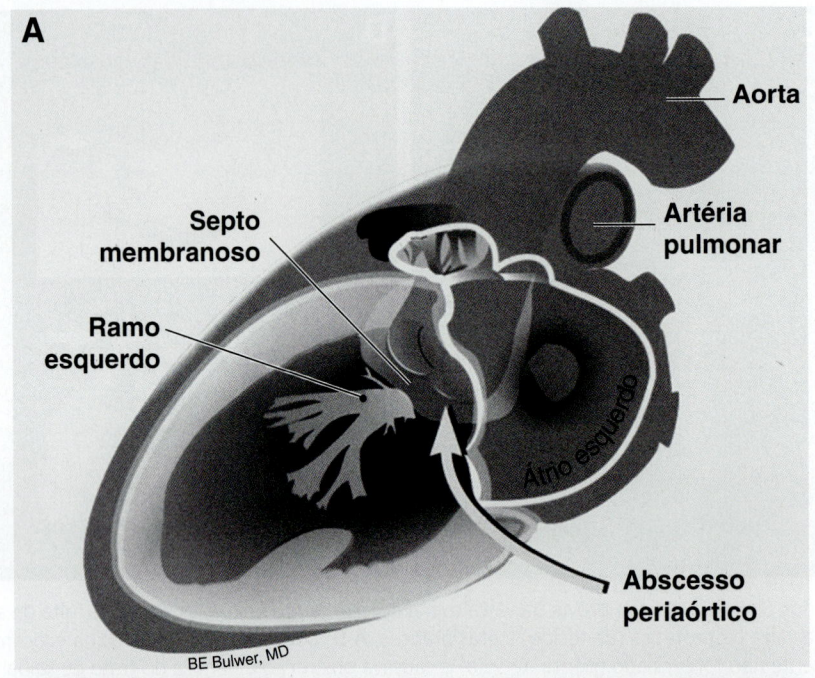

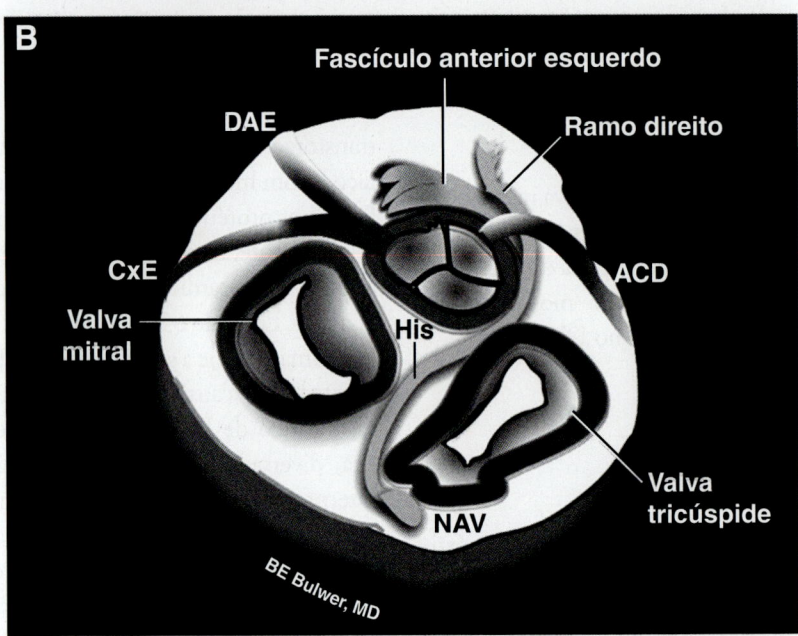

Fig. 14. Esboços que mostram a relação do sistema de condução cardíaco (ramo esquerdo) com um potencial abscesso periaórtico (cortes lateral e basal). Comprometimento do sistema de condução exige avaliação por ETE emergencial e possível intervenção cirúrgica.

2. Insuficiência cardíaca grave possivelmente relacionada com disfunção valvar aguda.
3. Fenômenos embólicos.

A escolha da modalidade ecocardiográfica na avaliação da suspeita de endocardite em válvulas nativas é influenciada pela probabilidade do diagnóstico, com base no cenário clínico e considerações de custos. Uma recomendação baseada em uma análise de eficácia de custo está sumariada a seguir:

Probabilidade pré-exame

EI	Abordagem ecocardiográfica
< 2%	Tratar bacteriemia; não necessária ecocardiografia
2-4%	Obter ETT
> 5%	Proceder diretamente à ETE

Deve ser enfatizado que ecocardiografia não é capaz de distinguir entre vegetações infecciosas e não infecciosas ou agudas e crônicas, ou o organismo causador. Por estas razões, não se deve confiar unicamente em ecocardiografia para fornecer um diagnóstico definitivo de EI.

Capítulo 15 ◆ Endocardite Infecciosa | **297**

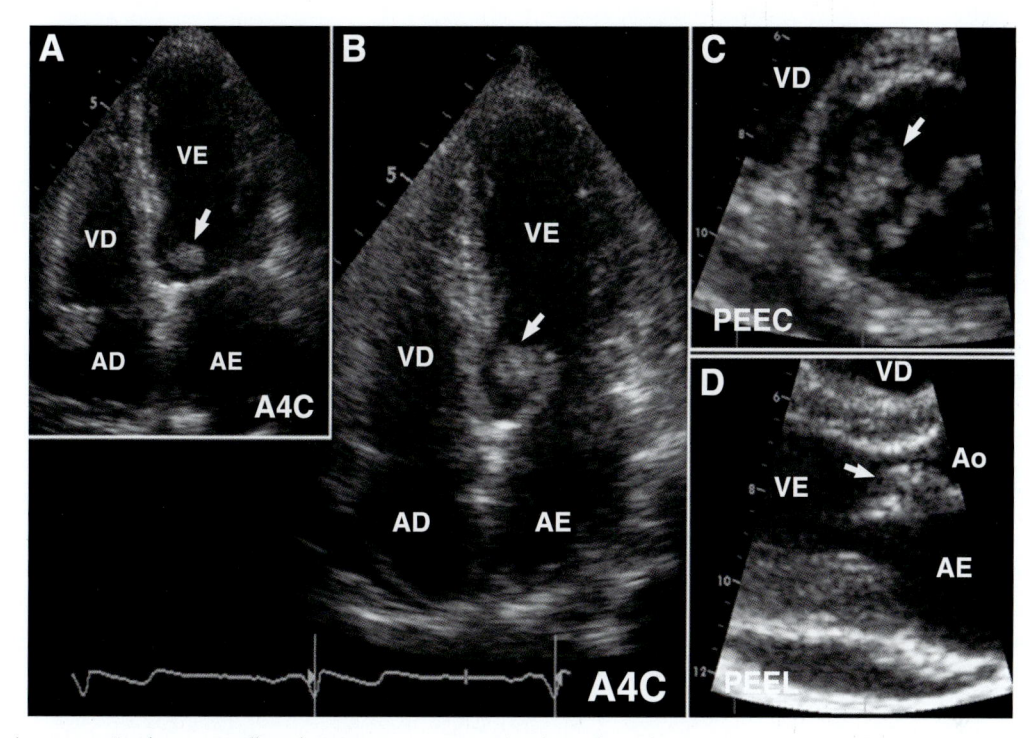

Fig. 15. Estas imagens são de uma mulher de 76 anos com suspeita de endocardite. A vegetação móvel (setas) era anterior ao folheto mitral anterior. (*Ver* o vídeo correspondente no DVD.)

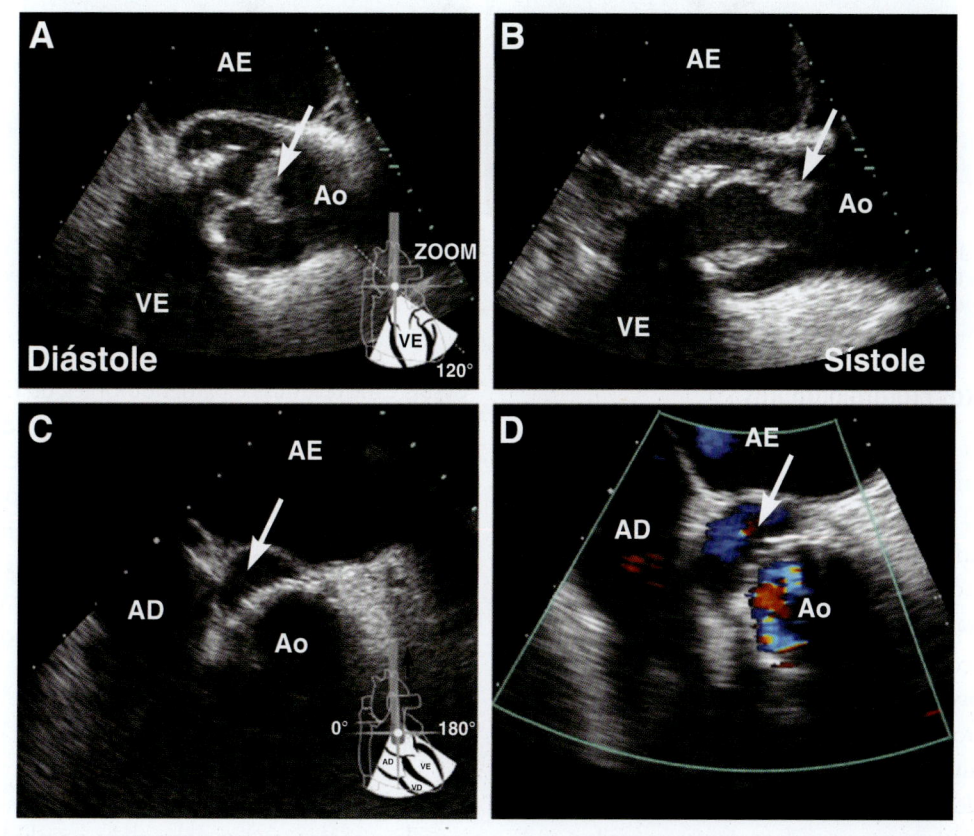

Fig. 16. Estas imagens de um homem de 64 anos com endocardite ativa mostram vegetações verrucosas (setas, **A**, **B**). Observar os focos ecotransparentes perivalvares indicadores de um abscesso da raiz aórtica (setas, **C**, **D**). (*Ver* o vídeo correspondente no DVD.)

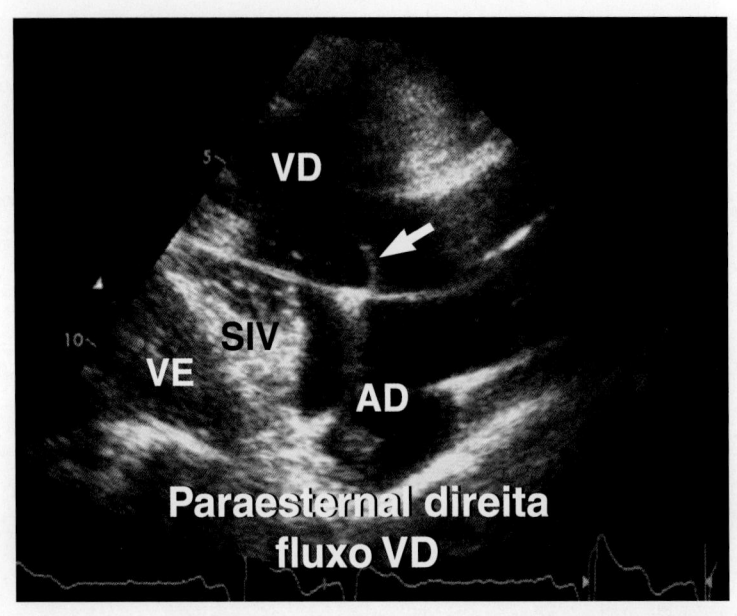

Fig. 17. Esta vegetação ondulante (seta) presa ao fio do marca-passo foi um achado incidental em um paciente normal sob todos os demais aspectos.

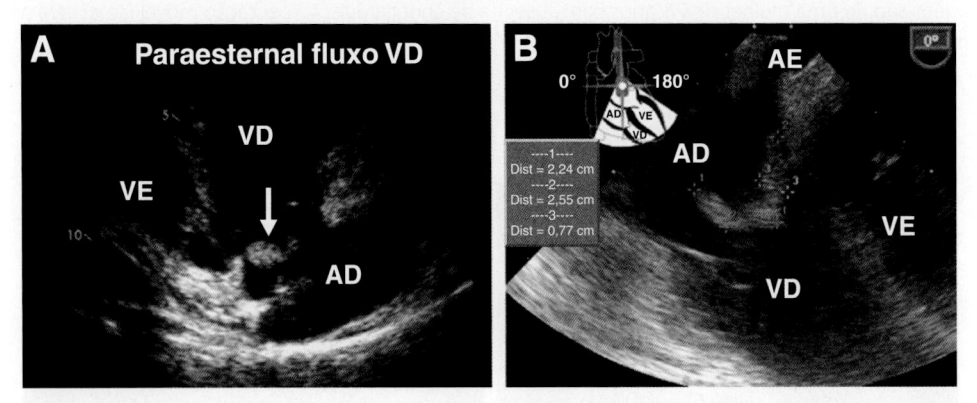

Fig. 18. Estas vegetações relativamente grandes e altamente móveis eram visualizadas nas câmaras cardíacas direitas em ecocardiografias transtorácica (**A**) e transesofágica (**B**). O marca-passo infectado do paciente foi removido. (*Ver* o vídeo correspondente no DVD.)

■ Características Ecocardiográficas

Quando existe apresentação clínica e evidência de hemocultura, características ecocardiográficas típicas que sustentam EI incluem: (1) massa intracardíaca oscilante localizada em uma valva ou aparelho intracardíaco, (2) abscessos intracardíacos, (3) deiscência parcial nova de uma valva protética, ou (4) regurgitação valvular nova ou piorando.

As vegetações aparecem muitas vezes como massas ecogênicas móveis afixadas à valva, superfície endocárdica ou materiais protéticos dentro do coração e podem se apresentar com uma variedade de formas e tamanhos (Figs. 15-18; *ver* o vídeo correspondente às Figs. 15, 16 e 18 no DVD). Eles frequentemente exibem *flutter* ou oscilações de alta frequência, com vegetações no lado direito geralmente sendo maiores que no lado esquerdo. Entretanto, nenhuma destas características é patognomônica de EI, uma vez que elas podem existir separadamente ou em conjunção com causas não infecciosas. Sempre está justificado correlacionar com os parâmetros clínicos e microbiológicos. Diversos diagnósticos diferenciais devem ser considerados ao encontrar massas intracardíacas ecogênicas móveis (Tabela 3). Na ausência de vegetações, disfunção valvular de início novo na análise com Doppler de fluxo em cores pode sugerir EI.

COMPLICAÇÕES

As complicações da EI resultam dos efeitos destrutivos locais das vegetações, sua propensão a embolizar e epifenômenos (Tabela 4). A presença e as características das vegetações parecem afetar o prognóstico e a evolução clínica

Tabela 3 — Vegetações Cardíacas na Endocardite Infecciosa vs. Massas não Vegetações

Características	Vegetações cardíacas	Massas não vegetações
Localização	Usualmente na superfície valvular que dá face para a corrente sanguínea (para montante)	Usualmente face do folheto para jusante
Movimento	Relativamente independente de componentes cardíacos ou valvares; muitas vezes oscilam ou prolapsam	Muitas vezes concordante com componentes cardíacos ou outros
Morfologia	Forma irregular, às vezes lobulada ou filiforme	Forma característica da patologia subjacente
Textura ecocardiográfica	Mesma refletividade do miocárdio	Muitas vezes mostram calcificação ou refletividade aumentadas
Aspectos acompanhantes	Manifestações cardíacas e extracardíacas de endocardite infecciosa (Tabela 5)	Usualmente ausentes

Tabela 4 — Endocardite Infecciosa: Complicações

- Cardíacas
    - Perfuração valvar
    - Incompetência valvar levando à insuficiência cardíaca
    - Abscesso perivalvar
    - Valvas atrioventriculares: ruptura de cordas, perfuração de folhetos
    - Extensão levando a aneurisma/pseudoaneurisma, fístula ou invasão do sistema de condução cardíaco (Fig. 14A, B)
    - Êmbolos nas artérias coronárias levando a infarto agudo do miocárdio
    - Pericardites
- Extracardíacas
    - Êmbolos: AVC, aneurismas micóticos, infartos do leito renal, esplênico e pulmonar, osteomielite, artrite séptica, abscessos metastáticos, gangrena
    - Imunológicas: glomerulonefrite, manchas de Roth, lesões de Janeway

dos pacientes. A frequência de complicações parece aumentar com a maior mobilidade, extensão, número, consistência e tamanho cada vez maior das vegetações ao exame repetido. Procurar sempre anormalidades estruturais cardíacas associadas nos indivíduos com EI suspeitada ou confirmada (Tabela 2). Quando presentes, estas devem ser acompanhadas por exames seriados, uma vez que estes podem guiar a tomada de decisão, inclusive a necessidade e cronologia da cirurgia. Regressão ou desaparecimento ecocardiográfico de vegetações não constituem sinal de cura na EI.

■ Características Ecocardiográficas que Sugerem a Necessidade de Intervenção Cirúrgica

Sempre que possível, intervenção cirúrgica para EI deve ser evitada em virtude da alta morbidade associada e risco de infecção de valva protética. A decisão de proceder à cirurgia não é nítida, devendo ser adaptada a cada estado clínico, com a ajuda de certas características ecocardiográficas.

Características ecocardiográficas que prenunciam resultados adversos com necessidade de intervenção cirúrgica incluem:

1. Endocardite em valva protética.
2. Regurgitação de valva nativa piorando apesar do tratamento (Fig. 19).
3. Aneurisma de seio de Valsalva.
4. Vegetações grandes (> 10 mm).
    a. Com fenômenos embólicos.
    b. Causando obstrução valvar.
    c. Endocardite fúngica.
5. Abscessos da raiz aórtica e septais.

SUMÁRIO

A ecocardiografia pode, em conjunção com hemoculturas positivas, ajudar a estabelecer o diagnóstico de EI (Tabela 1). Ela também é importante para avaliar complicações e guiar o tratamento e acompanhamento de pacientes com esta condição. Tanto a ETT quanto a ETE desempenham papéis importantes – cada uma com suas próprias vantagens e desvantagens. Os achados ecocardiográficos, no entanto, devem

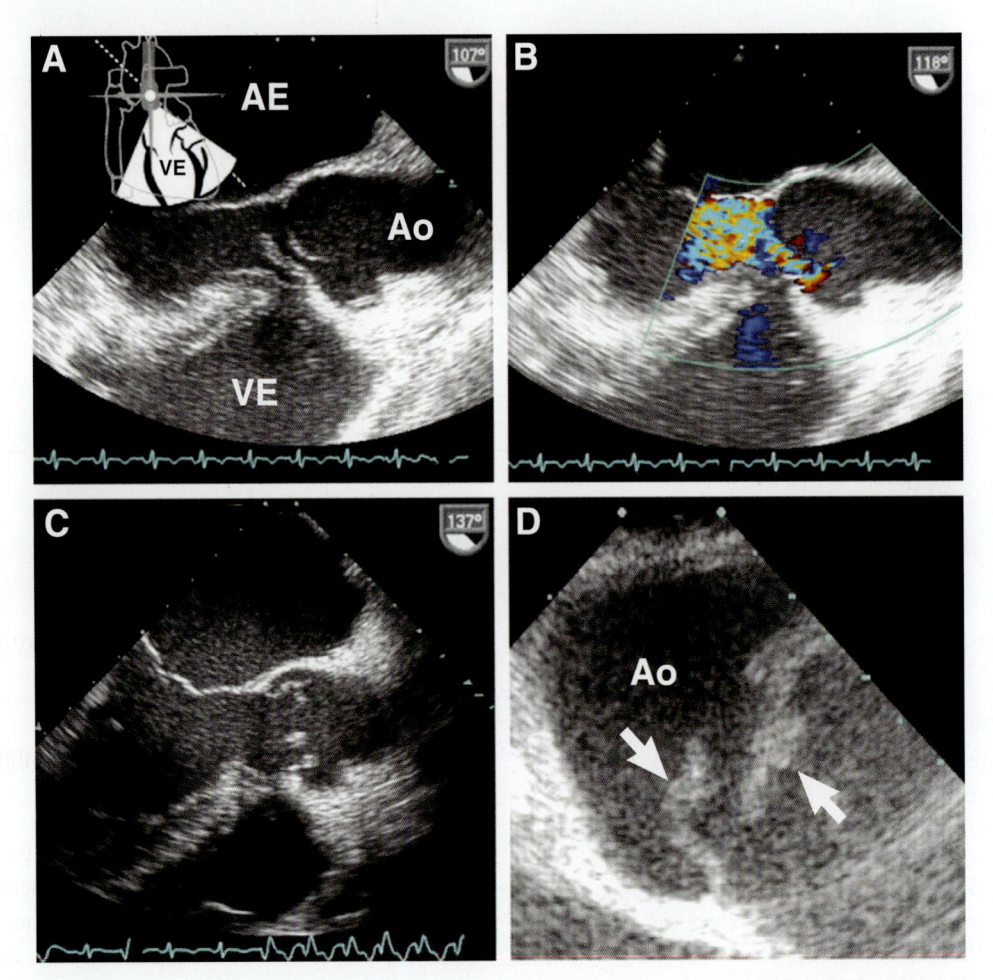

Fig. 19. Homem de 38 anos com endocardite bacteriana aguda necessitando de cirurgia de substituição da raiz aórtica. Este paciente sofreu acentuada destruição de seus folhetos da valva aórtica secundária à endocardite infecciosa (**A-D**). Isto levou à incompetência aórtica grave (**B**) e distúrbio da condução cardíaca. Ele recebeu cirurgia de emergência da raiz aórtica e substituição valvar. A infecção se estendeu para baixo até o septo ventricular membranoso, causando um defeito septal ventricular (ver Fig. 14 A, B).

sempre ser interpretados dentro do contexto clínico e em estreita colaboração com toda a equipe de tratamento.

LEITURAS SUGERIDAS

Baumgartner FJ, Omari BO, Robertson JM, Nelson RJ, Pandya A, Milliken JC. Annular abscesses in surgical endocarditis: anatomic, clinical, and operative features. Ann Thorac Surg 2000;70:442-447.

Blumberg EA, Karalis DA, Chandrasekaran K, et al. Endocarditisassociated paravalvular abscesses: do clinical parameters predict the presence of abscess? Chest 1995;107:898-903.

Bonow RO, Carabello B, de Leon AC, Jr, et al. Guidelines for the management of patients with valvular heart disease: executive summary: a report of the American College of Cardiology/American Heart Association Task Force on Practice Guidelines (Committee on Management of Patients with Valvular Heart Disease). Circulation 1998;98:1949-1984.

Brauwald E. Heart Disease: A Textbook of Cardiovascular Medicine, 6th ed. Philadelphia: WB Saunders, 2001.

Cheitlin MD, Alpert JS, Armstrong WF, et al. ACC/AHA guidelines for the clinical application of echocardiography: executive summary: a report of the American College of Cardiology/ American Heart Association Task Force on Practice Guidelines (Committee on Clinical Application of Echo-cardiography): developed in collaboration with the American Society of Echocardiography. J Am Coll Cardiol 1997;29:862-879.

Choussat R, Thomas D, Isnard R, et al. Perivalvular abscesses associated with endocarditis: clinical features and prognostic factors of overall survival in a series of 233 cases: Perivalvular Abscesses French Multicentre Study. Eur Heart J 1999;20:232-241.

Daniel WG, Mugge A, Grote J, et al. Comparison of transthoracic and transesophageal echocardiography for detection of abnormalities of prosthetic and bioprosthetic valves in the mitral and aortic positions. Am J Cardiol 1993;71:210-215.

De Castro S, Cartoni D, d'Amati G, et al. Diagnostic accuracy of transthoracic and multiplane transesophageal echocardiography for valvular perforation in acute infective endocarditis: correlation with anatomic findings. Clin Infect Dis 2000;30:825-826.

Dodds GA, Sexton DJ, Durack DT, Bashore TM, Corey GR, Kisslo J. Negative predictive value of the Duke criteria for infective endocarditis. Am J Cardiol 1996;77:403-407.

Durack DT, Lukes AS, Bright DK. New criteria for diagnosis of infective endocarditis: utilization of specific echocardiographic findings. Duke Endocarditis Service. Am J Med 1994;96:200-209.

Fox CS, Vasan RS, Parise H, et al. Framingham Heart Study. Mitral annular calcification predicts cardiovascular morbidity and mortality: the Framingham Heart Study. Circulation 2003;107:1492-1496.

Fuster V, Alexander RW, O'Rourke RA. Hurst's: The Heart, 11 th ed. New York: McGraw Hill, 2004.

Heidenreich PA, Masoudi FA, Maini B, et al. Echocardiography in patients with suspected endocarditis: a cost-effective analysis. Am J Med 1999;107:198-208.

Knosalla C, Weng Y, Yankah AC, et al. Surgical treatment of active infective aortic valve endocarditis with associated periannular abscess–11 year results. Eur Heart J 2000;21: 490-497.

Kuruppu JC, Corretti M, Mackowiak P, Roghmann MC. Overuse of transthoracic echocardiography in the diagnosis of native valve endocarditis. Arch Intern Med 2002;162:1715-1720.

Lindner JR, Case RA, Dent JM, Abbott RD, Scheld WM, Kaul S. Diagnostic value of echocardiography in suspected endocarditis: an evaluation based on the pretest probability of disease. Circulation 1996;93:730-736.

Lowry RW, Zoghbi WA, Baker WB, Wray RA, Quinones MA. Clinical impact of transesophageal echocardiography in the diagnosis and management of infective endocarditis. Am J Cardiol 1994;73:1089-1091.

Mylonakis E, Calderwood SB. Infective endocarditis in adults. N Engl J Med. 2001;345:1318-1330.

Roldan CA, Shively BK, Crawford MH. Valve excrescences: prevalence, evolution and risk for cardioembolism. J Am Coll Cardiol 1997;30:1308-1314.

Schneider B, Hofmann T, Justen MH, Meinertz T. Chiari's network: normal anatomic variant or risk factor for arterial embolic events? J Am Coll Cardiol 1995;26:203-210.

Schuchlenz HW, Saurer G, Weihs W, Rehak P. Persisting eustachian valve in adults: relation to patent foramen ovale and cerebrovascular events. J Am Soc Echocardiogr 2004;17: 231-233.

Shively BK, Gurule FT, Roldan CA, Leggett JH, Schiller NB. Diagnostic value of transesophageal compared with transthoracic echocardiography in infective endocarditis. J Am Coll Cardiol 1991;18:391-397.

Werner GS, Schulz R, Fuchs JB, et al. Infective endocarditis in the elderly in the era of transesophageal echocardiography: clinical features and prognosis compared with younger patients. Am J Med 1996;100:90-97.

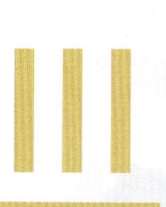

III | TÓPICOS DIVERSOS EM ECOCARDIOGRAFIA

16 PAPEL DA ECOCARDIOGRAFIA NO TRATAMENTO DA FIBRILAÇÃO ATRIAL

Warren J. Manning, MD

CONTEÚDO

APRESENTAÇÃO DE UM CASO
INTRODUÇÃO
PAPEL DA ECOCARDIOGRAFIA TRANSTORÁCICA
CARDIOVERSÃO PARA FA: O PAPEL DA ECOCARDIOGRAFIA
ABORDAGEM CONVENCIONAL DA CARDIOVERSÃO PARA FIBRILAÇÃO ATRIAL
CONSIDERAÇÕES ANATÔMICAS E FUNCIONAIS EM ECOCARDIOGRAFIA TRANSESOFÁGICA: O AAE
HEMODINÂMICA NORMAL DO AAE
EXAME DO AAE POR ETE: CONSIDERAÇÕES
CARDIOVERSÃO PRECOCE FACILITADA POR ETE
TRATAMENTO DE PACIENTES COM EVIDÊNCIA DE TROMBO POR ETE
LEITURAS SUGERIDAS

APRESENTAÇÃO DE UM CASO

J.R. é um homem branco de 83 anos com longa história de hipertensão tratada com diuréticos e um inibidor da enzima conversora de angiotensina (IECA). Uma semana antes da apresentação, ele observou início de fadiga crescente e ocasionais palpitações ao andar energicamente para o seu consultório. Conseguiu continuar trabalhando em tempo integral no seu consultório de optometria, mas nos últimos dois dias observou-se edema novo dos pés. Na noite passada, teve um episódio de dispneia paroxística noturna. À apresentação ao seu internista, está cpm leve dificuldade respiratória com frequência respiratória de 18/min. A pressão arterial é 164/86 mmHg bilateralmente, a frequência cardíaca é 120 bpm, irregular. Há branda distensão venosa jugular. As carótidas são palpáveis sem sopro. Ausculta pulmonar demonstra estertores bibasais. Seu ponto de impulso máximo é no quinto espaço intercostal, linha axilar anterior. Há B1, B2 normais com sopro holossistólico II/VI mais bem auscultado no ápice na posição de decúbito lateral esquerdo sem sopro diastólico. Os pulsos periféricos são cheios. Há edema bilateral com cacifo ou 1+. O eletrocardiograma em repouso demonstra fibrilação atrial (FA) com resposta ventricular média de 110/min. Ele é encaminhado ao departamento de emergência e admitido para controle da frequência, tratamento de insuficiência cardíaca congestiva, anticoagulação e consideração de cardioversão. Um exame ecocardiográfico é solicitado.

INTRODUÇÃO

A apresentação de J.R. é típica dos pacientes com seu primeiro episódio de FA. A FA é a mais comum arritmia sustentada e é caracterizada por perda de atividade elétrica e mecânica organizada atrial. A perda associada da contribuição sistólica atrial para o enchimento ventricular esquerdo leva a enchimento ventricular reduzido e débito cardíaco deprimido com sintomas resultantes de dispneia e fadiga. Além disso, a estase atrial predispõe à formação de trombos atriais, mais comumente no apêndice atrial esquerdo (AAE; auri-

Tabela 1 — Achados de Ecocardiografia Transtorácica na FA

Achado	Significado
Aumento atrial esquerdo	Mais comum em pacientes com FA. Dilatação progressiva associa-se à FA sustentada
Hipertrofia ventricular esquerda	Pacientes com hipertensão e HVE estão em risco aumentado de FA
Valvopatia mitral	Estenose mitral e regurgitação mitral são causas comuns de aumento atrial esquerdo, o qual predispõe à FA
Contraste espontâneo atrial esquerdo, "remora"	Contraste espontâneo, ou "remora", é comum em condições de estase e pode ser visto em pacientes com FA. Contraste espontâneo é causado por agregação de eritrócitos. Quanto mais alta a frequência do transdutor, maior a probabilidade de ver "remora"
Derrame pericárdico	Pacientes com pericardite são propensos a arritmias atriais

cula do átrio esquerdo na terminologia anatômica), e subsequente migração e acidente vascular cerebral (AVC) clínico ou tromboembolismo periférico. A FA é considerada responsável por 10% de todos os AVCs clínicos e 50% de todas as fontes cardíacas de embolismo. A FA valvar reumática é associada a aumento de 18 vezes no tromboembolismo clínico, porém mesmo a FA não reumática é associada a aumento de seis vezes. Trombos atriais esquerdos residuais são vistos em quase 50% dos pacientes que se apresentam com AVC no contexto de FA recém-identificada.

PAPEL DA ECOCARDIOGRAFIA TRANSTORÁCICA

A ecocardiografia transtorácica (ETT) pode ser útil no tratamento da FA por: (1) identificação de condições patológicas que podem predispor a FA e (2) identificação de condições que podem aumentar o risco de tromboembolismo (Tabela 1). Em pacientes que se apresentam com episódio inicial de FA, uma pesquisa é feita usualmente para determinar a condição sistêmica "associada" mais provável. As condições associadas mais comuns incluem história de hipertensão sistêmica ou doença de artéria coronária. Também devem ser consideradas valvopatia mitral (especialmente estenose mitral reumática), pneumonia/sepse, tireotoxicose clínica ou subclínica (especialmente, no idoso), pericardite, embolia pulmonar, fármacos (p. ex., aminofilina) e ingestão excessiva de cafeína ou álcool (Tabela 2). Os pacientes frequentemente são encaminhados para uma ETT para investigar estenose mitral oculta, avaliar a gravidade da regurgitação mitral (com consideração de cirurgia da valva mitral se for grave), o tamanho atrial esquerdo (mas ETT *não* é suficiente para avaliação/exclusão de trombos atriais), presença de um derrame pericárdico (embora a ausência de um derrame não exclua o diagnóstico clínico de pericardite) e para a avaliação da função sistólica ventricular esquerda.

Tabela 2 — Fibrilação Atrial: Condições Associadas

Condições associadas à fibrilação atrial
- Idade avançada
- Hipertensão
- Doença de artéria coronária
- Cardiopatia valvar (especialmente estenose mitral)
- Doença pulmonar, inclusive embolia pulmonar
- Hipertireoidismo (clínico e subclínico)
- Sepse, inclusive pericardite
- Pós-cirurgia cardíaca (especialmente cirurgia valvar)
- Drogas, inclusive etanol

Informação a respeito da função sistólica ventricular esquerda frequentemente é útil para guiar a escolha do agente controlador da frequência ventricular, com β-bloqueadores sendo usados em pacientes com função sistólica preservada, e digoxina/diltiazem, ou uma combinação, em pacientes com função sistólica ventricular esquerda deprimida. Muito raramente, FA pode se apresentar como uma manifestação de embolia pulmonar (grande aumento ventricular direito com hipocinesia da parede livre) ou estenose aórtica. Em pacientes que se apresentam com FA recorrente, repetidos estudos de ETT geralmente não são frutíferos (a menos que tenha havido uma mudança na apresentação).

CARDIOVERSÃO PARA FA: O PAPEL DA ECOCARDIOGRAFIA

Nos pacientes com FA persistente, cardioversão para o ritmo sinusal é frequentemente realizada para aliviar sintomas e melhorar o débito cardíaco, mas não deve ser efetuada especificamente para reduzir o risco de tromboembolismo. Os dados atuais dos estudos Atrial Fibrillation Follow-up Investigation of Rhythm Management e Rate Control and Rhythm Control sugerem que a própria cardioversão não reduz a necessidade de varfarina para prevenir tromboembolismo clínico. Infelizmente, tanto a cardioversão elétrica quanto a farmacológica podem ser associadas a tromboembolismo clínico, ocorrendo mais frequentemente durante os primeiros 10 dias depois da conversão. Em pacientes com instabilidade hemodinâmica, muitas vezes é efetuada cardioversão de emergência com corrente contínua. Em pacientes hemodinamicamente estáveis com FA persistente durante dois dias ou mais, há um risco de 6% de tromboembolismo clínico relacionado com cardioversão, se a cardioversão não for precedida por várias semanas de varfarina terapêutica (razão normalizada internacional [INR] de 2-3). O uso de 3-4 semanas de varfarina terapêutica antes da cardioversão resulta em redução de 80% no risco tromboembólico clínico para aproximadamente 1%.

ABORDAGEM CONVENCIONAL DA CARDIOVERSÃO PARA FIBRILAÇÃO ATRIAL

Embora não tenham sido realizados estudos prospectivos randomizados para determinar o INR ou a duração ideal da varfarina pré-cardioversão, dados históricos sugeriram que 3-4 semanas de varfarina (INR 2,0-3,0) são suficientes. O uso desta estratégia "conservadora" acontece "à custa" de uma demora na cardioversão da vasta maioria dos pacientes que poderia de outro modo submeter-se à cardioversão precoce e segura. Este retardo de um mês expõe o paciente à terapia prolongada com varfarina pré-cardioversão (com risco associado de complicações hemorrágicas) e prolonga o período de FA antes da cardioversão. Foi estimado que até um quarto dos pacientes que recebem varfarina em preparação para cardioversão *não* recebe a cardioversão inicialmente programada por causa de complicações hemorrágicas e/ou uma INR subterapêutica transitória. Em pacientes com complicações hemorrágicas, o clínico se defronta com a difícil escolha de reduzir a intensidade da anticoagulação, muitas vezes para uma faixa subterapêutica (com o paciente permanecendo em FA). No paciente com INR subterapêutica transitória, a dose de varfarina é aumentada, e a contagem de tempo tem que ser reiniciada. Finalmente, o uso de um mês de varfarina pré-cardioversão serve para prolongar a duração da FA antes da cardioversão, e assim exerce um impacto adverso na velocidade de recuperação da função mecânica atrial e manutenção a longo prazo do ritmo sinusal. O impacto sobre a função atrial e a manutenção a longo prazo do ritmo sinusal parecem ser mais relevantes naqueles que se apresentam com FA de apenas várias semanas de duração.

CONSIDERAÇÕES ANATÔMICAS E FUNCIONAIS EM ECOCARDIOGRAFIA TRANSESOFÁGICA: O AAE

Compreensão da anatomia do apêndice atrial esquerdo (AAE) é essencial para a interpretação dos achados de ecocardiografia transesofágica (ETE). Sua morfologia é complexa e altamente variável. O AAE recebe mais atenção que o apêndice direito na FA e é o local preferido para formação de trombo. Sua configuração anatômica – colo estreito e múltiplas cristas – pode promover formação de trombo em estados patológicos.

■ Relações Topográficas e Anatomia Externa

O AAE é uma expansão tubular de forma irregular que se origina do bordo anterolateral do átrio esquerdo (Fig. 1). Sua superfície externa mostra-se lobulada e forma parte da silhueta cardíaca em radiografias de tórax. A anteromedial ao AAE situa-se a raiz da artéria pulmonar. Inferiormente, ele se assenta sobre a curta artéria coronária principal esquerda onde ela se bifurca nas artérias descendente anterior esquerda e circunflexa esquerda, e a grande veia cardíaca, que flui para dentro do seio coronariano. Lateralmente, o AAE é coberto por pericárdio parietal que se encontra com a pleura e o pulmão adjacentes.

■ Morfologia Interna

A superfície luminal do AAE exibe um variado arranjo de cristas formadas pelos músculos pectinados (arranjo semelhante a um pente de fibras musculares cardíacas), as quais revestem seu assoalho e paredes laterais (Fig. 2). Os músculos pectinados começam distais ao seu distinto colo ou cintura que demarca o AAE do resto do átrio esquerdo de parede lisa. Seu aspecto na ETE (Fig. 3A; *ver* o vídeo correspondente no DVD) deve ser apreciado e distinguido de artefato ou trombos (Fig. 3B-D [*ver* o vídeo correspondente no DVD] e Tabela 3). Familiaridade com a morfologia normal do AAE em ETE talvez constitua a melhor maneira de distinguir entre artefato, músculos pectinados e trombos.

O comprimento interno máximo do AAE é medido ao longo de uma linha curvilínea que reflete sua anatomia tubular curva, mas lobos e orientação do apêndice adicionais são comumente vistos em ETE (Fig. 4). Moldes de necropsia em resina mostraram dimensões do AAE varian-

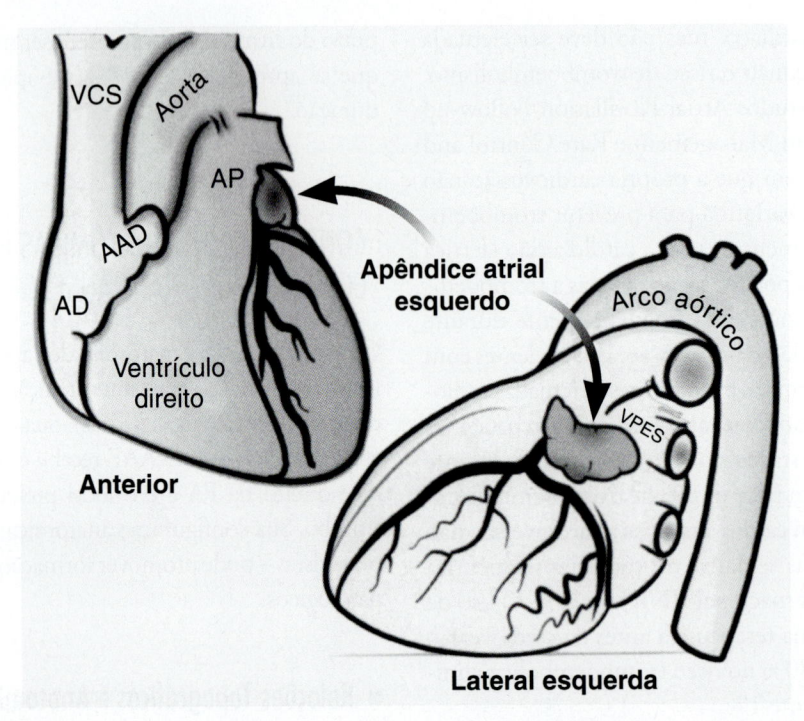

Fig. 1. Imagens frontal e lateral esquerda do coração mostrando o apêndice atrial (aurícula do átrio) esquerdo.

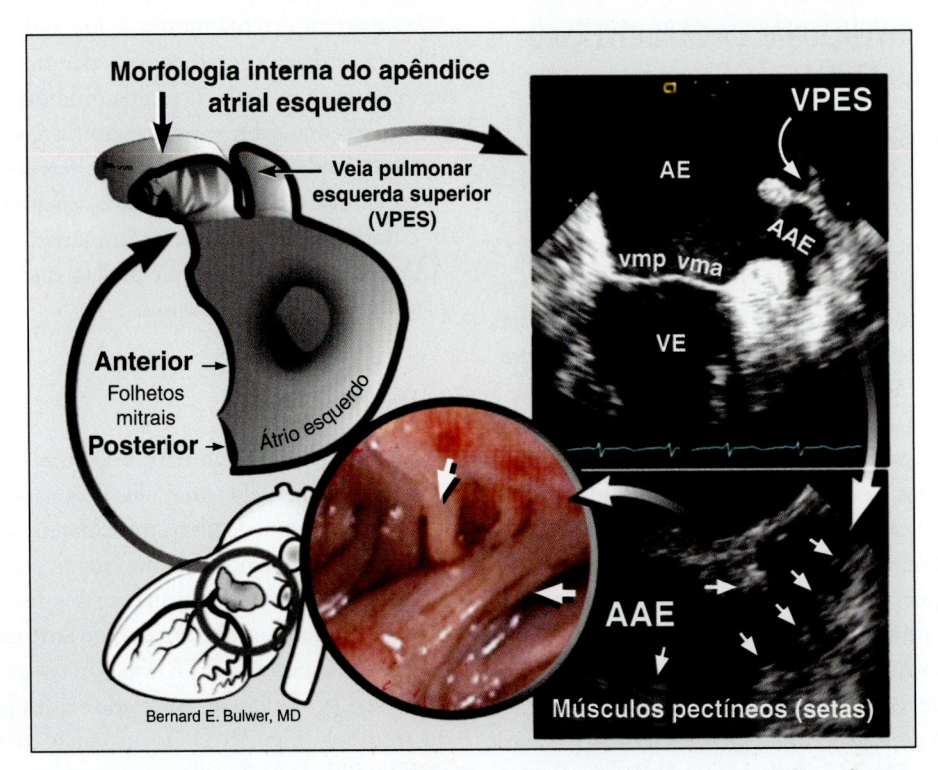

Fig. 2. Imagens compostas mostrando a morfologia interna do AAE e músculos pectíneos na ecocardiografia transesofágica.

do de 16 mm a 51 mm ao longo do seu comprimento curvilíneo, e 5 a 40 mm de diâmetro medido no seu colo. A área do apêndice medida em ETE bidimensional em uma pequena série de 117 pacientes foi em média de 3,7 cm.

HEMODINÂMICA NORMAL DO AAE

Nossa compreensão da função do AAE – à parte a produção do peptídeo natriurético atrial (o que indica um papel na

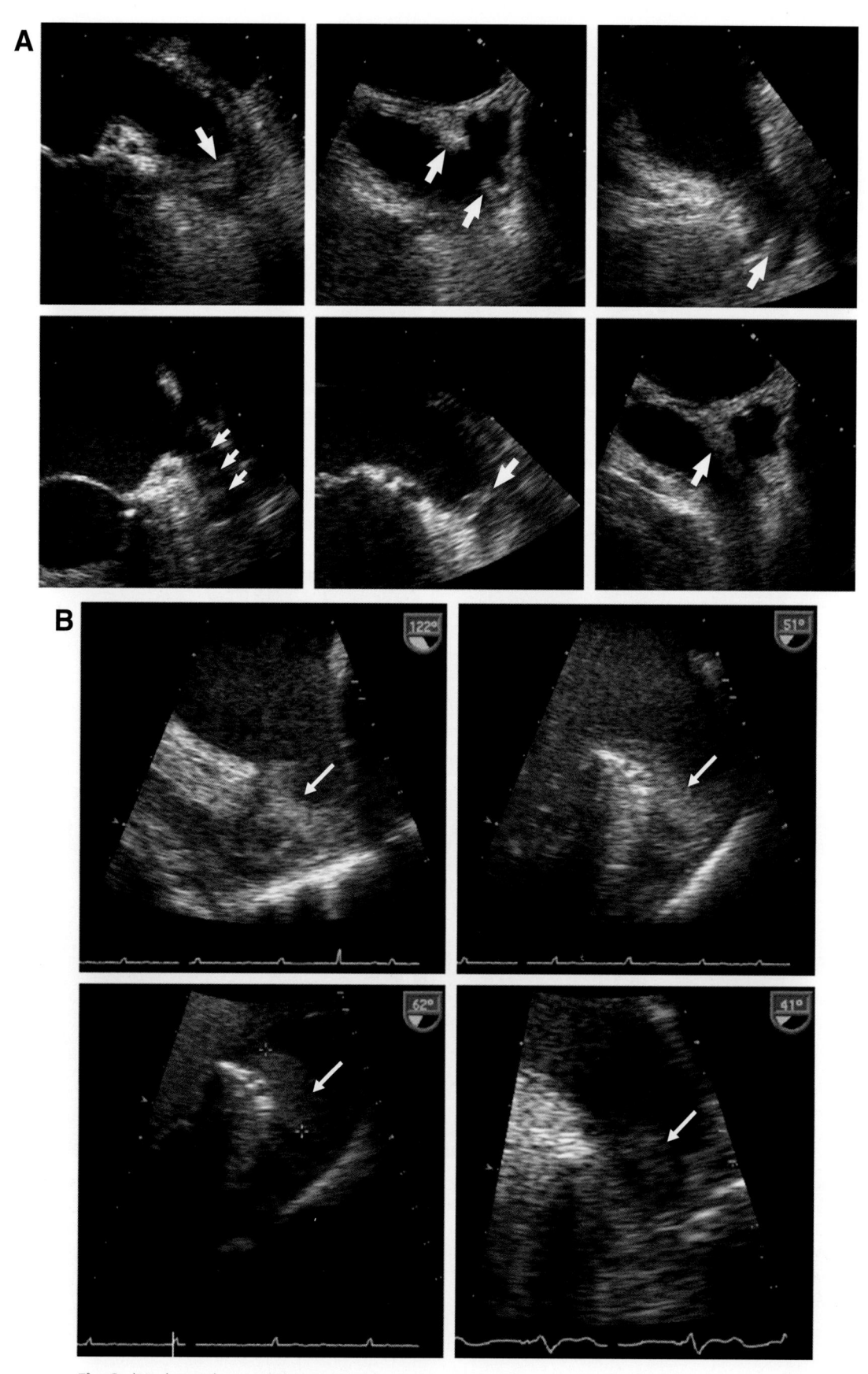

Fig. 3. (*Ver* legenda na página seguinte)

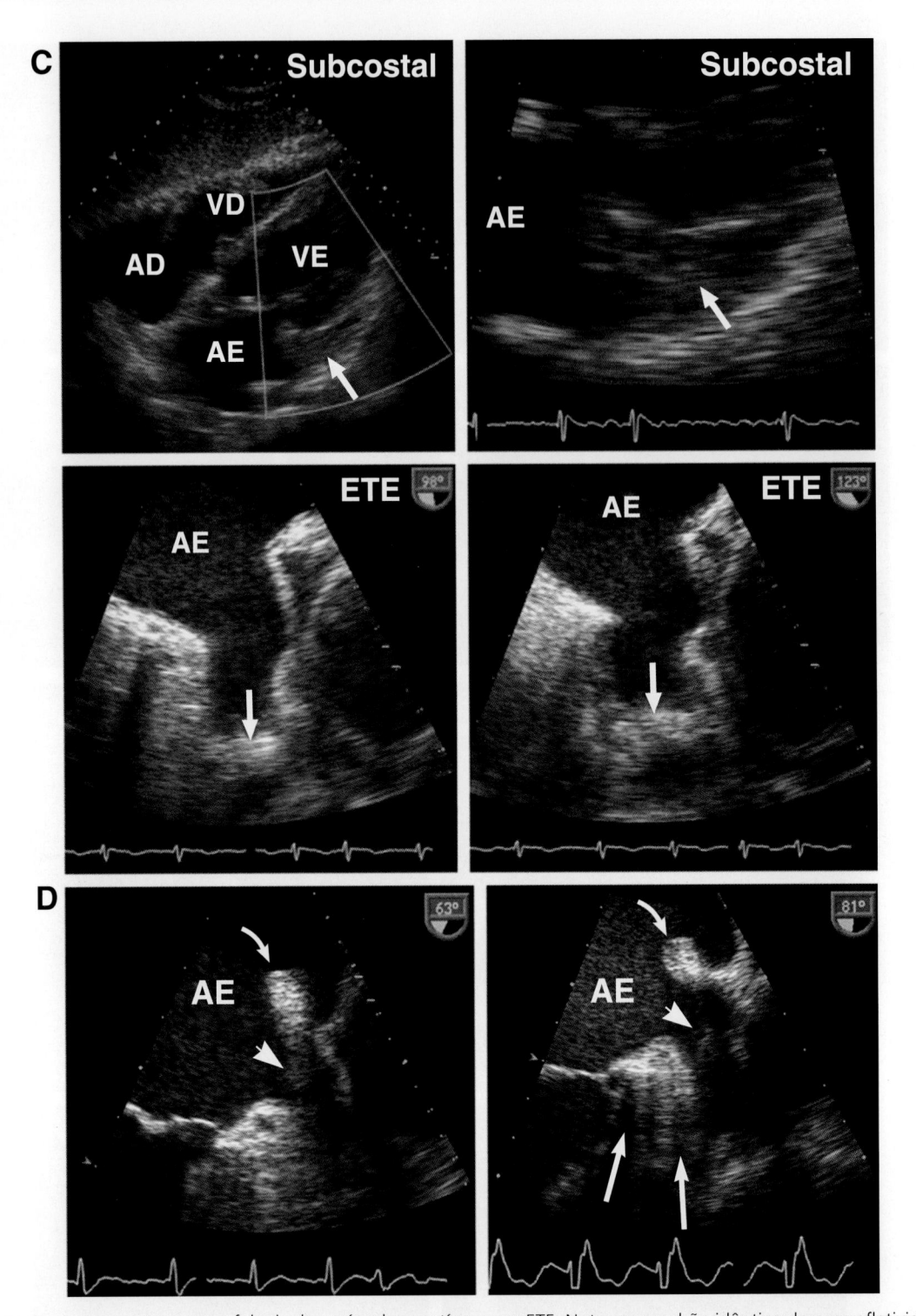

Fig. 3. (A) Imagens que mostram a morfologia dos músculos pectíneos em ETE. Notar seu padrão idêntico de ecorrefletividade em comparação com a parede do AAE. (**B**) Vistas de AAE contendo trombos em pacientes com FA. Observar a presença de ecocontraste espontâneo. (**C**) Vistas do AAE contendo trombos (setas) em um paciente com FA visualizados em corte subcostal (**painéis de cima**) e em ETE (**painéis de baixo**). Ecocontraste espontâneo também era visto nos **painéis de baixo**. (**D**) A prega de tecido separando o AAE da veia pulmonar esquerda superior – a chamada "crista da varfarina" (setas curvas) – em virtude do diagnóstico falso-positivo de trombos dentro do AAE. (*Ver* o vídeo correspondente no DVD.)

Capítulo 16 ◆ Papel da Ecocardiografia no Tratamento da Fibrilação Atrial

Tabela 3 Imageamento por ETE do Apêndice Atrial Esquerdo: Trombos vs. Artefatos e Estruturas Anatômicas

Indicador	Trombos	Artefato	Músculos pectíneos
Localização	Frequentemente na extremidade do AAE e sempre limitados à sua luz (ver Fig. 3B)	Sombreamento acústico próximo da "crista da varfarina" ou prega anatômica separando AAE e VPES; reverberações são comuns, mas são a 2× a distância do objeto do transdutor (ver Fig. 3C)	Limitados ao corpo do AAE (ver Figs. 2 e 3A)
Movimento em relação ao movimento do AAE e do coração	Relativamente independentes	Completamente concordantes	Completamente concordantes
Padrão de ecorrefletividade em comparação com paredes do AAE	Diferente	Artefatos de reflexão Sombreamento acústico Reverberações	Idêntico
Morfologia anatômica	Variada	Compatível com o objeto ou estrutura que dá origem ao artefato	Obedece à orientação anatômica normal do músculo
Ecocontraste espontâneo atrial esquerdo	Frequentemente presente	Sem relação	Sem relação

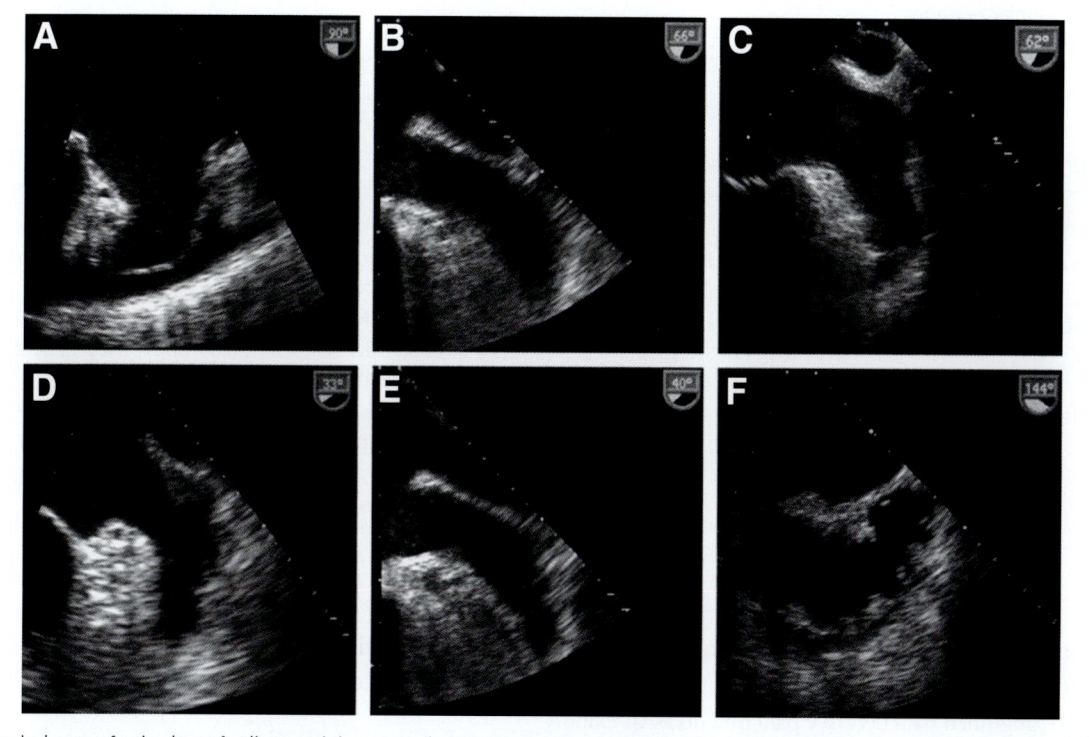

Fig. 4. A variada aparência de apêndices atriais esquerdos normais na ecocardiografia transesofágica. A morfologia normal do AAE pode ser descrita de modo amplo como unilobar, bilobar ou multilobar. Observar o pequeno derrame pericárdico em **A**.

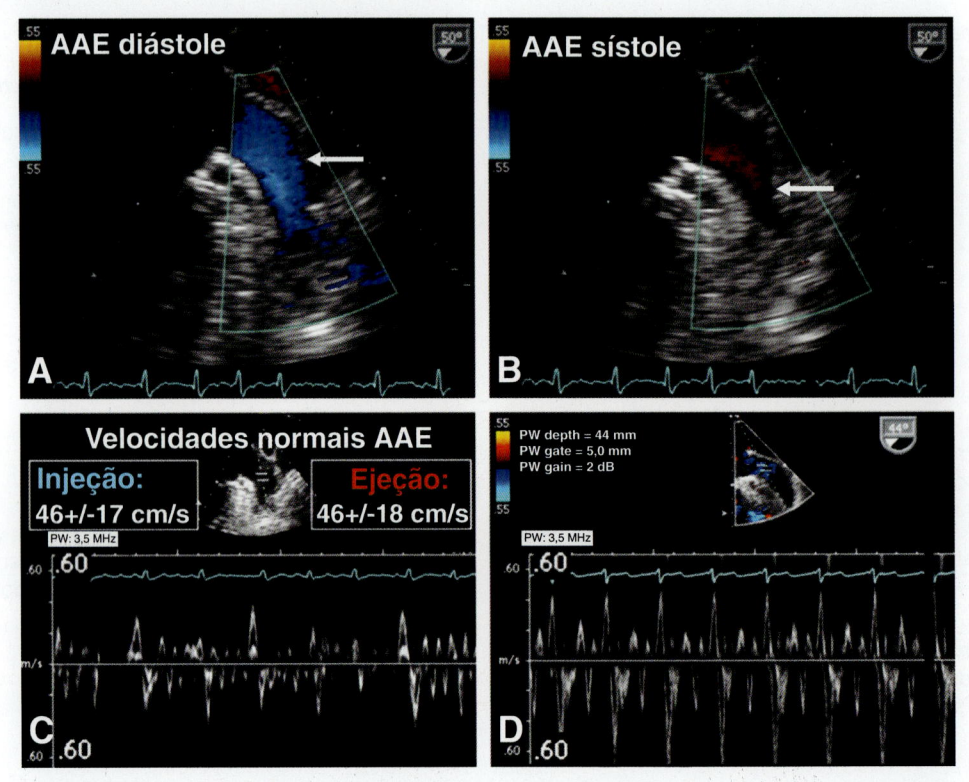

Fig. 5. Doppler de fluxo em cores e exame com Doppler de onda pulsada do AAE normal. O apêndice normal contrai-se ativamente na maioria dos indivíduos, conforme visto em ETE (**A**, **B**) ou em cirurgia. Isto contribui para o complexo-padrão quadrifásico visto no exame com Doppler pulsado.

Tabela 4   Achados de Ecocardiografia Transesofágica na Fibrilação Atrial

Achado	Significado
Contraste espontâneo no átrio esquerdo ou AAE	Ecocontraste espontâneo é considerado aumentando o risco de tromboembolismo
Trombo no AAE	A localização mais comum de trombo oculto em pacientes com FA. Trombo deve ser distinguido dos músculos pectinados que atravessam o apêndice atrial
Velocidades de fluxo atenuadas no AAE	Velocidades de fluxo menores que 20 cm/s de entrada e saída no AAE são sugestivas de fluxo estagnado
Trombo no AAE	Não visualizado por ecocardiografia transtorácica, o trombo pode estar presente no apêndice atrial direito

hemodinâmica cardiovascular) e como câmara de expansão para o átrio esquerdo – é incompleta.

O fluxo sanguíneo para dentro e para fora do AAE exibe um complexo-padrão quadrifásico em ecocardiografia com Doppler espectral (Fig. 5). Este padrão reflete a hemodinâmica atrial esquerda, bem como padrões de contração e relaxamento do próprio AAE. As velocidades normais de entrada e saída do AAE em adultos sadios são de 46 ± 17 cm/s e 46 ± 18 cm/s, respectivamente. Foram descritos padrões de fluxo classificados como tipo I (ritmo sinusal), tipo II (*flutter*), tipo III (fibrilatório) e tipo IV (ausente). A velocidade de ejeção normal do apêndice atrial direito é de 40 ± 16 cm/s.

EXAME DO AAE POR ETE: CONSIDERAÇÕES

Ecocardiografia transesofágica, realizada sistematicamente, é uma excelente ferramenta para a visualização completa do AAE. Ela tem alta sensibilidade para detectar trombos no AAE (Tabela 4), mas isto é dependente do observador.

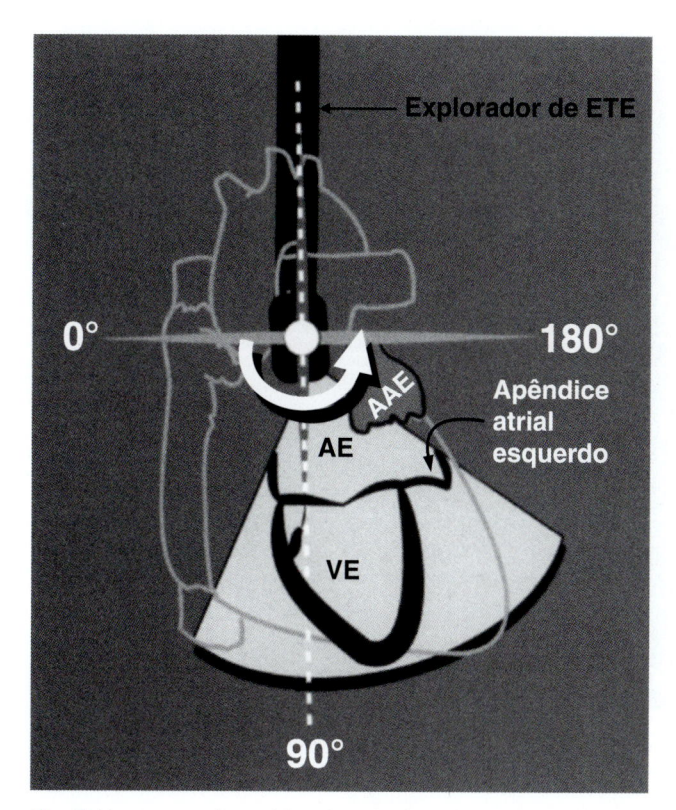

Fig. 6. Um exame sistemático do complexo do AAE é imperativo para "excluir" trombo. Apresentamos um esquema recomendado (ver Capítulo 23).

A avaliação do AAE pela ETE envolve omnirrotação de 0 a 180°, com adicional rotação anti-horária (para a esquerda) do explorador inteiro entre 60 e 90°, e novamente entre 110 e 130°(Fig. 6; ver Capítulo 23). Estas visualizações servem como um guia, com o posicionamento final guiado pela visualização ideal da estrutura examinada durante cada estudo individual.

CARDIOVERSÃO PRECOCE FACILITADA POR ETE

Trombos no AAE são associados a contraste ecocardiográfico espontâneo (Figs. 3B e 7; ver o vídeo correspondente à Fig. 3 no DVD) e velocidades de saída do AAE mais deprimidas (< 0,2 m/s) (Fig. 8 [ver o vídeo correspondente no DVD], comparar com a Fig. 5). Embora menos de 10% dos trombos sejam vistos no apêndice atrial direito, é quase impossível de ver esta área por acessos de ETT, mas bem investigada pela ETE (Fig. 9). Assim, a ETE oferece a oportunidade de excluir trombos atriais e, portanto, facilitar cardioversão precoce e segura. A estratégia que advogamos (Fig. 10) é o paciente ser terapeuticamente anticoagulado com heparina não fracionada (tempo de tromboplastina parcial ≥ 2 × o controle) ou varfarina (INR ≥ 2) ao tempo da ETE e estendendo-se durante pelos menos um mês após a cardioversão. O uso de anticoagulação sistêmica visa a minimizar a formação de microtrombos e evitar que trombos se

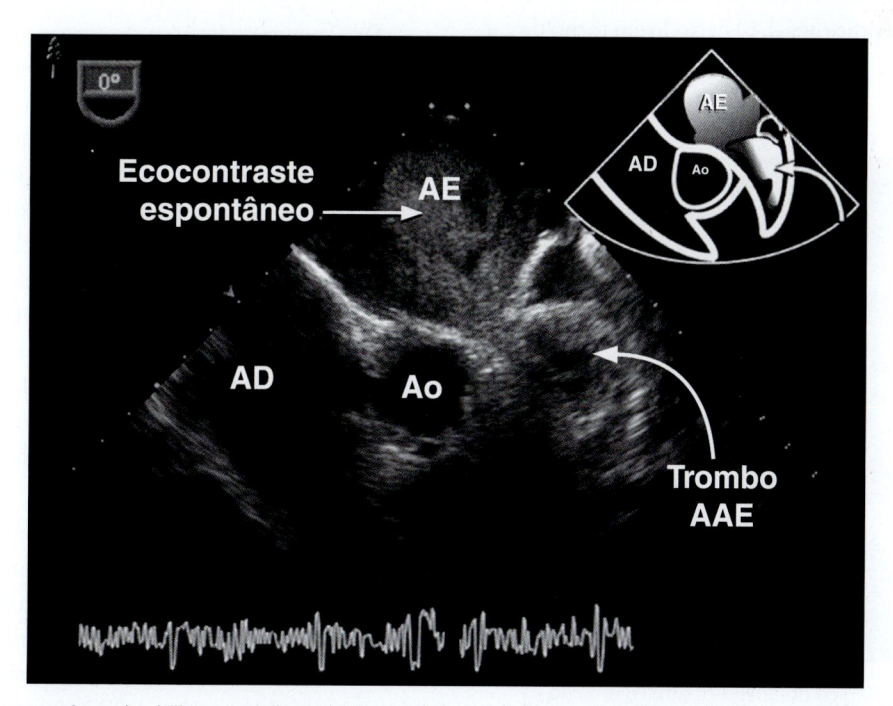

Fig. 7. Ecocontraste espontâneo (turbilhão semelhante à fumaça) é visível dentro do átrio e apêndice esquerdos durante ecocardiografia transesofágica. É um reflexo do fluxo sanguíneo lento e formação de *rouleaux* (ver Capítulo 13, Fig. 3). Associa-se à formação de trombo (seta curva) e complicações embólicas.

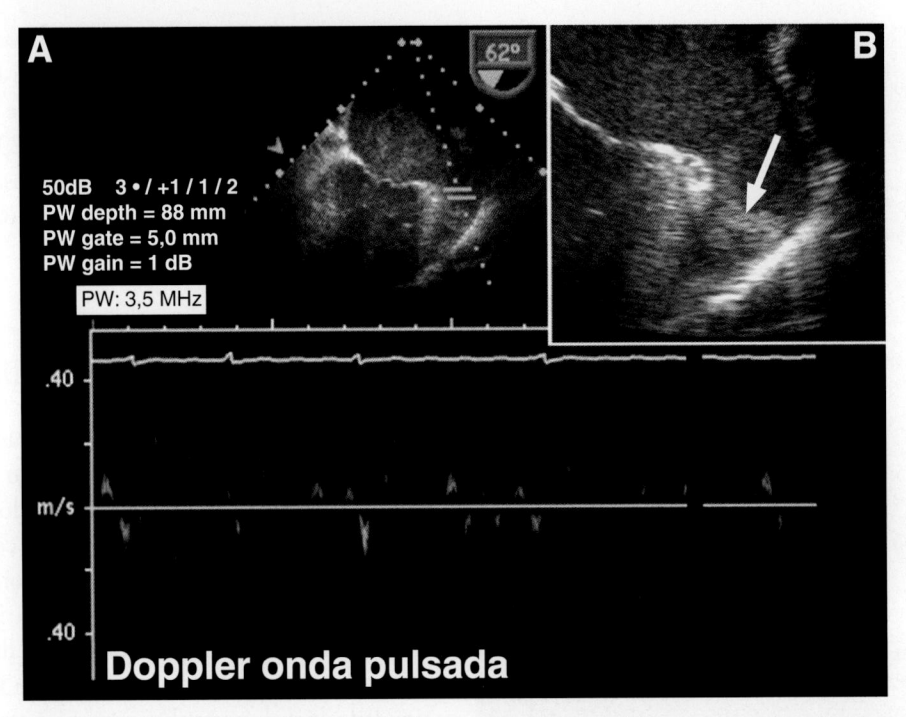

Fig. 8. Análise com Doppler de onda pulsada do fluxo no AAE é um componente padrão do exame do apêndice por ecocardiografia transesofágica. Fluxo abaixo de 0,2 m/s sugere estagnação (seta), como se vê neste paciente com fibrilação atrial e trombo atrial esquerdo (comparar com a Fig. 5). (*Ver* o vídeo correspondente no DVD.)

formem durante o período pós-cardioversão. Foi demonstrado que durante o período pós-cardioversão imediato, as cardioversões elétricas, farmacológica e mesmo espontânea ao ritmo sinusal se associam à função mecânica relativamente deprimida do apêndice atrial. O período em torno da cardioversão, portanto, parece ser um em que o paciente está em risco um pouco aumentado de formação de novo trombo, e os médicos devem ser especialmente vigilantes a respeito da anticoagulação terapêutica.

Pelo menos quatro estudos prospectivos examinaram a segurança de uma conduta guiada pela ETE para cardioversão precoce de FA de dois dias ou mais de duração. Estes estudos demonstram que 12% dos pacientes terão evidência de trombos atriais. Esta aparente discrepância entre a prevalência de 12% de trombo atrial sob ETE e a taxa histórica de 6% de tromboembolismo clínico dos pacientes não anticoagulados provavelmente é explicada por: (1) especificidade imperfeita da ETE; (2) probabilidade de que nem todos os trombos migrem após cardioversão e (3) nem toda migração de trombo ser associada a tromboembolismo clínico. Evidência em ETE de trombo atrial é associada a ecocontraste espontâneo, tromboembolismo prévio e disfunção sistólica ventricular esquerda.

Usando a estratégia de anticoagulação descrita na Fig. 10, e com base em quase 2.000 pacientes estudados prospectivamente, tromboembolismo clínico foi descrito em menos de 0,5% dos pacientes em seguida a uma ETE "negativa" para trombo atrial. A maior série descrita é a experiência multicêntrica com 1.222 pacientes no *Assessment of Cardioversion Using Transesophageal Echocardiography*, na qual os pacientes foram randomizados para uma conduta

Fig. 9. Corte mesoesofágico do apêndice atrial direito no omniplano 137°. Menos de 10% de todos os trombos atriais ocorrem à direita. Notar o colo mais largo do apêndice direito em comparação com o esquerdo.

Estratégia de cardioversão guiada por ETE na fibrilação atrial

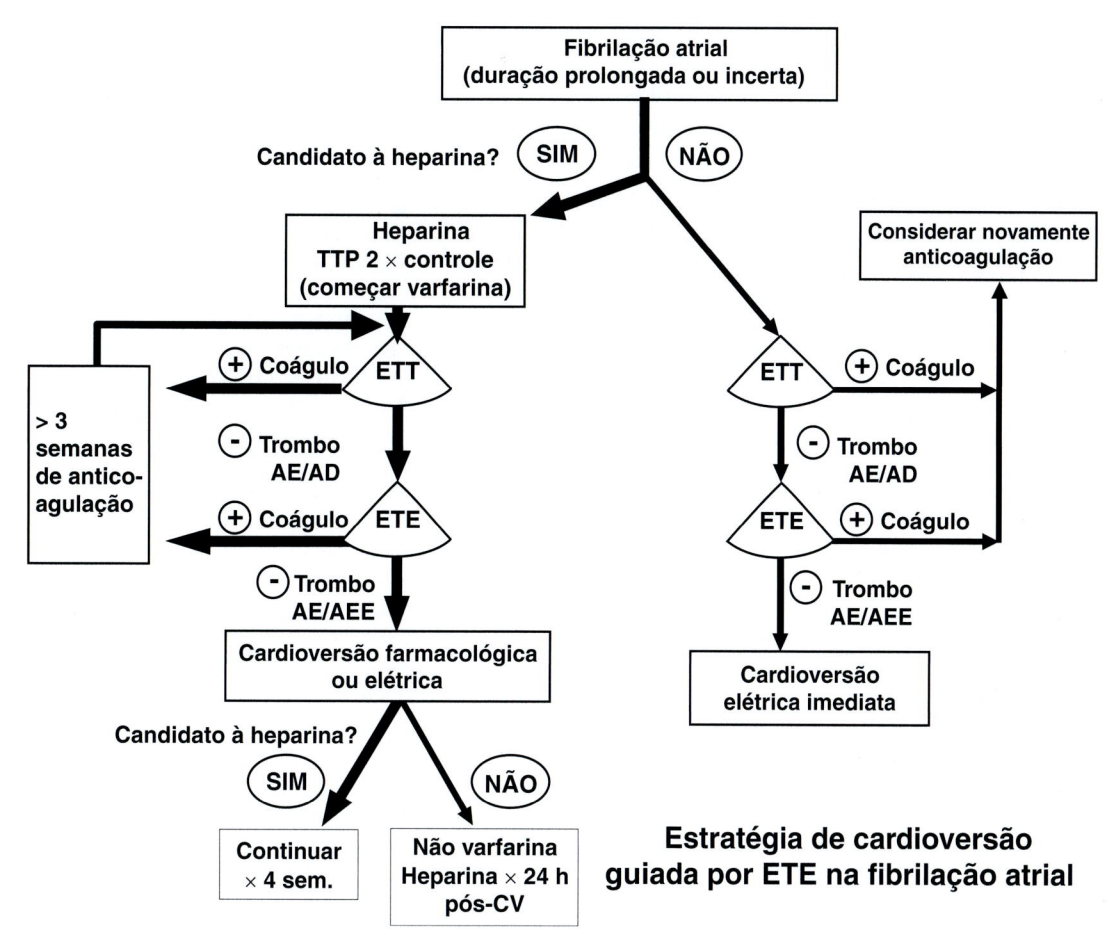

Fig. 10. Estratégia de cardioversão guiada pela ecocardiografia transesofágica na fibrilação atrial. Tratamento de pacientes apresentando-se com fibrilação atrial de duração desconhecida ou mais de 2 dias. Pacientes com um trombo na ecocardiografia transesofágica inicial devem receber 1 mês de varfarina seguida por uma ETE para documentar a resolução completa do trombo antes da cardioversão eletiva. (De: Seto TB *et al:* Cost-effectiveness of transesophageal echocardiography-guided cardioversion for hospitalized patients with atrial fibrillation. J Am Coll Cardiol 1997;29:122-130.)

---

conservadora de um mês de varfarina ou a conduta facilitada por ETE. Este estudo confirmou a "equivalência" entre a ETE precoce e as condutas convencionais. Os pacientes ideais para cardioversão precoce por ETE provavelmente incluem aqueles com duração relativamente breve (< 1 mês) da FA, ou aqueles com risco aumentado de complicações hemorrágicas. Admitindo realização precoce da ETE e cardioversão, desse modo não prolongando a hospitalização inicial, a conduta com ETE demonstrou ser custo-eficaz para pacientes internos e para melhorar a manutenção do ritmo sinusal a longo prazo. No nosso centro, cardioversão facilitada com ETE é oferecida a quase todos os pacientes hospitalizados. Para pacientes ambulatoriais, ETE é geralmente oferecida apenas aos pacientes em risco aumentado de uma complicação da varfarina ou àqueles que são altamente sintomáticos. Outros locais oferecem igualmente a estratégia de ETE a pacientes hospitalizados e ambulatoriais.

TRATAMENTO DE PACIENTES COM EVIDÊNCIA DE TROMBO POR ETE

O tratamento ideal dos pacientes que têm evidência em ETE de trombos atriais não foi identificado. Apesar da heparina ou varfarina terapêuticas e da não realização de cardioversão, estes pacientes permanecem em risco aumentado de eventos adversos. Conforme ilustrado na Figura 10, acreditamos que é mais prudente efetuar uma ETE de acompanhamento (após mais de 4 semanas de varfarina) para documentar *resolução completa do trombo* antes da cardioversão eletiva. Se estiver presente trombo residual, nós *não* aconselhamos cardioversão, embora esta área seja controvertida.

Cardioversão Facilitada por ETE sem Anticoagulação

Na *ausência* da estratégia de anticoagulação delineada na Figura 10, vários centros relataram tromboembolismo clínico após uma "ETE negativa" para trombo atrial. O mecanismo destes eventos adversos é desconhecido, e pode estar relacionado com trombos não visualizados pela ETE ou trombos que se formam durante o período após a cardioversão. Em virtude destes relatos, incentivamos fortemente o uso de anticoagulação sistêmica na ocasião do ETE e estendendo-se até um mês depois da cardioversão. Ao paciente com FA não valvar ao qual varfarina seja contraindicada oferecemos a opção de anticoagulação com heparina em dose plena (tempo de tromboplastina parcial 50-70 s) na época de ETE, estendendo-se a pelo menos 24 h depois da cardioversão. Embora não provado, esta conduta é preferível à cardioversão "cega".

LEITURAS SUGERIDAS

Al-Saady NM, Obel OA, Camm AJ. Left atrial appendage: structure, function, and role in thromboembolism. Heart 1999;82:547-554.

Berger M, Schweitzer P. Timing of thromboembolic events after electrical cardioversion of atrial fibrillation or flutter: a retrospective analysis. Am J Cardiol 1998;82:1545-1547.

Black IW, Fatkin D, Sagar KB, et al. Exclusion of atrial thrombus by transesophageal echocardiography does not preclude embolism after cardioversion of atrial fibrillation: a multi-center study. Circulation 1994;89:2509-2513.

Bollmann A, Binias KH, Grothues F, Schwerdtfeger A, Klein HU. Left atrial appendage function and pulmonary venous flow in patients with nonrheumatic atrial fibrillation and their relation to spontaneous echo contrast. Echocardiography 2002;19:37-43.

Chan SK, Kannam JP, Douglas PS, Manning WJ. Multiplane trans-esophageal echocardiographic assessment of left atrial appendage anatomy and function. Am J Cardiol 1995;76-528-530.

Ernst G, Stollberger C, Abzieher F, et al. Morphology of the left atrial appendage. Anat Rec 1995;242:553-561.

Gallagher MM, Hennessy BJ, Edvardsson N, et al. Embolic complications of direct current cardioversion of atrial arrhythmias: Association with low intensity of anticoagulation at the time of cardioversion. J Am Coll Cardiol 2002;40:926-933.

Garcia-Fernandez MA, San Roman D, Torrecilla E, et al. Transesophageal echocardiographic detection of atrial wall aneurysm as a result of abnormal attachment of mitral pros-thesis. Am Heart J 1992;124:1650-1652.

Jue J, Winslow T, Fazio G, Redberg RF, Foster E, Schiller NB. Pulsed Doppler characterization of left atrial appendage flow. J Am Soc Echocardiogr 1993;6:237-244.

Kaymaz C, Ozdemir N, Kirma C, Sismanoglu M, Daglar B, Ozkan M. Location, size and morphological characteristics of left atrial thrombi as assessed by echocardiography in patients with rheumatic mitral valve disease. Eur J Echocardiogr 2001;2:270-276.

Klein AL, Grimm RA, Black IW, et at. ACUTE Investigators. Cardioversion guided by transesophageal echocardiography: the ACUTE pilot study. A randomized, controlled trial. Ann Intern Med 1997;126:200-209.

Klein AL, Grimm RA, Murray RD, Apperson-Hansen C, et al. ACUTE Investigators. Use of transesophageal echocardiography to guide cardioversion in patients with atrial fibrillation. N Engl J Med 2001;344:1411-1420.

Maltagliati A, Pepi M, Tamborini G, et al. Usefulness of multi-plane transesophageal echocardiography in the recognition of artefacts and normal anatomical variants that may mimic left atrial thrombi in patients with atrial fibrillation. Ital Heart J 2003;4:797-802.

Manning WJ, Silverman DI, Gordon SPF, Krumholz HM, Douglas PS. Cardioversion from atrial fibrillation without prolonged anticoagulation with use of transesophageal echocardiography to exclude the presence of atrial thrombi. N Eng J Med 1993;328:750-756.

Manning WJ, Silverman DI, Katz SE, et at. Impaired left atrial mechanical function after cardioversion: relationship to the duration of atrial fibrillation. J Am Coll Cardiol 1994;23:1535-1540.

Manning WJ, Silverman DI, Waksmonski CA, Oettgen P, Douglas PS. Prevalence of residual left atrial thrombi among patients presenting with thromboembolism and newly recognized atrial fibrillation. Arch Int Med 1995;155:2193-2197.

Manning WJ, Weintraub RM, Waksmonski CA, et al. Accuracy of transesophageal echocardiography for identifying left atrial thrombi: a prospective, intraoperative study. Ann Int Med 1995;123:817-822.

Mugge A, Kuhn H, Nikutta P, Grote J, Lopez JA, Daniel WG. Assessment of left atrial appendage function by biplane transesophageal echocardiography in patients with non-rheumatic atrial fibrillation: identification of a subgroup of patients at increased embolic risk. J Am Coll Cardiol 1994;23:599-607.

Omran H, Jung W, Rabahieh R, et al. Imaging of thrombi and assessment of left atrial appendage function: a prospective study comparing transthoracic and transoesophageal echo-cardiography. Heart 1999;81:192-198.

Orsinelli DA, Pearson AC. Usefulness of multiplane trans-esophageal echocardiography in differentiating left atrial appendage thrombus from pectinate muscles. Am Heart J 1996;131:622-623.

Seto TB, Taira DA, Tsevat J, Manning WJ. Cost-effectiveness of transesophageal echocardiography-guided cardioversion for hospitalized patients with atrial fibrillation. J Am Coll Cardiol 1997;29:122-130.

Silverman DI, Manning WJ. Current perspective: role of echocardiography in patients undergoing elective cardioversion of atrial fibrillation. Circulation 1998;98:479-486.

Stoddard MF, Dawkins P, Prince CR, Longaker RA. Transesophageal echocardiographic guidance of cardioversion in patients with atrial fibrillation. Am Heart J 1995;129:1204-1215.

Subramaniam B, Riley MF, Panzica PJ, Manning WJ. Transesophageal echocardiographic assessment of right atrial appendage anatomy and function: comparison with the left atrial appendage and implications for local thrombus formation. J Am Soc Echocardiogr 2006 (in press).

The Atrial Fibrillation Follow-up Investigation of Rhythm Management (AFFIRM) Investigators. A comparison of rate control and rhythm control in patients with atrial fibrillation. N Engl J Med 2002;347:1825-1833.

Van Gelder IC, Hagens VE, Bosker HA, et at. A comparison of rate control and rhythm control in patients with recurrent persistent atrial fibrillation. N Engl J Med 2002;347:1834-1840.

Veinot JP, Harrity PJ, Gentile F, *et al.* Anatomy of the normal left atrial appendage: a quantitative study of age-related changes in 500 autopsy hearts: implications for echocardiographic examination. Circulation 1997;96:3112-3115.

Weigner MJ, Thomas LR, Patel U, *et al.* Early cardioversion of atrial fibrillation facilitated by tranesophageal echocardiography: Short-term safety and impact on maintenance of sinus rhythm at 1 year. Am J Cardiol 2001;110:694-702.

17 ORIGEM CARDÍACA DE ÊMBOLO

Justina C. Wu, MD, PhD

CONTEÚDO

RELATO DE CASO 1, PACIENTE IDOSA
RELATO DE CASO 2, PACIENTE MAIS JOVEM
ESTUDO SUGERIDO PARA ORIGEM DE ÊMBOLO
LEITURAS SUGERIDAS

RELATO DE CASO 1, PACIENTE IDOSA

Mulher de 75 anos com história de hiperlipidemia, tabagismo e hipertensão acordou com parestesia aguda de braço e perna direitos e fraqueza facial direita que perduraram 30 h antes que ela se apresentasse na sala de emergência. Não tinha história de dor torácica, falta de ar ou outros sintomas. Ela foi avaliada pelo serviço de neurologia, que considerou que ela tinha sofrido um acidente vascular cerebral (AVC) embólico. Imageamento carotídeo subsequente revelou uma estenose de 95% da sua artéria carótida interna esquerda. Antes da endarterectomia carotídea planejada, foi pedido um ecocardiograma (Fig. 1).

Este corte paraesternal de eixo longo (PEEL) mostra uma crista proeminente de material altamente ecodenso e um espessamento da face anterior da raiz aórtica ascendente estendendo-se dos seios de Valsalva para a aorta ascendente. Isto representa uma proeminente placa aterosclerótica, e é uma localização frequente dessas anormalidades em pacientes com doença vascular periférica. Embora possa não representar a origem responsável por ateroêmbolos em AVC, é um sinal de carga ateromatosa disseminada, a qual neste caso também tinha comprometido a artéria carótida interna.

Um êmbolo é uma massa intravascular que usualmente compreende um trombo, material ateromatoso ou celular que entrou na circulação, e causa sintomas ao se alojar nas artérias terminais e interromper o fluxo sanguíneo aos órgãos. Êmbolos a partir do sistema venoso podem entrar no lado direito do coração e causar êmbolos pulmonares, enquanto aqueles originados do lado esquerdo do coração e grandes artérias podem causar infartos em cérebro, rins, intestinos e pele. Embora pequenos AVCs e ataques isquêmicos transitórios (AITs) sejam muitas vezes causados por detritos ateromatosos a partir da aorta ou grandes artérias cerebrais, um êmbolo suficientemente grande para ocluir múltiplas artérias periféricas ou viscerais tem mais probabilidade de se originar do coração. Um êmbolo paradoxal é um infarto sistêmico no qual a origem do êmbolo é considerada como sendo do sistema venoso, que se desviou da circulação pulmonar por meio de um *shunt* intracardíaco e atravessou para a circulação arterial.

■ Epidemiologia da Origem Cardíaca de Êmbolo em Pacientes Idosos

Infartos cerebrais, ou AVCs, são a doença embólica mais frequente, particularmente no idoso. Um AIT é uma perda temporária de fluxo sanguíneo para uma região do cérebro que não tem as sequelas clínicas duradouras de um derrame cerebral, mas representa um evento embólico que se resolveu espontaneamente. O estudo de um paciente com um AIT ou AVC e o papel potencial da ecocardiografia devem ser focalizados em relação a tipo de AVC, idade do paciente, probabilidade de doença cardiovascular associada e opções potenciais de tratamento.

AVCs embólicos são usualmente sugeridos pela instalação súbita de sintomas nos territórios das artérias cerebral média ou anterior, ou múltiplos eventos em territórios periféricos. Estes devem ser distinguidos de AVCs lacunares

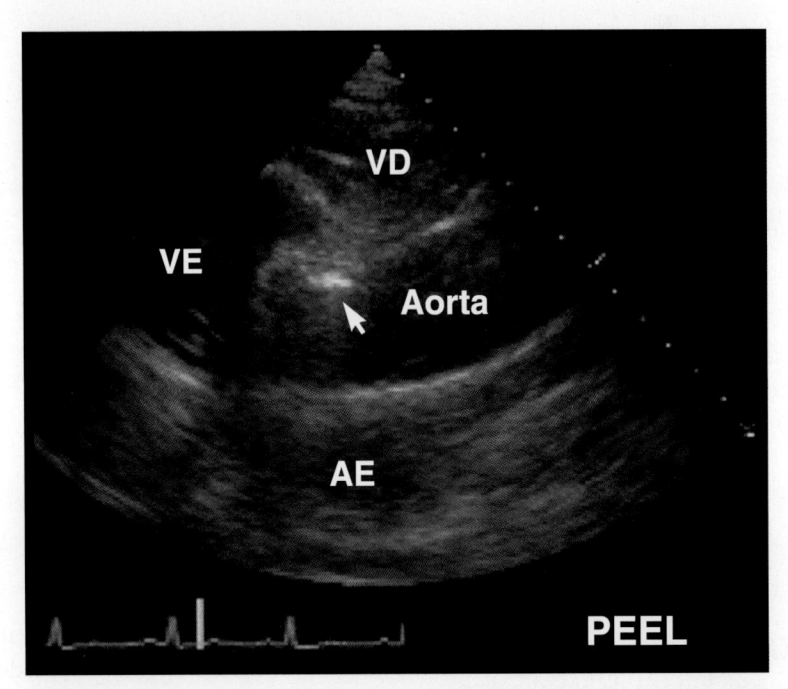

Fig. 1. Mulher de 75 anos com fatores de risco cardiovascular e déficits neurológicos agudos. Corte paraesternal de eixo longo (PEEL) alto mostrando placa aterosclerótica calcificada.

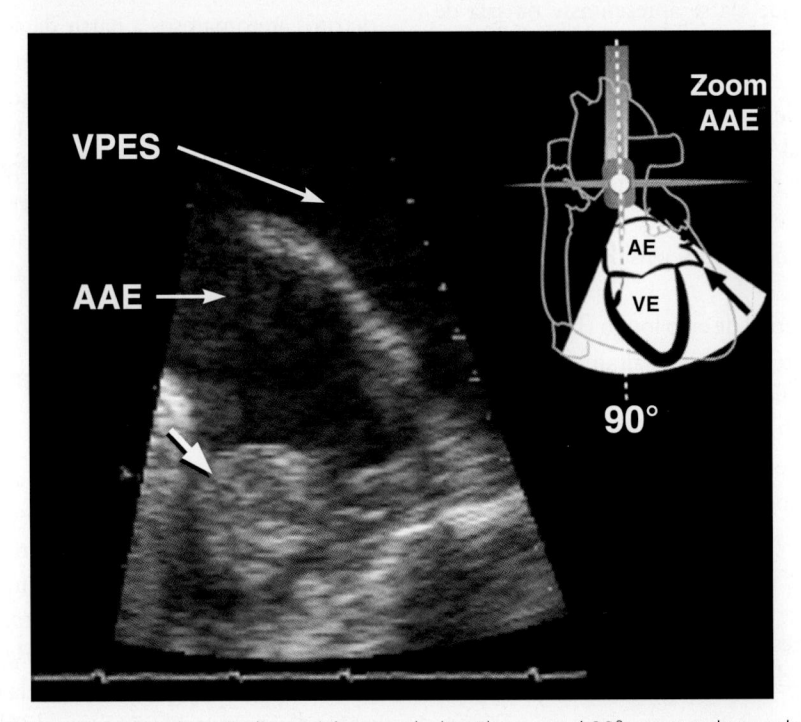

Fig. 2. Imagem mesoesofágica com *zoom* do apêndice atrial esquerdo (AAE) em omni 90° mostrando trombo bem definido em um paciente com fibrilação atrial.

ou hemorrágicos, que são secundários à doença vascular cerebral intrínseca e/ou hipertensão. Em pacientes idosos (> 55 anos de idade), aterosclerose das grandes artérias e artérias carótidas internas são consideradas responsáveis por 20-60% dos AVCs embólicos. Estes pacientes frequentemente têm doença cardioaórtica e doença de artéria coronária coexistentes, tornando difícil identificar qual vaso é a origem do êmbolo em muitos casos. Fibrilação atrial com trombo associado formando-se na aurícula do átrio (apêndice atrial) esquerdo (Fig. 2) é também uma das causas mais frequentes de AVC embólico. Pacientes mais jovens (< 55 anos de idade) com AVC embólico tendem menos a ter

Tabela 1 Etiologias Cardiovasculares Potenciais de AVC

A. A partir de grandes artérias
    Ateroma da artéria carótida interna
    Ateroma da raiz aórtica e da aorta ascendente
    Dissecção arterial
    Vasculite

B. Cardioembólicas
    Fibrilação atrial, cardiopatia reumática → trombo atrial
    Disfunção ventricular esquerda → trombo ventricular
    Estenose, prolapso, calcificação anular da valva mitral
    Endocardite → vegetações valvares; endocardite marântica
    Tumores: mixoma, fibroelastoma papilífero, filamentos de fibrina
    Próteses de valvas mitral e aórtica, particularmente mecânicas → tromboêmbolos
    Shunts intracardíacos:
        Forame oval patente e/ou aneurisma septal atrial
        Defeito septal atrial
        Defeito septal ventricular
    Estado hipercoagulável: resistência à proteína C ativada/fator V
    Mutação Leiden, anticorpo anticardiolipina, anticoagulante de lúpus, mutação da protrombina

doença ateromatosa importante e mais a ter fontes cardiogênicas de êmbolo ou estado hipercoagulável. Aproximadamente 40% dos AVCs são de origem indeterminada ("criptogênicos"), dos quais até a metade foi associada a várias anormalidades cardíacas, que são detectáveis por ecocardiografia.

Outros êmbolos sistêmicos – aqueles que atingem olho, rim, baço ou pele – são usualmente resultado de vegetação ou trombo destacado de uma valva cardíaca anormal ou protética, ou o resultado de detritos ateromatosos desalojados por procedimentos de cateterismo intra-arterial.

Um êmbolo pulmonar é o resultado de uma trombose venosa profunda, que se destacou e viajou para o leito pulmonar. Os fatores de risco de estase venosa, o diagnóstico, o tratamento e os achados ecocardiográficos da embolia pulmonar encontram-se discutidos no Capítulo 18.

■ Etiologia

Etiologias cardiovasculares potenciais de AVC estão listadas na Tabela 1. Ecocardiografia transtorácica (ETT) é capaz de detectar a maioria das causas cardioembólicas potenciais de êmbolos sistêmicos. A prevalência de anormalidades cardíacas predispondo a êmbolos difere de acordo com a idade do paciente.

Em pacientes mais velhos, os achados importantes podem incluir o seguinte: ateroma pode ser visto como um espessamento irregular da parede aórtica na raiz da aorta, aorta ascendente, arco e aorta abdominal descendente. Placas calcificadas tendem a aparecer muito irregulares e hiper-refringentes, e trombos associados podem aparecer como elementos presos, porém móveis. Placas que têm mais de 4 mm de espessura, ou que contêm elementos móveis ou protrusos, são associadas a risco mais alto de AVC. Ateromas são mais bem visualizados em ecocardiografia transesofágica (ETE) (Fig. 3A, C; *ver* o vídeo correspondente no DVD). Quando cirurgia de revascularização é contemplada em pacientes com doença importante da raiz aórtica, ETE ou imageamento epiaórtico ajudam a dirigir a colocação da cânula da bomba do *bypass*, para diminuir o risco de um AVC ao deslocar a placa na área puncionada. A presença de fibrilação atrial, particularmente na presença de cardiopatia reumática, aumenta o risco de formação de trombo atrial. Trombos atriais frequentemente ocorrem em associação a ecocontraste espontâneo, o qual se admite representar fibrina aumentada e eritrócitos nas fases iniciais de coagulação. Embora ETT frequentemente não visualize completamente o apêndice atrial esquerdo, trombos podem ocasionalmente ser vistos no corpo do átrio esquerdo ou direito. A Figura 4 é um corte paraesternal de eixo curto (PEEC) de um trombo dentro do apêndice atrial esquerdo (*ver* Capítulo 16). A presença de uma área discinética ou aneurismática do ventrículo esquerdo em um paciente com história de infarto do miocárdio deve sempre provocar pronta avaliação quanto a um trombo intramural associado (*ver* Capítulo 7), o qual pode variar grandemente em forma e mobilidade.

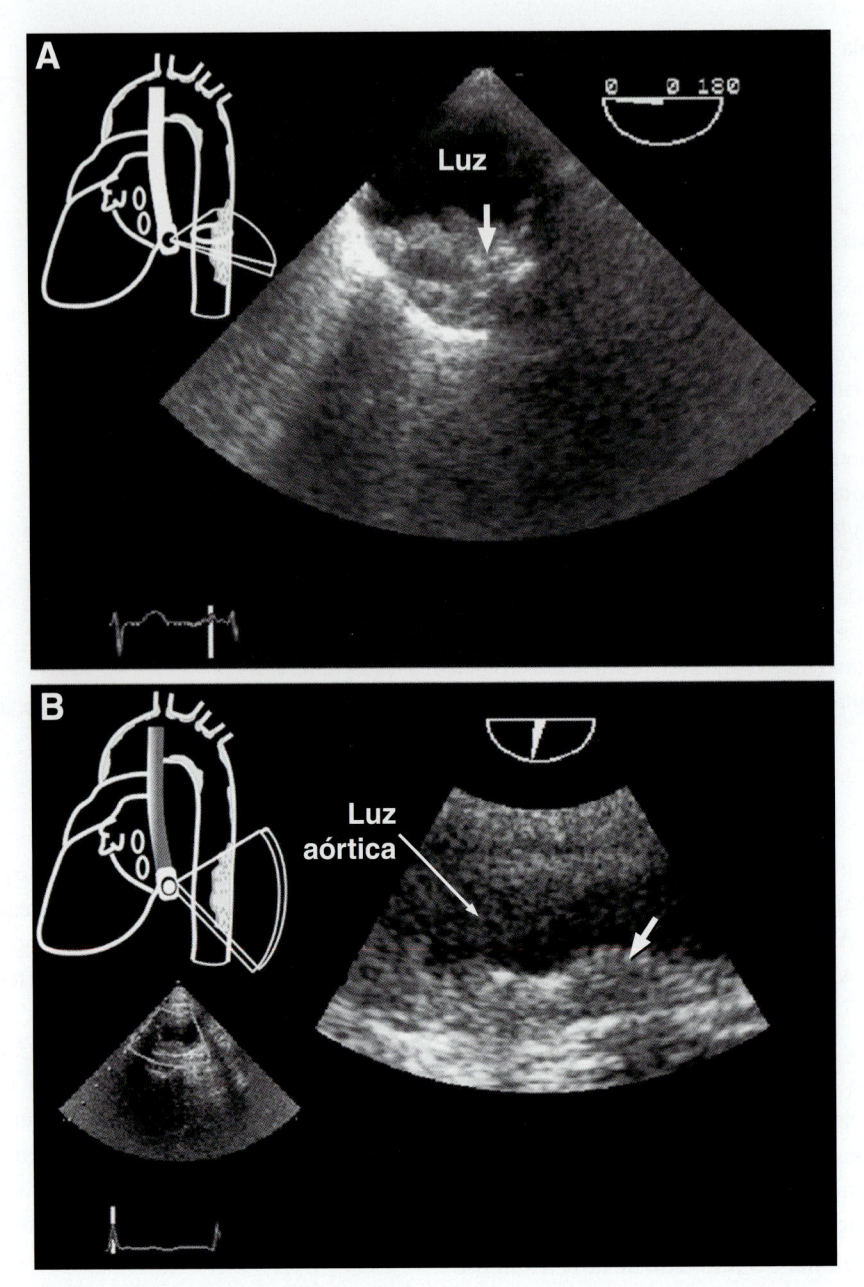

Fig. 3. (*Ver* legenda na página seguinte)

Estenose mitral, aparência de filamentos *(stranding)* e calcificações anulares mitrais foram sugeridas como associadas a risco de êmbolo, embora haja muitos fatores que causam confusão. Prolapso de valva mitral foi historicamente implicado como fator de risco, mas isto parece ser um artefato de excesso de diagnóstico de prolapso de valva mitral nesta população, em vez de compreender um substrato etiológico verdadeiro. Vegetações bacterianas (Fig. 5; *ver* o vídeo correspondente no DVD) tendem mais a ocorrer sobre valvas nativas anormais, como valva mitral bicúspide ou mixomatosa. Trombo ou vegetação em valva protética podem ser detectados como ecodensidades que se movem independentemente, localizadas predominantemente no lado de baixa pressão da valva. Em valvas protéticas mecânicas, as massas podem não ser claramente visualizadas por causa do sombreamento acústico pela prótese, mas se um ou mais discos parecerem imóveis ou um gradiente transvalvar inusitadamente alto for detectado por Doppler, a suspeita de obstrução permanece alta, e uma ETE deve ser efetuada. Endocardite marântica é uma doença associada a câncer, estados inflamatórios e hipercoaguláveis, sendo causada pela formação contínua de fibrina e trombo sobre as válvulas, que em seguida se destacam para a corrente sanguínea. Outros achados comumente encontrados em pacientes idosos que podem aumentar o risco de AVC incluem esclerose aórtica (espessamento tecidual irregular das mar-

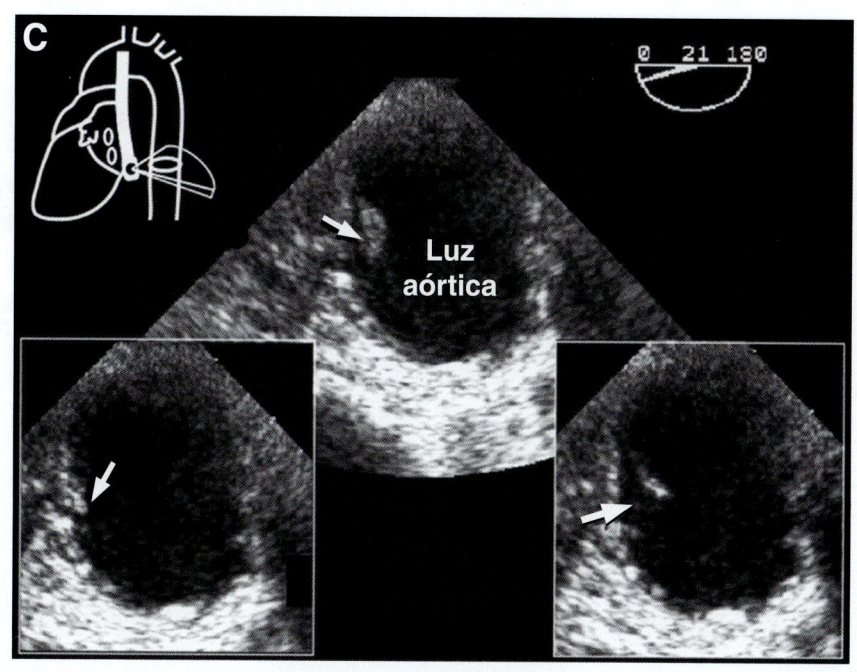

Fig. 3. (**A**) Corte transesofágico de eixo curto da aorta torácica descendente, mostrando grande placa ateromatosa calcificada. (**B**) Corte transesofágico de eixo longo da aorta torácica descendente (mesmo paciente de **A** mostrando a extensão longitudinal do grande ateroma calcificado). (**C**) Imagens ecocardiográficas transesofágicas de eixo curto seriadas mostrando elemento móvel de placa ateromatosa. (*Ver* o vídeo correspondente no DVD.)

gens dos folhetos da valva aórtica), excrescências de Lambl (filamentos contendo fibrina encontrados sobre os bordos dos folhetos e ocasionalmente no trato de saída do ventrículo esquerdo) e fibroelastomas papilíferos (*ver* Capítulo 19). Mais raramente, a ecocardiografia pode discernir dissecções aórticas com o retalho intimal, estendendo-se cranialmente para ocluir uma artéria carótida. Cortes subcostais da veia cava inferior infrequentemente detectam trombos venosos previamente insuspeitados.

RELATO DE CASO 2, PACIENTE MAIS JOVEM

Homem ativo de 25 anos apresentou-se com uma seção "acinzentada" do seu campo visual superior esquerdo um dia depois de retornar a casa de um longo vôo intercontinental. Ele não tinha nenhuma história médica pregressa e não lembrava recentes cefaleia, febre, dor torácica, falta de ar, palpitações, fraqueza ou dor nas extremidades, ou outros problemas neurológicos. Imageamento de ressonância magnética (IRM) mostrou um infarto subagudo occipital direito, sem evidência de sangramento ativo. Foi tratado com heparina intravenosa e uma ETT foi efetuado. Embora o septo interatrial parecesse normal, e nenhuma *shunt* fosse detectada pelo Doppler em cores, uma injeção de soro fisiológico agitado ("estudo com bolhas") mostrou *shunt* interatrial da direita para a esquerda dentro de cinco ciclos cardíacos. Isto é indicador de um forame oval patente (FOP) (Fig. 6; *ver* o vídeo correspondente no DVD). Observe-se que o paciente foi instruído a inspirar, uma inalação rápida que eleva transitoriamente a pressão atrial direita para aumentar a sensibilidade a *shunt* da direita para a esquerda.

■ Epidemiologia da Origem Cardíaca de Êmbolo em Pacientes mais Jovens

A epidemiologia dos êmbolos cardiogênicos em pacientes mais jovens é diferente daquela em indivíduos mais velhos. Aqueles com valvas naturais anormais, como valva mitral mixomatosa ou prolapsada ou valva aórtica bicúspide, são suscetíveis à endocardite e vegetação resultante, a qual pode embolizar. Vegetações com mais de 10 mm constituem o mais alto risco de causar complicações embólicas. Entre os tumores intracardíacos, mixomas são também encontrados mais frequentemente em pacientes mais jovens em virtude da embolização (*ver* Capítulo 19).

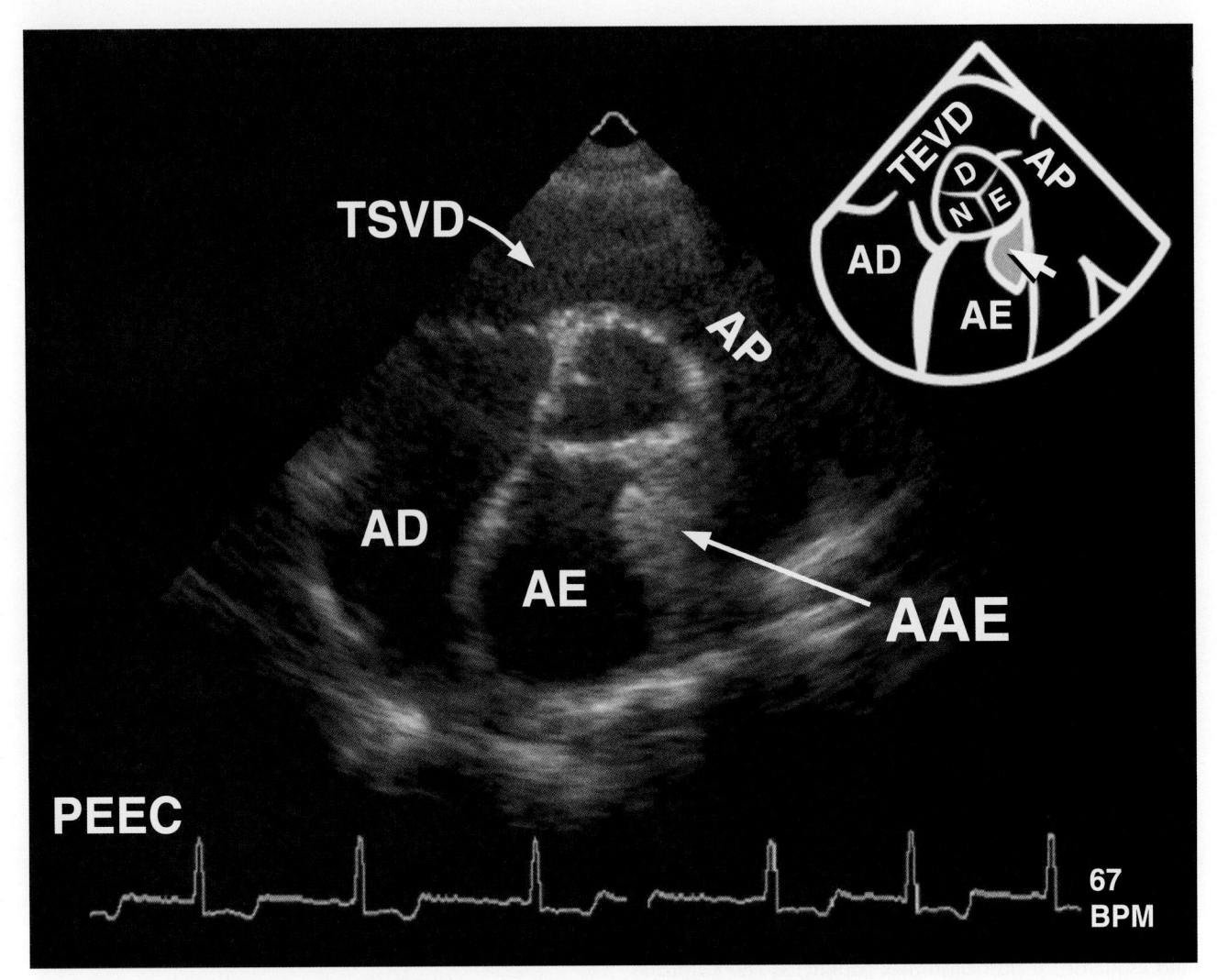

Fig. 4. Corte paraesternal de eixo curto mostrando coágulo no apêndice atrial esquerdo (AE).

Êmbolo paradoxal é um risco bem conhecido de cardiopatia congênita com comunicação intracardíaca, como no caso de defeito septal atrial ou defeito septal ventricular. A presença de um átrio direito e/ou ventrículo direito dilatados na ausência de outras causas deve provocar uma procura diligente de desvio intracardíaco por imageamento bidimensional e Doppler em cores (Fig. 7; ver o vídeo correspondente no DVD).

FOP é uma condição na qual o *ostium primum* se origina da parede atrial esquerda e cobre a fossa *ovalis*, mas não se funde completamente com o *ostium secundum* com o qual faz contato. O FOP é essencialmente uma variante normal, ocorrendo em 25-30% da população. Em condições nas quais a pressão atrial direita excede a pressão atrial esquerda, o FOP pode permitir que ocorra fluxo intracardíaco da direita para a esquerda (similarmente a uma porta de alçapão ou um retalho). O canal potencial do FOP tipicamente não é visível em ecocardiografia bidimensional, embora uma mobilidade aumentada do septo na área da fossa *ovalis* possa ser um indício da presença de um. Um escaneamento cuidadoso com Doppler em cores de um setor fechado com *zoom* sobre o septo interatrial, particularmente na janela subcostal, pode ocasionalmente detectar fluxo através do FOP sob a forma de um jato vermelho estreito de fluxo transitório da esquerda para a direita (Fig. 8). O fluxo tipicamente é máximo no fim da sístole e começo da diástole.

Cuidado deve ser tomado para evitar falso-positivos causados por jatos regurgitantes tricúspides excêntricos ou fluxo caval turbilhonante. Um "estudo com bolhas", ou injeção de soro fisiológico intravenoso que foi agitado com ar para produzir ecocontraste, constitui um método ecocardiográfico usado para detectar FOP. Uma vez que as bolhas produzidas pela agitação dentro de uma seringa sejam rela-

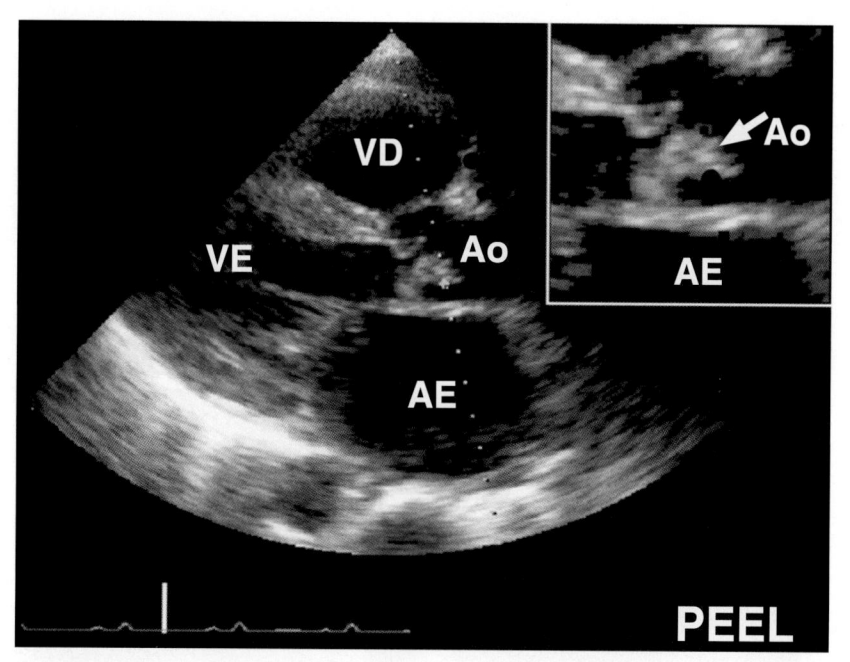

Fig. 5. Cortes paraesternais de eixo longo (PEEL) mostrando vegetação bacteriana verrucosa afetando a valva aórtica – especialmente o folheto não coronariano. (*Ver* o vídeo correspondente no DVD.)

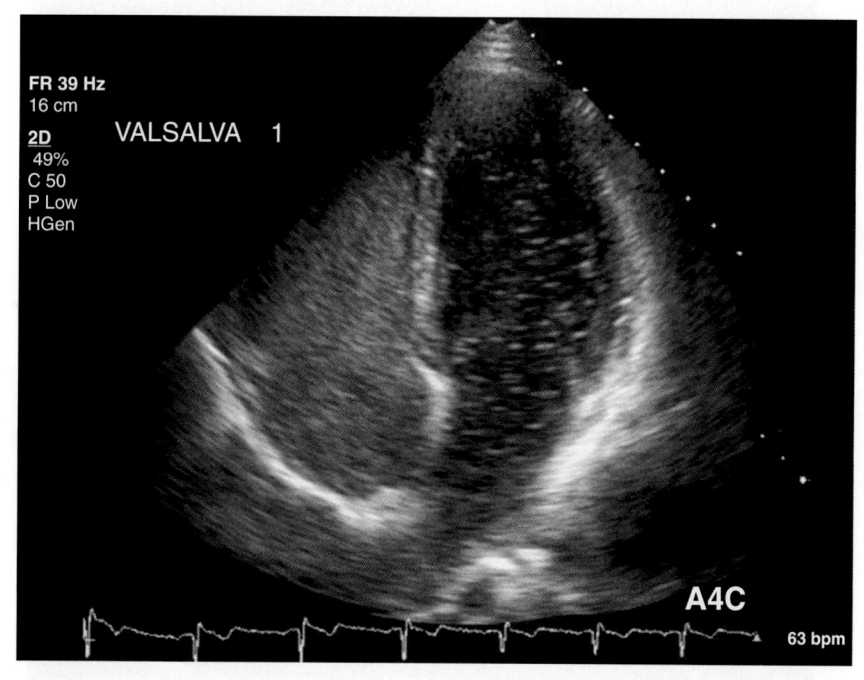

Fig. 6. Contraste de soro fisiológico agitado (estudo com bolhas) mostrando opacificação adequada do coração direito neste corte apical de quatro câmaras. Notar o *shunt* da direita para a esquerda (bolhas nas câmaras cardíacas esquerdas) através de um forame oval patente (seta). A manobra de Valsalva aumenta transitoriamente as pressões direitas – aumentando desse modo a sensibilidade do "estudo de bolhas". (*Ver* o vídeo correspondente no DVD.)

tivamente grandes e usualmente filtradas pelo leito pulmonar, o aparecimento de bolhas ecogênicas no lado esquerdo do coração imediatamente (dentro de seis batimentos da opacificação do átrio direito) é indicador de *shuntagem* da direita para a esquerda (Fig. 6; *ver* o vídeo correspondente no DVD). Uma vez que a pressão atrial esquerda seja usualmente mais alta que a direita, manobras que aumentam transitoriamente a pressão atrial direita, como a manobra de

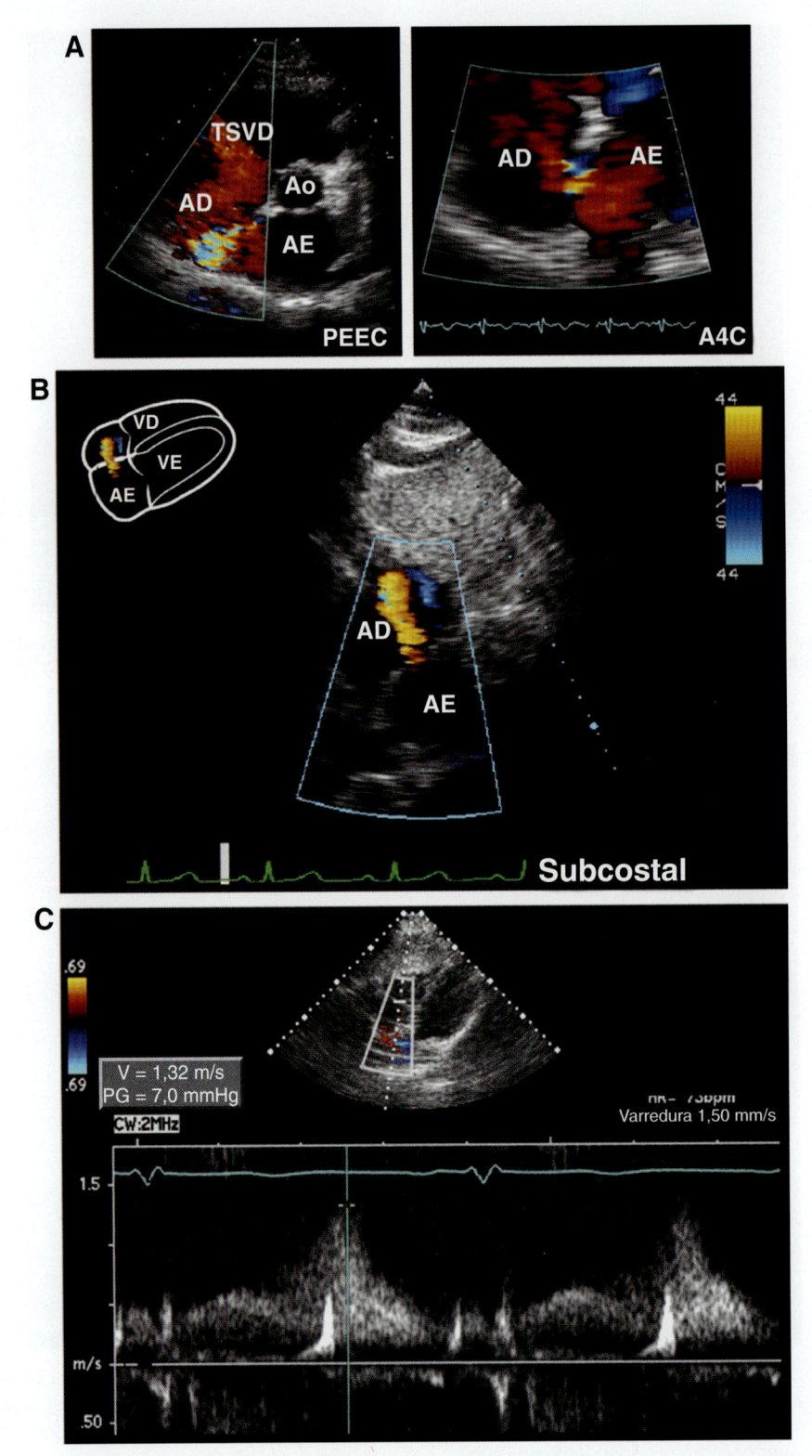

Fig. 7. (**A**) Cortes paraesternal de eixo curto (PEEC) e apical de quatro câmaras (A4C) mostram aceleração do fluxo e *shunt* da esquerda para a direita através deste defeito septal atrial de *secundum* no exame com Doppler em cores. (**B**) Doppler de fluxo em cores aplicado ao septo interatrial a partir da janela subcostal mostra *shunt* da esquerda para a direita através do septo interatrial. Este corte fornece um melhor alinhamento para avaliação Doppler do fluxo do *shunt*. (**C**) Exame com Doppler de onda contínua do defeito septal atrial. A velocidade máxima do *shunt* da esquerda para direita através do defeito foi de 1,3 m/s, correspondendo a um gradiente máximo de 7 mmHg. (*Ver* o vídeo correspondente no DVD.)

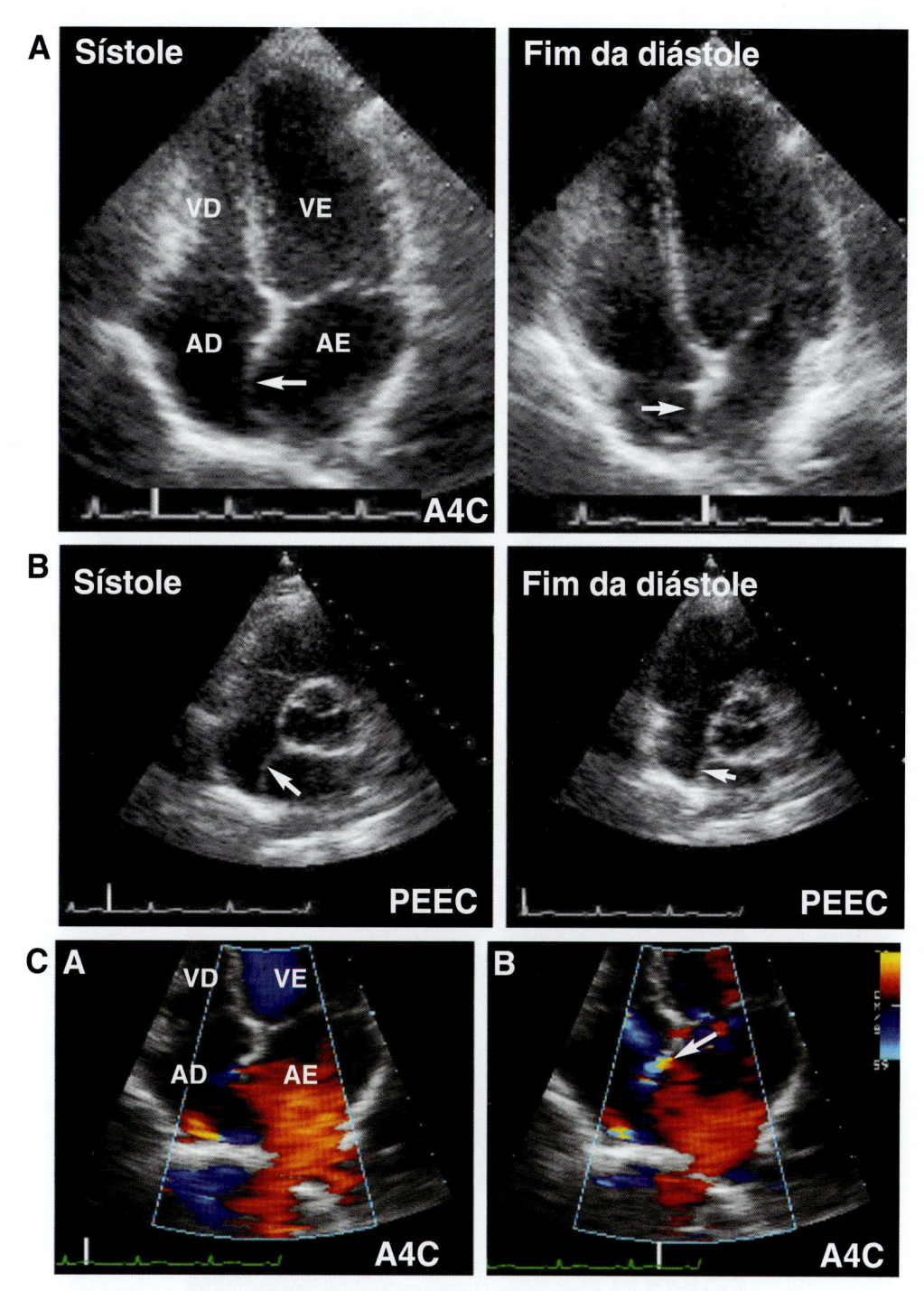

Fig. 8. (**A**) Imagens apicais de quatro câmaras mostrando septo interatrial hipermóvel. (**B**) Cortes PEEC mostrando septo interatrial hipermóvel. (**C**) Análise com Doppler de fluxo em cores do septo interatrial hipermóvel em **A** e **B** revelou *shunt* da esquerda para a direita (seta) através de um forame oval patente.

Valsalva, tossir ou fungar, compressão abdominal ou elevação das pernas, podem aumentar a sensibilidade de um estudo com bolhas para detecção de FOP. FOPs podem permitir êmbolos paradoxais a partir do sistema venoso para alojar-se nas artérias sistêmicas, embora a passagem real de um tromboêmbolo através de um FOP apenas raramente seja capturada em cortes ecocardiográficos (Fig. 9; *ver* o vídeo correspondente no DVD). A incidência de FOP parece ser mais alta em pacientes com AVC isquêmico, excedendo o triplo daquela em pacientes com menos de 55 anos de idade.

Um aneurisma do septo atrial (ASA) é uma área hipermóvel excessivamente redundante do septo interatrial que pode ser vista no ecocardiograma (Figs. 10 e 11; *ver* o vídeo

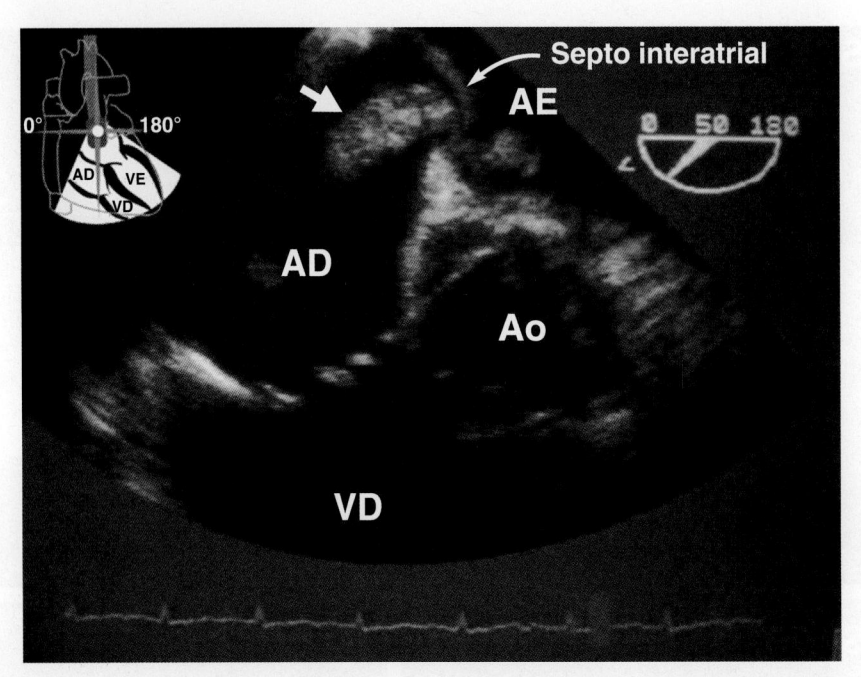

Fig. 9. Imagens seriadas de ecocardiografia transesofágica mostrando tromboêmbolo "em trânsito" (seta) através de um forame oval patente. (*Ver* o vídeo correspondente no DVD.)

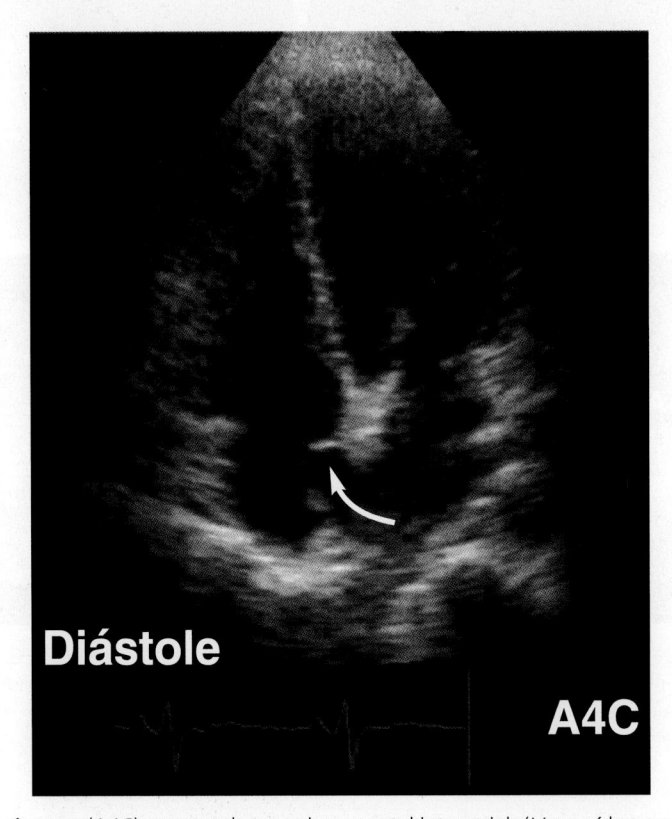

Fig. 10. Corte apical de quatro câmaras (A4C) mostrando aneurisma septal interatrial. (*Ver* o vídeo correspondente no DVD.)

correspondente à Fig. 10 no DVD). Ele é muito frequentemente associado a FOP, e tipicamente afeta a área da fossa *ovalis*, mas pode se estender para incluir as áreas límbicas circundantes ou mesmo o septo interatrial inteiro. Os critérios para o diagnóstico de ASA variam, mas geralmente é aceito que excursão máxima do septo interatrial de mais de

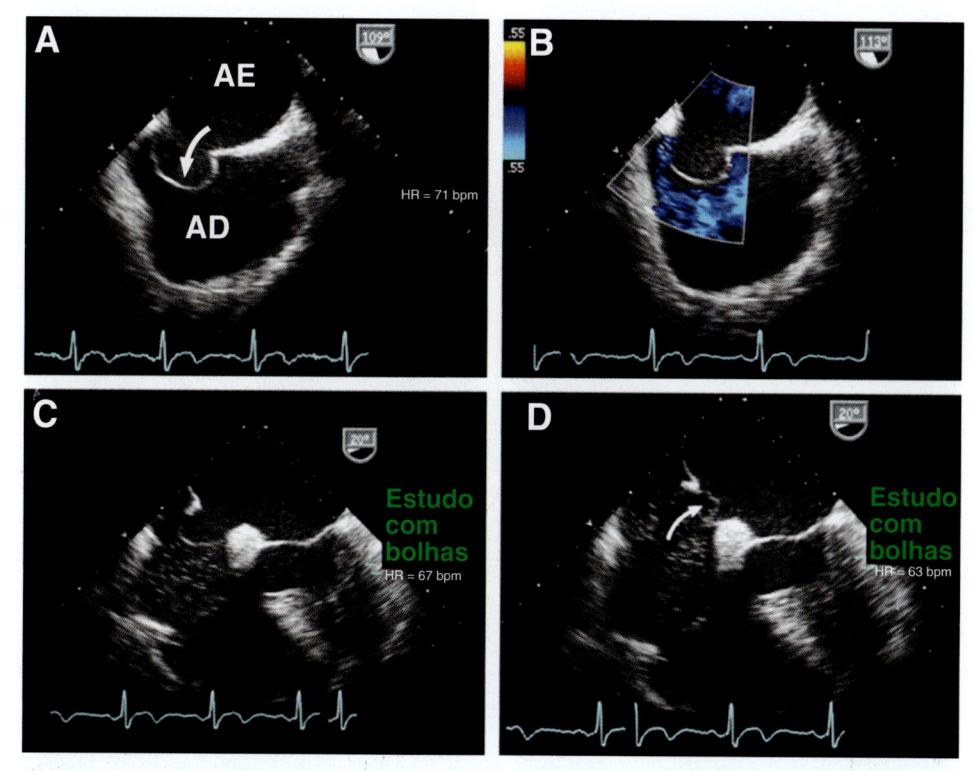

Fig. 11. Imagens ecocardiográficas transesofágicas mostrando aneurisma septal atrial (**A-D**). Análise com Doppler de fluxo em cores do septo interatrial (**B**) e "estudo com bolhas" de contraste de soro fisiológico agitado (**C, D**) não revelaram *shunt*. A parede aneurismática invertia-se intermitentemente durante o ciclo cardíaco (**D**, seta).

10 mm da linha central a define. Trombos localizados foram encontrados em certos casos aninhados dentro de ASAs, e ASAs são associados, com frequência três a seis vezes mais alta, a AVC isquêmico, novamente com incidência mais alta na população mais jovem.

A incidência de um FOP e um ASA é acentuadamente aumentada em pacientes com AVC embólico mais de 15 vezes em uma metanálise. Os dados compelem a uma conexão causal entre estas duas entidades, e as teorias para explicar a causalidade incluem êmbolo paradoxal a partir de origens venosas, êmbolo direto a partir de um trombo formado dentro do aneurisma e formação de trombo atrial como resultado indireto de arritmia atrial.

Atualmente o tratamento de pacientes jovens com anormalidades do septo interatrial e um evento isquêmico ainda é controverso. Pacientes com menos de 55 anos de idade com um FOP isoladamente não parecem estar em mais alto risco de AVC do que a população em geral. Entretanto, a presença de FOP e ASA parece conferir risco mais alto de evento isquêmico recorrente, apesar do tratamento com aspirina. Uma grande quantidade de *shunt* da direita para a esquerda também pode conferir risco aumentado de êmbolos paradoxais. As opções de terapia e prevenção secundária do risco neste ponto incluem aspirina, mais anticoagulação adicional e/ou fechamento do FOP por cirurgia ou por cateter (Fig. 12; *ver* o vídeo correspondente no DVD).

RELATO DE CASO 2 (CONTINUAÇÃO)

Um estudo de IRM/angiografia da RM do pescoço (RMA) e exames de hipercoagulabilidade no paciente foram negativos. Uma ETE mostrou septo interatrial normal com um FOP, mas nenhum aneurisma do septo atrial foi detectado. Ele foi tratado com aspirina e está considerando usar coumadin ou submeter-se ao fechamento percutâneo do FOP no futuro se ocorrer evento neurológico adicional.

■ Estudo Sugerido para Origem de Êmbolo

A utilidade e o rendimento da ecocardiografia em busca de uma presumida fonte cardíaca de êmbolo variarão com a idade e as comorbidades do paciente. Ecocardiografia tende a ser mais útil em pacientes mais jovens, ou naqueles com condições cardíacas predisponentes conhecidas. Em contraste, a investigação da maioria dos pacientes idosos com um AVC deve começar com uma modalidade de imageamento das artérias carótidas internas (ultrassonografia dúplex de carótidas ou IRM/RMA.

Quando está indicada ETE na análise de AVC? Se houver forte suspeita de origem cardíaca de êmbolo e a ETT fornecer informação insuficiente para excluir uma

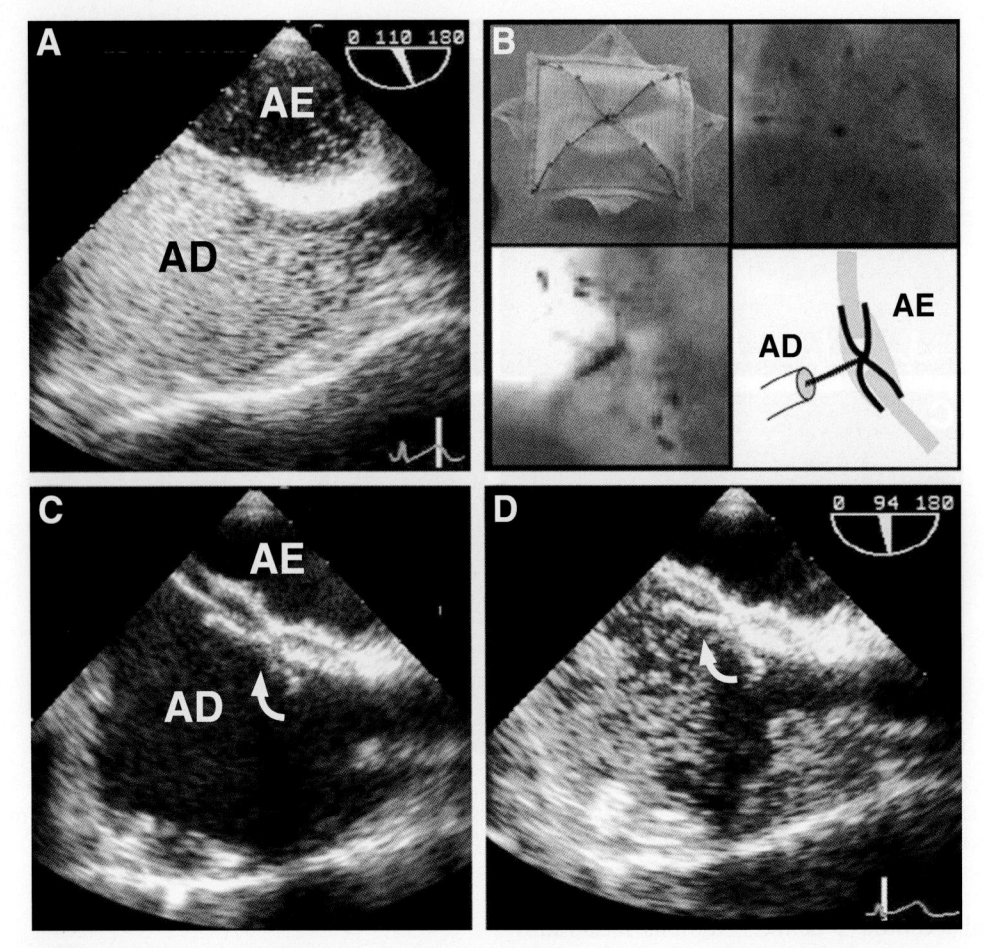

Fig. 12. Ecocardiografia transesofágica e estudo com contraste de soro fisiológico agitado ("estudo com bolhas") mostrando *shunt* das bolhas do átrio direito (AD) para o átrio esquerdo (AE) através de um forame oval patente (FOP) (**A**). (**B**) Mostra um modelo popular de aparelho de fechamento por cateter (CardioSEAL®), seu aspecto durante o cateterismo, e um esboço da sua disposição final e relação anatômica ao septo interatrial. O aparelho de fechamento demonstrado (**C**) seguido por um "estudo de bolhas" repetido confirmaram o fechamento bem-sucedido do FOP – observar a ausência de bolhas no átrio esquerdo (**D**). (*Ver* o vídeo correspondente no DVD.)

fonte cardíaca, a ETE está indicada, desde que os resultados exerçam impacto na terapia. A sensibilidade da ETE demonstrou-se superior para trombo no apêndice atrial esquerdo (aproximadamente 100 *vs.* 39-63% da ETT), ateroma da aorta ascendente e vegetações (sensibilidade 88-100% *vs.* 44-60% da ETT). ETE é mais capaz de avaliar valvas protéticas, particularmente valva mitral, as quais frequentemente causam muito artefato de sombreamento acústico em estudos transtorácicos. ETE também é mais sensível (89 *vs.* < 50% da ETT usando contraste) e 100% específica para detectar anormalidades septais interatriais. Entretanto, ela é apenas moderadamente melhor (11 *vs.* 4% da ETT) para detectar massas intracardíacas, e não há acréscimo de rendimento em encontrar massas intracardíacas (inclusive trombos) em pacientes sem doença cardiovascular e com ETT negativa.

As diretrizes classe I (benefício definitivamente comprovado) do *American College of Cardiology/American Heart Association* para aplicação clínica da ecocardiografia em doença neurológica incluem:

1. Pacientes de qualquer idade com oclusão abrupta de uma grande artéria periférica ou visceral.
2. Pacientes mais jovens (< 45 anos) com eventos vasculares cerebrais.
3. Pacientes mais velhos (> 45 anos) com eventos neurológicos, sem evidência de doença vascular cerebral ou outras causas óbvias.
4. Pacientes para os quais uma decisão terapêutica clínica (p. ex., anticoagulação) dependerá dos resultados do ecocardiograma.

As indicações classe III (definitivamente comprovadas não benéficas) são para pacientes para os quais o resultado do ecocardiograma não exercerá impacto sobre a abordagem diagnóstica ou a conduta terapêutica.

LEITURAS SUGERIDAS

Amarenco P, Cohen A, Tzourio C, et al. Atherosclerotic disease of the aortic arch and the risk of ischemic stroke. N Engl J Med 1994;331:1474-1479.

Beattie JR, Cohen DJ, Manning WJ, Douglas PS. Role of routine transthoracic echocardiography in evaluation and management of stroke. J Int Med 1998;243:281-291.

Brickner ME. Cardioembolic stroke. Am J Med 1996;100: 465-474.

Cerebral Embolism Task Force. Cardiogenic brain embolism. The second report of the Cerebral Embolism Task Force. Arch Neurol 1989;46:727-743.

Cheitlin MD, Alpert JS, Armstrong WF, et al. ACC/AHA Guidelines for the Clinical Application of Echocardiography. A report of the American College of Cardiology/ American Heart Association Task Force on Practice Guidelines (Committee on Clinical Application of Echocardiography). Developed in collaboration with the American Society of Echocardiography. Circulation 1997;95:1686-1744.

Kistler JP, Ropper AH, Heros RC. Therapy of ischemic cerebral vascular disease due to atherothrombosis. N Engl J Med 1984;311:27-34, 100-105.

O'Brien PJ, Thiemann DR, McNamara RL, et al. Usefulness of transesophageal echocardiography in predicting mortality and morbidity in stroke patients without clinically known cardiac sources of embolus. Am J Card 1998;81:1144-1151.

Overell JR, Bone I, Lees KR. Interatrial septal abnormalities and stroke: a meta-analysis of case-control studies. Neurology 2000;55:1172-1179.

The French Study of Aortic Plaques in Stroke Group. Atherosclerotic disease of the aortic arch as a risk factor for recurrent ischemic stroke. New Engl J Med 1996;334:1216-1221.

The Stroke Prevention in Atrial Fibrillation Investigators Committee on Echocardiography. Transesophageal echocardiographic correlates of thromboembolism in high-risk patients with non-valvular atrial fibrillation. Ann Intern Med 1998;128:639-647.

18 ECOCARDIOGRAFIA NA EMBOLIA PULMONAR E HIPERTENSÃO PULMONAR SECUNDÁRIA

David Aguilar, MD
Bernard E. Bulwer, MD, MSc

CONTEÚDO

APRESENTAÇÃO DE UM CASO
FISIOPATOLOGIA
ACHADOS ECOCARDIOGRÁFICOS QUE SUSTENTAM O DIAGNÓSTICO DE EP
AVALIAÇÃO DO RISCO E TRATAMENTO
HIPERTENSÃO PULMONAR TROMBOEMBÓLICA CRÔNICA E OUTRAS HIPERTENSÕES PULMONARES
LEITURAS SUGERIDAS

APRESENTAÇÃO DE UM CASO

Mulher de 66 anos, inicialmente admitida no hospital com anorexia, mal-estar, fraqueza e falta de ar, desenvolveu sepse urinária e insuficiência renal aguda. Tratamento apropriado, incluindo diálise temporária, foi iniciado, e sua função renal melhorou. Uma semana mais tarde, ela se queixou de fraqueza bilateral nas pernas e edema de membros inferiores que foram seguidos dois dias mais tarde por dispneia aguda.

Ao exame ela estava taquipneica (frequência respiratória > 28/min) e taquicárdica (frequência cardíaca de 110 bpm). Os achados importantes incluíam edema de membros inferiores bilateral com dor à palpação profunda. Pulsos distais em ambas as extremidades foram normais. Pressão venosa jugular era de 13 cm. Bulhas cardíacas eram normais, e não se ouviam sopros. Estertores foram auscultados bilateralmente nos campos pulmonares basais.

O ECG (ecocardiograma) inicial mostrou taquicardia sinusal sem sinais de isquemia aguda. Ondas Q eram vistas nas derivações inferiores, mas nenhum padrão S1Q3T3 foi observado. A contagem de plaquetas caiu durante a admissão, de 118 K/dL para 18 K/dL, e foi considerado o diagnóstico de trombocitopenia induzida por heparina; foram pedidos anticorpos ao fator 4 das plaquetas (PF4). Teste de dímero D pelo método ELISA e níveis de troponina I sérica estavam ligeiramente elevados. Gasometria arterial foi relatada nos limites inferiores da normalidade.

Ecocardiografia transtorácica (ETT) mostrou função ventricular esquerda preservada com fração de ejeção estimada de 60%. Foi notada dilatação ventricular direita acentuada com hipocinesia da parede lateral com preservação apical. Não era aparente hipertrofia ventricular direita. Regurgitação tricúspide (RT) leve estava presente com velocidade máxima, medindo aproximadamente 3,1 m/s e pressão sistólica na artéria pulmonar (PSAP) medindo 39 mmHg + pressão atrial direita (PAD). Uma estrutura ecodensa relativamente móvel foi vista na bifurcação da artéria pulmonar principal (Figs. 1 e 2; *ver* o vídeo correspondente no DVD). Cintigrafia de ventilação-perfusão confirmou o diagnóstico. Trombose venosa profunda bilateral foi diagnosticada pelo Doppler venoso dos membros inferiores.

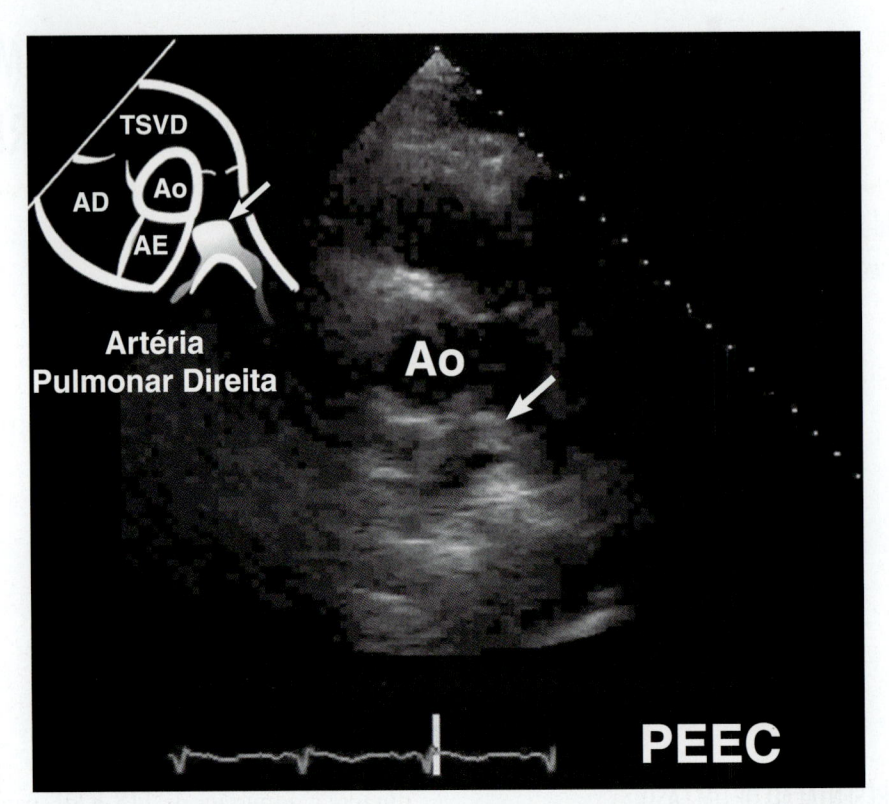

Fig. 1. Corte paraesternal de eixo curto (PEEC) ao nível da valva aórtica mostra o trato de saída ventricular direito (TSVD), a artéria pulmonar principal e as artérias pulmonares direita e esquerda. Uma estrutura ecodensa é vista na bifurcação da artéria pulmonar principal, compatível com um êmbolo em sela pulmonar (seta). (*Ver* o vídeo correspondente no DVD.)

Embolia pulmonar (EP) aguda é um problema comum com alta morbidade e taxa de mortalidade em 30 dias de 15-20%. Em virtude da abrangência e gravidade do problema, o diagnóstico exato e o tratamento da EP aguda são cruciais. A ecocardiografia tem aplicações cada vez maiores em diagnóstico, avaliação do risco e tratamento da EP. Como ferramenta de primeira linha, a ecocardiografia possibilita a diferenciação preliminar de importantes complicações cardiovasculares que ameaçam a vida. Adicionalmente, a ecocardiografia à beira do leito proporciona a oportunidade de estabelecer um pronto diagnóstico e identificar os pacientes com características de alto risco, assim identificando um subconjunto de pacientes que podem se beneficiar com terapia mais agressiva, como a trombolítica. O uso da ecocardiografia na avaliação e no tratamento da EP é cada vez mais comum, conforme demonstrado em dois registros recentes, nos quais aproximadamente 50-75% dos pacientes com EP foram submetidos à ecocardiografia.

■ Fisiopatologia

Trombos podem se formar em qualquer lugar dentro do sistema venoso e viajar para os pulmões para formar um êmbolo pulmonar. Mais tipicamente, eles se formam dentro das veias profundas das pernas e então viajam através do sistema venoso para a circulação pulmonar. Quando se alojam na circulação pulmonar, muitas vezes na bifurcação das artérias pulmonares ou dentro dos ramos proximais das arteríolas pulmonares, o efeito de uma EP é um aumento agudo na resistência vascular pulmonar. Este aumento é responsável por muitos dos achados ecocardiográficos vistos nos pacientes com EP grave aguda. É importante reconhecer que a pressão pulmonar não se eleva agudamente no contexto da EP aguda, apenas a resistência pulmonar. Uma vez que o ventrículo direito (VD) esteja acostumado a pressões pulmonares relativamente baixas, a pressão ventricular direita sistólica máxima é geralmente em torno de 25 mmHg. Um VD previamente normal não é capaz de manejar agudamente a carga aumentada associada a um aumento acentuado na resistência pulmonar. A pressão na artéria pulmonar, portanto, não sobe, apesar do aumento agudo na resistência pulmonar.

ACHADOS ECOCARDIOGRÁFICOS QUE SUSTENTAM O DIAGNÓSTICO DE EP

A ecocardiografia é normal em cerca de 50% dos pacientes não selecionados com EP aguda, mas pode fornecer evidên-

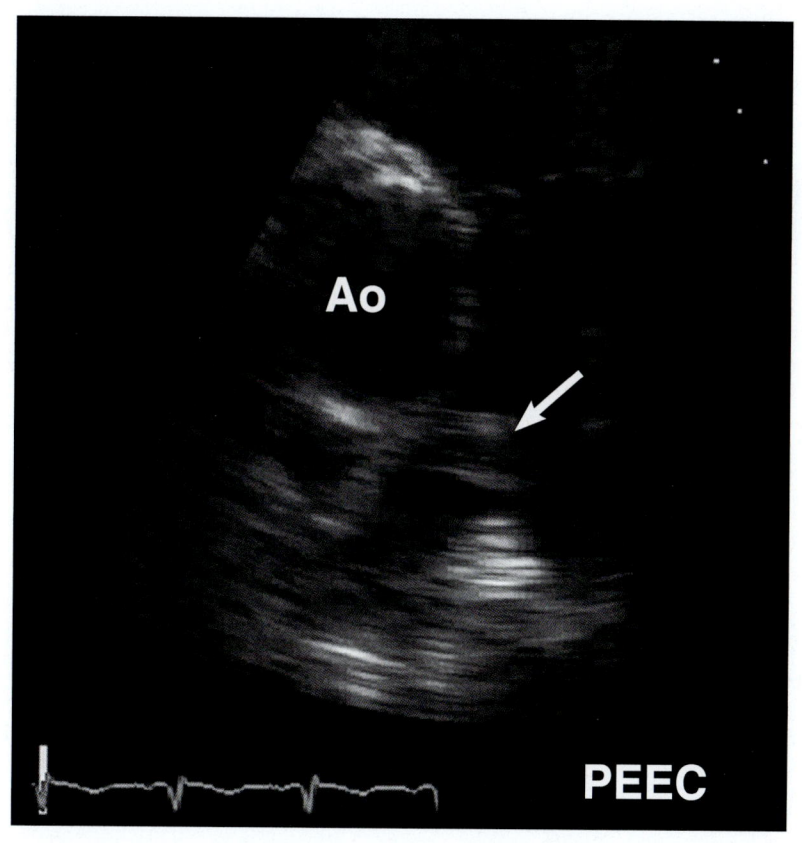

Fig. 2. Uma ampliação maior do corte PEEC ao nível da valva aórtica com o êmbolo em sela (seta) descrito na Figura 1. (*Ver* o vídeo correspondente no DVD.)

cias direta e indireta do diagnóstico com êmbolo pulmonar (Tabela 1).

Trombos podem ser visualizados dentro do sistema venoso desde a veia cava inferior, através do átrio direito, o VD, o trato da saída ventricular direito e as artérias pulmonares até imediatamente distais à bifurcação pulmonar. A visualização direta de trombo na artéria pulmonar confirma a presença de uma EP, mas este achado não é visto usualmente em ETT. Se um trombo for visualizado por ETT, ele é usualmente limitado ao coração direito, à artéria pulmonar principal ou à bifurcação das artérias pulmonares direita e esquerda (Figs. 1 e 2; *ver* o vídeo correspondente no DVD). Usando ETT no registro International Cooperative Pulmonary Embolism Registry (ICOPER), trombos intracardíacos foram visualizados em aproximadamente 4% dos pacientes com EP aguda. Em pacientes com uma embolia pulmonar maciça, a frequência de trombo intracardíaco pode estar aumentada. Um trombo intracardíaco é mais comumente visualizado no átrio direito e frequentemente tem forma parecida com a de um verme, embora uma pequena porcentagem seja descrita como esférica em sua aparência. O diagnóstico diferencial de trombo no

Tabela 1	Sinais Ecocardiográficos de Embolia Pulmonar
Eco bidimensional	
Visualização direta de trombo no coração direito ou artéria pulmonar	
Hipocinesia do ventrículo direito	
Aumento ventricular direito	
Tamanho ventricular direito reduzido	
Sinal de McConnell	
Achatamento do septo interventricular ou movimento paradoxal septal	
Artéria pulmonar dilatada	
Átrio direito dilatado	
Distensão da veia cava inferior com perda da variação respiratória normal	
Doppler	
Velocidade máxima aumentada da insuficiência da valva tricúspide	
Tempo de aceleração encurtado de ejeção pulmonar (< 80 ms)	

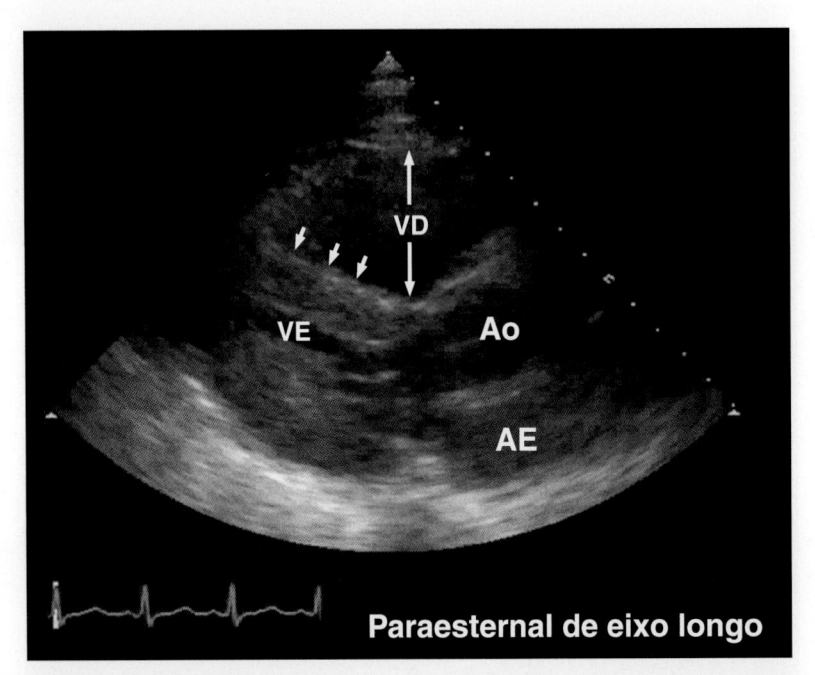

Fig. 3. Corte paraesternal de eixo longo (PEEL) de um paciente com embolia pulmonar aguda demonstra um ventrículo direito aumentado, hipocinético (VD), com desvio do septo interventricular para a esquerda (setas). A função sistólica ventricular esquerda (VE) aparece diminuída, insuficientemente cheia e hiperdinâmica. Estes são achados de disfunção grave do VD no contexto de embolia pulmonar aguda.

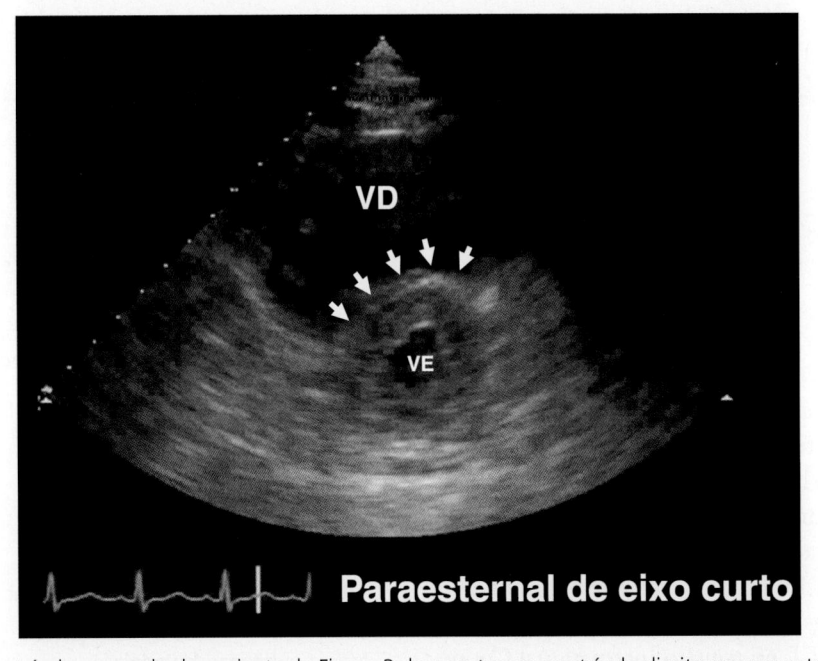

Fig. 4. Corte PEEC do ventrículo esquerdo do paciente da Figura 3 demonstra um ventrículo direito gravemente aumentado com achatamento do septo interventricular (setas) na sístole e na diástole, sugestivo de sobrecarga tanto de volume quanto de pressão do ventrículo direito (VD). O ventrículo esquerdo (VE) se mostra pequeno e hiperdinâmico.

coração direito inclui estruturas congênitas, como uma rede de Chiari ou válvula da veia cava inferior, ou estruturas adquiridas, como tumores ou vegetações cardíacas (*ver* Capítulo 19).

Uma vez que a visualização direta do trombo não seja usual, o disgnóstico depende da visualização das manifestações indiretas de uma EP aguda no coração. O VD normalmente enfrenta pouca resistência quando se esvazia no sis-

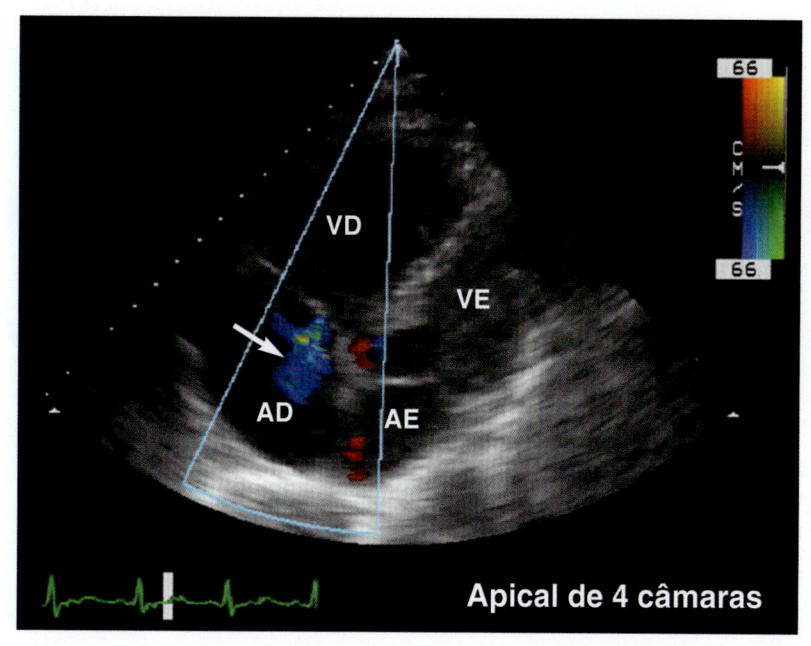

Fig. 5. Vista apical de quatro câmaras do paciente das Figuras 3 e 4 demonstra um ventrículo direito (VD) aumentado e gravemente hipocinético com moderada regurgitação tricúspide (seta). (*Ver* o vídeo correspondente no DVD.)

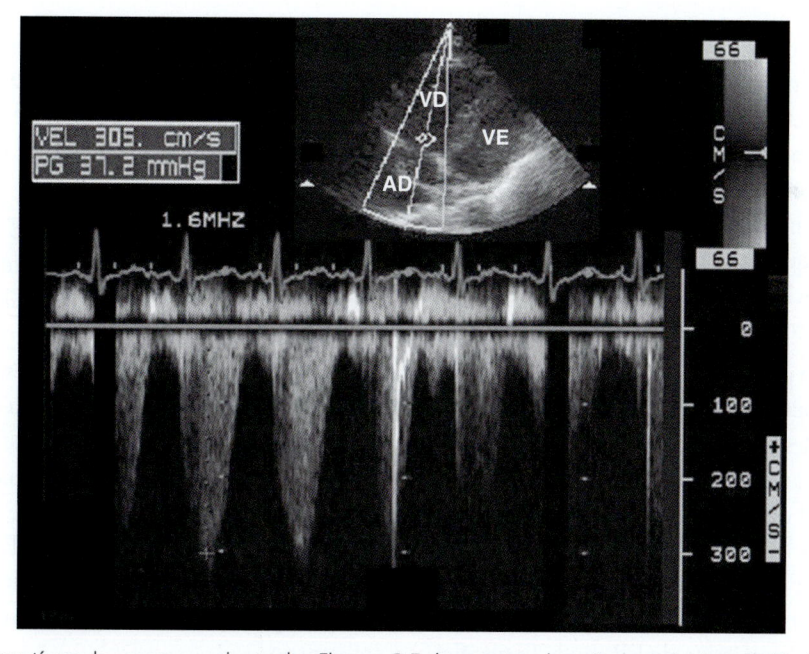

Fig. 6. Doppler de onda contínua do mesmo paciente das Figuras 3-5 demonstra elevação branda da velocidade máxima regurgitante tricúspide (3 m/s), o que corresponde a uma pressão sistólica na artéria pulmonar de 37 mmHg mais a pressão atrial.

tema de baixa pressão da vasculatura pulmonar normal. Quando enfrenta obstrução aguda à ejeção, como ocorre na EP aguda, a função ventricular direita pode não ser capaz de compensar, e o VD começa a falhar, conforme evidenciado por dilatação e hipocinesia (Figs. 3-6; *ver* o vídeo correspondente à Fig. 5 no DVD). O grau de disfunção relaciona-se com o tamanho e a gravidade da EP. O VD frequentemente está dilatado com um diâmetro diastólico final de mais de 27 mm no corte PEEL. O corte apical de quatro câmaras também pode demonstrar aumento ventricular direito, conforme evidenciado por uma relação de diâmetro diastólico final ventricular direito para ventricular

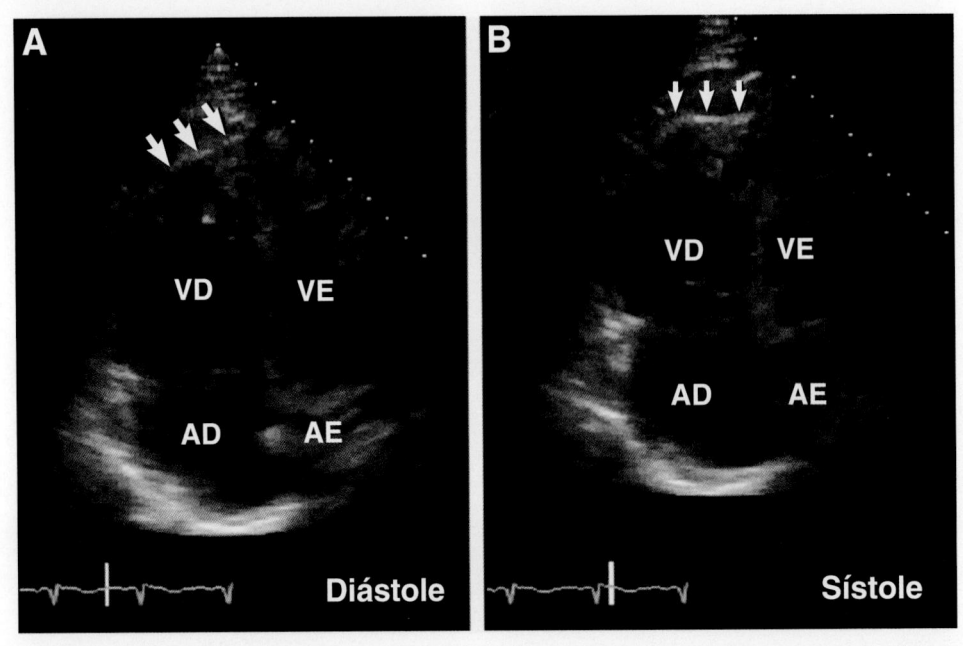

Fig. 7. Corte apical de quatro câmaras demonstra uma disfunção ventricular direita regional característica (sinal de McConnell) caracterizada por uma parede livre gravemente hipocinética do ventrículo direito, mas um ápice ventricular direito "poupado". Notar a cavidade ventricular direita pronunciadamente dilatada. (*Ver* o vídeo correspondente no DVD.)

esquerdo maior do que o normal de 0,6. Além de hipocinesia e aumento de tamanho ventriculares esquerdos, o septo interventricular pode estar achatado ou mostrar desvio para a esquerda como resultado da sobrecarga de volume e/ou pressão do VD. Adicionalmente, movimento septal paradoxal pode ser visualizado. Em virtude do desvio septal, o tamanho da cavidade ventricular esquerda frequentemente está diminuído, e pode haver evidência do Doppler de comprometimento do enchimento diastólico ventricular esquerdo.

Além da disfunção global, um achado ao ecocardiograma bidimensional característico de disfunção segmentar do ventrículo direito foi descrito nos pacientes com EP aguda. Esta anormalidade é caracterizada pela presença de movimento parietal normal ou hiperdinâmico do ápice ventricular direito apesar de hipocinesia moderada ou grave da parede livre ventricular direita (sinal de McConnell) (Fig. 7; *ver* o vídeo correspondente no DVD). Este sinal parece bastante específico do diagnóstico de EP aguda (especificidade 94%), e assim pode ser útil para distinguir em relação à disfunção ventricular direita devida a outra causa, como hipertensão pulmonar (Fig. 8).

Além de anormalidades ecocardiográficas do VD, outras manifestações ecocardiográficas indiretas são visualizadas. O átrio direito e a veia cava inferior podem estar dilatados, com diminuição da variação respiratória normal da veia cava sugerindo pressões direitas elevadas. A velocidade máxima de RT pode estar levemente aumentada (> 2,7 m/s) como resultado de PSAP aumentada, embora a velocidade máxima da RT frequentemente não aumente agudamente em grau significativo, uma vez que o VD normal é incapaz de gerar pressões muito elevadas. O tempo de aceleração da ejeção pulmonar, medido no trato de saída ventricular direito, pode estar encurtado (< 80 m/s).

Em geral, a sensibilidade da ETT para o diagnóstico de êmbolo pulmonar agudo foi estimado entre 50 e 60%, com especificidade de 80-90%. Globalmente, aproximadamente 40-50% dos pacientes com EP aguda têm evidência ecocardiográfica de hipocinesia ventricular direita. Naqueles com EP maciça, evidência ecocardiográfica de EP pode ser vista em até 80% dos pacientes. Por causa deste achado, ETT muitas vezes é útil no diagnóstico diferencial do indivíduo hemodinamicamente comprometido, mas a sensibilidade global diminuída da ETT para o diagnóstico de EP limita a utilidade da ecocardiografia como ferramenta de triagem para todos os pacientes com suspeita deste transtorno.

Diversos estudos sugeriram que a ecocardiografia transesofágica (ETE) pode ter sensibilidade aumentada em relação à ETT na detecção de um êmbolo pulmonar (Fig. 9; *ver* o vídeo correspondente no DVD). Usando ETE, as artérias pulmonares principal e direita são mais bem visualizadas, mas a visualização da artéria pulmonar esquerda, como resultado da interposição do brônquio principal esquerdo, e da vasculatura pulmonar distal é limitada. Em pacientes com suspeita clínica de EP e sobrecarga ventricular pela ETT, a sensibilidade da ETE foi de 80%, com espe-

A Ventrículo direito sadio

- O VD normal está acostumado à baixa resistência pulmonar
- As pressões ventriculares direitas normais são baixas, e a complacência é alta, pequenas alterações em pressão resultam em grandes alterações em volume
- Diferentemente do ventrículo esquerdo, o ventrículo direito normal faz um mau trabalho ao responder agudamente a aumentos súbitos na pós-carga

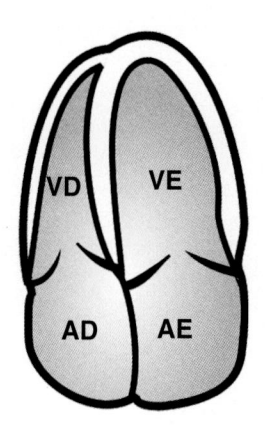

B VD na embolia pulmonar

- Embolia pulmonar resulta em aumento agudo na resistência vascular pulmonar
- Um VD previamente normal é incapaz de acomodar agudamente esta carga adicional
- O VD se dilata agudamente, mas não é capaz de aumentar agudamente a pressão
- Dependendo do tamanho da EP, isto pode resultar em sobrecarga ventricular direita branda à insuficiência ventricular direita franca

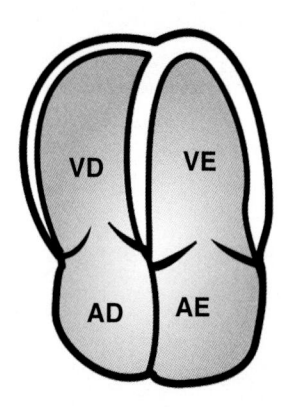

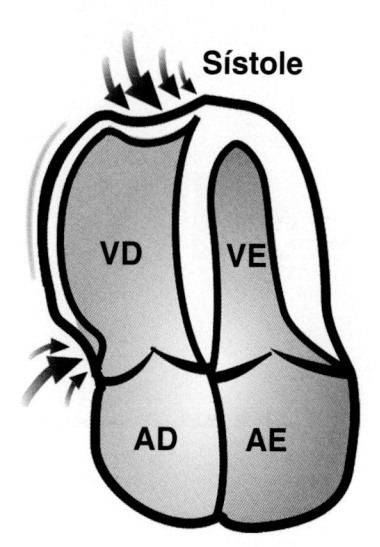

Sístole

Fig. 8. Efeitos do êmbolo pulmonar sobre o ventrículo direito. O ventrículo direito normal (VD; **A**) está acostumado à baixa resistência pulmonar. As pressões normais ventriculares direitas são baixas, e a complacência é alta, com pequenas alterações na pressão, resultando em grandes alterações no volume. Diferentemente do ventrículo esquerdo (VE), o VD normal executa um mau trabalho ao responder agudamente a aumentos súbitos na pós-carga. A embolia pulmonar (EP) resulta em aumento na resistência vascular pulmonar. Um VD previamente normal é incapaz de acomodar agudamente esta carga adicional. O VD se dilata (**B**), mas não é capaz de aumentar agudamente a pressão. Dependendo do tamanho da EP, isto pode resultar em sobrecarga leve ventricular direita ou insuficiência ventricular direita franca.

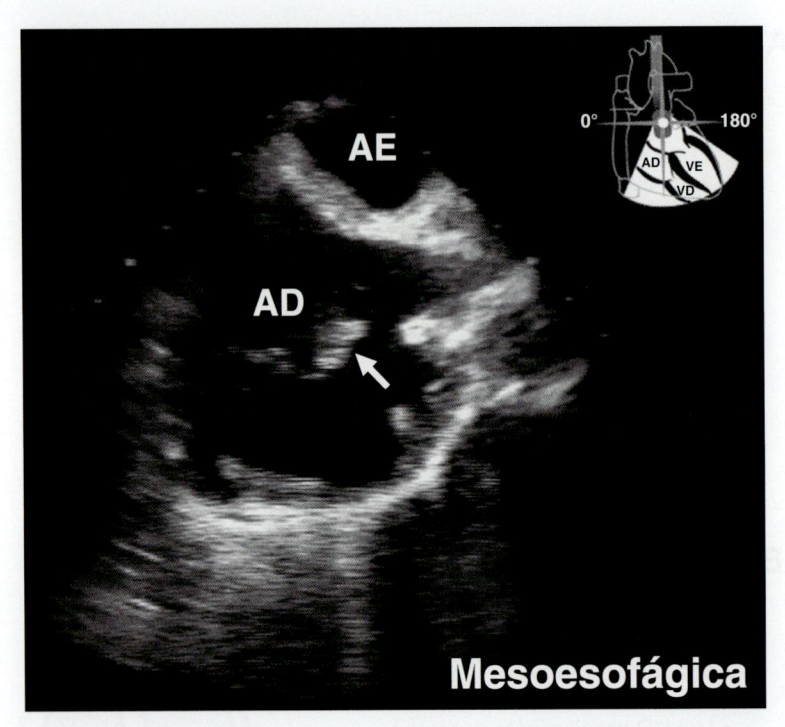

Fig. 9. Imagens do átrio direito nos cortes mesoesofágicas de ecocardiografia transesofágica demonstram um trombo móvel vermiforme (setas). (*Ver* o vídeo correspondente no DVD.)

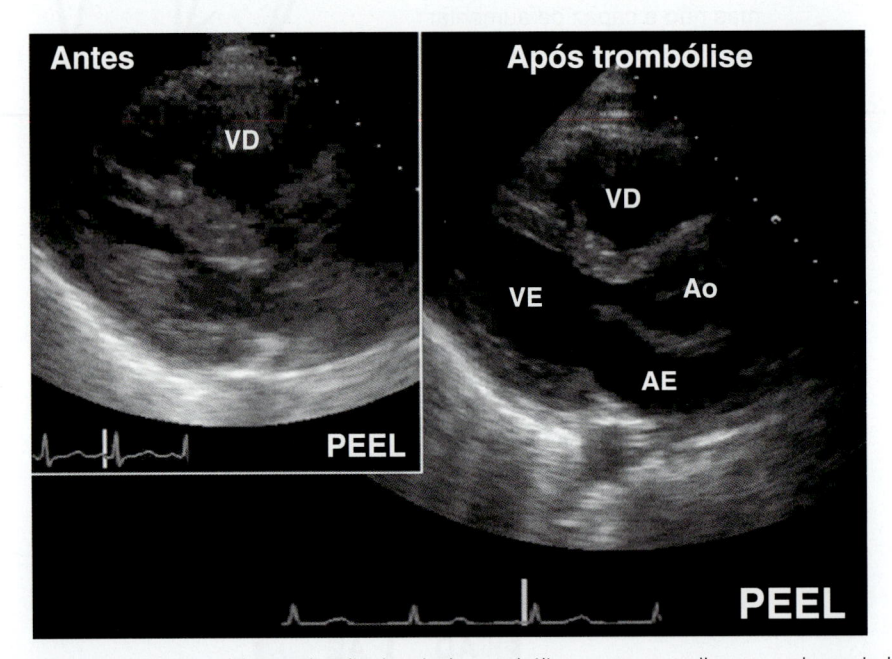

Fig. 10. Vistas de PEEL do mesmo paciente (Figs. 3-6) 1 dia depois da trombólise mostram melhora – embora ainda prejudicada – da função ventricular direita.

cificidade de 97%. Em virtude da incapacidade da ETE de visualizar a vasculatura distal, a exatidão diagnóstica em pacientes sem evidência de sobrecarga ventricular direita permanece não esclarecida. Apesar das suas limitações, o ETE permite a investigação de pacientes que podem estar hemodinamicamente instáveis e não podem fazer outros exames como tomografia computadorizada, estudos de perfusão radionuclídica ou angiografia pulmonar, embora possa ser de valor limitado em pacientes agudamente enfermos.

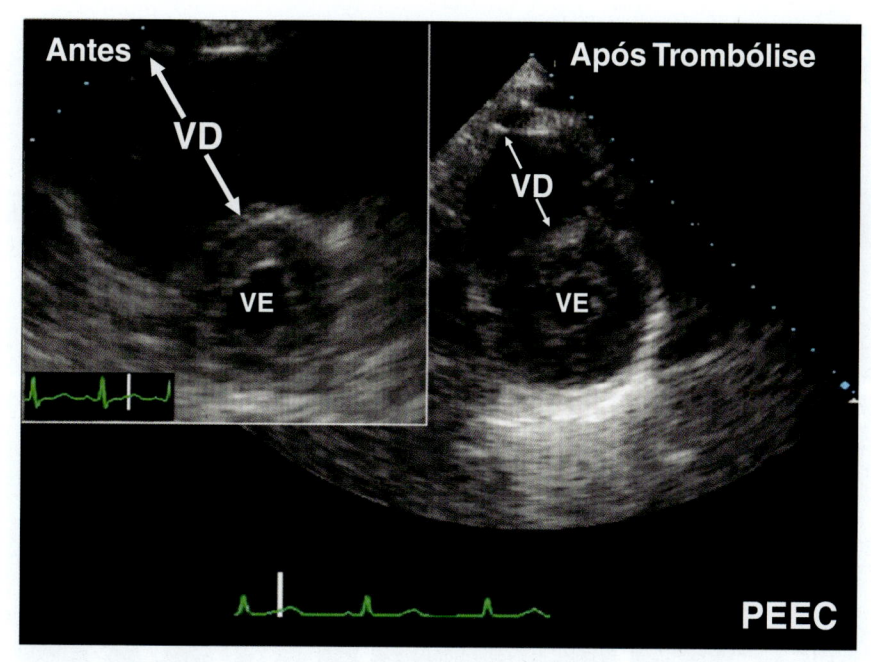

Fig. 11. Corte PEEC do mesmo paciente da Figura 9.

Na EP crônica, muitos dos achados ecocardiográficos previamente descritos podem ser vistos. Adicionalmente, hipertrofia ventricular direita e PSAPs mais significativamente aumentadas também podem ser observadas à medida que o VD se adapta à EP crônica.

AVALIAÇÃO DO RISCO E TRATAMENTO

A ecocardiografia é uma ferramenta prognóstica valiosa em pacientes com EP aguda. Múltiplos estudos demonstraram que a disfunção ventricular direita exibida pela ecocardiografia é associada a desfechos clínicos adversos. No estudo ICOPER, a presença de hipocinesia ventricular direita no ecocardiograma básico foi associada à mortalidade mais alta às duas semanas e aos três meses. Em um modelo multivariado, a presença de hipocinesia ventricular direita duplicou o risco de morte em 30 dias.

Uma PSAP de mais de 50 mmHg no momento do diagnóstico da EP aguda também é associada a resultado adverso. Adicionalmente, a presença de um forame oval patente em pacientes com EP e evidência ecocardiográfica de sobrecarga de pressão ventricular direita aguda e/ou hipertensão pulmonar constituem um preditor adverso e identificam outro subconjunto de alto risco. Finalmente, a presença de trombos intracardíacos em pacientes com EP identifica um grupo de alto risco.

Tabela 2 Hipertensão Arterial Pulmonar: Classificação Clínica

Hipertensão arterial pulmonar (primária e secundária)
- Hipertensão pulmonar idiopática primária (arteriopatia pulmonar plexogênica)
- Secundária a doenças do tecido conjuntivo, cardiopatia congênita (p. ex., *shunts* da esquerda para a direita, defeito septal ventricular, canal arterial persistente), drogas/toxinas, hipertensão porta, HIV, outros transtornos inflamatórios

Hipertensão venosa pulmonar
- Doença cardíaca atrial e ventricular esquerda (p. ex., disfunção crônica ventricular esquerda)
- Cardiopatia valvar esquerda (p. ex., estenose mitral)
- Obstrução venosa pulmonar: congênita ou adquirida

Hipertensão pulmonar associada a transtornos pulmonares e hipoxemia
- Doença pulmonar obstrutiva crônica, doença pulmonar intersticial, hipoventilação alveolar crônica, exposição crônica à alta altitude

Hipertensão pulmonar secundária à doença trombótica e/ou embólica

Modificado de Rich S, ed. Primary pulmonary hypertension: Executive summary from World Symposium–Primary Pulmonary Hypertension, 1998. Disponível em World Health Organization em www.int/ncd/cvd/pph.html.

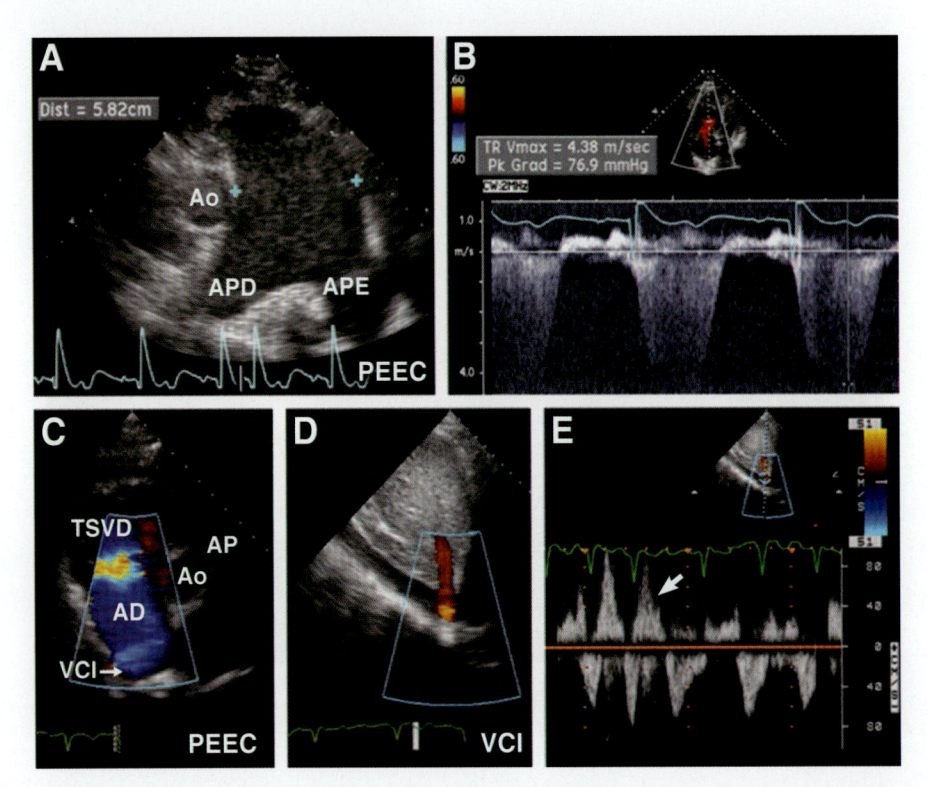

Fig. 12. Corte PEEC mostrando artéria pulmonar acentuadamente dilatada (diâmetro = 5,82 cm) nesta mulher de 52 anos com hipertensão pulmonar crônica e *cor pulmonale* crônico (**A**). Doppler de onda contínua do jato regurgitante tricúspide (RT) na hipertensão pulmonar e *cor pulmonale* crônico correspondem a uma pressão sistólica na artéria pulmonar de 77 mmHg mais a pressão atrial direita (**B**). Grande jato RT enche o ventrículo direito (VD) e entra na veia cava inferior (VCI) – Doppler de fluxo em cores, vista PEE (**C**). Observar que a inversão de fluxo também é evidente nas veias intra-hepáticas dilatadas em Doppler em cores (**D**). Isto foi confirmado em Doppler de onda pulsada (seta, **E**).

Tabela 3 — Estimativa das Pressões Atriais Direitas pela Ecocardiografia

	Parâmetros de hipertensão atrial direita[a]		
	Medidas da VCI (cm)	Movimentos respirofásicos da veia cava inferior (colapso inspiratório)	Pressões atriais direitas correspondentes (mmHg)
Normal	1,5-2,5	Colapso completo	5-10
Branda	> 1,5	Colapso < 50%	10-15
Moderada	> 2,5	Colapso < 50%	15-20
Grave	> 2,5 (com veias intra-hepáticas dilatadas)	Ausência de colapso	> 20

[a]Com base em medições da veia cava inferior e usando janela subcostal.

Estes marcadores ecocardiográficos adversos podem identificar um subconjunto de indivíduos que podem se beneficiar com o uso de terapia mais agressiva no tratamento da EP, incluindo terapia trombolítica ou embolectomia pulmonar. Após trombólise para EP aguda, foi demonstrada ecocardiograficamente a melhora da função ventricular direita (Figs. 10 e 11).

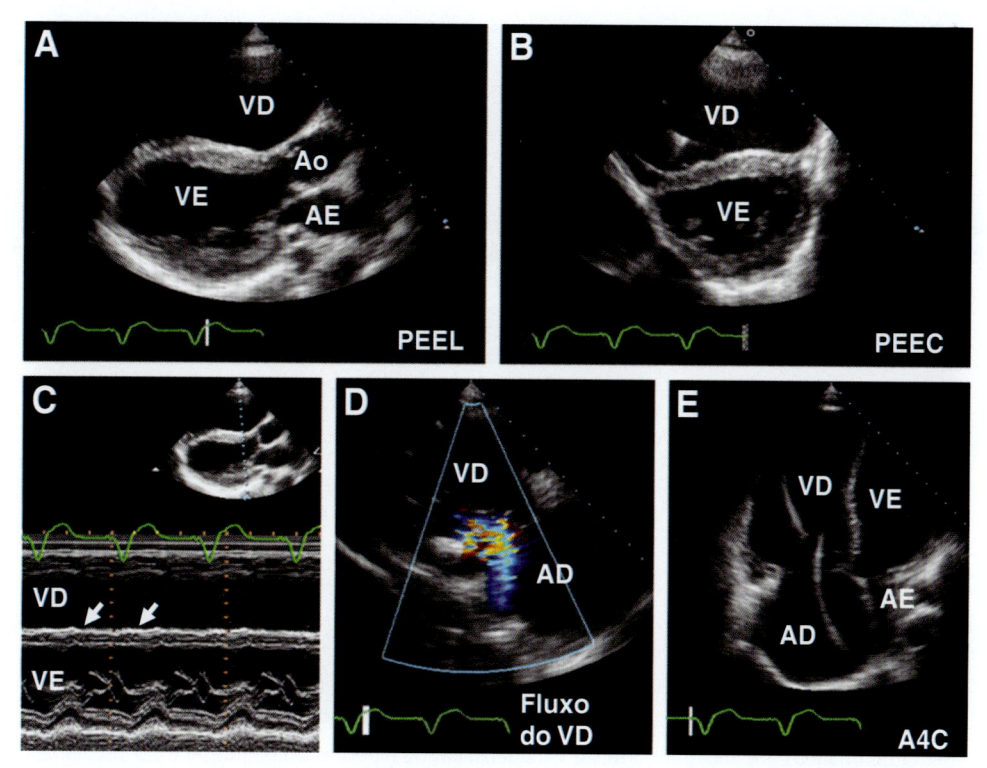

Fig. 13. Corte PEEC mostrando ventrículo direito grosseiramente dilatado em um paciente com hipertensão pulmonar crônica e *cor pulmonale* crônico (**A**) com achatamento septal em forma de D no corte PEEL (**B**). Sobrecarga de pressão e volume ventricular direito (VD) com achatamento septal persistente durante todo o ciclo cardíaco são vistos na ecocardiografia em modo M (**C**). Hipertrofia do VD também está presente. Acentuada dilatação cardíaca direita é vista nos cortes do fluxo ventricular direito e apical de quatro câmaras (**D, E**). Notar as ecodensidades lineares indicadoras de um marca-passo bicameral em **E**.

HIPERTENSÃO PULMONAR TROMBOEMBÓLICA CRÔNICA E OUTRAS HIPERTENSÕES PULMONARES

Hipertensão pulmonar crônica ocorre em cerca de 5% dos pacientes dentro de dois anos após a primeira EP. A árvore vascular pulmonar é um sistema único de alto fluxo, baixa pressão (pressões sistólica/diastólica normais 25/10 mmHg; média 15 mmHg), mas diversos estados patológicos, incluindo EP, podem desencadear um ciclo vicioso de alterações estruturais dentro da vasculatura pulmonar, resultando em hipertensão pulmonar crônica.

EP crônica ou recorrente pode obstruir progressivamente a vasculatura pulmonar, levando às características clínicas de hipertensão pulmonar crônica acompanhada por sinais de *cor pulmonale* crônico. Hipertensão tromboembólica crônica está presente quando as pressões sistólica e média na artéria pulmonar excedem 40 e 25 mmHg, respectivamente. A hipertensão pulmonar de várias etiologias (Tabela 2) pode ser classificada como branda, moderada ou grave com base em PSAPs medindo 40-45 mmHg, 46-60 mmHg ou mais de 60 mmHg, respectivamente.

Hipertensão pulmonar é quantificada mais confiavelmente por medição Doppler espectral da PSAP e da PAD – ambas as medições de rotina em ETT – desde que estenose pulmonar esteja ausente (Fig. 12 e Tabela 3). Estas pressões devem ser interpretadas no contexto da apresentação clínica e outros achados ecocardiográficos. Na ecocardiografia, a marca característica da hipertensão pulmonar estabelecida e *cor pulmonale* são sinais de sobrecarga de pressão cardíaca direita crônica (Figs. 13 e 14). Achados possíveis na ETT estão sumariados na Tabela 4. A ETE fornece melhor visualização de êmbolos com artéria pulmonar e átrios (Fig. 9; *ver* o vídeo correspondente no DVD).

A PSAP é medida usando-se a equação de Bernoulli simplificada, aplicada à velocidade máxima da RT por Doppler de onda contínua. A este valor a PAD deve ser adicionada para completar o cálculo (Tabela 3):

$$PSAP = 4(VT)^2 + PAD$$

RT está presente na maioria dos indivíduos normais, mas a velocidade raramente excede 2,5 m/s. Velocidades mais altas de RT podem indicar patologia. As velocidades

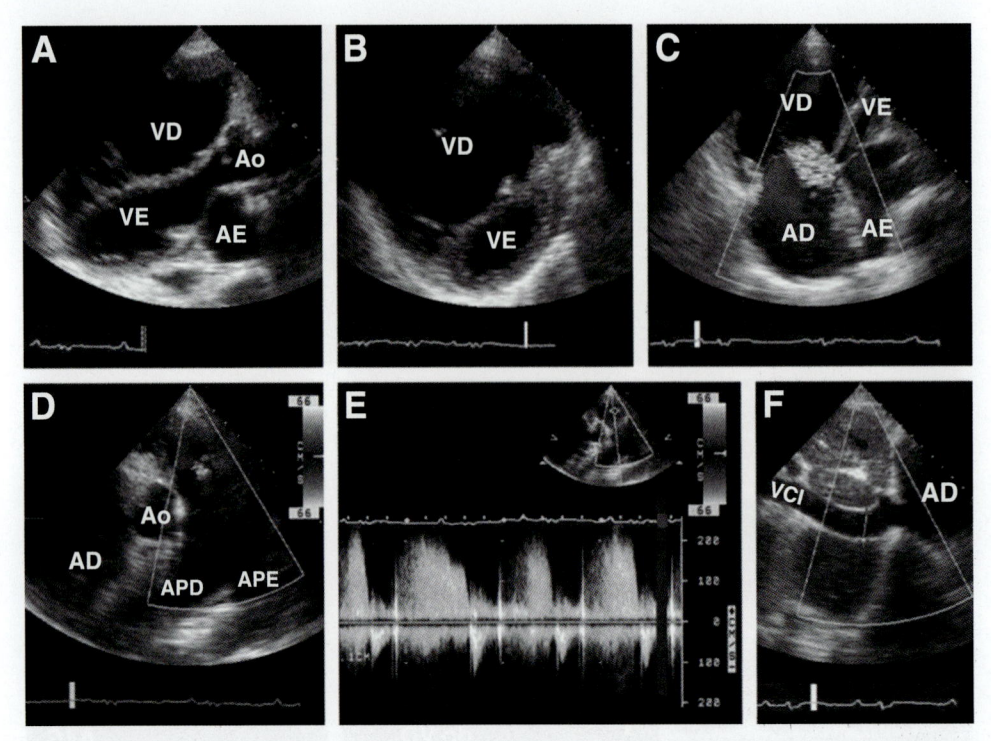

Fig. 14. Estão apresentadas imagens que mostram diversas características da hipertensão pulmonar e *cor pulmonale* graves crônicos (Tabela 4). Observar o ventrículo maciçamente dilatado em cortes paraesternais acompanhado por regurgitações tricúspide (**C**) e pulmonar (**D**). Avaliação com Doppler espectral através da valva pulmonar confirma acentuada regurgitação pulmonar excedendo 2 m/s (**E**). Estava presente veia cava inferior (VCI) acentuadamente dilatada com perda completa da variação respirofásica (**F**).

Tabela 4 — Achados Ecocardiográficos em Hipertensão Pulmonar e *Cor Pulmonale* Crônico

Ecocardiografia bidimensional

- Dilatação ventricular direita
- Hipertrofia ventricular direita
- Disfunção/hipocinesia ventriculares direitas
- Sinais de sobrecarga de pressão e volume ventricular direita: septo em forma de D (durante todo o ciclo cardíaco)
- Movimento septal paradoxal
- Dilatação atrial direita
- Veia cava inferior dilatada
- Perda dos movimentos respirofásicos normais da veia cava inferior

Ecocardiografia Doppler

- Inversão de fluxo: na valva tricúspide por parâmetros de Doppler de fluxo em cores, p. ex., aumento da área do jato, da área de superfície de isovelocidade proximal, da largura da *vena contracta*
- Inversão de fluxo: na valva pulmonar por meio-tempo de pressão e comprimento do jato
- Inversão de fluxo: veia cava inferior e veias hepáticas

---

de RT mais comumente vistas na EP aguda variam entre 2,5 e 3 m/s, raramente excedendo 3,5 m/s, porque o VD previamente normal não é capaz de gerar pressões mais altas. Isto contrasta com as pressões geradas pelo VD hipertrofiado, vistas na EP crônica ou recorrente e no contexto de hipertensão pulmonar crônica, nas quais as velocidades de RT tipicamente excedem 3,5 m/s.

A velocidade de RT é um reflexo da diferença de pressão entre o átrio direito e o VD, enquanto a intensidade no Doppler de onda contínua indica a gravidade. Por essa razão uma alta velocidade de RT (isoladamente) não equivale a RT grave. A gravidade da RT pode ser estimada usando-se os mesmos parâmetros do Doppler utilizados para avaliar a gravidade da regurgitação mitral (*ver* Capítulo 14; p. ex., áreas dos jatos, largura da *vena contracta* e área de superfície de isovelocidade proximal, em conjunção com outros parâmetros ecocardiográficos nas Tabelas 3 e 4).

A armadilha mais comum ao medir a PSAP consiste em deixar de obter a velocidade máxima de RT. A fim de minimizar isto, múltiplas janelas (paraesternais, apicais e subcostais) e ideal alinhamento do Doppler são necessários. Outras medições por Doppler, como, p. ex., tempos de aceleração medidos na valva pulmonar, a razão velocidade/integral de velocidade tempo de RT e a pressão diastólica na artéria pulmonar podem ser usadas.

LEITURAS SUGERIDAS

Fedullo PF, Auger WR, Kerr KM, Rubin LJ. Chronic thromboembolic pulmonary hypertension. N Engl J Med 2001;345:1465-1472.

Goldhaber SZ, Visani L, De Rosa M. Acute pulmonary embolism: clinical outcomes in the International Cooperative Pulmonary Embolism Registry (ICOPER). Lancet 1999;353:1386-1389.

Goldhaber SZ. Echocardiography in the management of pulmonary embolism. Ann Intern Med 2002;136:691-700.

Goldhaber SZ. Pulmonary embolism. In: Zipes DP, Libby P, Bonow RO, Braunwald E, eds. Braunwald's Heart Disease: A Textbook of Cardiovascular Medicine, 7th ed. Philadelphia; Saunders, 2005;1781-1806.

Kedia A, Roldan CA. Pulmonary hypertension and cor-pulmonale. In: Roldan CA, ed. The Ultimate Echo Guide. Philadelphia: Lippincott Williams and Wilkins, 2005:71-84.

Leibowitz D. Role of echocardiography in the diagnosis and treatment of acute pulmonary thromboembolism. J Am Soc Echocardiogr 2001;14:921-926.

Miniati M, Monti S, Pratali L, *et al.* Value of transthoracic echocardiography in the diagnosis of pulmonary embolism: results of a prospective study in unselected patients. Am J Med 2001;110:528-535.

Nass N, McConnell MV, Goldhaber SZ, Chyu S, Solomon SD. Recovery of regional right ventricular function after thrombolysis for pulmonary embolism. Am J Cardiol 1999; 83:804-806.

Pengo V, Lensing AW, Prins MH, ct al. Thromboembolic Pulmonary Hypertension Study Group. Incidence of chronic thromboembolic pulmonary hypertension after pulmonary embolism. N Engl J Med 2004;350:2257-2264.

Pruszczyk P, Torbicki A, Kuch-Wocial A, Szulc M, Pacho R. Diagnostic value of transoesophageal echocardiography in suspected haemodynamically significant pulmonary embolism. Heart 2001;85:628-634.

Ribeiro A, Lindmarker P, Johnsson H, Juhlin-Dannfelt A, Jorfeldt L. Pulmonary embolism: one-year follow-up with echocardiography Doppler and five-year survival analysis. Circulation 1999;99:1325-1330.

Ribeiro A. The role of echocardiography Doppler in pulmonary embolism. Echocardiography 1998;15:769-778.

19 | MASSAS E TUMORES CARDÍACOS

Justina C. Wu, MD, PhD

CONTEÚDO

APRESENTAÇÃO DE UM CASO
DIAGNÓSTICO DIFERENCIAL DE UMA MASSA: ESTRUTURAS NÃO NEOPLÁSICAS
    ESTRUTURAS NORMAIS/VARIANTES SIMULANDO TUMORES
    TROMBO
    VEGETAÇÃO
    ARTEFATO
TUMORES COMPROMETENDO O CORAÇÃO E O PERICÁRDIO
    TUMORES PRIMÁRIOS
    TUMORES SECUNDÁRIOS
EFEITOS DO CÂNCER NO CORAÇÃO
    EFEITO DE MASSA: COMPRESSÃO EXTRACARDÍACA OU OBSTRUÇÃO INTRACAVITÁRIA
    INFILTRAÇÃO DIRETA DO MIOCÁRDIO
    COMPROMETIMENTO VALVAR
    COMPROMETIMENTO PERICÁRDICO
    EFEITOS TARDIOS E/OU INDIRETOS
LEITURAS SUGERIDAS

APRESENTAÇÃO DE UM CASO

Mulher de 32 anos apresentou-se com história de um mês de fadiga, febre intermitente e dispneia de esforço. Um dia antes da consulta com o médico, ela notou cegueira monocular transitória que se resolveu em 1 h. Ao exame físico ela apresentava um ruflar apical holossistólico e posicional diastólico tardio, B1 diminuída e um som de "plop" diastólico final auscultado no fim da diástole. Ela foi enviada para um ecocardiograma a fim de excluir origem cardíaca de êmbolo (Fig. 1; *ver* o vídeo correspondente no DVD). Subsequentemente ela foi submetida à cirurgia cardíaca, e um tumor atrial esquerdo foi excisado e confirmado como um mixoma ao exame histopatológico.

DIAGNÓSTICO DIFERENCIAL DE UMA MASSA: ESTRUTURAS NÃO NEOPLÁSICAS

Massas no coração ou em torno dele são achados incidentais em ecocardiografia. Menos frequentemente, um tumor comprometendo o coração causa sintomas diretos que levam o clínico a suspeitar de alguma anormalidade cardíaca.

Massas intracardíacas ou extracardíacas verdadeiras necessitam ser distinguidas das entidades descritas na seção seguinte.

■ Estruturas Normais/Variantes Simulando Tumores

INTRACARDÍACAS

No átrio direito, a valva de Eustáquio (também conhecida como valva da veia cava inferior [VCI]) é uma crista de tecido que se estende desde a entrada da VCI ao septo interatrial. Na vida fetal, esta valva dirige o sangue para a fossa *ovalis*.

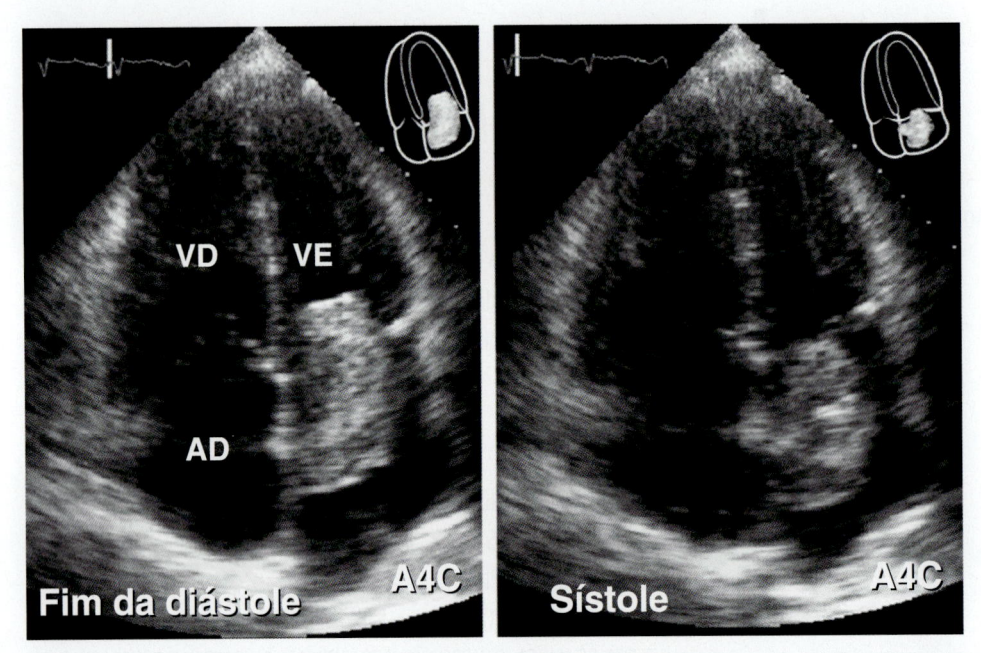

Fig. 1. Este grande mixoma atrial causava estenose mitral funcional e sintomas constitucionais. Usualmente são massas solitárias, móveis e heterogeneamente hiperecoicas. Originam-se mais comumente do septo interatrial e têm predileção pelo átrio esquerdo. (*Ver* o vídeo correspondente no DVD.)

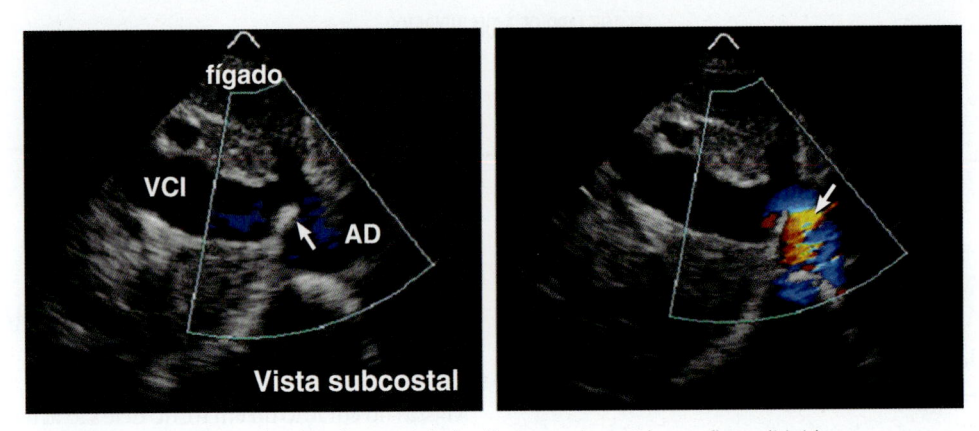

Fig. 2. Imagens subcostais mostrando a valva da veia cava inferior (à esquerda, seta) com fluxo dirigido no exame com Doppler em cores (à direita). (*Ver* o vídeo correspondente no DVD.)

Ela pode permanecer proeminente em adultos, quando então aparece como um eco linear transverso correndo aproximadamente paralelo ao anel tricúspide através do átrio direito posterior em cortes do fluxo ventricular direito, ou em cortes subcostais (Figs. 2 e 3; *ver* o vídeo correspondente à Fig. 2 no DVD). A rede de Chiari é similarmente um resto embrionário do *sinus venosus*, que se estende a partir da valva da veia cava inferior e é contínuo com ela. A rede persiste em 2-3% dos adultos normais (confirmado por autópsia) e aparece em ultrassom como uma massa ecogênica semelhante a uma rede rendilhada ou membranosa fenestrada com um característico movimento ondulado caótico independente daquele da valva tricúspide e do coração

direito (Fig. 4). Em cortes paraesternais de eixo longo ou curto, saliência do septo interatrial para o átrio direito, em decorrência de um aneurisma do septo interatrial ou sobrecarga de volume atrial esquerdo, pode ser erradamente tomada por um "tumor" quando o plano de varredura corta tangencialmente através do septo. Inspeção cuidadosa de ambos os átrios por todas as janelas deve esclarecer este diagnóstico.

Calcificação anular, particularmente do aparelho mitral, e deposição de gordura, frequentemente vista em torno do anel tricúspide e no septo interatrial (hipertrofia lipomatosa septal interatrial, Fig. 5; *ver* o vídeo correspondente no DVD), também podem simular massas intracardíacas. Depósitos calcificados tendem a ser muito hiper-refringentes e irregulares,

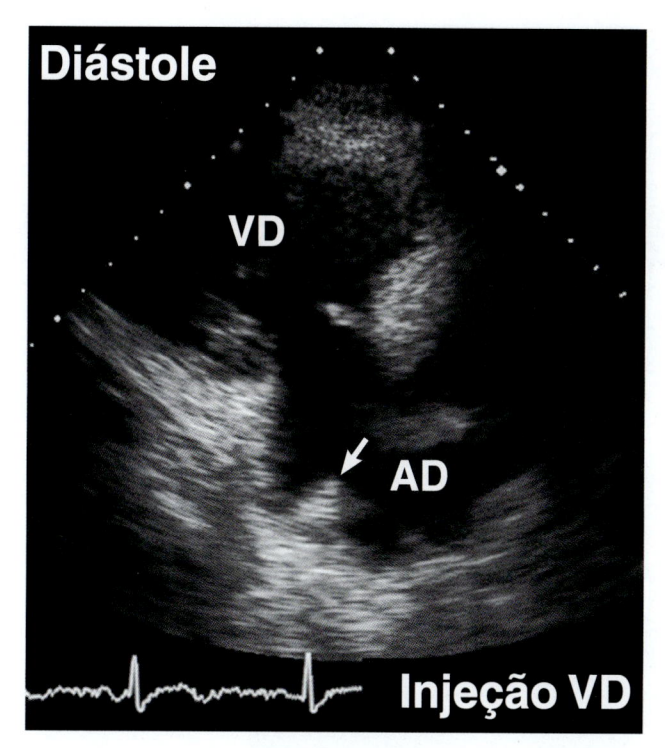

Fig. 3. Quando presente, a valva da veia cava inferior (seta) pode ser bem visualizada no corte do trato de entrada ventricular direito (ver Capítulo 3, Fig. 20). Os folhetos da valva tricúspide deste paciente estavam espessadas e imóveis em virtude da síndrome carcinoide.

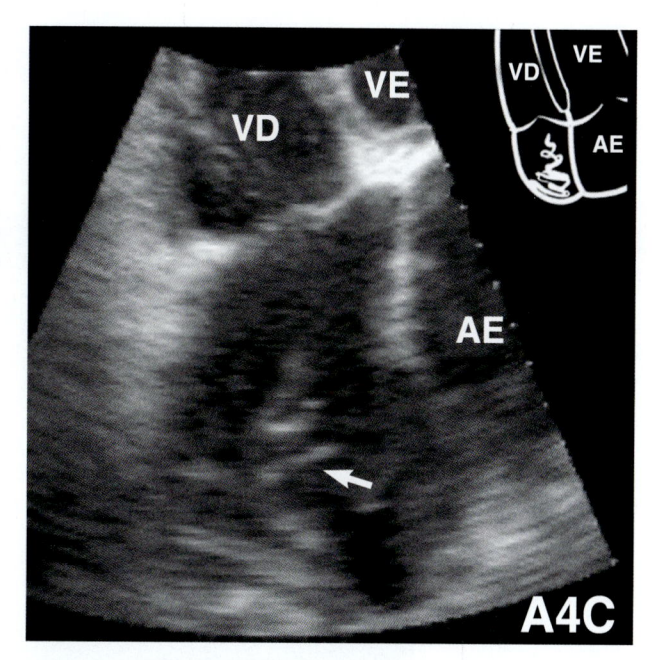

Fig. 4. A rede de Chiari usualmente aparece como uma massa ecogênica ondulante altamente móvel originada na junção átrio direito–veia cava inferior. A presença deste vestígio embrionário deve provocar exame mais estreito do septo interatrial quanto a aneurisma ou forame oval patente.

enquanto gordura usualmente aparece como uma massa menos ecodensa, homogênea, com bordos mais lisos. Válvulas mitrais mixomatosas, quando gravemente espessadas, foram erradamente tomadas por tumores. Dentro do apêndice atrial esquerdo, os músculos pectinados aparecem como pequenas e múltiplas estruturas piramidais com suas bases contínuas com a parede miocárdica. Diferentemente de massas e trombos, os músculos pectinados não são móveis independentemente das contrações do apêndice. Pequenas ecodensidades lineares curtas, conhecidas como "excrescências de Lambl", são muitas vezes notadas nas extremidades dos folhetos da valva aórtica, tanto no trato de saída ventricular esquerdo quanto no lado aórtico, bem como no aparelho mitral em pacientes com mais de 50 anos. Estudos de histopatologia revelaram que estas são longos filamentos de fibrina, embora os filamentos maiores e mais desenvolvidos possam conter elementos celulares de fibroelastoma papilífero.

Dentro do ventrículo esquerdo, trabeculações proeminentes do ventrículo esquerdo, falsos tendões (Fig. 6), bandas ou pontes de músculo aberrante e membranas subaórticas devem ser distinguidos de tumores. Delineamento das origens e inserções destas estruturas, uma morfologia cilíndrica ou linear e a presença de espessamento durante a sístole podem ajudar no diagnóstico diferencial. No interior do ventrículo direito, a banda moderadora pode mostrar-se bastante espessa, mas sua localização estendendo-se da parede livre apical ao septo médio é característica.

EXTRACARDÍACAS

Um corpo adiposo epicárdico usualmente aparece como uma massa ecogênica levemente granular, individualizada, "mole" ou deformável, adjacente ao pericárdio, tipicamente anterior ao coração direito e/ou adjacente ao sulco atrioventricular. Um indício útil para distinguir gordura pericárdica é a identificação da luz cilíndrica ecotransparente da artéria coronária correndo dentro dela. Entretanto, corpos adiposos epicárdicos podem estar distribuídos em qualquer lugar em torno do coração. Eles tendem a aumentar em tamanho com a idade ou em pacientes com uso de esteroide de longa duração.

Derrames pleurais e ascite são ocasionalmente confundidos com derrames pericárdicos. Identificação adequada deve evitar o ocasional diagnóstico errado de segmentos pulmonares atelectasiados ecogênicos, fibrina ou trombo dentro das cavidades pleurais ou abdominal, que podem se mostrar semelhantes a massas tumorais (Fig. 7).

■ Trombo

Trombos podem se formar no corpo e no apêndice do átrio esquerdo, particularmente em pacientes com fibrilação atrial, estenose mitral ou estados hipercoaguláveis (Fig. 8). Os trom-

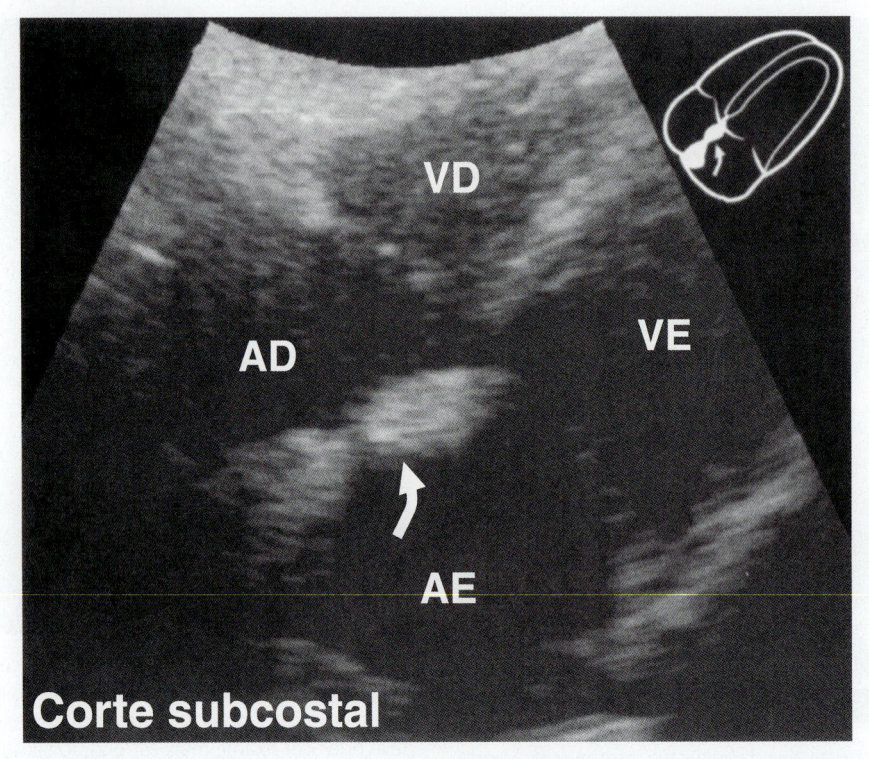

Fig. 5. Hipertrofia lipomatosa (seta) do septo interatrial. (*Ver* o vídeo correspondente no DVD.)

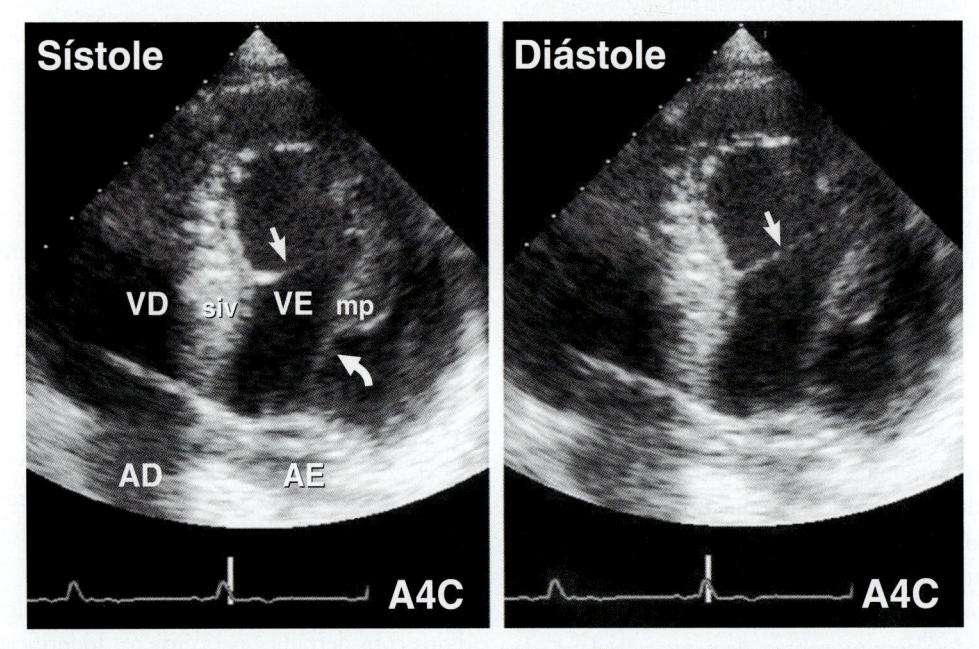

Fig. 6. Um falso tendão (seta reta) aparece como uma corda móvel (alguns milímetros de largura) que passa como uma corda de arco na cavidade ventricular. Observar as inserções no septo interventricular (siv) e na base do músculo papilar (mp). Notar o aspecto do tendão verdadeiro – corda tendínea (seta curva).

bos variam imensamente em tamanho, forma e aparência. A diferenciação entre um trombo e um tumor pode ser difícil se fatores predisponentes a trombo não estiverem presentes (Figs. 9 e 10; *ver* o vídeo correspondente à Fig. 9 no DVD). Em casos de trauma ou cirurgia mediastinal, sangue coagulado e fibrina podem aparecer nos espaços pericárdico e pleural como massas ecogênicas gelatinosas ou coalescentes.

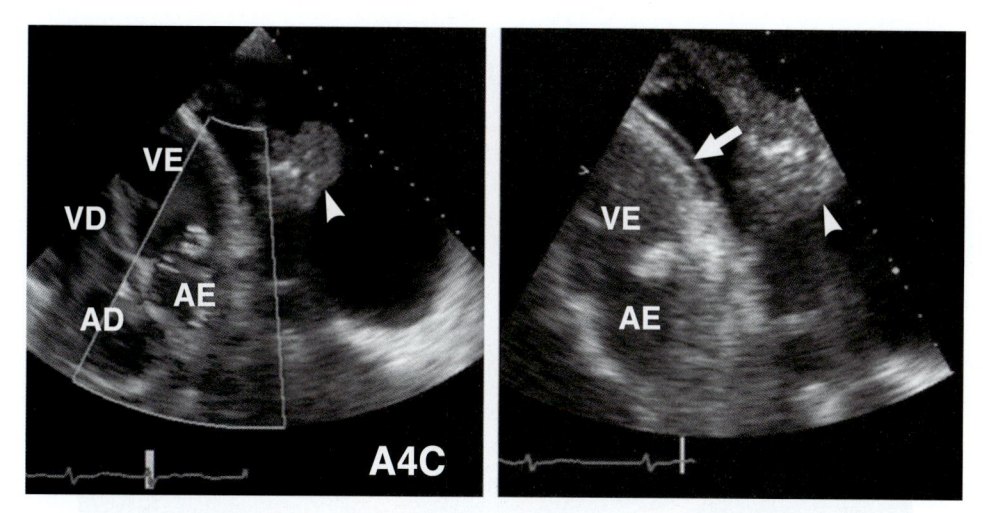

Fig. 7. Cortes apicais de quatro câmaras (A4C) de uma mulher de 86 anos com sepse generalizada e endocardite mostram um grande derrame pleural direito com segmentos pulmonares atelectásicos (pontas de setas). Um derrame pleural deve ser distinguido de um derrame pericárdico (seta) olhando-se por múltiplos cortes e observando-se suas relações com as estruturas anatômicas regionais, como a aorta e o seio coronário.

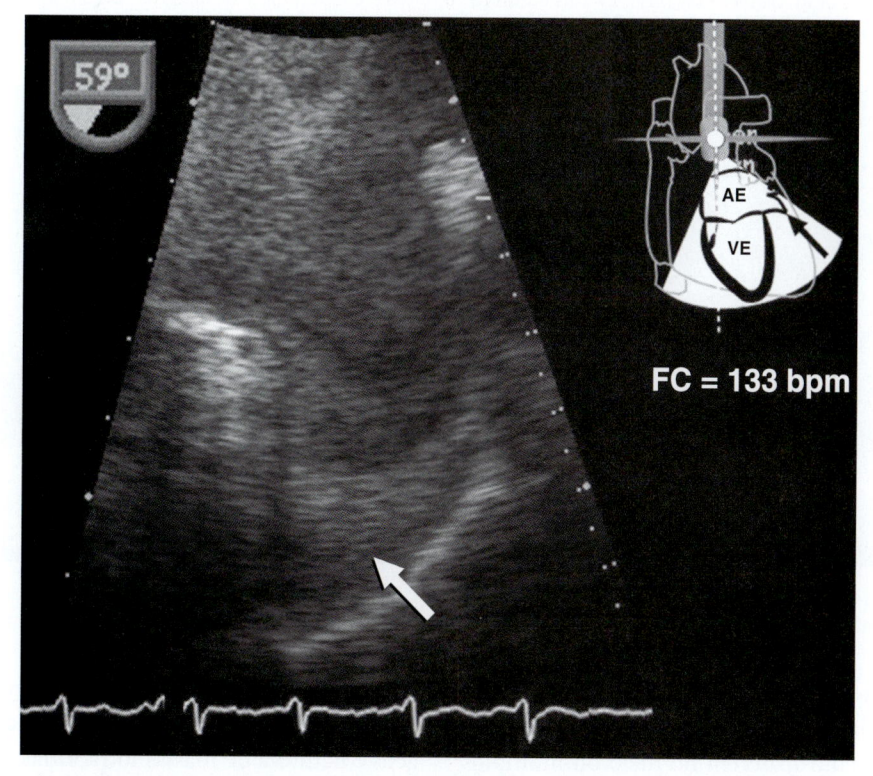

Fig. 8. Imagem mesoesofágica do apêndice atrial esquerdo (omniplano 59°) mostrando um trombo atrial esquerdo (seta) e ecocontraste espontâneo dentro do átrio esquerdo (AE). Trombos necessitam ser distinguidos de artefatos e dos músculos pectinados que revestem as paredes do apêndice atrial esquerdo. Ecocontraste espontâneo frequentemente coexiste com trombo, como no AE deste paciente com estenose mitral e fibrilação atrial.

■ Vegetação

Massas móveis que estão fixadas às valvas tendem a ser vegetações, especialmente se estiverem presentes sinais clínicos e laboratoriais de endocardite, e sintomas de regurgitação valvar forem de início recente. Válvulas mitrais mixomatosas devem também ser distinguidas de vegetações e tumores (Fig. 11).

■ Artefato

Artefatos assemelhando-se a uma massa ecogênica podem ser causados por reflexões do pericárdio, valvas e corpos

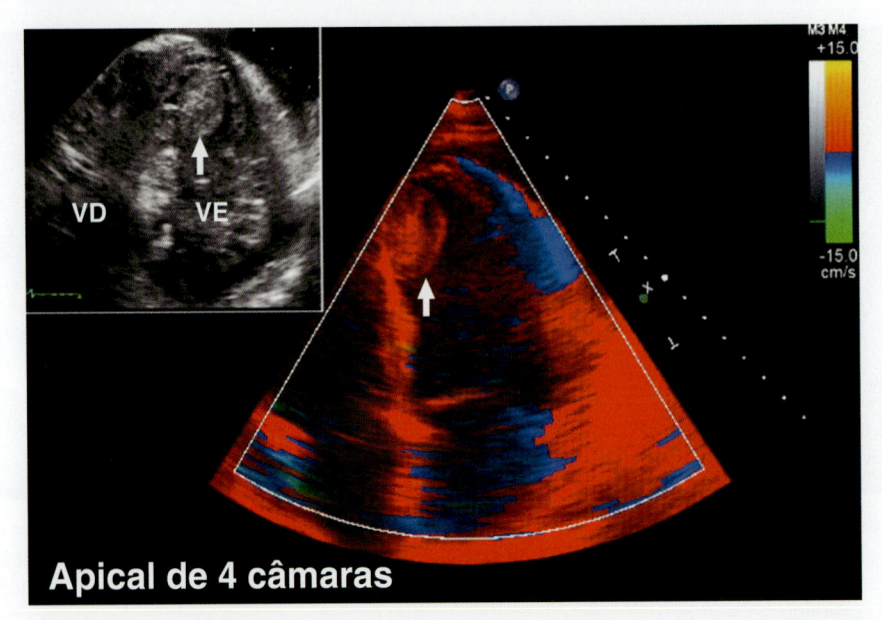

Fig. 9. Estas imagens são de um homem de 63 anos com doença de artéria coronária e câncer de pulmão. Múltiplas ecodensidades (trombos intracardíacos) foram observadas nas câmaras cardíacas direitas e esquerdas. Trombos menores tinham embolizado as suas artérias coronárias, resultando em múltiplos infartos. (*Ver* o vídeo correspondente no DVD.)

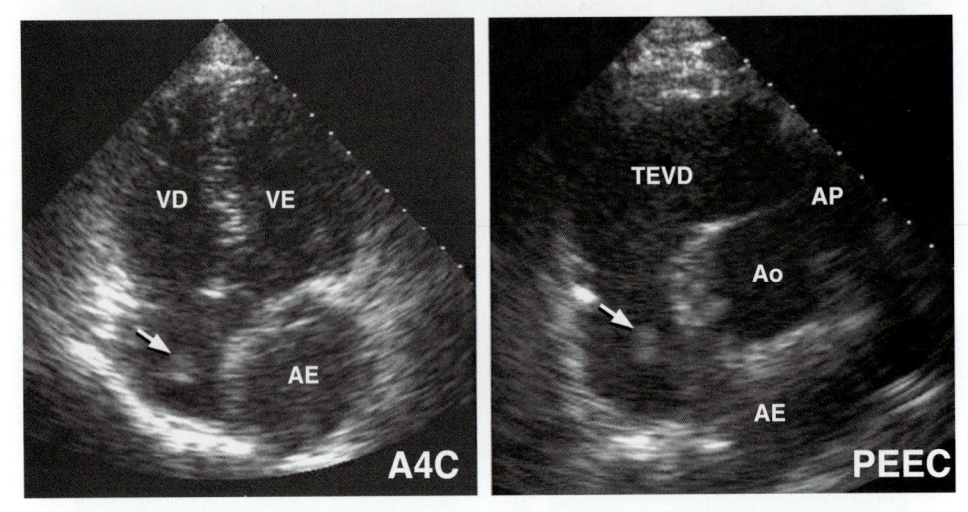

Fig. 10. Estas imagens são de um homem de 51 anos com doença hepática terminal, infecção por hepatite C, ascite e *shunts* do peritônio à veia cava inferior (de Denver). Um trombo foi visto no seu átrio direito, além de um forame oval patente.

estranhos (p. ex., cateteres, cabos de marca-passo). Em virtude da maneira pela qual as imagens são processadas, os artefatos frequentemente aparecem no meio ou múltiplos da distância do objeto refletor ao transdutor, e *não* se movem independentemente do movimento do coração. Uma maneira útil de distinguir um artefato é examinar o fluxo sanguíneo em torno da suposta massa com Doppler em cores, o qual deve respeitar os limites de uma massa verdadeira, mas parecerá passar através de um artefato (Fig. 12). Na ecocardiografia transesofágica, o pregueado normal de tecido entre o apêndice atrial esquerdo e a veia pulmonar esquerda superior pode causar um artefato acústico que ocasionalmente foi erradamente tomado por um trombo, daí o nome "crista da varfarina" (Fig. 13).

Em casos difíceis, ecocardiografia transesofágica ou mesmo biópsia por cateter pode ser chamada a esclarecer as origens e natureza de massas intracardíacas.

TUMORES COMPROMETENDO O CORAÇÃO E O PERICÁRDIO

■ Tumores Primários

Tumores primários originados no coração são raros, e apenas 25% são malignos. Noventa por cento ou mais são detectados incidentalmente, mas alguns podem causar sintomas por embolização ou obstrução da entrada ou saída do

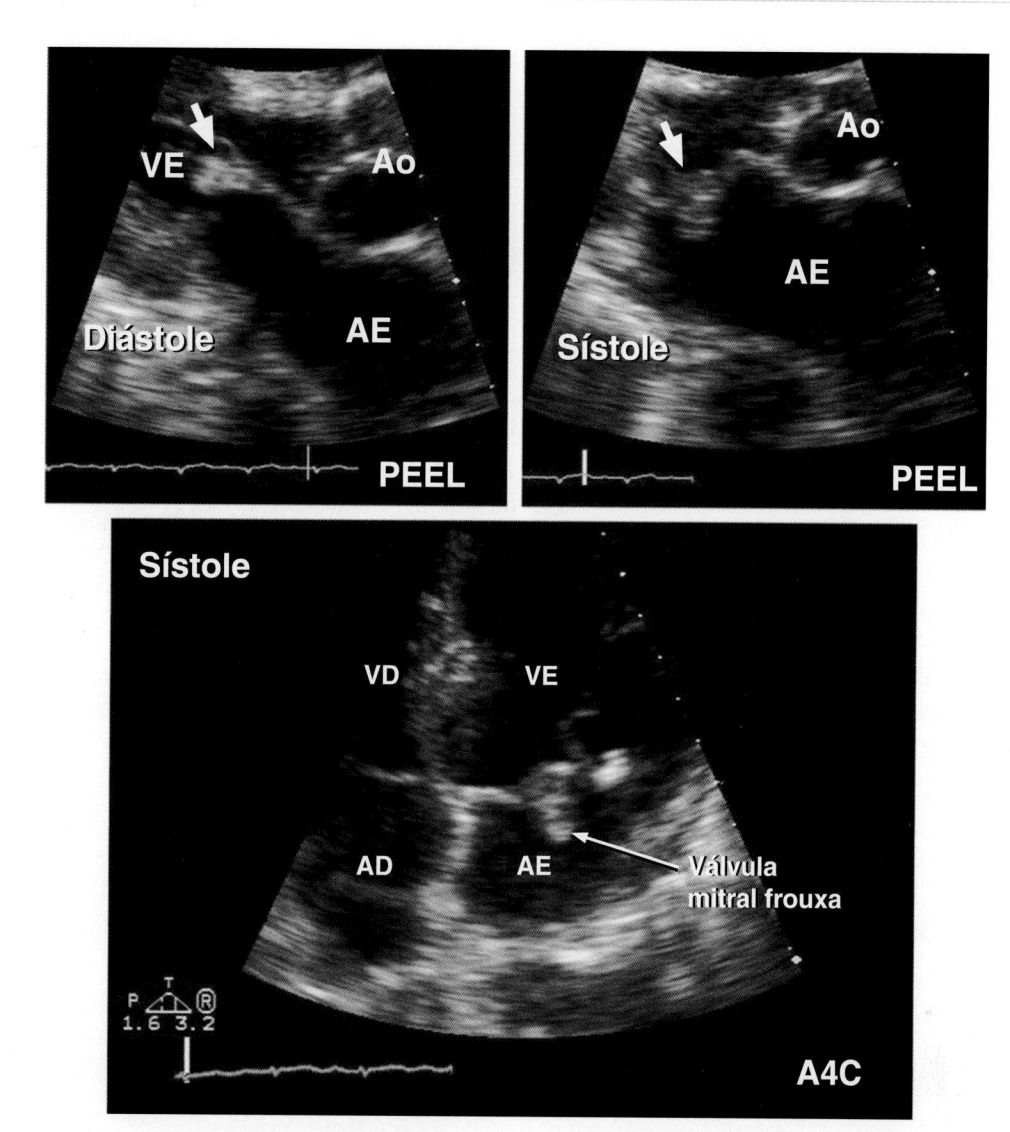

Fig. 11. Estas imagens mostram um folheto mitral anterior "mixomatoso" frouxo que prolapsava para dentro do átrio esquerdo durante a sístole, o que pode criar um aspecto semelhante a tumor. Regurgitação mitral estava presente.

coração. Em geral, os tumores atriais são mais frequentemente intracavitários, enquanto os ventriculares são mais frequentemente intramurais (isto é, comprometendo a camada miocárdica).

Do mais comum para o menos comum, segue-se uma breve descrição destes tumores. A Tabela 1 resume as massas neoplásicas e não neoplásicas que podem ser vistas em ecocardiografia.

Em adultos, mixoma cardíaco é o tumor cardíaco mais comum, responsabilizando-se por 20-50% de todos os casos (Figs. 1 e 14; *ver* o vídeo correspondente à Fig. 1 no DVD). Pode haver uma predominância feminina, e existem síndromes familiais com mixoma como um caráter fenotípico (p. ex., síndrome de Carney). Aproximadamente 75% dos mixomas ocorrem no átrio esquerdo, com os restantes originando-se principalmente dentro do átrio direito. Foram descritos casos originados dos ventrículos e da VCI, bem como mixomas múltiplos dentro do mesmo átrio. O mixoma atrial típico origina-se do septo interatrial próximo à fossa *ovalis*, e é muitas vezes ancorado por um pedículo semelhante a um caule. O tamanho pode variar de menos de 1 cm a uma extensão que virtualmente enche o átrio inteiro. O aspecto ecocardiográfico é tipicamente o de uma massa compacta, arredondada ou ovoide, ou alternativamente uma massa polipoide, papilífera, friável. A ecodensidade pode ser homogênea ou finamente pontilhada. Mixoma pode causar obstrução valvar (isto é, uma estenose funcional) ou se prolapsar e causar regurgitação da valva mitral ou tricúspide, levando à insuficiência cardíaca. Além disso, pode ocorrer embolização pulmonar, bem como sintomas constitucionais. Excisão cirúrgica completa usualmente é a cura.

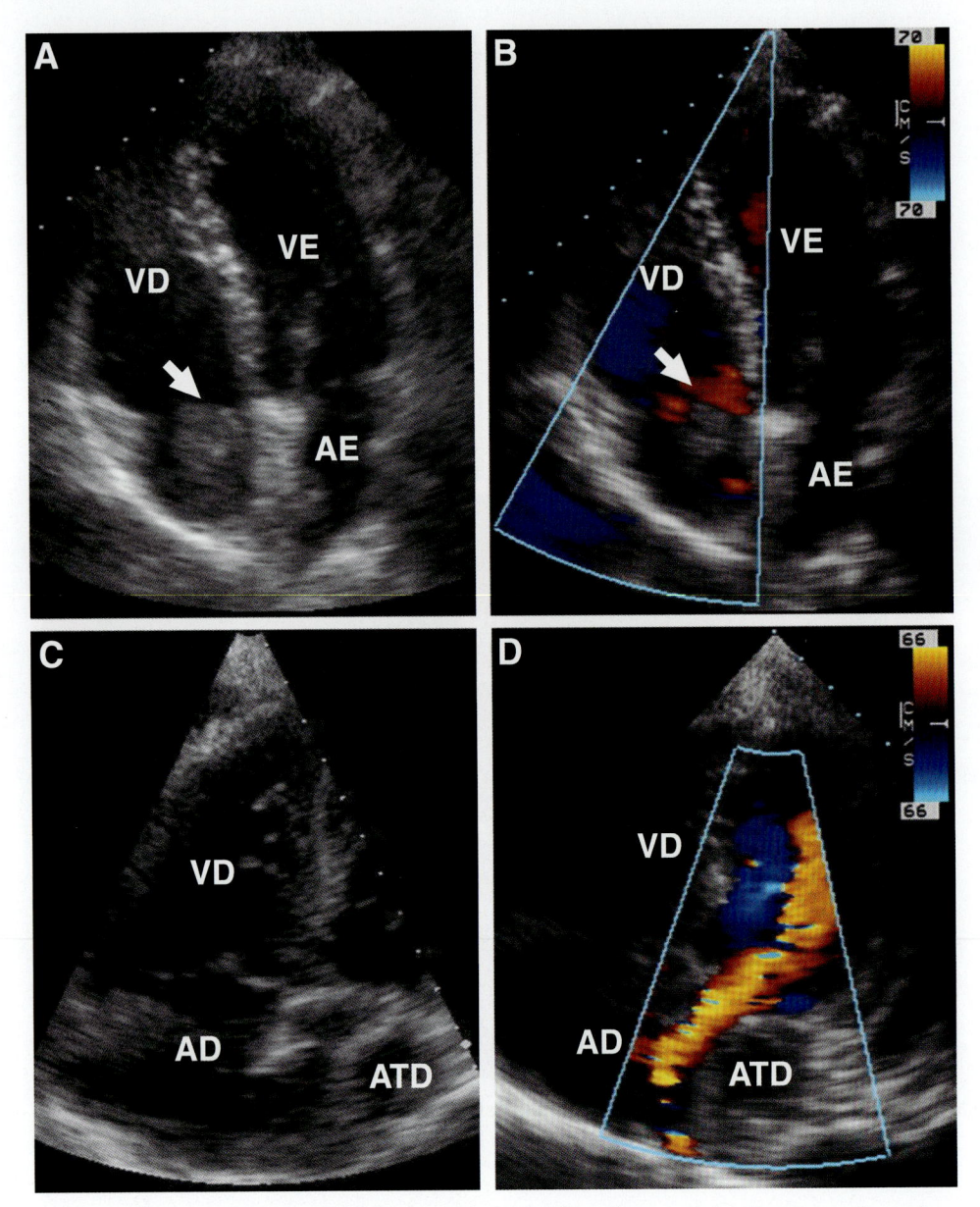

Fig. 12. Avaliação com Doppler em cores da massa atrial direita (seta, **A**, **B**) confirmou sua localização cardíaca. Comparar isto com a análise com Doppler em cores do átrio esquerdo que mostra compressão extracardíaca pela aorta torácica descendente (ATD; **C**, **D**).

Fibroelastomas papilíferos constituem o segundo tumor benigno mais comum, e consistem principalmente em elementos de tecido conjuntivo denso. Estes são encontrados mais frequentemente em pacientes idosos e, usualmente, parecem se originar do endocárdio valvar em qualquer dos lados do coração. Eles se manifestam como pequenas (< 0,2-1 cm) ecomassas pedunculadas móveis que podem ser variadamente filamentosas, frondosas ou ovais em forma. São caracteristicamente fixados aos folhetos das valvas, com uma predisposição principalmente pela valva aórtica (onde podem se originar de qualquer superfície), ou em segundo lugar pelo lado atrial dos folhetos mitrais. Menos frequentemente, são fixados às cordas ou músculos papilares mitrais, ou valva tricúspide ou pulmonar. Em virtude da sua mobilidade, considera-se que se destacam facilmente para a corrente sanguínea e podem causar sintomas embólicos. A Figura 15 mostra um fibroelastoma papilífero semelhante a um filamento alongado no lado do trato de saída do VE da valva aórtica (*ver* o vídeo correspondente no DVD).

Lipomas cardíacos são tumores benignos que foram descritos em todo o coração, tipicamente em localização subepicárdica ou subendocárdica. Raramente podem surgir dentro do miocárdio ou dos folhetos. Eles muitas vezes aparecem mais ecodensos e fixos do que os mixomas e frequentemente são clinicamente silenciosos (Fig. 16; *ver* o vídeo correspondente no DVD). É importante distinguir esta entidade da hipertrofia lipomatosa, que é uma acumu-

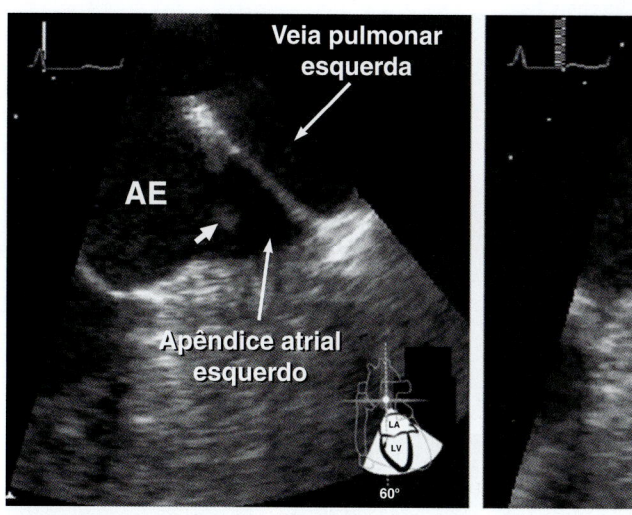

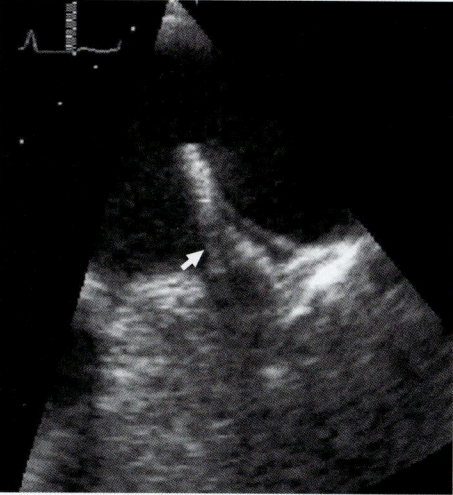

Fig. 13. Artefato de "crista da varfarina" ocorre em virtude do sombreamento acústico (setas curtas) pela crista ou prega de tecido hiperecoica que separa o apêndice atrial esquerdo da veia pulmonar esquerda.

Tabela 1 Massas Cardíacas

Não neoplásicas
• Trombo (intracavitário)[a]
• Trombo dentro de aneurisma ou pseudoaneurisma ventricular
• Hipertrofia lipomatosa do septo interatrial
• Variantes anatômicas (p. ex., rede de Chiari, crista *terminalis* proeminente ou orifício de veia pulmonar)
• Vegetação valvular
• Músculo papilar rompido
• Nódulo reumatoide
• Estruturas e órgãos extracardíacos (p. ex., gordura no sulco atrioventricular)

Neoplásicas			
Tumores cardíacos primários		Tumores cardíacos secundários[b]	
Mais comuns	Menos comuns/raros	Mais comuns	Menos comuns
Mixoma[c]	Fibroma	Carcinoma broncogênico	Musculoesqueléticos
Lipoma	Rabdomioma	Mama	Cervicais
Fibroelastoma papilífero	Linfoma	Estômago	Angiomiolipoma renal
	Granuloma de células plasmáticas	Cólon	Tumor de células germinais (p. ex., teratoma testicular)
	Sarcoma	Linfoma	Carcinoma de células embrionárias
	Hemangiopericitoma	Leucemia	Coriocarcinoma
	Angioma	Carcinoma hepatocelular	Tireoide
	Tumor do nódulo AV	Carcinoma de células renais	
	Paragangliomas	Tumor carcinoide	
	Feocromocitoma intracardíaco		
	Sarcoma cardíaco primário		

[a]Trombos são a massa intracardíaca mais comum.
[b]Mixoma é o tumor cardíaco benigno mais comum (~50%).
[c]Tumores cardíacos secundários são 20-30 vezes mais comuns que tumores cardíacos primários.

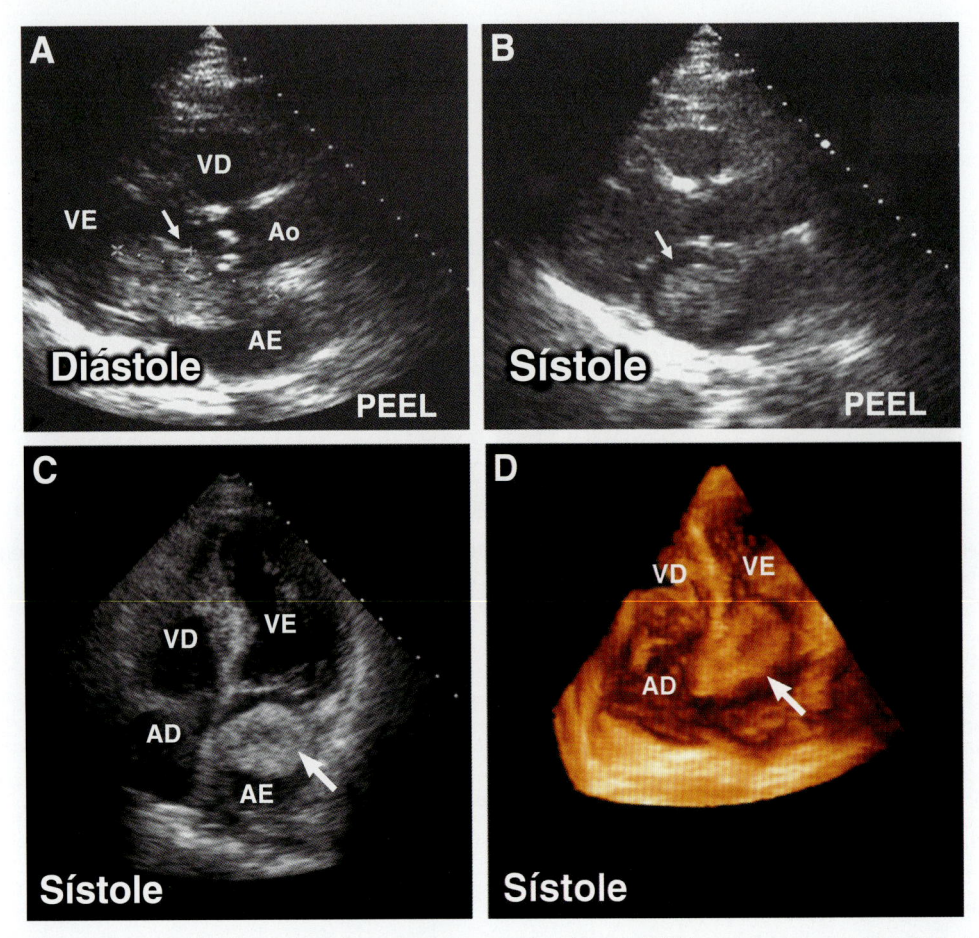

Fig. 14. Imagens paraesternais de eixo longo (PEEL) mostram um grande mixoma atrial (seta) com ecogenicidade heterogênea característica. Ele ocupa grande parte do átrio esquerdo e prolapsa durante a diástole (**A, B**). Imagens estáticas sistólicas mostrando corte apical de quatro câmaras de um mixoma atrial esquerdo (seta) e seu aspecto em ecocardiografia tridimensional (**C, D**).

lação de excesso de gordura no septo interatrial, poupando a fossa *ovalis* dando uma forma característica de "haltere" a esta estrutura (Fig. 5; *ver* o vídeo correspondente no DVD). Hipertrofia septal interatrial lipomatosa é considerada uma variedade normal sem significado clínico, embora possa se tornar muito proeminente em alguns indivíduos.

Cistos pericárdicos são tumores benignos cheios de líquido do pericárdio parietal ocasionalmente detectados em radiografia de tórax que usualmente ocorrem nos limites cardiofrênicos.

Na população pediátrica, rabdomioma é o tumor cardíaco primário mais comum. Estes tumores são raros após a adolescência, e podem regredir na infância. Mais frequentemente comprometem o ventrículo e a cavidade ventricular, e muitas vezes são associados à esclerose tuberosa. Um auxílio ao diagnóstico reside no fato de que 90% são múltiplos. Tumores primários menos comuns, encontrados predominantemente em lactentes e crianças, incluem fibromas (tumores raros que tipicamente ocorrem dentro do miocárdio septal), hemangiomas e cistos.

Aproximadamente um quarto dos tumores cardíacos primários é composto por sarcomas malignos. Os vários subtipos (angiossarcoma, rabdomiossarcoma, linfossarcoma) foram descritos em todas as idades. Os angiossarcomas tendem a ocorrer no coração direito, e os rabdomiossarcomas podem se originar em mais de uma área do coração. Entretanto, não há características ecocardiográficas claramente distintivas; todos compartilham características comuns de crescimento invasivo rápido e metástase, com frequente extensão ao pericárdio e mau prognóstico.

■ Tumores Secundários

Tumores metastáticos ao coração são 20-40 vezes mais comuns que tumores primários. Quase qualquer tipo de câncer, com a exceção de tumores cerebrais, pode se disseminar ao coração e pericárdio. Entretanto, em virtude da sua alta

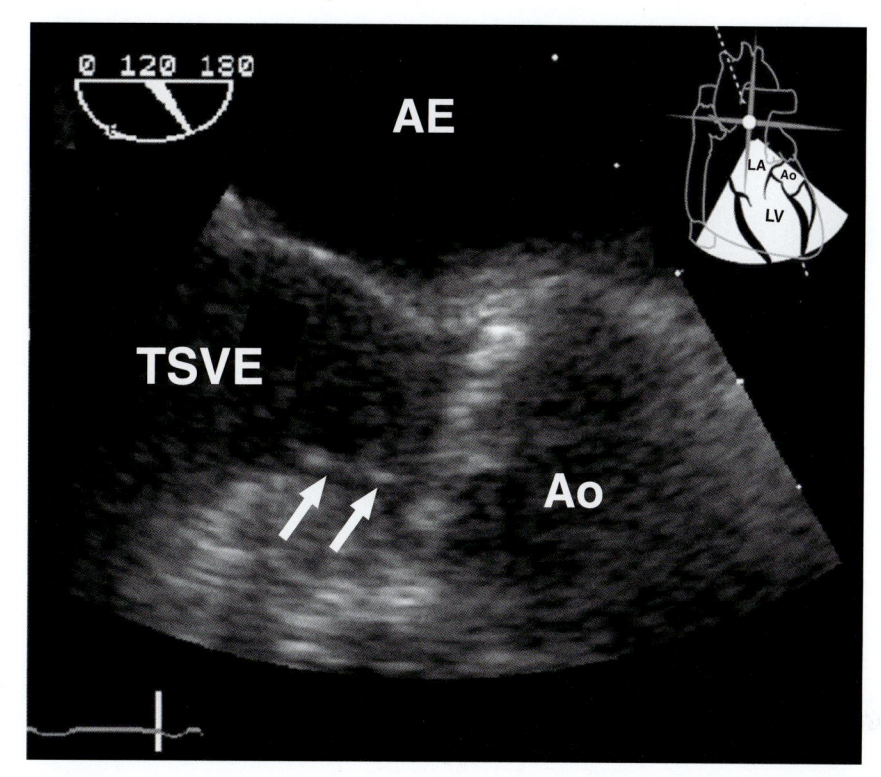

Fig. 15. Fibroelastomas papilíferos são, em geral, pequenas massas não vegetantes originadas das valvas cardíacas ou endocárdio adjacente, mais comumente a valva aórtica. Eles às vezes se assemelham às excrescências de Lambl, mas têm uma base mais estreita e têm o potencial de embolizar. (*Ver* o vídeo correspondente no DVD.)

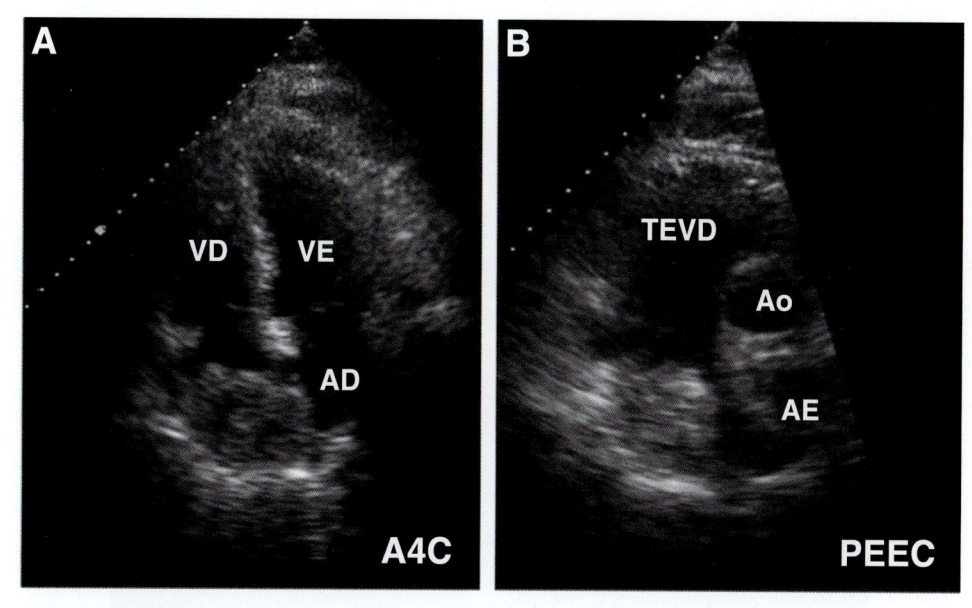

Fig. 16. (*Ver* legenda na página seguinte)

prevalência, carcinomas originados da mama e do pulmão são os mais comuns. Malignidades que têm alto risco de metastatizar no coração são melanoma (até 64% dos casos), leucemias e linfomas (até 46% foram observados com me-

tástase no coração). A Figura 17 é um exemplo de uma massa atrial direita que subsequentemente revelou ser melanoma, o qual presumivelmente se disseminou pela corrente sanguínea, porque não havia nenhuma evidência de invasão

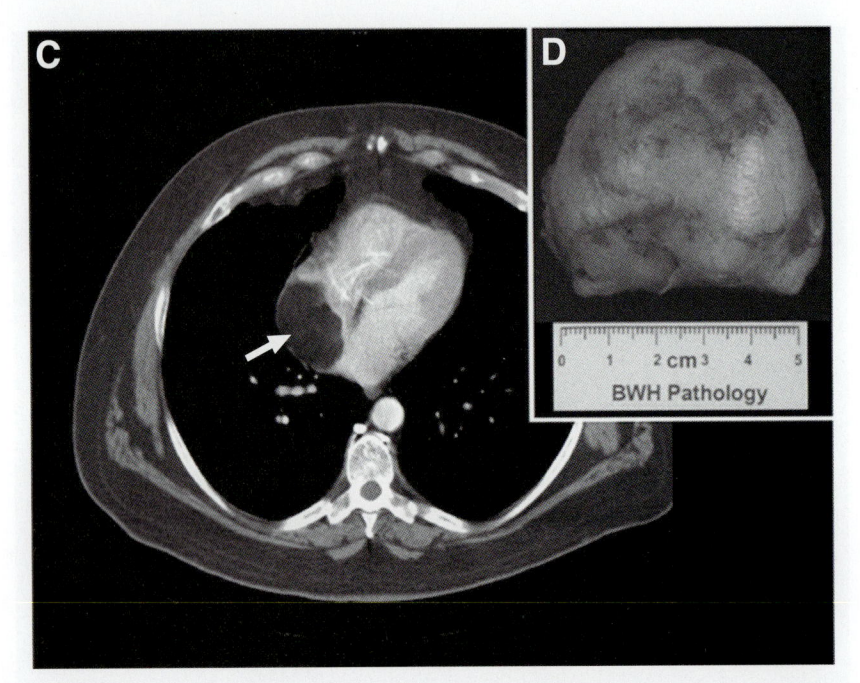

Fig. 16. Estas imagens são de um homem de 63 anos que se apresentou com uma história de 1 semana de tonteira, náusea, vômito e diaforese. Uma grande massa atrial direita foi observada em ecocardiografia (**A** e **B**), a qual foi adicionalmente delineada por tomografia computadorizada contrastada (**C**) antes da remoção cirúrgica. O exame macroscópico revelou aspectos característicos de um lipoma (**D**). (*Ver* o vídeo correspondente no DVD.)

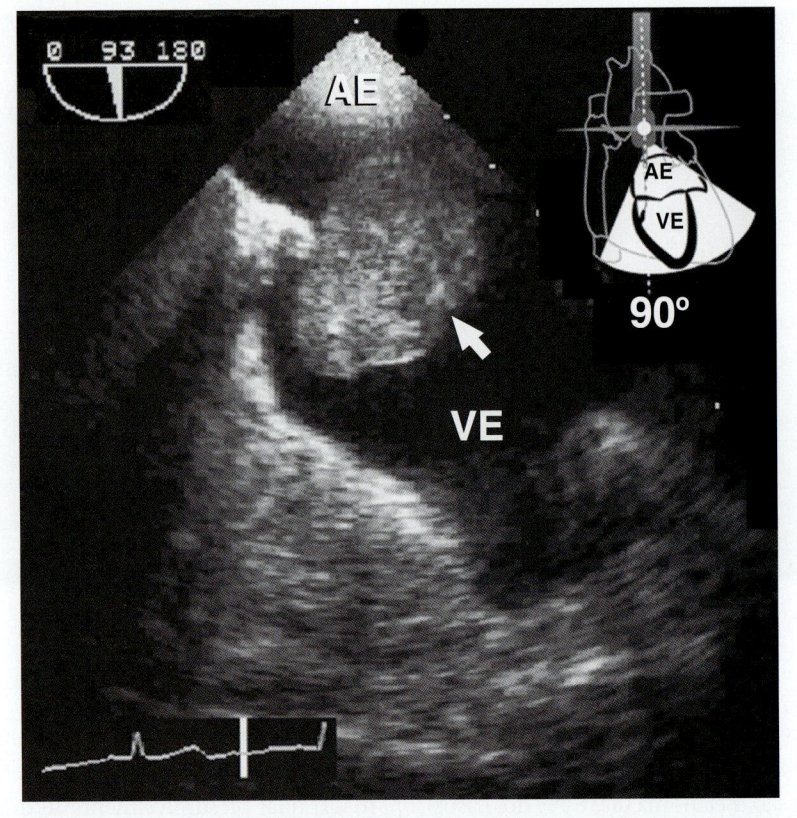

Fig. 17. Ecocardiografia transesofágica revelou uma grande massa fixada no folheto posterior da valva mitral. O exame histológico revelou que era um melanoma, originado de um primário extracardíaco. (*Ver* o vídeo correspondente no DVD.)

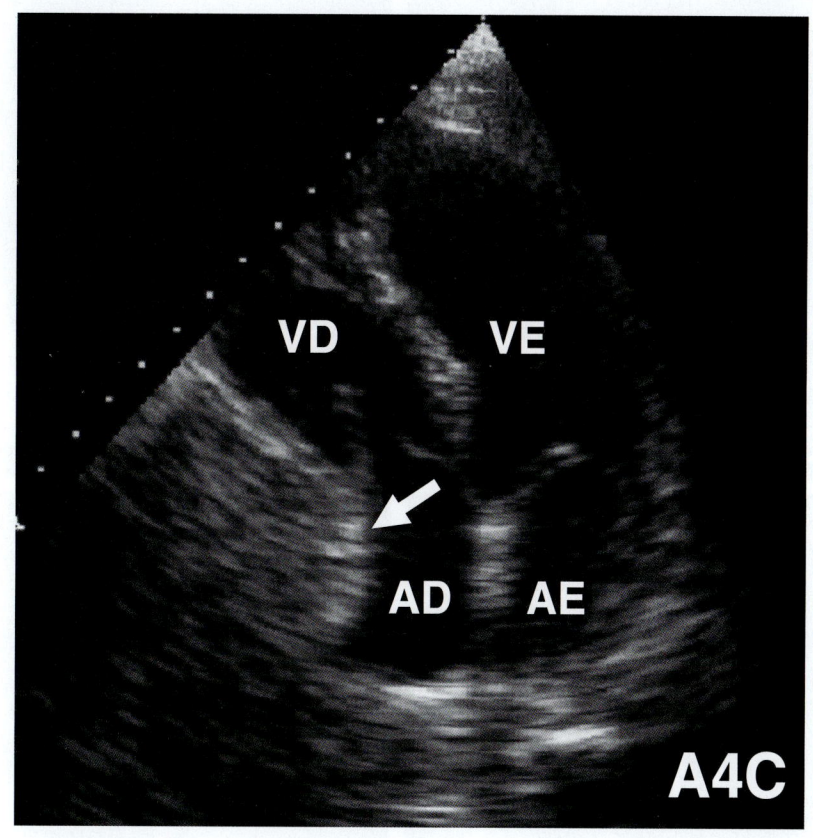

Fig. 18. Corte A4C mostrando compressão das câmaras cardíacas direitas por um grande mesotelioma pleural. (*Ver* o vídeo correspondente no DVD.)

direta pericárdica ou miocárdica (*ver* o vídeo correspondente no DVD).

Disseminação metastática ocorre frequentemente por extensão direta ao pericárdio, ou por disseminação linfática ou hematogênica. Carcinoma de células renais, tumor de Wilms e carcinoma hepatocelular podem invadir o átrio direito avançando pela VCI, e neoplasma broncogênico pode entrar no átrio esquerdo pelas veias pulmonares. Comprometimento do pericárdio ou invasão do tumor a partir das paredes livres cardíacas (em oposição ao septo) ou grandes vasos contíguos pode ser um indício da natureza secundária destes tumores. Os sintomas clínicos de metástases secundárias são frequentemente o resultado de derrame pericárdico associado e, menos frequentemente, de embolização ou efeito de massa sobre o miocárdio (*ver* a seção seguinte).

EFEITOS DO CÂNCER NO CORAÇÃO

Efeito de Massa: Compressão Extracardíaca ou Obstrução Intracavitária

Mesmo tumores que não comprometem diretamente o coração e o pericárdio podem ocasionalmente ser vistos por ecocardiografia. Massas mediastinais anteriores (cistos, timomas, teratomas, linfomas) podem comprimir o trato de saída ventricular direito, enquanto massas posteriores (sarcomas) ou tumores pleurais podem comprimir o átrio e ventrículo esquerdos. A Figura 18 é um exemplo de um mesotelioma pleural colidindo com o átrio direito e trato de entrada ventricular direito (*ver* o vídeo correspondente no DVD). Crescimento infiltrativo de um tumor pode causar obstrução da entrada ou saída cardíaca, como na síndrome da veia cava superior. Se o tumor invadir uma valva, seguem-se prolapso dos folhetos comprometidos e regurgitação associada (a causa do "*plop*" do tumor mixomatoso no "Relato de Caso").

Infiltração Direta do Miocárdio

Infiltração direta do miocárdio pode levar a anormalidades de movimento segmentar da parede ou doença restritiva, causando insuficiência cardíaca congestiva. Menos frequentemente, perturbações da condução foram descritas quando tecido maligno invade a área do nódulo atrioventricular ou o septo, que contém o sistema de condução.

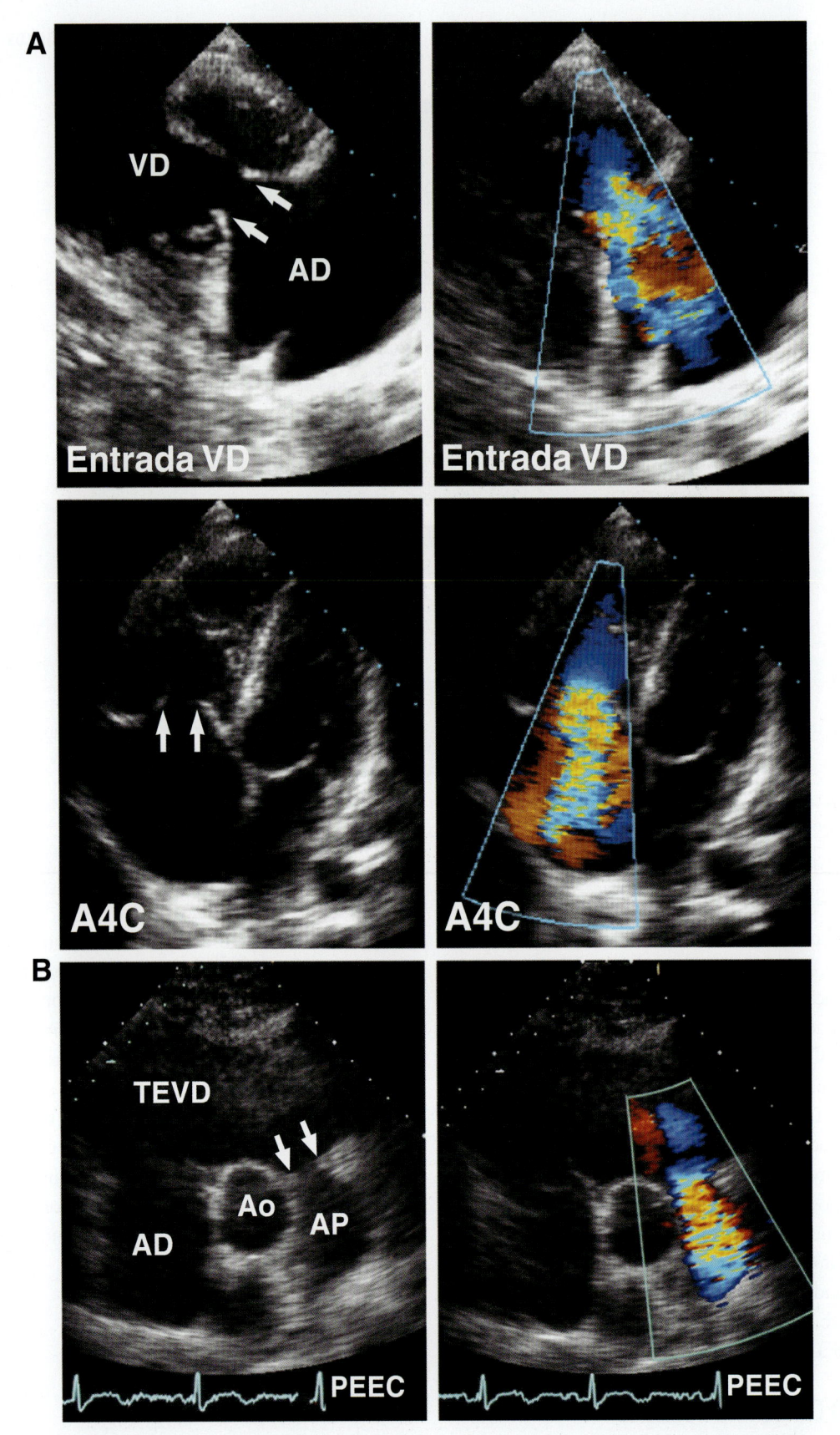

Fig. 19. (**A**) Ecocardiografia transtorácica mostrando os achados clássicos na cardiopatia carcinoide. Cortes da entrada ventricular direita e A4C mostram a imobilidade característica dos folhetos da valva tricúspide (setas). Regurgitação tricúspide largamente aberta é observada nos painéis superiores e inferiores. (**B**) Os folhetos semilunares da valva pulmonar do paciente com a síndrome carcinoide (**A**) estavam espessados, retraídos e fixados, com orifício estenótico da valva pulmonar (painel esquerdo, corte paraesternal de eixo curto). Avaliação com Doppler de fluxo em cores mostra aceleração do fluxo e turbulência através da valva pulmonar estenótica. (*Ver* o vídeo correspondente no DVD.)

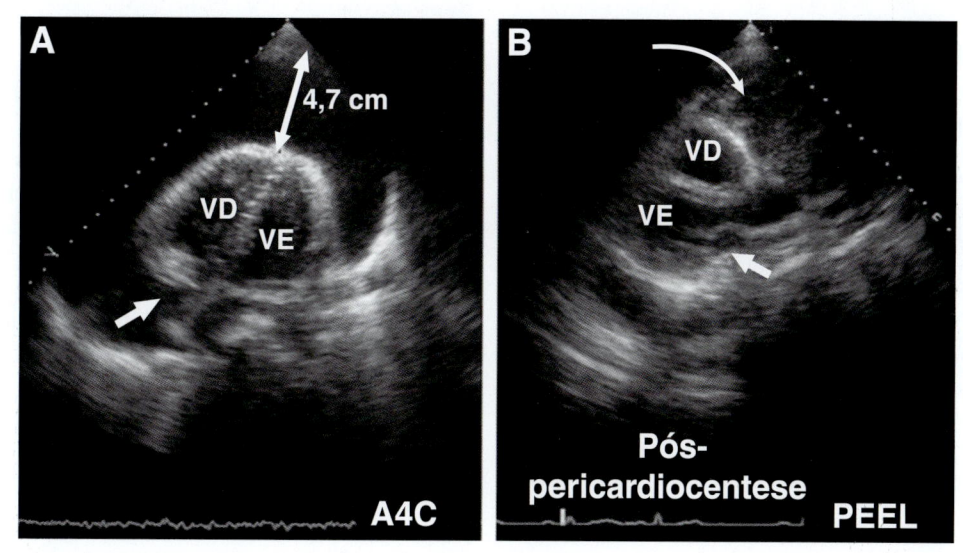

Fig. 20. Estas imagens transtorácicas são de uma mulher de 31 anos que se apresentou pós-parto com um grande derrame pericárdico com sinais ecocardiográficos de tamponamento. Após remoção de quase 1 L de líquido, uma grande massa mediastinal anterior (seta curva) que desviava o coração posteriormente, comprimindo a aorta e o átrio esquerdo (seta), foi observada em cortes paraesternais de eixo longo (PEEL, **B**). Tomografia computadorizada e biópsia guiada por tomografia computadorizada e histopatologia confirmaram um linfoma.

■ Comprometimento Valvar

Comprometimento valvar por um tumor pode causar prolapso de folheto e regurgitação associada (isto é, os mecanismos por trás do "plop" de mixoma detectado por auscultação), bem como uma estenose funcional por causa da obstrução. Fibrilação atrial pode ser o resultado indireto. Cardiopatia carcinoide é uma síndrome clínica característica associada a tumores carcinoides malignos (particularmente APUDomas e tumores brônquicos), os quais secretam substâncias serotoninérgicas para dentro da corrente sanguínea. Estes peptídeos vasoativos causam sintomas episódicos como rubor e diarreia. Dentro do coração, os hormônios causam grave espessamento e fibrose das valvas atrioventriculares, levando à retração e fixação dos folhetos na posição aberta durante a diástole, por isso grave regurgitação. Tipicamente, em casos de tumores envolvendo metástases hepáticas, a valva tricúspide e/ou a pulmonar são afetadas, enquanto tumores comprometendo os pulmões causam anormalidades valvares esquerdas. A Figura 19 mostra corte apical e do fluxo de entrada do ventrículo direito da valva tricúspide em um paciente com cardiopatia carcinoide; observar os folhetos imobilizados sem fechamento e a consequente regurgitação tricúspide grave pelo Doppler em cores (*ver* o vídeo correspondente no DVD). Notar também a válvula da veia cava inferior dentro do átrio direito, que é uma estrutura anatômica normal.

■ Comprometimento Pericárdico

Comprometimento pericárdico é uma sequela comum das neoplasias que invadiram o espaço pericárdico por extensão direta ou, de outro modo, por via hematogênica ou disseminação linfática. O espaço ecotransparente é causado por pericardite efusiva, que pode, ocasionalmente, ser hemorrágica (especialmente quando causada por mesotelioma) e expandir-se de modo suficientemente rápido para causar tamponamento. Áreas de tumor sólido são usualmente vistas como ecodensidades altamente reflexivas, relativamente espessas ou nodulares, adjacentes ao pericárdio visceral ou parietal, as quais podem invadir também o miocárdio subjacente (Fig. 20). Se tumor sólido encerrar uma parte importante do saco pericárdico, pode ocorrer pericardite constritiva em adição à pericardite efusiva.

■ Efeitos Tardios e/ou Indiretos

Finalmente, mesmo quando os cânceres não comprometem diretamente o coração, o tratamento pode ter efeitos cardíacos, apesar da remissão ou mesmo da cura da malignidade primária. Quimioterápicos da classe da vincristina (adriamicina, daunorrubicina e outros) são notórios por causarem cardiomiopatia dilatada como efeito colateral em alguns pacientes. O anticorpo monoclonal anti-*HER2*, herceptina, é muitas vezes usado em combinação com antraciclinas, e parece causar insuficiência cardíaca, particularmente em pacientes mais velhos ou que têm outros fatores de risco cardíaco. Assim, a fração de ejeção deve ser acompanhada seriadamente nestes pacientes. Radioterapia no mediastino pode causar pericardite de irradiação, que pode, eventualmente, evoluir para pericardite constritiva; exposição a essa radiação também se associou à coronariopatia acelerada nos sobreviventes de câncer.

LEITURAS SUGERIDAS

European Cooperative Study Group. Diagnosis of heart tumours by transoesophageal echocardiography: a multicentre study in 154 patients. European Cooperative Study Group. Eur Heart J 1993;14:1223-1228.

Joffe II, Jacobs LE, Owen AN, Ioli A, Kotler MN. Noninfective valvular masses: review of the literature with emphasis on imaging techniques and management. Am Heart J 1996;131:1175-1183.

Orsinelli DA, Pearson AC. Usefulness of multiplane trans-esophageal echocardiography in differentiating left atrial appendage thrombus from pectinate muscles. Am Heart J 1996;131:622-623.

Reynen K. Cardiac myxomas. New Engl J Med 1995;333: 1610-1617.

Roberts WC. A unique heart disease associated with a unique cancer: carcinoid heart disease. Am J Cardiol 1997;80: 251-256.

Sun JP, Asher CR, Yang XS, *et al.* Clinical and echocardiographic characteristics of papillary fibroelastomas: a retrospective and prospective study in 162 patients. Circulation 2001; 103:2687-2693.

20 | DISSECÇÃO AÓRTICA E OUTRAS DOENÇAS DA AORTA

Laura Benzaquen, MD

CONTEÚDO

APRESENTAÇÃO DE CASO 1
DISSECÇÃO AÓRTICA: EPIDEMIOLOGIA E FISIOPATOLOGIA
  ETIOLOGIA DA DISSECÇÃO AÓRTICA
  LOCALIZAÇÃO DA DISSECÇÃO
  ACHADOS ASSOCIADOS NA DISSECÇÃO AÓRTICA
  IMAGEAMENTO TRANSTORÁCICO
  ECOCARDIOGRAFIA TRANSESOFÁGICA
  ARMADILHAS NO DIAGNÓSTICO DA DISSECÇÃO AÓRTICA
APRESENTAÇÃO DE CASO 2
HEMATOMA INTRAMURAL
OUTRAS DOENÇAS DA AORTA: ANEURISMA AÓRTICO PROXIMAL SEM DISSECÇÃO E SÍNDROME DE MARFAN
LEITURAS SUGERIDAS

APRESENTAÇÃO DE CASO 1

Homem de 56 anos com história de hipertensão apresentou-se no departamento de emergência após um episódio de síncope. Mais cedo, naquela mesma noite, enquanto comparecia a uma reunião de negócios, sentiu tonteira e diaforese, seguidas por perda súbita de consciência. Foi trazido imediatamente ao departamento de emergência. À chegada, sua pressão arterial era 80/50 mmHg, e seu ritmo cardíaco era regular a uma frequência de 75 bpm. O exame de cabeça e pescoço não revelou sinal de trauma. Não havia distensão venosa jugular ou sopro carotídeo. As bulhas cardíacas eram normais, e não havia sopro, atrito ou galope. O exame neurológico foi notável pela presença de um desvio comissural para a direita e fraqueza esquerda. Um eletrocardiograma mostrou depressões difusas importantes do segmento ST. Ecocardiografia de superfície, de emergência, mostrou uma raiz aórtica moderadamente dilatada com regurgitação aórtica branda. Este estudo também mostrou uma estrutura ecogênica linear, altamente móvel na raiz aórtica que prolapsava parcialmente para dentro do ventrículo esquerdo (Fig. 1; *ver* o vídeo correspondente no DVD). Este estudo provocou a requisição de uma ecocardiografia transesofágico (ETE) de emergência (Fig. 2; *ver* o vídeo correspondente no DVD).

DISSECÇÃO AÓRTICA: EPIDEMIOLOGIA E FISIOPATOLOGIA

Dissecção aórtica é frequentemente uma condição que ameaça a vida, sendo a emergência cardíaca mais comum que compromete a aorta. Nos Estados Unidos, aproximadamente 10-20 casos por milhão de pessoas ocorrem anualmente. Se a condição não for tratada, a taxa de mortalidade aumenta 1-3% por hora depois da apresentação, sendo aproximadamente 36-72% dentro de 48 h do diagnóstico e 62-91% em uma semana.

Dissecção aórtica ocorre quando uma laceração na íntima aórtica expõe a média subjacente às forças hidrodinâmicas do sangue dentro da luz aórtica, levando à dissecção dentro da média. Uma falsa luz é criada pelo sangue que

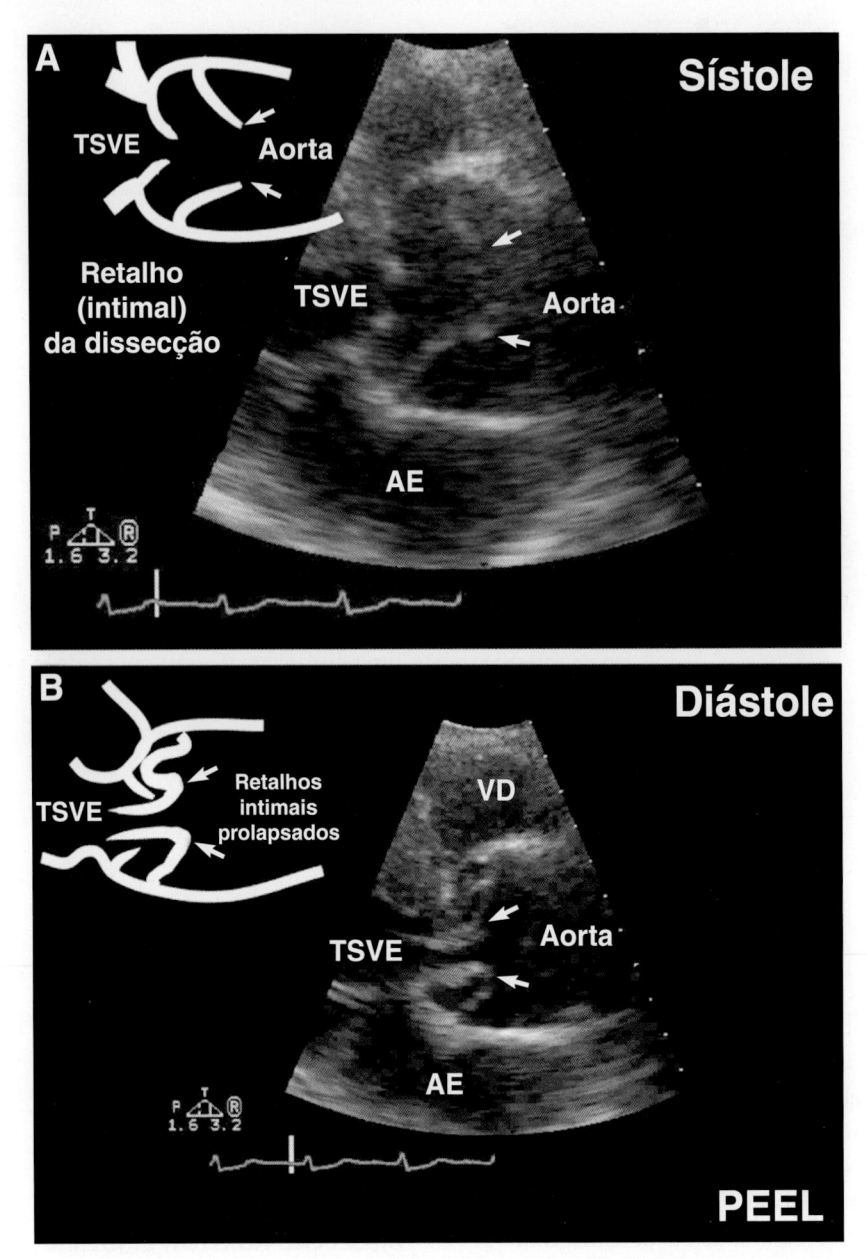

Fig. 1. Corte paraesternal de eixo longo (PEEL) mostrando retalho de dissecção da raiz aórtica que prolapsa dentro do trato de saída ventricular esquerdo (TSVE) durante a diástole. Ele era acompanhado por regurgitação aórtica de início novo. (*Ver* o vídeo correspondente no DVD.)

enche o espaço dentro da média entre o retalho intimal e a adventícia (Fig. 3). Admite-se que o evento iniciador seja geralmente a ruptura da íntima com dissecção subsequente através da média, embora hemorragia primária dentro da média com subsequente perfuração intimal seja um mecanismo alternativo potencial. Forças tangenciais podem levar a lacerações adicionais no retalho intimal, as quais podem funcionar como locais adicionais de entrada e saída da falsa luz.

ETIOLOGIA DA DISSECÇÃO AÓRTICA

Dissecção aguda da aorta usualmente ocorre em associação à degeneração intimal (Tabela 1). A grande maioria dos pacientes tem história de hipertensão. Diversos transtornos do tecido conjuntivo também são associados à dissecção aórtica, como as síndromes de Marfan e de Ehlers-Danlos. A síndrome de Marfan é responsável pela maioria das dissecções aórticas em pacientes com menos de 40 anos de idade. Valva aórtica bicúspide, coarctação, síndromes de Turner e de Noonan, doença de rins policísticos e histórias familiares de dissecção foram associadas a risco mais alto de dissecção. Gravidez é outra condição que aumenta o risco de dissecção, especialmente durante o terceiro trimestre ou o trabalho de parto. Trauma direto ou indireto, como desaceleração causada por um acidente de veículo motorizado, pode causar dissecção aórtica; usualmente isto ocorre no istmo aórtico distal ao liga-

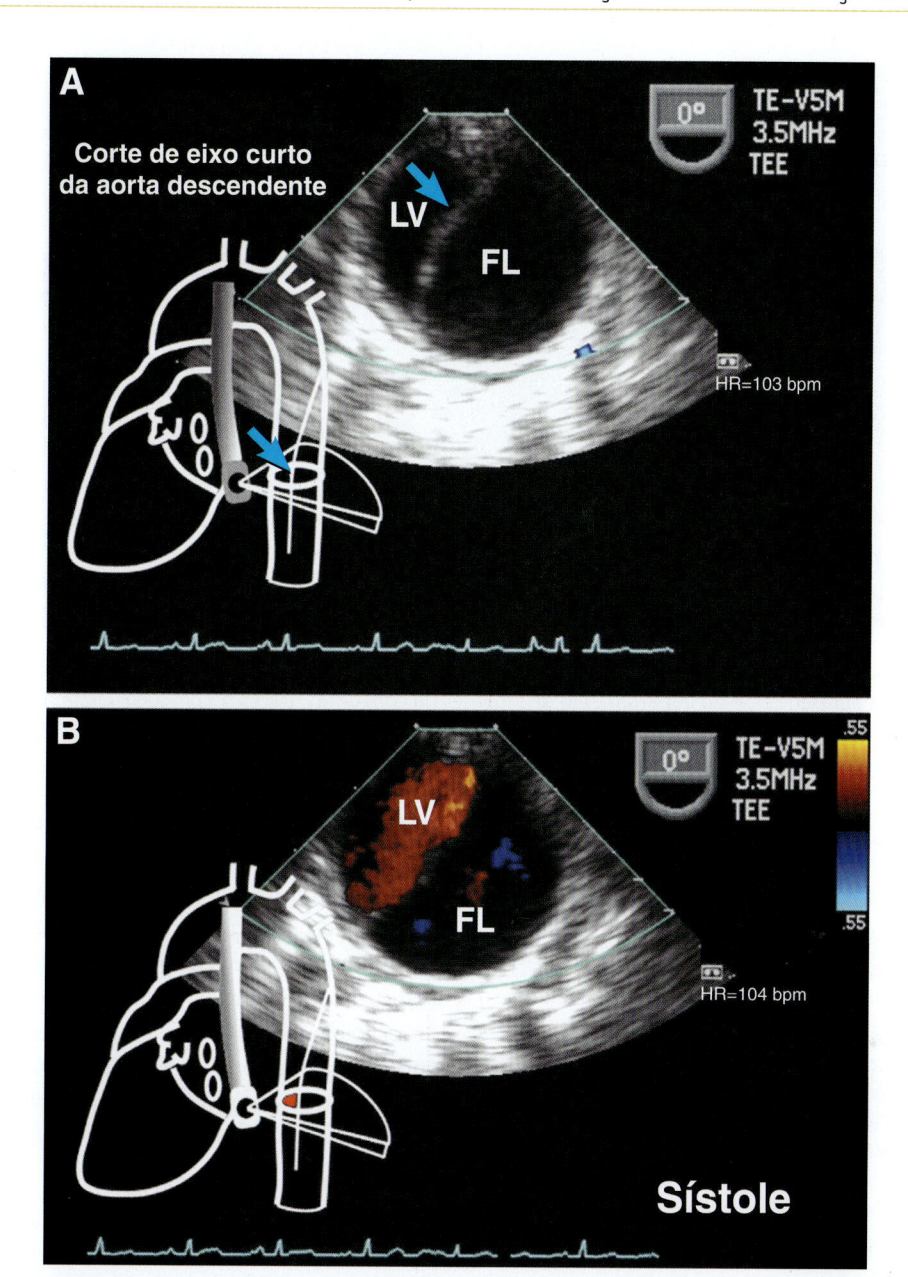

Fig. 2. Vista transesofágica de eixo curto da aorta torácica descendente no mesmo paciente da Figura 1A, B. Doppler de fluxo em cores mostra fluxo sistólico dentro da luz verdadeira (LV). Comparar esta com a falsa luz (FL). (*Ver* o vídeo correspondente no DVD.)

mento arterial. Cirurgia cardíaca também se associa a risco de dissecção aórtica, em particular cirurgia com *bypass* e substituição de valva aórtica. Pacientes com doença de Takayasu e outras enfermidades colagenovasculares inflamatórias também têm risco aumentado. Uso de corticosteroides foi associado a risco aumentado de dissecção. Dissecção aórtica também foi descrita ocorrendo em associação a uso de cocaína, particularmente *crack* de cocaína, presumivelmente em virtude de elevações abruptas na pressão arterial sistêmica.

LOCALIZAÇÃO DA DISSECÇÃO

É importante distinguir dissecção proximal de distal por razões prognósticas e terapêuticas (Fig. 4). Dissecções proximais comprometem a raiz aórtica. As dissecções proximais agudas são uma emergência cardiovascular aguda que exige correção cirúrgica imediata. As dissecções distais começam depois da origem da artéria subclávia esquerda e se propagam distalmente sem comprometimento da raiz aórtica. Estas lesões distais podem ser tratadas clinicamente.

ACHADOS ASSOCIADOS NA DISSECÇÃO AÓRTICA

A morbidade e a mortalidade acentuadamente aumentadas associadas à dissecção aórtica proximal são secundárias às sequelas potencialmente mórbidas da dissecção. Dissecção proximalmente na direção do coração representa uma das mais mórbidas complicações. As dissecções que comprome-

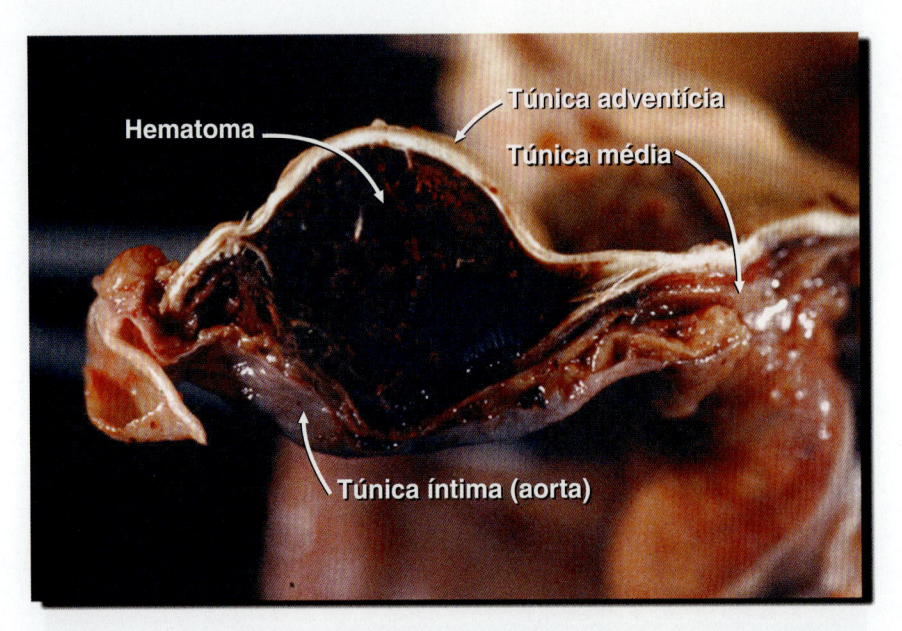

Fig. 3. Peça de anatomia patológica mostrando um grande hematoma intramural em um paciente com dissecção aórtica aguda. Este homem de 54 anos apresentou-se no departamento de emergência com dores graves no pescoço. Ele tinha uma história de valva aórtica bicúspide com estenose e regurgitação aórtica. (Imagem cortesia de Robert Padera, MD, Brigham and Women's Hospital.)

Tabela 1 Fatores Predisponentes à Dissecção Aórtica (DA)

- Hipertensão (coexiste em 72-80% da DA)
- Valva aórtica bicúspide (7-14%)
- Degeneração cística da média (p. ex., síndrome de Marfan [5-9% de todos os casos de DA], síndrome de Ehlers-Danlos)
- Trauma iatrogênico: cateterismo intra-arterial e angiografia coronariana, cirurgia cardíaca (local de canulização aórtica), balão intra-aórtico, circulação extracorpórea; antes de cirurgia cardíaca (até 18% de toda DA)
- Trauma direto
- Gravidez (terceiro trimestre)
- Envelhecimento
- Abuso de cocaína
- Coarctação da aorta
- Doença de Takayasu
- Doença de rins policísticos
- História familial de DA
- Corticosteroides (uso prolongado)
- Síndromes de Turner e de Noonan
- Arterite (p. ex., arterite de células gigantes)

tem a raiz aórtica podem se estender para as artérias coronárias, causando uma síndrome coronariana aguda; similarmente, as dissecções que comprometem o arco aórtico podem se estender para os grandes vasos, causando acidente vascular cerebral (AVC) ou ataque isquêmico transitório. As dissecções que se estendem para a raiz aórtica também podem comprometer a própria valva aórtica, resultando em insuficiência aórtica aguda. As dissecções que se estendem para o coração também podem se estender para o espaço pericárdico, resultando em derrame pericárdico, ou mesmo tamponamento agudo. Finalmente, dissecções se associam a enfraquecimento pronunciado do revestimento aórtico e podem ser associadas à ruptura catastrófica da própria aorta.

IMAGEAMENTO TRANSTORÁCICO

Ecocardiografia transtorácica (ETT) tem sensibilidade de 59-85% e especificidade de 63-96% para o diagnóstico de dissecção aórtica. Esta baixa sensibilidade é principalmente secundária à visualização subideal da aorta ascendente, além da junção sinotubular e má visualização do arco aórtico (Fig. 5). Entretanto, a ETT é uma ferramenta altamente valiosa para identificar complicações de dissecção. Regurgitação aórtica e dilatação da raiz aórtica são achados frequentes e facilmente vistos por ETT (Fig. 6; *ver* o vídeo correspondente no DVD). Anormalidades do movimento da parede causadas por oclusão das artérias coronárias pelo retalho dissecando podem ser identificadas ocasionalmente. Além disso, ETT é a modalidade preferida para avaliar derrame pericárdico e tamponamento causados pela ruptura da aorta dissecada para dentro do espaço pericárdico (Tabela 2). ETT também é útil na avaliação inicial de suspeita de dissecção aórtica comprometendo a aorta abdominal proximal (Fig. 7).

Stanford Tipo A
Debakey Tipo I

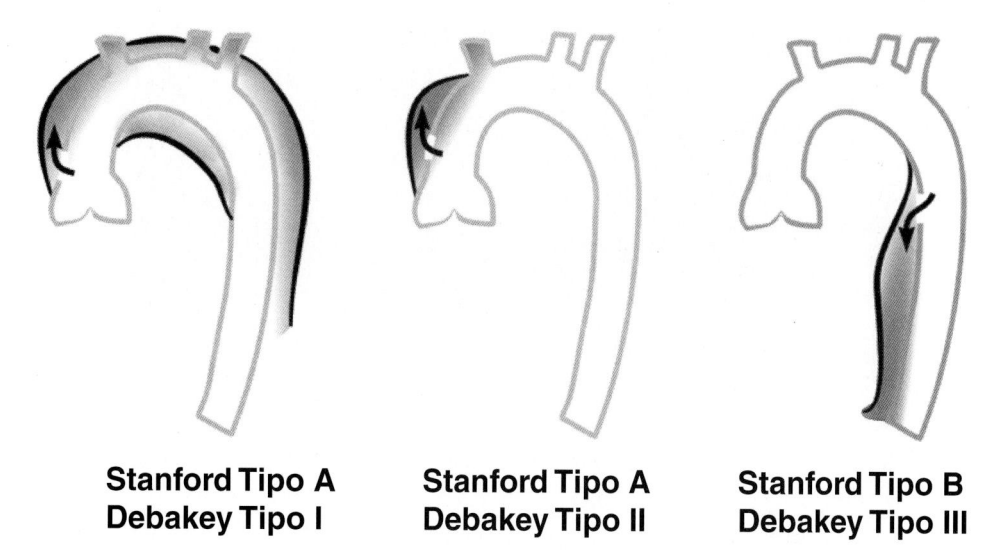

Stanford Tipo A
Debakey Tipo II

Stanford Tipo B
Debakey Tipo III

Fig. 4. Classificações de Debakey e de Stanford da dissecção aórtica. A classificação de Stanford é a mais comumente usada. As dissecções tipo A comprometem a aorta ascendente e o arco aórtico independentemente do número ou localização dos lugares de entrada. As dissecções tipo A geralmente são emergências cirúrgicas. As dissecções tipo B, começando distais à subclávia, são frequentemente tratadas clinicamente.

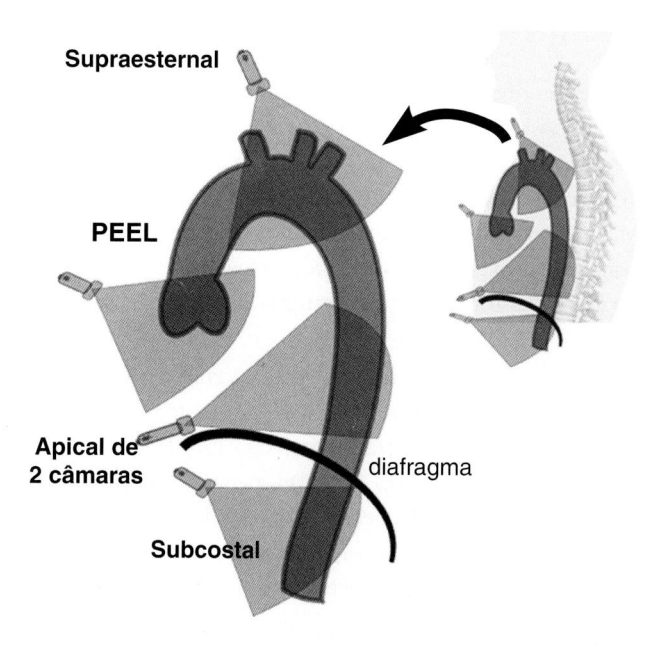

Fig. 5. Visualização da aorta em ETT. Janelas acústicas limitadas deixam vazios no exame por ETT da aorta e tornam relativamente baixa a sensibilidade da ETT (59-85%) no diagnóstico de dissecção aórtica. Não obstante, a ETT é valiosa para avaliar complicações correlatas da dissecção aórtica (p. ex., anormalidades de movimento da parede, derrame pericárdico, ou tamponamento, ou avaliar outras condições que simulam dissecção aórtica).

Em geral, a ETT é de limitado valor diagnóstico na avaliação inicial da dissecção aórtica e deve ser usada como teste de triagem inicial nos pacientes em que a suspeita clínica de dissecção aórtica é muito baixa. Neste grupo de pacientes, a ausência de sinais diretos e indiretos de dissecção torna o diagnóstico altamente improvável. Por outro lado, a ETT é altamente específica, e a visualização dos achados ecocardiográficos típicos de dissecção aórtica, particularmente em pacientes com dissecções proximais, confirma o diagnóstico (Tabela 3).

Um dos usos mais importantes da ETT na avaliação de um paciente com suspeita de dissecção aórtica é excluir outras condições que simulam dissecção aórtica (Tabela 4). Estas incluem síndrome coronariana aguda e infarto do miocárdio (poderiam se associar a uma anormalidade de movimento segmentar da parede), embolia pulmonar aguda (poderia ser associada à disfunção ventricular direita). Além disso, a ETT pode ser muito útil para diagnosticar condições associadas vistas em conjunção ou como complicações de dissecção aórtica. Estas incluem insuficiência aórtica aguda, derrame pericárdico ou tamponamento causados por dissecção dentro do pericárdio.

ECOCARDIOGRAFIA TRANSESOFÁGICA

Reconhecimento precoce da dissecção aórtica é crítico, porque a taxa de mortalidade é muito alta se não tratada. Assim, exatidão diagnóstica é de importância crucial ao se selecionar um teste diagnóstico para avaliar um paciente com suspeita de dissecção aórtica. Há várias abordagens não invasivas ao diagnóstico rápido da suspeita de dissecção aórtica. Embora a tomografia computadorizada contrastada tenha se tornado o método de escolha em muitas instituições (Tabela 5), a ETE é uma boa alternativa (Tabela 6). A ETE

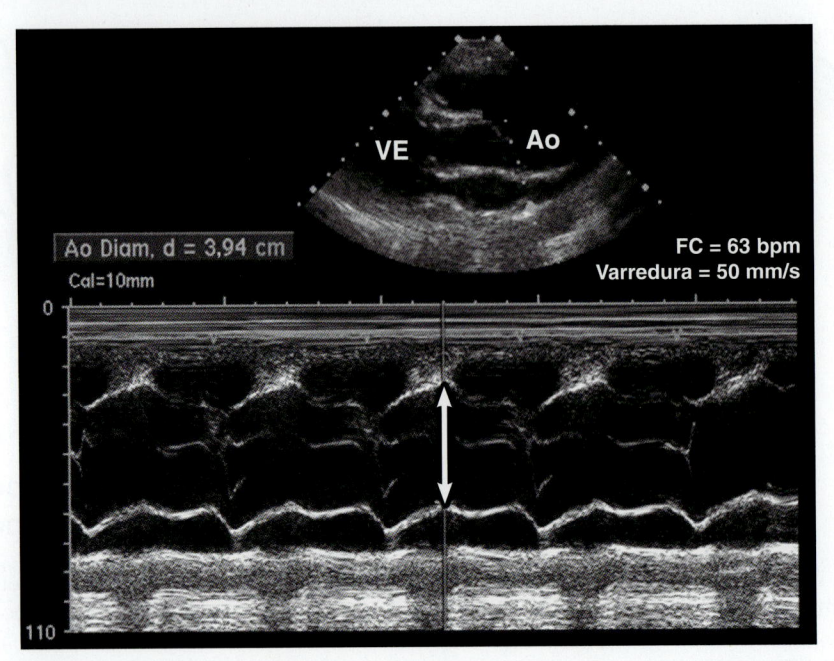

Fig. 6. Modo M guiado pelo bidimensional mostrando dilatação da raiz aórtica em uma mulher de 44 anos com síndrome de Marfan. (*Ver* o vídeo correspondente no DVD.)

Tabela 2	Possíveis Achados de ETT na Dissecção Aórtica

1. Retalho móvel de dissecção dentro da:
   a. Raiz aórtica (PEEL, PEEC)
   b. Junção sinotubular e aorta ascendente (PEEL alta)
   c. Arco aórtico (ISE)
   d. Aorta torácica descendente (PEEL, A2C)
   e. Aorta abdominal proximal (SC)
2. Folheto(s) solto(s) da valva aórtica (PEEL, PEEC, apicais)
3. Dilatação da raiz aórtica
4. Insuficiência aórtica aguda (PEEL, PEEC, apicais)
5. Anormalidade do movimento da parede (ventrículo esquerdo)
6. Derrame ou tamponamento pericárdico (SC, PEEL, PEEC)
7. Diferentes padrões de fluxo Doppler em cores dentro da luz verdadeira e da falsa (PEEL, ISE, SC, apicais)
8. Exame com Doppler pulsado do fluxo nos locais de entrada/saída e dentro da luz verdadeira e da falsa (ISE, SC, apicais)

Apicais, cortes apicais de cinco câmaras e apical (de eixo longo) de cinco câmaras, apical de duas câmaras (A2C); PEEL, corte paraesternal de eixo longo; PEEC, corte paraesternal de eixo curto; SC, vista subcostal; ISE, vista da incisura supraesternal. ETT, ecocardiografia transtorácica.

oferece diversas vantagens quando comparada com outros métodos não invasivos: é altamente exata, rápida, relativamente segura e barata. Como pode ser realizada à beira do leito, muitas vezes é preferida em pacientes intubados e criticamente enfermos. Além disso, a ETE é a única modalidade diagnóstica que pode ser usada na sala de operações durante reparação de dissecção aórtica para monitorar o fluxo na aorta torácica durante circulação extracorpórea, e para avaliar a necessidade de intervenções cirúrgicas adicionais, como substituição da valva aórtica em pacientes com dissecção aórtica complicada por regurgitação aórtica importante.

Valva aórtica, raiz aórtica, aorta ascendente proximal, arco aórtico distal, aorta torácica descendente e abdominal proximal são bem visualizados com esta abordagem (Figs. 8 e 9). Entretanto a região da aorta ascendente distal e do arco aórtico proximal (áreas cegas da ETE) é visualizada subotimamente por esta técnica em virtude da interposição da traqueia e dos brônquios entre o transdutor no esôfago e a aorta. Uma limitação potencial da técnica por causa deste "ponto cego" é que as dissecções que começam no local da canulização aórtica subsequentemente à cirurgia com *bypass* cardiopulmonar e viajam distalmente podem passar despercebidas.

Em diversos estudos, a sensibilidade e a especificidade da ETE foram constantemente altas, variando de 97 a 100% e de 95 a 98%, respectivamente, para o diagnóstico de dissecção aórtica. O achado ecocardiográfico considerado diagnóstico de uma dissecção aórtica é a presença de uma densidade linear ondulante (retalho da íntima) dentro da luz aórtica, separando os canais verdadeiro e falso (Figs. 10–12 [*ver* o vídeo correspondente às Figs. 10 e 11 no DVD]; Tabela 7). O retalho geralmente possui movimento

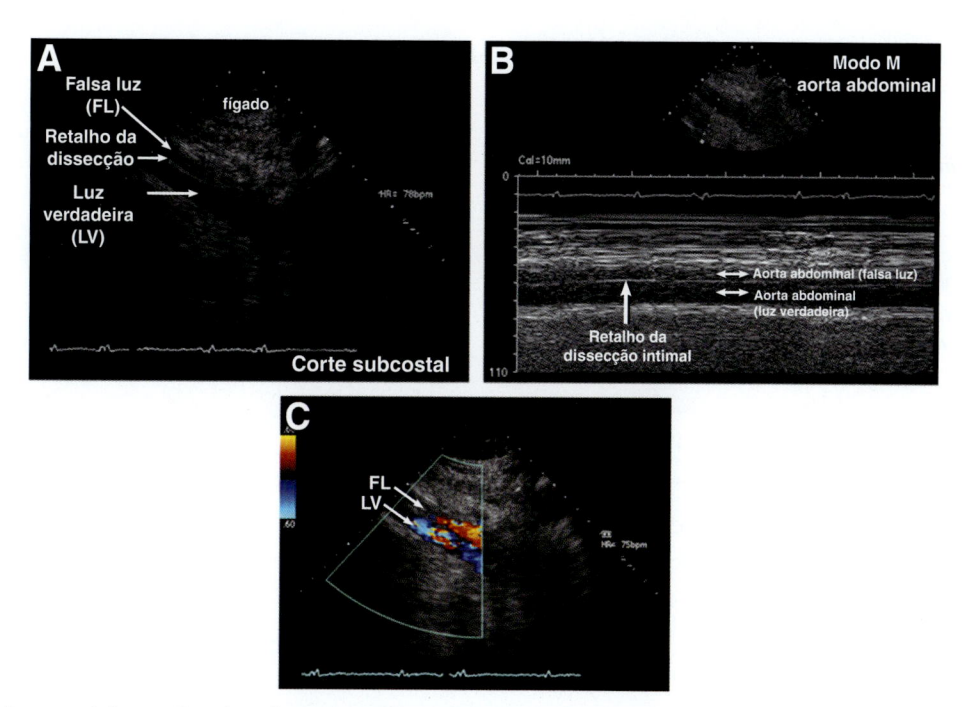

Fig. 7. ETT pode fornecer informação sobre dissecção aórtica, afetando a aorta abdominal proximal. Esta paciente de 54 anos se apresentou com história de dores nas costas. Imagens bidimensional, em modo M e em Doppler de fluxo em cores aparecem acima. Observar os padrões diferentes de fluxo entre a luz verdadeira (LV) e a falsa luz (FL).

Tabela 3	Utilidade da Ecocardiografia Transtorácica na Dissecção Aórtica
Vantagens/desvantagens da ETT na dissecção aórtica	
Vantagens	
Diagnóstico rápido (da dissecção aórtica sinotubular e abdominal)	
Melhor utilidade em complicações acompanhando dissecção aórtica (p. ex., comprometimentos aórtico, miocárdico e pericárdico)	
Portável (à beira do leito ou na sala de cirurgia)	
Segura	
Barata	
Não exige sedação ou anestesia	
Desvantagens	
Visualização subótima da aorta torácica	
Valor limitado no diagnóstico e na avaliação iniciais	
Relativamente baixas sensibilidade (59-85%) e especificidade (63-96%)	

ETT, ecocardiografia transtorácica.

Tabela 4	Condições que Simulam Dissecção Aórtica Aguda
Diagnóstico diferencial da dissecção aórtica aguda	
1. Síndromes coronarianas agudas e infarto do miocárdio	
2. Embolia pulmonar aguda	
3. Pericardite aguda	
4. Pleurisia aguda	
5. Espasmo do esôfago	
6. Outras causas de síndromes dolorosas torácicas agudas	
7. Outras causas de abdome agudo (na dissecção aórtica abdominal)	

independente daquele do coração e das paredes aórticas, e sua presença deve ser procurada em diferentes planos. Doppler de fluxo em cores confirma a presença de duas luzes pela demonstração dos padrões diferenciais de fluxo em cores entre a luz verdadeira e a falsa, com a luz verdadeira usualmente apresentando fluxo sistólico pulsátil. A identificação do local de entrada da dissecção também pode ajudar na identificação entre a luz verdadeira e a falsa (Figs. 13 e 14; *ver* o vídeo correspondente à Fig. 13 no DVD) ETE pode identificar extensão especial da dissecção e locais de laceração intimal. Ela também pode detectar e caracterizar complicações com potencial importância prognóstica e terapêutica, como derrame pericárdico, regurgitação aórtica e dissecção para o ventrículo ou o átrio direitos, criando fístulas aorta-ventrículo direito ou átrio direito. ETE pode fornecer informação adicional útil ao cirurgião, tal como se

Tabela 5	Modalidades de Imageamento e Desempenho Diagnóstico na Suspeita de Dissecção Aórtica			
Desempenho diagnóstico	Ecocardiografia transesofágica	Angiografia	Tomografia computadorizada	Imagem de ressonância magnética
Sensibilidade	+++	++	+++	+++
Especificidade	+++	+++	+++	+++
Local da laceração interna	++	++	+	+++
Presença de trombo	+	+++	++	+++
Presença de insuficiência aórtica	+++	+++	–	+
Derrame pericárdico	+++	–	++	+++
Comprometimento de vasos-ramos	+	+++	++	++
Comprometimento de artérias coronárias	++	++	–	–

Modificado de Cigarroa JE, Isselbacher EM, DeSantis RW, Eagle KA. Diagnostic imaging in the evaluation of suspected aortic dissection: old Standards and new directions. N Engl J Med 1993;328:35.
+++ excelente; ++ bom; + regular; – não detectado.

Tabela 6	Utilidade da Ecocardiografia Transesofágica
Vantagens	
Exatidão (sensibilidade 97-100%; especificidade 95–98%)	
Diagnóstico rápido	
Portátil (à beira do leito ou na sala de cirurgia)	
Monitoramento e avaliação intraoperatórios em tempo real	
Segura — baixa taxa de complicações	
Barata	
Desvantagens	
Pontos cegos na aorta torácica (aorta ascendente distal e arco aórtico)	
Sem visualização da aorta abdominal	
Sedação consciente intravenosa; anestesia orofaríngea tópica	
Contraindicações relativas em certas lesões cervicofaciais e esofágicas	

o retalho intimal compromete os óstios e segmentos proximais das artérias coronárias.

ARMADILHAS NO DIAGNÓSTICO DA DISSECÇÃO AÓRTICA

Reverberações e artefatos de largura do feixe podem causar falsas ecodensidades lineares dentro da luz aórtica que simulam dissecção aórtica. Este não é um achado incomum em aortas com formação extensa de placas ou em vasos ectásicos dilatados (Fig. 4A; *ver* Capítulo 1, Fig. 8). Ecocardiografia no modo M derivada com ETE pode ajudar a identificar artefatos de reverberação originados da parede posterior da aorta ou de estruturas venosas adjacentes e diferenciá-los de dissecção. Artefatos estão localizados a uma distância da fonte que é predita pelos princípios físicos de ultrassom; e eles têm padrões de movimento semelhantes aos da origem suspeitada. Em um estudo, o uso da ecocardiografia no modo M melhorou significantemente a sensibilidade e a especificidade da ETE de 87-93,5% para 93,5-96,8% e de 85,1-94,1% para 99-100%, respectivamente, sugerindo que este tipo de ecocardiografia deve ser executado nos casos indeterminados de dissecção aórtica.

Por outro lado, pequenas dissecções limitadas à aorta ascendente distal e ao arco aórtico proximal poderiam ser despercebidas por causa da interferência da traqueia cheia de ar. Às vezes, espessamento intimal com pequena deformação da parede aórtica pode ser o único sinal de uma dissecção localizada, quando a falsa luz está trombosada, e o retalho é relativamente imóvel.

APRESENTAÇÃO DE CASO 2

Mulher de 72 anos foi trazida para a sala de emergência do hospital com dor torácica grave. Ela apresentava história de hipertensão e hipercolesterolemia. Não tinha história de dor torácica antes deste episódio e se encontrava no seu estado usual de saúde. Ao chegar no departamento de emergência, sua pressão arterial era 190/105 mmHg, e seu ritmo cardíaco era regular a uma frequência de 87 bpm. Um ecocardiograma transesofágico de emergência foi obtido (Fig. 15; *ver* o vídeo correspondente no DVD).

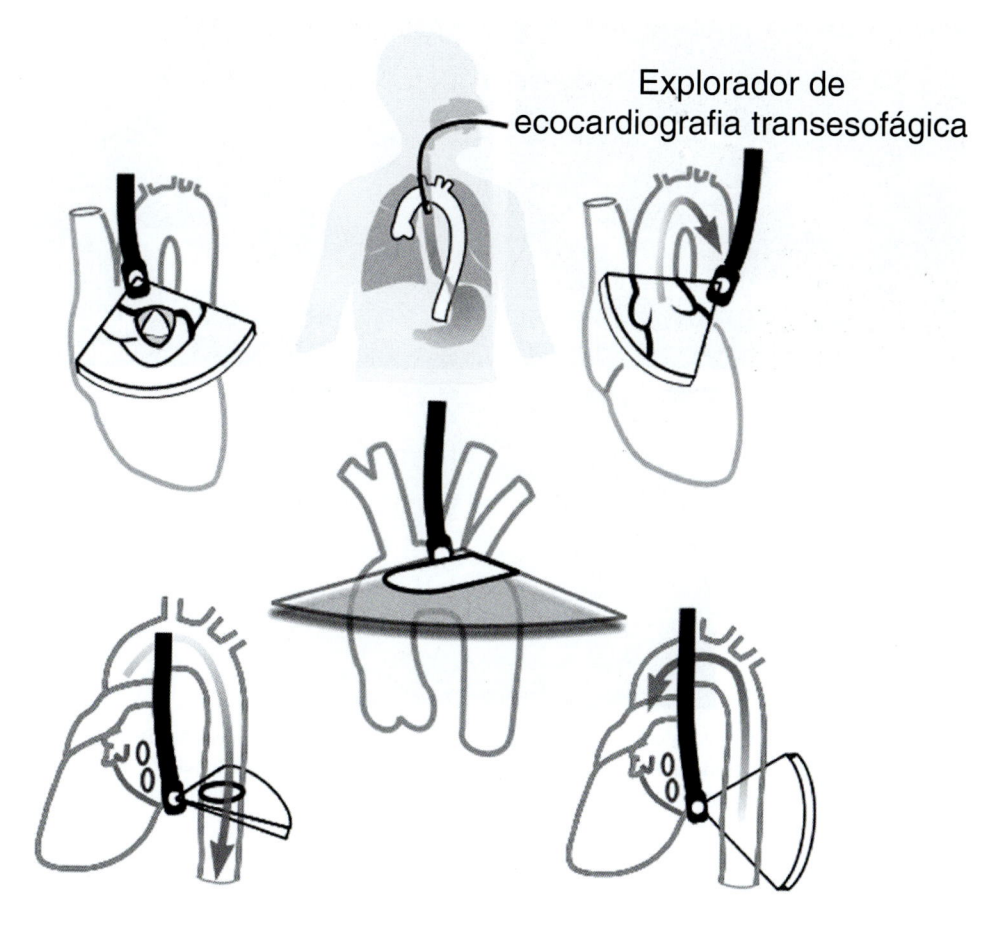

Exame ecocardiográfico transesofágico da aorta

Fig. 8. Exame transesofágico da aorta (ver Capítulo 23, "Fundamentos de ecocardiografia transesofágica").

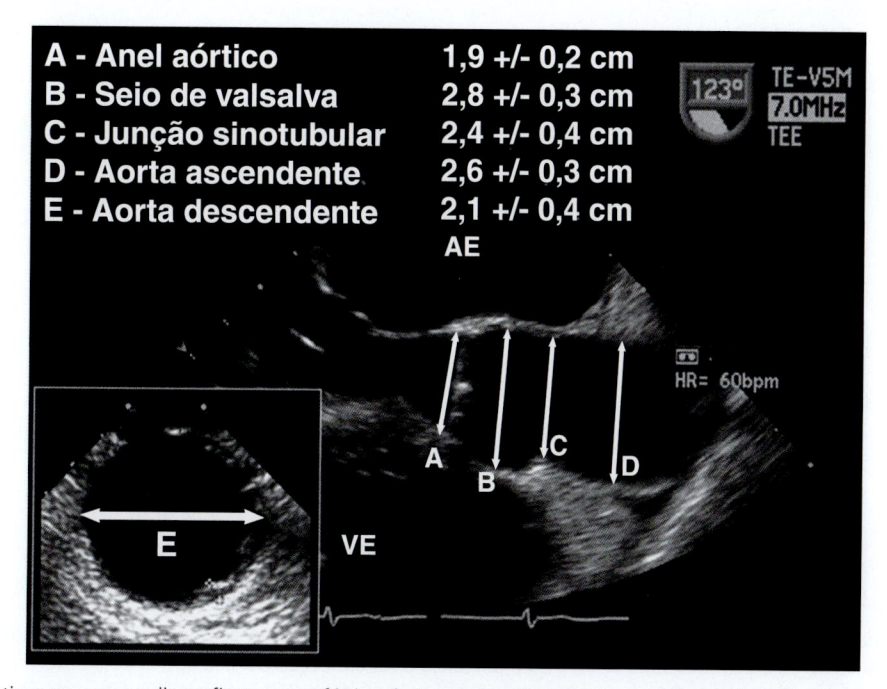

A - Anel aórtico   1,9 +/- 0,2 cm
B - Seio de valsalva   2,8 +/- 0,3 cm
C - Junção sinotubular   2,4 +/- 0,4 cm
D - Aorta ascendente   2,6 +/- 0,3 cm
E - Aorta descendente   2,1 +/- 0,4 cm

Fig. 9. Medições aórticas por ecocardiografia transesofágica de imagens estacionárias mesoesofágicas de eixo longo da valva aórtica e da aorta descendente (inserto). Dilatação branda da aorta ascendente proximal é vista neste estudo.

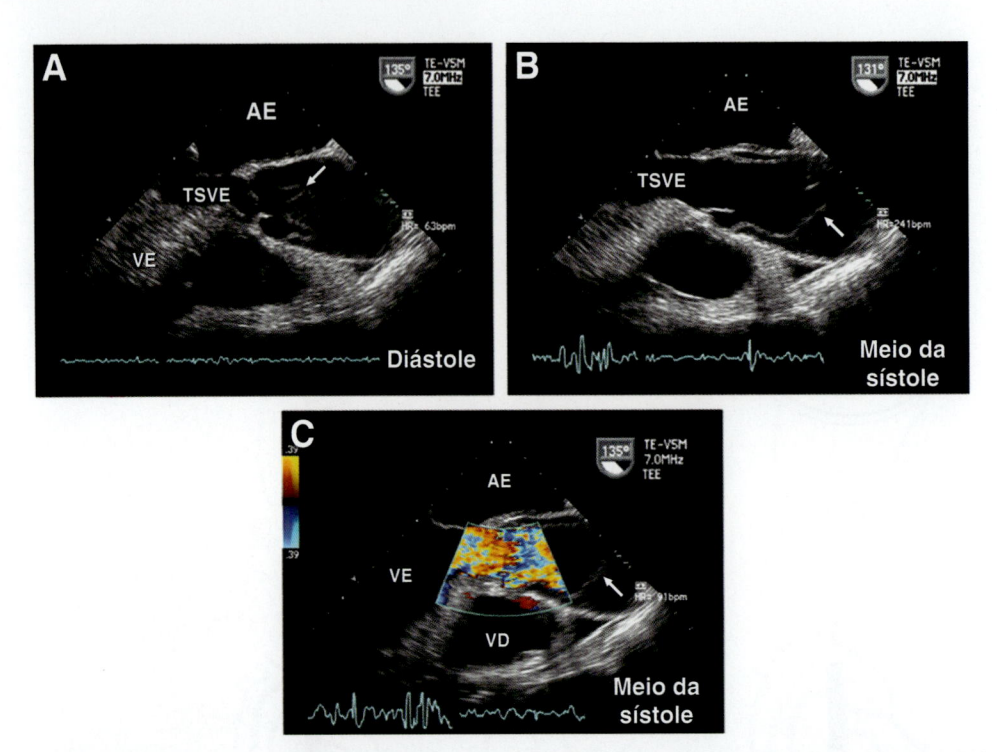

Fig. 10. Cortes mesoesofágicos de eixo longo da valva aórtica de um homem de 69 anos com história de hipertensão e fibrilação atrial paroxística. Observava-se dilatação moderada da aorta proximal com um retalho móvel (intimal) de dissecção (setas). Havia regurgitação aórtica grave. Ele foi submetido à substituição total da sua raiz aórtica com reimplantação das artérias coronárias. (*Ver* o vídeo correspondente no DVD.)

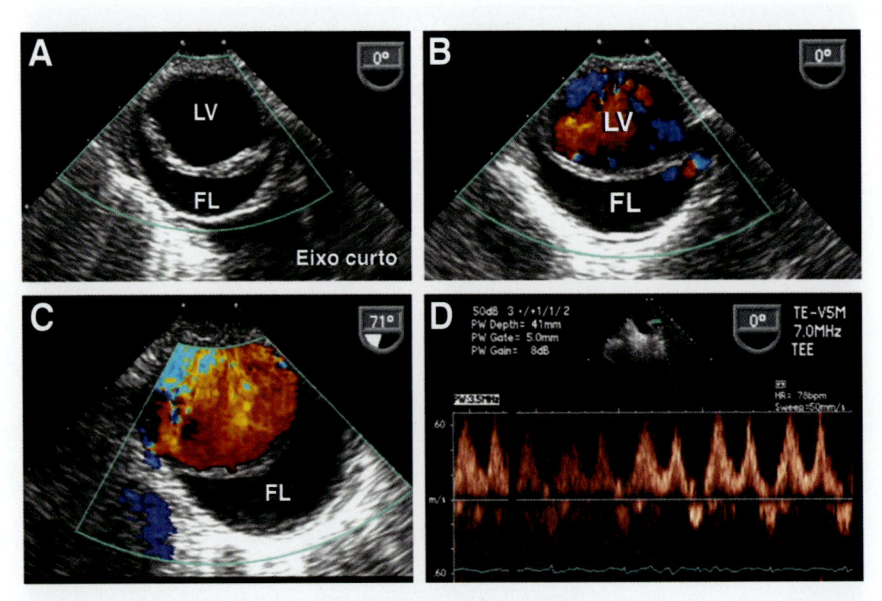

Fig. 11. Cortes adicionais de ecocardiografia transesofágica (ETE) de eixo curto da aorta descendente do paciente da Figura 10 revelaram comprometimento da aorta torácica inteira. Esta é portanto uma dissecção aórtica tipo A de Stanford ou tipo I de Debakey (Fig. 4). Observar o padrão de Doppler de fluxo em cores dentro da luz verdadeira (LV) e da falsa luz (FL) e avaliação com Doppler pulsado revelando fluxo pulsátil dentro da luz verdadeira. (*Ver* o vídeo correspondente no DVD.)

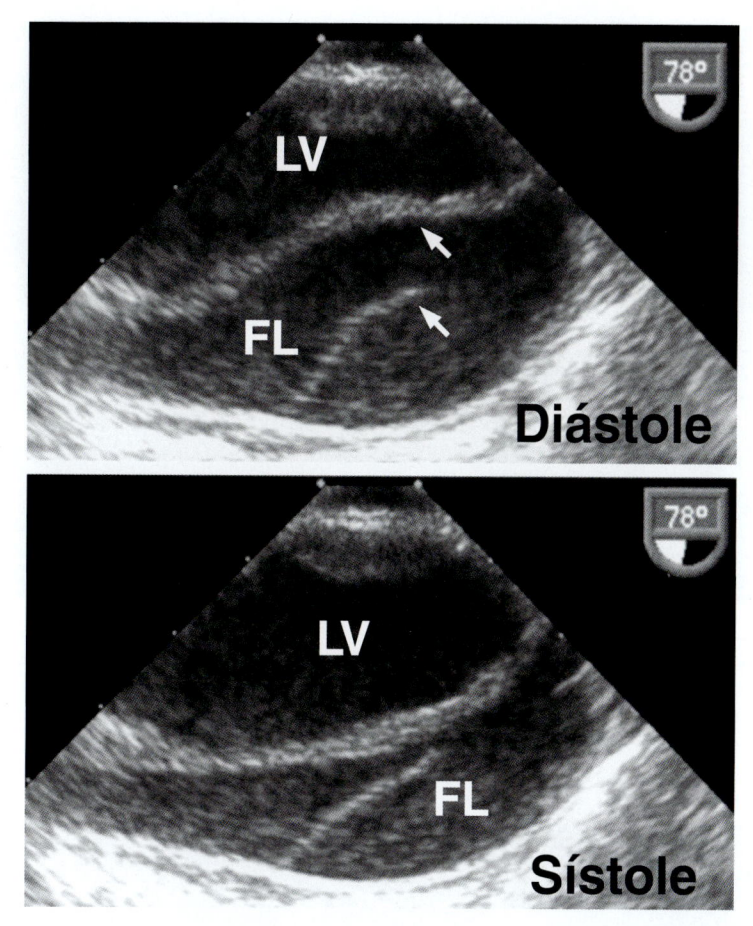

Fig. 12. Exame ecocardiográfico transesofágico da aorta em suspeita de dissecção aórtica envolve cuidadoso exame em múltiplos planos da aorta torácica inteira (Fig. 8). As imagens neste paciente (omniplano 78°) revelaram retalhos intimais ondulantes que se moviam independentemente das paredes aórticas. A luz com perfusão pode ser diferenciada da luz sem perfusão com avaliação com Doppler de fluxo em cores e Doppler pulsado. Observar a expansão sistólica da luz verdadeira ou luz com perfusão (LV) durante a sístole.

HEMATOMA INTRAMURAL

Um hematoma intramural aórtico (HIM) é uma hemorragia limitada à camada média da parede aórtica com mínima ruptura intimal (Figs. 3 e 15A, B; *ver* o vídeo correspondente à Fig. 15 no DVD). Embora a patogenia do HIM permaneça não esclarecida, ruptura dos *vasa vasorum* localizados dentro da camada média da aorta e ruptura de uma placa aterosclerótica são considerados os eventos iniciadores que conduzem ao HIM.

ETE é uma modalidade importante de imageamento para o diagnóstico de HIM. O achado típico em ETE do HIM é um espessamento focal ou difuso da parede aórtica na ausência de um retalho intimal ou qualquer comunicação entre a luz aórtica e o HIM. HIM deve ser diferenciado de aneurisma aórtico trombosado, dissecção com falsa luz trombosada e placas ateroscleróticas complexas.

Tabela 7 Achados em ETE na DA

1. Retalho de dissecção (intimal) móvel dentro da raiz aórtica, arco aórtico, aorta ascendente e descendente
2. Luzes verdadeira e falsa separadas por retalho intimal
3. Laceração(ões) intimal(is) com local(is) de comunicação: local(is) de entrada ou saída
4. Aneurisma aórtico
5. Comprometimento de artérias coronárias
6. Comprometimento de ramos da aorta
7. Hematoma intramural aórtico
8. Folheto(s) frouxo(s) da valva aórtica
9. Insuficiência aórtica aguda
10. Hemopericárdio e tamponamento pericárdico

Em alguns pacientes, HIM pode regredir ou mesmo desaparecer completamente, enquanto em outros pacientes

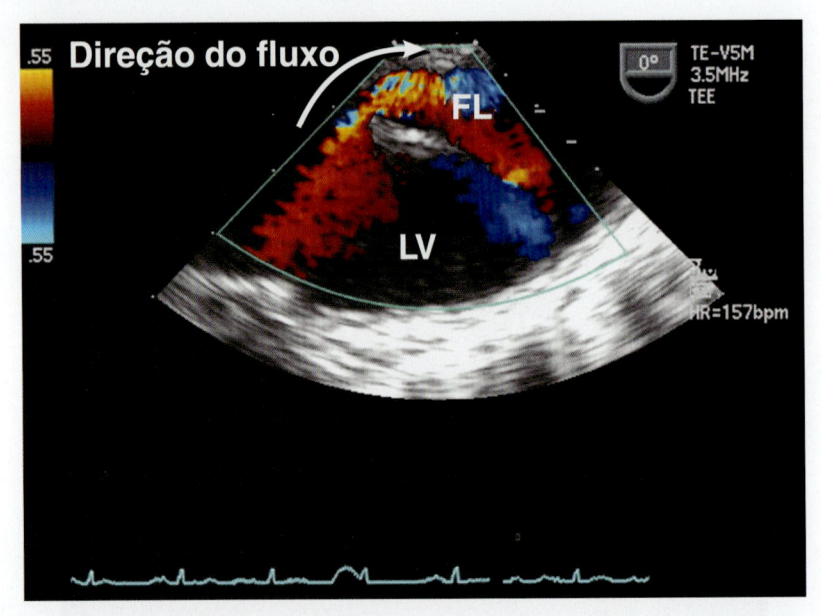

Fig. 13. Corte mesoesofágico de eixo curto (omniplano 0°). O exame com Doppler de fluxo em cores nesta paciente de 42 anos com dissecção aórtica aguda revela o local de entrada e fluxo da luz verdadeira (LV) para a falsa luz (FL). (*Ver* o vídeo correspondente no DVD.)

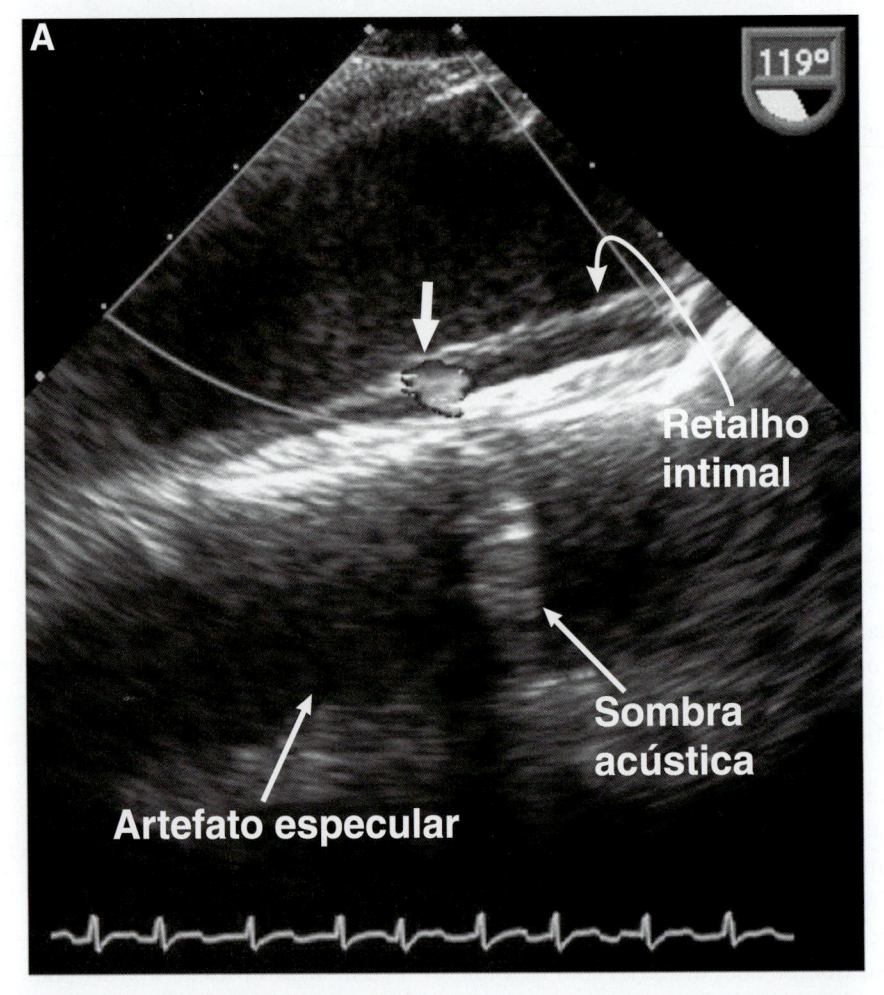

Fig. 14. (*Ver* legenda na página seguinte)

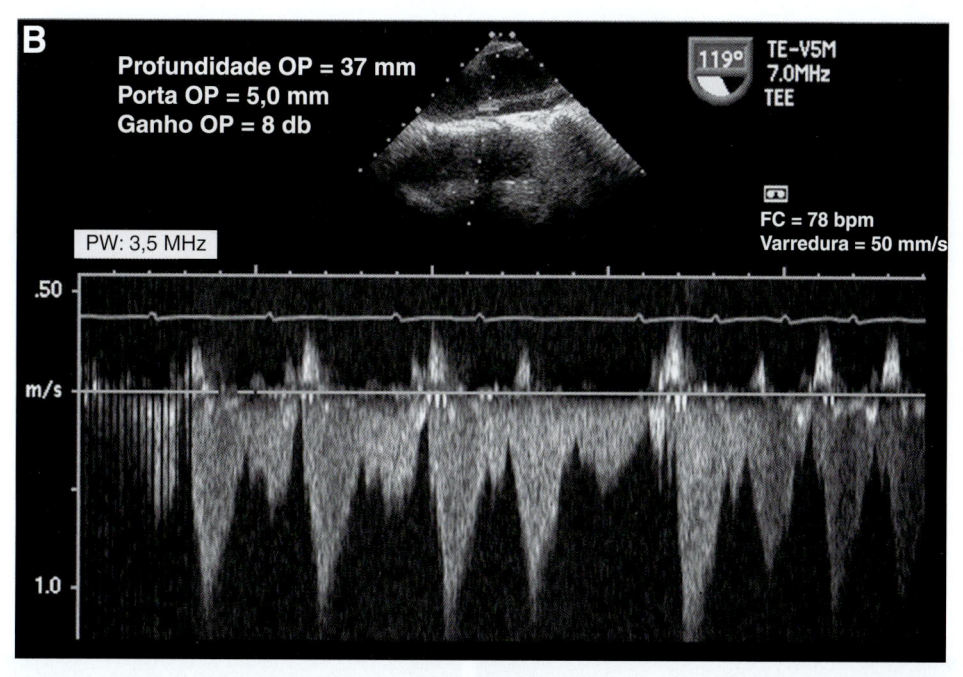

Fig. 14. (A) Corte de eixo longo da aorta descendente em um paciente com dissecção aórtica tipo B mostra laceração intimal (seta) e aceleração do fluxo no local de entrada (seta curta). Observar sombreamento acústico por alterações ateromatosas calcificadas próximo à laceração intimal. Artefatos em espelho são comuns em ecocardiografia transesofágica (ver Capítulo 1, Fig. 8). **(B)** Avaliação com Doppler pulsado no local da laceração intimal confirma o fluxo da luz verdadeira para a falsa.

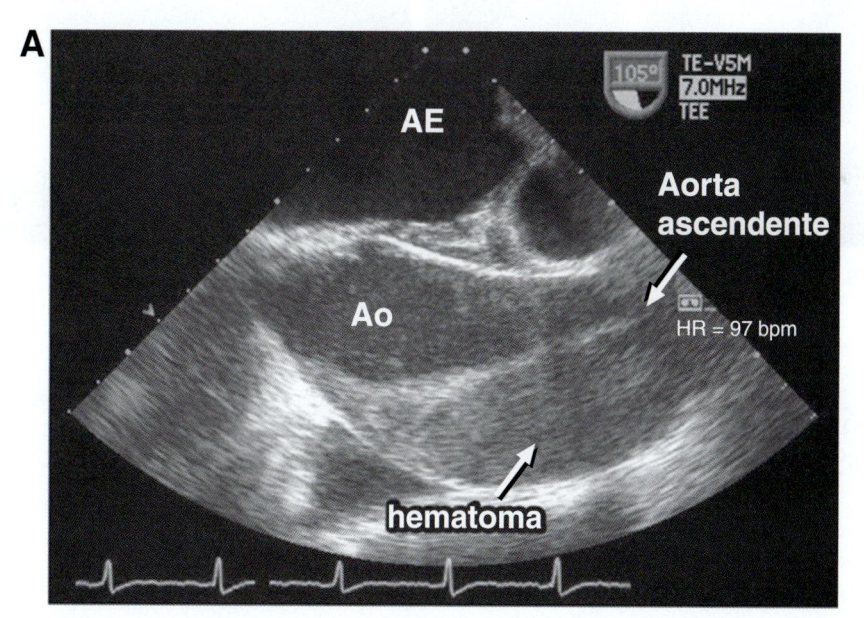

Fig. 15. (A) Corte mesoesofágico de eixo longo da aorta ascendente em mulher de 72 anos mostrando aorta ascendente proximal com grande ecodensidade, salientando-se na luz aórtica, mas limitada pela íntima. Ela comprovou ser um hematoma intramural que comprometia toda a aorta ascendente. Nenhuma laceração intimal foi vista na cirurgia. **(B)** Exame com Doppler de fluxo em cores do paciente **(A)** mostra fluxo limitado à luz aórtica verdadeira sem nenhuma comunicação entre ambas as cavidades. **(C)** Cortes mesoesofágicos de eixo curto da aorta ascendente da mesma paciente mostrando o hematoma intramural (painel esquerdo) e o fluxo luminal limitado à luz aórtica (painel direito). (Ver o vídeo correspondente no DVD.) *(Continua.)*

pode progredir para dissecção e ruptura aórtica. Estas complicações vasculares se responsabilizam pela alta mortalidade aguda por HIM (até 30%). Em geral, HIM proximal é tratado cirurgicamente, enquanto tratamento clínico com estudos por imageamento seriados é reservado para pacientes com HIM distal. Persistência de HIM foi associada a mau prognóstico, de modo que é recomendado acompanhamento estreito.

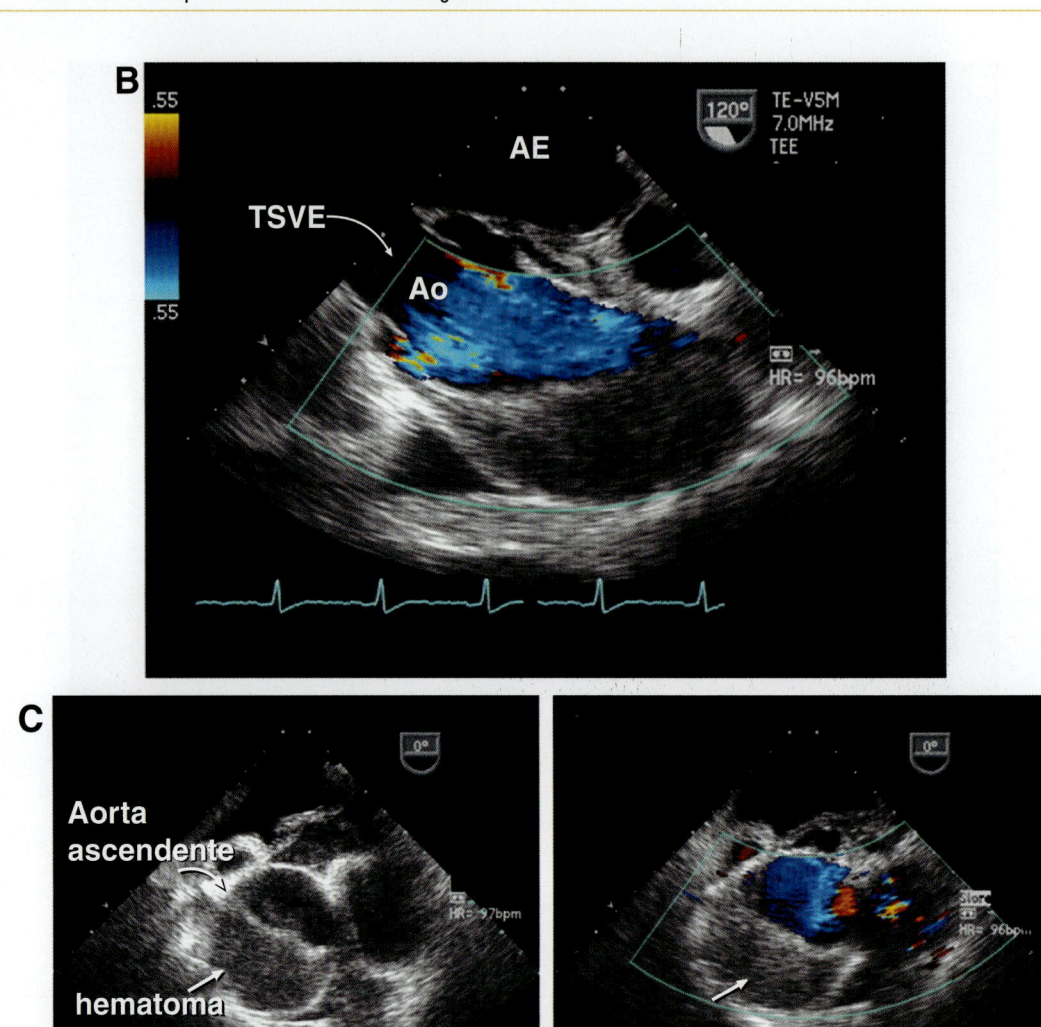

Fig. 15. *(Continuação)*

OUTRAS DOENÇAS DA AORTA: ANEURISMA AÓRTICO PROXIMAL SEM DISSECÇÃO E SÍNDROME DE MARFAN

Conforme mencionado previamente, os pacientes com síndrome de Marfan estão em risco significativamente aumentado de dissecção aórtica. A avaliação ecocardiográfica de pacientes com síndrome de Marfan deve incluir uma observação cuidadosa da aorta proximal. O tamanho aórtico deve ser medido em três localizações separadas (Fig. 9; *ver* Capítulo 12, Fig. 3): na raiz, imediatamente abaixo da valva aórtica, na junção sinotubular e aproximadamente 1 cm acima da junção sinotubular. Em doença aórtica avançada secundária à síndrome de Marfan, o contorno normal da raiz e a junção sinotubular (que se assemelha a uma garrafa antiga de Coca-Cola®, mais larga nos seios e afinando na junção sinotubular) podem se tornar distendidos e, a própria junção sinotubular pode se tornar indistinta. Diâmetros aórticos de mais de 5 cm ou diâmetro aórtico mudando rapidamente (mesmo com diâmetros absolutos mais baixos) em pacientes com síndrome de Marfan devem suscitar pronta intervenção cirúrgica.

LEITURAS SUGERIDAS

Ballal RS, Nanda NC, Gatewood R, et al. Usefulness of trans-esophageal echocardiography in assessment of aortic dissection. Circulation 1991;84:1903-1914.

Borner N, Erbel R, Braun B, Henkel B, Meyer J, Rumpelt J. Diagnosis of aortic dissection by transesophageal echocardiography. Am J Cardiol 1984;54:1157-1158.

Cohen IS. Intimal flap prolapse in aortic dissection. J Am Coll Cardiol 1984;4:1332-1333.

Eisenberg MJ, Rice SA, Paraschos A, Caputo GR, Schiller NB. The clinical spectrum of patients with aneurysms of the ascending aorta. Am Heart J 1993;125:1380-1385.

Erbel R, Engberding R, Daniel W, Roelandt J, Visser C, Rennollet H. Echocardiography in diagnosis of aortic dissection. Lancet 1989;1:457-461.

Evangelista A, Garcia-del-Castillo H, Gonzalez-Alujas T, et al. Diagnosis of ascending aortic dissection by transesophageal echocardiography: utility of M-mode in recognizing artifacts. J Am Coll Cardiol 1996;27:102-107.

Evangelista A, Avegliano G, Elorz C, Gonzalez-Alujas T, Garcia del Castillo H, Soler-Soler J. Transesophageal echocardiography in the diagnosis of acute aortic syndrome. J Card Surg 2002;17:95-106.

Fox R, Ren JF, Panidis IP, Kotler MN, Mintz GS, Ross J. Anuloaortic ectasia: a clinical and echocardiographic study. Am J Cardiol 1984;54:177-181.

Goldman AP, Kotler MN, Scanlon MH, Ostrum BJ, Parameswaran R, Parry WR. Magnetic resonance imaging and two-dimensional echocardiography. Alternative approach to aortography in diagnosis of aortic dissecting aneurysm. Am J Med 1986;80:1225-1229.

Goldman AP, Kotler MN, Scanlon MH, Ostrum B, Parameswaran R, Parry WR. The complementary role of magnetic resonance imaging, Doppler echocardiography, and computed tomography in the diagnosis of dissecting thoracic aneurysms. Am Heart J 1986;111:970-981.

Iliceto S, Nanda NC, Rizzon P, et al. Color Doppler evaluation of aortic dissection. Circulation 1987;75:748-755.

Keren A, Kim CB, Hu BS, et al. Accuracy of biplane and multiplane transesophageal echocardiography in diagnosis of typical acute aortic dissection and intramural hematoma. J Am Coll Cardiol 1996;28:627-636.

Mansour M, Berkery W, Kozlowski L, Widell J, Obeid A. *Mild thickening of the aortic wall: subtle intramural hematoma?* Echocardiography 2001;18:519-522.

Mathew T, Nanda NC. Two-dimensional and Doppler echocardiographic evaluation of aortic aneurysm and dissection. Am J Cardiol 1984;54:379-385.

Matsumoto M, Matsuo H, Ohara T, Yoshioka Y, Abe H. A two-dimensional echoaortocardiographic approach to dissecting aneurysms of the aorta to prevent false-positive diagnoses. Radiology 1978;127:491-499.

Mohr-Kahaly S, Erbel R, Steller D, Burner N, Drexler M, Meyer J. Aortic dissection detected by transoesophageal echocardiography. Int J Card Imaging 1986;2:31-35.

Nienaber CA, von Kodolitsch Y, Nicolas V, et al. The diagnosis of thoracic aortic dissection by noninvasive imaging procedures. N Engl J Med 1993;328:1-9.

Nienaber CA, von Kodolitsch Y, Brockhoff CJ, Koschyk DH, Spielmann RP. Comparison of conventional and trans-esophageal echocardiography with magnetic resonance imaging for anatomical mapping of thoracic aortic dissection. A dual noninvasive imaging study with anatomical and/or angiographic validation. Int J Card Imaging 1994; 10:1-14.

Nienaber CA, von Kodolitsch Y, Petersen B, et al. Intramural hemorrhage of the thoracic aorta. Diagnostic and therapeutic implications. Circulation 1995;92:1465-1472.

Nishigami K, Tsuchiya T, Shono H, Horibata Y, Honda T. Disappearance of aortic intramural hematoma and its significance to the prognosis. Circulation 2000;102:III243-III247.

Oh JK, Seward JB, Khandheria BK, et al., Transesophageal echocardiography in critically ill patients. Am J Cardiol 1990;66:1492-1495.

Patel S, Alam M, Rosman H. Pitfalls in the echocardiographic diagnosis of aortic dissection. Angiology 1997;48:939-946.

Rizzo RJ, Aranki SF, Aklog L, et al. Rapid noninvasive diagnosis and surgical repair of acute ascending aortic dissection. Improved survival with less angiography. J Thorac Cardiovasc Surg 1994;108:567-574.

Rosenzweig BP, Goldstein S, Sherrid M, Kronzon I. Aortic dissection with flap prolapse into the left ventricle. Am J Cardiol 1996;77:214-216.

Rosenzweig BR, Guarneri E. Transesophageal Echocardiography in the Evaluation of Aortic Trauma. Echocardiography 1996;13:247-258.

Seward JB, Khandheria BK, Oh JK, et al. Transesophageal echocardiography: technique, anatomic correlations, implementation, and clinical applications. Mayo Clin Proc 1988;63:649-680.

Simon P, Owen AN, Havel M, et al. Transesophageal echocardiography in the emergency surgical management of patients with aortic dissection. J Thorac Cardiovasc Surg 1992;103:1113-1117.

Victor MF, Mintz GS, Kotler MN, Wilson AR, Segal BL. Two dimensional echocardiographic diagnosis of aortic dissection. Am J Cardiol 1981;48:1155-1159.

Vignon P, Spencer KT, Rambaud G, et al. Differential trans-esophageal echocardiographic diagnosis between linear artifacts and intraluminal flap of aortic dissection or disruption. Chest 2001;119:1778-1790.

21 | ECOCARDIOGRAFIA NA AVALIAÇÃO DE DEFEITOS SEPTAIS ATRIAIS

Edmund A. Bermudez, MD, MPH

CONTEÚDO

INTRODUÇÃO
VISÃO GERAL ANATÔMICA E ECOCARDIOGRÁFICA
DSAs DO TIPO *SECUNDUM*
DSAs DO TIPO *PRIMUM*
DEFEITO SEPTAL DE *SINUS VENOSUS*
DSA DE SEIO CORONARIANO
FORAME OVAL PATENTE
ECOCARDIOGRAFIA NO TRATAMENTO DOS DSAs
SUMÁRIO
LEITURAS SUGERIDAS

INTRODUÇÃO

Historicamente, a avaliação de pacientes com suspeita de cardiopatia congênita dependia pesadamente dos resultados de exame físico e cateterismo cardíaco. Na era atual, a avaliação inicial das lesões congênitas pode ser realizada com segurança e facilidade por meio da ecocardiografia cardíaca, frequentemente sem a necessidade de testagem invasiva adicional. Uma das lesões congênitas acianóticas mais frequentemente encontrada, na prática clínica é o defeito septal atrial (DSA), sobre o qual a ecocardiografia fornece valiosa informação em avaliação inicial, acompanhamento e tratamento. A resolução espacial da ecocardiografia possibilita classificação precisa dos DSAs e avaliação abrangente da patologia cardíaca associada. Uma quantificação do fluxo e da hemodinâmica do *shunt* pode facilmente ser realizada com Doppler, fornecendo um meio objetivo de acompanhar estes pacientes. Finalmente, a ecocardiografia pode ser usada para guiar o fechamento percutâneo dos DSAs, proporcionando um caminho importante para a intervenção minimamente invasiva. Assim, atualmente a ecocardiografia constitui a base para diagnóstico inicial, acompanhamento e, quando apropriado, tratamento dos DSAs.

VISÃO GERAL ANATÔMICA E ECOCARDIOGRÁFICA

Durante o desenvolvimento embriológico, os átrios direito e esquerdo são formados com o crescimento do septo atrial. Esta parede divisória entre os átrios origina-se com o crescimento de dois septos separados: *septum primum* e *septum secundum*. O primeiro a ser formado é o *septum primum*, que cresce a partir da área superior da parede dos átrios inferiormente, na direção dos coxins endocárdicos entre os átrios e os ventrículos (Fig. 1A). No seu desenvolvimento normal, o *septum primum* se fixa aos coxins endocárdicos, com eventual reabsorção da fixação superior. Concomitantemente, um *septum secundum* se desenvolve ligeiramente à direita do *septum primum*, com crescimento progressivo a partir da área superior do átrio na direção dos coxins endocárdicos, mas não atinge ou se fixa nesta área. Portanto, quando desenvolvido, o *septum primum* se fixa inferiormente ao assoalho da cavidade atrial, e o *septum secundum* superiormente ao tetos dos átrios. Juntos, estes dois septos se superpõem para formar a base do septo interatrial, entre os quais o forame oval é formado (Fig. 1B). O forame oval é patente durante o desenvolvimento, mas normalmente se fecha logo depois do nascimento quando as pressões esquerdas excedem as direitas e selam os dois septos juntos.

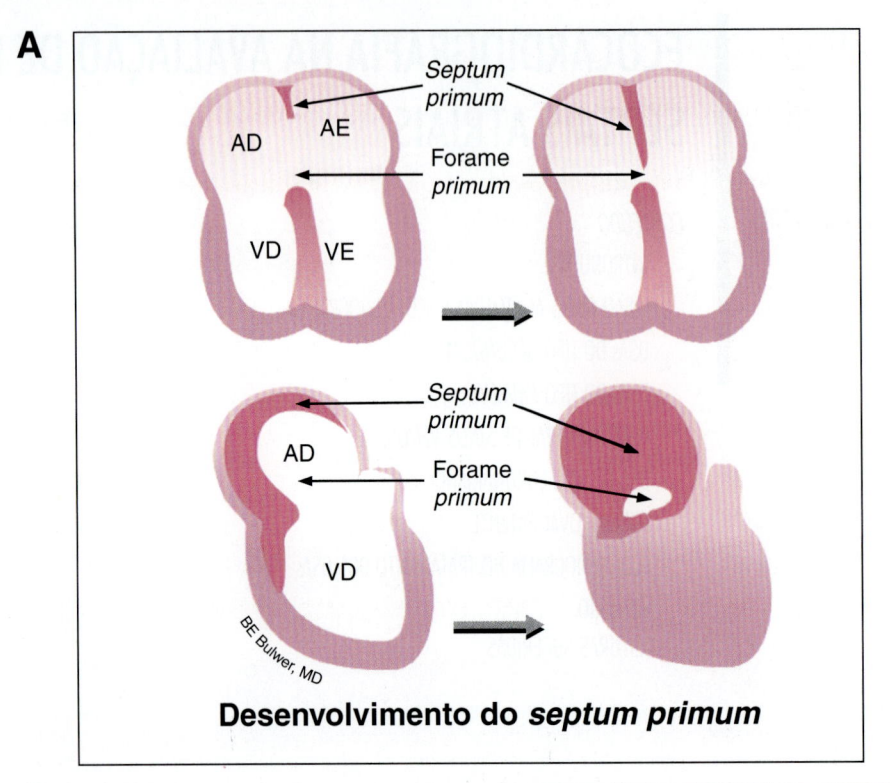

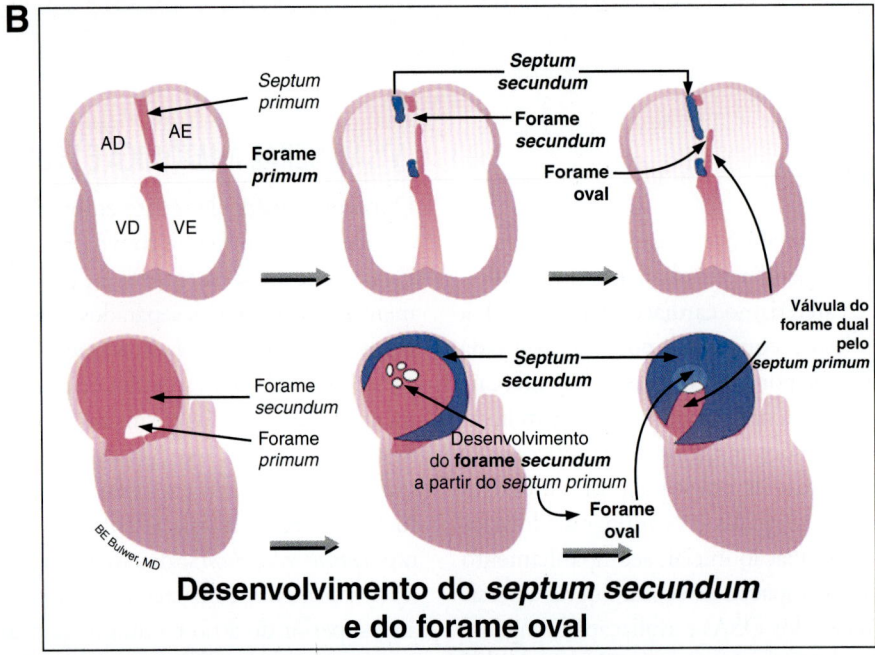

Fig. 1. (**A**) O primeiro passo na formação do septo interatrial é o crescimento do *septum primum*. (**B**) A reabsorção parcial do *septum primum* deixa fenestrações que coalescem na formação de uma segunda conexão interatrial – o *ostium secundum*. Isto ocorre concomitantemente com a descida de um segundo septo – o *septum secundum* – à direita do *septum primum*. Ambos os septos se fundem, exceto na região chamada forame oval, o qual permite que o sangue oxigenado se desvie dos pulmões fetais e vá para a circulação sistêmica fetal.

A

DSA de *sinus venosus* (tipo de VCS)
DSA de *septum secundum*
DSA de *sinus venosus* (tipo de VCI)
DSA de seio coronariano

B

DSA de *septum primum*

Defeitos septais atriais

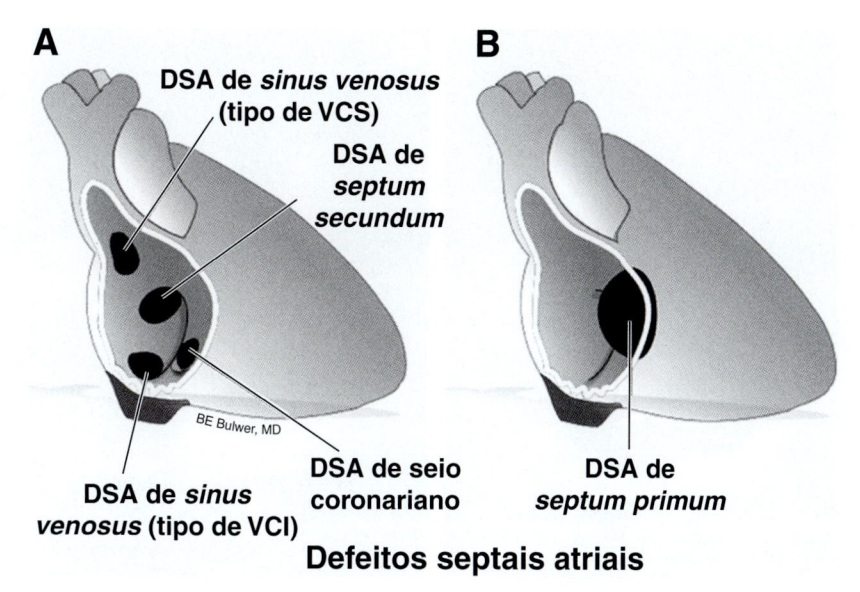

Fig. 2. Distribuição anatômica dos defeitos septais atriais. Quatro tipos principais são descritos, conforme ilustrado.

DSAs se formam quando a interação da formação septal é perturbada. Diversas formas de comunicação interatrial podem, portanto, resultar. Quatro DSAs principais podem ser classificados e correspondem à região anatômica onde o defeito se origina: defeito de *secundum*, defeito de *primum*, defeito de *sinus venosus* e defeito de seio coronariano (Fig. 2). Ocasionalmente, quando o *septum primum* e o *secundum* não se fundem depois do nascimento, pode haver um orifício persistente, chamado forame oval patente (FOP). Este forame pode ser fisiologicamente patente com *shunt* interatrial na direção da pressão mais alta para a mais baixa. Cada uma destas lesões congênitas do septo atrial pode ser facilmente caracterizada por medidas ecocardiográficas.

Ecocardiografia transtorácica é útil para diagnóstico e avaliação de DSAs. Três cortes transtorácicos principais podem ser usados para avaliar quanto a DSAs na maioria dos casos: (1) corte paraesternal de eixo curto (PEEC) ao nível da valva aórtica, (2) corte apical de quatro câmaras (A4C) e (3) corte subcostal de quatro câmaras. No corte A4C, o septo atrial é uma estrutura relativamente profunda e suscetível à perda de sinal de eco. Ecotransparência desta região deve, portanto, ser interpretada com cautela, sem confirmação em outros cortes ou com Doppler em cores. Destes cortes, o subcostal de quatro câmaras pode ser mais adequado para a avaliação bidimensional dos DSAs, uma vez que o feixe de ultrassom está mais perpendicular aos septos. Tipicamente, defeitos septais do tipo *secundum* e do tipo *primum* podem ser vistos com imageamento transtorácico. Entretanto, ecocardiografia transesofágica multiplanar pode ser necessária para visualizar defeitos de *sinus venosus* ou de seio coronariano com certeza. O imageamento transesofágico multiplanar é exato para visualizar relações anatômicas e anomalias associadas às vezes vistas com DSAs (Tabela 1).

O uso de Doppler em cores e espectral pode aumentar a detecção destes defeitos. Doppler de fluxo em cores pode confirmar presença e direção do *shunt* interatrial através das áreas visualizadas do septo atrial (Fig. 3; *ver* o vídeo correspondente no DVD). O sinal de fluxo em cores também pode ajudar a medir o tamanho e o número de defeitos. Por exemplo, caso vários jatos de fluxo de cor sejam vistos através da área do septo, está implícito um defeito fenestrado. Assim, cor deve ser usada de diferentes maneiras para avaliar estas anormalidades de fluxo.

Tabela 1 Tipos de DSA e Anomalias Cardíacas Associadas

Tipo	Anomalias associadas
Septum secundum	Aneurisma septal atrial
Septum primum	Válvula mitral fendida
Sinus venosus	Drenagem venosa pulmonar anômala
Seio coronariano	Veia cava superior esquerda persistente

Anomalias associadas não são mutuamente excludentes.

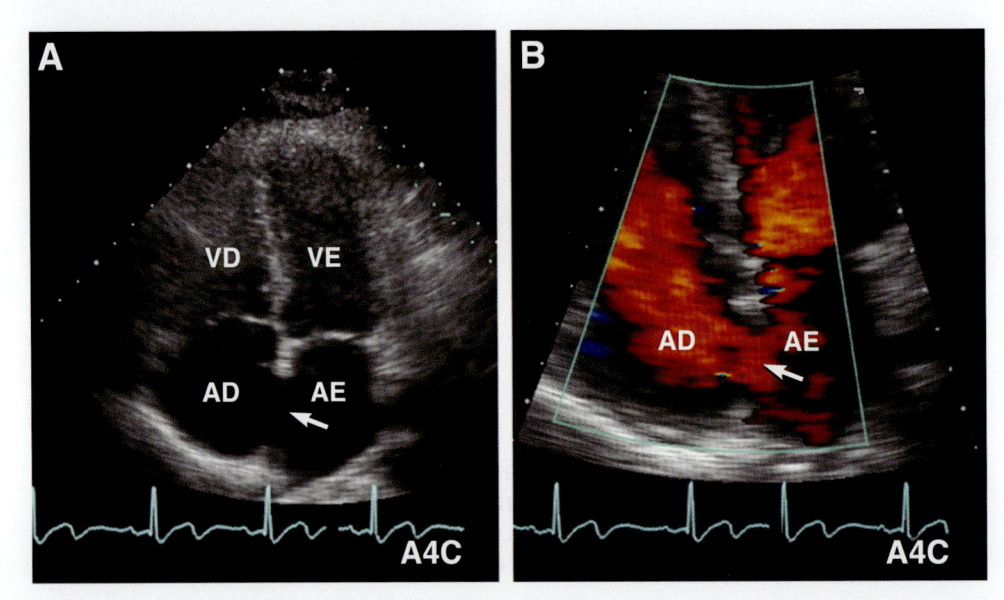

Fig. 3. Corte apical de quatro câmaras (A4C) mostrando defeito ou possível perda de sinal no septo interatrial (seta, **A**). Avaliação com Doppler de fluxo em cores mostrou padrão típico de *shunt* predominante da esquerda para a direita, conforme visto com defeitos septais do tipo *secundum* (**B**). (*Ver* o vídeo correspondente no DVD.)

Caso o resultado de um exame com Doppler em cores e espectral seja duvidoso, uma injeção intravenosa de soro fisiológico agitado para contraste pode ser usada a fim de detectar *shunt* interatrial. Este efeito é dependente do fato de que as bolhas criadas a partir do soro fisiológico agitado são filtradas na vasculatura pulmonar e não cruzam para o coração esquerdo. Assim, contraste deve ser visto unicamente nas câmaras cardíacas direitas, na ausência de *shunt* intracardíaca e intrapulmonar. No caso típico de um DSA não complicado, as pressões atriais esquerdas são mais altas que as direitas e dirigem *shunt* predominante da esquerda para a direita, com ocasional cruzamento inicial de bolhas de contraste para o coração esquerdo por *shunt* da direita para a esquerda. O contraste é injetado por uma extremidade superior, entra no átrio direito pela veia cava superior (VCS) e tende a ser dirigido mais para a valva tricúspide do que para o septo atrial, em contraste com o sangue da veia cava inferior (VCI), que usualmente é dirigido mais para o septo atrial, por meio da valva de Eustáquio. Uma injeção adequada de contraste é atingida quando o contraste de bolhas é visto em aposição à área do septo. Manobra de Valsalva é frequentemente usada para avaliar quanto a *shunt* interatrial com contraste, ao acentuar a *shunt* da direita para a esquerda. A presença de bolhas de contraste no coração esquerdo precocemente depois da injeção significa um *shunt* interatrial, enquanto o aparecimento tardio dessas bolhas (> 3-5 ciclos cardíaco) no coração esquerdo sugere um *shunt* intrapulmonar (Fig. 4; *ver* o vídeo correspondente no DVD).

Tipicamente, os DSAs conferem uma carga de volume ao coração direito. Por essa razão, muitas vezes é observado um padrão de sobrecarga ventricular direita. O ventrículo direito muitas vezes está dilatado com função sistólica preservada. O átrio direito frequentemente está aumentado. Em virtude da carga de volume, o movimento septal ventricular pode ser anormal e exibir movimento paradoxal. As pressões pulmonares variarão dependendo do impacto hemodinâmico da lesão. Em extremo e raro caso, pode resultar fisiologia de Eisenmenger, com pressões pulmonares iguais ou mais altas que a pressão arterial sistêmica.

A quantificação do fluxo de *shunt* pode ser realizada com uma comparação entre os fluxos sanguíneos pulmonar e sistêmico. A relação Qp/Qs foi usada para medir o impacto hemodinâmico dos DSAs. Este resultado é encontrado calculando-se o fluxo através da valva pulmonar e dividindo isto pelo fluxo através da valva aórtica (Figs. 5 e 6). O fluxo é calculado multiplicando-se a área de secção transversa do trato de saída pela integral de velocidade-tempo. Portanto,

$$Q_P/Q_S = \frac{\pi \, (\text{raio do TSVD})^2 \times \text{IVT}_{TSVD}}{\pi \, (\text{raio do TSVE})^2 \times \text{IVT}_{TSVE}}$$

Cálculos exatos de Qp/Qs necessitam de medições precisas, particularmente pertinentes ao tamanho dos anéis valvulares, e são válidos na ausência de lesões regurgitantes ou estenóticas importantes das valvas semilunares pulmonar e aórtica.

DSAs DO TIPO *SECUNDUM*

DSAs do tipo *secundum* são defeitos cardíacos congênitos dos mais frequentemente encontrados na prática clínica,

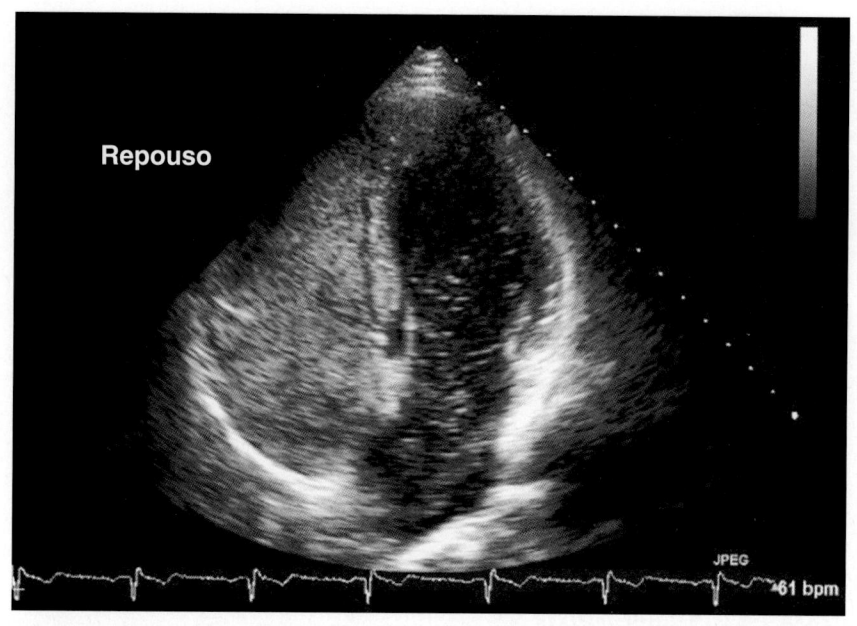

Fig. 4. Ecocardiografia contrastada com soro fisiológico agitado nesta mulher de 28 anos que se queixava de enxaquecas mostra boa opacificação das câmaras cardíacas direitas. Clara evidência de *shuntagem* da direita à esquerda (aparecimento de bolhas de soro fisiológico nas câmaras cardíacas esquerdas) ocorria durante repouso. Ela foi diagnosticada com um defeito septal atrial do tipo *secundum*. (*Ver* o vídeo correspondente no DVD.)

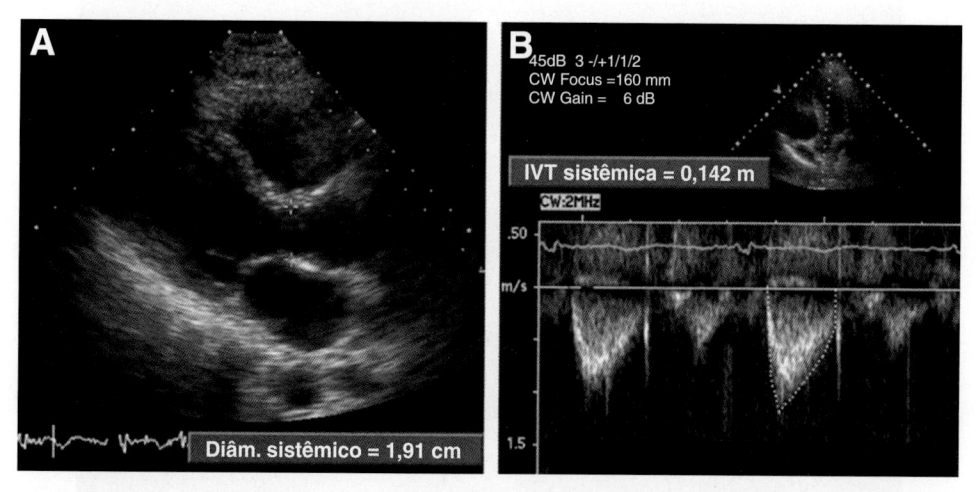

Fig. 5. Quantificação do fluxo de *shunt* (Qp/Qs) exige medição (*ver* a seção Visão Geral Anatômica e Ecocardiográfica). O cálculo do fluxo sistêmico exige a medição do trato de saída ventricular esquerdo (**A**) e a integral de velocidade-tempo (IVT) por Doppler OP (**B**).

junto com valva aórtica bicúspide. A lesão resulta do desenvolvimento incompleto do *septum secundum*, deixando uma passagem central entre os átrios direito e esquerdo (Fig. 7; *ver* o vídeo correspondente no DVD). Ocasionalmente, pode haver mais de uma abertura no septo, de modo que o resultado é um septo fenestrado. Isto é muitas vezes claramente delineado no imageamento transtorácico com o uso de Doppler de fluxo em cores em torno da área da parte central do septo (Fig. 8). Fluxo de *shunt* pode ser visto com o uso de Doppler de onda pulsada através do defeito. Usual-

mente, alguma *shunt* transitória da direita para a esquerda pode ser vista com estes defeitos, correspondendo tipicamente à contração ventricular. Ocasionalmente, com o uso de soro fisiológico agitado intravenoso no coração direito, uma silhueta ecotransparente de fluxo sanguíneo pode ser vista no átrio direito quando está presente *shunt* predominante da esquerda para a direita, o chamado "efeito de contraste negativo". Entretanto, uma vez que o contraste de soro fisiológico seja frequentemente injetado em uma extremidade superior, este "efeito de contraste negativo" deve ser

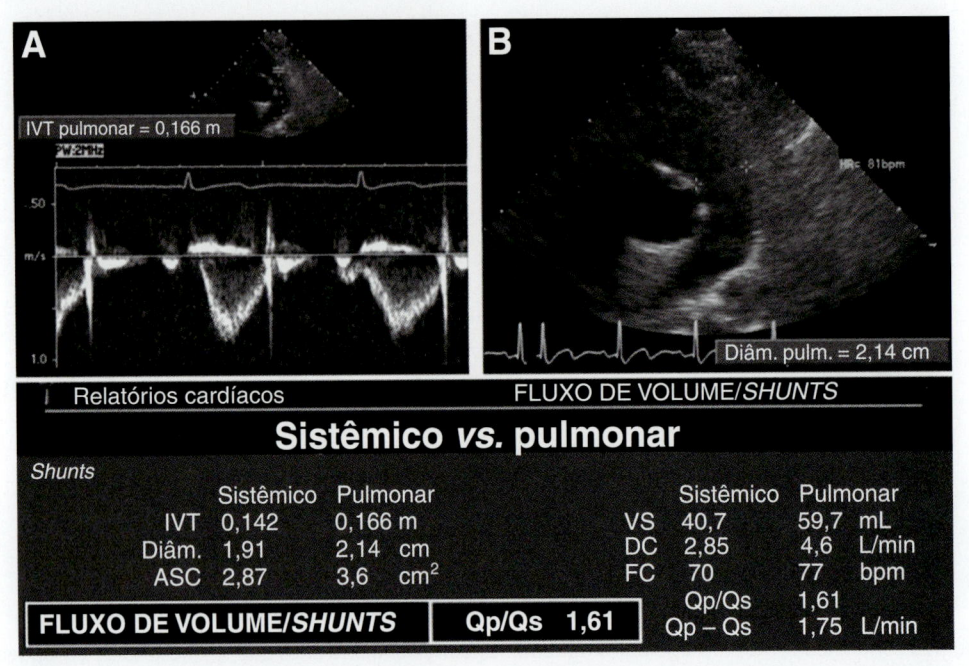

Fig. 6. O fluxo pulmonar é calculado similarmente após medição do trato de saída ventricular direito ao nível da valva pulmonar (**B**).

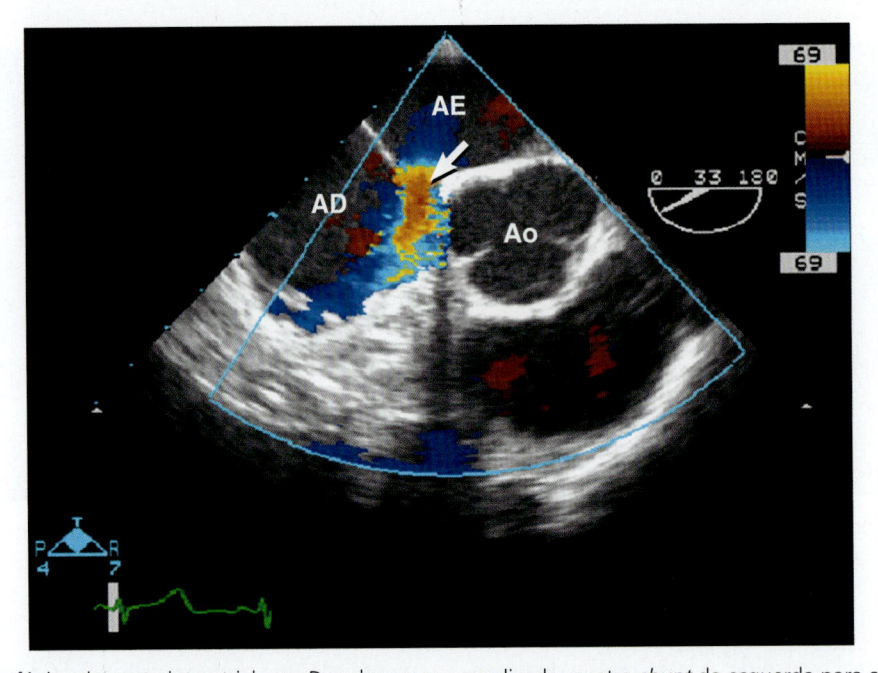

Fig. 7. Corte mesoesofágico do septo interatrial com Doppler em cores aplicado mostra *shunt* da esquerda para a direita através de um defeito septal atrial do tipo *secundum*. (*Ver* o vídeo correspondente no DVD.)

interpretado com cautela, uma vez que isto também pode ser produzido por fluxo sanguíneo caval isento de contraste emanando da VCI e jorrando contra a área da fossa *ovalis*.

DSAs do tipo *secundum* podem ser associados a outras anomalias cardíacas. Ocasionalmente, aneurisma do septo atrial pode ser visto com DSA do tipo *secundum*. Nestes casos, o septo atrial é hipermóvel e se arqueia para qualquer das duas câmaras atriais, variando com variação respiratória. Quando comprometimento reumático da valva mitral está presente concomitantemente com um DSA, diz-se que existe síndrome de Lutembacher.

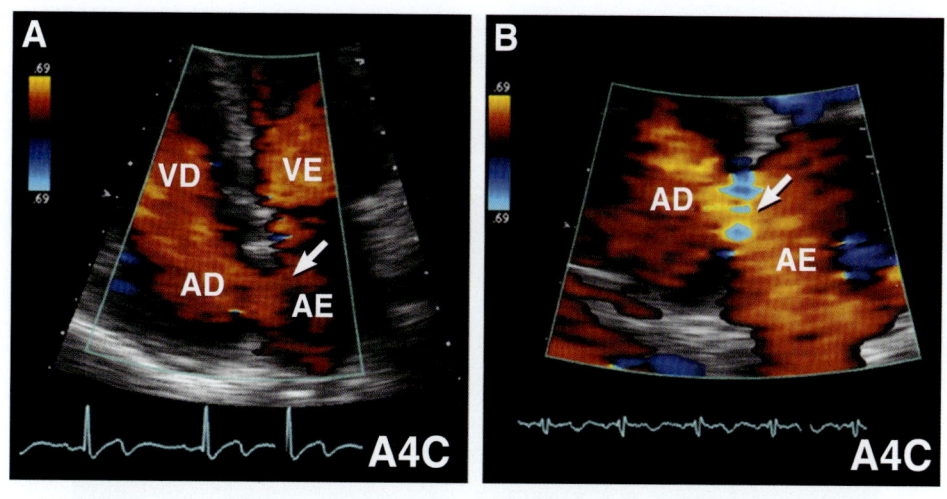

Fig. 8. Corte transtorácico A4C com avaliação com Doppler de fluxo em cores do septo interatrial mostra *shunt* da esquerda para a direita através de um defeito do tipo *secundum*.

DSAs DO TIPO *PRIMUM*

DSAs do tipo *primum* resultam do desenvolvimento incompleto do *septum primum* com os coxins endocárdicos na região das valvas atrioventriculares (AV). Também chamada defeito de canal AV parcial, esta lesão resulta em uma comunicação atrial vista inferiormente, na parte inferior do septo atrial, que normalmente é fundida com o aparelho valvar AV. As valvas AV são, portanto, afetadas, tipicamente comprometendo a valva mitral, onde uma fenda pode ser vista no folheto anterior. Também pode haver regurgitação mitral. *Shunts* interventriculares não são vistos geralmente com esta anormalidade.

As características deste defeito podem usualmente ser observadas com imageamento transtorácico. No corte de quatro câmaras (apical ou subcostal), as valvas AV podem parecer situadas no mesmo plano, formando um "T", referente ao alinhamento das válvulas AV com o septo ventricular. Um espaço ecotransparente pode ser visto acima das valvas AV, usualmente com um *shunt* não restritivo observado por Doppler de fluxo em cores. Uma deformidade "em pescoço de cisne" vista angiograficamente na ventriculografia esquerda pode ocasionalmente ser vista ecocardiograficamente sob a forma de um trato de saída ventricular esquerdo de aparência anormal.

DEFEITO SEPTAL DE *SINUS VENOSUS*

O DSA de *sinus venosus* é uma comunicação interatrial que se origina na junção da veia cava com o átrio direito (Fig. 9; ver o vídeo correspondente no DVD). Por essa razão, este defeito pode se apresentar em duas morfologias distintas. Mais comumente, o defeito está localizado superiormente no lugar da drenagem da VCS para o átrio direito, mas pode estar presente inferiormente, na junção entre VCI e átrio direito. Em qualquer dos casos, estes defeitos podem ser difíceis de definir anatomicamente por meio de imageamento transtorácico unicamente. Entretanto, ecocardiografia transesofágica pode facilmente definir o defeito e qualquer patologia associada. Imageamento do septo atrial na dimensão superoinferior (corte transesofágico bicaval) muitas vezes pode revelar o defeito.

Os defeitos de *sinus venosus* podem ser associados à outra patologia cardíaca. Comumente, a veia pulmonar direita superior é anômala quando o defeito de *venosus* é visto na junção entre VCS e átrio direito. O vaso anômalo pode se conectar com a VCS no caso mais típico. Entretanto, as conexões anômalas podem ser variadas em qualquer das duas morfologias do defeito de *sinus venosus*, exigindo uma definição meticulosa da drenagem venosa pulmonar, nestes casos, como uma causa adicional de *shunt* da esquerda para a direita.

DSA DE SEIO CORONARIANO

Este tipo raro de DSA apresenta comunicação interatrial por meio de um seio coronariano sem teto. Portanto, o defeito é visto no local de origem do seio coronariano. Uma VCS esquerda persistente é associada a este defeito e pode muitas vezes ser vista drenando para dentro do seio coronariano ou do átrio esquerdo.

Este defeito pode não ser visualizado em ecocardiografia transtorácica de rotina. Entretanto, pode ser sugerido pela constelação de sobrecarga cardíaca direita, um seio coronariano dilatado e a presença de uma VCS esquerda persistente. Ecocardiografia transesofágica multiplanar de-

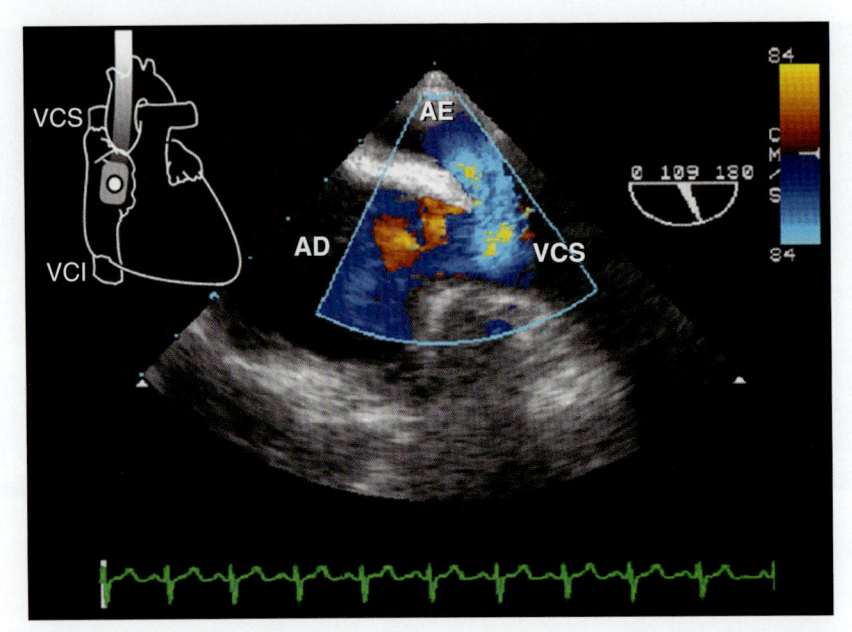

Fig. 9. Corte mesoesofágico bicaval mostrando defeito de *sinus venosus* (tipo veia cava superior [VCS]). Observar a direção do fluxo através do defeito – do átrio esquerdo para o átrio direito. (*Ver* o vídeo correspondente no DVD.)

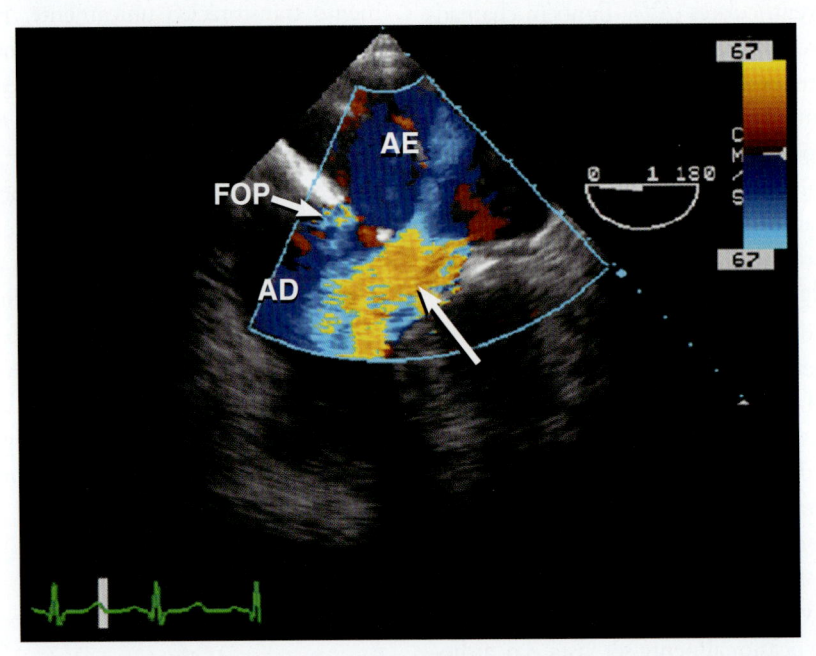

Fig. 10. Doppler de fluxo em cores demonstra a presença do DSA de seio coronariano com *shunt* da esquerda para a direita (seta). Notar também o pequeno *shunt* originado de um forame oval patente (FOP).

ve ser usada para confirmar a presença deste defeito e da patologia associada (Fig. 10). Injeção intravenosa de contraste de soro fisiológico agitado no braço esquerdo pode ser usada para avaliar o local de drenagem da VCS esquerda (Fig. 11).

FORAME OVAL PATENTE

Não se trata de um defeito verdadeiro no desenvolvimento embriológico do *septum primum* ou *secundum*. Em vez disso, esta lesão é o resultado da falta de fusão permanente dos

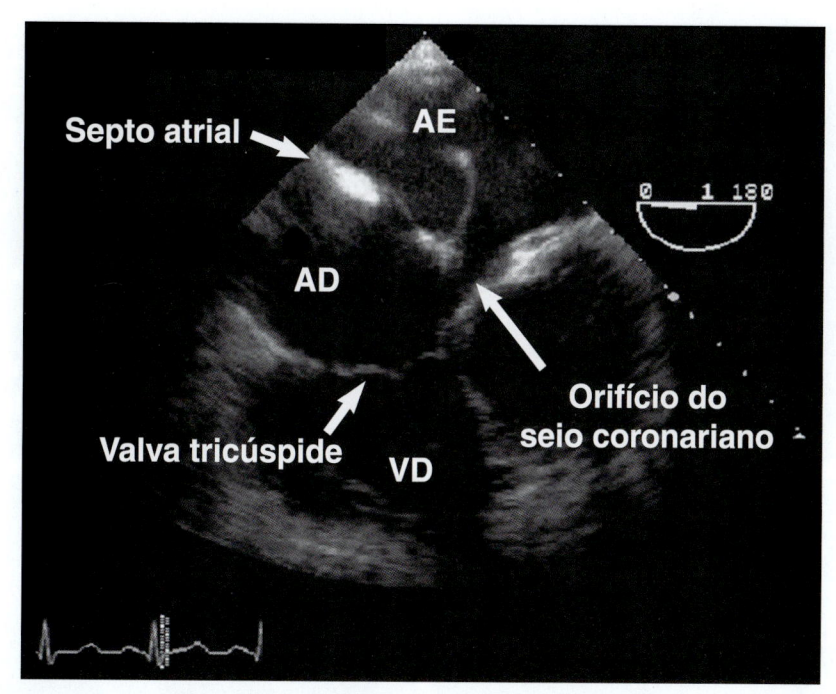

Fig. 11. Corte mesoesofágico mostrando injeção de contraste de soro fisiológico agitado (estudo com bolhas) no braço esquerdo. Bolhas foram vistas entrando no seio coronariano, e, a seguir, no átrio esquerdo (AE) e no átrio direito (AD).

septos atriais normalmente desenvolvidos. Por essa razão, um orifício dinamicamente patente atuando de modo semelhante a uma válvula de aba está presente e pode responder a alterações de pressão interatriais (Fig. 12 [ver o vídeo correspondente no DVD]; ver também Capítulo 17). Assim, um *shunt* da direita para a esquerda pode estar presente quando as pressões atriais direitas aumentarem mais que as esquerdas, como com Valsalva, tosse e assim por diante. O defeito pode ser vedado funcionalmente quando as pressões atriais esquerdas excederem as direitas, com apenas ocasional *shunt* da direita para a esquerda.

A presença deste defeito é facilmente avaliada com injeção de contraste de soro fisiológico agitado. Normalmente, o procedimento é efetuado com e sem manobra de Valsalva, uma vez que a *shunt* da direita para a esquerda pode não ser vista em condições básicas. A presença de bolhas de contraste precocemente após aparecimento no coração direito indica a presença de *shunt* da direita para a esquerda. Doppler em cores sobre a área da fossa *ovalis* pode frequentemente detectar este defeito. Imageamento transtorácico subcostal ou ecocardiografia transesofágica multiplanar podem ilustrar este defeito.

ECOCARDIOGRAFIA NO TRATAMENTO DOS DSAs

Uma avaliação precisa do impacto hemodinâmico do *shunt* é necessária em seguida ao diagnóstico. O grau de fluxo de *shunt* é quantificado indexando-se o fluxo sanguíneo pulmonar ao fluxo sanguíneo sistêmico, a relação Qp/Qs. Tradicionalmente, quando o fluxo sanguíneo pulmonar excede o fluxo sanguíneo sistêmico em 50% (uma relação Qp/Qs de 1,5:1), é recomendada a reparação do defeito. Entretanto, no caso de DSAs com *shunts* menores (razões de < 1,5:1), a reparação ainda pode ser apropriada, em virtude dos riscos de outros problemas, incluindo arritmias atriais, hipertensão pulmonar progressiva, insuficiência congestiva ou êmbolos paradoxais. FOPs foram reparados após acidente vascular cerebral (AVC) criptogênico, especialmente em pacientes jovens.

O fechamento percutâneo de DSAs do tipo *secundum* e FOPs tem sido executado usando-se dispositivos percutâneos em centros experimentados. Dados clínicos recentes sugerem que as técnicas de fechamento percutâneo são seguras e eficazes, representando uma alternativa menos invasiva ao fechamento cirúrgico. Uma variedade de dispositivos está disponível para fechamento percutâneo, como os dispositivos de fechamento Amplatzer e CardioSeal.

A aplicação de dispositivos percutâneos para DSAs ou FOPs é geralmente guiada por técnicas ecocardiográficas (Fig. 12; ver o vídeo correspondente no DVD). Ecocardiografia transesofágica ou ecocardiografia intracardíaca são ferramentas importantes para a caracterização morfológica da lesão. Por exemplo, descrição exata do tamanho do DSA e medidas da margem constituem informações valiosas para guiar a aplicação do aparelho. Durante fechamento de FOP, punção transeptal pode ser guiada, bem como servir

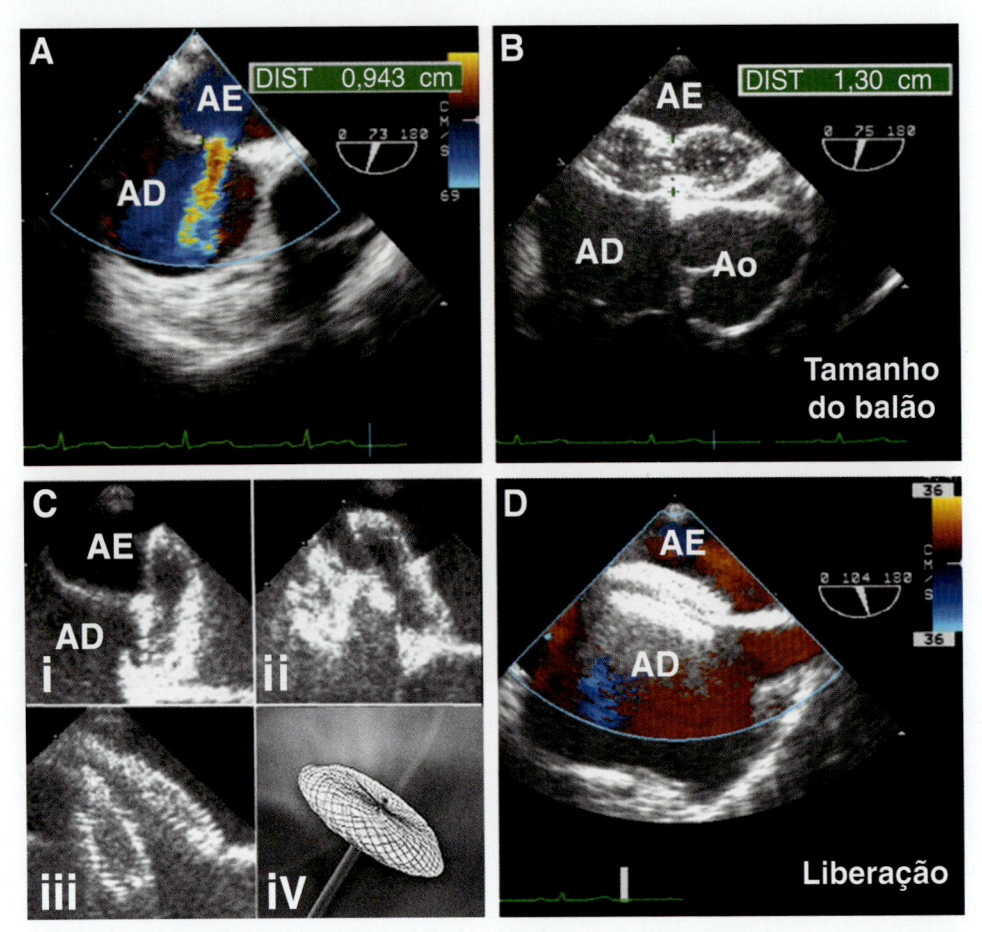

Fig. 12. Fases do fechamento percutâneo de um defeito septal atrial (DSA) do tipo *secundum* (**A**) usando um dispositivo Amplatzer estão mostradas sob orientação de ecocardiografia transesofágica. Avaliação do defeito com balão (**B**) é seguida pela aplicação sequencial dos ramos atrial esquerdo e atrial direito do aparelho (**C**) (imagem em detalhe: AMPLATZER® Septal Occluder ASD). Em seguida à liberação do dispositivo, avaliação do fechamento foi efetuada, usando-se Doppler em cores (**D**) e contraste de soro fisiológico agitado. (*Ver* o vídeo correspondente no DVD.)

de avaliação do tamanho do túnel do FOP e da rigidez do septo. Globalmente, ecocardiografia durante a aplicação do dispositivo é importante para avaliação do tamanho do dispositivo, seu posicionamento e avaliação da *shunt* residual pós-aplicação do dispositivo (Fig. 12; *ver* o vídeo correspondente no DVD).

SUMÁRIO

Na atualidade, a ecocardiografia provê uma avaliação abrangente dos DSAs. Desde o diagnóstico inicial, classificação e avaliação de lesões associadas, as técnicas ecocardiográficas em grande parte suplantaram o cateterismo cardíaco. Ademais, como a colocação de dispositivos percutâneos para fechamento de *shunt* está se tornando uma alternativa cada vez mais popular ao fechamento cirúrgico, a ecocardiografia está se expandindo rapidamente como ferramenta intervencionista. À medida que a ecocardiografia cardíaca venha a se expandir para tecnologias intracardíacas e tridimensionais, seu papel futuro na avaliação de lesões cardíacas congênitas simples e complexas certamente continuará a evoluir.

LEITURAS SUGERIDAS

Bruch L, Parsi A, Grad MO, et al. Transcatheter closure of interatrial communications for secondary prevention of paradoxical embolism: single-center experience. Circulation 2002;105:2845-2848.

Chessa M, Carminati M, Butera G, et al. Early and late complications associated with transcatheter occlusion of secundum atrial septal defect. J Am Coll Cardiol 2002;39:1061-1065.

Cooke JC, Gelman JS, Harper RW. Echocardiologists' role in the deployment of the Amplatzer atrial septal occluder device in adults. J Am Soc Echocardiogr 2001;14:588-594.

Cowley CG, Lloyd TR, Bove EL, Gaffney D, Dietrich M, Rocchini AP. Comparison of results of closure of secundum atrial septal defect by surgery versus Amplatzer septal occluder. Am J Cardiol 2001;88:589-591.

Dittmann H, Jacksch R, Voelker W, Karsch KR, Seipel L. Accuracy of Doppler echocardiography in quantification of left to right shunts in adult patients with atrial septal defect. J Am Coll Cardiol 1988;11:338-342.

Hausmann D, Daniel WG, Mugge A, Ziemer G, Pearlman AS. Value of transesophageal color Doppler echocardiography for detection of different types of atrial septal defect in adults. J Am Soc Echocardiogr 1992;5:481-488.

Kerber RE, Dippel WF, Abboud FM. Abnormal motion of the inter-ventricular septum in right ventricular volume overload. Experimental and clinical echocardiographic studies. Circulation 1973;48:86-96.

Kitabatake A, Inoue M, Asao M, et al. Noninvasive evaluation of the ratio of pulmonary to systemic flow in atrial septal defect by duplex Doppler echocardiography. Circulation 1984;69:73-79.

Kronzon I, Tunick PA, Freedberg RS, Trehan N, Rosenzweig BP, Schwinger ME. Transesophageal echocardiography is superior to transthoracic echocardiography in the diagnosis of sinus venosus atrial septal defect. J Am Coll Cardiol 1991;17:537-542.

Losay J, Petit J, Lambert V, et al. Percutaneous closure with Amplatzer device is a safe and efficient alternative to surgery in adults with large atrial septal defects. Am Heart J 2001; 142:544-548.

Martin F, Sanchez PL, Doherty E, et al. Percutaneous transcatheter closure of patent foramen ovale in patients with paradoxical embolism. Circulation 2002;106:1121-1126.

Mazic U, Gavora P, Masura J. The role of transesophageal echocardiography in transcatheter closure of secundum atrial septal defects by the Amplatzer septal occluder. Am Heart J 2001;142:482-488.

O'Rahilly R, Muller F. Human Embryology and Teratology, 3rd ed. New York: Wiley-Liss, 2001.

Shub C, Dimopoulos IN, Seward JB, et al. Sensitivity of two-dimensional echocardiography in the direct visualization of atrial septal defect utilizing the subcostal approach: experience with 154 patients. J Am Coll Cardiol 1983;2:127-135.

Weyman A. Principles and Practice of Echocardiography, 2nd ed. Philadelphia: Lea and Febiger, 1994.

22 | CARDIOPATIA CONGÊNITA ADULTA NA PRÁTICA ECOCARDIOGRÁFICA GERAL

Bernard E. Bulwer, MD, MSc
Michael J. Landzberg, MD

UMA INTRODUÇÃO

CONTEÚDO

- CARDIOPATIA CONGÊNITA ADULTA NA PRÁTICA ECOCARDIOGRÁFICA GERAL
  - ECOCARDIOGRAFIA NAS CCs ADULTAS
  - ABORDAGEM SEGMENTAR DAS CCs
  - DESIGNAÇÃO DOS SEGMENTOS
  - CARACTERÍSTICAS MORFOLÓGICAS DOS SEGMENTOS DE CONEXÃO
  - EXAME TRANSTORÁCICO
  - ECOCARDIOGRAFIA TRANSESOFÁGICA
- ESPECTRO DAS CCs ADULTAS
  - DEFEITO SEPTAL VENTRICULAR ISOLADO
  - CANAL ARTERIAL PATENTE
  - COARCTAÇÃO DA AORTA
  - TETRALOGIA DE FALLOT
  - MALFORMAÇÃO DE EBSTEIN
  - TRANSPOSIÇÃO COMPLETA DAS GRANDES ARTÉRIAS (D-TGA)
- CCs: TÓPICOS DIVERSOS
  - VEIA CAVA SUPERIOR ESQUERDA PERSISTENTE
- LEITURAS SUGERIDAS

CARDIOPATIA CONGÊNITA ADULTA NA PRÁTICA ECOCARDIOGRÁFICA GERAL

O espectro dos defeitos cardíacos congênitos vistos na prática da ecocardiografia varia de acordo com a prática e a proficiência da instituição. Meio século atrás, sobreviver com cardiopatia congênita grave era menos comum. Hoje, aproximadamente 80% desses pacientes nas sociedades industrializadas sobrevivem até a idade adulta. A maioria é acompanhada em centros que se especializam em cardiopatias congênitas (CCs) adultas, mas não é incomum esses adultos serem vistos na clínica ecocardiográfica geral.

A maioria das CCs é compatível com sobrevida até a idade adulta sem necessidade de intervenção cirúrgica (Tabela 1). De fato, algumas lesões, como, p. ex., prolapso de valva mitral, valva aórtica bicúspide (VAB), forame oval patente (FOP), defeito septal atrial e síndrome de Marfan, podem ser completamente assintomáticas. Defeitos mais graves ou complexos exigem intervenções precoces (Tabela 2).

Este capítulo apresenta os fundamentos da avaliação ecocardiográfica em CC seguidos por sumário conciso das CCs mais comumente vistas na prática ecocardiográfica adulta geral. Todas as imagens são de adultos que foram vistos na clínica ecocardiográfica geral.

Tabela 1	Cardiopatia Congênita em Adultos Compatível com Sobrevida até a Idade Adulta sem Nenhuma Cirurgia ou Intervenção Prévia

Prolapso de valva mitral
Valva aórtica bicúspide
DSA
Síndrome de Marfan
Defeitos septais ventriculares restritivos ou moderadamente restritivos isolados
Estenose aórtica leve (valvular, supravalvular, subvalvular)
Estenose leve da valva pulmonar
Pequeno canal arterial patente
DSA de *ostium primum* (defeito septal AV)
Malformação de Ebstein
Transposição corrigida (transposição das grandes artérias) (discordância AV para ventriculoatrial)

DSA, defeito septal atrial; AV, atrioventricular.

■ Ecocardiografia nas CCs Adultas

A ecocardiografia, tanto transtorácica (ETT) quando transesofágica (ETE), desempenha papel central no diagnóstico e tratamento de CC (*ver* Capítulo 4, Tabela 15, para indicações classe I da ecocardiografia em CC adulta).

O exame ecocardiográfico ideal e sua interpretação exigem conhecimento e experiência em:

- Anatomia e fisiologia cardíacas normais.
- Espectro das CCs adultas.
- Abordagem segmentar ao exame ecocardiográfico.
- Intervenções percutâneas e cirúrgicas paliativas e corretivas (passadas e presentes).
- Sequelas e complicações pós-operatórias e pós-intervenção.
- Cardiopatia adquirida relacionada com idade, como, p. ex., hipertensão e doença de artéria coronária.

Tabela 2	Espectro das Cardiopatias Congênitas

I. *Câmaras e valvas em sequência e posição normais {S, D, S}*
  A. **Predominante *shuntagem***
    1. Defeito septal atrial (Capítulo 21)
    2. Defeitos septais atrioventriculares (Capítulo 21)
    3. Defeito septal ventricular isolado[a]
    4. Canal arterial patente[a]
  B. **Predominante estenose ou obstrução**
    1. Conexões AV ausentes (atresia tricúspide e mitral)
    2. Conexões ventriculoarteriais ausentes ou obstruídas (atresia pulmonar, atresia aórtica, obstrução subaórtica, estenose aórtica)
    3. Grandes artérias obstruídas (coarctação da aorta[a], atresia aórtica)
    4. Fluxo venoso obstruído (retorno venoso pulmonar anômalo)
  C. **Posição anômala de valvas**
    1. Malformação de Ebstein (anomalia)[a]

II. *Câmaras e valvas não em sequência ou relações normais*
  A. **Anomalias das relações entre os átrios e os ventrículos**
    1. Ventrículo esquerdo ou direito com dupla entrada (com coração univentricular)
    2. Discordância AV (transposição das grandes artérias congenitamente corrigida [L-TGA])[a]
  B. **Anomalias das relações entre os ventrículos e as grandes artérias**
    1. Tetralogia de Fallot[a]
    2. Ventrículos direito e esquerdo com dupla saída
    3. Tronco arterial
    4. Discordância ventriculoarterial (transposição dos grandes vasos D-TGA)[a]

[a]Discutido neste capítulo.
AV, atrioventricular.
Modificado de Kisslo JA, Adams DB, Leech GJ. Essentials of Echocardiography: Congenital Heart Disease. New York: Ceiba-Geigy, 1988.

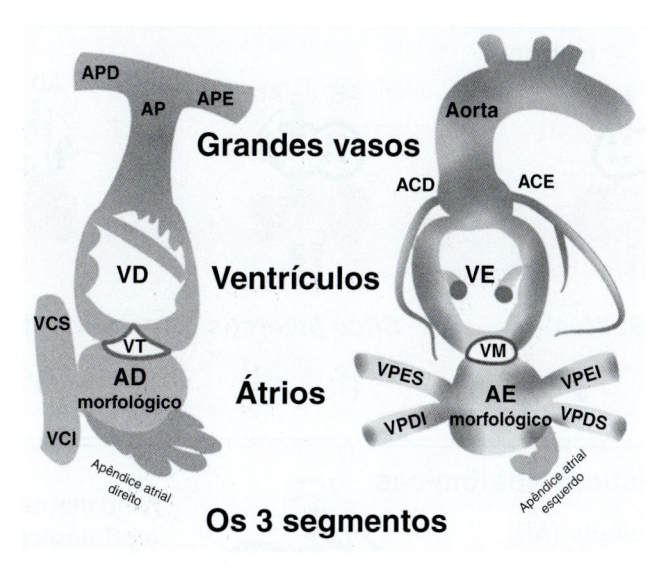

Fig. 1. As características que distinguem cada segmento cardíaco – átrios, ventrículos e grandes vasos – são usadas na abordagem segmentar para descrever as relações anatômicas cardíacas. VCI, veia cava inferior; ACE, artéria coronária esquerda; VPEI, veia pulmonar esquerda inferior; VPES, veia pulmonar esquerda superior; AP, artéria pulmonar (APD e APE, direita e esquerda); ACD, artéria coronária direita; VPDI, veia pulmonar direita inferior; VPDS, veia pulmonar direita superior; VCS, veia cava superior.

■ Abordagem Segmentar das CCs

Uma boa relação entre ecocardiografistas e cardiologistas adultos e pediátricos pode otimizar a qualidade do exame ecocardiográfico em pacientes com CC adulta.

Para simplificar e padronizar as complicadas e confusas descrições embriológicas do passado, foi adotado um método descritivo chamado abordagem segmentar ou análise segmentar seqüencial. Este método avalia a sequência do fluxo sanguíneo através do circuito cardíaco inteiro. Ele é segmentar porque compartimenta o coração em três segmentos ou blocos construtivos principais – átrios, ventrículos e grandes artérias – que são analisados separadamente (Fig. 1). Em cardiologia pediátrica, estes são designados por três letras entre chaves {X, X, X}, que descrevem o arranjo.

■ Designação dos Segmentos

O arranjo segmentar normal é {S, D, S}.

A primeira letra, "S", significa *solitus* – palavra latina para posição visceral e atrial normais (*situs solitus*). Ela descreve as posições dos principais órgãos ímpares abdominais (fígado, estômago, baço) e átrios que estão quase sempre situados no mesmo lado da cavidade corporal (concordantes) (Fig. 2).

A segunda letra, "D", denota o dobramento normal de alça em forma de D ou para a direita (*dextro*) do tubo cardíaco durante o desenvolvimento embrionário cardíaco (Fig. 3A). Isto resulta na relação atrioventricular (AV) normal ou concordância. Formação de alça L ocorre quando o dobramento ventricular se processa na direção oposta (*levo*), resultando em discordância AV (Fig. 3B). Esta terminologia é usada para diferenciar entre as duas formas de transposição das grandes artérias (TGA).

A terceira letra, "S", significa que uma relação normal existe entre as grandes artérias – a artéria pulmonar principal e a aorta. Cortes paraesternais de eixo curto (PEEC) ao nível da valva aórtica podem definir esta relação em ecocardiografia (Fig. 4; *ver* Capítulo 3, Figs. 23-26). Estas relações estão sumariadas nas Tabelas 3-5.

■ Características Morfológicas dos Segmentos de Conexão

Definir as câmaras cardíacas é importante na identificação e designação do *situs* segmentar e para descrever as conexões entre os segmentos. As características morfológicas dos ventrículos direito e esquerdo (VD e VE) e da cruz cardíaca interna podem ser facilmente definidas no exame (Fig. 5). As principais características morfológicas ecocardiográficas estão sumariadas na Tabela 3.

■ Exame Transtorácico

O protocolo padrão descrito no Capítulo 3 se aplica a adultos com CC, mas os ecocardiografistas pediátricos/adultos efetuam uma análise segmentar inicial em quatro passos antes de prosseguir com o exame-padrão (Tabela 5). Cortes subcostais (subxifóideas) são usados para definir a posição do ápice, *situs*

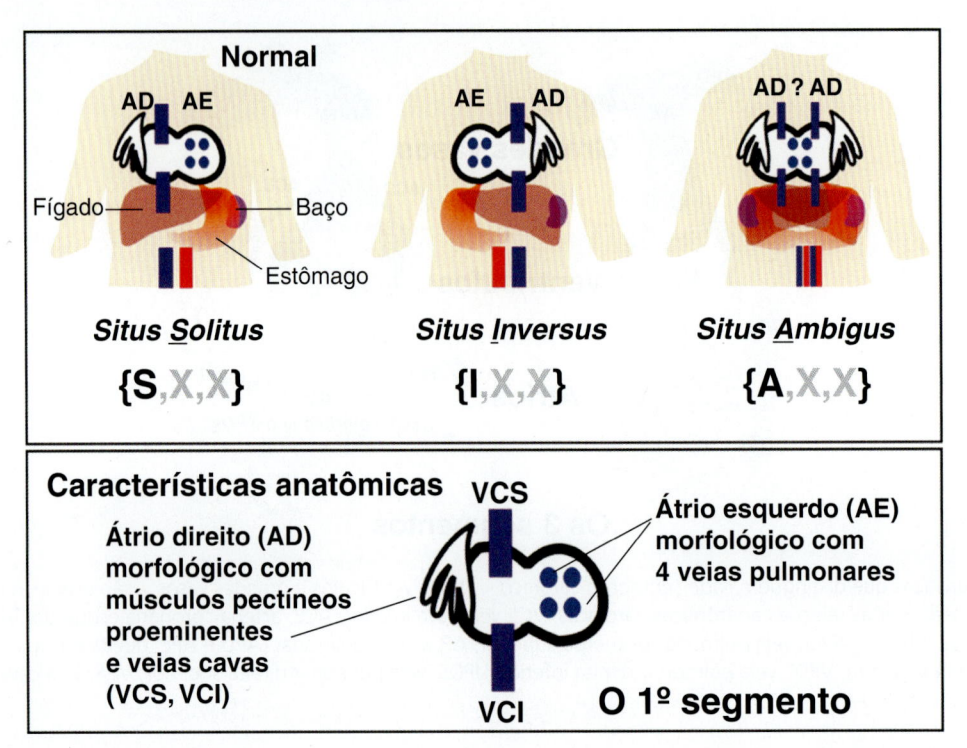

Fig. 2. O primeiro segmento. As características anatômicas mais distintivas que definem o primeiro segmento – *situs* atrial e visceral – estão representadas. As características distintivas do átrio direito *versus* esquerdo estão realçadas no painel inferior.
Na ecocardiografia, a câmara atrial para dentro da qual as veias pulmonares entram é o átrio esquerdo morfológico. A câmara para dentro da qual as veias cavas se esvaziam é o átrio direito morfológico. O apêndice atrial direito é usado pelos anatomopatologistas cardíacos para definir o *situs* atrial, mas esta estrutura é precariamente visualizada durante a ecocardiografia.

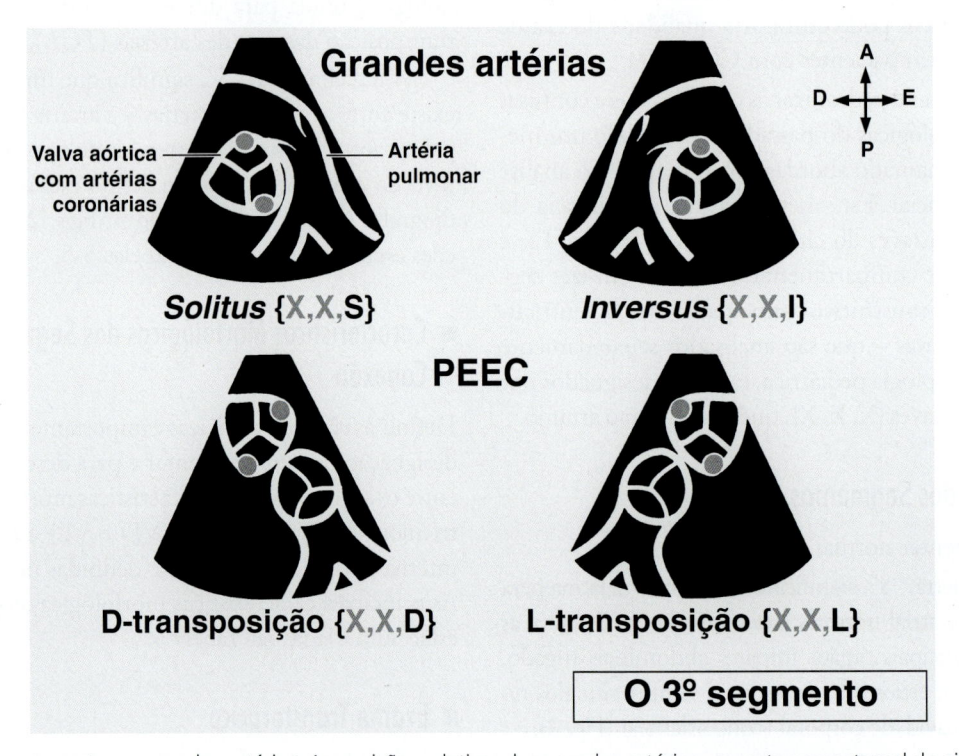

Fig. 4. O terceiro segmento: as grandes artérias. As posições relativas das grandes artérias no corte paraesternal de eixo curto (PEEC, nível da valva aórtica) fornecem a base ecocardiográfica para denominação do terceiro segmento. A posição normal "S" (*solitus*) e a relação "I" *(inversus)* estão mostradas nos painéis superiores. Quando a valva aórtica está à direita e anterior à valva pulmonar, é chamada D-transposição. Quando a valva aórtica está à esquerda e anterior à valva pulmonar, é chamada L-transposição (painéis inferiores). Duas outras relações (não mostradas) são: as posições anterior "A" e posterior "P", que descrevem a posição da valva aórtica em relação à valva pulmonar.

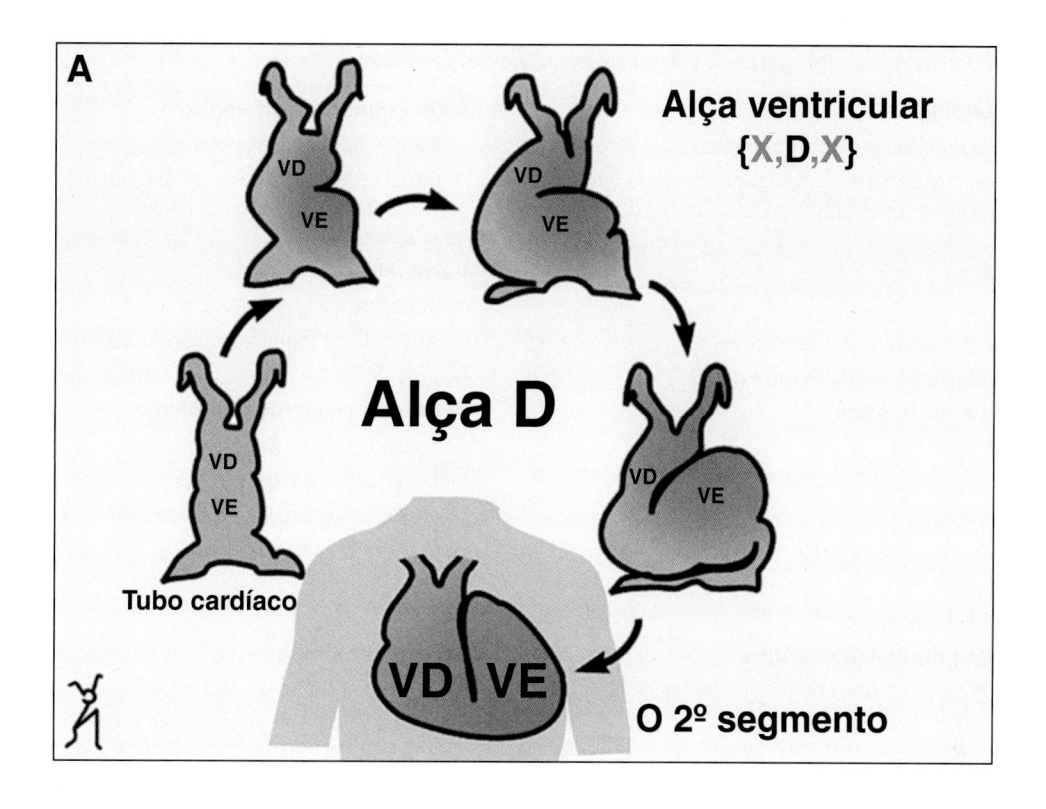

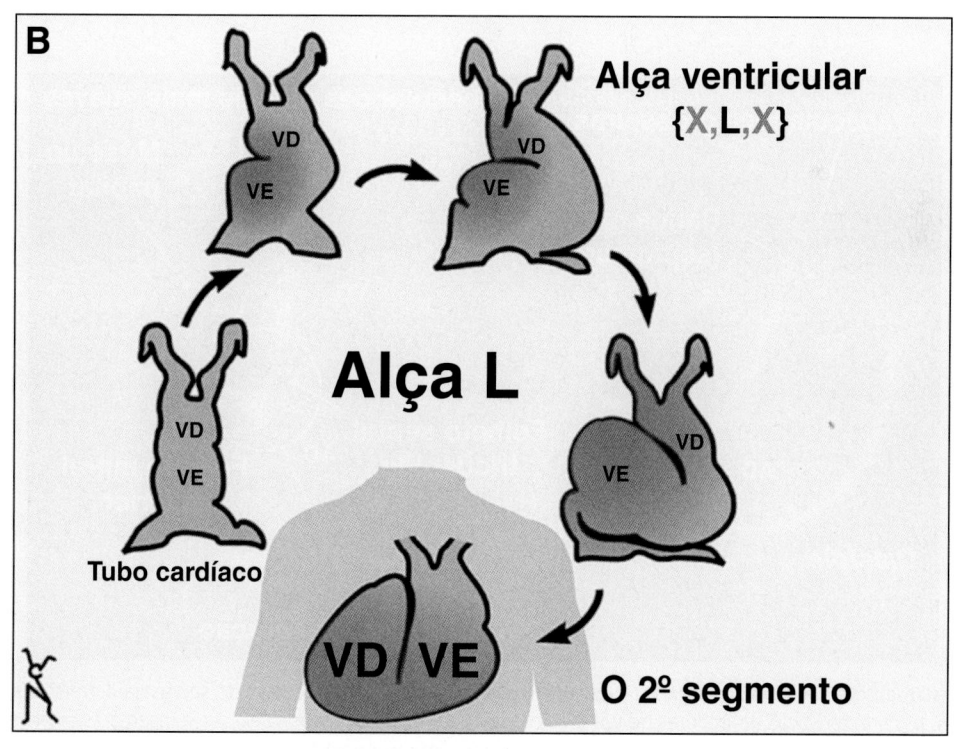

Fig. 3. O segundo segmento. (**A**) A base da concordância atrioventricular reside no dobramento (formação da alça ventricular) do coração embrionário tubular para formar um coração dobrado com quatro câmaras. Inicialmente, o ápice cardíaco é à direita, mas a formação da alça do tubo vira o ápice para a esquerda e coloca o ventrículo direito anterior e para a direita do ventrículo esquerdo. Este é o padrão de alça normal ou D. (**B**) Raramente, um padrão de dobramento da alça L assenta o ventrículo direito à esquerda do ventrículo esquerdo. Isto é visto na transposição das grandes artérias "congenitamente corrigidas".

Tabela 3 Características Ecocardiográficas dos Segmentos e Conexões Cardíacos

Átrio direito morfológico
 Recebe veias cavas inferior e superior direitas
 Apêndice atrial direito morfológico (triangular, base larga, com músculos pectíneos estendendo-se afora da luz do apêndice)

Valva tricúspide
 Trivalvular
 Folheto septal (fixada ao septo ventricular)
 Inserção septal mais apical que a valva mitral

Ventrículo direito morfológico
 Trabeculações grosseiras
 Banda moderadora (septomarginal)
 Valva (tricúspide)
 Cavidade ventricular "Triangular"
 Cordas septais
 Banda muscular infundibular

Artéria pulmonar principal morfológica
 Padrão de ramificação: tronco principal com ramos direito e esquerdo

Átrio esquerdo morfológico
 Recebe quatro veias pulmonares
 Conectado ao apêndice atrial esquerdo — menor, tubular, com músculos pectíneos limitados à luz do apêndice

Valva mitral
 Bicúspide
 Ausência de folhetos ou cordas septais

Ventrículo esquerdo morfológico
 Trabeculações menos grosseiras
 Dois músculos papilares claramente definidos
 Cavidade ventricular elipsoidal
 Valva mitral bicúspide

Aorta morfológica
 Artérias coronárias (com seios coronarianos)
 Arco aórtico com artérias para cabeça e pescoço

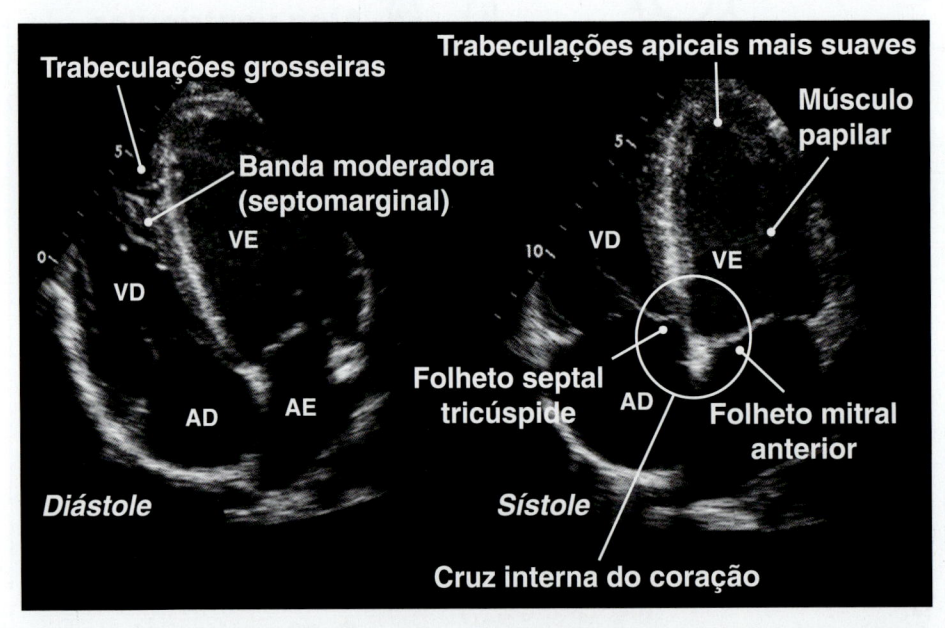

Fig. 5. Ventrículos esquerdo e direito morfológicos. O que define ventrículo direito vs. esquerdo são as características morfológicas. Em ecocardiografia, as características definidoras do ventrículo direito são a densa trabeculação e a inserção septal em direção apical do folheto da valva atrioventricular. Trabeculações apicais mais suaves, uma inserção septal mais basal do folheto da valva atrioventricular e um par de músculos papilares proeminentes são as características definidoras mais confiáveis do ventrículo esquerdo. A confluência dos folhetos septais para septo interatrial e interventricular é chamada cruz cardíaca interna (crux). O exame desta relação é importante em cardiopatia congênita. Perda do padrão normal (dentro do círculo) pode fornecer indícios importantes em cardiopatia congênita.

Tabela 4	O Conjunto dos Segmentos (Patologia Cardíaca Pediátrica)	
Segmento	**Variedades de relações**	**Designações por Letras**
Primeiro (*situs* atrial e visceral)	*Situs solitus*	S
	Situs inversus	I
	Situs ambiguous (isomeria D ou L)	A
Segundo (alça ventricular)	Alça D	D
	Alça L	L
Terceiro (grandes artérias)	<u>S</u>olitus	S
	<u>I</u>nversus	I
	Transposição <u>D</u>	D
	Transposição <u>L</u>	L
	<u>A</u>nterior	A
	<u>P</u>osterior	P

Tabela 5	Abordagem Segmentar pela Ecocardiografia
Passo 1: Posição do ápice	
Levocardia	
Dextrocardia	
Mesocardia	
Passo 2: *Situs* do átrio	
Situs solitus	
Situs inversus	
Situs ambiguous (isomeria)	
Passo 3: Relação AV	
Concordância AV	
Discordância AV	
Dupla entrada	
Conexão ausente	
Passo 4: Relação VA	
Concordância VA	
Discordância VA	
Dupla entrada	
Tronco arterial solitário (comum)	

AV, atrioventricular; VA, ventriculoarterial.
Reproduzido de Therrien J. Echocardiography. Adult congenital heart disease. Em: Gatzoulis MA, Webb GD, Daubeney PEF, eds. Diagnosis and Management of Adult Congenital Heart Disease. London: Churchill Livingstone, 2003:35-49.

atrial, as conexões AV e a relação ventriculoarterial (Figs. 6-8). Cortes apicais e subcostais são projetados em posição anatomicamente correta (ápice para baixo) a fim de permitir melhor interpretação, especialmente de lesões complexas.

Cicatrizes cirúrgicas e deformidades da caixa torácica podem tornar difícil o exame transtorácico, e cortes a partir de todas as janelas disponíveis – incluindo cortes adicionais ou não padrão – devem ser adquiridos sempre que necessário. O exame transtorácico deve ser abrangente, com especial atenção às perguntas que necessitam de respostas. Os ecocardiografistas em centros não especializados não devem hesitar em buscar o auxílio daqueles especializados.

O exame bidimensional (2D) deve avaliar as quatro câmaras, valvas, relações dos grandes vasos, anatomia do arco aórtico e conexões das veias pulmonares. Exame Doppler (fluxo em cores, onda pulsada [OP], onda contínua [OC]) dos padrões de fluxo, incluindo direção e velocidades) dentro das estruturas cardíacas e extracardíacas, incluindo todas as valvas, defeitos, condutos e *shunts*, deve ser efetuado. Avaliação da velocidade de regurgitação tricúspide é importante e fornece uma medida das pressões na artéria pulmonar. A avaliação da função ventricular – tanto sistólica quanto diastólica – é integral (*ver* Capítulo 5).

■ Ecocardiografia Transesofágica

Em adultos com CC, a ETE tem grandes vantagens sobre a ETT, e o seu papel é agora indispensável no tratamento de um largo espectro de pacientes pediátricos e adultos com CC. Lesões complexas exigem definição anatômica ideal, e as janelas oferecidas pela ETE ajudam bastante na sua avaliação. Estruturas venosas pulmonares, valvas protéticas, defletores, *shunts,* condutos, aparelhos de fechamento, restos e outras estruturas mediastinais contíguas são frequentemente mais bem avaliados por ETE. Monitoramento de intervenções percutâneas (p. ex., fechamento de forame oval patente [FOP] e de defeito septal atrial [DSA] e monitoramento intraoperatório) é mais bem realizado por ETE.

ESPECTRO DAS CCs ADULTAS

Um sumário simplificado dos principais tipos das mais importantes CCs adultas está apresentado na Tabela 5.

Prolapso de valva mitral, válvula aórtica bicúspide (VABs e formas congênitas de estenose aórtica), FOP, defeito septal atrial e síndrome de Marfan foram discutidos anteriormente e não serão cobertos neste capítulo.

■ Defeito Septal Ventricular Isolado

- Defeitos septais ventriculares (DSVs) são os mais comuns defeitos cardíacos congênitos em crianças.

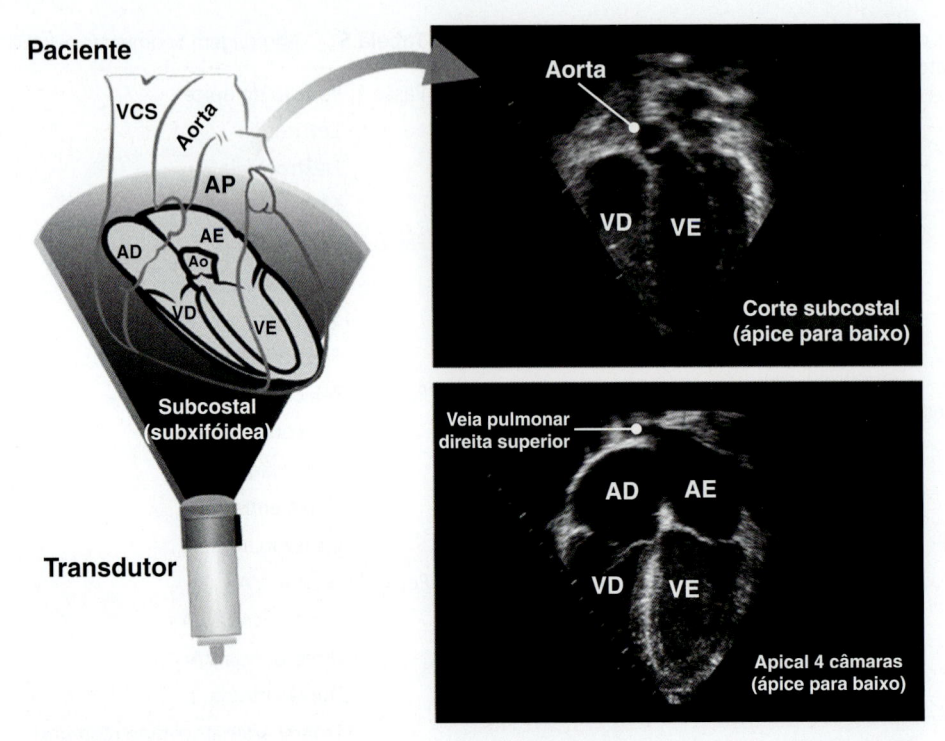

Fig. 6. Cortes subcostal e apical (orientação do ápice para baixo) para análise segmentar. O exame ecocardiográfico padrão deve ser precedido por cortes subcostal e apical (muitas vezes exibidos anatomicamente corretos com ápice para baixo) para analisar o *situs* cardíaco e as conexões dos segmentos cardíacos.

- A maioria dos defeitos menores se fecha espontaneamente, porém DSVs isolados constituem aproximadamente 10% de toda CC adulta.

LOCAIS ANATÔMICOS

Defeitos septais ventriculares ocorrem em vários locais anatômicos, incluindo os septos membranoso, da entrada, da saída e trabecular (Figs. 9 e 10). DSVs perimembranosos (~80%) podem se estender a outras áreas do septo, mas muitas vezes se fecham espontaneamente (usualmente localizados pelo folheto septal da valva tricúspide [VT]). Defeitos septais ventriculares podem resultar em fluxo significativamente aumentado através da artéria pulmonar, com resultante hipertensão pulmonar. Em casos nos quais as pressões pulmonares atingem pressões sistólicas ventriculares esquerdas, o paciente é considerado como tendo "fisiologia de Eisenmenger".

MELHORES JANELAS DE ECO

- Paraesternal de eixo longo (PEEL), PEEC, apical de quatro câmaras (A4C), apical de cinco câmaras (A5C), subcostal 4C (Tabela 6).
- ETE mesoesofágica 4C, cortes do trato de saída ventricular direito (TSVD) para septo infundibular.

Tabela 6 Janelas Ecocardiográficas Recomendadas para Defeitos Septais Ventriculares

Perimembranosos	PEEL, PEEC (10 horas), A5C
Entrada/posterior tipo canal AV	A4C
	PEEC (nível valva mitral/septal basal)
Saída	PEEC
Supracristal	PEEC – valva aórtica (2 horas)
Infracristal	PEEC – nível valva aórtica (~12 horas)
Trabecular (muscular)	PEEL, PEEC (mesosseptal, apical septal)
	A4C, A5C, subcostal de quatro câmaras
	ETE – corte mesoesofágico de quatro câmaras e ETE–TSVD (*ver* Capítulo 23)

A4C, apical de quatro câmaras; A5C, apical de cinco câmaras; AV, atrioventricular; PEEL, paraesternal de eixo longo; PEEC, paraesternal de eixo curto; TSVD, trato de saída ventricular direito; ETE, ecocardiografia transesofágica.

PAPEL DA ECOCARDIOGRAFIA NOS DSVs

- Definir local/tipo anatômicos e tamanho (Figs. 11-17; *ver* o vídeo correspondente às Figs. 12 e 14 no DVD); menos de 1 cm (pequenos).

A Levocardia normal
situs solitus

B Levocardia com dextroposição
situs solitus

C Dextrocardia de imagem em espelho
situs solitus

D Dextrocardia de imagem em espelho
situs inversus

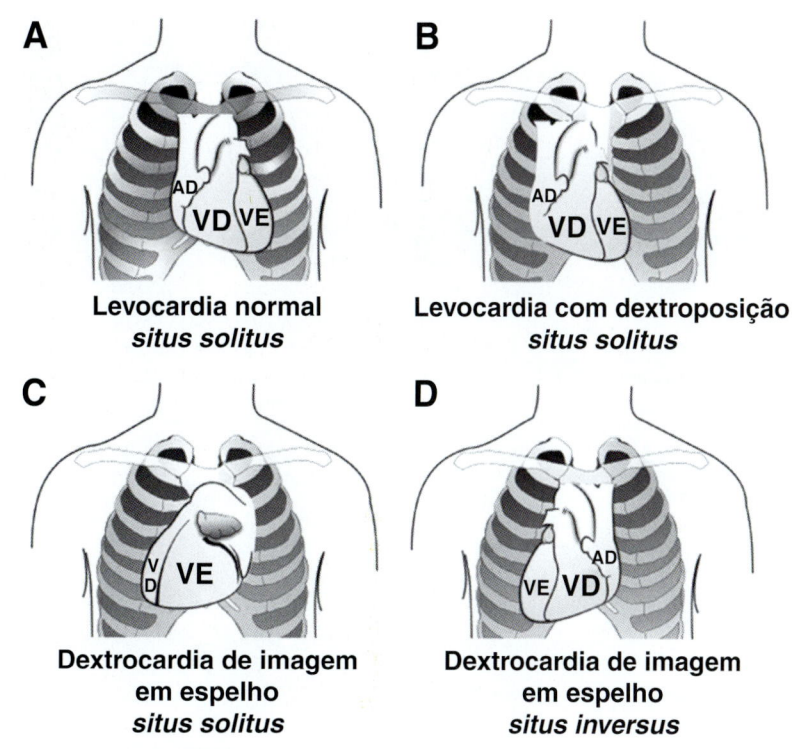

Fig. 7. Posição do ápice cardíaco. (**A**) Subsequentemente à formação da alça ventricular, o ápice normalmente aponta para a esquerda (levocardia). (**B**) Desvios mediastinais podem desviar o coração inteiro para a direita (dextroposição), mas as câmaras cardíacas são normais sob todos os demais aspectos. (**C**) Dextrocardia isolada resulta de rotação incompleta, mas as câmaras são *situs solitus* e concordantes. (**D**) Dextrocardia de imagem em espelho envolve ao mesmo tempo *situs inversus* e câmaras cardíacas discordantes.

- Avaliar impacto hemodinâmico sobre os índices cardíacos globais, especialmente a função ventricular, sinais de sobrecarga de volume e pressão, pressões na artéria pulmonar, resistência vascular pulmonar (Fig. 11).
- Avaliar tamanho de *shunt* (restritivo *vs.* não restritivo); medição de Qp/Qs por 2D e OP no TSVD e trato de saída ventricular esquerdo (TSVE) (*ver* Capítulo 21).
- Detecção e adjunto ao tratamento de condições relacionadas (p. ex., prolapso de valva aórtica com DSVs supracristal e paramembranoso; Fig. 15).
- Detecção e adjunto ao tratamento de condições acompanhantes não relacionadas (p. ex., doença coronariana ou valvar cardíaca).
- ETE intraprocedimento/intraoperatória ou 2D para fechamento percutâneo ou cirúrgico.
- Acompanhamento, inclusive pós-intervenção.

■ Canal Arterial Patente

Um canal arterial patente (CAP) é uma comunicação vestigial entre a artéria pulmonar e a aorta necessária durante a gestação. Normalmente, esta comunicação se fecha ao nascimento. A maioria dos CAPs é diagnosticada na lactância e na infância (5-10% das CCs pediátricas), mas pode ser um achado incidental durante ecocardiografia no adulto (Fig. 18; *ver* o vídeo correspondente no DVD).

LOCAL ANATÔMICO

- O canal arterial conecta a aorta à artéria pulmonar esquerda (APE) (Fig. 19).
- Um canal arterial patente (CAP) é principalmente um defeito isolado, usualmente pequeno e hemodinamicamente insignificante quando visto no adulto.

CATEGORIAS FISIOLÓGICAS

CAP restritivo ou não restritivo com ou sem síndrome de Eisenmenger.

MELHORES JANELAS DE ECO

- PEEC alta (Fig. 18).
- Corte supraesternal – angular na direção da APE (Fig. 20).
- Doppler de fluxo em cores, Doppler OP e OC examinando localização anatômica típica de CAP com presença de fluxos sistólico e diastólico, mas os padrões variam (Figs. 21 e 22). Inversão do fluxo pode ser vista no raro CAP Eisenmenger em um adulto.

PAPEL DA ECOCARDIOGRAFIA

- Identificação de CAP.
- Avaliação do tamanho e relação Qp/Qs.
- Detectar alterações dentro do canal (p. ex., aneurisma, ateroma, calcificação, endocardite infecciosa). Dissecção aórtica comprometendo canal é rara, mas ocorre.

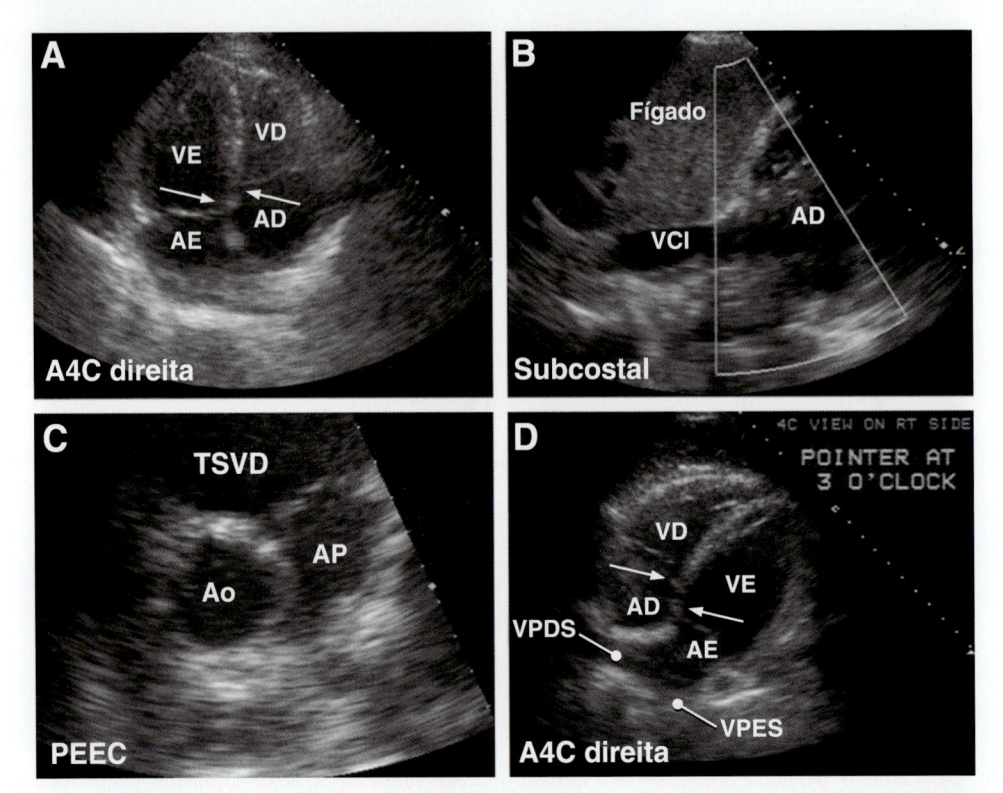

Fig. 8. Homem de 48 anos com episódio sincopal isolado. Corte A4C direito mostrado em **A** foi acidentalmente invertido, com a marca indicadora nas 9 horas em vez das 3 horas (ecocardiografista novato). Observar relação normal dos folhetos (setas) na cruz cardíaca (**A**; ver Fig. 5). Imageamento subcostal mostrou o fígado e a veia cava inferior (VCI) no seu *situs* normal. (**B**) Corte PEEC mostrando *situs* normal das grandes artérias. Corte A4C direito por um ecocardiografista experiente (**D**) mostra *situs* atrial normal (veias pulmonares – veias pulmonares direita e esquerda superiores [VPES, VPDS] fluindo para o átrio direito), concordância atrioventricular e cruz cardíaca normal (setas). A nomenclatura segmentar deste homem é, portanto, dextrocardia (S, D, S).

Defeitos septais ventriculares

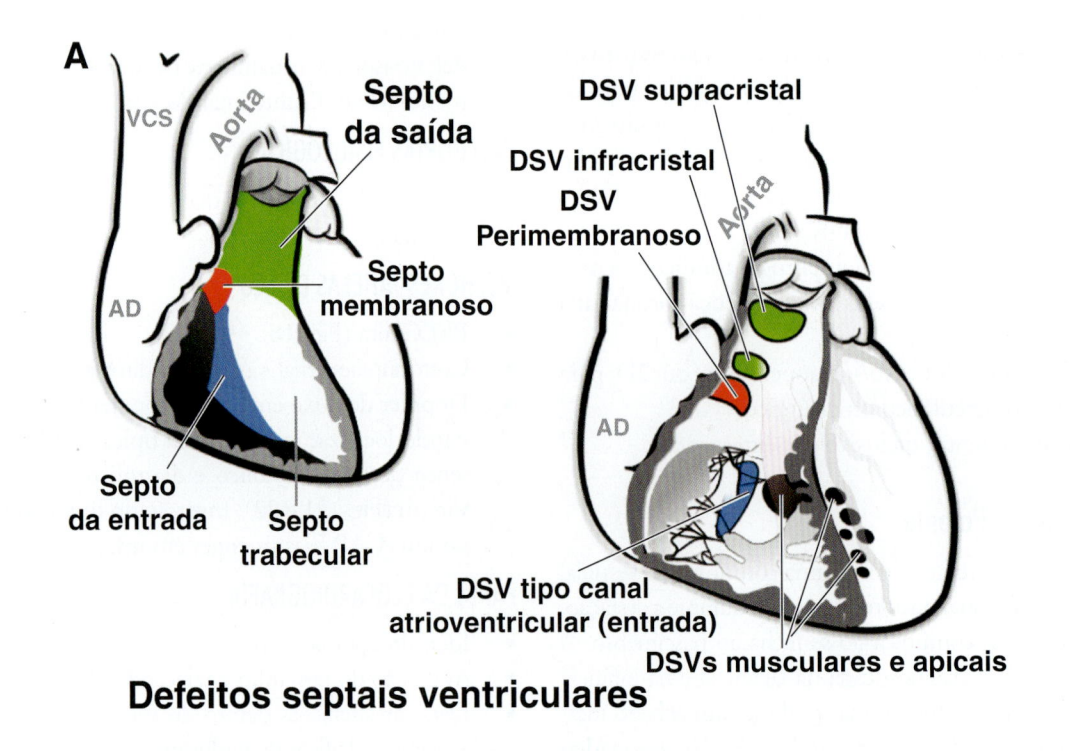

Fig. 9. Defeitos septais ventriculares.

B Defeitos septais ventriculares

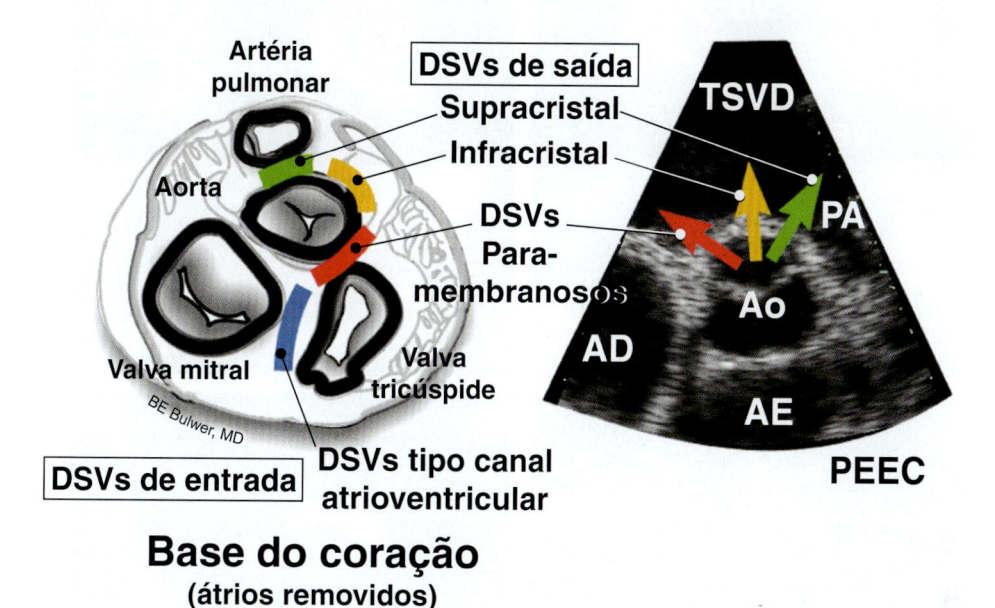

Fig. 9. *(Continuação)* Defeitos septais ventriculares.

- Papel da ETE limitado por causa do brônquio esquerdo interposto entre o esôfago e a aorta.
- ETT pode guiar fechamento transcateteral e estabelecer o diagnóstico/diferenciar de janela aortopulmonar (Fig. 23).

■ Coarctação da Aorta

Lesão estenótica da aorta torácica descendente, imediatamente distal à origem da artéria subclávia esquerda.

LOCAL ANATÔMICO

- Estreitamento (estenose) mais comumente próximo ao ligamento arterial – tipos pré e pós-ductal (Fig. 24).
- Grau de estenose variável – pode ser individualizada ou longa e tubular.
- Pode ser uma lesão isolada (coarctação "simples") ou com lesões associadas (coarctação "complexa").

LESÕES CARDÍACAS ASSOCIADAS

- Estenose aórtica secundária à VAB.
- Circulação colateral envolvendo as artérias mamária interna e intercostais.
- Defeito septal ventricular.
- Doença da média aórtica com risco aumentado de dissecção aórtica.
- DSV.
- Artéria subclávia direita anômala.

MELHORES MODALIDADES DE ECO, JANELAS

- Incisura jugular do esterno (supraesternal) (extensão ideal do pescoço).
- Paraesternal esquerda (alta).
- ETE (arco aórtico, eixos longo e curto aórticos descendentes – *ver* Capítulo 23).

PAPEL DA ECOCARDIOGRAFIA

- Diagnóstico da coarctação.
- Avaliar local e gravidade (Fig. 25).
- Avaliação quanto a lesões associadas.
- Avaliar função ventricular quanto à cardiopatia hipertensiva (hipertrofia concêntrica), doença de artéria coronária (prematura), insuficiência cardíaca secundária, ruptura/dissecção aórtica e endocardite infecciosa.
- Função ventricular esquerda e presença (ou ausência) de hipertrofia ventricular esquerda.
- Presença (ou ausência) de outras anomalias cardiovasculares extracardíacas, como circulação colateral, comprometimento de outros vasos (estenoses de subclávia/carótida) e aneurismas associados.

AVALIAÇÃO DOPPLER NA COARCTAÇÃO

Ecocardiografia Doppler é crucial na avaliação de coarctação. A aorta descendente deve ser avaliada com Doppler OP e OC nos pacientes com suspeita de coarctação, para avaliar velocidades e calcular pressões. Doppler de fluxo em cores também pode ser útil para procurar turbulência na região de uma coarctação, e pode muitas vezes ser o primeiro indício de uma estenose.

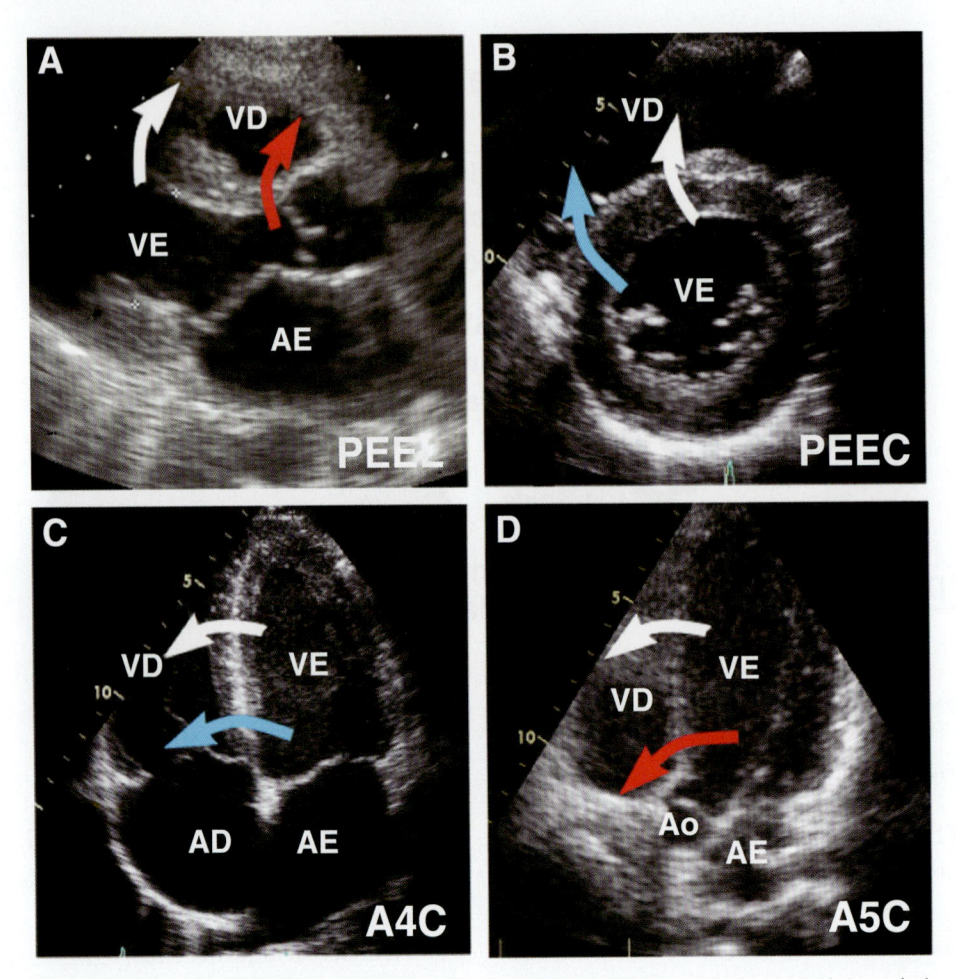

Fig. 10. Janelas ecocardiográficas recomendadas para visualização de defeitos septais ventriculares. Posições relativas dos defeitos septais ventriculares em ecocardiografia 2D usando o esquema de cores utilizado nas Figuras 9 e 10.

■ Tetralogia de Fallot

CATEGORIA

CC cianótica com obstrução do TSVD e *shunt*.

ANATOMIA

- Um defeito primário conduz à tétrade – desvio antero-cefálico do septo infundibular estreita a artéria pulmonar, alarga a aorta e deixa um defeito (Fig. 26). Hipertrofia ventricular direita é secundária à obstrução do TSVD.
- Pode ser acompanhada por FOP ou DSA.

FISIOPATOLOGIA

O fluxo sanguíneo pulmonar é obstruído em graus variáveis – de brando a grave. Desvio da direita para a esquerda de sangue "azul" levando à cianose.

HISTÓRIA NATURAL

- Quase toda reparada na infância (países industrializados).
- Poucos pacientes não operados vistos na idade adulta (Figs. 27 e 28; *ver* o vídeo correspondente à Fig. 27 no DVD).

CIRURGIA PALIATIVA PARA AUMENTAR O FLUXO SANGUÍNEO PULMONAR

Várias reparações possíveis foram utilizadas em pacientes com tetralogia de Fallot. Estas incluem o *shunt* de Blalock-Taussig (Fig. 29) e uma reparação corretiva completa (Fig. 30).

PAPEL DA ECOCARDIOGRAFIA

- Procurar estenose pulmonar residual, regurgitação pulmonar ou DSV residual.
- Avaliar pressões pulmonares – quanto a sinais de hipertensão pulmonar.
- Avaliar a raiz aórtica – procurar dilatação e regurgitação aórtica.
- Avaliar tamanho e função ventriculares direitos e esquerdos (incluindo índice de desempenho miocárdico).

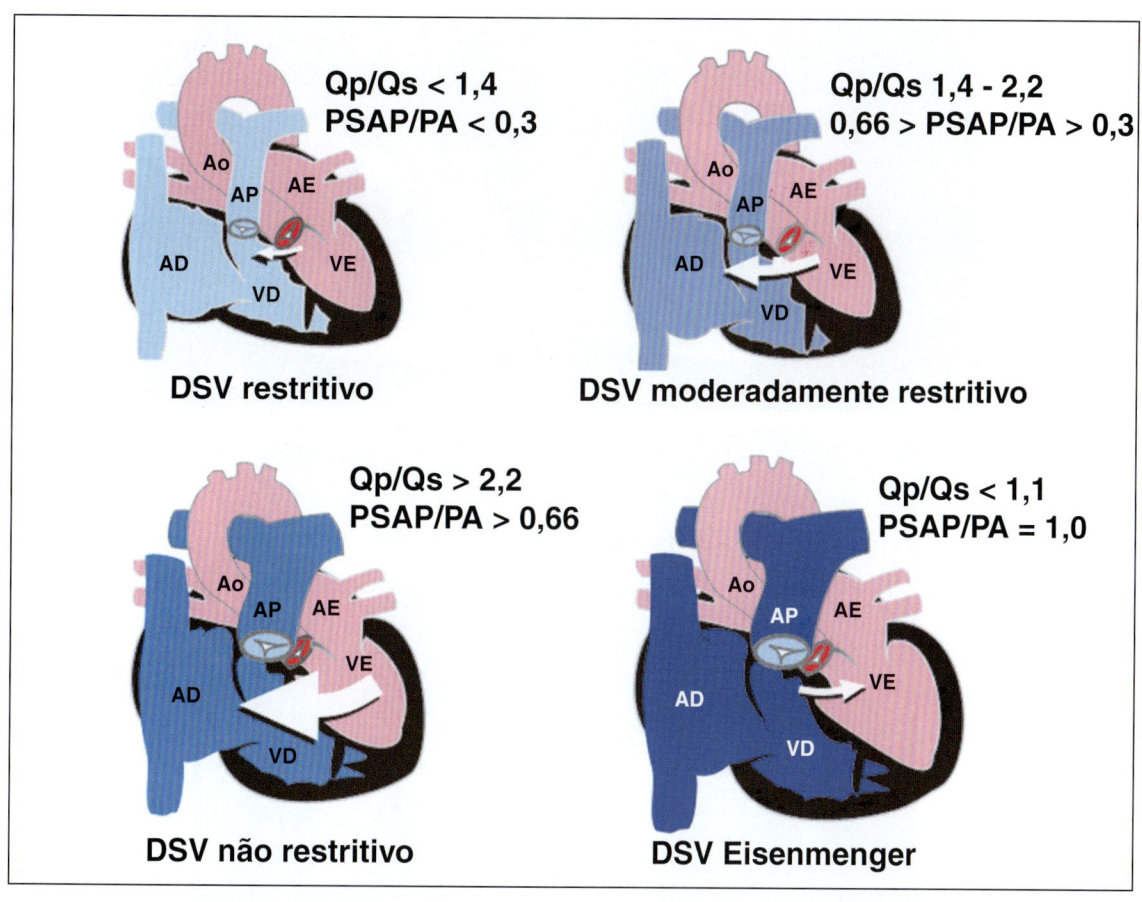

Fig. 11. Defeitos septais ventriculares: categorias fisiológicas. Esquema que ilustra as variedades fisiológicas de defeitos septais ventriculares. O tamanho do desvio *(shunt)* pode ser avaliado pela razão de fluxos pulmonar para sistêmico (Qp/Qs). *Shunts* menores (DSVs restritivos) geralmente têm Qp/Qs < 1,1. *Shunts* não restritivos ou abertos têm Qp/Qs > 2,2, indicando importante impacto hemodinâmico. PSAP, pressão sistólica na artéria pulmonar; PA, pressão aórtica.

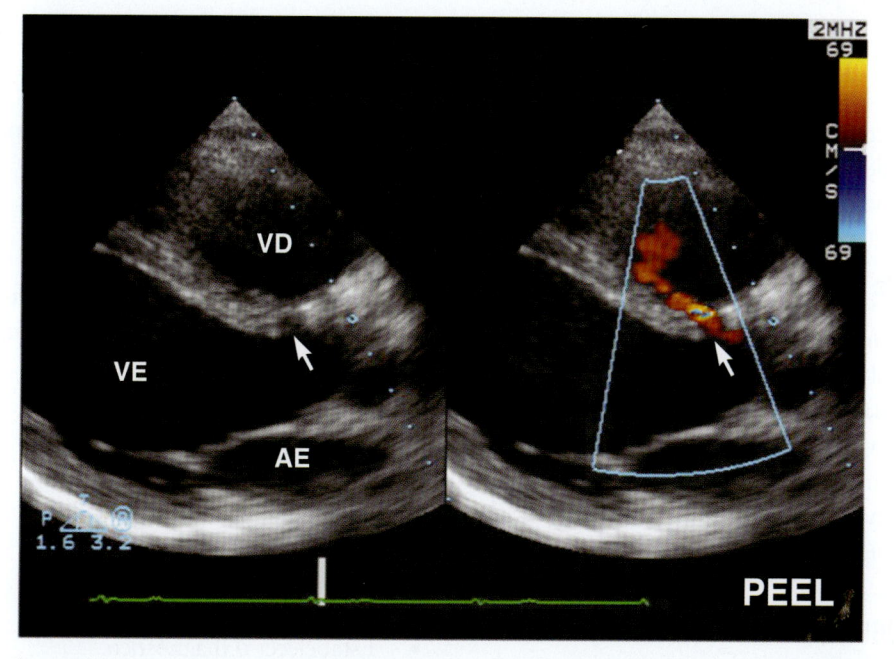

Fig. 12. Defeitos septais ventriculares: pequeno membranoso (restritivo). Corte PEEL de um pequeno defeito septal ventricular perimembranoso em um homem de 62 anos. Dilatação ventricular esquerda secundária à cardiomiopatia isquêmica também estava presente. (*Ver* o vídeo correspondente no DVD.)

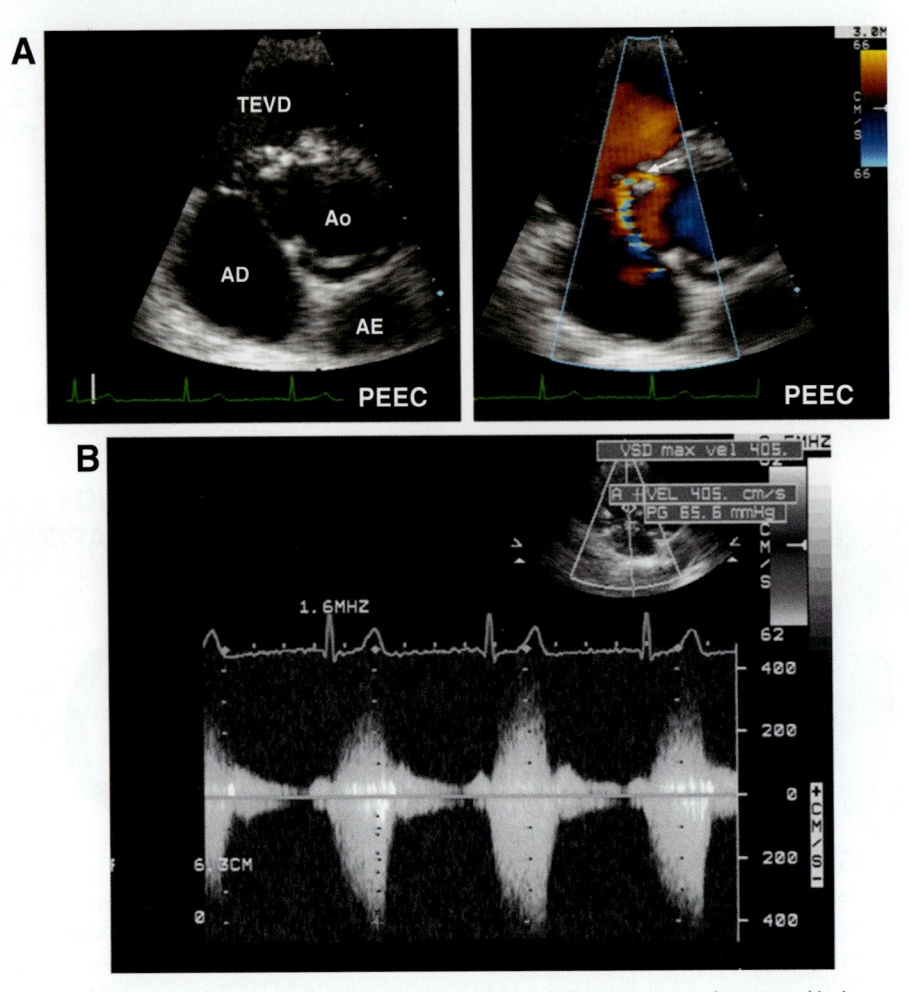

Fig. 13. Defeitos septais ventriculares: pequeno perimembranoso (restritivo). (**A**) DSV perimembranoso clássico na posição de 10 horas em corte PEEL. (**B**) Velocidade instantânea máxima medindo 4 m/s (gradiente instantâneo máximo 65 mmHg), mas não havia pressões aumentadas na artéria pulmonar ou dilatação de câmara.

- Em pacientes com *shunts* paliativos – avaliar velocidades e direções de fluxos quanto à evidência de estenose, oclusão, trombose, infecção ou aneurisma do *shunt*.

■ Malformação de Ebstein

Anomalia ou malformação de Ebstein é uma condição na qual o folheto septal da valva tricúspide é atipicamente desviado, às vezes dramaticamente, e o folheto anterior se torna "semelhante a uma vela", estendendo-se profundamente dentro do VD. Muitos pacientes sobrevivem até a idade adulta sem intervenção cirúrgica (Figs. 31-33; *ver* o vídeo correspondente à Fig. 31 no DVD).

ANATOMIA/FISIOLOGIA

- Anomalias anatômicas e funcionais da VT.
- Desvio apical dos folhetos septal e posterior da VT.
- "Atrialização" do trato de saída ventricular direito (grande átrio direito) à custa do VD.
- Regurgitação tricúspide.
- *Shunts* ao nível atrial, como, p. ex., DSA frequente.
- Ecodiagnóstico: desvio apical do folheto septal da VT mais de 8 mm/m² com folheto alongado da VT "semelhante a uma vela".

LESÕES CARDÍACAS ASSOCIADAS

FOP, DSA, DSV, estenose pulmonar.

PAPEL DA ECOCARDIOGRAFIA

- Estabelecer o diagnóstico.
- Definir a lesão anatômica – gravidade (grau de desvio apical).

Capítulo 22 ♦ Cardiopatia Congênita Adulta na Prática Ecocardiográfica Geral | 405

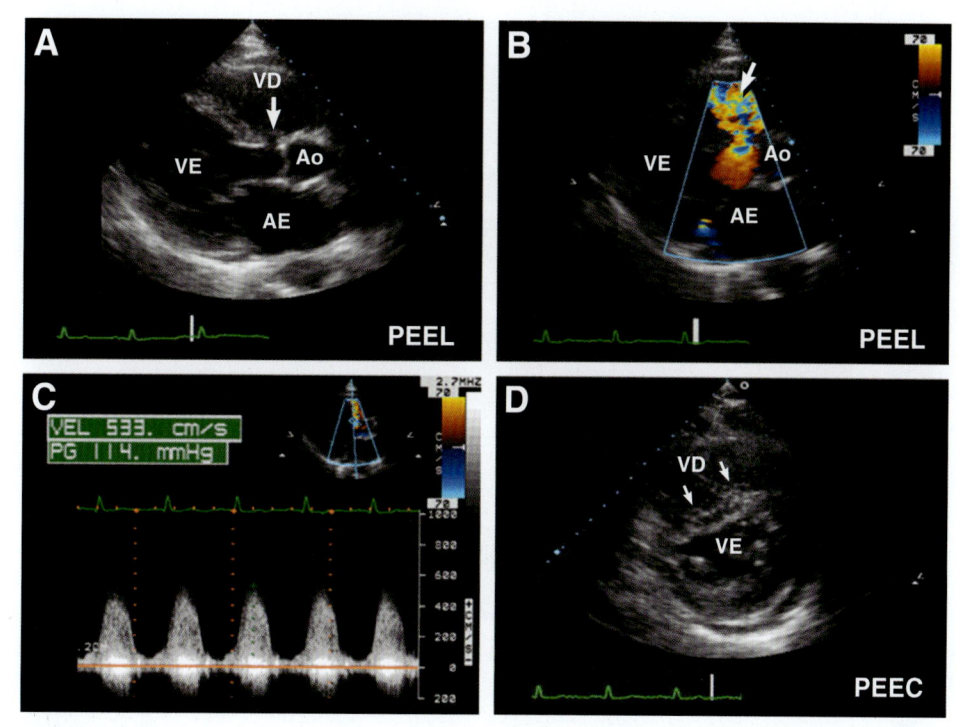

Fig. 14. Defeitos septais ventriculares: moderadamente restritivo. Cortes PEEL (**A**, **B**) de mulher de 32 anos com um sopro sistólico intenso e progressiva falta de ar. Observar o DSV perimembranoso facilmente visível com *shunt* acentuada (grande ASIP) em Doppler de fluxo em cores. A velocidade instantânea máxima mediu 5,3 m/s (gradiente máximo 114 mmHg). Sua Qp/Qs era 1,4 (**C**). Notar o achatamento sistólico (em forma de D) do septo interventricular compatível com sobrecarga de pressão e volume ventricular direito. (*Ver* o vídeo correspondente no DVD.)

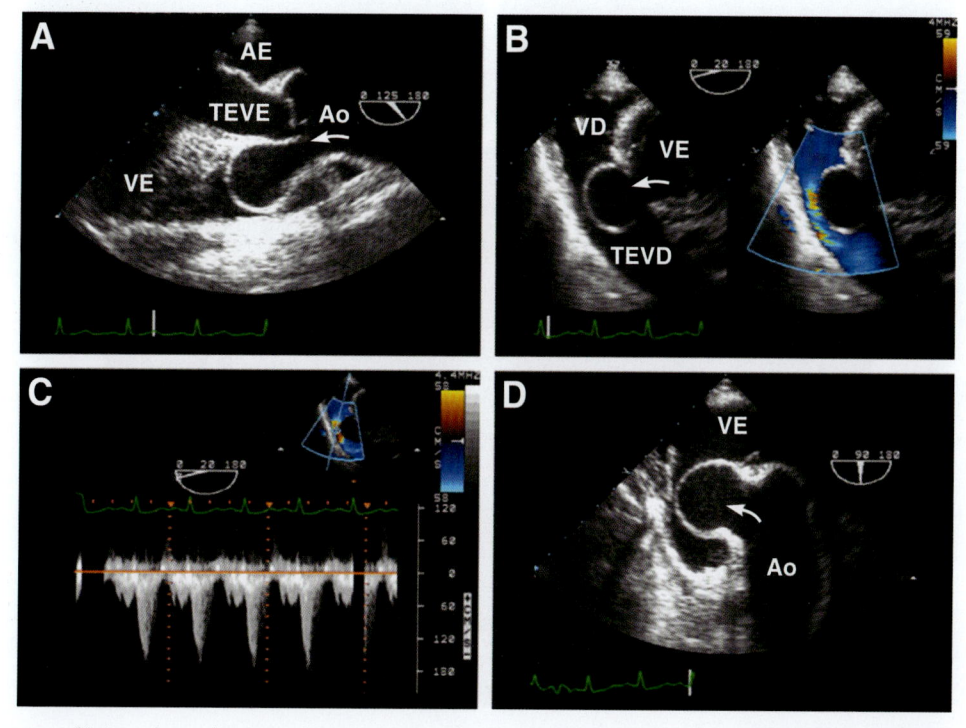

Fig. 15. Cortes transesofágicos de um homem de 58 anos com defeito septal ventricular e regurgitação aórtica piorando. Notar o acentuado prolapso do folheto direito no corte ME (mesoesofágico) de eixo longo da valva aórtica (**A**). Aceleração do fluxo foi notada em Doppler em cores, e avaliação com Doppler OC mostrou velocidades máximas excedendo 1,8 m/s (**B**, **C**). Corte transgástrico mostra prolapso estendendo-se para dentro do trato de saída ventricular.

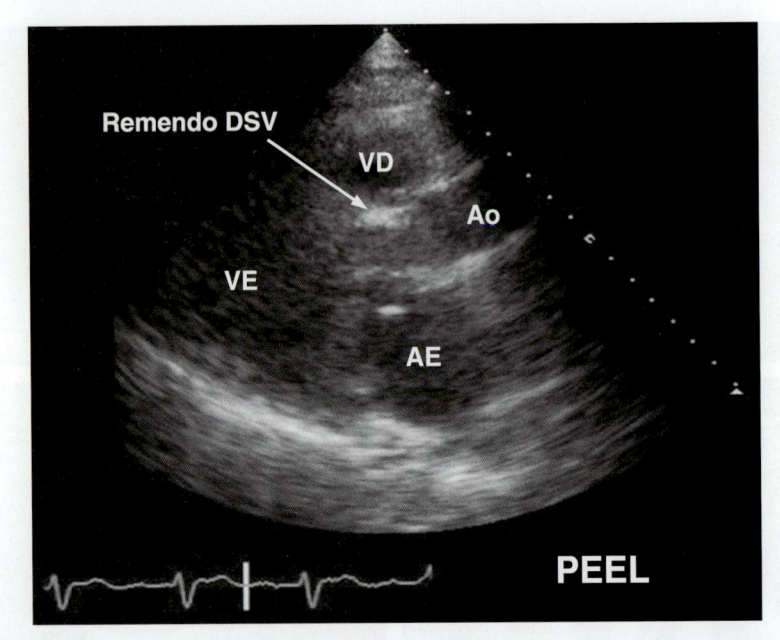

Fig. 16. Remendo em defeito septal ventricular. Este paciente tinha uma história da infância de grande defeito septal ventricular que recebera um *patch*.

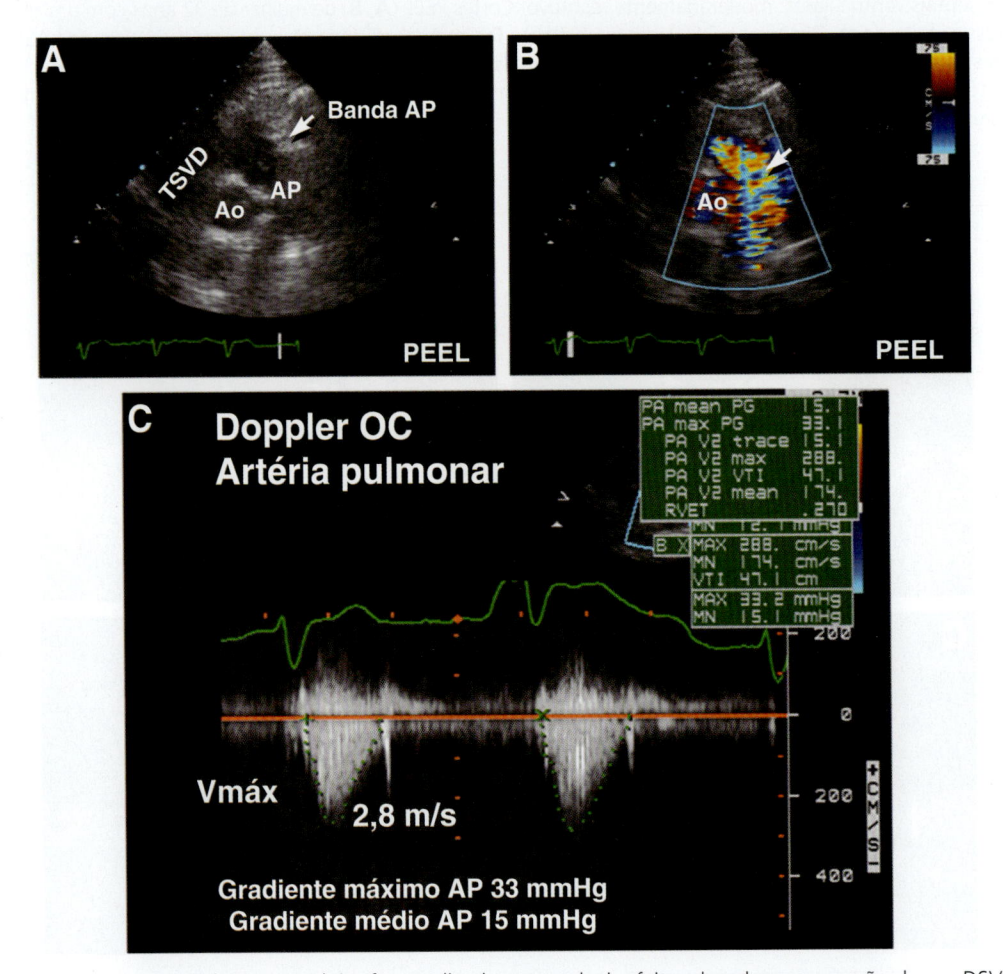

Fig. 17. Bandeamento da artéria pulmonar também fora realizado para reduzir efeitos de volume e pressão de um DSV irrestrito prévio. Notar a ecodensidade aumentada (**A**). Aceleração do fluxo indicando estenose pela banda foi notada na avaliação com Doppler de fluxo em cores (**B**), e o gradiente da estenose foi quantificado por Doppler OC (**C**), revelando velocidade máxima de 2,8 m/s (gradiente máximo = 33 mmHg).

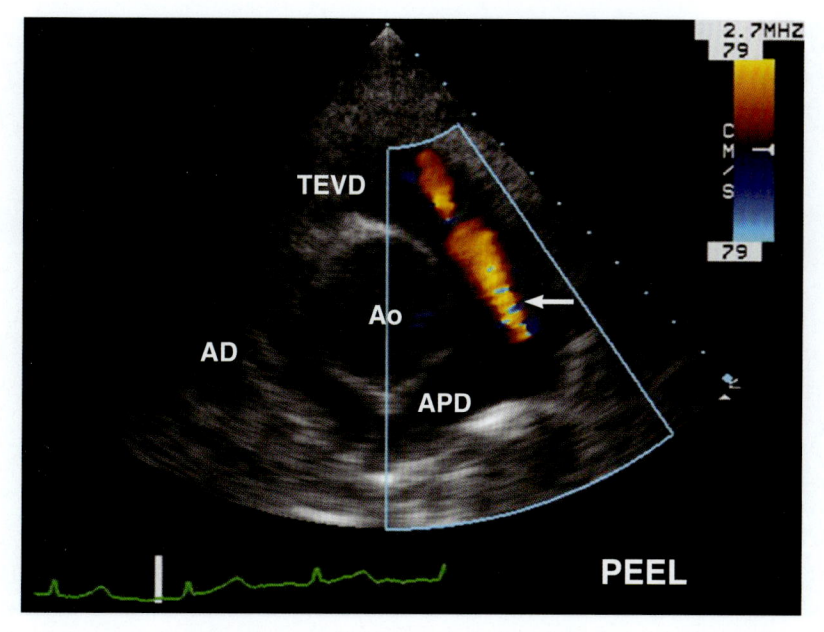

Fig. 18. Canal arterial patente. Imagem diastólica do corte PEEC mostrando jato típico *(seta)* de um canal arterial patente com *shunt* da esquerda para a direita. (*Ver* o vídeo correspondente no DVD.)

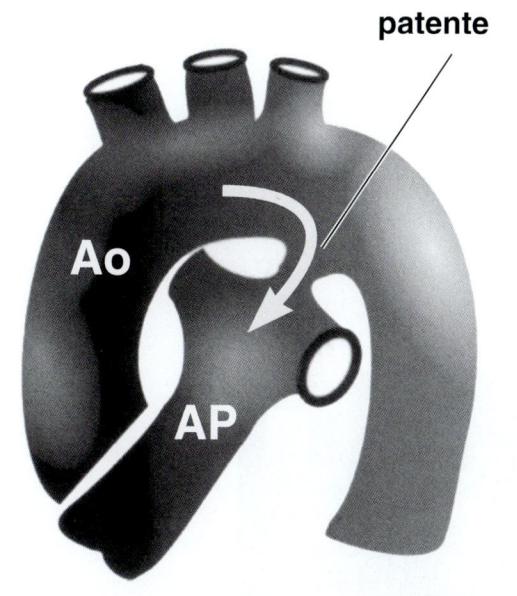

Fig. 19. Canal arterial patente. Um canal arterial patente conecta a superfície anterior da aorta torácica descendente proximal ao teto da artéria pulmonar esquerda.

- Avaliar dimensões e função de ambos os ventrículos. – frequentemente prejudicados.
- Avaliar o grau de regurgitação tricúspide.
- Pressões na artéria pulmonar.
- Procurar/avaliar quanto a *shunts* e lesões correlatas (DSAs comumente estão associados).
- ETE se janelas inadequadas em ETT.

■ Transposição Completa das Grandes Artérias (D-TGA)

Na transposição das grandes artérias, as conexões atrioventriculares são concordantes (anatomicamente corretas), enquanto as ventriculoarteriais são discordantes.

ANATOMIA

- Conexões AV concordantes.
- Conexões ventriculoarteriais discordantes.
- Maioria dos pacientes tem TGA simples, mas lesões adicionais são comuns – transposição "complexa" é comum, como, p. ex., com DSV e estenose pulmonar/subpulmonar.

CORREÇÃO CIRÚRGICA

Quase todos os adultos passaram por intervenção cirúrgica. Uma variedade de reparações cirúrgicas corretivas foi usada em pacientes com transposição, cujos detalhes estão além dos objetivos deste livro (Fig. 34).

CCs: TÓPICOS DIVERSOS

■ Veia Cava Superior Esquerda Persistente

Esta é a forma mais comum de drenagem venosa anômala comprometendo a veia cava superior (Fig. 35).

Ela representa a persistência do corno esquerdo do *sinus venosus* embrionário, que normalmente involui para se tornar o seio coronário, portanto quase sempre drena para o seio coronário e se manifesta como um seio coronário pronunciadamente dilatado. Esta anomalia não tem significado clínico.

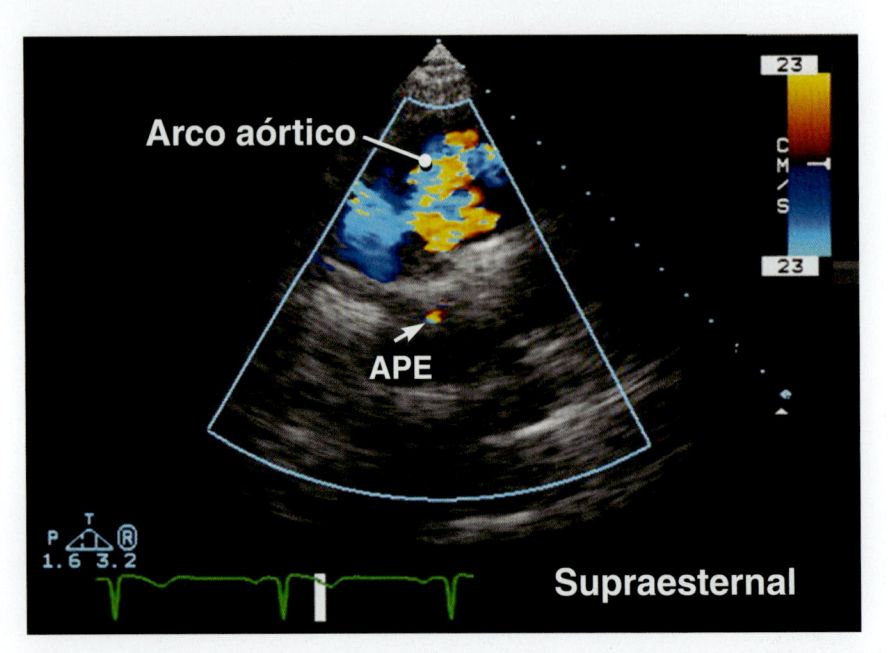

Fig. 20. Canal arterial patente. Jato diminuto (seta) de um pequeno CAP pode ser visto entrando no teto da artéria pulmonar esquerda em relação com a aorta.

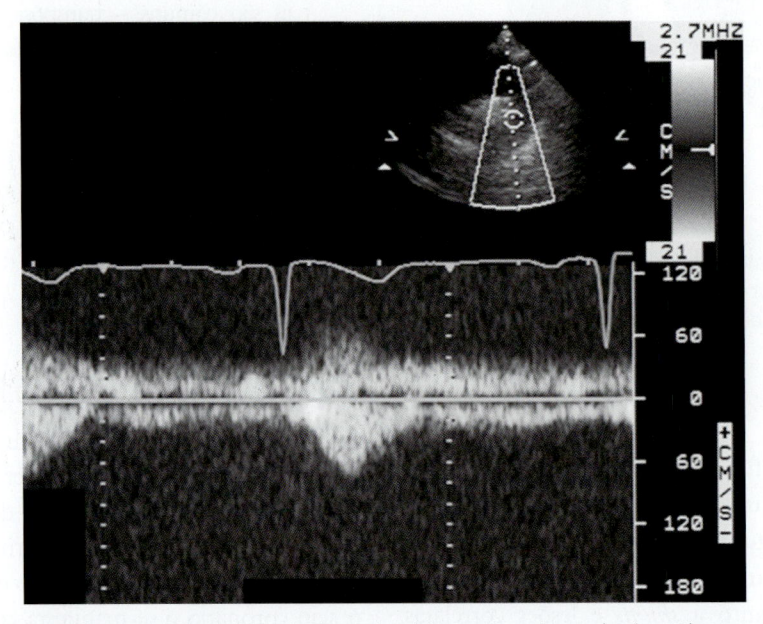

Fig. 21. Canal arterial patente. Avaliação com Doppler pulsado no local (mesmo paciente da Fig. 20) mostra fluxo contínuo de baixa velocidade com acentuação sistólica.

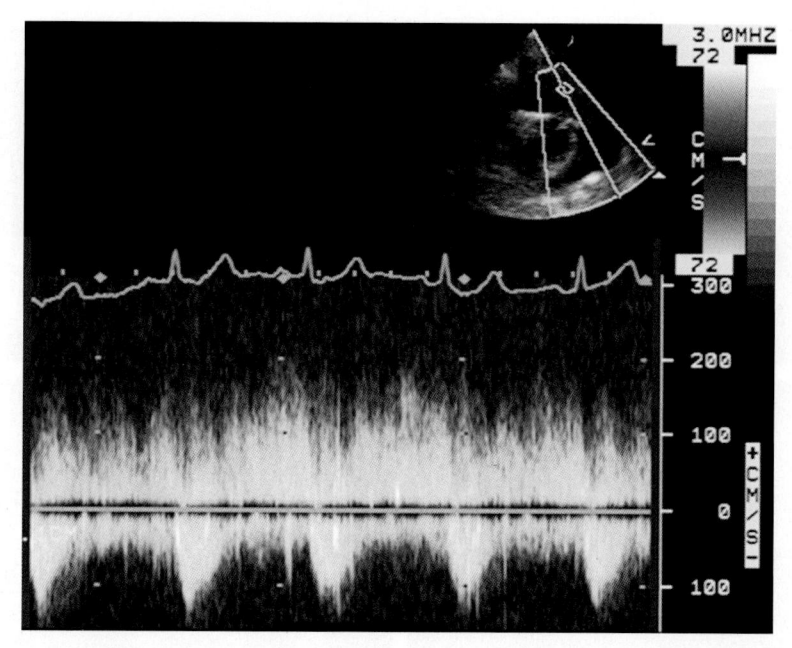

Fig. 22. Canal arterial patente. Avaliação com Doppler de onda contínua do fluxo do CAP na artéria pulmonar principal do paciente (Fig. 18) confirma padrão contínuo de fluxo.

Janela aortopulmonar

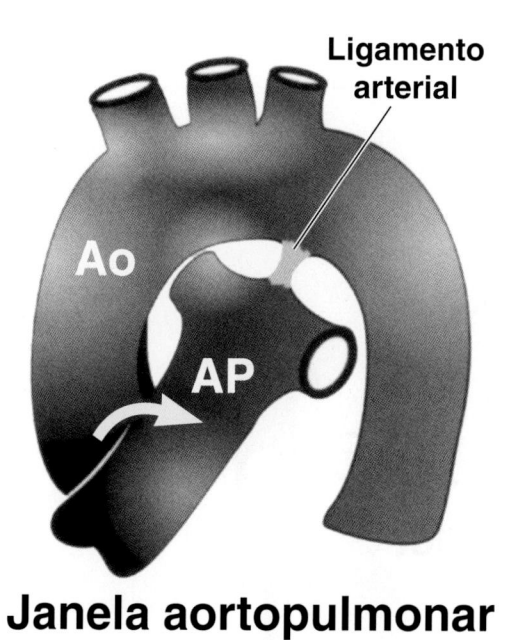

Fig. 23. Outra fístula arteriovenosa que causa fluxo contínuo é a janela aortopulmonar – usualmente um defeito adquirido que conecta as paredes da aorta torácica ascendente e o tronco pulmonar principal. Ela pode se comportar similarmente a um grande CAP com grande *shunt* da esquerda para a direita, e sequelas podem ser associadas a CAP, coarctação, DSV, arco aórtico interrompido.

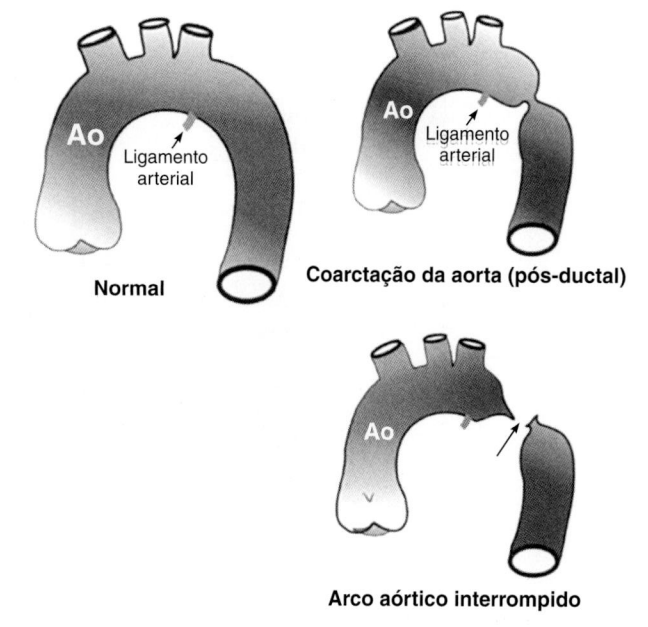

Fig. 24. Coarctação da aorta (CoA) e arco aórtico interrompido (AAI). Na ecocardiografia, CoA pode ser distinguida de arco aórtico interrompido por avaliação com Doppler OC: CoA importante mostra gradiente máximo de mais de 30 mmHg. Nenhum gradiente importante é visto com AAI. O padrão clássico de alta velocidade máxima, ascensão retardada e fluxo diastólico anterógrado. Exame com ETE pode estabelecer o diagnóstico, mas TC, RM ou angiografia podem ser necessárias para confirmação.

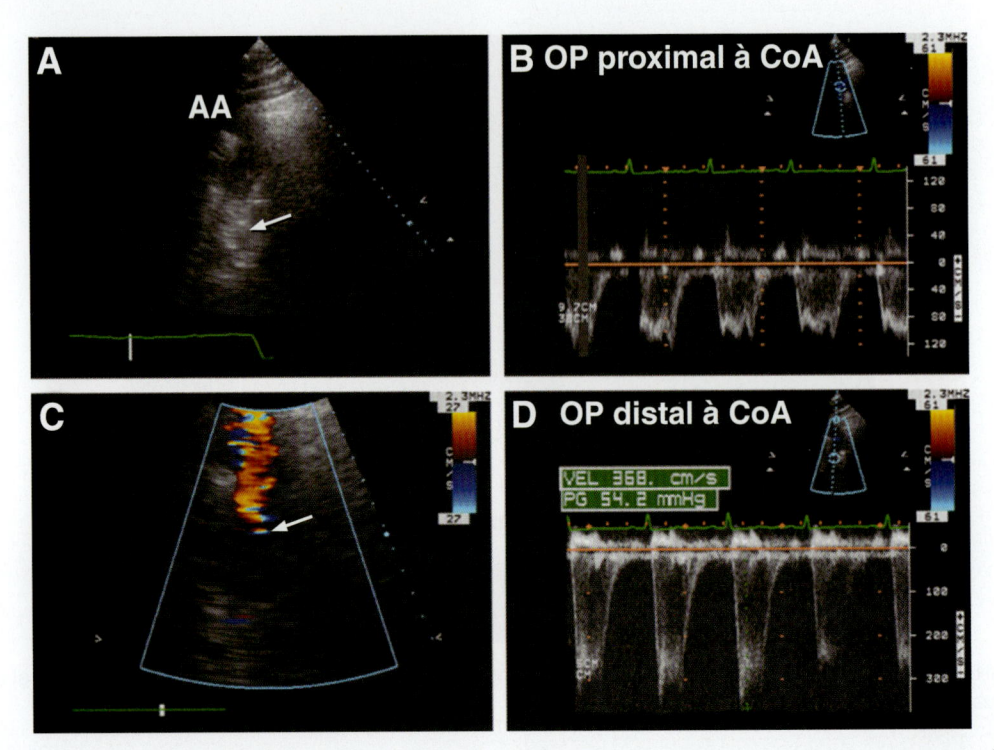

Fig. 25. Coarctação da aorta. Corte supraesternal mostrando arco aórtico distal e aorta torácica descendente mostra ecodensidade (seta) na aorta torácica descendente proximal (**A**). Avaliação Doppler OP do fluxo proximal à ecodensidade mostrou velocidades instantâneas máximas menores que 1,2 m/s (**B**). Doppler de fluxo em cores da mesma região mostra ausência de fluxo diastólico distal à região ecodensa (**C**), porém, as velocidades instantâneas máximas atingiram 3,7 m/s (gradiente instantâneo máximo = 54 mmHg) (**D**).

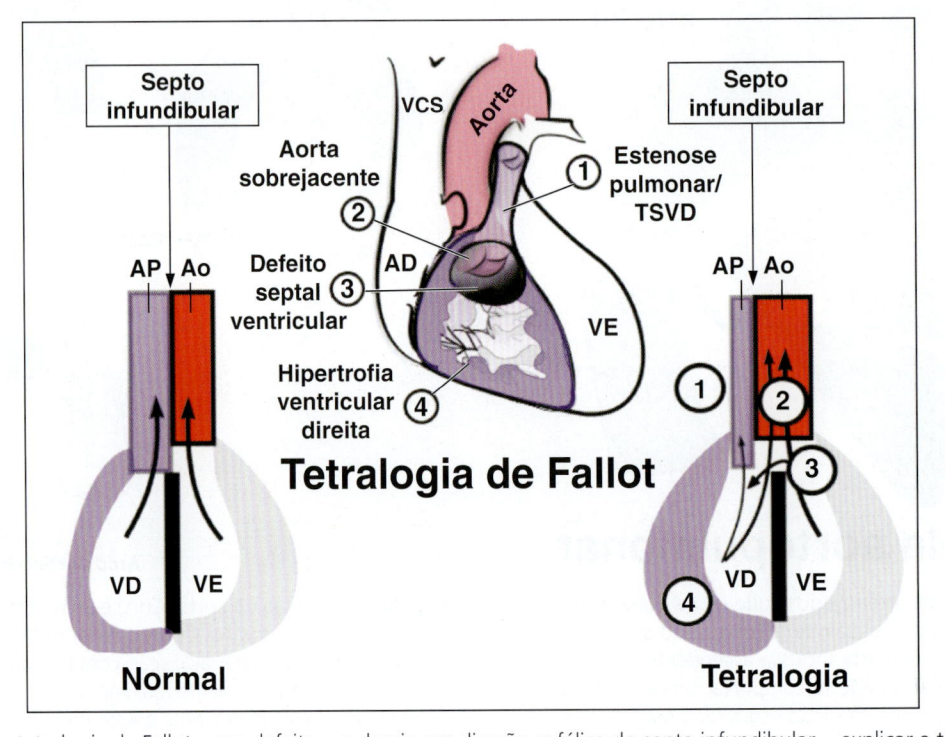

Fig. 26. A base da tetralogia de Fallot – um defeito – o desvio em direção cefálica do septo infundibular – explicar a tetralogia.

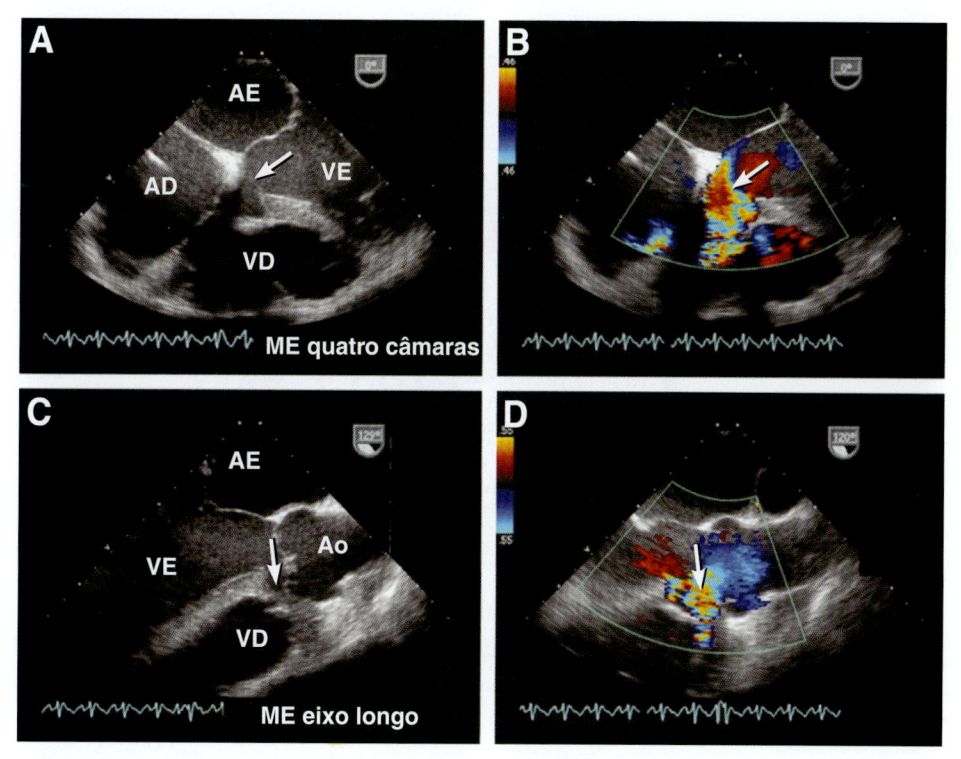

Fig. 27. Tetralogia de Fallot. Cortes mesoesofágicos de quatro câmaras (**A**, **B**) obtidos de um homem de 51 anos com FOP com cirurgia paliativa prévia mostram um DSV residual importante (setas) com *shunt* da esquerda para a direita. Observar a dilatação moderada das câmaras cardíacas direitas. Cortes mesoesofágicos de eixo longo do mesmo DSV (setas, **C**, **D**). (*Ver* o vídeo correspondente no DVD.)

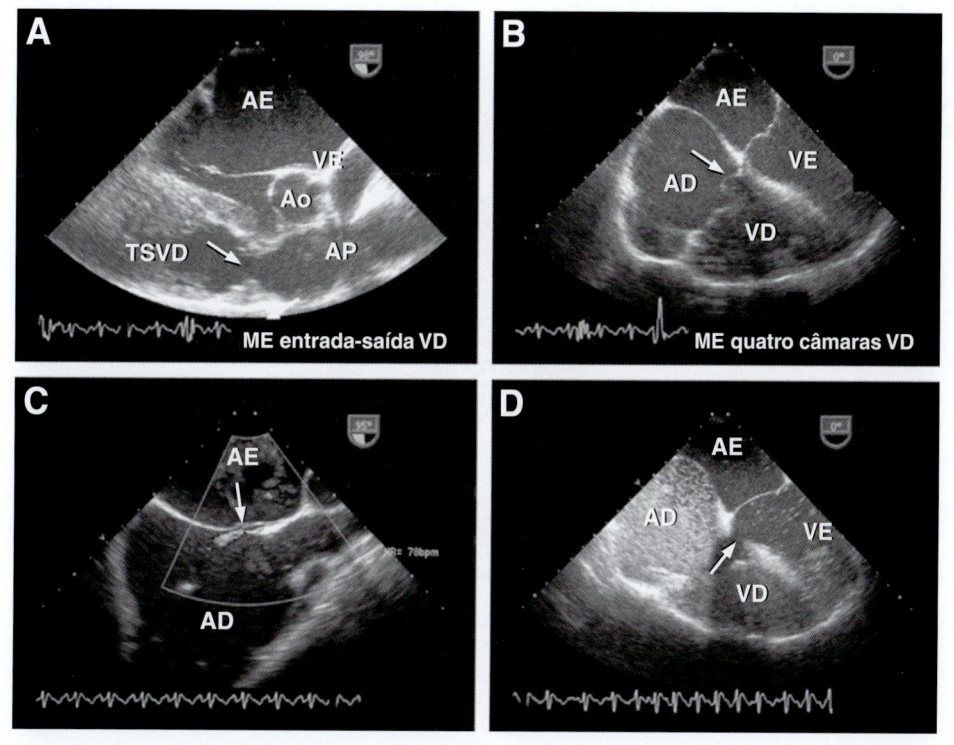

Fig. 28. Tetralogia de Fallot. Cortes mesoesofágicos mostrando estenose residual/reestenose (seta, **A**) do trato de saída ventricular direito. Observar as câmaras direitas dilatadas e folheto septal prolapsado da valva tricúspide (seta, **B**). Um pequeno jato de um FOP (seta, **C**) confirmado por contraste de soro fisiológico agitado (**D**) estava presente. Um defeito adicional, como, p. ex., um FOP ou um DSA, presente em pacientes com a tetralogia.

Shunt de Blalock-Taussig modificado (paliação)

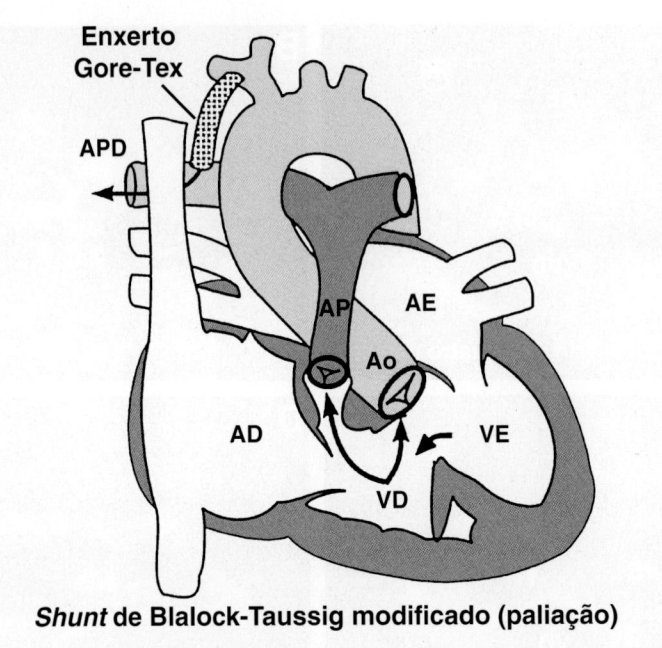

Fig. 29. Cirurgia paliativa para aumentar o fluxo sanguíneo pulmonar: *shunt* de Blalock-Taussig modificado (BT). O *shunt* BT modificado é um *shunt* da aorta à artéria pulmonar direita usando uma comunicação de Gore-Tex (o "*shunt* BT clássico" era um *shunt* da artéria subclávia direita à artéria pulmonar direita). Estes *shunts* podem deformar a artéria pulmonar; eles podem estenosar-se, ocluir-se ou desenvolver aneurismas.

Reparação corretiva

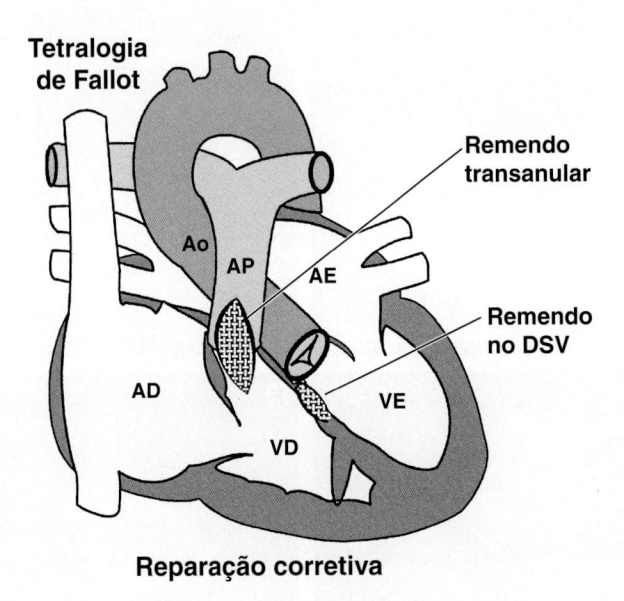

Fig. 30. Tetralogia de Fallot: cirurgia corretiva com fechamento do DSV e cirurgia do TSVD.

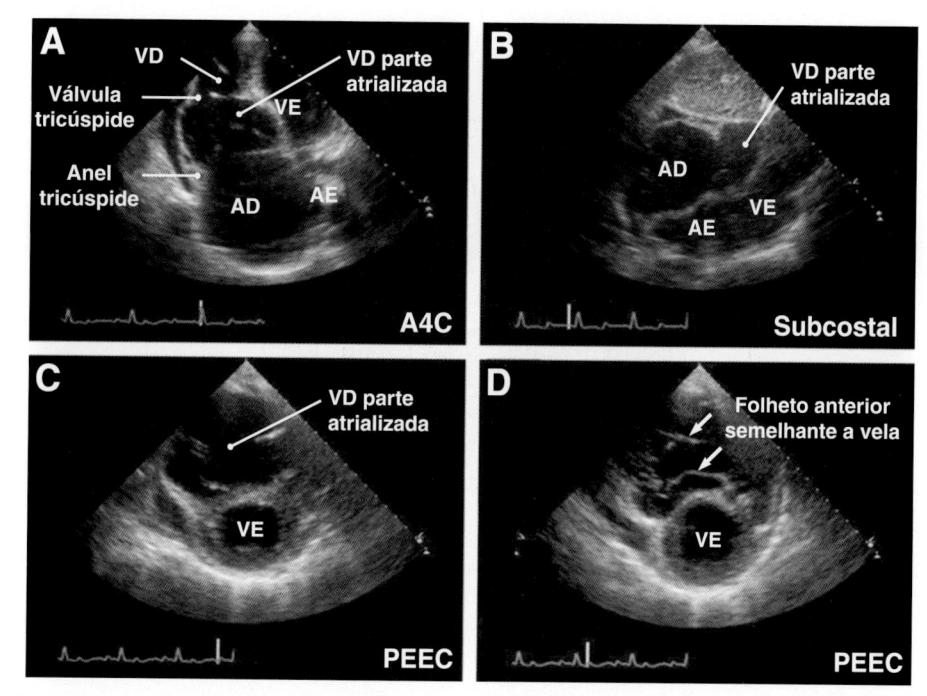

Fig. 31. Malformação de Ebstein. Características típicas desta anomalia demonstradas são o átrio imenso direito – a parte apical é, na realidade, uma parte "atrializada" do ventrículo direito – marcada VD parte atrializada (**A-D**). Observar o folheto anterior tricúspide "semelhante a uma vela" neste corte PEEC (**D**). (*Ver* o vídeo correspondente no DVD.)

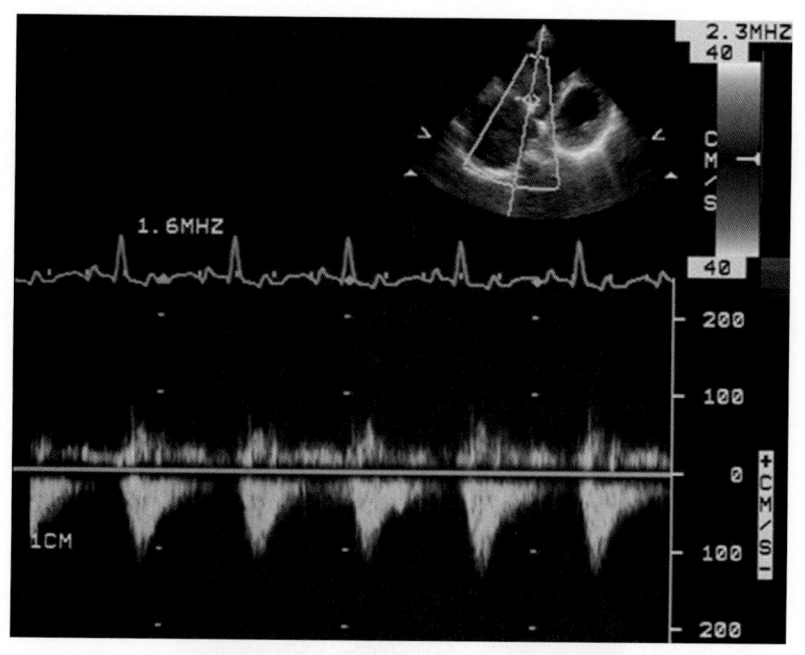

Fig. 32. Malformação de Ebstein. As baixas velocidades de regurgitação tricúspide vistas no Doppler OC (< 1,2 m/s) neste paciente com anomalia de Ebstein são um reflexo da disfunção ventricular direita.

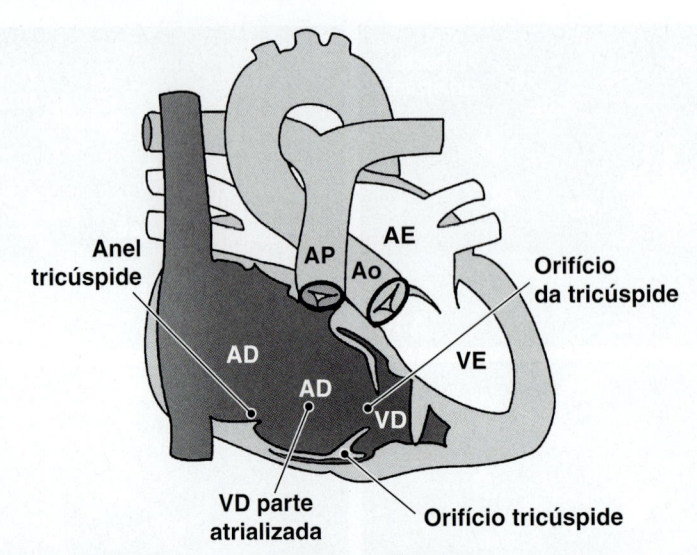

Fig. 33. Malformação de Ebstein. Fusão dos folhetos da tricúspide à parede ventricular distalmente dentro da cavidade do VD leva à "atrialização" do segmento VD proximal e diminuição no tamanho do VD distal.

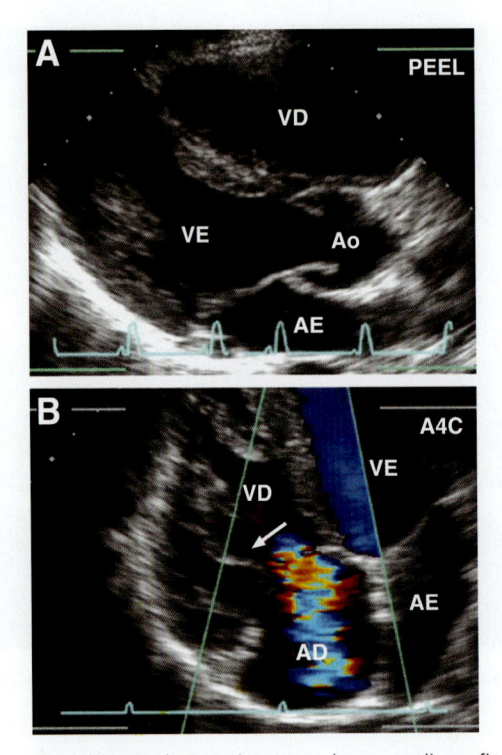

Fig. 34. D-Transposição corrigida por troca arterial (Jatene). Estas imagens de ecocardiografia de esforço com exercício neste paciente com D-TGA mostra um corte PEEL de aspecto bastante normal. "Ao" é a neoaorta no antigo tronco pulmonar. Isto permite que o VE morfológico permaneça o ventrículo sistêmico. Troca ao nível arterial (em comparação com a troca ao nível atrial – procedimentos de Mustard e Senning) resulta em disfunção ventricular a longo prazo. Teste de esforço com exercício periódico para avaliar possível isquemia coronariana é recomendado, uma vez que a reimplantação das artérias coronárias seja parte integrante da operação de troca arterial.

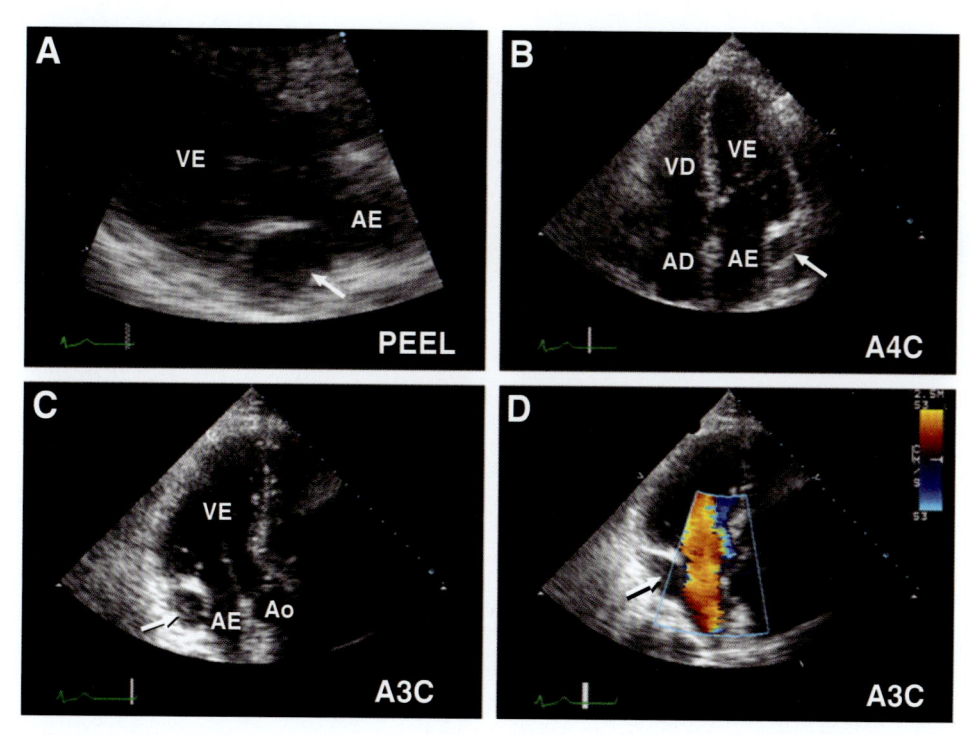

Fig. 35. A presença de um seio coronário acentuadamente dilatado (setas em todos os painéis) em um coração normal sob os demais aspectos deve desencadear consideração de uma veia cava superior esquerda persistente que se esvazia diretamente no seio coronariano. Ela não tem sequelas patológicas. Contraste de soro fisiológico agitado injetado, no braço esquerdo, opacificará o seio coronariano antes do átrio direito. Injeção de contraste no braço direito opacificará apenas o átrio direito.

LEITURAS SUGERIDAS

Anderson R, Ho SY. Echocardiographic diagnosis and description of congenital heart disease: Anatomic principles and philosophy. In: St. John Sutton MG, Oldershaw PJ, Kotler MN, eds. Textbook of Echocardiography and Doppler in Adults and Children. Cambridge, MA: Blackwell Scientific Publications, 1996;711-743.

Anderson RH, Becker AE, Freedom RM, et al. Sequential segmental analysis of congenital heart disease. Pediatr Cardiol 1984;5:281-287.

Child JS. Echocardiographic evaluation of the adult with postoperative congenital heart disease. In: Otto CM, ed. The Practice of Clinical Echocardiography. Philadelphia: W.B. Saunders, 2002:901-921.

Child JS. Transthoracic and transesophageal echocardiographic imaging: anatomic and hemodynamic assessment. In: Perloff JK, Child JS, eds. Congenital Heart Disease in Adults. Philadelphia: W. B. Saunders, 1998;91-127.

Jurazek AL. Introduction to Pediatric Cardiology. Cardiac Registry. Children's Hospital Boston, June 2004.

Mullins CE, Mayer DC. Congenital Heart Disease. A Diagrammatic Atlas. New York: Wiley-Liss, 1988.

Netter FH. The Heart. CIBA collection of medical illustrations, vol. 5. West Caldwell, NJ: CIBA-Geigy, 1978.

Shinebourne EA, Macartney FJ, Anderson RH. Sequential chamber localization–logical approach to diagnosis in congenital heart disease. Br Heart J 1976;38:327-340.

Therrien J. Echocardiography. In: Gatzoulis MA, Webb GD, Daubeney PEF (eds). Diagnosis and Management of Adult Congenital Heart Disease. London, Churchill Livingstone, 2003:35-49.

Webb GD, Smallhorn JF, Therrien J, Redington AN. Congenital Heart Disease. In: Zipes DP, Libby P, Bonow RO, Braunwald E. eds. Braunwald's Heart Disease–A Textbook of Cardiovascular Medicine. Philadelphia: Elsevier Saunders, 2005:1489-1452.

23

ECOCARDIOGRAFIA TRANSESOFÁGICA

Bernard E. Bulwer, MD, MS
Stanton K. Shernan, MD

CARTILHA DO EXAME MULTIPLANAR

CONTEÚDO

ECOCARDIOGRAFIA TRANSESOFÁGICA (FIGS. 1 E 2)
RELAÇÕES ANATÔMICAS E ESPACIAIS (FIGS. 3-7)
ORDEM DO EXAME: SUMÁRIO
ORDEM DO EXAME: PASSOS DETALHADOS
LEITURAS SUGERIDAS

Esta cartilha é um atlas que ilustra a nomenclatura básica e os cortes padrões adotados pela *American Society of Echocardiography* (ASE) e pela *Society of Cardiovascular Anesthesiologists* (SCA) na execução de um exame abrangente por ecocardiografia transesofágica (ETE) multiplanar intraoperatória.

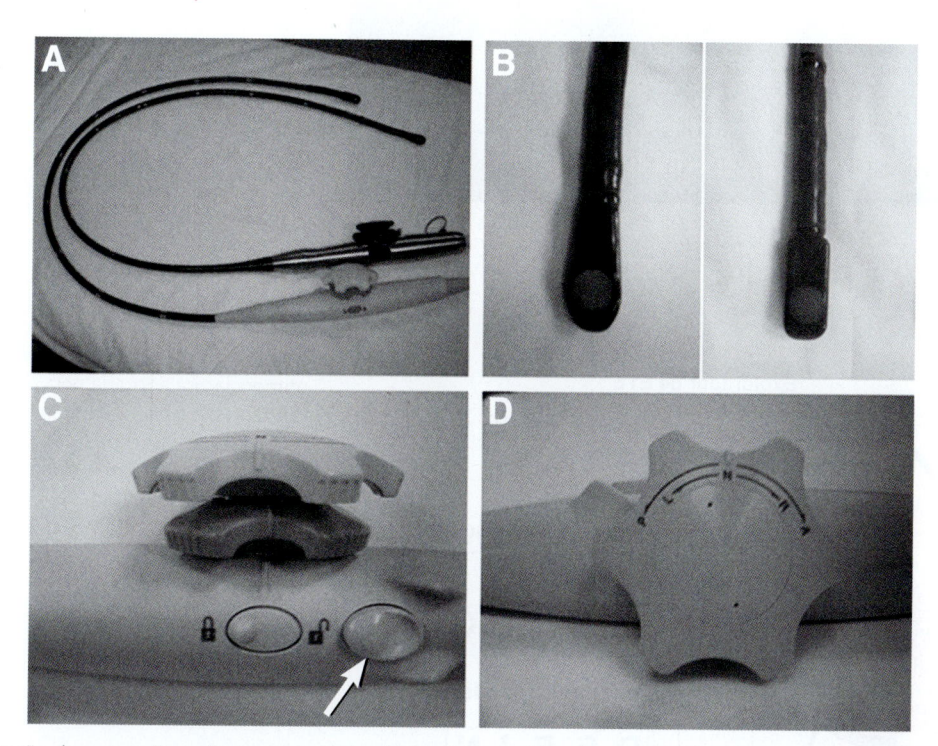

Fig. 1. Instrumentação da ecocardiografia transesofágica (ETE). Dois modelos de exploradores de ETE (**A**). Miniatura de transdutor multiplanar miniatura e caixa localizada na ponta do explorador de ETE (**B**). Perfil dos controles do explorador de ETE. Botão de controle multiplanar (Omni) está indicado pela *seta* (**C**). Vista de cima mostrando posições do controle do explorador de ETE conforme indicado – neutra (N), direita (R) e esquerda (L), anteflexão (A) e retroflexão (P) (**D**).

417

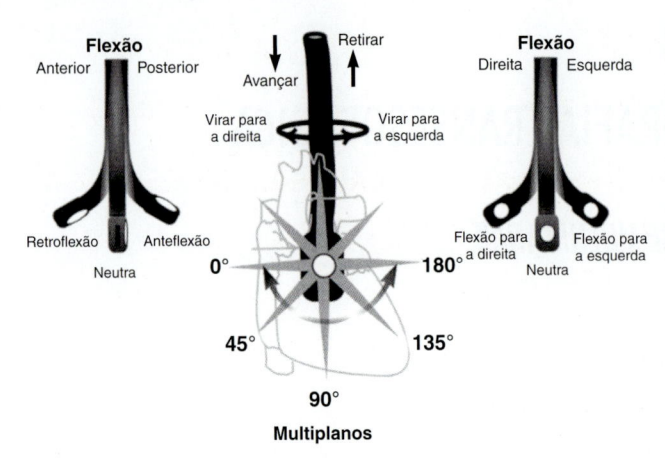

Fig. 2. Explorador e transdutor multiplanar de ETE: posições básicas. Explorador de ecocardiografia transesofágica e manipulação do transdutor multiplanar. Os movimentos mecânicos do explorador transesofágico incluem flexão anterior e posterior e flexão para a direita ou para a esquerda.
O explorador inteiro também pode ser rotado manualmente para a direita ou para a esquerda. Os primeiros exploradores de ETE permitiam apenas um único plano, e mais tarde dois planos de exame. Os arranjos dos cristais nos modernos transdutores de ultrassonografia miniaturizados permitem visualização segundo múltiplos planos – daí o nome exame multiplanar.

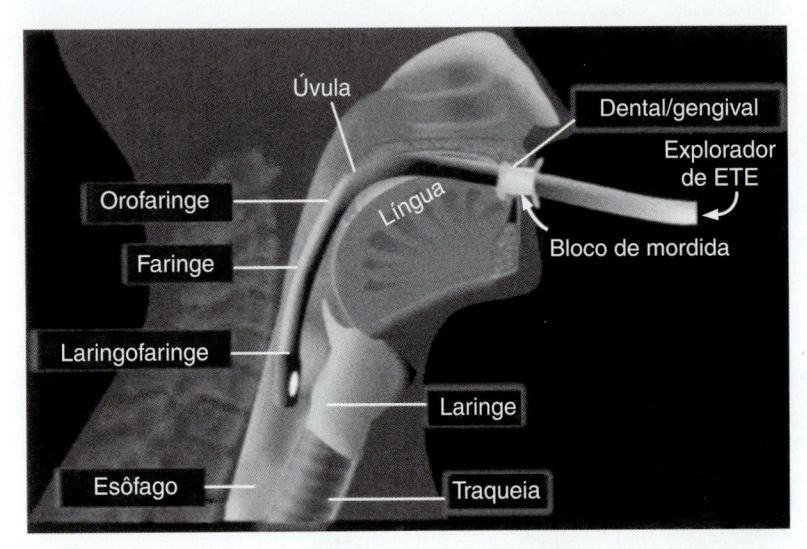

Fig. 3. Explorador de ETE: relações anatômicas. Ilustração mostrando a descida do explorador através da boca, orofaringe e faringe. Estes são locais de potencial lesão durante a introdução e manipulação do explorador. Observar o uso de um bloco de mordida para proteger o explorador.

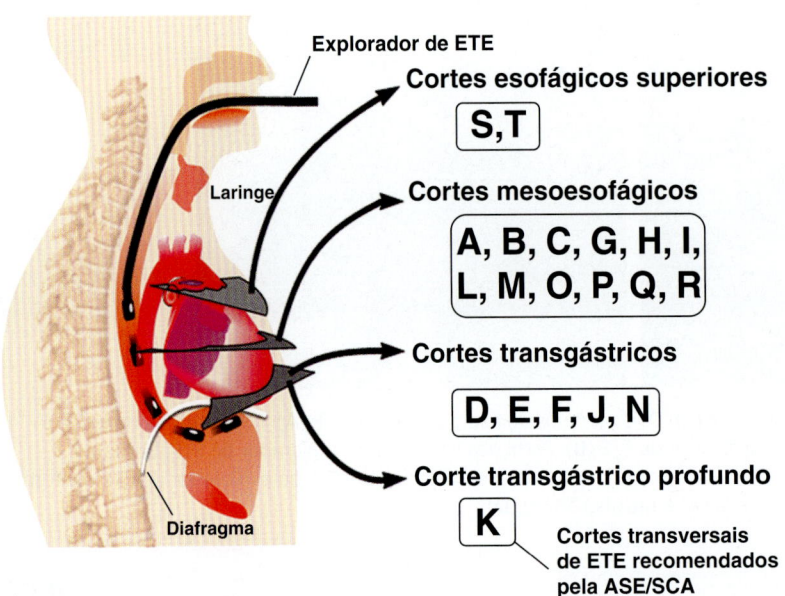

Fig. 4. Esquema de referência anatômica e nomenclatura adotada pela ASE/SCA. As partes fundamentais do exame multiplanar de ETE são retratadas por um conjunto de 20 planos de imageamento em corte transversal representados por letras do alfabeto.

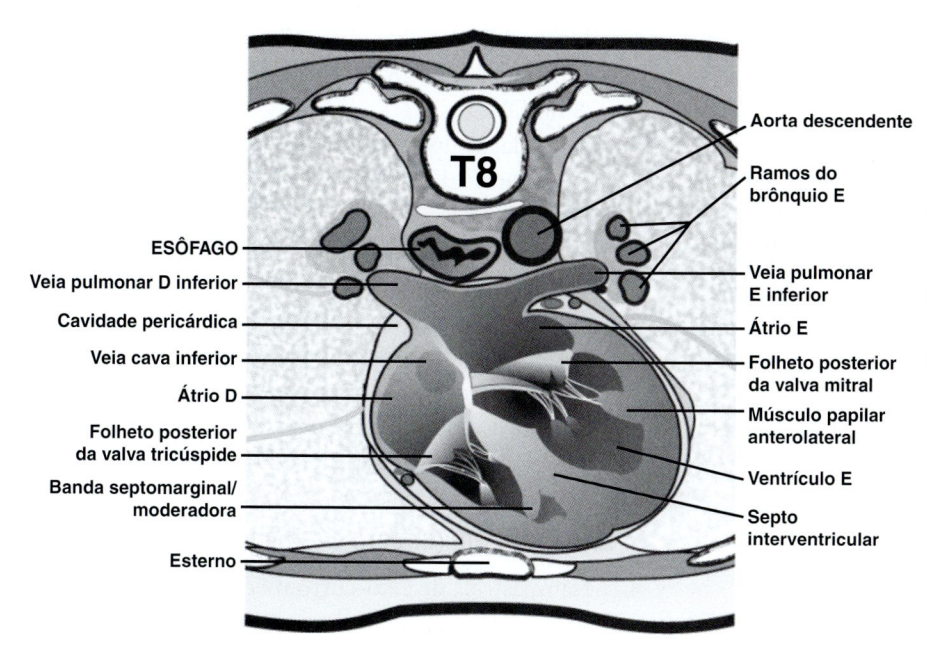

Fig. 5. Relações anatômicas em ecocardiografia transesofágica. Ilustração que mostra as relações transversais das principais estruturas mediastinais ao nível da oitava vértebra torácica. Observar a estreita relação do esôfago com o átrio esquerdo (AE). Uma vez que o transdutor está limitado ao esôfago a este nível, esta relação constante orienta o operador durante as muitas permutações de imagens adquiridas durante ETE.

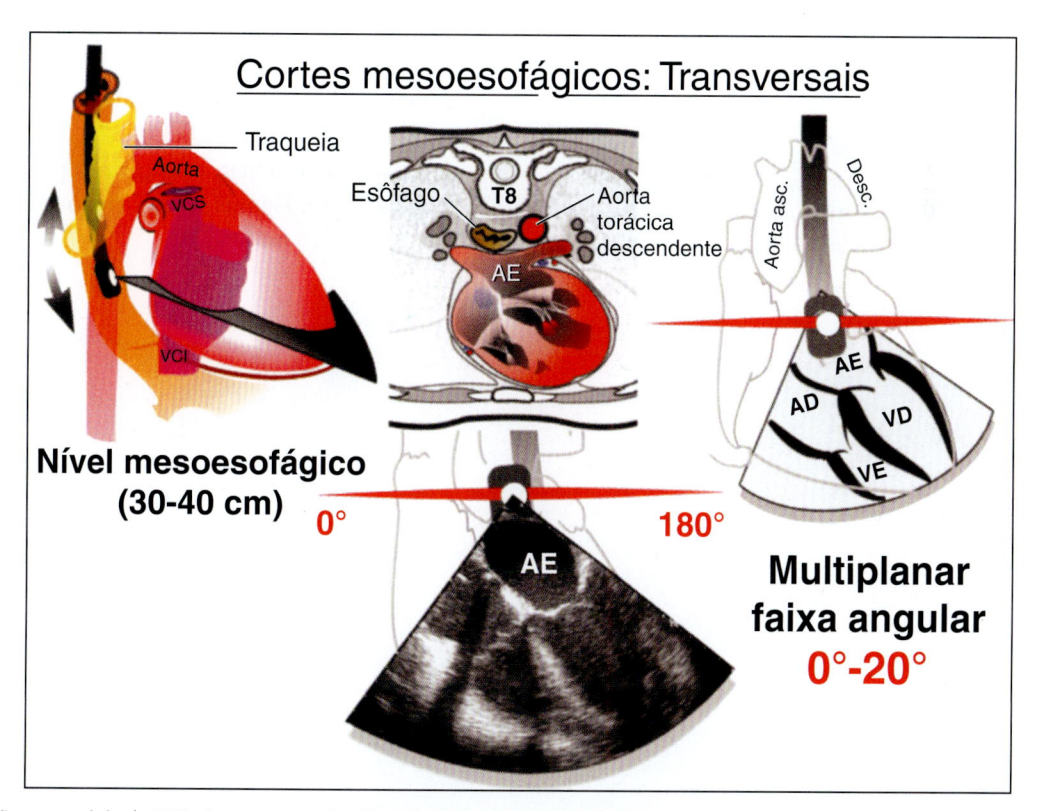

Fig. 6. Relações espaciais da ETE. A compreensão das relações anatômicas entre o transdutor e as principais estruturas mediastinais fornece a base para aquisição e interpretação de imagens de ETE. Estão apresentadas as relações espaciais ao nível ME (aproximadamente na oitava vértebra torácica) (ver também Figs. 5-6). Observar a relação do transdutor dentro do esôfago com o AE e a aorta torácica descendente. Em níveis mais altos, a traqueia e os brônquios cheios de ar podem causar visualização subideal da aorta descendente distal e arco do aórtico proximal (áreas cegas).

ORDEM DO EXAME: SUMÁRIO

■ Estádio 1. Nível ME: Multiplanar de 0 a aproximadamente 120°

- ME de quatro câmaras a 15° (A): Figuras 8-10 (*ver* o vídeo correspondente às Figs. 8 e 10 no DVD).
- ME comissural mitral a 80° (G); Figuras 11 e 12 (*ver* o vídeo correspondente à Fig. 12 no DVD).
- ME de duas câmaras a 90° (B): Figuras 13 e 14 (*ver* o vídeo correspondente à Fig. 14 no DVD).
- ME de eixo longo a 120° (C): Figuras 15 e 16 (*ver* o vídeo correspondente à Fig. 16 no DVD).

■ Estádio 2. Nível ME: com ângulo aproximado de 90°, varredura da D para a E

- ME entrada-saída ventricular direita a 80° (M): Figuras 17 e 18 (*ver* o vídeo correspondente à Fig. 18 no DVD).
- ME bicaval a 110° (L): Figuras 19 e 20 (*ver* o vídeo correspondente à Fig. 20 no DVD).
- Retirar: ME de eixo longo da aórtica ascendente a 100° (P): Figuras 21 e 22 (*ver* o vídeo correspondente à Fig. 22 no DVD).
- Avançar: ME eixo longo da valva aórtica a 130° (I): Figuras 23 e 24 (*ver* o vídeo correspondente à Fig. 24 no DVD).

■ Estádio 3. Começar a 0-20°

- ME de eixo curto da aórtica ascendente a 20° (O): Figuras 25 e 26 (*ver* o vídeo correspondente à Fig. 26 no DVD).
- Retirar: ME da valva aórtica (VA) em eixo curto a 60° (H): Figuras 27 e 28 (*ver* o vídeo correspondente à Fig. 28 no DVD).
- ES (esôfago superior) eixo longo do arco aórtico a 0° (S): Figuras 29 e 30 (*ver* o DVD para o vídeo correspondente à Fig. 30 no DVD).
- ES eixo curto do arco aórtico a 90° (T): Figura 31 (*ver* o vídeo correspondente no DVD).
- Virar para a esquerda, avançar: eixo longo do arco aórtico descendente a 90° (R): Figuras 32 e 33 (*ver* o vídeo correspondente à Fig. 33 no DVD).
- Arco aórtico descendente eixo 0° (Q): Figuras 34 e 35 (*ver* o vídeo correspondente à Fig. 35 no DVD).

■ Estádio 4. Avançar para o estômago, anteflexionar

- Transgástrica de eixo-curto médio a 0° (D): Figuras 36 e 37 (*ver* o vídeo correspondente à Fig. 37 no DVD).
- Retirar ligeiramente: transgástrica basal de eixo curto a 0° (F): Figuras 38 e 39 (*ver* o vídeo correspondente à Fig. 39 no DVD).
- Transgástrica de duas câmaras a 90° (E): Figuras 40 e 41 (*ver* o vídeo correspondente à Fig. 41 no DVD).
- 90-120°: transgástrica de eixo longo 120° (J): Figuras 42 e 43.
- Virar para a direita: transgástrica da entrada ventricular direita a 120° (N): Figuras 44 e 45 (*ver* o vídeo correspondente à Fig. 45 no DVD).
- Avançar, anteflexionar: transgástrica profunda de eixo longo a 0° (K): Figuras 46 e 47 (*ver* o vídeo correspondente à Fig. 46 no DVD).

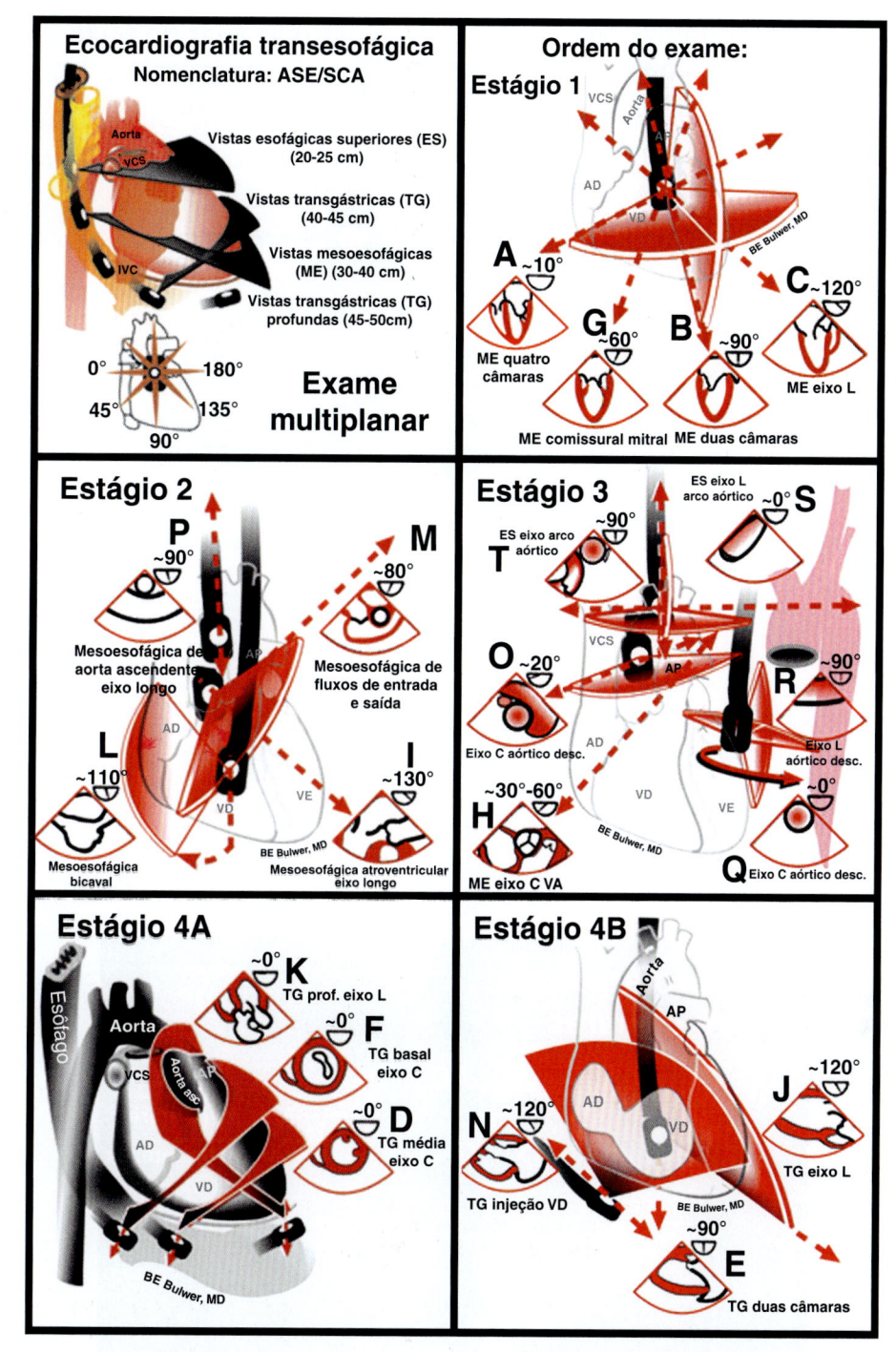

Fig. 7. Esquema de referência anatômica e nomenclatura adotado pela ASE/SCA. Existe variabilidade na relação anatômica precisa entre o coração e o esôfago, e as profundidades nas quais imagens são idealmente adquiridas nos pacientes individuais, porém, marcos anatômicos identificáveis ajudam na reprodutibilidade das imagens adquiridas. As terminologias usadas proveem boa correlação com imagens adquiridas por ecocardiografia transtorácica, cortes esofágicos superiores (20-25 cm), mesoesofágicos (ME) (30-40 cm), transgástricos (40-45 cm) e transgástricos profundos (45-50 cm).

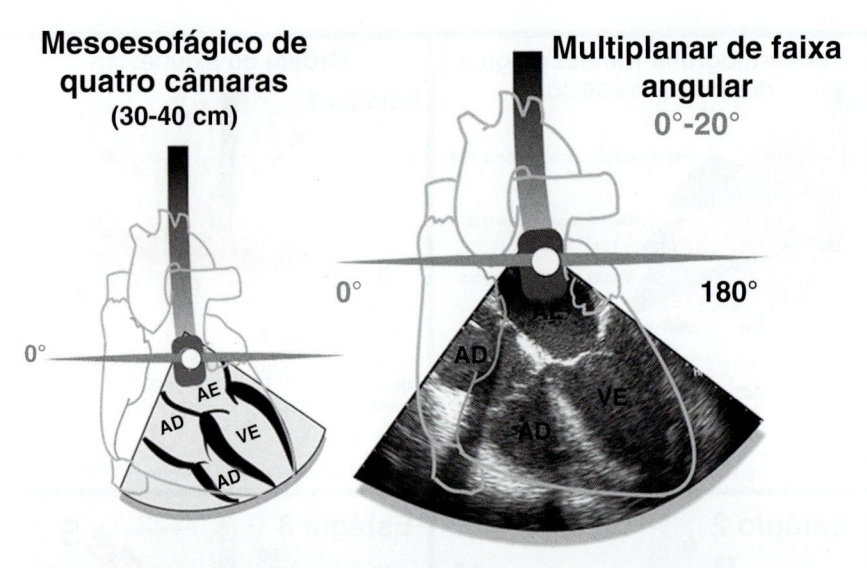

Fig. 8. Mesoesofágica de quatro câmaras (A). (*Ver* o vídeo correspondente no DVD.)

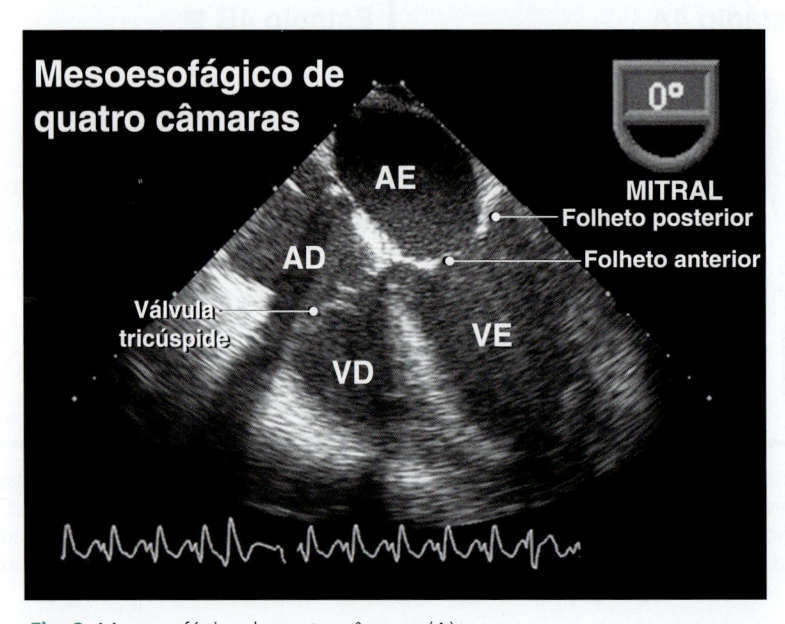

Fig. 9. Mesoesofágico de quatro câmaras (A).

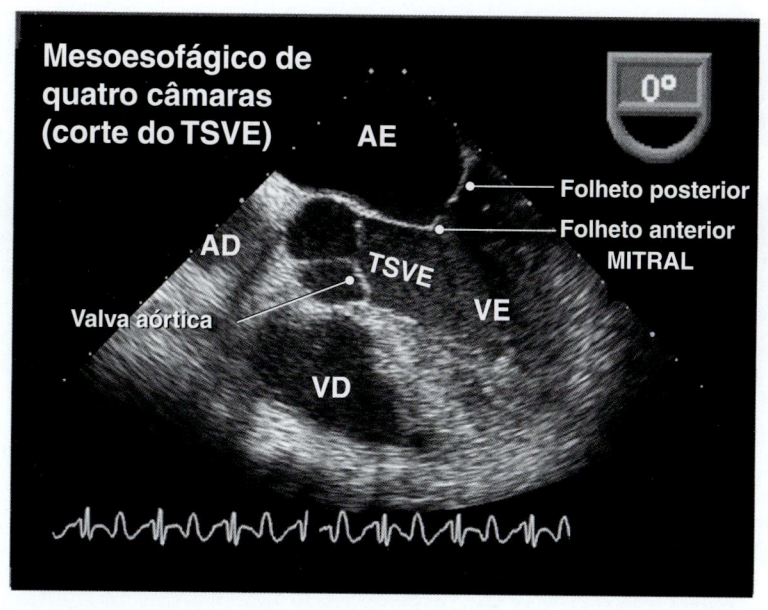

Fig. 10. Mesoesofágico de quatro câmaras (A). (*Ver* o vídeo correspondente no DVD.)

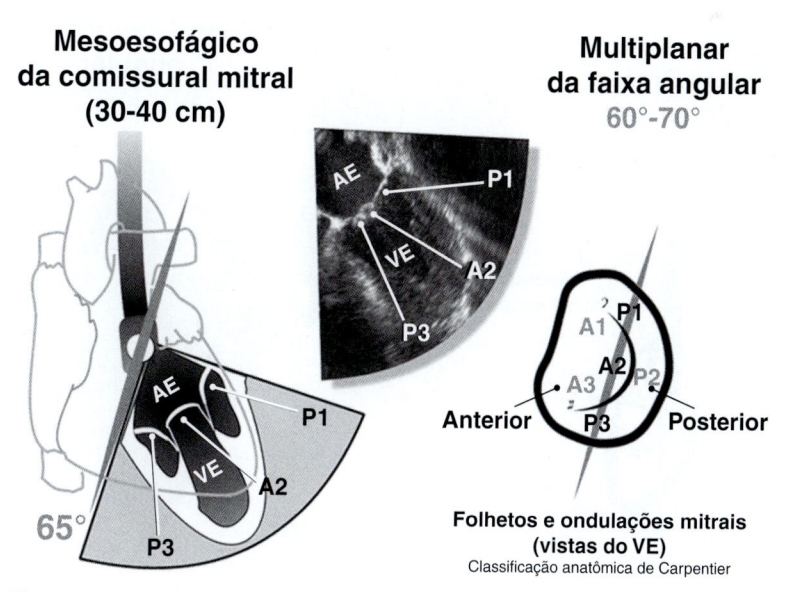

Fig. 11. Mesoesofágico comissural mitral (G).

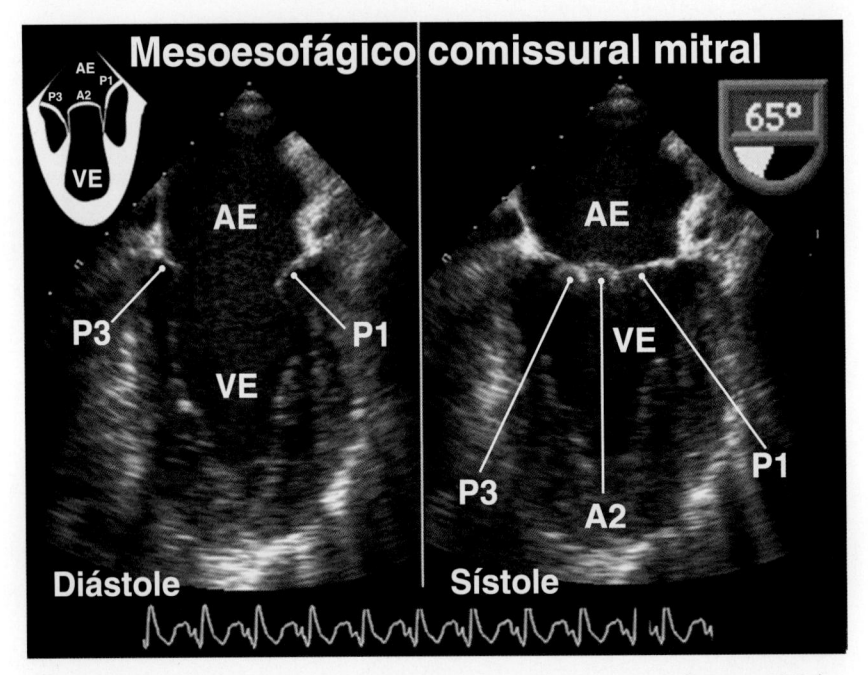

Fig. 12. Mesoesofágico comissural mitral (G). (*Ver* o vídeo correspondente no DVD.)

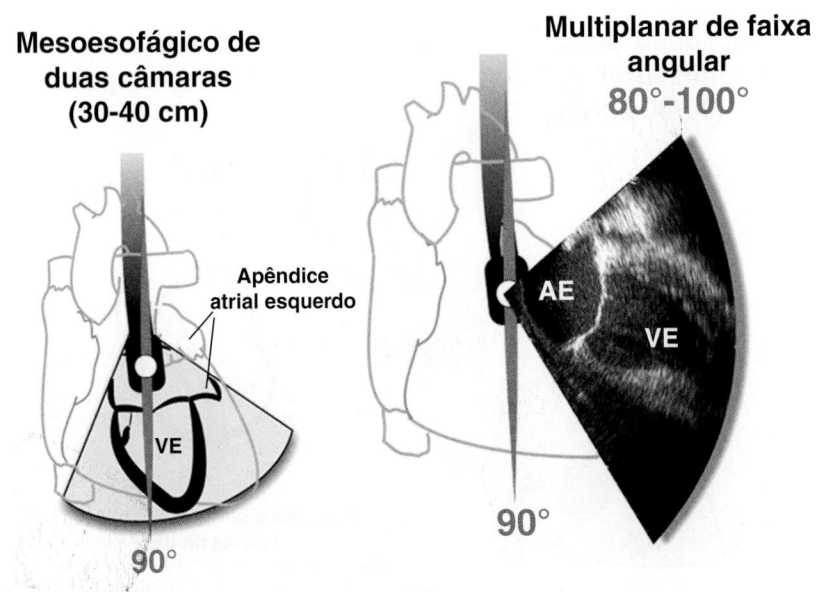

Fig. 13. Mesoesofágico de duas câmaras (B).

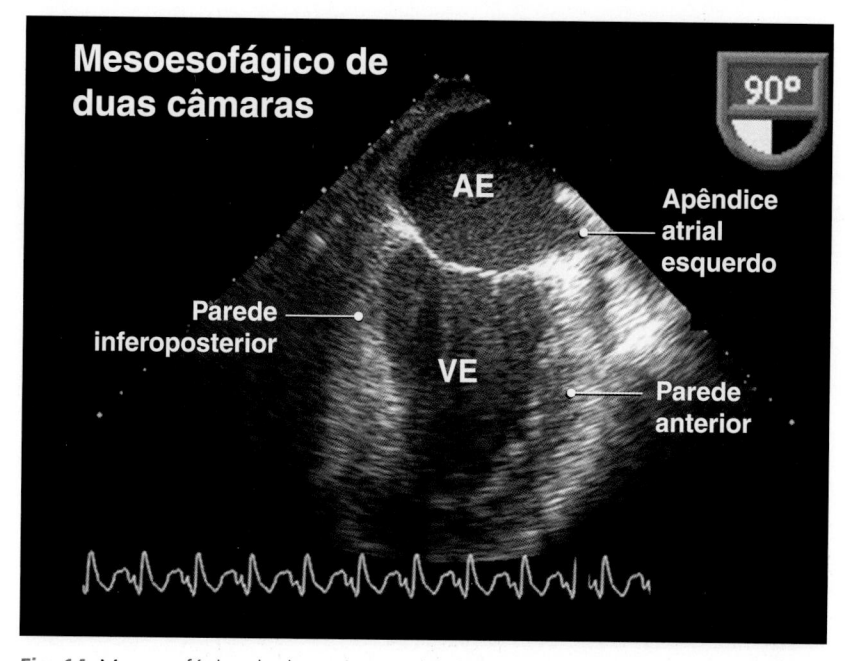

Capítulo 23 ◆ Ecocardiografia Transesofágica | **425**

Fig. 14. Mesoesofágico de duas câmaras (B). (*Ver* o vídeo correspondente no DVD.)

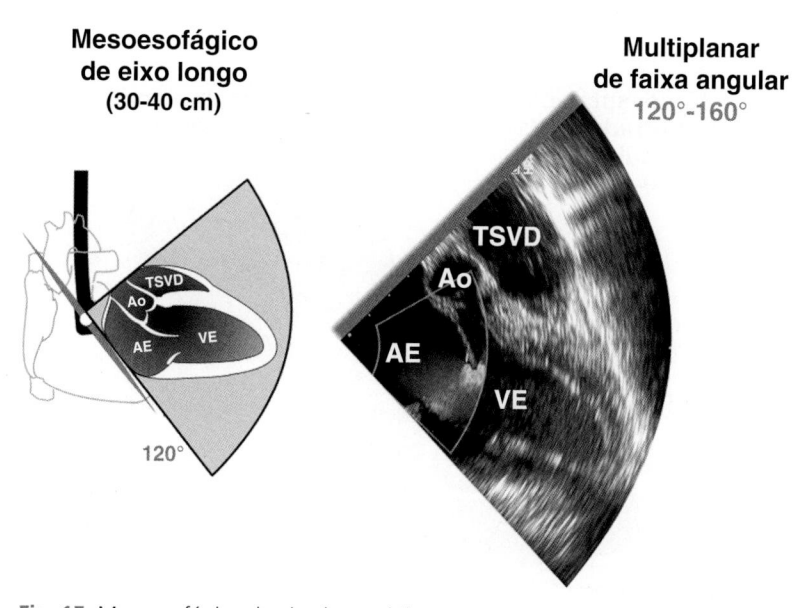

Fig. 15. Mesoesofágico de eixo longo (C).

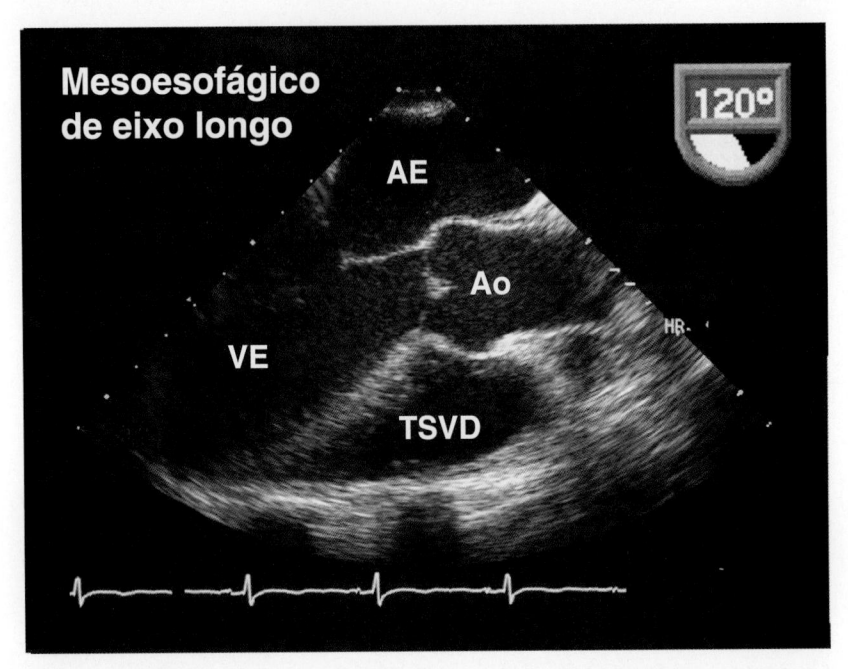

Fig. 16. Mesoesofágico de eixo longo (C). (*Ver* o vídeo correspondente no DVD.)

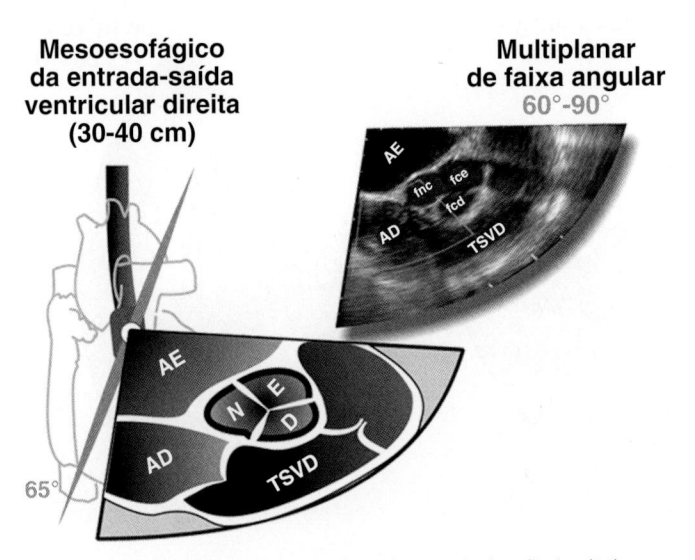

Fig. 17. Mesoesofágico da entrada-saída ventricular direita (M).

Capítulo 23 ◆ Ecocardiografia Transesofágica

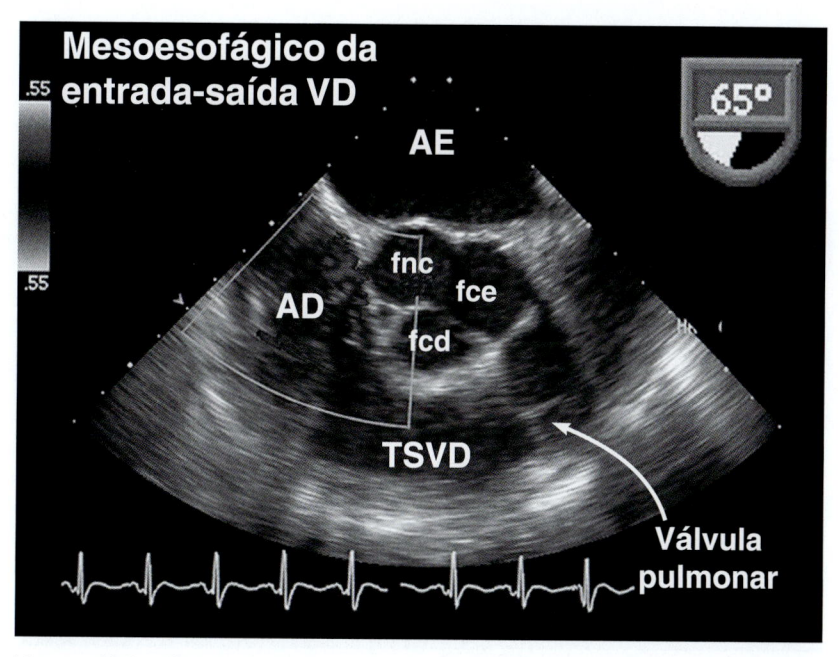

Fig. 18. Mesoesofágico da entrada-saída ventricular direita (M). (*Ver* o vídeo correspondente no DVD.)

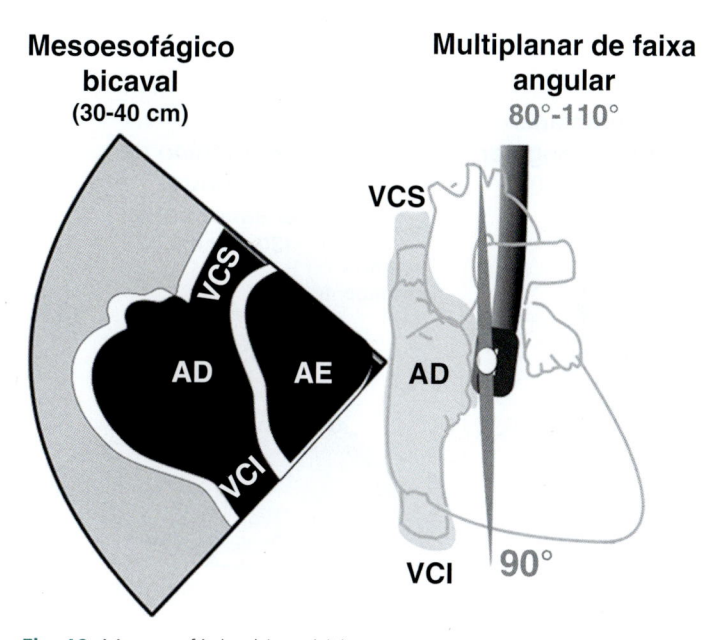

Fig. 19. Mesoesofágico bicaval (L).

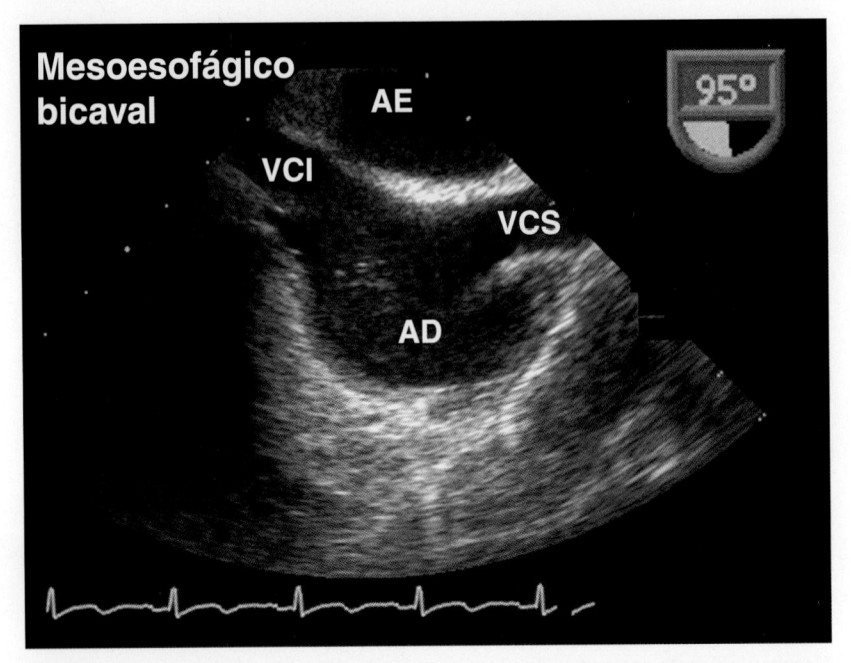

Fig. 20. Mesoesofágico bicaval (L). (*Ver* o vídeo correspondente no DVD.)

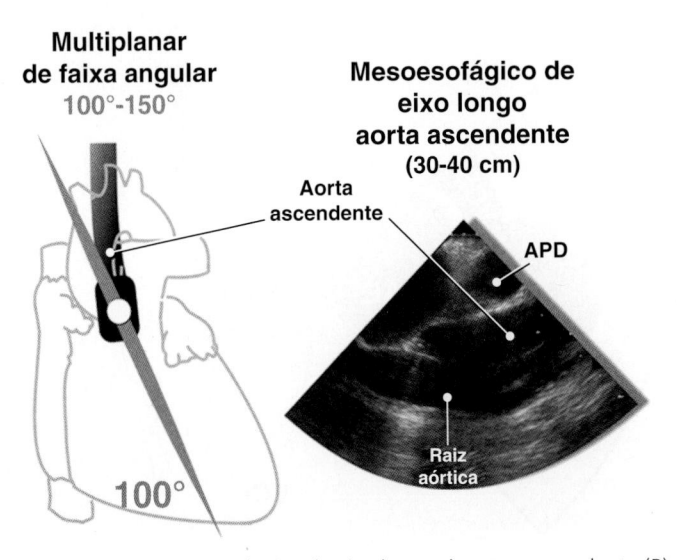

Fig. 21. Corte mesoesofágico de eixo longo da aorta ascendente (P).

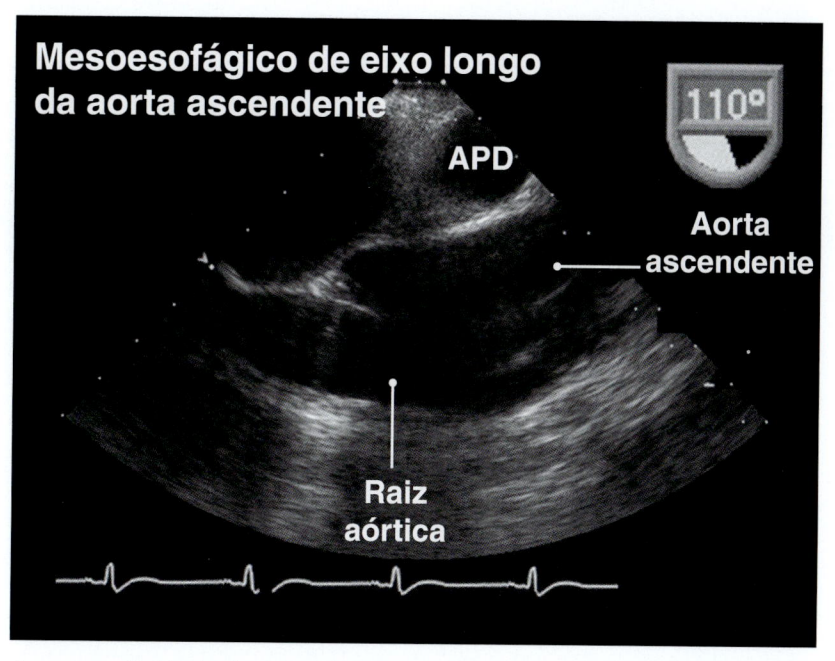

Fig. 22. Corte mesoesofágico de eixo longo da aorta ascendente (P). (*Ver* o vídeo correspondente no DVD.)

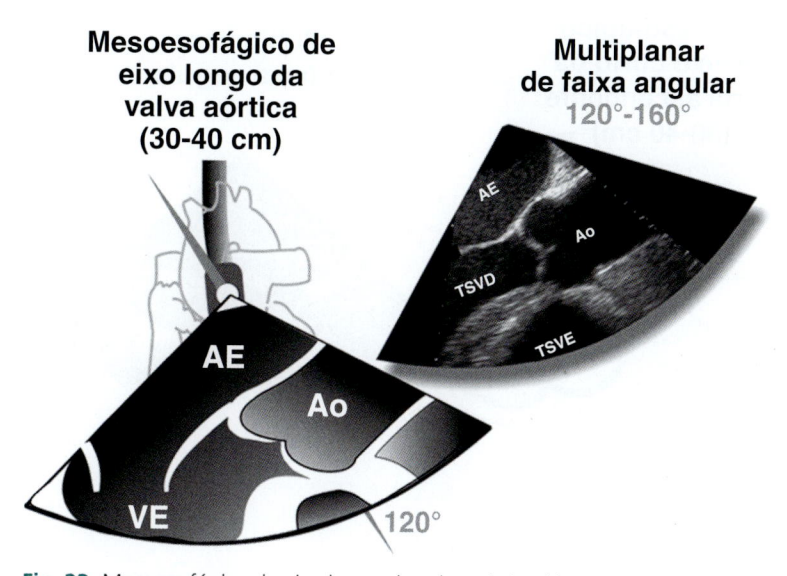

Fig. 23. Mesoesofágico de eixo longo da valva aórtica (I).

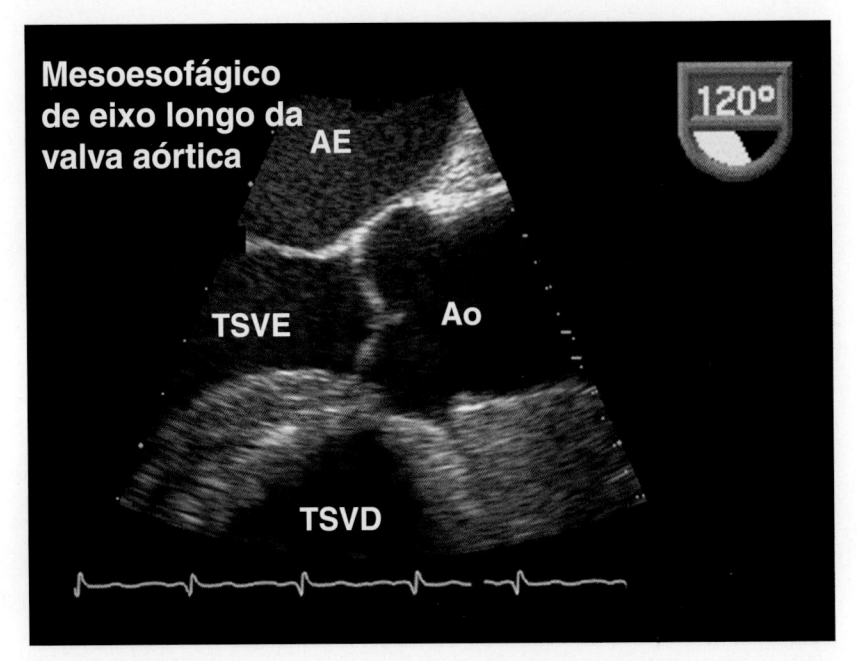

Fig. 24. Mesoesofágico de eixo longo da valva aórtica (I). (*Ver* o vídeo correspondente no DVD.)

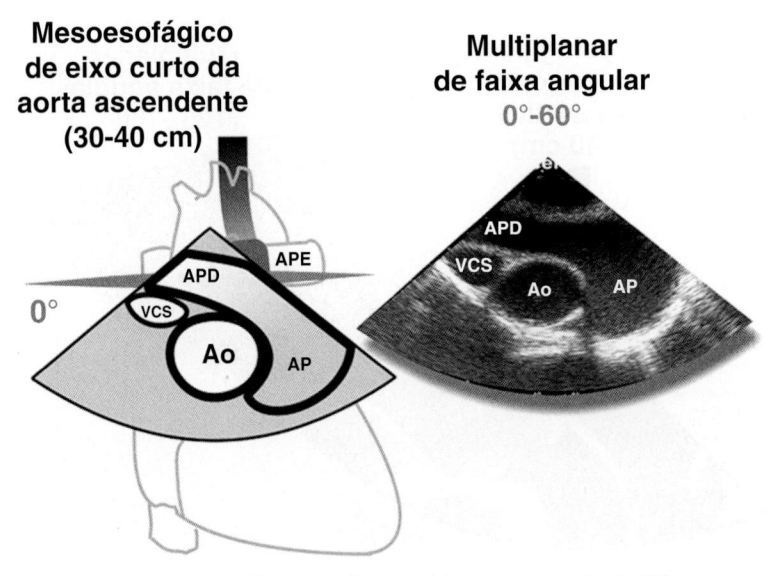

Fig. 25. Corte mesoesofágico de eixo curto da aorta ascendente (O).

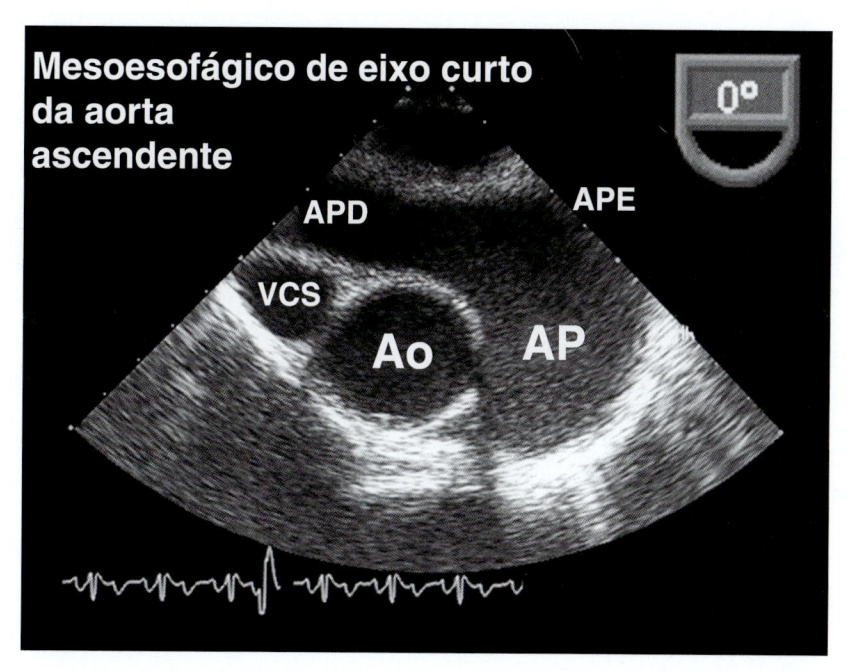

Capítulo 23 ◆ Ecocardiografia Transesofágica | 431

Fig. 26. Corte mesoesofágico de eixo curto da aorta ascendente (O). (*Ver* o vídeo correspondente no DVD.)

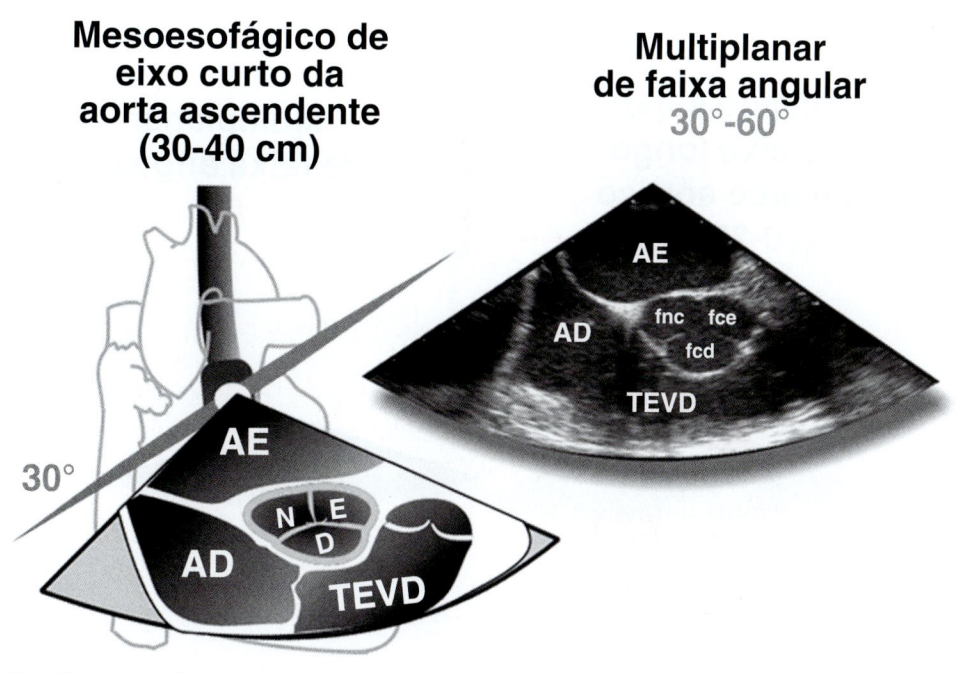

Fig. 27. Mesoesofágico de eixo curto da aorta ascendente (H).

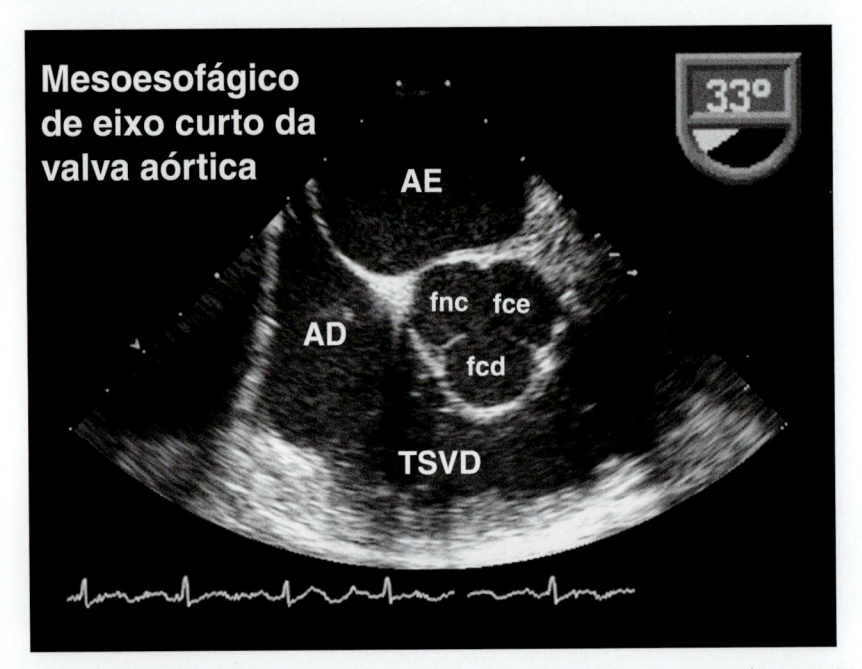

Fig. 28. Mesoesofágico de eixo curto da valva aórtica (H). (*Ver* o vídeo correspondente no DVD.)

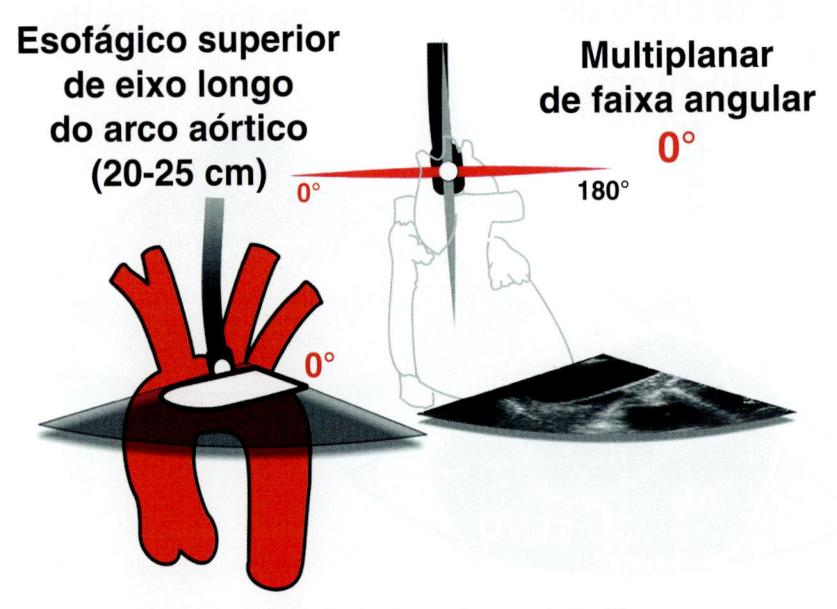

Fig. 29. Esofágico superior (ES) de eixo longo do arco aórtico (S).

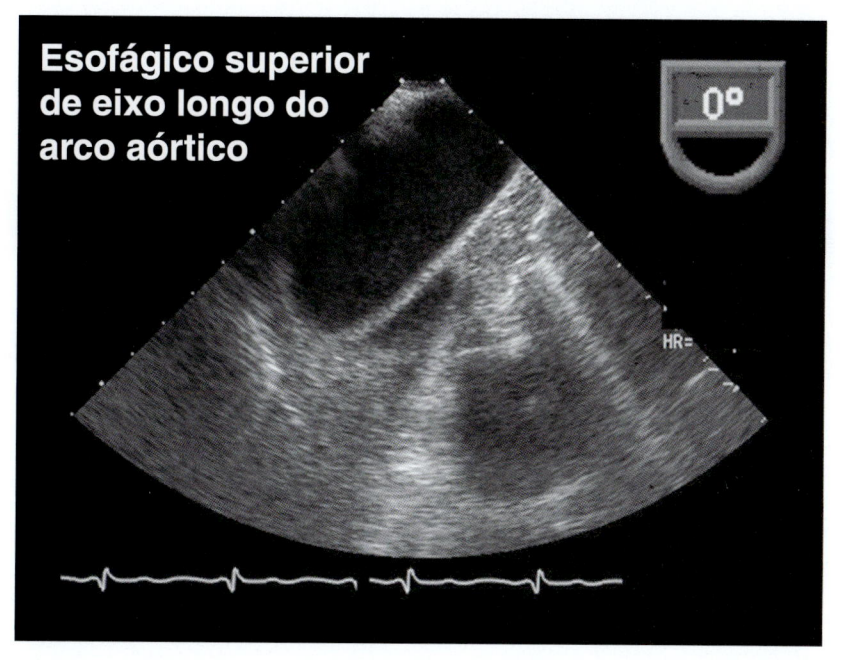

Fig. 30. ES de eixo longo do arco aórtico (S). (*Ver* o vídeo correspondente no DVD.)

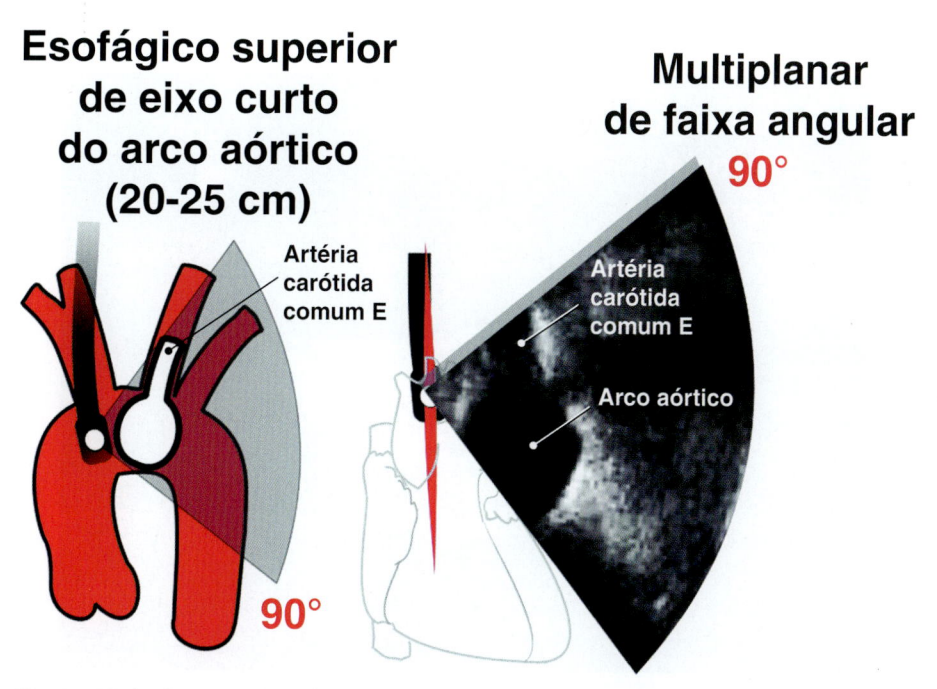

Fig. 31. ES de eixo curto do arco aórtico (T). (*Ver* o vídeo correspondente no DVD.)

Eixo longo da aorta descendente
(30-40 cm)

Multiplanar de faixa angular
90°-110°

90°

Fig. 32. Eixo longo da aorta descendente (R).

Eixo longo da aorta descendente

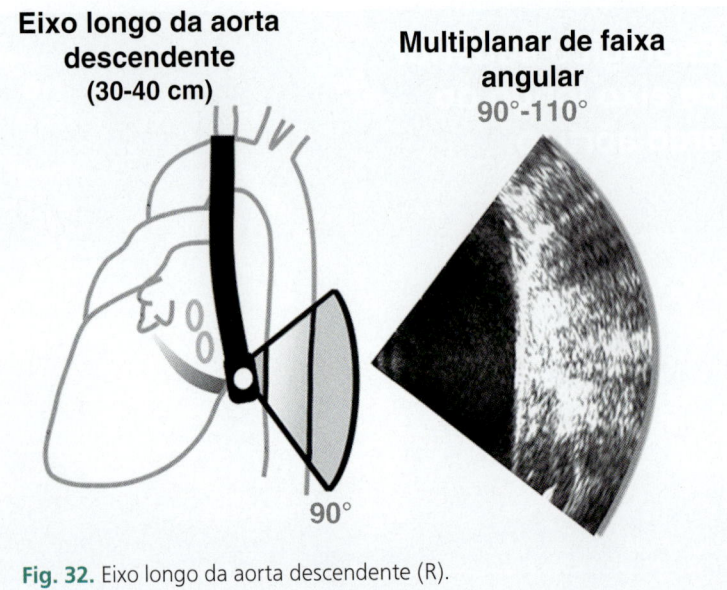

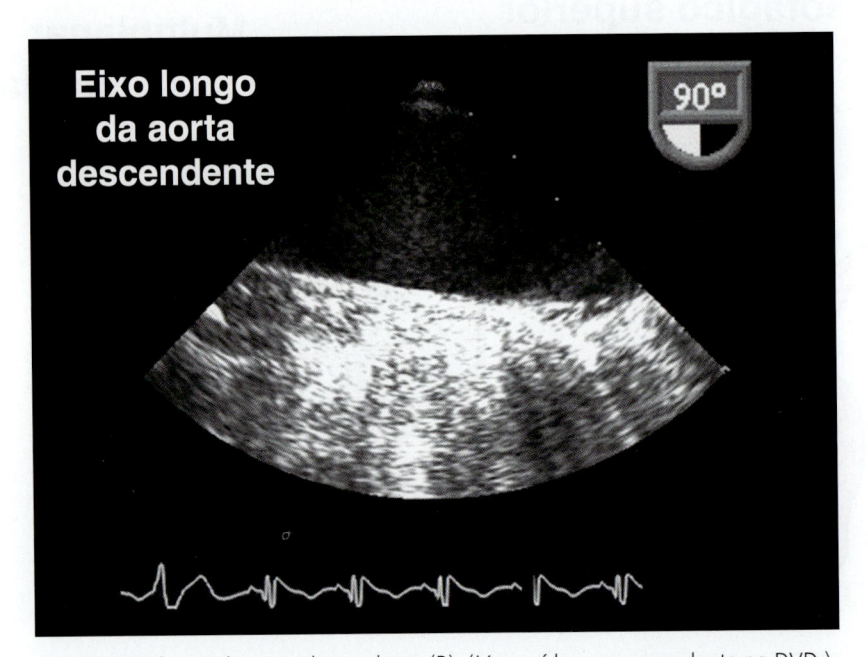

90°

Fig. 33. Eixo longo da aorta descendente (R). (*Ver* o vídeo correspondente no DVD.)

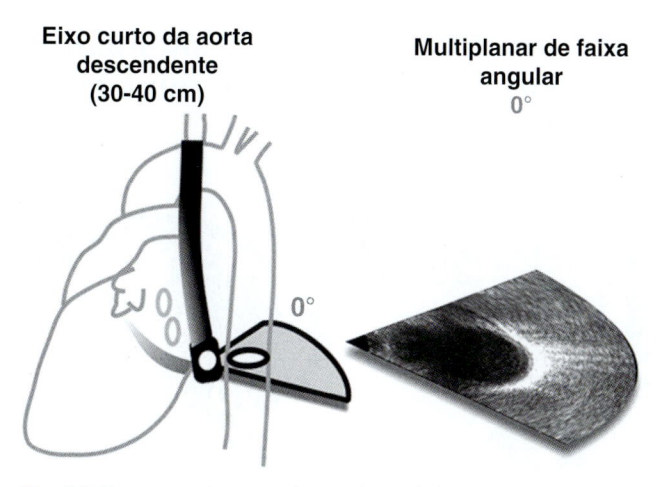

Capítulo 23 ◆ Ecocardiografia Transesofágica | **435**

Fig. 34. Eixo curto da aorta descendente (Q).

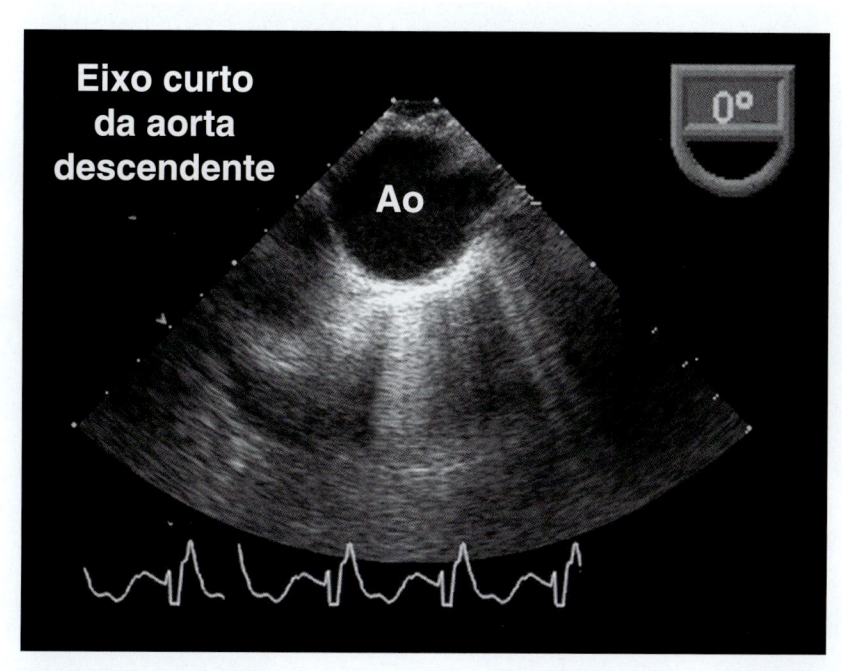

Fig. 35. Eixo curto da aorta descendente (Q). (*Ver* o vídeo correspondente no DVD.)

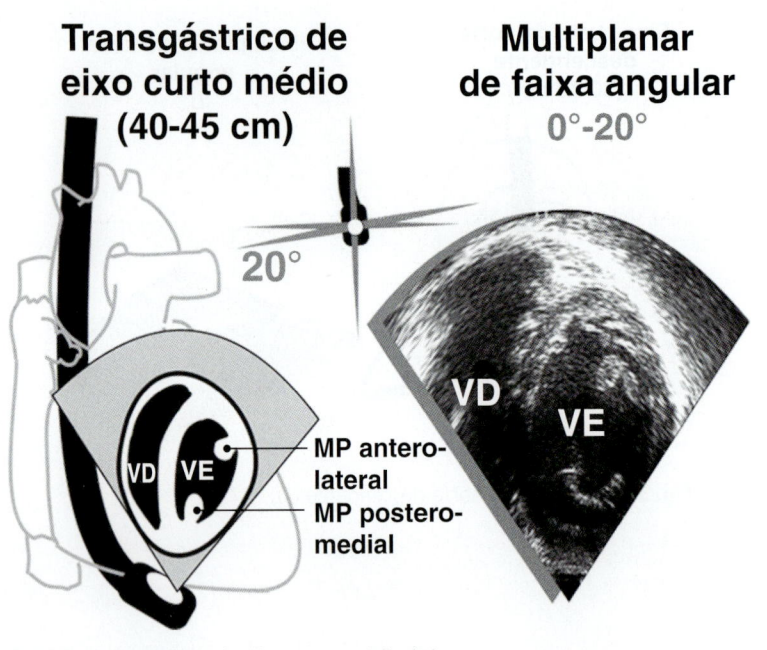

Fig. 36. Transgástrico de eixo curto médio (D).

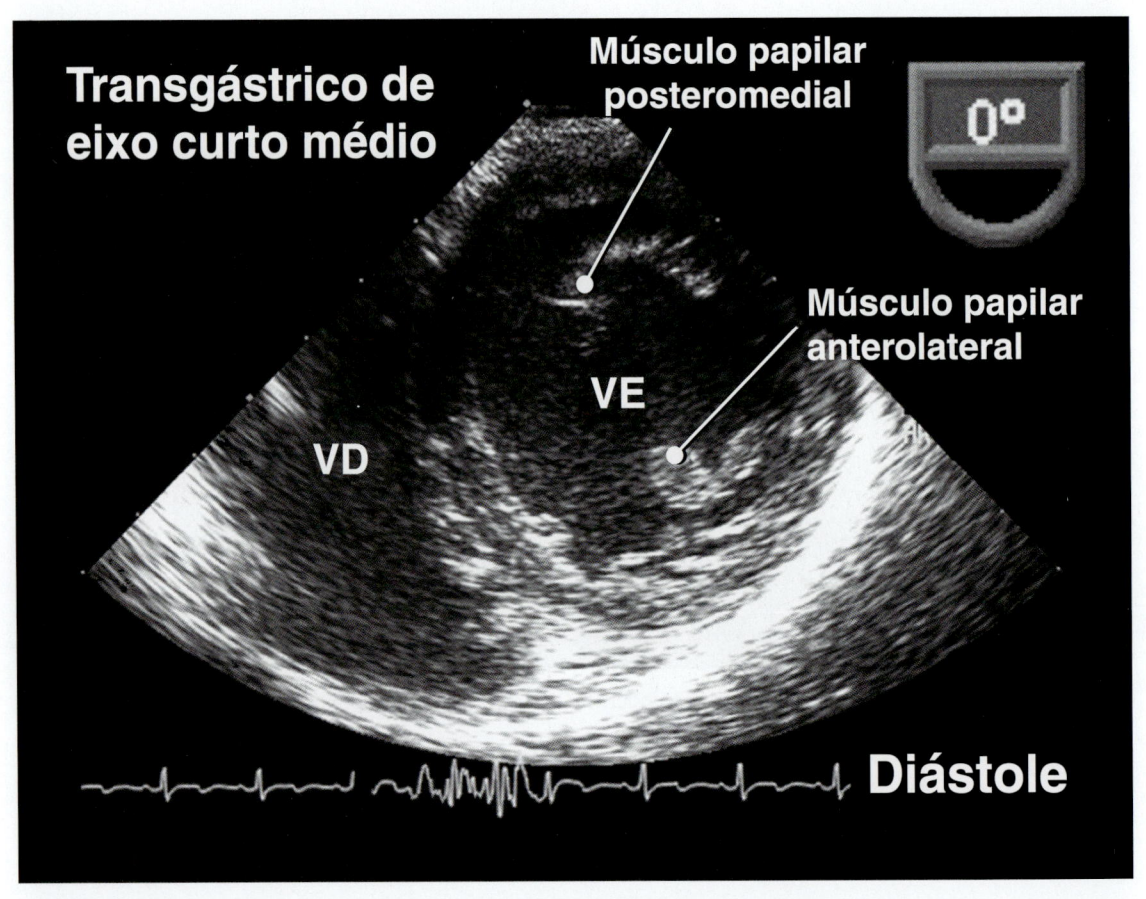

Fig. 37. Transgástrico de eixo curto médio (D). (*Ver* o vídeo correspondente no DVD.)

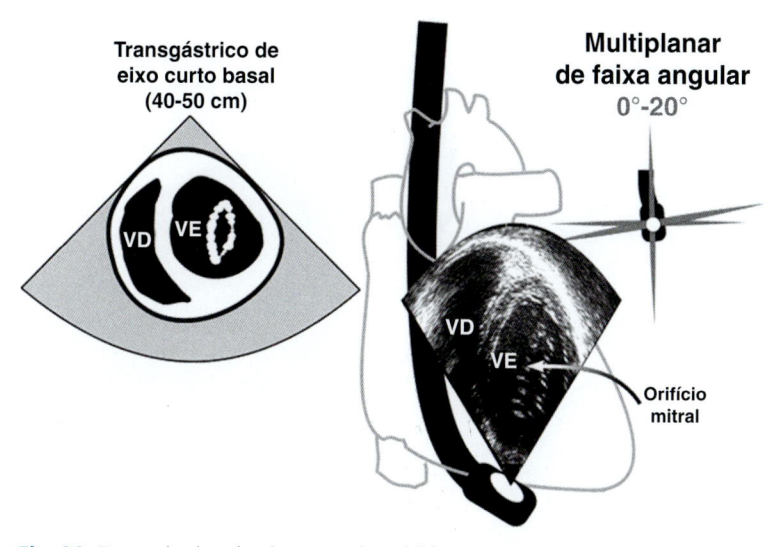

Fig. 38. Transgástrico de eixo curto basal (F).

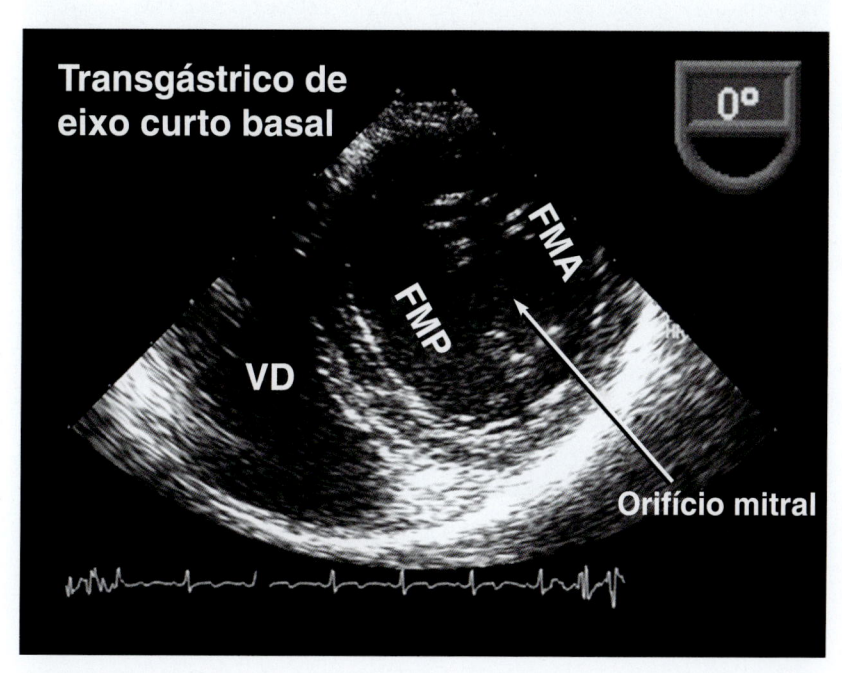

Fig. 39. Transgástrico de eixo curto basal (F). (*Ver* o vídeo correspondente no DVD.)

Transgástrico de duas câmaras (40-45 cm)

Multiplanar de faixa angular 80°-100°

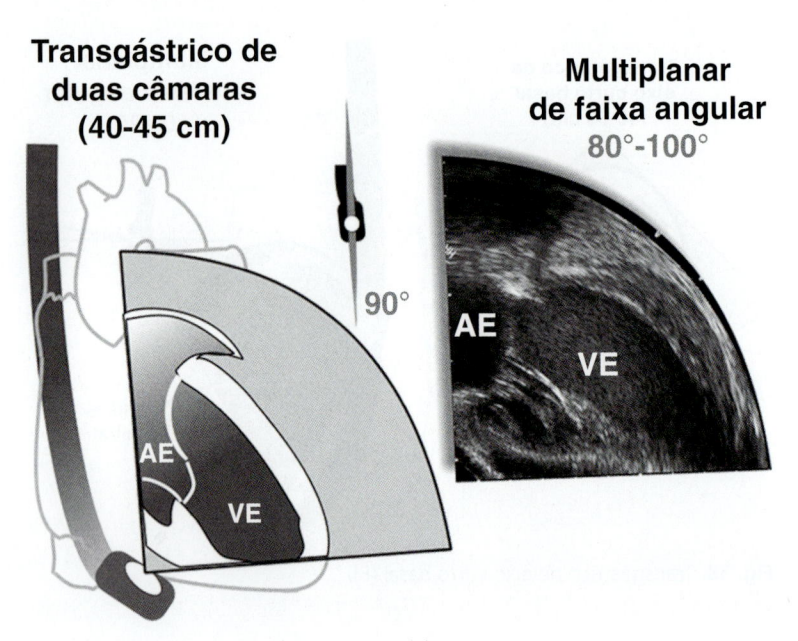

Fig. 40. Transgástrico de duas câmaras (E).

Transgástrico de duas câmaras

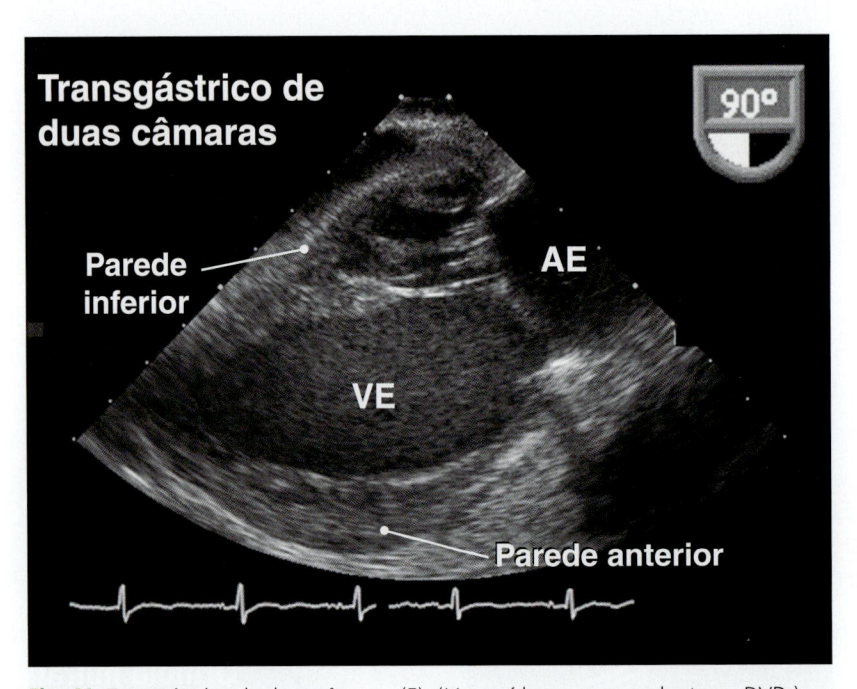

Fig. 41. Transgástrico de duas câmaras (E). (*Ver* o vídeo correspondente no DVD.)

Capítulo 23 ◆ Ecocardiografia Transesofágica | **439**

Transgástrico de eixo longo (40-45 cm)

Multiplanar de faixa angular 90°-120°

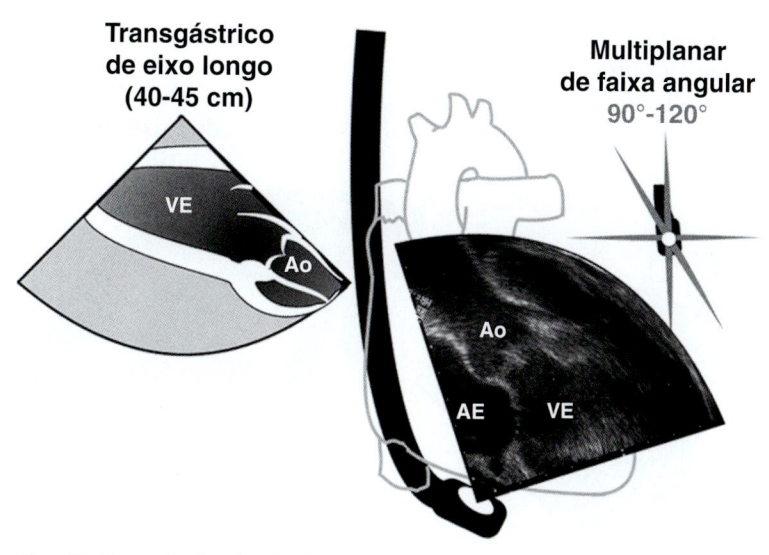

Fig. 42. Transgástrico de eixo longo (J).

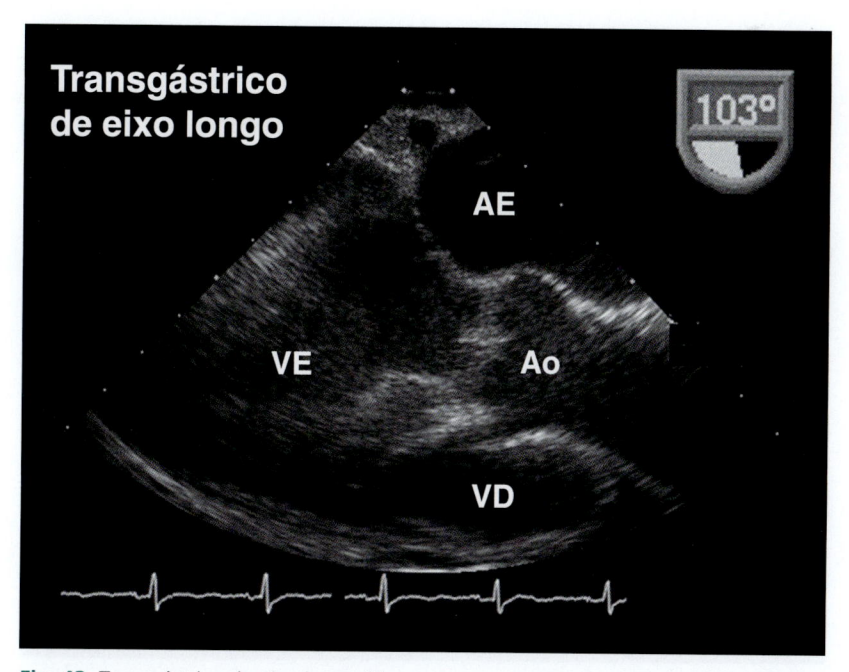

Fig. 43. Transgástrico de eixo longo (J).

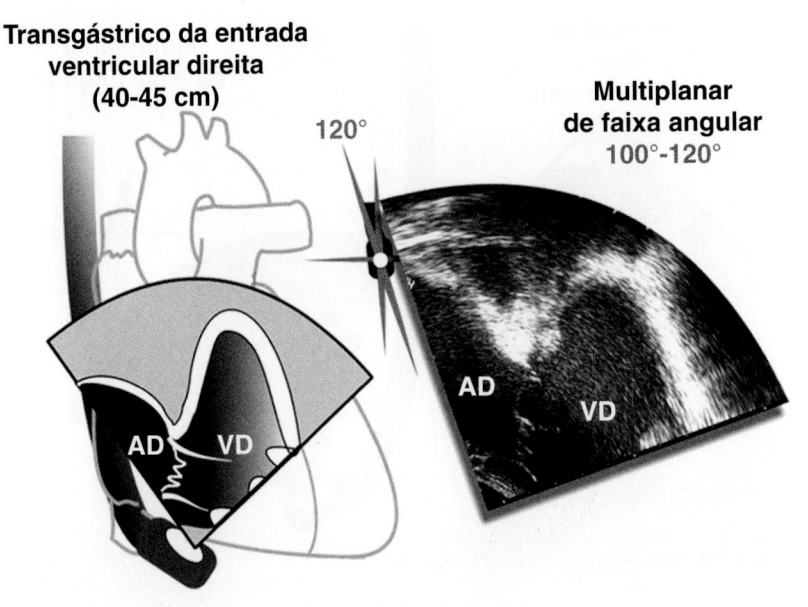

440 | Parte III ◆ Tópicos Diversos em Ecocardiografia

Fig. 44. Transgástrico da entrada ventricular direita (N).

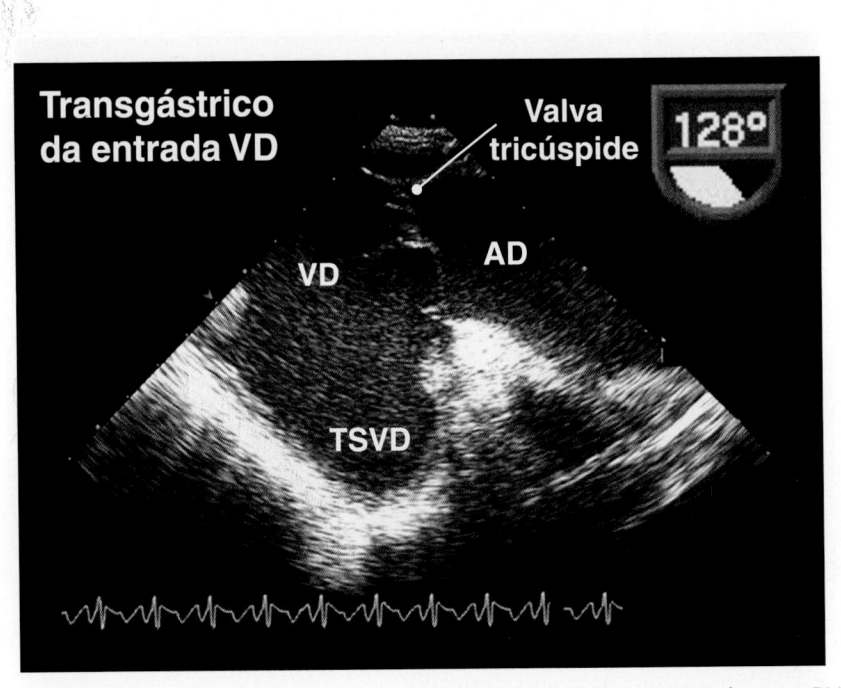

Fig. 45. Transgástrico da entrada ventricular direita (N). (*Ver* o vídeo correspondente no DVD.)

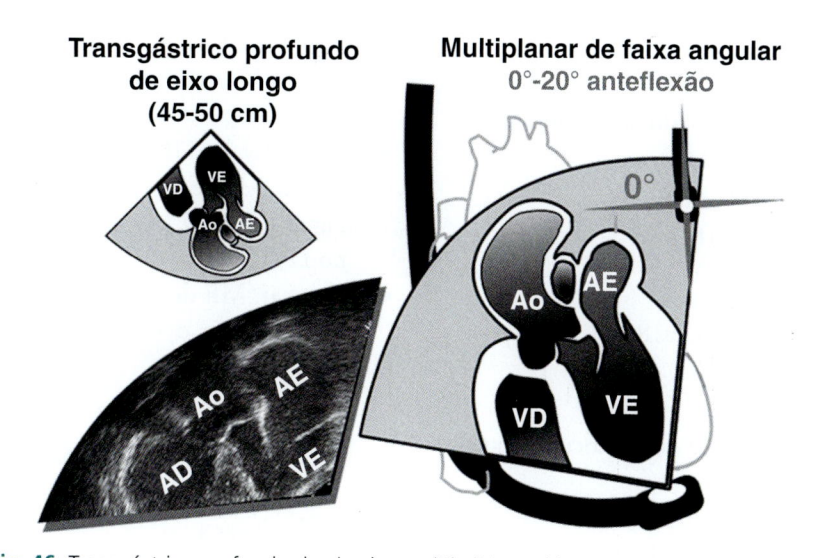

Capítulo 23 ◆ Ecocardiografia Transesofágica | **441**

Fig. 46. Transgástrico profundo de eixo longo (K). (*Ver* o vídeo correspondente no DVD.)

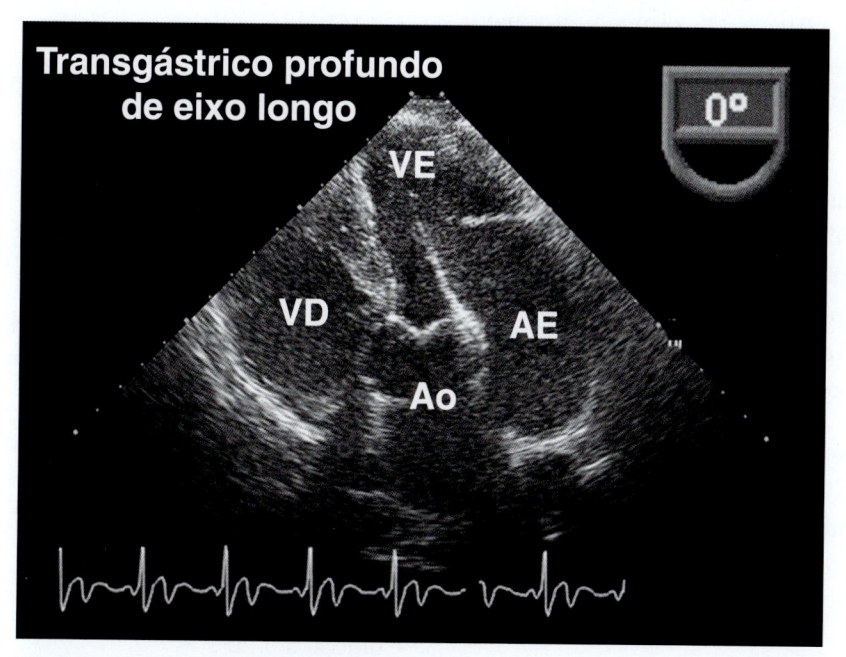

Fig. 47. Transgástrico profundo de eixo longo (K).

ORDEM DO EXAME: ESTÁDIO 1

Nível ME: multiplanar de 0 a aproximadamente 120°.
- ME de quatro câmaras a 15° (A).
- ME comissural mitral a 60° (G).
- ME de duas câmaras a 90° (B).
- ME de eixo longo a 120° (C).

ME de quatro câmaras (A): Figuras 8-10 (*ver* o vídeo correspondente às Figs. 8 e 10 no DVD).
- Multiplanar a 15°.
- Septo inferior e parede lateral do ventrículo esquerdo (VE).
- Tamanho e função ventriculares direitos.
- Tamanho atrial e septo interatrial.
- Retirar explorador de ETE "e virar para a esquerda" para visualização do apêndice.
- Ondulações da valva mitral (VM): A1, P1 (*ver* Capítulo 14, Figs. 1, 2 e 36).
- Doppler de fluxo em cores da valva tricúspide.
- Doppler de fluxo em cores na VM para avaliar entrada no VE.

ME comissural mitral a 80°(G): Figuras 11 e 12.
- Multiplanar a 60°.
- Exame da VM.
- Comissuras anterolateral e posteromedial da VM.
- Ondulações lateral (P1), média (A2) e medial (P3) de ambos os folhetos, anterior (A) e posterior (P) (*ver* Capítulo 14, Figs. 1, 2 e 36).
- DFC na VM.

ME de duas câmaras a 90° (B): Figuras 13 e 14.
- Multiplanar a 90°.
- Função do VE, paredes inferior e anterior.
- AE, AAE e veia pulmonar esquerda superior.
- Doppler de fluxo em cores da VM (D para E = A2, P3).
- Doppler de onda contínua (OC) no VE (ondas A, S, D).

ME de eixo longo a 120°(C): Figuras 15 e 16.
- Multiplanar a 120°.
- VA e aorta ascendente proximal.
- VE, septo anterior e parede posterior.
- Doppler de fluxo em cores nas valvas mitral e aórtica.

ORDEM DO EXAME: ESTÁDIO 2

Nível mesoesofágico: com ângulo aproximado de 90°, varrer da D para a E.
- Nível ME: com ângulo ~90°, varrer da D à L.
- ME entrada-saída ventriculares direitas a 80°(M): Figuras 17 e 18 (*ver* o vídeo correspondente à Fig. 18 no DVD).
- ME bicaval a 110°(L): Figuras 19 e 20.
- Retirar: ME de eixo longo aórtico ascendente a 100°(P): Figuras 21 e 22 (*ver* o vídeo correspondente à Fig. 22 no DVD).
- Avançar: ME de eixo longo aórtico a 130°(I): Figuras 23 e 24 (*ver* o vídeo correspondente à Fig. 24 no DVD).

ME da entrada-saída ventriculares direitas (M): Figuras 17 e 18 (*ver* o vídeo correspondente à Fig. 18 no DVD).
- Multiplanar a 80°.
- Valva tricúspide, ejeção ventricular direita, valva pulmonar.
- Doppler de fluxo em cores das valvas tricúspide e pulmonar.
- Doppler OC para regurgitação tricúspide.

ME bicaval (L): Figuras 19 e 20.
- 110°.
- Virar explorador de ETE para a direita.
- Verificar quanto a forame oval patente usando Doppler de fluxo em cores.
- Verificar quanto a defeitos septais atriais de *secundum* e *sinus venosus*.
- Veia cava superior, veia cava inferior, restos da valva de Eustáquio (rede de Chiari).

ME vista de eixo longo da aorta ascendente (P): Figuras 21 e 22 (*ver* o vídeo correspondente à Fig. 22 no DVD).
- Multiplanar a 100°.
- Avaliar quanto a ateroma, dissecção ou trombo aórticos.
- Artéria pulmonar direita quando ela cruza por trás da aorta ascendente no seu caminho para o pulmão direito.

ME de eixo longo da valva aórtica (I): Figuras 23 e 24 (*ver* o vídeo correspondente à Fig. 24 no DVD).

ORDEM DO EXAME: ESTÁDIO 3

Começar a 0-20°.
- ME de eixo curto da aorta ascendente a 20°(O): Figuras 25 e 26 (*ver* o vídeo correspondente à Fig. 26 no DVD).
- Retirar: ME de eixo curto da VA a 60°(H): Figuras 27 e 28 (*ver* o vídeo correspondente à Fig. 28 no DVD).

- ES eixo longo do arco aórtico a 0° (S): Figuras 29 e 30 (*ver* o vídeo correspondente à Fig. 30 no DVD).
- ES de eixo curto do arco aórtico a 90° (T): Figura 31 (*ver* o vídeo correspondente no DVD).
- Virar para a esquerda, avançar: eixo longo aórtico descendente a 90° (R): Figuras 32 e 33 (*ver* o vídeo correspondente à Fig. 33 no DVD).
- Eixo curto da aorta descendente a 0° (Q): Figuras 34 e 35 (*ver* o vídeo correspondente à Fig. 35 no DVD).

ME visto de eixo curto da aorta ascendente (O): Figuras 25 e 26 (*ver* o vídeo correspondente à Fig. 26 no DVD).

- Multiplanar a 20°.
- Avaliar a aorta quanto à alteração ateromatosa, dissecção aórtica ou trombo.
- Bifurcação da artéria pulmonar.

ME de eixo curto da valva aórtica (H): Figuras 27 e 28 (*ver* o vídeo correspondente à Fig. 28 no DVD).

- Multiplanar a 60°.
- Avaliar VA e folhetos aórticos.
- Doppler de fluxo em cores na VA.
- Avaliar o AAE.
- Avaliar artérias e fluxo coronarianos: artérias coronárias principais esquerda e coronária direita.

ES de eixo longo do arco aórtico (S): Figuras 29 e 30 (*ver* o vídeo correspondente à Fig. 30 no DVD).

- Multiplanar a 0°.
- Avaliar arco aórtico quanto à alteração ateromatosa, dissecção ou trombo.
- Avaliar a origem dos grandes vasos quanto a ateroma ou dissecção.

Eixo longo da aorta descendente (R): Figuras 32 e 33 (*ver* o vídeo correspondente à Fig. 33 no DVD).

- Multiplanar a 90°.
- Avaliar a aorta quanto à alteração ateromatosa, dissecção ou trombo.

Eixo curto da aorta descendente (Q): Figuras 34 e 35 (*ver* o vídeo correspondente à Fig. 35 no DVD).

- Multiplanar a 0°.
- Avaliar a aorta quanto à alteração ateromatosa, dissecção ou trombo.

ORDEM DO EXAME: ESTÁDIO 4

Avançar até o estômago, anteflexionar.

- Transgástrico do meio-eixo curto a 0° (D): Figuras 36 e 37 (*ver* o vídeo correspondente à Fig. 37 no DVD).
- Retirar ligeiramente: transgástrico basal de eixo curto a 0° (F): Figuras 38 e 39 (*ver* o vídeo correspondente à Fig. 39 no DVD).
- Transgástrico de duas câmaras a 90° (E): Figuras 40 e 41 (*ver* o vídeo correspondente à Fig. 41 no DVD).
- 90-120°: transgástrico de eixo longo a 120° (J): Figuras 42 e 43.
- Virar para a direita: transgástrico de entrada ventricular direita a 120° (N): Figuras 44 e 45 (*ver* o vídeo correspondente à Fig. 45 no DVD).
- Avançar, anteflexionar: transgástrico profundo de eixo longo a 0° (K): Figuras 46 e 47 (*ver* o vídeo correspondente à Fig. 46 no DVD).

Transgástrico de eixo curto médio (D): Figuras 36 e 37 (*ver* o vídeo correspondente à Fig. 37 no DVD).

- Multiplanar 0°.
- Avaliar movimento e espessamento da parede.
- Avaliar tamanho ventricular esquerdo e direito, espessura da parede e função.

Transgástrico basal de eixo curto (F): Figuras 38 e 39 (*ver* o vídeo correspondente à Fig. 39 no DVD).

- Multiplanar a 0°.
- Avaliar a função da VM e folhetos anterior e posterior da valva mitral.

Transgástrico de duas câmaras (E): Figuras 40 e 41 (*ver* o vídeo correspondente à Fig. 41 no DVD).

- Multiplanar a 90°.
- Doppler de fluxo em cores na VM.
- Avaliar paredes anterior e inferior do UE.

Transgástrico de eixo longo (J): Figuras 42 e 43.

- Multiplanar a 120°.
- OC na VA com integral de velocidade-tempo.

Transgástrico da entrada ventricular direita (N): Figuras 44 e 45 (*ver* o vídeo correspondente à Fig. 45 no DVD).

- Multiplanar a 100-120° quando indicado.

K. transgástrico profundo de eixo longo: Figuras 46 e 47 (*ver* o vídeo correspondente à Fig. 46 no DVD)

- Multiplanar 0°.
- Fluxo aórtico, incluindo Doppler de OC na VA com integral de velocidade-tempo.

AGRADECIMENTO

O esquema de referência e nomenclatura anatômica usado neste capítulo foi adaptado da Leitura Sugerida.

LEITURAS SUGERIDAS

Shanewise JS, Cheung AT, Aronson S, et al. ASE/SCA guidelines for performing a comprehensive intraoperative multiplane transesophageal echocardiography examination: recommendations of the American Society of Echocardiography Council for Intraoperative Echocardiography and the Society of Cardiovascular Anesthesiologists Task Force for Certification in Perioperative Transesophageal Echocardiography. J Am Soc Echocardiogr 1999;12:884-900.

IV | APÊNDICE

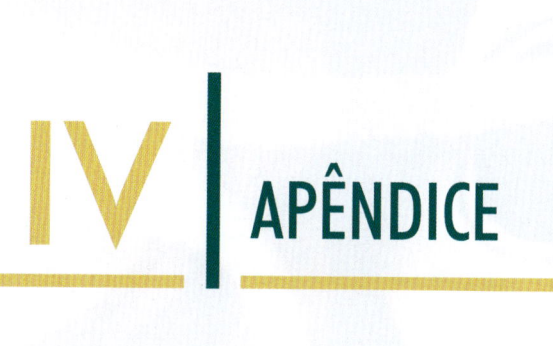

APPENDICE

VALORES DE REFERÊNCIA

RECOMENDAÇÕES PARA QUANTIFICAÇÃO DAS CÂMARAS

CONTEÚDO

TABELA A1: LIMITES DE REFERÊNCIA E VALORES DE PARTIÇÃO DA MASSA E GEOMETRIA VENTRICULARES ESQUERDA

TABELA A2: LIMITES DE REFERÊNCIA E VALORES DE PARTIÇÃO DO TAMANHO VENTRICULAR ESQUERDO

TABELA A3: LIMITES DE REFERÊNCIA E VALORES DE PARTIÇÃO DA FUNÇÃO VENTRICULAR ESQUERDA

TABELA A4: LIMITES DE REFERÊNCIA E VALORES DE PARTIÇÃO DO TAMANHO VENTRICULAR DIREITO E DA ARTÉRIA PULMONAR

TABELA A5: LIMITES DE REFERÊNCIA E VALORES DE PARTIÇÃO DE TAMANHO E FUNÇÃO VENTRICULARES DIREITOS CONFORME MEDIDOS NO CORTE APICAL DE QUATRO CÂMARAS

TABELA A6: LIMITES DE REFERÊNCIA E VALORES DE PARTIÇÃO DAS DIMENSÕES/VOLUMES ATRIAIS ESQUERDOS

Tabela A1 Limites de Referência e Valores de Partição da Massa e Geometria Ventriculares Esquerdas

	Mulheres				Homens			
	Faixa de referência	Levemente anormal	Moderadamente anormal	Gravemente anormal	Faixa de referência	Levemente anormal	Moderadamente anormal	Gravemente anormal
Método linear								
Massa VE (g)	67-162	163-186	187-210	≥ 211	88-224	225-258	259-292	≥ 293
Massa VE/ASC (g/m²)	*43-95*	*96-108*	*109-121*	*≥ 122*	*49-115*	*116-131*	*132-148*	*≥ 149*
Massa VE/altura (g/m)	41-99	100-115	116-128	≥ 129	52-126	127-144	145-162	≥ 163
Massa VE/altura (g/m)	18-44	45-51	52-58	≥ 59	20-48	49-55	56-63	≥ 64
Espessura relativa da parede (cm)	0,22-0,42	0,43-0,47	0,48-0,52	≥ 0,53	0,24-0,42	0,43-0,46	0,47-0,51	≥ 0,52
Espessura Septal (cm)	*0,6-0,9*	*1,0-1,2*	*1,3-1,5*	*≥ 1,6*	*0,6-1,0*	*1,1-1,3*	*1,4-1,6*	*≥ 1,7*
Espessura da Parede Posterior (cm)	*0,6-0,9*	*1,0-1,2*	*1,3-1,5*	*≥ 1,6*	*0,6-1,0*	*1,1-1,3*	*1,4-1,6*	*≥ 1,7*
Método 2D								
Massa VE (g)	66-150	151-171	172-182	≥ 193	96-200	2001-227	228-254	≥ 255
Massa VE/ASC (g/m²)	*44-88*	*89-100*	*101-112*	*≥ 113*	*50-102*	*103-116*	*117-130*	*≥ 131*

Valores em itálico/negrito: recomendados e mais bem validados. (Adaptado da ref. 1.)

Tabela A2 Limites de Referência e Valores de Partição do Tamanho Ventricular Esquerdo

	Mulheres				Homens			
	Faixa de referência	Levemente anormal	Moderadamente anormal	Gravemente anormal	Faixa de referência	Levemente anormal	Moderadamente anormal	Gravemente anormal
Dimensão VE								
Diâmetro diastólico VE	3,9-5,3	5,4-5,7	5,8-6,1	≥ 6,2	4,2-5,9	6,-6,3	6,4-6,8	≥ 6,9
Diâmetro diastólico VE/ASC (cm/m²)	2,4-3,2	3,3-3,4	3,5-3,7	≥ 3,8	2,2-3,1	3,2-3,4	3,5-3,6	≥ 3,7
Diâmetro diastólico VE/altura (cm/m)	2,5-3,2	3,3-3,4	3,5-3,6	≥ 3,7	2,4-3,3	3,4-3,5	3,6-3,7	≥ 3,8
Volume VE								
Volume diastólico VE (mL)	56-104	105-117	118-130	≥ 131	67-155	156-178	179-201	≥ 201
Volume diastólico VE/ASC (mL/m²)	*35-75*	*76-86*	*87-96*	*≥ 97*	*35-75*	*76-86*	*87-96*	*≥ 97*
Volume sistólico VE (mL)	19-49	50-59	60-69	≥ 70	22-58	59-70	71-82	≥ 83
Volume sistólico VE/ASC (mL/m²)	*12-30*	*31-36*	*37-42*	*≥ 43*	*12-30*	*31-36*	*37-42*	*≥ 43*

Valores em itálico/negrito: recomendados e mais bem validados. (Adaptado da ref. 1.)

Tabela A3 Limites de Referência e Valores de Partição da Função Ventricular Esquerda

	Mulheres				Homens			
	Faixa de referência	Levemente anormal	Moderadamente anormal	Gravemente anormal	Faixa de referência	Levemente anormal	Moderadamente anormal	Gravemente anormal
Método linear								
Encurtamento Fracionário Endocárdico (%)	27-45	22-26	17-21	≤ 16	25-43	20-24	15-19	≤ 14
Encurtamento Fracionário a Meia-Parede (%)	15-23	13-14	11-12	≤ 10	14-22	12-13	10-11	≤ 10
Método 2D								
Fração de ejeção (%)	≥ 55	45-54	30-44	< 30	≥ 55	45-54	30-44	< 30

Valores em itálico/negrito: recomendados e mais bem validados. (Adaptado da ref. 1.)

Tabela A4 Limites de Referência e Valores de Partição do Tamanho Ventricular Direito e da Artéria Pulmonar

	Faixa de referência	Brandamente anormal	Moderadamente anormal	Gravemente anormal
Dimensões VD (cm)				
Diâmetro basal VD (DVD nº 1)	2-2,8	2,9-3,3	3,4-3,8	≥ 3,9
Diâmetro do meio do DV (DVD nº 2)	2,7-3,3	3,4-3,7	3,8-4,1	≥ 4,2
Comprimento Base-Ápice (DVD nº 3)	7,1-7,9	8-8,5	8,6-9,1	≥ 9,2
Diâmetros do TSVD (cm)				
Acima da valva aórtica (TSVD nº 1)	2,5-2,9	3-3,2	3,3-3,5	≥ 3,6
Acima da valva pulmonar (TSVD nº 2)	1,7-2,3	2,4-2,7	2,8-3,1	≥ 3,2
Diâmetro da AP (cm)				
Abaixo da valva pulmonar (AP nº 1)	1,5-2,1	2,2-2,5	2,6-2,9	≥ 3

Adaptado da ref. *1*.

Tabela A5 Limites de Referência e Valores de Partição de Tamanho e Função Ventriculares Direitos conforme Medidos no Corte Apical de Quatro Câmaras

	Faixa de referência	Levemente anormal	Moderadamente anormal	Gravemente anormal
Área diastólica VD (cm^2)	11-28	29-32	33-37	≥ 38
Área sistólica VD (cm^2)	7,5-16	17-19	20-22	≥23
Alteração de área fracionária VD (%)	32-60	25-31	18-24	≥ 17

Adaptado da ref. *1*.

Tabela A6 Limites de Referência e Valores de Partição das Dimensões/Volumes Atriais Esquerdos

	Mulheres				Homens			
	Faixa de referência	Levemente anormal	Moderadamente anormal	Gravemente anormal	Faixa de referência	Levemente anormal	Moderadamente anormal	Gravemente anormal
Dimensões atriais								
Diâmetro AE (cm)	2,7-3,8	3,9-4,2	4,3-4,6	≥ 4,7	3-4	4,1-4,6	4,7-5,2	≥ 5,2
Diâmetro AE/ASC (cm/cm²)	1,5-2,3	2,4-2,6	2,7-2,9	≥ 3	1,5-2,3	2,4-2,6	2,7-2,9	≥ 3
Dimensão do eixo menor AD (cm)	2,9-4,5	4,6-4,9	5,0-5,4	≥ 5,5	2,9-4,5	4,6-4,9	5,0-5,4	≥ 5,5
Dimensão do eixo menor AD/ASC (cm/m²)	1,7-2,5	2,6-2,8	2,9-3,1	≥ 3,2	1,7-2,5	2,6-2,8	2,9-3,1	≥ 3,2
Área atrial								
Área AE (cm²)	≤ 20	20-30	30-40	> 40	≤ 20	20-30	30-40	> 40
Volumes atriais								
Volume AE (mL)	22-52	53-62	63-72	≥ 73	18-58	59-68	69-78	≥ 79
Volume AE/ASC (mL/m²)	**22 ± 6**	**29-33**	**34-39**	**≥ 40**	**22 ± 6**	**29-33**	**34-39**	**≥ 40**

Valores em itálico/negrito: recomendados e mais bem validados. (Adaptado da ref. 1.)

REFERÊNCIA

1. Recomendations for Chamber Quantification: A Report the American Society of Echocardiografy's Guidelines and Standards Commitee and the Chamber Quantification Writing Group, Developed in Conjunction with the European Association of Echocardiografy, a Branch of the European Society of Cardiology. J Am Soc Echocardiogr 2005;18:1440-1463.

ÍNDICE REMISSIVO

Os números em *itálico* referem-se às Figuras e Tabelas.

■ A

A2C (Apical de Duas Câmaras)
 corte, *58, 59*
  anotada, *59*
A3C (Apical de Três Câmaras)
 corte, *60-62*
  anotado, *61*
A4C (Projeção Apical de Quatro Câmaras), 53
 anotada, *53*
 corte, *55, 56*
 vista, *57*
A5C (Projeção Apical de Cinco Câmaras)
 corte, *57, 58*
AAE (Apêndice Atrial Esquerdo)
 coágulo no, 324
 exame do, 312
  por ETE, 312
 hemodinâmica do, 308
  normal, 308
 imageamento do, *311*
  por ETE, *311*
 na ETT, 307
  anatomia externa, 307
  morfologia interna, 307
  relações topográficas, 307
Abaloamento
 apical, *186*
 transitório, *186*
Ablação
 septal, 175, *180*
  ecocardiografia na, 175, *180*
   intraprocedimento, *180*
Abordagem
 segmentar, 393, *397*
  das CCs adultas, 393, *397*
   pela ecocardiografia, *397*
AD (Átrio Direito)
 na projeção apical, *28*
 de quatro câmaras, *28*
AE (Átrio Esquerdo)
 morfologia do, 241
  gradientes de pressão, 242
  na projeção apical, *28, 29*
  de duas câmaras, *29*
  de quatro câmaras, *28*
Agente(s)
 de contraste, 111, *112*
  em ecocardiografia, 111, *112*
   administração, 112
   imageamento contrastado, 113
   modalidades contraste-específicos, 113
   preparação, 112
   ultrassom e, 113
AHA *(American Heart Association)*, 135
Alça
 de pressão-volume, *121*
  na disfunção diastólica, *122*
  normal, *122*
Algoritmo
 de avaliação, 131
 da função diastólica, 131
Aneurisma, 146
 aórtico, 376
  proximal, 376
   sem dissecção, 376
 septal, *328, 329*
  atrial, *329*
  interatrial, *328*
Ao (Aorta)
 doenças da, 363-376
  outras, 363-376
   aneurisma aórtico proximal, 376
    sem dissecção, 376
   HIM, 373
   síndrome de Marfan, 376
 exame transesofágico da, *371, 373*
 vista PEEL, *20*
Apêndice, 445-451
 valores de referência, 447-451
  quantificação das câmaras, 447-451
  recomendações para, 447-451
Arritmia(s)
 ecocardiografia em, 83
Artefato, 351
 de crista da varfarina, *355*
Artéria(s)
 coronárias, 68, 136
  segmentos das, *137*
  territórios das, 68, 136, *137*
ASE *(American Society of Echocardiography)*
 modelo de VE da, *100*
ASIP (Área de Superfície de Isovelocidade Proximal), 250
 na estenose mitral, *250*
 método da, *250, 251*
 princípio da, 250
Atordoamento
 miocárdico, *187*
 transitório, *187*
AVA (Área da Valva Aórtica)
 cálculo da, 214
Avaliação
 do movimento regional, 97
 da parede, 97
  limitações da, 97
 Doppler, 103
  da função sistólica ventricular, 103
 ecocardiográfica, 89-115, 119-131, 209-220, 223-237
  da função, 89-115, 119-131
   da estenose aórtica, 209-220
   da regurgitação aórtica, 223-237
   diastólica, 119-131
   sistólica ventricular, 89-115
AVC (Acidente Vascular Cerebral), 319
 etiologias cardiovasculares de, *321*
 potenciais, *321*
AVM (Área da Valva Mitral)
 avaliação da, 246
  ASIP, 250
  equação de continuidade, 248, *249, 251*
   armadilhas, *251*
  MTP, 247, *248, 249*
   método do, *249*
  planimetria, 246, *247*
   bidimensional, *247*
 quantificação, 246

Índice Remissivo

■ B

BM (Banda Moderadora)
  na projeção apical, *28*
    de quatro câmaras, *28*

■ C

Câncer
  no coração, 359
    efeitos do, 359
      comprometimento, 361
        pericárdico, 361
        valvar, 361
      de massa, 359
      indiretos, 361
      infiltração no miocárdio, 359
      tardios, 361
CAP (Canal Arterial Patente), *407-409*
  categorias fisiológicas, 399
  ecocardiografia, 399
    melhores janelas de, 399
    papel da, 399
  local anatômico, 399
Cardiomiopatia(s), 161-188
  amiloide, *167*, *169*
    achados ecocardiográficos, *169*
  classificação das, *162*
  CMH, 170
  com disfunção diastólica, *168*
  dilatada, 161, *164-166*
    achados ecocardiográficos, *165*
    apresentação de caso, 161
    causas da, *165*
      na ecocardiografia, *165*
    parâmetros adicionais, *165*
    RM, *166*
  diversas, 185
    CAVD, 187
    com estresse, 185, *187*
    DAVD, 187
    não compactação ventricular, 185, *186*
      esquerda, 185, *186*
  hipertensiva, 182, *184*, 185
    achados ecocardiográficos, 185
      sumário, 185
    apresentação de caso, 182
  infiltrativa, 166
    apresentação de caso, 166
  isquêmica, *260, 261*
    RM em, *260, 261*
      dilatada, *261*
  restritiva, 166, *167-170*
    achados ecocardiográficos, *168*
      sumário dos, *168*
    apresentação de caso, 166
    pericardite constritiva *versus*, 170
  tipos funcionais, *162, 163*
    principais, *162, 163*
Cardiopatia
  carcinoide, *358*
  valvar, 81, *82*
    ecocardiografia em, 81, *82*

Cardioversão
  facilitada por ETE, 313, 316
    precoce, 313
    sem anticoagulação, 316
  para FA, 306
    abordagem convencional, 307
    papel da ecocardiografia, 306
CAVD (Cardiomiopatia Arritmogênica do Ventrículo Direito), 187, *188*
Cavidade
  ventricular, *101*
    direita, *101*
      dimensões da, *101*
CC (Cardiopatia Congênita)
  abordagem segmentar das, *393*, *397*
    pela ecocardiografia, *397*
  adulta, 391-415
    compatível com sobrevida, *392*
    ecocardiografia nas, 392
    ETE, 397
      CAP, 399
      CoA, 401
      DSV isolado, 397
      D-TGA, 407
      malformação de Ebstein, 404
      tetralogia de Fallot, 402
    na prática ecocardiográfica geral, 391-415
    tópicos diversos, 407
      VCS esquerda, 407
      persistente, 407
  conexões cardíacas, *396*
    características ecocardiográficas das, *396*
  ecocardiografia em, 84, 86
    adultos com, 84
  espectro das, *392*, 397
  exame transtorácico, 393
  segmentos, 393
    conjunto dos, *397*
    de conexão, 393, *396*
      características, 393, *396*
        ecocardiográficas, *396*
        morfológicas dos, 393
    designação dos, 393
CCD (Cúspide Coronariana Direita), *27*
CCE (Cúspide Coronariana Esquerda), *27*
Ciclo
  cardíaco, *120*
Cirurgia
  da VM, 279
    RM após, 279
      apresentação de caso, 279
CMH (Cardiomiopatia Hipertrófica)
  ablação septal, 175
    ecocardiografia na, 175
  achados ecocardiográficos, 172, *173*
  apresentação de caso, 170
  diferenciação entre, 130, 177, *183*
  e coração de atleta, 130, 177, *183*
  disfunção diastólica na, 175
  ecocardiografia na, *172*
  manobra de Valsalva e, *178*

MAS da VM, 173
miectomia-miotomia, 175
  ecocardiografia na, 175
obstrução do TSVE, 173, *174*
  dinâmica, *174*
RM na, 175
teste de estresse na, *179*
  com exercício, *179*
variante apical de, 176
CNC (Cúspide Não Coronariana), *27*
CoA (Coarctação da Aorta), *409, 410*
  avaliação na, 401
  Doppler, 401
  ecocardiografia, 401
    melhores, 401
      janelas de, 401
      modalidades de, 401
    papel da, 401
  lesões associadas, 401
    cardíacas, 401
  local anatômico, 401
Color Doppler, 21
Compressão
  extracardíaca, 359
    do câncer no coração, 359
Comprometimento
  do câncer no coração, 361
    pericárdico, 361
    valvar, 361
Conexão
  cardíacas, *396*
    características das, *396*
      ecocardiográficas, *396*
  segmentos de, 393
    características dos, 393
      morfológicas, 393
Cor Pulmonale
  crônico, *344*
    achados ecocardiográficos, *344*
Coração
  efeito do câncer no, 359
    comprometimento, 361
      pericárdico, 361
      valvar, 361
    de massa, 359
      compressão extracardíaca, 359
      obstrução intracavitária, 359
    indiretos, 361
    infiltração no miocárdio, 359
    tardios, 361
  fluxo sanguíneo no, 12
    perfis de, 12
  mensuração no, 14
    de gradientes, 14
      de velocidade à pressão, 14
Corte
  A2C, *59*
  A3C, *60, 61*
    anotado, 61
  A4C, *56*
  A5C, *57, 58*
    anotado, 57
  apical, 56, 58-62
    de cinco câmaras, 57

de duas câmaras, *58*
de eixo longo, *58-62*
de quatro câmaras, *55, 56*
PEEC, *49*
anotada, *49*
subcostais, 63, 64
anotado, *63*
de quatro câmaras, *63*
supraesternal, 66
de eixo longo, 66

■ D

DA (Dissecção Aórtica), 363-376
achados associados, 365
aguda, *366, 369*
condições que simulam, *369*
HIM em, *366*
apresentação de caso, 363, 370
classificação da, *367*
de Debakey, *367*
de Stanford, *367*
diagnóstico, 370
armadilhas no, 370
epidemiologia, 363
ETE, 367, *373*
achados em, *373*
etiologia, 364
ETT na, *368, 369*
possíveis achados de, *368*
utilidade da, *369*
fatores predisponentes, *366*
fisiopatologia, 363
imageamento transtorácico, 366
localização, 365
suspeita de, *370*
desempenho diagnóstico na, *370*
imageamento na, *370*
modalidades de, *370*
DAC (Doença Arterial Coronariana)
ecocardiografia em, *78-79*
DAS (Defeito Septal Atrial)), *41*
avaliação de, 379-388
ecocardiografia na, 379-388
de seio coronariano, 385
de *sinus venosus*, 385
do tipo *primum*, 385
do tipo *secundum*, 382
FOP, 386
tratamento dos, 387
visão geral, 379
anatômica, 379
ecocardiográfica, 379
de *secundum*, 326
distribuição anatômica dos, *381*
fechamento percutâneo do, *388*
fases do, *388*
tipos de, *381*
e anomalias associadas, *381*
cardíacas, *381*
DAVD (Displasia Arritmogênica do Ventrículo Direito), 187

Debakey
classificação de, *367*
da DA, *367*
Deformação
ventricular, 95
esquerda, 95
Derrame(s)
pericárdicos, 201, *203-206*
diagnóstico diferencial, *203*
ecocardiográfico, *203*
versus pleural, *204*
Diástole
fisiologia da, 119
Dimensão(ões)
ventriculares, 44
esquerdas, 44
no modo M, *44*
Disfunção
diastólica, 121, *122, 124*, 175
alça de pressão-volume na, *122*
condições, *122*
que causam, *122*
que simulam, *122*
estádios de, *124*
na cardiomiopatia, 175
hipertrófica, 175
sistólica, 111
ecocardiografia da, 111
para etiologia da, 111
ventricular, 81, 92
causas comuns de, *92*
subjacentes, *92*
ecocardiografia na, 81
Dispneia
ecocardiografia na, 81
indicações classe I, 81
Dissecção
aneurisma sem, 376
aórtico proximal, 376
da raiz aórtica, *364*
Dobutamina
ecocardiografia com, *107, 153*
de esforço, *107, 153*
protocolo de, *153*
Doença(s)
cardíaca, 77, 167
amiloide, 167
em pacientes assintomáticos, 77
anormalidades eletrocardiográficas nas, 77
da Ao, 363-376
outras, 363-376
aneurisma aórtico proximal, 376
sem dissecção, 376
HIM, 373
síndrome de Marfan, 376
do miocárdio, 87-301
avaliação ecocardiográfica da função, 89-115, 119-131
diastólica, 119-131
sistólica ventricular, 89-115

cardiomiopatias, 161-188
ecocardiografia, 133-148, 149-160
com esforço, 149-160
no IM, 133-148
estenose mitral, 239-252
RM, 255-283
do pericárdio, 87-301
avaliação ecocardiográfica, 209-220, 223-237
da estenose aórtica, 209-220
da regurgitação aórtica, 223-237
doença pericárdica, 191-208
EI, 285-300
ecocardiografia nas, 77, 80, *81*
do músculo cardíaco, *81*
dos grandes vasos, 77
pericárdica, 80
pericárdica, 191-208
adquirida, 194
achados ecocardiográficos, *197*
derrames pericárdicos, 201
espectro das, *195*
pericardite, 194, 197
síndromes compressivas, 201
anatomia, 191
apresentação de caso, 191
fisiologia, 193
Doppler
advertências com, 15
avaliação, 211
da estenose aórtica, 211
da função sistólica ventricular, 103, 104
avaliação, 103
outras medidas, 104
de fluxo, 13, *22*, 114
contraste de sinais, 114
em cores, 13, *22*
ecocardiografia, 3-17, 20, 21
de fluxo em cores, 21
princípios de, 3-17
instrumentação ecocardiográfica e, 3-17
fluxo, 121, 125
avaliação do, 121
VP, 125
padrões de, 125
imageamento com, *110*
de deformação, *110*
índice, *107*
da função sistólica ventricular, *107*
esquerda, *107*
OC, 9, 13
OP, 9, 12, *22*
aspectos práticos do, 12
precauções com, 15
princípios de US, 8
advertências com, 15
de fluxo em cores, 13
de ondas contínuas, 9
de ondas pulsadas, 9
perfis de fluxo sanguíneo, 12
precauções com, 15

transmitral, 122, *123*, *124*
   padrões de, *124*
   perfis de, 122, *123*
      limitação do, *123*
  volume por, *108*
   sistólico, *108*
Dor
  torácica, 74, *78, 79*, 138
   avaliação de, 138
     papel do eco na, 138
   ecocardiografia em, *78, 79*
     aguda, 74
DSV (Defeito Septal Ventricular), 140, *142*
  isolado, 397
  eco, 398
   melhores janelas de, 398
   papel da, 398
   locais anatômicos, 398
D-TAG (Transposição Completa das Grandes Artérias), *414*
  anatomia, 407
  correção cirúrgica, 407
Duke
  critérios de, *287*
   modificados, *287*
     para diagnóstico de EI, *287*

■ E

ECM (Ecocardiografia Contrastada Miocárdica), 115
Ecocardiografia
  agentes de contraste em, 111, 112
   administração, 112
   imageamento contrastado, 113
   modalidades contraste-específicos, 113
   preparação, 112
   ultrassom e, 113
  bidimensional, 19, 22, 94
   Doppler, 19, 20, 21
   incidências, 22
   modo M, 19, 20
   parâmetros do VE por, 94
  contrastada, 113
   usos clínicos da, 113
     opacificação do VE, 113
     sinais Doppler de fluxo, 114
  da disfunção sistólica, 111
   para etiologia da, 111
  das massas cardíacas, *84, 86*
  de esforço, *80*, 149-160
   armadilhas, 157
   desvantagens da, *158*
   indicações, *80*, 149-160
   interpretação, 149-160
   protocolos, 149-160
     com dobutamina, *153*
     com exercício, 151
     de estresse, 151, 153
       com marca-passo, 153
       com vasodilatador, 153
       farmacológico, 151
   utilidade, *80*
   vantagens da, *158*
  Doppler, 3-17, 20, 21
   de fluxo em cores, 21
   princípios de, 3-17
     instrumentação ecocardiográfica e, 3-17
  dos tumores cardíacos, *84*, 86
  em arritmias, *83*, 86
  em CC adulta, 86
  em hospital, *36*
   de ensino universitário, *36*
     panorama dos serviços de, *36*
  em palpitações, *83*, 86
  em síncope, *83*, 86
  indicações, *75, 76*
   condições clínicas, *75, 76*
   sinais, *75, 76*
   sintomas, *75, 76*
  intraoperatória, *85*, 86
  na ablação septal, 175
  na EI, 295, 298, 299
   papel da, 295, 298, 299
     características, 298, 299
  na miectomia-miotomia, 175
  nas CCs, 392
   adultas, 392
  no IM, 133-148
   achados ecocardiográficos, 135
     no IAM, 135
   apresentação de caso, 133
   indicações da ETT, 139
     após IAM, 139
     durante IAM, 139
  nos eventos oclusivos, *84*, 86
   vasculares, *84*, 86
  nos pacientes, *84, 85*, 86
   adultos com CC, *84*
   criticamente, *85*, 86
     enfermos, *85*, 86
     traumatizados, *85*, 86
  papel da, 398, 399, 401, 402, 404
   na CoA, 401
   na malformação de Ebstein, 404
   na tetralogia de Fallot, 402
   no CAP, 399
   nos DSVs, 398
  pericárdica, *80*
   endocardite infecciosa, 82
   EP, 74
   na disfunção ventricular, 84
   na dispneia, 81
   na insuficiência cardíaca, 81
   na prática clínica, 74
     considerações gerais, 74
     na dor torácica, 74
     na isquemia miocárdica, 74
   objetivos, 71
   sopros cardíacos, 81
   uso da, 71
     com base em evidências, 71
  tópicos diversos em, 303-444
   CC adulta, 391-415
     na prática geral, 391-415
   dissecção aórtica, 363-376
   doenças da aorta, 363-376
     outras, 363-376
   êmbolo, 319-330
     origem cardíaca de, 319-330
   ETE, 417-444
   massas cardíacas, 347-361
   na avaliação, 379-388
     de DSAs, 379-388
   na EP, 333-344
   na hipertensão pulmonar, 333-344
     secundária, 333-344
   tratamento da FA, 305-316
     papel da, 305-316
   tumores cardíacos, 347-361
  transtorácica, 35-69
   nomenclatura, 35-69
     fluxo do VD, 42
       de entrada, 42
       de saída do, 42
     laudo do exame, 46
     projeções, 38
       apical de cinco câmaras, 45
       apical de duas câmaras, 45
       apical de quatro câmaras, 45
       apical de três câmaras, 45
       paraesternais, 38
       PEEC, 42
       PEEL, 38
       subcostais, 45
       supraesternais, 45
   protocolo, 35-69
     de exame, 38
     equipamento básico, 35
     planos de imageamento, 38
       ecocardiográfico bidimensional, 38
     transdutor, 37
       manobras do, 38
       marca indicadora do, 37
       plano de varredura do, 37
       posições-padrão do, 37
  utilidade clínica da, 71-86
   cardiopatia valvar, 81
   doenças dos grandes vasos, 77
   vantagens práticas da, *73*
  3D, 102
Ecocardiograma
  com esforço, *107*, 153
   com dobutamina, *107*, 153
     protocolo de, *153*
  na estenose mitral, 242
   no modo M, *242*
  transtorácico, *40, 41*
   bidimensional, *40, 41*
     protocolo de exame de, *40, 41*
Edema
  ecocardiografia no, *81*
Efeito(s)
  do câncer no coração, 359
   comprometimento, 361

pericárdico, 361
valvar, 361
de massa, 359
compressão extracardíaca, 359
obstrução intracavitária, 359
indiretos, 361
infiltração no miocárdio, 359
tardios, 361
EI (Endocardite Infecciosa), 82, 83, 285-300
abscesso periaórtico, *286*
apresentação de caso, 285, 288, 292, 295
complicações, 298, *299*
diagnóstico de, *287*
critérios de Duke para, *287*
modificados, *287*
ecocardiografia na, 82, 83, 295, 298, 299
papel da, 295, 298, 299
características, 298, 299
lesões cardíacas, *288*
predisponentes, *288*
vegetações cardíacas na, *299*
versus massas não vegetações, *299*
Elipsoide
prolato, 94
Êmbolo
origem cardíaca de, 319-330
epidemiologia da, 319, 323
em idosos, 319
em mais jovens, 323
estudo sugerido, 329
etiologia, 321
relato de caso, 319, 323
idosa, 319
mais jovem, 323
pulmonar, *339*
efeitos do, *339*
no VD, *339*
Enchimento
ventricular esquerdo, *120*
fatores que influenciam o, *120*
Endocardite
dos folhetos, 226
da VA, 226
em RM, 283
apresentação de caso, 283
Entrada
ventricular, *46, 47*
direita, *46, 47*
plano *scan* da, *46*
vista anotada da, *47*
EP (Embolia Pulmonar)
aguda, *336*
ecocardiografia na, 74, 333-344
apresentação de caso, 333
avaliação do risco, 341
diagnóstico de, 334
achados ecocardiográficos, 334
fisiopatologia, 334
tratamento, 341
sinais de, *335*
ecocardiográficos, *335*

Equação
de continuidade, 248, *249, 251*
na estenose mitral, *249, 251*
armadilhas, *251*
Esforço
ecocardiograma com, *107, 153*
com dobutamina, *107, 153*
protocolo de, *153*
Estenose
aórtica, 209-220
avaliação ecocardiográfica da, 209-220
armadilhas, 216, *220*
bidimensional, 210
cálculo da AVA, 214
de baixo gradiente, 216
Doppler, 211
etiologia, 209, *210*
gravidade da, 214, *218*
características da, *214*
bidimensionais, *214*
mitral, 239-252, *348*
apresentação de caso, 239
avaliação da AVM, 246
ecocardiografia na, *242*
no modo M, *242*
estruturas de suporte, 240
etiologia da, *241*
função cardíaca direita, 241
gradientes de pressão na, *245, 246*
medição dos, *245*
médio, *246*
mixoma atrial por, *348*
funcional, *348*
morfologia, 240
da valva, 240
do AE, 241
pressão arterial, 241
pulmonar, 241
reumática, *240, 241*
características ecocardiográficas da, *240, 241*
Estresse
cardiomiopatias com, 185, *187*
ecocardiografia de, 151
com marca-passo, 153
com vasodilatador, 153
farmacológico, 151
ETE (Ecocardiografia Transesofágica), 86, 397, 417-444
cardioversão facilitada por, 313, 316
precoce, 313
sem anticoagulação, 316
exame por, 312, 417-444
do AAE, 312
considerações, 312
multiplanar, 417-444
cartilha do, 417-444
explorador de, *418*
imageamento por, *311*
do AAE, *311*
instrumentação da, *417*

medições por, *371*
aórticas, *371*
na DA, *367, 369, 373*
achados em, *373*
utilidade da, *369, 370*
na FA, *312*
achados de, *312*
ordem de exame, 420
estádios, 420, 442, 443
relações, *419*
anatômicas, *419*
espaciais, *419*
transdutor de, *418*
multiplanar, *418*
trombo por, 315
pacientes com evidência de, 315
tratamento de, 315
tromboêmbolo em, *328*
visualização em, *367*
da aorta, *367*
ETT (Ecocardiografia Transtorácica)
AEE na, 307
anatomia externa, 307
morfologia interna, 307
relações topográficas, 307
indicações da, 139
após IAM, 139
durante IAM, 139
na FA, 306
achados de, *306*
considerações em, 307
anatômicas, 307
funcionais, 307
papel da, 306
Evento(s)
oclusivos, *84*, 86
vasculares, *84*, 86
ecocardiografia dos, *84*, 86
Exercício
ecocardiografia com, 151
protocolo de, *151*
Explorador
de ETE, *418*

■ F

FA (Fibrilação Atrial)
condições associadas, *306*
tratamento da, 305-316
papel da ecocardiografia no, 305-316
AAE, 308
exame por ETE, 312
hemodinâmica normal do, 308
apresentação de caso, 305
cardioversão para, 306, 307
abordagem convencional, 307
precoce facilitada por ETE, 313
ETT, 306
considerações em, 307
trombo por ETE, 315
tratamento de, 315

Fallot
  tetralogia de, 402, *411, 412*
    anatomia, 402
    base da, *410*
    categoria, 402
    cirurgia paliativa, 402
      para aumento do fluxo sanguíneo, 402
    ecocardiografia, 402
      papel da, 402
    fisiopatologia, 402
    história natural, 402
FAM (Folheto Anterior da Valva Mitral), *21*
FE (Fração de Ejeção)
  volumes de, 94
  pelo modo M, 94
Fibroelastoma(s)
  papilíferos, *357*
Fluxo
  de entrada mitral, 123
    padrões anormais de, 123
      pseudonormal, 124
      relaxamento prejudicado, 123
      restritivo, 125
  do VD, 27
    projeção do, 27
  Doppler de, 114, 121, 125
    avaliação do, 121
    contraste de sinais, 114
    VP, 125
      padrões de, 125
  em cores, 21
    ecocardiografia Doppler de, 21
  mitral, *208*
  sanguíneo, 12, 402
    no coração, 12
      perfis de, 12
    pulmonar, 402
      cirurgia paliativa para aumento do, 402
    transmitral, *122*
      padrão normal de, *122*
  ventricular, 26
    direito, 26
      vista do, 26
Folheto
  mitral, 261
    frouxo, 261
    apresentação de caso, 261
FOP (Forame Oval Patente), 323, 386
FPVM (Folheto Posterior da Valva Mitral), *21*
FRP (Frequência de Repetição de Pulso), 4, 11, 12, *13*, 14
Função
  cardíaca, 241
    direita, 241
  diastólica, 119-131
    avaliação ecocardiográfica da, 119-131
      abrangente, 131
    anormais, 123
    apresentação de caso, 119
    avanços na, 126
    disfunção diastólica, 121

fisiologia da diástole, 119
fluxo Doppler VP, 125
padrão, 121
perfis de Doppler transmitral, 122
TRIV, 126
esquerda, *95, 107*
  parâmetros bidimensionais na, *95*
  índices Doppler da, *107*
sistólica ventricular, 89-115, 119-131
  avaliação ecocardiográfica da, 89-115
    apresentação de caso, 89
    considerações morfológicas, 109
    dimensões da câmara do VD, 110
    do VE, 91, 92, 94
      dimensões do, 92
      parâmetros do, 94
      tamanho do, 91
      volumes do, 94
    ecocardiografia, 111
      agentes de contraste em, 111
      da disfunção sistólica, 111
    graus qualitativos, 96
    índice TEI, 108
    limitações das medições, 93, 99
    massa do VE, 101
    medidas da, 95, 104
      Doppler, 104
      qualitativas, 95
      quantitativas, 98
      semiquantitativas, 95
    movimento regional da parede ventricular, 96, 97
      graduação do, 96
      limitações da avaliação, 97
    na insuficiência cardíaca, 109
    pós-IM, 109
  esquerda, *93*
  parâmetros no modo M, *93*

H

Hematoma
  intrapericárdico, *207*
HIM (Hematoma Intramural), 373
  com DA aguda, *366*
Hipertensão
  arterial, *341*
    pulmonar, *341*
      classificação clínica, *341*
  pulmonar, 333-344
    secundária, 333-344
      ecocardiografia na, 333-344
      outras, 343
      tromboembólica crônica, 343
Hipertrofia
  septal, *179*
    superior, *179*
    no idoso, *179*
HVE (Hipertrofia Ventricular Direita), 171

I

IAM (Infarto Agudo do Miocárdio)
  achados no, 135

ecocardiográficos, 135
  movimento da parede, 135
  anormalidades do, 135
  territórios das artérias coronárias, 136
ICC (Insuficiência Cardíaca Congestiva), 121
IDM (Índice de Desempenho Miocárdico), 108
IDT (Imageamento Doppler Tecidual), *109*, 126, *129*
  execução do, 129
  questões técnicas, *129*
  novos usos do, 130
IM (Índice Mecânico), 113
IM (Infarto do Miocárdio)
  avaliação após, 109
    da função do VD, 109
  ecocardiografia no, 133-148
    achados ecocardiográficos no IAM, 135
    apresentação de caso, 133
    indicações da ETT, 139
      após IAM, 139
      durante IAM, 139
  índice Tei em, *110*
  RM após, 261
    apresentação de caso, 261
Imageamento
  contraste-específico, 113
  modalidades de, 113
  de deformação, *110*
    com Doppler, *110*
  de perfusão miocárdica, 115
  harmônico, 6, *97*
    tecidual, *97*
  paraesternal, *101*
    de eixo curto, *101*
  por ETE, *311*
    do AAE, *311*
  transtorácico, 366
    na DA, 366
Imagem (ns)
  de ultrassom, 3
    geração de, 3
    obtenção de, 7
    qualidade de, 7
Índice
  Doppler, *182*
  Tei, 108, *110*
    em IM, *110*
Infiltração
  do miocárdio, 359
    direta, 359
    do câncer no coração, 359
Injeção
  mitral, 122
    padrões de, 122
      classificação dos, 122
    na VM, 122, *123*
    medição da, 122, *123*
    questões técnicas na, 122
Instrumentação
  da ETE, *417*
  ecocardiográfica, 3-17
  e princípios de ecocardiografia Doppler, 3-17

princípios de ultrassonografia, 3, 8
Doppler, 8
Insuficiência
cardíaca, 81, *92, 93*, 109, 146
avaliação na, 109
da função do VD, 109
declínio nas funções, 146
diastólica, 146
sistólica, 146
dilatação, 146
ecocardiografia na, 81, *92*
fatores precipitantes de, *93*
comuns, *93*
mecanismos fisiopatológicos na, *93*
remodelação, 146
Isquemia
miocárdica, 74
ecocardiografia na, 74
IVT (Imageamento de Velocidade Tecidual), *109*

L

Lesão(ões)
cardíacas, *288*, 401, 404
associadas, 401, 404
a CoA, 401
a malformação de Ebstein, 404
predisponentes, *288*
na EI, *288*
Limite
endocárdico, 98
análise dinâmica do, 98

M

Malformação
de Ebstein, 404, *413, 414*
anatomia, 404
ecocardiografia, 404
papel da, 404
fisiologia, 404
lesões associadas, 404
cardíacas, 404
Marca-Passo
estresse com, 153
Marfan
síndrome de, 376
MAS (Movimento Anterior Sistólico), 171, *176*
da VM, 173, *176*
Massa(s)
cardíacas, *84, 86*, 347-361
apresentação de um caso, 347
atrial, *354*
direita, *354*
câncer, 359
efeitos no coração, 359
diagnóstico diferencial, 347
estruturas não neoplásicas, 347
ecocardiografia das, *84, 86*
estruturas simulando tumores, 347
artefato, 351

normais/variantes, 347
trombo, 349
vegetação, 351
do VE, 101
não vegetações, *299*
vegetações cardíacas *versus, 299*
na EI, *299*
ventricular, *104*
esquerda, *104*
Medição(ões)
cardíacas, *101*
por ecocardiografia, *101*
bidimensional, *101*
no modo M, 93, *94*
guiadas por 2D, *94*
limitações das, 93
Medida(s)
quantitativas, 229
da regurgitação aórtica, 229
Mesotelioma
do pericárdio, *196*
maligno, *196*
pleural, *359*
Método
de Simpson, *103*
modificado, *103*
Miectomia-Meotomia
ecocardiografia na, 175
Miocárdio
doenças do, 87-301
avaliação ecocardiográfica da função, 89-115, 119-131
diastólica, 119-131
sistólica ventricular, 89-115
cardiomiopatias, 161-188
ecocardiografia, 133-148, 149-160
com esforço, 149-160
no infarto do, 133-148
estenose mitral, 239-252
RM, 255-283
infiltração do, 359
direta, 359
do câncer no coração, 359
Mixoma
atrial, *348, 356*
estenose mitral por, *348*
funcional, *348*
grande, *356*
MP (Músculo Papilar), 27, *141*
roto, *141, 263*
MTP (Meio-Tempo de Pressão), 247, *248*
método do, *249*
Músculo
cardíaco, 81
doenças do, 81
ecocardiografia na, 81

O

Obstrução
do TSVE, 173, *174, 175*
dinâmica, *174, 175*
intracavitária, 359
do câncer no coração, 359

P

Paciente(s)
assintomáticos, *77*
doença cardíaca em, *77*
anormalidades eletrocardiográficas nas, *77*
triagem com ecocardiografia, *78*
condições clínicas, *78*
com regurgitação aórtica, 223
avaliação ecocardiográfica em, 223
ecocardiografia dos, *84, 86*
adultos com CC, *84*
criticamente, *85, 86*
enfermo, *85, 86*
traumatizado, *85, 86*
PAD (Pressão Atrial Direita), 241
Palpitação(ões)
ecocardiografia em, 83
Parede(s)
escores das, 66
ventricular, 96, 97
movimento regional da, 96, 97
graduação do, 96
limitações da avaliação do, 97
PEEC (Paraesternal de Eixo Curto)
corte, 49
projeção, *50-52*
anotada, *50-52*
vista, *48, 50*
PEEL (Paraesternal de Eixo Longo)
medições, *43*
projeção, *42*
vista, *20, 41, 42*
Ao, *20*
VA, *20*
VD, *20*
VE, *20*
VM, *20*
Perfusão
miocárdica, 115
imageamento de, 115
Pericárdio
corpo adiposo do, *193*
doenças do, 87-301
adquiridas, *195*
espectro das, *195*
avaliação ecocardiográfica, 209-220, 223-237
da estenose aórtica, 209-220
da regurgitação aórtica, 223-237
doença pericárdica, 191-208
EI, 285-300
mesotelioma do, *196*
maligno, *196*
normal, *194*
relações anatômicas, *193*
Pericardite
aguda, 146, *194, 195*
bacteriana, *195*
por infarto, 146
constritiva, *170*, 197, *198-200*
crônica, 197

versus cardiomiopatia, *170*
    restritiva, *170*
crônica, *205*
    aderências na, *205*
Placa
    ateromatosa, *323*
    calcificada, *323*
Planimetria
    bidimensional, *247*
        armadilhas, *247*
        AVM por, *247*
    na avaliação, 246
        da AVM, 246
Plano(s)
    de imageamento, *39*
        ecocardiografia transtorácica, *39*
        em 2D, *39*
Pressão(ões)
    arterial, 241
        pulmonar, 241
    atriais, *342*
        direitas, *342*
        estimativas pela ecocardiografia, *342*
    de velocidade à, 14
        mensuração de gradientes, 14
        no coração, 14
    gradientes de, *242*, *245*
        médio, *246*
        armadilhas, *246*
        na estenose mitral, *242*, *245*
        medição dos, *245*
Procedimento
    introdução ao, 19-33
        apresentação de caso, 19
        ecocardiografia bidimensional, 19
        Doppler, 19, 20, 21
        incidências, 22
        modo M, 19, 20
    exame normal, 19-33
        projeções ecocardiográficas, 25
        apical, 28
        paraesternal, 25
        subcostal, 32
        supraesternal, 32
        vistas ecocardiográficas, *24*
Projeção(ões)
    do fluxo, 27
    do VD, 27
    ecocardiográficas, 25
        apical, 28
        de cinco câmaras, 30
        de duas câmaras, 30
        de eixo longo, *30*, 31
        de quatro câmaras, 28
        paraesternal, 25, *27*
        de eixo curto, *27*, 28
        de eixo longo, 25
        subcostal, *31*, 32
        supraesternal, 32
Prolapso
    bivalvular, *259*
PSAP (Pressão Sistólica na Artéria Pulmonar), 239

Pseudoaneurisma, 143
    pós-IAM, *144-145*
Pseudodiscinesia
    em doença hepática terminal, *135*
PVM (Prolapso da Valva Mitral)
    apresentação de caso, 256
    características do, *261*
        ecocardiográficas, *261*
    clássico, *260*

R

Regurgitação
    aórtica, 223-237
        achados ecocardiográficos, *235-237*
        avaliação ecocardiográfica da, 223-237
        anatomia da VA, 223
        da morfologia da VA, 223, 224
        Doppler, 225
        impacto no VE, 224
        medidas quantitativas, 229
        etiologia da, *224*
        gravidade da, *235*
        avaliação por Doppler, *235-237*
        impacto da, 224
        no VE, 224
        secundária, *226*
RM (Regurgitação Mitral), 255-283
    apresentação de caso, 255, 256, 261, 263, 279, 283
        endocardite em, 283
        folheto mitral frouxo, 261
        pós-IM, 261
        PVM, 256
        RM reumática, 263
        substituição da VM, 283
        estado após, 283
        traços de, 255
    assintomática crônica, *266*
        acompanhamento por ecocardiografia, *266*
    avaliação, 255
        considerações cirúrgicas, 274
        abordagem funcional de Carpentier, 275
        análise da valva, 279
        classificação funcional, 275, 277, 278
        mecanismos anatômicos, 274
        da etiologia, 255
        da gravidade, 265
        graduação da, *265*, 266
        métodos Doppler para, 267
        parâmetros ecocardiográficos bidimensionais para, 266
        dos mecanismos, 255
    cardiomiopatia em, *260*, *261*
        isquêmica, *260*, *261*
        dilatada, *261*
    causas de, *256*
    ecocardiografia na, *256*
        principais indicações, *256*
    grave aguda, 139

mau prognóstico na, *263*
    indicadores de, *263*
na cardiomiopatia, 175
    hipertrófica, 175
sem folheto solto, 147
vestigial, *258*
RT (Regurgitação Tricúspide), 22
Ruptura
    da parede livre, 143

S

Sarcoidose
    cardíaca, *170*
Segmentação
    ventricular esquerda, *136*
Segmento(s)
    cardíaco, *393*, *396*
        características dos, *396*
        ecocardiográficas, *396*
    conjunto dos, *397*
    de conexão, 393
        características dos, 393
        morfológicas, 393
    designação dos, 393
Seio
    coronariano, 385
    DAS de, 385
Septo
    interatrial, *327*
    hipermóvel, *327*
Simpson
    método de, *103*
    modificado, *103*
Síncope
    ecocardiografia em, *83*
Síndrome(s)
    compressivas, 201
    de Marfan, 376
SIV (Septo Interventricular), 5, *171*
Sopro(s)
    cardíacos, 81, *82*
    ecocardiografia em, 81, *82*
Stanford
    classificação de, *367*
    da DA, *367*
Suprimento
    sanguíneo, *137*
    coronariano, *137*

T

Tamponamento, 146
    cardíaco, *202*
    pericárdico, *201*
Tecido(s)
    interação com, 6
    do ultrassom, 6
Tetralogia
    de Fallot, 402, *411*, *412*
        anatomia, 402
        base da, *410*
        categoria, 402

cirurgia paliativa, 402
  para aumento do fluxo sanguíneo, 402
  ecocardiografia, 402
  papel da, 402
  fisiopatologia, 402
  história natural, 402
Topografia
  cardíaca, *37*
  em corte transversal, *37*
Transdutor (es)
  de ecocardiografia transtorácica, *36*
  adulta, *36*
  movimentos do, *39*
  angulação, *39*
  inclinação, *39*
  rotação, *40*
  multiplanar, *418*
  de ETE, *418*
  na posição, *40*
  paraesternal, *40*
  esquerda, *40*
  plano de varredura do, *38*
  marca indicadora, *38*
  posicionamento do, *41, 44, 48, 52, 60, 62, 65*
  subcostal, *62*
  supraesternal, *65*
  vista PEEC, *48*
  vista PEEL, *41*
  posições-padrão do, *37*
TRIV (Tempo de Relaxamento Isovolumétrico), 126, *181*
  registro do, 126, *128*
  questões técnicas, 126
Trombo, 146, 349
  móvel, *340*
  vermiforme, *340*
  por ETE, 315
  pacientes com evidência de, 315
  tratamento de, 315
  ventricular, 144
  esquerdo, 144
Tromboêmbolo
  em ETE, *328*
TSVE (Trato de Saída do Ventrículo Esquerdo), 26
  obstrução do, 173, *174, 175*
  dinâmica, *174, 175*
  projeção apical, *29*
  de cinco câmaras, *29*
Tumor (es)
  cardíacos, *84,* 86, 347-361
  câncer, 359
  efeitos no coração, 359
  comprometendo, 352
  o coração, 352
  o pericárdio, 352
  estruturas simulando, 347
  ecocardiografia dos, *84,* 86
  normais/variantes, 347
  extracardíacas, 349
  intracardíacas, 347

■ U

Ultrassom
  e contraste, 113
  imagem de, 3
  geração de, 3
  interação do, 6
  com os tecidos, 6
  resolução do, 6
  penetração, 6
  negociação com a, 6
US (Ultrassonografia)
  cardíaca, *72-73*
  modalidades da, *72-73*
  aplicações da, *72-73*
  princípios de, 3, 8
  Doppler, 8
  advertências com, 15
  de fluxo em cores, 13
  de ondas contínuas, 9
  de ondas pulsadas, 9
  perfis de fluxo sanguíneo, 12
  precauções com, 15
  imagens, 7
  obtenção de, 7
  qualidade de, 7
  ultrassom, 3, 7
  artefatos de, 7
  geração da imagem de, 3

■ V

VA (Valva Aórtica), 211
  anatomia da, 223
  bicúspide, *213,* 227
  degeneração da, *211*
  calcificada, *211*
  folhetos da, *226*
  endocardite dos, *226*
  modo M, *21*
  morfologia da, 223, 224
  avaliação da, 223, 224
  ecocardiográfica, 224
  na projeção apical, *29*
  de cinco câmaras, *29*
  vegetação afetando a, *325*
  bacteriana verrucosa, *325*
  vista PEEL, *20*
Valor (es)
  de referência, 447-451
  de partição, *448*
  da massa, *448*
  do tamanho ventricular esquerdo, *448*
  geometria ventricular, *448*
  esquerda, *448*
  limites de referência, *448*
  da massa, *448*
  do tamanho ventricular esquerdo, *448*
  quantificação das câmaras, 447-451
  recomendações para, 447-451

Valvoplastia
  com balão, *242*
  critérios na, *242*
  de escore da VM, *242*
Vasodilatador
  estresse com, 153
VCI (Veia Cava Inferior), 207
  na projeção subcostal, *31*
VCS (Veia Cava Superior)
  esquerda, 407
  persistente, 407
VD (Ventrículo Direito)
  definição morfológica do, *54*
  em ecocardiografia 2D, *54*
  vista A4C, *54*
  dimensões do, 110, *111*
  da câmara, 110
  efeitos no, *339*
  do êmbolo pulmonar, *339*
  entrada do, *47*
  fluxo do, 27
  projeção do, 27
  função do, 109
  avaliação da, 109
  na insuficiência cardíaca, 109
  no pós-IM, 109
  morfologia do, *111*
  morfológico, *396*
  na projeção apical, *28*
  de quatro câmaras, *28*
  saída do, *47*
  vista PEEL, *20*
VE (Ventrículo Esquerdo)
  definição morfológica do, *54*
  em ecocardiografia 2D, *54*
  vista A4C, *54*
  dimensões do, 92
  pelo modo M, 92
  enchimento do, 130
  pressões de, 130
  estimativa das, 130
  entrada do, *44, 46*
  projeção da, *44*
  plano de *scan* da, *46*
  função sistólica do, 94-96, 98
  avaliação 2D da, 94
  limitações da, 94
  graus da, 96
  qualitativos, 96
  medidas da, 95, 98, 99
  qualitativas, 95
  quantitativas, 98
  semiquantitativas, 95
  volumétricas, 99
  limitações das, 99
  impacto sobre, 224
  da regurgitação aórtica, 224
  massa do, 101
  modelo de, *100*
  da ASE, *100*
  modo M, *21*
  morfológico, *396*

na projeção apical, *28, 29*
   de duas câmaras, *29*
   de quatro câmaras, *28*
opacificação do, 113
   ecocardiografia na, 113
      contrastada, 113
parâmetros do, 94
   por ecocardiografia 2D, 94
quantificação do, *105-106*
   por eco 3D, *105-106*
tamanho do, 91
   avaliação ecocardiográfica do, 91
vista PEEL, *20*
volumes de, 94, *102*
   pelo modo M, 94
   por ecocardiografia, *102*
      bidimensional, *102*
Vegetação, 351
   bacteriana verrucosa, *325*
      afetando a VA, *325*
   cardíacas, *299*
      na EI, *299*
         versus massas não vegetações, *299*
Veia(s)
   hepáticas, *31*
      na projeção subcostal, *31*
Velocidade
   e pressão, 14
      mensuração de gradientes, 14
         no coração, 14

Viabilidade
   miocárdica, 102
      avaliação da, 102
      ecocardiografia 3D, 102
Vista(s)
   ecocardiográficas, *24-25*
VM (Valva Mitral)
   cirurgia da, 279
      RM após, 279
         apresentação de caso, 279
   escore da, *242*
      critérios de, *242*
         na valvoplastia de balão, *242*
   estruturas de suporte, 240
   fluxo na, 124
      padrões de, 125
         alterações dos, 125
         pseudonormal, 124
   folhetos da, *140, 257*
      solto, *140*
      anterior, *140*
   injeção na, 122, *123*
      medição da, 122, *123*
      questões técnicas na, 122
   MAS da, 173
   modo M, *44*
   morfologia da, 240
   na projeção apical, *28*
      de quatro câmaras, *28*
   substituição da, 283

      estado após, 283
         apresentação de caso, 283
   topografia da, *257*
   vista PEEL, *20*
VMA (Velocidade do Fechamento do
   Folheto Mitral Anterior), *44*
VMP (Valvoplastia Mitral Percutânea), 241
VMP (Velocidade do Fechamento do Folheto
   Mitral Posterior), *44*
Volume(s)
   de FE, 94
      pelo modo M, 94
   de VE, 94, *102*
      pelo modo M, 94
      por ecocardiografia, *102*
         bidimensional, *102*
   sistólico, *108*
      por Doppler, *108*
VP (Veias Pulmonares)
   fluxo, 125
      medição do, 125
         questões técnicas na, 125
      padrões de, 125, *126*
         Doppler, 125
         normal, *126*
   na projeção apical, *28*
      de quatro câmaras, *28*
VT (Valva Tricúspide)
   na projeção apical, *28*
      de quatro câmaras, *28*